Navigate 消化器疾患

石橋賢一

医学書院

石橋　賢一

● 著者略歴
1981 年　東京医科歯科大学医学部卒業
1981 年　同大学第二内科臨床研修
1983 年　同大学第二内科（腎臓内科）
1987 年　カリフォルニア大学（UCSF）（腎臓内科・内分泌科）
1990 年　東京医科歯科大学内科助手
1993 年　青梅市立総合病院腎センター副部長，東京医科歯科大学非常勤講師（解剖学）
1998 年　自治医科大学薬理学講師
2003 年　自治医科大学腎臓内科学講師
2004 年　国立病院機構千葉東病院臨床研究センター分子生物研究部部長，東京医科歯科大学医学部非常勤講師（腎臓内科学），北里大学医学部非常勤講師（生理学）
2007 年　明治薬科大学病態生理学教授

〈Navigate〉消化器疾患

発　行　2017 年 9 月 15 日　第 1 版第 1 刷Ⓒ
編　集　石橋賢一
　　　　いしばしけんいち
発行者　株式会社　医学書院
　　　　代表取締役　金原　優
　　　　〒113-8719　東京都文京区本郷 1-28-23
　　　　電話　03-3817-5600（社内案内）
印刷・製本　三美印刷

本書の複製権・翻訳権・上映権・譲渡権・貸与権・公衆送信権（送信可能化権を含む）は株式会社医学書院が保有します.

ISBN978-4-260-03260-5

本書を無断で複製する行為（複写，スキャン，デジタルデータ化など）は，「私的使用のための複製」など著作権法上の限られた例外を除き禁じられています. 大学，病院，診療所，企業などにおいて，業務上使用する目的（診療，研究活動を含む）で上記の行為を行うことは，その使用範囲が内部的であっても，私的使用には該当せず，違法です. また私的使用に該当する場合であっても，代行業者等の第三者に依頼して上記の行為を行うことは違法となります.

JCOPY 〈出版者著作権管理機構　委託出版物〉
本書の無断複製は著作権法上での例外を除き禁じられています. 複製される場合は，そのつど事前に，出版者著作権管理機構（電話 03-3513-6969，FAX 03-3513-6979，info@jcopy.or.jp）の許諾を得てください.

＊「Navigate」は株式会社医学書院の登録商標です.

Foreword

　内科学を臓器ごとに分冊の形で学習する「Navigateシリーズ」もこれで5冊目になりました．本シリーズでは，内科学を初めて学ぶ医学生の視点に立って，本文が平易に通読できるようにすることに努めています．さらに，重要事項に緑下線，注意事項に黄下線，禁止事項には赤下線を引くことによって強調し（underscore），ポイントが確実に記憶できるように工夫しています．

　一方で，先端的な内容や歴史的な視点も含めて，興味深いエピソードやトリビア，語彙の補足説明などを欄外に「One More Navi」として挿入しています．これによって本文を読み進めながら，細かい内容に関しても理解が深められるように配慮しています．

　また，理解を助ける図や表だけでなく，医師国家試験で出題された症例・検査データ・図も挿入することで具体的な疾患のイメージがつかめるようにしています．

　本文は医学生向きに記述しましたが，解剖・生理の理解が比較的不十分な薬学生や看護学生を含むコメディカルのスタッフにも理解できるように，総論部分を詳しくしました．これによって病気の診断と治療だけでなく，そのメカニズム（病態生理）も理解ができるようになり，病気を深く学習できるようになったと思います．さらに，「One More Navi」も含めて，研修医になっても役立つアドバンストな内容も含まれています．

　薬学部が4年制から6年制に延長され，薬剤師の臨床薬学がパワーアップできるように，筆者は2007年に医学部から薬学部に転じました．以来，専門の腎臓内科だけでなく，臨床分野を広くカバーした病理学，病態生理学，薬物治療学，症例解析演習，医療の歴史，臨床生理学，臨床薬学英語などの講義・演習を年間100〜150コマ行ってきました．

　授業では事実の羅列ではなく「なぜそうなるのか」という理屈と，「どれくらいの頻度か」という定量的な視点から病気が理解できるように努めてきました．さらに，「ああ，そうだったのか！」という病気や病態生理についての意外な事実や仕組み・トリビアを説明することにも努めています．これは「AH（アハ）体験」ともいわれ，この時には脳に電気が走り記憶が強固になるとされています．実は「One More Navi」の一部はこの目的のためにも書かれていますので，これを拾い読みすることで，さらに気分転換にもなるでしょう．

　患者も少なく比較的理解が難しい「腎疾患」と「神経疾患」をまず出版し，引き続いて内科学の基本ともいうべき「循環器疾患」と「呼吸器疾患」を1年間隔でこれまで出版してきました．そして今回2年かかりましたが5冊目の「消化器疾患」を出版することができ，これによって内科学の主要分野がほぼカバーできるようになったと思います．

　というのも，消化器は患者が最も多く，疾患も多岐にわたる重要臓器だからです．さらに，内視鏡，エコー，CT/MRIなどの画像診断も進んでおり，また一連の複数臓器が関与しているので疾患を総合的に学習することが重要です．それで，今回比較的理解しやすい消化管だけでなく，より複雑で血液検査所見も重要な肝胆膵を合わせて一冊としました．このため執筆に時間がかかり，ページ数も増えてしまいましたが，これによって解剖・生理や症候学を一連の消化器系としてまとめて学習できるようになったので，疾患の病態がより理解しやすくなったのではないかと思います．

　もちろんはじめから全部理解できる内容ではありませんので，消化器系の基礎医学（特に消化吸収の妙に注目）を総論のところでしっかり学習して，各論部分に読み進めていくことをお勧めします．

　最後に，執筆中に相次いで亡くなった両親に本書を捧げたいと思います．

2017年9月

石橋賢一

Navigateシリーズの使い方

読める　広がる　すぐ引ける

冒頭のまとめ
- この章に含まれる見出しを並べ，テーマ全体を見渡すことができます．
- 効率良く学ぶために関連するテーマをくくって，ポイントを示しました．

Preview

I-01	吸収不良症候群	p.286
I-02	蛋白漏出性胃腸症	p.290
I-03	過敏性腸症候群（IBS）	p.292
I-04	大腸憩室症	p.294
I-05	消化管アレルギー・好酸球性胃腸症	p.295
I-06	全身疾患に伴う消化管病変	p.296
I-07	消化管アミロイドーシス	p.296
I-08	消化管 Behçet 病	p.297

Navi 1　消化・吸収に問題が生じる疾患
▶I-01 の吸収不良症候群は摂取した栄養素を消化・吸収できない状態を指し，▶I-02 の蛋白漏出性胃腸症は取り込んだ蛋白が腸管内に漏れ出す疾患です．ともに消化・吸収に関する疾患として，ここで取り上げます．

Navi 2　成人の腹痛原因として最多！
自律神経異常や心理社会的ストレスが原因の慢性の機能性消化管障害です．診断基準と本症候群の除外診断をおさえておきましょう．

Navi 3　症状の1つとして消化管病変が出現
消化管に病変をきたす全身疾患として，アミロイドーシスとBehçet病を取り上げます．消化管症状はもちろんですが，それ以外に出現する症状についても把握しておきましょう．

One テーマ・One ブロック
- テーマごとにブロックで区切りました．そのテーマはブロック内で完結しますので，読みたいところだけ，調べたいところだけを集中して読むこともできます．
- ブロックはナンバリングされています．関連するブロックは文中にブロックナンバーが示されていますので，すぐにリンク可能．知識を連結させやすく，調べやすさも特徴です．

I-01　吸収不良症候群

▶レファレンス
- ハリソン⑤：p.1991-1996
- 新臨内科⑨：p.483-495
- 標準小児⑧：p.495-496

One More Navi
消化・吸収過程が複雑な脂肪吸収が傷害されやすい．

病態・分類　吸収不良症候群（malabsorption syndrome）とは，消化管内での栄養素（糖類，蛋白質，脂肪，ビタミン類，電解質，水分など）の消化・吸収が何らかの原因により障害され，慢性下痢，体重減少，栄養不良，浮腫などのさまざまな症状を呈する症候群を指します．
　なお，本症候群は栄養素の吸収過程そのものに異常がある**原発性吸収不良症候群**と，感染症などの疾患に続発して吸収不良がおきる**続発性吸収不良症候群**とに大別することができます．

原因　摂取された栄養素は以下の過程を経て消化，吸収，代謝されます．▶B-06
①消化管内での膵酵素や胆汁による消化
②刷子縁膜の酵素による消化（膜消化）
③輸送担体による吸収細胞内への取り込み（能動輸送・受動拡散）
④吸収細胞内での代謝と門脈・リンパ管系への移送
⑤門脈・リンパ管を経て肝臓で代謝
　上記①〜⑤の過程に異常をきたす病変はすべて本症候群の原因となり得ます．
以下に本症候群の代表的な原因疾患についても解説していきます．

さらなる知識を求めて
- **レファレンス**：成書でさらに詳しく調べるときに便利です．同じテーマがどの本のどこに記載されているかを示しています．
- **One More Navi**：本文の情報よりさらに一歩進んだ内容です．最新の情報や，臨床ではどうなっているかなどが記載されています．

続発性吸収不良症候群（太字ゴシック青文字）：本文中の重要な語句です．
ルビのナンバリング：関連する記述，疾患などのブロックナンバーです．右頁のツメを参照して探すと素早く該当頁にジャンプできます．
　Ⓟ：本文中で重要なポイントです．
　注：診断，治療において危険性がある，誤解が多いポイントです．
　禁：禁忌事項です．国試です．要チェック！

関連項目	▶ 慢性胆嚢炎
	長期間の持続炎症により胆嚢壁の線維性肥厚（粘膜萎縮），周囲との癒着，胆嚢腫大や萎縮がおきます（超音波やCTで診断）．多くは胆石症を合併し，疝痛発作や急性胆嚢炎に続発します．症状は右季肋部の不快感や微熱などで，運動不全のために次第に無症状になっていきます．胆嚢癌との鑑別が問題になりますが，胆嚢癌になりやすいわけではありません（胆石症と同様に管理）．

関連項目
▶ その場で知っておきたい関連する知識のコーナーです．病態 ⇔ 疾患などのリンケージに最適です．

国試出題症例〔国試108-D26〕	● 59歳の女性．夕食後から出現した強い腹痛を主訴に来院した．数年前から健康診断で胆嚢結石を指摘されていたが放置していた．体温38.4℃．右季肋部に強い圧痛を認める．血液所見：赤血球460万，Hb 12.3 g/dL，Ht 34％，白血球13,000，血小板34万．血液生化学所見；総ビリルビン1.0 mg/dL，AST 24 IU/L，ALT 13 IU/L，CRP 5.0 mg/dL．腹部造影CTは前掲のとおり．⇒発熱，腹痛，白血球数増加，CRP上昇から炎症性疾患が疑われ，症状（胆石発作）や既往歴から急性胆嚢炎が疑われる．

国試出題症例
▶ 各テーマごとに過去の国試で出題された「症例問題」を配し，疾患のイメージを得るヒントになります．

知識の整理／試験対策
▶ **Assist Navi**：紛らわしい疾患や所見の鑑別を表や図としてまとめたコーナーです．知識の整理に役立ちます．

Assist Navi 胃ポリープの分類と特徴

		胃底腺ポリープ	胃過形成性ポリープ	胃腺腫性ポリープ
病理組織像〔国試109-G28〕		胃底腺が過剰に増殖し，胃底腺内の腺管内腔拡張（矢印）がみられる	腺窩上皮が増殖し，不規則な分岐と拡張が認められる	上層で腺管が密に増殖し，下層では幽門腺や腸上皮化生粘膜が嚢胞状に拡張している（二層構造）
内視鏡所見	色調	周囲粘膜と同様	発赤調（腐れ苺様）ときに出血（びらん，白苔）	退色調（白っぽい）
	個数	数個〜多数	1〜数個	単発
	大きさ	数mm	さまざま（1 cm未満が多い）	1 cm未満
	背景粘膜	正常（*H. pylori* 陰性）	萎縮性胃炎（*H. pylori* 陽性）	萎縮性胃炎（*H. pylori* 陽性で腸上皮化生もみられる）
癌化率		ほとんどなし（切除不要）	稀，2 cm以上で高い（2%）	高い（10%），前癌病変

図版は国試頻出のものを使用
▶ 過去に国試に出題されたものはできるだけ使用しています．今後も出題される可能性は高く，必ず目を通す必要があります．

CONTENTS

A 消化器の解剖

Preview——2

A-01	消化器疾患の特徴	3
A-02	消化管の構造	3
A-03	消化管壁の基本構造	3
A-04	口腔	5
A-05	咽頭	8
A-06	食道	8
A-07	胃	10
A-08	小腸(十二指腸,空腸,回腸)	13
A-09	大腸(盲腸,結腸)	15
A-10	直腸,肛門	17
A-11	腹壁と腹膜	19
A-12	腹壁	19
A-13	腹膜と腸間膜	19
A-14	腹部の血管系	20
A-15	動脈系	20
A-16	静脈系	21
A-17	肝臓	22
A-18	肝臓の概観	22
A-19	肝区域(肝臓の機能的区分)	23
A-20	肝組織	24
A-21	胆道系	26
A-22	胆管	26
A-23	胆嚢	27
A-24	胆道系の脈管	28
A-25	胆道系の神経	29
A-26	膵臓	29
A-27	膵組織	30
A-28	膵臓の脈管と神経	31

B 消化器の生理

Preview——34

B-01	消化器の生理	36
B-02	消化器系の運動	36
B-03	胃の運動	36
B-04	小腸の運動	37
B-05	大腸・直腸の運動	38
B-06	栄養素の消化・吸収	39
B-07	糖質(炭水化物)の消化・吸収	39
B-08	蛋白質の消化・吸収	40
B-09	脂質の消化・吸収	42
B-10	ビタミンの吸収	44
B-11	水の吸収	44
B-12	電解質,ミネラルの吸収	45
B-13	消化液と消化酵素の働き	47
B-14	唾液	47
B-15	食道壁からの粘液分泌	48
B-16	胃液	48
B-17	膵液	50
B-18	胆汁	51
B-19	腸液	53
B-20	消化管ホルモン	54
B-21	ガストリン	55
B-22	セクレチン	55
B-23	コレシストキニン	56
B-24	インクレチン	57
B-25	モチリン	57
B-26	その他の消化管ホルモン	57
B-27	消化管の免疫防御機構	59
B-28	非特異的防御機構	59
B-29	消化管関連リンパ組織(GALT)	60
B-30	Peyer板での獲得免疫の誘導	61
B-31	免疫寛容システム	63
B-32	経口免疫寛容	64
B-33	肝臓の機能	64
B-34	代謝機能	65
B-35	解毒・排泄機能	67
B-36	その他の機能	68
B-37	胆道系の機能	69

B-38	膵臓の機能	69
B-39	膵外分泌腺	69
B-40	膵内分泌腺（膵島ホルモン）	71

C 消化器疾患の症候

Preview——74

C-01	悪心・嘔吐	76
C-02	発生機序	76
C-03	原因疾患	77
C-04	嘔吐の鑑別	78
C-05	治療薬	79

C-06	嚥下困難	80
C-07	嚥下運動	80
C-08	発生機序と原因	80
C-09	鑑別診断	81
C-10	治療	82

C-11	胸やけ	82

C-12	便秘	83
C-13	経過による分類	83
C-14	機能性便秘	84
C-15	器質性便秘	85
C-16	その他の便秘	86

C-17	下痢	87
C-18	経過による分類	87
C-19	発生機序	87
C-20	診断	89
C-21	治療	89

C-22	消化管出血（吐血・下血）	91
C-23	吐血	91
C-24	下血	91
C-25	診断・治療	93

C-26	腹痛	95
C-27	原因と発生機序	95
C-28	腹痛に対する初期対応	97
C-29	身体所見	99

C-30	検査	99
C-31	治療	100

C-32	腹部膨満	102
C-33	原因	102
C-34	診断	103

C-35	黄疸	104
C-36	ビリルビンの産生と黄疸	105
C-37	原因と分類	105
C-38	症状・診断	107
C-39	治療	108

C-40	肝性脳症（肝性昏睡）	109
C-41	発生機序	109
C-42	治療	110

C-43	腹水	111
C-44	発生機序	111
C-45	症状・身体所見	113
C-46	診断	114
C-47	治療	116

C-48	肝不全	117
C-49	分類	117
C-50	診断	118
C-51	治療	119

C-52	肝腫大・脾腫	120
C-53	原因	120
C-54	治療	121

D 消化器疾患の診察

Preview——124

D-01	腹部の身体所見	124
D-02	視診	125
D-03	聴診	127
D-04	打診	128

D-05	触診	129
D-06	浅い触診	129
D-07	深い触診	131

D-08	直腸診	133

E | 食道疾患

Preview——136

E-01	食道疾患の特徴	137

E-02	食道炎・食道潰瘍	137
E-03	胃食道逆流症(GERD)	137
E-04	感染性食道炎	140
E-05	薬剤性食道炎	141
E-06	好酸球性食道炎	141

E-07	食道運動異常	142
E-08	アカラシア	142
E-09	びまん性食道痙攣	145
E-10	ナットクラッカー食道	146

E-11	その他の非腫瘍性食道疾患	146
E-12	食道裂孔ヘルニア	146
E-13	食道裂傷(Mallory-Weiss症候群)	147
E-14	食道破裂(Boerhaave症候群)	148
E-15	食道・胃静脈瘤	149
E-16	食道憩室	152
E-17	食道の狭窄・閉鎖	153

E-18	食道癌	154
E-19	病理・病因(リスク因子)	154
E-20	分類	155
E-21	症状	157
E-22	診断	157
E-23	治療	159

E-24	食道の良性腫瘍	160

F | 胃・十二指腸疾患

Preview——162

F-01	胃・十二指腸疾患の特徴	163

F-02	胃炎	163
F-03	急性胃炎・急性胃粘膜病変(AGML)	163
F-04	慢性胃炎	165
F-05	機能性ディスペプシア(FD)	168

F-06	消化性潰瘍	169
F-07	病態・原因	169
F-08	症状	170
F-09	診断	171
F-10	治療	173

F-11	胃良性腫瘍(胃ポリープ)	176

F-12	胃癌	178
F-13	病理・組織型	178
F-14	疫学	179
F-15	原因・リスク因子	179
F-16	分類	180
F-17	症状・身体所見	182
F-18	診断	183
F-19	治療	185

F-20	胃粘膜下腫瘍	188
F-21	消化管間質腫瘍(GIST)	188
F-22	胃カルチノイド	189
F-23	胃悪性リンパ腫	190
F-24	その他の粘膜下腫瘍	191

F-25	胃切除後症候群	192
F-26	吸収障害	192
F-27	ダンピング症候群	193
F-28	術後逆流性食道炎	194
F-29	輸入脚症候群	194
F-30	残胃癌	196
F-31	胃切除後胆石,胃切除後腎結石	196

F-32	その他の胃疾患	196
F-33	肥厚性幽門狭窄症	196

F-34	胃アニサキス症	198
F-35	門脈圧亢進症性胃症 (PHG)	199
F-36	特殊な胃炎	200

G 腸疾患

Preview——204

G-01	腸疾患の特徴	206

G-02	感染性腸炎	206
G-03	代表的な病原微生物	206
G-04	症状	206
G-05	潜伏期間	207
G-06	診断のポイント	208
G-07	治療	208

G-08	細菌性腸炎の原因菌	209
G-09	赤痢菌	209
G-10	エルシニア	210
G-11	病原性大腸菌	210
G-12	カンピロバクター	212
G-13	サルモネラ	213
G-14	腸炎ビブリオ	214
G-15	コレラ	215
G-16	ディフィシル菌（一部は偽膜性腸炎）	216

G-17	ウイルス性腸炎（非細菌性急性胃腸炎）	218
G-18	ロタウイルス	218
G-19	ノロウイルス	219

G-20	寄生虫による腸炎	220
G-21	アメーバ赤痢	220
G-22	ランブル鞭毛虫（ジアルジア症）	221
G-23	その他の寄生虫による腸炎	222

G-24	炎症性腸疾患	223
G-25	潰瘍性大腸炎 (UC)	223
G-26	Crohn 病 (CD)	228

G-27	その他の炎症性腸疾患	232
G-28	腸結核	232
G-29	薬剤性腸炎	233
G-30	放射線性腸炎	234

G-31	大腸ポリープ	234
G-32	腺腫（上皮性良性腫瘍）	235
G-33	腫瘍様病変（非腫瘍性ポリープ）	237

G-34	消化管ポリポーシス	238
G-35	家族性大腸腺腫症 (FAP)	238
G-36	過誤腫性ポリポーシス	239
G-37	その他のポリポーシス	240

G-38	大腸癌	241
G-39	疫学	241
G-40	病因	241
G-41	分類	243
G-42	症状・身体所見	244
G-43	診断	245
G-44	治療	246

G-45	消化管カルチノイド	249

G-46	先天性腸疾患	251
G-47	先天性腸閉鎖症・狭窄症	251
G-48	腸回転異常症	253
G-49	Meckel 憩室	254
G-50	Hirschsprung 病	255
G-51	腸管重複症	257

G-52	腸重積症	258

G-53	腸閉塞（イレウス）	260

G-54	急性虫垂炎	263

G-55	血管閉塞性腸疾患	265
G-56	虚血性大腸炎 (IC)	266
G-57	急性腸間膜虚血 (AMI)	268
G-58	慢性腸間膜動脈閉塞症	270

H 直腸・肛門疾患

Preview——274

H-01	直腸・肛門奇形（鎖肛）	274
H-02	痔疾患	277
H-03	痔核	277
H-04	肛門周囲膿瘍・痔瘻	278
H-05	裂肛	279
H-06	直腸脱	280
H-07	直腸・肛門の腫瘍	282
H-08	直腸癌	282
H-09	肛門癌	284

I その他の消化管疾患

Preview——286

I-01	吸収不良症候群	286
I-02	蛋白漏出性胃腸症	290
I-03	過敏性腸症候群（IBS）	292
I-04	大腸憩室症	294
I-05	消化管アレルギー・好酸球性胃腸症	295
I-06	全身疾患に伴う消化管病変	296
I-07	消化管アミロイドーシス	296
I-08	消化管 Behçet 病	297

J 腹膜・腹壁疾患

Preview——300

J-01	腹膜炎	300
J-02	急性汎発性腹膜炎	300
J-03	急性限局性腹膜炎（腹腔内膿瘍）	302
J-04	特発性細菌性腹膜炎（原発性腹膜炎）	303
J-05	慢性腹膜炎	303
J-06	癌性腹膜炎	304
J-07	胎便性腹膜炎	305
J-08	腹膜腫瘍	305
J-09	腹膜中皮腫	305
J-10	腹膜偽粘液腫	306
J-11	播種性転移	307
J-12	後腹膜腫瘍	307
J-13	ヘルニア	308
J-14	鼠径部ヘルニア	309
J-15	臍ヘルニア	311
J-16	閉鎖孔ヘルニア	312
J-17	腹壁瘢痕ヘルニア	313

K 肝疾患

Preview——316

K-01	肝炎	318
K-02	急性肝炎	318
K-03	慢性肝炎	320
K-04	劇症肝炎	321
K-05	ウイルス性肝炎	323
K-06	A 型肝炎	323
K-07	B 型肝炎	324
K-08	C 型肝炎	328
K-09	D 型肝炎	331
K-10	E 型肝炎	331
K-11	その他のウイルス肝炎	332
K-12	EB ウイルス肝炎	332
K-13	サイトメガロウイルス肝炎	333
K-14	単純ヘルペスウイルス肝炎	334
K-15	肝硬変	334
K-16	病態	334
K-17	原因	335
K-18	分類	336
K-19	症状・身体所見	336
K-20	検査・診断	338
K-21	治療	339

K-22	合併症	340

K-23	アルコール性・薬剤性肝障害	342
K-24	アルコール性肝障害（ALD）	342
K-25	薬剤性肝障害	345

K-26	代謝性肝障害	346
K-27	非アルコール性脂肪性肝疾患（NAFLD）	346
K-28	体質性黄疸	348
K-29	ヘモクロマトーシス	349
K-30	Wilson 病	350

K-31	自己免疫性肝障害	352
K-32	自己免疫性肝炎（AIH）	352
K-33	原発性胆汁性胆管炎（PBC）	353
K-34	原発性硬化性胆管炎（PSC）	356

K-35	肝膿瘍	357
K-36	細菌性肝膿瘍（化膿性肝膿瘍）	357
K-37	アメーバ性肝膿瘍	359

K-38	寄生虫性肝疾患	360

K-39	肝嚢胞	361

K-40	肝癌	362

K-41	肝細胞癌（HCC）	362
K-42	病態・病因	362
K-43	症状・身体所見	362
K-44	診断	363
K-45	治療	365

K-46	転移性肝癌	367

K-47	その他の肝腫瘤	369
K-48	胆管細胞癌（CCC）	369
K-49	肝芽腫	370
K-50	肝血管腫	370
K-51	限局性結節性過形成（FNH）	371

K-52	血管性肝疾患	372
K-53	特発性門脈圧亢進症（IPH）	372
K-54	肝外門脈閉鎖症（EHPVO）	373
K-55	Budd-Chiari 症候群（BCS）	373

K-56	妊娠に伴う肝障害	374
K-57	妊娠悪阻	375
K-58	妊娠性肝内胆汁うっ滞（ICP）	375
K-59	急性妊娠脂肪肝（AFLP）	375
K-60	HELLP 症候群	376

K-61	肝移植に伴う肝障害	377

L 胆道・胆嚢疾患

Preview——380

L-01	胆石症	380
L-02	病態・病因	380
L-03	症状・分類	382
L-04	診断	382
L-05	治療	384

L-06	胆道感染症	385
L-07	急性胆嚢炎	385
L-08	急性胆管炎	387
L-09	胆管狭窄	389

L-10	胆嚢腫瘍	389
L-11	胆嚢癌	389
L-12	胆嚢ポリープ	391
L-13	胆嚢線筋腫症	392

L-14	胆管腫瘍	393
L-15	胆管癌	393
L-16	十二指腸乳頭部癌	394

L-17	先天性胆道疾患	395
L-18	胆道閉鎖症	395
L-19	胆道拡張症	396

M 膵疾患

Preview——400

M-01	急性膵炎	401
M-02	病態・分類	401
M-03	原因	402
M-04	症状・身体所見	403
M-05	検査	403
M-06	診断	404
M-07	治療	405
M-08	慢性膵炎	406
M-09	病態・原因	406
M-10	症状	407
M-11	検査	407
M-12	診断	408
M-13	治療	409
M-14	自己免疫性膵炎	410
M-15	囊胞性膵疾患	411
M-16	膵癌（膵管癌）	413
M-17	病態・病因	413
M-18	症状・身体所見	414
M-19	検査	414
M-20	治療	415
M-21	膵内分泌腫瘍	416
M-22	インスリノーマ	416
M-23	ガストリノーマ（Zollinger-Ellison 症候群）	417
M-24	その他の症候性膵内分泌腫瘍	418
M-25	先天性膵疾患	419
M-26	膵の発生	419
M-27	輪状膵	420
M-28	膵胆管合流異常症	421
M-29	膵癒合不全	421
M-30	その他の先天性膵疾患	422

文献一覧——423

Index——425

Assist Navi

消化管の部位による組織構造の違い	4
主な電解質，栄養素の吸収部位と輸送形式	53
主な消化管ホルモンのまとめ	58
下痢の病態生理学的分類と原因疾患	88
消化管出血の原因と吐血・下血の色調	92
内臓痛と体性痛の特徴	96
食道運動異常と食道内圧の変化	145
胃ポリープの分類と特徴	177
良性潰瘍と悪性潰瘍の内視鏡的鑑別点	185
潰瘍性大腸炎と Crohn 病	231
ダイナミック CT による肝腫瘤性病変の造影の違い	371

A
消化器の解剖

Preview

A-01	消化器疾患の特徴	p.3
A-02	消化管の構造	p.3
A-03	消化管壁の基本構造	p.3
A-04	口腔	p.5
A-05	咽頭	p.8
A-06	食道	p.8
A-07	胃	p.10
A-08	小腸（十二指腸，空腸，回腸）	p.13
A-09	大腸（盲腸，結腸）	p.15
A-10	直腸，肛門	p.17
A-11	腹壁と腹膜	p.19
A-12	腹壁	p.19
A-13	腹膜と腸間膜	p.19
A-14	腹部の血管系	p.20
A-15	動脈系	p.20
A-16	静脈系	p.21
A-17	肝臓	p.22
A-18	肝臓の概観	p.22
A-19	肝区域（肝臓の機能的区分）	p.23
A-20	肝組織	p.24
A-21	胆道系	p.26
A-22	胆管	p.26
A-23	胆嚢	p.27
A-24	胆道系の脈管	p.28
A-25	胆道系の神経	p.29
A-26	膵臓	p.29
A-27	膵組織	p.30
A-28	膵臓の脈管と神経	p.31

Navi 1 口から肛門をつなぐ，1本の"管"

消化管の形態や構造，生理的機能は部位によって異なります．まずは消化管各部位の構造についてみていきましょう．

▶ A-03 で消化管壁の基本的な組織構造をおさえましょう．そのうえで，▶ A-04 ～ A-10 で消化管各部位に特徴的な構造，血管の走行，神経支配などを解説していきます．

Navi 2 腹部臓器が収まる空間の構造とそこを流れる大血管

▶ A-11 ～ A-13 では，腹壁，腹膜，腸間膜など，腹部臓器を取り巻く構造を概観します．
▶ A-14 ～ A-16 では，腹部臓器を栄養する動脈系や，腸で吸収した栄養を肝臓に運ぶ門脈について，解説していきます．

Navi 3 肝動脈，門脈，胆管の"三つ組"が出入りする特徴的構造！

肝臓の解剖と組織学的な構造についてみていきましょう．

▶ A-18 と ▶ A-19 で肝臓の解剖学的区分と機能的区分が異なっていることを把握しましょう．
▶ A-20 では肝小葉の構造とこれを構成する細胞の種類についてみていきます．

Navi 4 胆汁を運ぶ管と胆汁を溜める嚢

肝臓から分泌された胆汁は胆道系（胆管と胆嚢）を経て十二指腸に分泌されます．ここでは胆道系の解剖について解説します．

Navi 5 膵液とホルモンを分泌する臓器

膵臓の解剖とともに，内分泌腺・外分泌腺を構成する腺細胞の種類と働きについて，みていきます．

A-01 消化器疾患の特徴

▶レファレンス
・ハリソン⑤：p.1927-1932

消化器疾患の病変は非常に多岐にわたります．しかも，解剖学的位置によって，特徴的な症状を呈するので解剖と症状の関係を理解することが重要です．

また，経過によっても出現する症状は異なり，急性疾患では患者はよく脱水，出血，敗血症などの症状を呈します．一方，慢性疾患では吸収不全や通過障害といった症状を呈し，重症の通過障害では穿孔や圧迫による血流障害が原因の梗塞，壊死部からの出血，循環血液量の低下によるショック，腸内細菌が血管内に侵入して引きおこされる敗血症などをきたすことがあります．

これらの病態を理解するには，内視鏡や放射線診断を用いた病理学的アプローチと，神経内分泌メカニズムの理解に基づいた統合機能的アプローチの両方が重要となります．さらに，食物と一緒に外界から侵入してくる病原体微生物やもともと体内に存在する共生細菌（腸内細菌）からの攻撃に抵抗する粘膜免疫のシステムを理解しておくことも大切となります．

> **One More Navi**
> 消化管内は体外として扱うので，消化管内に分泌される消化液や消化酵素は外分泌という．

A-02 消化管の構造

▶レファレンス
・標準生理⑧：p.798-800
・標準生理⑧：p.816-828
・標準生理⑧：p.836-842
・プロメ胸②：p.218-231
・プロメ胸②：p.254-279

Fig. 消化器系の概要

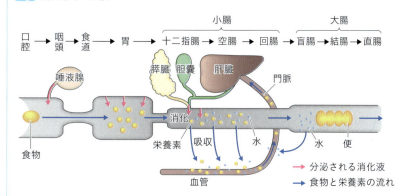

消化管（alimentary canal/digestive tract）は，口から肛門までをつなぐ長さ7〜9 mの1本の管のことで，部位によって形態や構造，生理的機能が異なることから，口腔，咽頭，食道，胃，小腸（十二指腸，空腸，回腸），大腸（盲腸，結腸，直腸）に分けられます．また，消化管には付随する器官として消化液を分泌する外分泌腺（唾液腺，膵臓，胆嚢）や消化を助けるだけでなく生体代謝機能を行う付属器（肝臓），胆管系がつながっており，これらをまとめて消化器系（digestive system）と呼びます．

消化器系は，これらの器官が一体となって食物の摂取，咀嚼，輸送，消化，吸収，残渣の排泄といった機能を果たしています．

> **One More Navi**
> 英語の aliment はラテン語の alere「養う」，alimentum「食事」からの派生語．digest は digestus＝di-（離れて）＋gerere（運ぶ）＝「分類して運ばれた」「消化された」から派生した語．

> **One More Navi**
> 消化器系を digestive system と呼ぶが，以前は gastrointestinal system (GI system) と呼ばれた．

A-03 消化管壁の基本構造

食道から直腸までの消化管壁は，内腔から粘膜層（mucosa），粘膜下層（submucosa），筋層（muscle layer），漿膜（serosa）または外膜（adventitia）の4層構造になっています．それぞれの層の構成を以下で解説します．

> **One More Navi**
> 粘膜下層を粘膜層に含めて，消化管壁は内層（粘膜層），中層（筋層），外層（漿膜）の3層構造であると説明されることもある．

▶粘膜層

粘膜層はさらに上皮，粘膜固有層，粘膜筋板に分けることができます．

● 上皮

上皮を構成する細胞は消化管の部位によって違いがあり，口腔から食道までと肛門管の上皮は重層扁平上皮で構成されています．重層扁平上皮は皮膚を構成する細胞と同じで，摩擦や機械的な刺激に対して強く，外界からの病原侵入を防ぐのにも優れています（ただし，皮膚とは違って角化はしない）．

一方，胃から直腸の歯状線までは，吸収や分泌に優れた単層円柱上皮で構成されています．

● 粘膜固有層

粘膜固有層は結合組織からなる層で，疎性結合組織のなかに血管（毛細血管網）やリンパ管が走行し，吸収した栄養素の運搬経路となっているほか，神経線維が存在しています．

● 粘膜筋板

粘膜筋板は薄い平滑筋の層（内輪，外縦の2層平滑筋）で，収縮と弛緩によって粘膜の微妙な動きをつくり出しています．

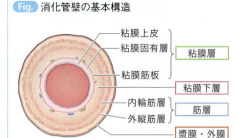

Fig. 消化管壁の基本構造

- 粘膜上皮
- 粘膜固有層
- 粘膜筋板
- 粘膜層
- 粘膜下層
- 内輪筋層
- 外縦筋層
- 筋層
- 漿膜・外膜

One More Navi
食道の粘膜筋板は厚いので粘膜筋層ともいう．

One More Navi
潰瘍（ulcer）とは組織の欠損が粘膜筋板よりも深いところまで進んだ状態を指す．一方，びらん（erosion）は粘膜層にとどまる組織の欠損を指す．

Assist Navi 消化管の部位による組織構造の違い

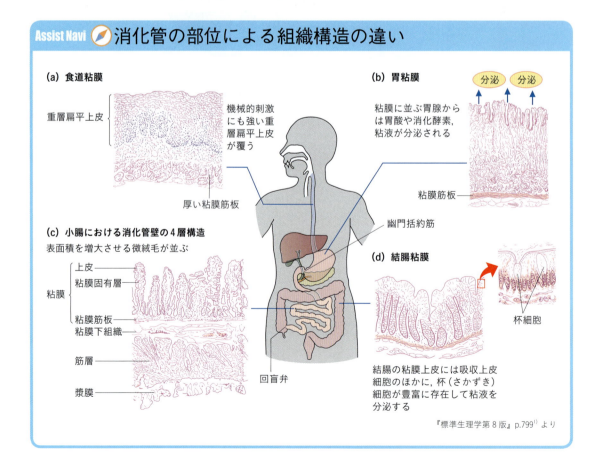

(a) 食道粘膜 — 重層扁平上皮／機械的刺激にも強い重層扁平上皮が覆う／厚い粘膜筋板

(b) 胃粘膜 — 粘膜に並ぶ胃腺からは胃酸や消化酵素，粘液が分泌される／粘膜筋板／分泌

(c) 小腸における消化管壁の4層構造 — 表面積を増大させる微絨毛が並ぶ／粘膜（上皮，粘膜固有層，粘膜筋板）／粘膜下組織／筋層／漿膜／幽門括約筋／回盲弁

(d) 結腸粘膜 — 結腸の粘膜上皮には吸収上皮細胞のほかに，杯（さかずき）細胞が豊富に存在して粘液を分泌する／杯細胞

『標準生理学第8版』p.799[1]）より

One More Navi

Meissner は mucosa(粘膜層)と覚える.

One More Navi

消化管に発生した癌が，粘膜下層(血管やリンパ管が豊富)にまで浸潤すると，血管，リンパ管を介して遠隔転移を引きおこす危険性が増す．しかし，筋層に達せず粘膜下層にとどまる癌は早期癌と定義され，予後がよい．逆に言うと，癌が筋層に達している場合はすでに転移がおきている可能性が高い．

One More Navi

食物は，摂取後約4時間で回腸末端に到達する．

One More Navi

2つの神経叢は自律神経以外にも腸で生成されるセロトニンなどにより制御されている．

One More Navi

食道と下部直腸には漿膜がなく，外膜の結合組織がむき出しになっている(漿膜は腹膜と同一で単層扁平上皮)．筋層や漿膜は粘膜病変が進展するのを防いでいる．

▶粘膜下層

粘膜層の下(筋層との間)には疎な結合組織の粘膜下層があり，ここにはMeissner 神経叢(マイスナー)と呼ばれる自律神経が存在し，粘膜筋板の運動や知覚，外分泌の調整に重要な役割を果たしています．また，比較的太い血管やリンパ管が走行し，部位によっては腺組織(食道腺や十二指腸腺)やリンパ組織が存在していることもあります．

▶筋層

筋層は平滑筋を主体とした層で，基本的には消化管を取り巻くように輪走する内輪筋層(輪走筋)と，その外側を長軸に平行して縦走する外縦筋層(縦走筋)の2層によって構成されています(ただし，胃は最内部に斜筋層が加わり3層構造となる).

内輪筋層と外縦筋層は収縮して収縮輪を形成し，この収縮輪が口腔側から肛門側に律動的に伝播する蠕動運動によって食物などが運搬されます．なお，蠕動運動は内輪筋層と外縦筋層の間にある筋層間神経叢(Auerbach 神経叢)(アウエルバッハ)によって調節されます．

▶漿膜・外膜

腹腔内に突出している胃，空腸，回腸，横行結腸の最外層は，単層扁平上皮である漿膜上皮と，これを裏打ちする薄い結合組織で構成されています．漿膜の表面は漿液で覆われており，消化管運動に伴う摩擦を軽減する役割を果たしています．

一方，食道，十二指腸，上行・下行結腸，直腸の最外層は外膜と呼ばれる疎な結合組織からなり，隣接する臓器や構造に結合して，これらを固定しています(そのため，外膜に発生した癌は隣接する臓器に浸潤しやすい)．

A-04 口腔(こうくう)

Fig. 口腔の解剖

正中断面図：硬口蓋，後鼻腔，軟口蓋，口蓋垂，口腔，口唇，舌，輪状軟骨，食道，咽頭，口峡

前面：上唇，上唇小帯，口蓋咽頭弓，口蓋扁桃，口蓋舌弓，舌，下唇小帯，下唇

One More Navi

口腔(こうこう)は医学界では「こうくう」と読む．

口腔(oral cavity)は，前方で外界との境界をなす口裂から後方の口峡の間の空間を指します．歯列を境にして前方を口腔前庭，後方の歯列，口蓋，口腔底，舌に囲まれた空間を固有口腔と呼びます．

▶歯と歯列

● 歯の構造

歯（tooth）は粘膜に埋もれている歯根部と表面に突出した歯冠部とに分かれます．歯冠の表面は硬いエナメル質で覆われており，その内部には歯の本体である象牙質があります．一方，歯根の表面はセメント質と呼ばれる薄い骨質に覆われており，歯根膜という結合組織が歯槽骨との間をつなぎ，歯を固定しています．

歯の中心部には歯髄腔と呼ばれる空間があり，神経や血管を含む歯髄で満たされています．エナメル質には感覚はありませんが，象牙質の病変で歯髄の神経が刺激されると歯痛が発生します．

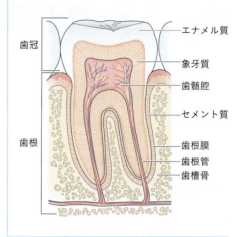

Fig. 歯の構造

● 歯列

生後3か月頃から歯が生え始め，3歳頃には20本の乳歯が生えます．そして，6〜10歳頃には乳歯が抜けて永久歯への生え変わりが始まり，13歳頃には28本，20歳頃には32本の永久歯が生えそろいます．成人の歯列は，前方から2本の切歯，1本の犬歯，2本の小臼歯，3本の大臼歯の組み合わせが上下左右にあり，一番奥の第3大臼歯は「親知らず（智歯）」と呼ばれ，人によっては生えてこないこともあります．

One More Navi
エナメル質は99％が塩基性リン酸カルシウム（ハイドロキシアパタイト）でできており，非常に硬い．

One More Navi
歯肉，歯根膜，歯槽骨，セメント質を歯周組織と呼ぶ．

One More Navi
歯の神経支配は，上顎歯は三叉神経の上顎神経の枝（上歯神経叢），下顎歯は三叉神経の下顎神経の枝（下歯神経叢）による．

One More Navi
乳歯は石灰化が少ないため，う蝕されやすい．

▶舌

舌（tongue）は，口腔底から前方に突き出した横紋筋がよく発達した隆起物で，自在に動かすことができるため，食物の捕捉，咀嚼，嚥下のほか，構音などで重要な役割を担っています．舌の表面は口腔内と同じ粘膜（重層扁平上皮）で覆われており，舌乳頭と呼ばれる小さな突起が無数に存在します．舌乳頭の一部には味覚を感じる味蕾が分布しています．

舌の運動は舌下神経に支配されており，前2/3の感覚は触覚が三叉神経，味覚が顔面神経，後ろ1/3は触覚も味覚も舌咽神経によって支配されています．

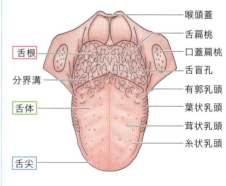

Fig. 舌の解剖

One More Navi
舌乳頭には糸状乳頭，茸状乳頭，葉状乳頭，有郭乳頭などいくつかの種類がある．糸状乳頭，茸状乳頭は舌の前2/3に多く，葉状乳頭は外側面，有郭乳頭は舌根部との境界に多く分布する．舌背の全面を覆う糸状乳頭は食物を舐めとりやすくしている．

One More Navi
甘味，酸味，塩味，苦味，うま味の5つが基本味．

One More Navi
耳下腺の浅葉と深葉の間を顔面神経が走るので，耳下腺病変で麻痺がおきることがある．

One More Navi
歯との接触が多い舌側面に扁平上皮癌ができやすい．

▶唾液腺

唾液腺は口腔内に唾液を分泌する口腔腺で，3種類の大唾液腺（耳下腺，顎下腺，舌下腺）と小唾液腺があります．

One More Navi

流行性耳下腺炎（おたふくかぜ）は，ムンプスウイルスの感染で耳下腺が炎症をおこしたもので，耳下腺がある部位の顔が腫れ，圧痛，嚥下痛，発熱が生じる．

● **大唾液腺**

・**耳下腺**：耳介の前方から下方にかけて広がる最大の唾液腺で，導管の耳下腺管は上顎第2大臼歯の対面の頬粘膜に開口し，㋐漿液性のさらさらとした唾液を分泌します．

・**顎下腺**：下顎骨の下面内側にあり，導管である顎下腺管は舌下側面に開口し，㋐漿液と粘液が混ざった粘り気のある唾液を分泌します．

Fig. 大唾液腺の解剖

舌下小丘　耳下腺
舌下腺
顎下腺

One More Navi

舌下腺の導管は細いので閉塞しやすく，貯留嚢胞（ガマ腫）になる．
ガマ腫（ranula）：rana「カエル」の指小辞．

・**舌下腺**：口腔底の舌下小丘の粘膜下にある最小の唾液腺で，導管は舌下小丘に開口する大舌下腺管と，舌下襞に並んで開口する小舌下腺管とがあります．㋐顎下腺と同様に漿液と粘液が混ざった唾液を分泌します．

● **小唾液腺**

口唇，頬，口蓋，舌などの粘膜下に分布する多数の小さな唾液腺のことで，粘液や酵素（食物の消化や抗菌作用をもつ）を分泌します．

関連項目

▶ **唾液の成分**

　唾液は1日に1,500 mL分泌されており，成分のほとんどは水ですが，ムチンやα-アミラーゼ（プチアリン）などの有機物が0.5%程度含まれています．唾液のpHは5.5〜8と中性で，歯のカルシウムが溶け出すことはありません（唾液中カルシウムは飽和状態なので）が，リン酸カルシウムの唾石が導管にできることはあります．

　ムチンは糖と蛋白質からなり，唾液の粘性を増して摩擦抵抗を減らし，食塊の通過を容易にし，粘膜表面を保護する働きを有しています．一方，α-アミラーゼはデンプンをマルトースやデキストリンなどに分解する消化酵素として働く漿液性の水様分泌物です．さらに，㋐唾液には殺菌作用を有するリゾチームという酵素や免疫グロブリン（IgA）が含まれ，細菌の侵入を防ぐ防御機構を担っています．

　唾液の分泌は，食物が口腔内に入ったときの触覚や味覚，あるいは視覚や嗅覚などの情報が延髄の唾液分泌中枢を刺激し，迷走神経を介して反射的に行われ，唾液の2/3が顎下腺，1/4が耳下腺から分泌されます．

One More Navi

イヌやネコには唾液腺（アミラーゼ）がないので，食物を噛まないで飲み込む．これは齲歯にならない仕組みかもしれない（分解すると虫歯菌の栄養になってしまう）．

A-05 咽頭

▶咽頭の解剖

咽頭（pharynx）は，口腔から食道へとつながる食物路と鼻腔から喉頭へとつながる呼吸路とが交差する部位で，長さは約 12 cm あります．鼻部，口部，喉頭部の 3 部からなります．

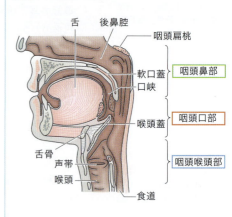

Fig. 大唾液腺の解剖

●咽頭鼻部

頭蓋外底から鼻腔後方までの部位で，後鼻孔で鼻腔とつながっています．後壁上部の粘膜にはリンパ組織が集まっており，咽頭扁桃（アデノイド）を形成します．

●咽頭口部

口蓋から舌骨までの高さに相当する部位で，前方は口峡で口腔とつながっています．

●咽頭喉頭部

喉頭の後方に位置し，喉頭蓋から第 6 頸椎の高さまでの部位で，前方には呼吸路である喉頭口が開き，下方は食道につながっています．

▶嚥下時の咽頭

食塊を飲み込むとき，軟口蓋が咽頭の後壁に押し付けられて鼻腔と咽頭の連絡が絶たれ，同時に声帯が閉じ，喉頭蓋によって気管の入り口が閉鎖され，咽頭挙筋群（口蓋咽頭筋，耳管咽頭筋，茎突咽頭筋）と咽頭収縮筋群（上・中・下咽頭収縮筋）によって，食塊が食道へと押し込まれます．

これらは食塊が咽頭に触れたときに，延髄の嚥下中枢が刺激されて引きおこされる反射的な運動で，この一連の協調運動によって食物が食道へと送り込まれます．

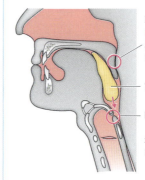

Fig. 嚥下時の咽頭

One More Navi
睡眠時無呼吸症候群は脂肪沈着したオトガイ舌骨筋が弛緩しておきる．

One More Navi
第 6 頸椎が咽頭と食道の境界である．

One More Navi
咽頭は舌咽神経（Ⅸ）や迷走神経（Ⅹ）に支配される横紋筋群からなる．

One More Navi
咽頭挙筋群は縦走筋で，咽頭収縮筋群は輪走筋．

One More Navi
嚥下障害は球麻痺や仮性球麻痺，筋力低下（重症筋無力症）でもおきる．

One More Navi
吸気時に横隔膜が収縮すると横隔膜の右脚から伸びる筋束が同時に収縮して食道を締めるので嘔吐しそうなときは息を吸うとよい．

A-06 食道

食道（esophagus）は長さが約 25 cm の線維性筋性の管で，輪状軟骨の下縁（第 6 頸椎）の高さから始まって，脊柱の前方と気管の後方，心臓の後面を下行し，横隔膜の食道裂孔をとおって胃の噴門につながっています．

▶生理的狭窄部

食道には隣接臓器による圧迫や機能的閉鎖機構の存在によって，3 か所に生理

消化器の解剖

的狭窄部位があります．この狭窄部は食物の逆流を防ぐ働きなどがある一方，異物の停留や癌の好発部位となります．

●食道入口部

食道と気道の分岐部の狭窄で，食道が輪状軟骨の後方を通過する位置にあたります．ここには上部食道括約筋（upper esophageal sphincter；UES）と呼ばれる筋緊張の高い部位があり，この構造によって食物の逆流や呼吸時の食道への空気の流入が防がれています．しかし，食道入口部の食道径は最も狭く，食塊や異物が詰まりやすく，気道への誤嚥で誤嚥性肺炎を引きおこす危険もあります．

●気管分岐部

食道が気管支分岐部の後方を通り，大動脈弓とも交差する部位で，これらに圧排されて食道が狭窄している部位です．

●食道裂孔部

横隔膜の貫通部で食道が狭窄しています．なお，食道下端にあたるこの部位には，下部食道括約筋（lower esophageal sphincter；LES）と呼ばれる平滑筋層の高圧帯（2〜4 cm長）があり，これにより胃の内容物が逆流するのを防いでいます．

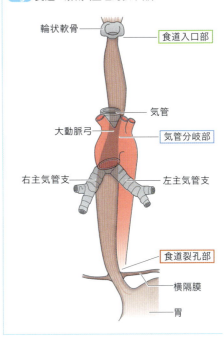

Fig. 食道の解剖（生理的狭窄部）

- 輪状軟骨
- 食道入口部
- 気管
- 大動脈弓
- 気管分岐部
- 右主気管支
- 左主気管支
- 食道裂孔部
- 横隔膜
- 胃

▶食道の組織構造

食道は消化管の基本構造を呈しています．▶A-03

●粘膜

上皮は摩擦や機械的刺激に強い，丈夫な重層扁平上皮に覆われています．また，粘膜固有層にはリンパ管や血管がみられ，食道上端と下端には分葉状の粘液腺（食道噴門腺）も分布しています．粘膜筋板は縦走する発達した平滑筋からなります．

●粘膜下層

食道腺やMeissner神経叢が存在します．

●筋層

上部1/3は横紋筋（鰓弓由来），下半部は平滑筋，中間部は両者の混合で構成されています．平滑筋の内輪筋層と外縦筋層の間にはAuerbach神経叢があり，筋層による蠕動運動に関与しています．

●外膜

食道は漿膜ではなく，疎性結合組織の外膜によって脊柱あるいは周囲組織と結合しています．このため，穿孔しやすく（再建も困難），食道癌は周囲組織を浸潤しやすく，周囲組織の炎症も食道に波及しやすい構造になっています．

One More Navi
食道内圧は腹腔内圧よりも高いので，食道は潰れにくい．また，食道は前後2 cm，左右3 cmまで拡張できる．

One More Navi
生理的狭窄部の高さは，食道入口部が第6頸椎（C6），気管分岐部が第4胸椎（T4），食道裂孔部が第10胸椎（T10）である．

One More Navi
胃の内容物は下部食道括約筋だけでなく，噴門切痕（食道末端左縁と胃底部でつくられる50〜80°の鋭角；His角）や横隔膜筋によっても逆流が防がれている．

One More Navi
食道の上皮は扁平上皮で吸収機能はなく，1週ではえ変わる．食道癌の約90％は扁平上皮癌である．

One More Navi
胃酸が食道に逆流すると扁平上皮が損傷し，再生過程で円柱上皮（腺上皮）に置き換わるBarrett食道が生じることがある．Barrett食道は腺癌発生の危険性が高い．

One More Navi
胃食道接合部にはZ線と呼ばれるジグザグの線があり，この線を境に重層扁平上皮が突然単層円柱上皮に変わる．

One More Navi
門歯から噴門までの長さは約40 cmある．したがって，経鼻胃管の長さは50 cm程度となる．

▶食道の脈管

●食道の血管

食道は上部，中部，下部の3つの部位が3つの動脈系によって分節的に栄養され，3つの静脈系に還流しています（粘膜下で血管叢を形成するため梗塞はおきにくい）．

- **食道上部**：下甲状腺動脈によって栄養され，下甲状腺静脈から上大静脈へと還流します．
- **食道中部**：主に気管支動脈と食道動脈によって栄養され，食道静脈に還流した静脈血は右側は奇静脈，左側は半奇静脈，副半奇静脈に注ぎます．
- **食道下部**：左胃動脈と下横隔動脈によって栄養され，食道静脈，左胃静脈，短胃静脈に還流し，門脈へと注ぎます（左胃静脈と食道静脈枝は吻合して叢を形成）．

●食道のリンパ

食道のリンパも上部，中部，下部によって分節的に3つの経路があります．食道上部のリンパは主に深頸リンパ節を経て頸リンパ本幹に還流し，食道中部は上方・下方に分かれて気管支縦隔リンパ本幹に流入し，鎖骨上リンパ節に入ります．食道下部は腹腔リンパ節に注ぎます．ただし，これらのリンパ管は互いに吻合しているため，癌の転移は広範に及びます．

▶食道の神経支配

食道は副交感神経と交感神経の支配を受けています．

●副交感神経

副交感神経は左右の迷走神経として下行し，食道入口部で反回神経（副交感運動線維）を出した後，さらに下行して左迷走神経が食道前面の，右迷走神経が後面の食道神経叢に枝を出して，腹腔に入ります．

●交感神経

第2～6胸髄節から出た交感神経線維が，交感神経幹で節後線維となって食道神経叢に入り，直接食道に分布します．なお，痛みなどを伝える感覚神経枝は，食道粘膜などの侵害受容体から副交感神経と交感神経を経由して中枢に至り，胸痛を引きおこしますが，心肺系の感覚枝と一緒になって痛みの部位が同定しにくいことがあります．

A-07 胃

胃（stomach）は囊状の臓器で，容量は空腹時には50 mL程度ですが，食後は1,500 mLと30倍にまで拡張します．食道と噴門（cardia）で接合し，十二指腸とは幽門（pylorus）を経て連なっています．左側の長く彎曲した下縁を大彎（greater curvature）と呼び，右側の短い上縁を小彎（lesser curvature）と呼びます．

胃は大きく胃底部，胃体部，幽門部の3つの部位に分けること

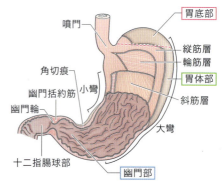

Fig. 胃の構造と区分

One More Navi

食道の静脈は食道静脈叢を形成して上大静脈と門脈との間をバイパスしているため，何らかの原因で門脈血流が閉塞すると，静脈血が食道静脈叢へと逆流入し，食道静脈瘤を呈することがある（嚥下障害はないが，破裂して大出血する）．

One More Navi

一部の食道リンパ管は所属リンパ節を介さずに直接，胸管に流入する．このため，食道癌は早期に遠隔転移しやすい．

One More Navi

副交感神経の節前線維は食道壁内に散在する副交感神経節細胞とシナプスして節後線維となるが，一部はシナプスを介さずに直接，運動神経支配を行っているものもある．平滑筋にはAuerbach神経叢から節後線維がいく．

One More Navi

胃は食物を3～6時間貯留する．容量は最大2.5 Lまで拡大できる．

One More Navi

噴門部の独立性については議論がある．

ができます．

- **胃底部**：噴門の左側のドーム状に盛り上がった部位を指します．胃底には〜50 mL程度の空気が溜まっており，これを胃泡と呼びます．
- **胃体部**：胃の中央部分の大きく膨らんだ部位を指します．胃体部と噴門の境界は不明瞭ですが，幽門部との境界は小彎側に角切痕（angular incisures）と呼ばれる深いくびれがあります．
- **幽門部**：胃の終末部のことで，角切痕から十二指腸との接合部である幽門までの間を指します．

▶胃の組織構造

●粘膜

　胃の粘膜上皮は消化液などの物質の分泌や栄養素の吸収に優れた単層円柱上皮で覆われており，胃酸から粘膜を保護する厚い粘液層を形成しています（ただし，機械的刺激には弱い）．粘膜表面には上皮が落ち込んでできた胃小窩（gastric pit）と呼ばれる微小な陥凹が無数に存在し，胃小窩の底には胃腺（gastric gland）が開口しています．胃腺には次の3つの種類が存在します（腸とは違って杯細胞はない）．

Fig. 胃の組織構造

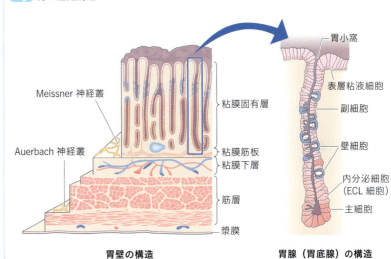

胃壁の構造　　　　胃腺（胃底腺）の構造

- **噴門腺**：食道に近い噴門付近にのみ存在する胃腺で，中性粘液を産生します．
- **胃底腺**：胃体と胃底部に存在し，①ペプシンの前駆体であるペプシノゲンを産生する主細胞（chief cell），②塩酸を分泌する壁細胞（parietal cell），③ムチンなどの粘液を分泌する副細胞（mucous neck cell）など，多種類の外分泌細胞によって構成されています．また，消化管ホルモンのガストリンの刺激でヒスタミンを放出するECL細胞（enterochromaffin-like cell）などの内分泌細胞も胃底腺に存在しています．
- **幽門腺**：主に幽門部に存在する胃腺で，胃酸を中和して胃壁を保護するアルカリ性粘液の外分泌のほか，ガストリンを内分泌するG細胞と，ガストリンの遊離を抑制するストマスタチンを内分泌するD細胞とが存在しています．

●筋層

　一般的な消化管の構造（2層）とは異なり，胃の筋層は内側から斜筋層，輪筋層，

One More Navi
胃泡は立位のX線像でみることができる．

One More Navi
角切痕と幽門部は消化性潰瘍や癌の好発部位である．幽門は第I腰椎（L1）の高さにある．

One More Navi
胃切除で幽門部を失うと胃内容物が十二指腸に急速流入するダンピング症候群をおこす．

One More Navi
胃，小腸，結腸の上皮は単層円柱上皮で物質の分泌や吸収に優れている．一方，舌，食道，直腸，肛門の上皮は重層扁平上皮で，消化管を機械的刺激から守っている．

One More Navi
胃小窩は粘膜固有層にまで深く陥入し，多くは数本に枝分かれしている．胃小窩に開口する胃腺の数は約2,000万個にものぼる．

One More Navi
ペプシン
蛋白質をペプチドに分解する酵素（アミノ酸にはならない）．主細胞から前駆体のペプシノゲンとして分泌され，塩酸の働きで切断され活性体のペプシンとなる．ペプシンはpH 2.0付近の強酸性で最も活性化する．

One More Navi
ガストリン
壁細胞のガストリン受容体CCK2に作用して酸分泌を刺激し，同時に壁細胞粘膜を増殖する作用を有する消化管ホルモン．

One More Navi
ビタミンB_{12}の吸収に重要な内因子も壁細胞から分泌される．回腸終末部で吸収されるが，吸収不全では悪性貧血になる．壁細胞は鉄吸収を促進するガストロフェリンも分泌する．

One More Navi
セロトニンを分泌するEC細胞（enterochromaffin cell）も胃粘膜に存在する．

縦筋層の3層の平滑筋からなっています．斜筋層は噴門付近，輪筋層は幽門部，縦筋層は小彎部と大彎部で発達しており，これらの運動は筋層間にある Auerbach 神経叢による支配を受けています．特に幽門部の幽門括約筋は発達した中輪走筋によって，胃内容物の十二指腸への移動を調節しています．

● 漿膜（腹膜）
　胃の最外側は漿膜（腹膜）で覆われています．この腹膜は小彎部で前後が合わさって小網と呼ばれる薄い膜となり，肝臓の下面と肝門との間を固定する働きをしています（肝胃間膜）．
　大彎部でも前後の腹膜が合わさって大網と呼ばれる脂肪に富んだ膜を形成し，小腸の前に垂れ下がった後に折り返して横行結腸に付着します．また，胃脾間膜によって脾臓との間を固定します．

> One More Navi
> 大網は脂肪を蓄積する性質があり，内臓肥満はここに脂肪が溜まり腹囲が増大する．

▶ 胃の脈管
● 胃の血管

　胃は腹腔動脈が分岐した5本の動脈によって栄養されており，血液はこれと併走するほぼ同名の静脈に注いで門脈へと還流します．

- 腹腔動脈 → 左胃動脈 →〔小彎上部〕→ 左胃静脈 → 門脈
- 腹腔動脈 → 脾動脈 → 短胃動脈 →〔大彎側胃底部〕→ 短胃静脈 → 脾静脈 → 門脈
- 腹腔動脈 → 脾動脈 → 左胃大網動脈 →〔大彎中部〕→ 左胃大網静脈 → 脾静脈 → 門脈
- 腹腔動脈 → 総肝動脈 → 右胃動脈 →〔小彎下部〕→ 右胃静脈 → 門脈
- 腹腔動脈 → 総肝動脈 → 胃十二指腸動脈 → 右胃大網動脈 →〔大彎下部〕→ 右胃大網静脈 → 上腸間膜静脈 → 門脈

> One More Navi
> 大彎と小彎はそれぞれの血管でアーケードをつくることが多いが，そうではないこともある．

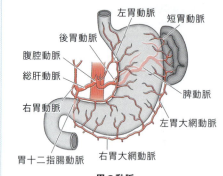

Fig. 胃の血管

胃の動脈

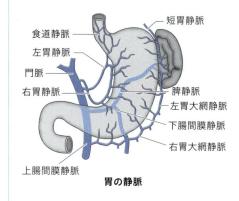

胃の静脈

● 胃のリンパ
　胃には左胃リンパ節，右胃リンパ節，左胃大網リンパ節，右胃大網リンパ節，幽門リンパ節の5つの所属リンパ節があり，これらは腹腔リンパ節を経て胸管へ流入します．

▶ 胃の神経支配
● 交感神経
　第5〜9胸髄節から出た交感神経線維が，胸神経節を経て大内臓神経となり，腹腔内の腹腔神経節で節後線維となって胃神経叢に入ります．感覚枝（痛覚枝）も含みます．

> One More Navi
> 胃は発生の過程で背側が大きくなり，大彎がつくられる．これが左側から前方向に90°回転するので，左迷走神経が胃の前面を走行することになる．

●副交感神経

食道前面を下った左迷走神経は前迷走神経幹となって食道とともに横隔膜の食道裂孔を通り，肝枝と分かれて前胃枝となります．前胃枝は前胃神経叢となって胃前壁に分布します（胃壁内に散在する副交感神経節細胞とシナプスして節後線維となる）．一方，右迷走神経は後迷走神経幹を経て，腹腔枝と分かれて後胃枝となり，後胃神経叢となって胃後壁に分布します．

> **One More Navi**
> 胃体枝を切断すると胃酸分泌が抑えられ，幽門機能を温存できる（かつての選択的近位迷走神経切離術）．

A-08 小腸（十二指腸，空腸，回腸）

小腸（small intestine）は長さ約6mの管で，十二指腸，空腸，回腸の3部から構成されています．

●十二指腸

Fig. 十二指腸の解剖

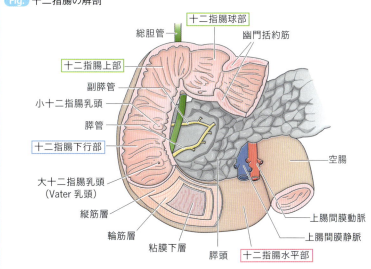

※この図では十二指腸上行部は空腸と膵臓の後ろにありみえない

十二指腸（duodenum）とは，胃の幽門に続き，十二指腸提筋（Treitz 靱帯）が付着する部位までのC字状を呈する長さ約25 cmほどの管を指します．C字のくぼみ部分には膵臓の頭部（膵頭）が収められています．十二指腸には3つの屈曲部があり，これを境にして，十二指腸は上部（球部），下行部，水平部，上行部の4部に分けられます〔第2腰椎（L2）の左側で鋭角に前下方に曲がって空腸へ移行〕．

下行部には大十二指腸乳頭（Vater 乳頭）があり，ここに膵臓内で合流した膵管と総胆管が開口します（合流せずに単独で開口している場合もある）．なお，この開口部には括約筋（Oddi 括約筋）があり，内腔に盛り上がっています．

●空腸・回腸

十二指腸に続く長さ約2.5 mほどの管を空腸（jejunum）と呼び，残りの部分を回腸（ileum）と呼びます．空腸と回腸の間には明確な境目はなく，大まかに口側の2/5が空腸，残りの3/5が回腸と考えることができます．

回腸末端（盲腸との接合部）には回盲弁（Bauhin 弁）と呼ばれる弁状の構造物があり，回盲括約筋の働きによって大腸内容物の逆流を防いでいます．

> **One More Navi**
> 臨床医学では，十二指腸上部（5 cm長）のはじめの2 cmは輪状ヒダがなく，十二指腸腺が発達した球部とも呼ばれる．球部は後腹膜腔と独立する．

> **One More Navi**
> **十二指腸提筋（Treitz 靱帯）**
> 空腸の開始部を横隔膜右脚に固定する帯で，結合組織線維に筋線維が混じる．外科手術時に手で触れて空腸の開始部を確認することができる．Treitz 靱帯は逆流防止弁なので，イレウス管チューブを挿入する場合には，これを越えて空腸にチューブ先端を留置する．

> **One More Navi**
> 大十二指腸乳頭部の上方3 cmの付近に，しばしば小十二指腸乳頭があり，副膵管が開口することがある．

> **One More Navi**
> 十二指腸上部は壁が薄く，輪状ヒダもない．潰瘍の好発部位で前壁は穿孔しやすい．

> **One More Navi**
> 肉眼的に空腸は回腸より太く，粘膜輪状ヒダ（Kerckring 襞）も丈が高く密で，血管が豊富なので赤みが強い．

> **One More Navi**
> **Meckel 憩室**
> 胎生期の卵黄管が遺残してできた10 cmまでの突出で，回腸末端から0.5～1 m口側にみられる．人口の2%にみられ，一部に異所性胃粘膜の迷入がみられることもある．この場合，分泌された胃酸によって小腸に潰瘍ができ，そこから出血することもある．

▶小腸の組織構造

小腸は消化管の基本構造である粘膜，筋膜，漿膜の構造を有しており，特に粘膜上皮には特徴的な構造がみられます．

● 粘膜

Fig. 小腸の粘膜上皮

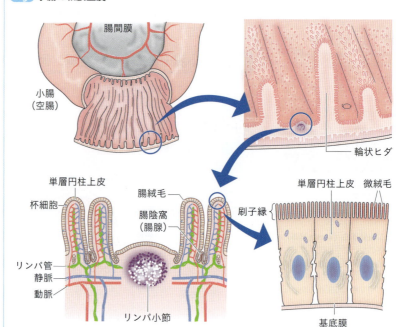

- **粘膜上皮**：小腸の内腔には腸管を輪状に横走する輪状ヒダ (circular folds) があり，その表面には腸絨毛 (villi) と呼ばれる多数の突起が突出しています．腸絨毛は固有粘膜層が内腔に突出したもので，表面は単層円柱上皮からなり，管腔側の細胞膜には微絨毛 (microcilli) が密集して刷子縁 (brush border) をつくっています．絨毛の単層円柱上皮は物質の吸収を行うことができる細胞（吸収上皮細胞）で，取り込んだ栄養素は細胞直下の毛細血管やリンパ管（乳糜管）によって運ばれます．

一方，腸絨毛の突起の陥凹部は腸陰窩 (crypt)，あるいは腸腺 (Lieberkühn 腺) と呼ばれ，ムチンを産生する杯細胞，デフェンシンやリゾチームといった抗菌物質を産生する Paneth 細胞，消化管ホルモンを分泌する基底顆粒細胞（内分泌細胞）などから腸液を分泌しています（腸液には消化酵素は含まれない）．特に，十二指腸の口側 1/3 には，Brunner 腺（十二指腸腺）が粘膜下層にまで小導管を伸ばして開口しており，粘度の高いアルカリ性の粘液を分泌して，胃酸や酸性の胃内容物を中和する働きをしています．

- **粘膜固有層**：小腸の粘膜面には多数のリンパ小節がみられ，回腸（特に回盲部）では多くのリンパ小節が集まり集合リンパ小節 (Peyer 板) を形成しています．これらは消化管の免疫機構として重要な役割を果たしています．
- **粘膜筋板**：内外 2 層の平滑筋（内輪走筋，外縦走筋）からなり，一部は絨毛内に入り込んで腸腺分泌を促進する働きをしています．

● 筋層

内外 2 層の平滑筋（輪走筋，縦走筋）からなり，小腸の運動に寄与しています．

One More Navi

小腸の陰窩には Paneth 細胞があり，抗菌物質やリゾチームを内腔に分泌する．Paneth 細胞は大腸にはない．

One More Navi

輪状ヒダ，腸絨毛，微絨毛により，小腸内腔側の表面積は外側（漿膜）の 600 倍にもなり，栄養素の吸収効率を高めている．

One More Navi

微絨毛は消化吸収酵素を含む糖蛋白で覆われており，膜消化が行われる．

One More Navi

腸絨毛と腸陰窩の上皮細胞は一連のもので，腸陰窩の基底部にある幹細胞が分化して，粘膜上皮細胞となり，陰窩から絨毛まで上行し，絨毛先端まで進むと腸内に剥離して，新たな上皮細胞に置き換わる（腸管上皮分化細胞の寿命は 4～5 日）．

One More Navi

基底顆粒細胞（内分泌細胞）はセクレチン，コレシストキニン (CCK)，モチリン，ガストリンなどの消化管ホルモンを分泌する．

One More Navi

集合リンパ小節は粘膜筋板を貫いて粘膜下層に達する．

One More Navi

Peyer 板は腸間膜付着部の反対側にあり，腸チフス菌が増殖する場となる．Peyer 板の上の上皮に M 細胞 (microfold cell) があり，病原体をエンドサイトーシスする．

●漿膜（腹膜）

十二指腸は前面が腹膜に覆われ，後面は腹腔後壁に埋め込まれています．

十二指腸が腹膜後壁に癒着しているのに対して，空腸・回腸はともに全周が腹膜に覆われており，前後の腹膜が合わさった腸間膜が後腹壁に付着して空腸と回腸を吊り下げています．このため，空腸・回腸は十二指腸と異なり可動性があります．

▶A-13

▶小腸の血管

十二指腸上部（球部）は腹腔動脈由来の胃十二指腸動脈から分岐した上膵十二指腸動脈十二指腸枝によって栄養されています．また，十二指腸下部から横行結腸までは，上腸間膜動脈（superior mesenteric artery；SMA）からの枝（下膵十二指腸動脈，空腸動脈，回腸動脈，回結腸動脈，右結腸動脈，中結腸動脈）によって栄養されています．

十二指腸を栄養した血液は膵十二指腸静脈に還流し，門脈に注ぎます．また，空腸から横行結腸までを栄養した血液は，空回腸静脈，回結腸静脈，右結腸静脈，中結腸静脈を経て，上腸間膜静脈（superior mesenteric vein；SMV）へと注ぎます．

A-09 大腸（盲腸，結腸）

大腸（large intestine）は全長約 1.5 m の管で，盲腸，結腸，直腸の 3 部からなります．直径は小腸よりも太く，最大部位で 5〜7 cm あります．主に小腸で消化された残渣物から水分を吸収し，固形状の糞便をつくる働きをしています．

●盲腸

小腸と大腸のつなぎ目には回盲弁（Bauhin 弁）（横長の 2.5 cm）があり，その下にある長さ 6〜8 cm の袋状の部位を盲腸（cecum）と呼び，盲腸の左後壁には虫垂（appendix）と呼ばれる突起がつながっています．虫垂の粘膜はリンパ組織に富んでおり，免疫系の一部をなしています．

盲腸は後面の一部が後腹壁と癒着し固定されていますが，虫垂は三角形の虫垂間膜によって腸間膜の下部に連結されているために可動性があります．

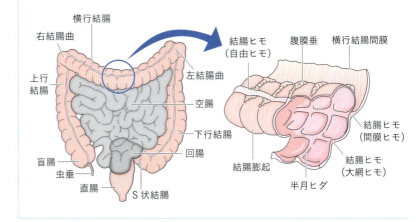

Fig. 大腸の構造

●結腸

結腸（colon）は盲腸に続き，直腸につながる大腸の大部分を占め，以下の 4 部に分けられます．

・上行結腸：盲腸から右結腸曲（肝彎曲）までの部位（15 cm）

- 横行結腸：右結腸曲から左結腸曲（脾彎曲）までの部位（45 cm）
- 下行結腸：左結腸曲から左腸骨窩までの部位（25 cm）
- S状結腸：左腸骨窩から直腸上端までの部位（15〜50 cm）

結腸の外側には外縦筋が限局性に肥厚して，縦走する3本の結腸ヒモ（colic teniae）が形成されています．これにより結腸壁は手繰られたように縮められ，内腔に向かって半月ヒダが，外側に向かっては半月ヒダの深い切り込みによって区切られた半球状の結腸膨起（haustra）が形成されます．これらの特徴により，大腸（結腸）は肉眼的に小腸と区別することができます．

▶大腸の組織構造

大腸の組織構造は小腸と類似し，粘膜，筋膜，漿膜の3層からなります．

●粘膜

大腸粘膜には輪状ヒダや絨毛がなく，長い陰窩（腸腺）が粘膜固有層を貫いて存在しています．腸腺には小腸よりも多くの杯細胞があり，基底顆粒細胞（内分泌細胞）も散在していますが，Paneth細胞はありません．上皮は単層円柱上皮（吸収上皮細胞）で占められますが，直腸下端は重層扁平上皮となっています．

粘膜筋板は内輪・外縦の2層平滑筋からなっています．粘膜筋板直下にはリンパ管が発達しており，粘膜下層にまで多数の孤立リンパ小節があって，腸内細菌の侵入を強力に防いでいます．しかし，粘膜固有層には脂肪を吸収するようなリンパ管がなく，このため結腸癌のリンパ節転移は遅れます．

●筋層

内外2層の平滑筋（輪走筋，縦走筋）からなり，筋層間にはAuerbach神経叢がみられます．

●漿膜（腹膜）

上行結腸，下行結腸の前面は腹膜（漿膜）で覆われていますが，後面は漿膜を欠き，疎性結合組織によって直接後腹壁に固定されています．このため，あまり可動性がありません．一方，横行結腸とS状結腸は全表面が漿膜に覆われ，結腸間膜が後腹壁に付着してこれらを吊り下げているため，可動性を有しています．

▶大腸の血管

上行結腸と横行結腸右側は上腸間膜動脈（superior mesenteric artery；SMA）から分岐する回結腸動脈，右結腸動脈，中結腸動脈の右枝によって血液を供給されています．また，大腸の残りの部分は，下腸間膜動脈から分岐する中結腸動脈の左枝，左結腸動脈，S状結腸動脈によって栄養されています．これらの血管は血流を互いに吻合してアーケードを形成しています．

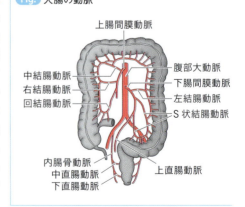

Fig. 大腸の動脈

大腸を栄養した血液は，動脈と同名の静脈に還流し，門脈へと注ぎます．

One More Navi

腹膜垂
結腸ヒモは自由ヒモ，大網ヒモ，間膜ヒモの3本からなる．腹膜垂は自由ヒモと大網ヒモに沿って垂れ下がる脂肪小塊のことで，これも大腸と小腸を区別する特徴的構造といえる．虫垂にヒモはない．

One More Navi

結腸膨起のhaustraはラテン語のhaurire（「吸い上げる」の意）が語源．exhaust「使い切る」「疲れ果てる」も同じ語源．

One More Navi

結腸では多糖類が嫌気性菌によって分解されてできた短鎖脂肪酸を吸収して上皮細胞のエネルギーにしている．

One More Navi

結腸と異なり，虫垂の陰窩は深さが不揃いである．

One More Navi

肛門に近いほど杯細胞の数が増える（粘液で潤滑に便を移動させるため）．

One More Navi

結腸血管は輪走筋層から進入するので間隙ができて粘膜が突出した憩室ができやすい（特にS状結腸）．

One More Navi

直腸S状結腸は上部直腸と同様に上直腸動脈により栄養されているため，外科的には直腸の一部と考えられる．

A-10 直腸，肛門

Fig. 直腸・肛門の構造

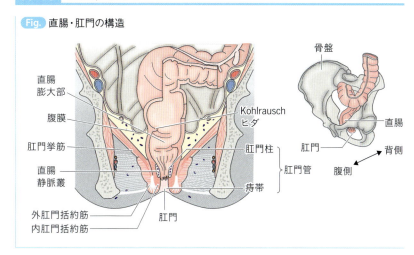

直腸（rectum）は，S状結腸に続く消化管の最下部で，20 cm ほどの長さがあります．第2仙椎下縁の高さから始まり，仙骨前面に沿って下行し，尾骨を越えたところで後下方に向きを変えて，肛門（anus）として外界に開きます．男性では膀胱，精嚢，前立腺の後方にあり，女性では子宮と腟の後方に位置しています．

直腸下部には内腔が広い直腸膨大部と呼ばれる部位があり，その上方には3本の半月状の直腸横ヒダ（Houston弁）があります．直腸横ヒダには，便からガスを分離する働きがあり，中央の最も大きなヒダは Kohlrausch ヒダと呼ばれ，腹膜反転部で右壁に付いています．

直腸膨大部の下方には，内腔が狭い長さ4～5 cmの肛門管と呼ばれる部位があり，肛門へと続きます．肛門管の筋層には縦走筋がなく，発達した輪走筋によって内肛門括約筋（骨盤神経の支配を受ける不随意筋）が形成されています．さらに，その外周を横紋筋（陰部神経が支配する随意筋）の外肛門括約筋が覆っており，両肛門括約筋の絞扼によって輪状に隆起した部位は痔帯と呼ばれます．痔帯の上縁には肛門柱と呼ばれる8～10本の縦方向のヒダがあり，この一帯には発達した直腸静脈叢があって，痔出血の原因となります．痔帯の下端が肛門にあたります．

▶直腸の組織構造

●粘膜

直腸には，腸間膜，結腸ヒモ，半月ヒダといった他の腸管にみられる構造はなく，内腔は結腸に比べて平滑です．粘膜上皮は結腸と同様に杯細胞に富む円柱上皮からなり，直腸下部は重層立方上皮（移行上皮）となります．また，直腸と肛門管の間には，粘膜が鋸の歯のように入り組んだ歯状線と呼ばれる境界があり，これを境にして肛門側の上皮は重層扁平上皮（角化はしない）となります．

Fig. 肛門管の構造と上皮の種類

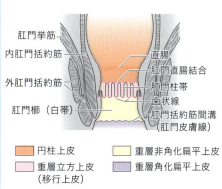

One More Navi

腹膜反転部
腹膜は直腸の2/3を覆い，そこで反転している．この腹膜が反転する高さにKohlrauschヒダがある．

One More Navi

肛門挙筋
肛門括約筋の上には骨盤底筋群の肛門挙筋（恥骨直腸筋，恥骨尾骨筋，腸骨尾骨筋の3筋）があり，肛門固定，直腸圧迫，直腸肛門部支持をしている．

One More Navi

歯状線にある10～12個の肛門腺や，括約筋にまで達する粘膜下肛門腺（深部肛門腺）からの分泌は便の流れを円滑にする．

One More Navi

歯状線は直腸粘膜と肛門上皮の境界線で，上部と下部は血管供給，リンパ流，神経支配が異なる．下部肛門管の炎症や癌は，鼠径部リンパ節肥大をおこす．

One More Navi
食道と胃の境は扁平上皮が突然に円柱上皮になるが，直腸と肛門の境は重層立方上皮の肛門柱帯がある．

なお，肛門の上方約1cmのところには肛門括約筋間溝または肛門皮膚線（Hilton白線）と呼ばれる境界線があり，これより肛門側は皮膚と同じ重層扁平上皮（角化する）が始まります．

●筋層
直腸の筋層は基本的には内外2層の平滑筋（輪走筋，縦走筋）からなりますが，肛門管では縦走筋を欠き，輪走筋が肥厚して内肛門括約筋を形成しています．

●漿膜・外膜
腹膜反転部までの直腸は腹膜（漿膜）に覆われていますが，㋐それより下部の直腸は腹腔外にあるため漿膜はなく，外膜が全周を覆っています（骨盤内の臓器と直接接する）．直腸には腸間膜や結腸膨起，結腸ヒモは存在しません．

One More Navi
肛門管の上皮の違いは直腸癌と肛門癌の鑑別に必要となる．

▶直腸・肛門の血管
直腸上部は上直腸動脈（下腸間膜動脈から分岐）により，中部は中直腸動脈（内腸骨動脈の末梢血管である内陰部動脈から分岐）により，下部は下直腸動脈（内陰部動脈から分岐）により，それぞれ栄養されます．

直腸を栄養した血液は，上部は下腸間膜静脈，脾静脈を経て門脈に注ぎ，中部・下部は内腸骨静脈を経て下大静脈に注ぎます．なお，㊟中部・下部は門脈を介さずに下大静脈に注ぐため，この部位の癌は肺に転移しやすく予後不良です．

関連項目

▶直腸・肛門の解剖学的区分と外科的区分
ここまで直腸・肛門の構造を解剖学的な区分に基づき解説してきましたが，外科領域ではこれとは異なる区分をすることがあります（『大腸癌取扱い規約』参照）．

Tab. 直腸と肛門の区分の違い

	解剖学的区分	外科的区分
直腸	第2仙椎下縁の高さから仙骨の彎曲に沿って肛門直腸輪まで	S状結腸の下方の岬角から第2仙椎下縁に至る腸管も含めて直腸と捉える〔解剖学的直腸よりも近位側（口側）を直腸に含めて考える〕
肛門管	歯状線から肛門縁まで	恥骨直腸筋付着部上縁から肛門縁までを肛門管と捉える（解剖学的肛門管よりも近位側を肛門管に含めて考える）

One More Navi
交感神経は動脈にまとわりついて消化器に分布する．副交感神経は迷走神経で，右の迷走神経は胃で終止する．左の迷走神経は上腸間膜動脈にまとわりついて消化管に分布する（後腸は骨盤内臓神経で肛門から下行結腸に向かって上行する）．
交感神経は消化管運動を抑制し，副交感神経は促進する．
食道〜近位結腸の神経支配
交感：内臓神経（T5〜L1）
副交感：迷走神経
遠位結腸と直腸の神経支配
交感：下腹神経（T12〜L2）
副交感：骨盤神経（S2〜S4）
歯状線より下の神経支配
会陰神経（体性神経）

▶小腸，大腸，直腸の神経支配
●交感神経
小腸・大腸を支配する交感神経線維は，①第5〜9胸髄節から出て腹腔神経節と上腸間膜動脈神経節を経て分布するものと，②第10〜12胸髄節から出て下腸間膜動脈神経節を経て分布するものの2つがあります．①は小腸と盲腸，上行結腸，横行結腸を支配しており，②は下行結腸，S状結腸を支配しています．

一方，直腸は下腸間膜動脈神経節を出た交感神経線維と，第1，2腰髄節を出た神経線維（下腸間膜動脈神経節を経るものと，下下腹神経叢を経るものがある）によって支配されます．

●副交感神経
小腸と盲腸から左結腸曲までの大腸は，迷走神経背側核を出て，内臓神経節を経た副交感神経線維に支配されています．一方，下行結腸，S状結腸，直腸に分布する副交感神経線維は，第2〜4仙髄節から出て骨盤内臓神経となり，下下腹神経節を経て分布します．

A-11 腹壁と腹膜

▶レファレンス
・プロメ胸②：p.196-201

A-12 腹壁

腹部の前壁は腹壁（abdominal wall）と呼ばれ，皮膚，筋肉，腹膜からなります．腹壁正面は左右2葉の細長い腹直筋が縦走し，その中央の白線で連結されています．また，左右側壁は3層の筋肉（外側から外腹斜筋，内腹斜筋，腹横筋）からなり，内側は強靭な横筋筋膜とさらに内側の薄い腹膜で覆われています．

一方，後壁は脊椎，肋骨，筋肉で形成されます．ⓟ腹膜背部と後壁の間には後腹膜腔（retroperitoneal space）と呼ばれる厚い脂肪層があり（第12胸椎から骨盤上線まで），そのなかにあるⓟ十二指腸，膵臓，脾臓，腎臓，副腎などの臓器が後腹膜臓器です．

腹腔（abdominal cavity）は，腹壁と上方の横隔膜，下方の骨盤底筋に囲まれた空間を指します．

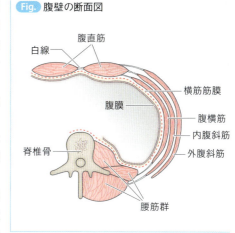

Fig. 腹壁の断面図

A-13 腹膜と腸間膜

▶腹膜

腹膜（peritoneum）は，腹部内臓を覆う滑らかで光沢のある半透明の漿膜のことで，腹腔の内腔面を覆う壁側腹膜と，腹腔内の臓器を覆う臓側腹膜とに区別されます．ただし，壁側腹膜と臓側腹膜は臓器に血液などが入る部位で折り返して連続しており，ⓟ両者に囲まれた閉鎖空間を腹膜腔（abdominal cavity）と呼びます．腹膜腔には少量の漿液があり，臓器間の摩擦を少なくしています．

腹膜は単層扁平上皮の中皮細胞層（mesothelium）と，これを裏打ちする疎性結合組織の中皮下層（submesothelial layer）からなります．腹膜には臓器間の摩擦を低減する働きのほか，ⓟ生体膜としての働きもあり，腹腔内の水分，電解質，糖質などを吸収し，腹腔内圧を一定に保っています．また，炎症時には滲出性分泌や癒着によって速やかに炎症を限局させるなどして，腹腔内を無菌に保ちます．

Fig. 腹膜と腹膜内外の臓器（女性）

One More Navi
腹膜は体表面積と同じ面積を占める．その構造によって病変の進行方向を規定している．

One More Navi
腹膜に覆われていることで，胃腸に穿孔がおきても内容物がただちに腹膜に漏れ出ることはない．

One More Navi
腹膜，心膜，胸膜は体腔内側を覆う中胚葉性の膜であり，腹膜腔，心膜腔，胸膜腔は三大体腔と呼ばれることもある．

One More Navi
女性では腹膜が卵管を通じて外界と接しており，特に骨盤腹膜炎をおこしやすい．

One More Navi
腹膜透析では，ブドウ糖などで高浸透圧にした透析液を腹膜内に入れ，腹膜を半透膜として体内の老廃物（尿素など）を濾しとる．

One More Navi
腸間膜には脂肪組織は少ない．

▶腸間膜

腸間膜（mesenterium）は腹壁から垂れ下がった膜のことで，胃，空腸，回腸，横行結腸，S状結腸などの消化管は，腸間膜によって吊るされた構造になっています．腸間膜の両面は臓側腹膜に覆われており，臓器に出入りする血管やリンパ管，神経の通り道になっています．

関連項目

▶小網と大網

胃の周辺には小網（lesser omentum）と大網（greater omentum）と呼ばれる大きな間膜が存在しています．

小網は肝臓の下面を覆い，胃上部（小彎）との間に張る肝胃間膜（hepatogastric ligament），十二指腸上部との間の肝十二指腸間膜（hepatoduodenal ligament）などからなります．肝胃間膜には肝管や固有肝動脈などが通り，肝十二指腸間膜には左・右胃動静脈や迷走神経の胃枝，肝枝が通ります．肝十二指腸間膜の右縁には網嚢（小網と胃の後方にある腹膜腔）につながる網嚢孔（Winslow孔）が開きます．

大網は胃の大彎と十二指腸上部の近位側下縁から垂れ下がって小腸の前面を覆い，折れ返って横行結腸に付着します．なお，小児では大網の発達が不十分なため，虫垂炎破裂などで炎症部が覆われず，よく腹腔内に菌が広がります．

A-14 腹部の血管系

▶レファレンス
・プロメ胸②：p.202-211

One More Navi
食道下1/3は左胃動脈から食道枝がくる．食道上・中部は大動脈から直接血流を受ける．

One More Navi
腹部大動脈からはほかに，左右副腎動脈，左右腎動脈（下副腎動脈へ），左右卵巣・精巣動脈，総腸骨動脈（外腸骨動脈と内腸骨動脈に分岐），正中仙骨動脈が分岐する．

One More Navi
膵頭部は膵十二指腸動脈から，体部は脾動脈から膵枝を受ける．

A-15 動脈系

消化管には，腹部大動脈から①腹腔動脈（celiac artery），②上腸間膜動脈（superior mesenteric artery；SMA），③下腸間膜動脈（inferior mesenteric artery；IMA）の3つの動脈が分かれます．

▶腹腔動脈

腹腔動脈は，第12胸椎（または第1腰椎上縁）の高さで腹部大動脈前壁から出て，④左胃動脈を分岐した後，⑤総肝動脈と⑥脾動脈になります．総肝動脈は短く，すぐに⑦固有肝動脈，⑧胃十二指腸動脈，⑨右胃動脈になります．

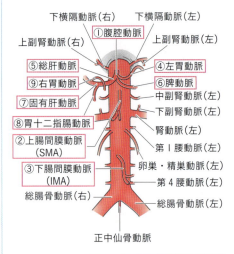

Fig. 腹部の動脈

▶上腸間膜動脈（SMA）

SMAは腎動脈よりも少し上で腹部大動脈前壁から下方に向かって出て，十二指腸水平部の前を下行し，小腸全般，上行結腸，横行結腸，盲腸，虫垂などを栄養します．

▶下腸間膜動脈（IMA）
　IMAは第3腰椎の高さで腹部大動脈の前壁から分岐し，後腹膜の後方を下行し，3本の枝となり，下行結腸，S状結腸，直腸上部を栄養します．

A-16 静脈系

▶門脈
　腹部臓器の血液は，胃腸で吸収された栄養分を取り込んで門脈（portal vein）に集められ，肝臓に入ります．①脾静脈，②上腸間膜静脈，③下腸間膜静脈の3つの主静脈が膵臓の後ろで合流して門脈となります．門脈はさらに肝門に入る手前で，左・右胃静脈，胆嚢静脈などから血液を集めます．
　門脈は肝臓への血液量の7〜8割を供給し，このうち25％は脾静脈から，75％は腸間膜静脈から供給されています．

▶門脈の側副路
　門脈の末梢枝は，いくつかの大静脈の分枝と吻合して側副路（バイパス）を形成しており，門脈圧が亢進すると，これらの側副路に血液が迂回して流れます．

One More Navi
門脈に注ぐ静脈は以下の臓器から血液を集める．
・脾動脈：脾臓，膵臓
・上腸間膜静脈：小腸と大腸の一部
・下腸間膜静脈：大腸下部

One More Navi
下腸間膜静脈は脾静脈と合流した後に上腸間膜静脈に合流して門脈本幹が形成される．このため，門脈を形成する主静脈に下腸間膜静脈を含めないこともある．

One More Navi
解剖学的な概念としての「門脈」は2つの毛細血管網に挟まれた血管を指す（肝門脈は，消化管の毛細血管を集めて，肝内で再び毛細血管となる）．「門脈」といえば，肝門脈を指すのが一般的だが，門脈は下垂体にもある．

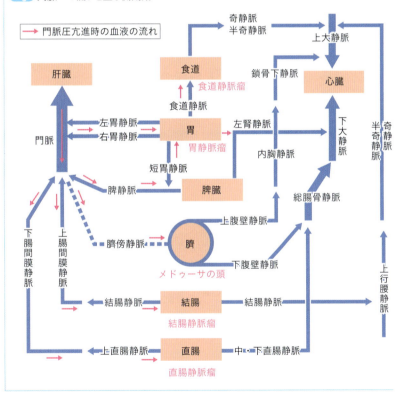

Fig. 門脈への流れと主な側副路

● 食道静脈経路
　胃冠状静脈（左胃静脈と右胃静脈）は食道噴門部の食道静脈と吻合しており，門脈圧亢進時には，静脈血が食道静脈→奇静脈→上大静脈という経路で逆行します．なお，この経路で静脈が拡張すると食道静脈瘤をおこし，ときに破裂して大出血をきたす危険があります．

- **臍傍静脈経路**

  出生後に閉鎖した胎児循環の臍傍静脈が，門脈圧亢進に伴って再開存し，臍傍静脈 → 臍周囲の表在静脈 → 上大静脈あるいは下大静脈へと還流する経路です．このとき，臍部の表在静脈は怒張し，メドゥーサの頭と呼ばれる蛇行した静脈拡張がみられます．

- **直腸静脈経路**

  下腸間膜静脈末端が内腸骨静脈末端と吻合しており，門脈圧亢進時に，上直腸静脈 → 直腸静脈叢 → 中・下直腸静脈 → 内腸骨静脈 → 下大静脈に血液を還流する経路です．直腸静脈は痔静脈とも呼ばれ，直腸静脈叢の拡張から静脈瘤（痔核）がつくられます．

> **One More Navi**
> このほか，上腸間膜静脈から結腸静脈を経て，上行腰静脈へと還流する経路や，脾静脈から腹膜後隙の静脈を経て腎静脈，腰静脈から下大静脈に還流する経路も存在する（胃腎脾短絡路）．

A-17 肝臓

▶レファレンス
- プロメ胸②：p.240-245
- 標準生理⑧：p.806-807

肝臓（liver）は，腹腔の右上方，横隔膜の直下に位置する人体最大の実質臓器です．糖，蛋白質，脂質，ビタミン，ホルモンなど，種々の代謝を行う中心的臓器で，有害物質や薬物の解毒，アルブミンや凝固因子といった生体機能に欠かせない蛋白質の合成など，多彩な機能を有しています．

なお，肝臓は2つの流入血管（門脈と固有肝動脈）と1つの流出血管（肝静脈）を有し，他の臓器にはない特徴的な構造をしています．

> **One More Navi**
> 爬虫類以下には腎門脈系がある．体後部の静脈の1枝が腎に入って尿細管周囲で毛細血管となって腎静脈から腎を出る（ヒトでも胎児にはある）．

> **One More Navi**
> 肝円索は胎生期に胎盤から肝臓まで血液を運んでいた臍静脈の遺残物であり，静脈索裂は胎生期に静脈管が走行していた間隙である．

A-18 肝臓の概観

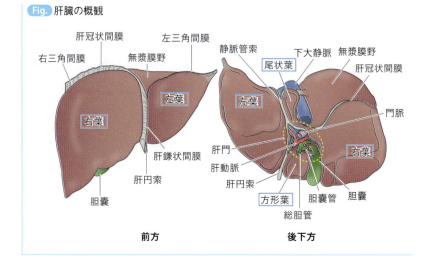

Fig. 肝臓の概観

前方 / 後下方

> **One More Navi**
> 発生初期には左葉と右葉は同じ大きさである（後に右葉が腫大する）．

▶**肝葉（解剖学的区分）**

肝臓は，前方からみると肝鎌状間膜によって大きな右葉と小さな左葉とに区分することができます．後下方では肝円索と静脈管索によって右葉と左葉に分かれ，さらに肝門によって前方は方形葉，後方は尾状葉と呼ばれる小領域に区分されます．肝門の右側には胆嚢と下大静脈があり，両者を結ぶ線はCantlie線（カントリー線）と呼ばれます．

One More Navi
肝臓での3つの管の位置関係は，前から胆管（肝管），肝動脈，門脈の順．biliary → artery → portal の順なので頭文字を取って「BAP」と覚える．

肝静脈は後面付近の肝臓内に埋まるので，肝門を通らない．

One More Navi
門脈（<10 mmHg）は，肝血流の70%，肝動脈（90 mmHg）は肝血流の30%．

肝血流は心拍出量の25%で1.5 L/分（肝重量100gあたり100 mL）．肝静脈圧は5 mmHg．

▶肝門の構造

肝門には，①門脈，②固有肝動脈，③胆管の3つの管が，Glisson鞘（グリソン）と呼ばれる結合組織に囲まれ，一組となって出入りしています（リンパ管や神経も肝門から肝臓に入る）．門脈，肝動脈，胆管（肝管）は肝門部で左右に分岐し，さらに分岐を繰り返して肝内に分布します．門脈，肝動脈，胆管（肝管）の"三つ組"の構造は，肝小葉と呼ばれる機能的単位のレベルまで続きます．

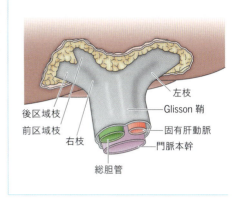

Fig. 肝門部の構造

▶無漿膜野と肝静脈

肝臓は腹膜で覆われ，鎌状間膜，冠状間膜，左右の三角間膜で横隔膜に固定されています．しかし，右葉後面の上部には腹膜に覆われず，疎性結合組織によって横隔膜と直接癒着する無漿膜野と呼ばれる領域があり，ここから3つの肝静脈（左・中・右肝静脈）が出て，肝臓後面の下大静脈へと続きます．

A-19 肝区域（肝臓の機能的区分）

肝内を走行する門脈，動脈，胆管の分枝は互いに吻合しておらず，それぞれ区域性を有しています．これらの脈管の分枝が分布・支配する領域は1つの機能的単位として区分することができ，臨床的にはこの機能的区分（肝区域）が重要となります．

なお，肝区域は肝内の機能的区分であるため，肝臓の概観による解剖学的区分とは必ずしも一致しません．

One More Navi
肝区域分類は最も変異が少ない門脈を基準として行われる．

▶肝臓の機能的区分

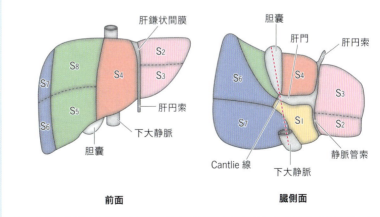

Fig. 肝区域（肝臓の機能的区分）

One More Navi
Cantlie 線は，肝臓を左右ほぼ同じサイズに分ける．

●Healey-Schroy の肝区分

機能的分類では，肝臓はCantlie線によって右葉と左葉に分かれます．さらに，

> **One More Navi**
> 機能的区分では肝円索は左葉内側区域（S_4）と左葉外側区域（S_2, S_3）とを分ける．また，静脈索は尾状葉（S_1）と左葉外側区（S_2, S_3）を分け，肝門は尾状葉（S_1）と左葉内側区（S_4）の間隙にあたる．

左葉は肝鎌状間膜（肝円索）の内と外で，内側区域（M）と外側区域（L）とに区分されます．一方，右葉は右肝静脈の走行に基づいて前区域（A）と後区域（P）とに区分します．この4区分は Healey-Schroy の肝区域と呼ばれます．

● Couinaud の肝区分

Couinaud の肝区分は肝臓を S_1〜S_8 の8つの区域（segment）に分けるもので，S_1 を尾状葉とし，肝臓の臓側面からみて反時計回りに番号がつけられています．臓側面から見えない右葉前上区域は S_8 とされます．

> **One More Navi**
> 肝門部から門脈，肝動脈，胆管，リンパ管，神経が Glisson 鞘に包まれて並走し，肝小葉まで続いて門脈域を形成する（エコーが厚い）．

▶門脈，肝静脈の走行と肝区分

Couinaud の肝区域の区分は門脈，肝動脈，胆管の3つの脈管のうち，最も変異が少ない門脈を基準として行われており，門脈は各肝区域の中央を貫いて走行しています．一方，肝臓の後面で下大静脈に注ぐ肝静脈は，肝内では主に右肝静脈，中肝静脈，左肝静脈の3枝に分かれおり，それぞれの肝区域の境界に沿うように走行しています．このため，外科手術などでは，肝静脈の走行を区域

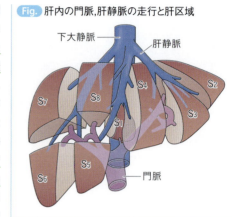

Fig. 肝内の門脈，肝静脈の走行と肝区域

> **One More Navi**
> 肝静脈は腹部エコーでは門脈と異なり，血管壁のエコーは厚くない．走行も下大静脈を中心に放射状になっている．

(segment) の目安とすることがあります（右肝静脈は単独で下大静脈に注ぎ，中・左肝静脈は合流してから注ぐ）．

A-20 肝組織

▶肝小葉

Fig. 肝小葉の構造

> **One More Navi**
> 直径が多彩で変化に富む毛細血管を類洞と呼ぶ．類洞は肝臓の微小循環系をなしている．

> **One More Navi**
> 肝臓の細胞は核を2つもつ多核細胞もみられ，代謝を盛んにしている．

One More Navi
肝細胞索辺縁の胆管接合部には幹細胞があり，肝細胞は再生力が高い．腸陰窩にある幹細胞と構造が似ている．

One More Navi
肝炎などで肝細胞間の隙間が広がると，毛細胆管から胆汁が漏出して類洞に流れ出す．漏れ出した胆汁は血液によって全身に運ばれ，皮膚や粘膜の変色（黄疸）を引きおこす．

One More Navi
類洞に注ぐ門脈と肝動脈の血流比は7：3で，血中酸素比は4：6である．

　肝臓の組織は肝小葉（hepatic lobule）と呼ばれる直径1～2mmの六角柱状の基本構造を有しており，これらが立体的に結合して構成されています．中心静脈（central vein）は中軸をなすように肝小葉を貫いて走行しており，小葉下静脈→集合静脈→肝静脈を経て，下大静脈に注ぎます（小葉モデル）．また，肝細胞は中心静脈を中心として，1層の板を形成して辺縁に向かって放射状に配列しており，これを肝細胞索（trabeculae of hepatocyte）と呼びます．

　肝小葉の辺縁にはGlisson鞘に囲まれた"三つ組"（門脈，肝動脈，胆管）の枝が走っており，この部位は門脈域と呼ばれます．門脈域の終末門脈枝（小葉間静脈）と肝動脈終末（小葉間動脈）を流れる血液は，Glisson鞘を出ると肝細胞索の間の類洞（sinusoid）と呼ばれる幅の広い毛細血管で合流し，ゆっくりと中心静脈に送られます．一方，肝細胞でつくられた胆汁は肝細胞間に開く毛細胆管に運ばれ，細胆管（Hering管）を経て，門脈域の胆管（小葉間胆管）へと送られます．すなわち，門脈域は肝小葉への血液の流入路であり，胆汁の流出路となっています（流れる向きが逆方向）．

関連項目

One More Navi
毛細血管は直径8μmで赤血球の直径ほどだが，洞様毛細血管（類洞）は直径30μmと大きく，肝臓，脾臓，骨髄などにみられる．

One More Navi
Zone 3（中心静脈周囲）には薬物代謝酵素が多く，薬物中毒で先に障害される．

▶腺房モデル

　中心部に中心静脈を置く小葉モデル（古典的肝小葉）に対して，門脈域の"三つ組"を中心にして，そこからの距離で肝組織をzone1～3の領域に分ける腺房モデルが，1954年にカナダの病理学者Rappaport（ラパポート）によって提唱されました．これは酸素の供給元である肝動脈からの距離に着目したモデルで，

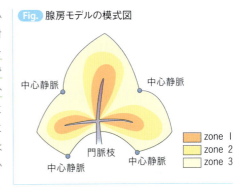

Fig. 腺房モデルの模式図
zone 1
zone 2
zone 3

肝硬変の再生結節分布の説明などに有用な説として認められています．

One More Navi
Disse腔はリンパ腔に相当し，主にGlisson鞘に向かって流れる（逆方向の場合もある）．

One More Navi
肝臓に分布する自律神経は肝移植で失われるが，移植による機能的障害は特にみられない．

One More Navi
肝小体には，肝細胞が60%，類洞内皮細胞が20%，星細胞が5%の割合で存在している．

▶肝細胞索と類洞

●肝細胞索・類洞の構造

　肝小葉は中心静脈から辺縁に向かって放射状に配列する肝細胞索と，その間を網目状に走行する類洞（洞様毛細血管）とが機能的・構造的に一体となって構成されています．類洞は類洞内皮細胞に囲まれており，類洞内皮細胞と肝細胞との間にはDisse腔（ディッセ）と呼ばれる間隙があります．類洞内皮細胞は結合が疎な有窓内皮なので，血漿成分はDisse腔に自由に出入りすることができ，一方，Disse腔に面する肝細胞は微絨毛をもち，表面積を広げることで血液からの栄養分などを効率よく取り込んでいます．

●類洞壁細胞

　類洞とDisse腔には①類洞内皮細胞のほか，②Kupffer細胞（クッパー），③ピット細胞，④星細胞などの類洞壁細胞が存在しています．

・類洞内皮細胞：類洞を囲んで類洞壁を形成する扁平上皮で，径120 nmの小孔が無数にあく有窓構造で，基底膜がありません．

・Kupffer細胞：内皮に接して類洞腔内に突起を伸ばす常駐マクロファージで，異物の貪食やエンドトキシンを取り込んで処理する自然免疫や老化赤血球の除

One More Navi
本来，肝細胞には基底膜は存在しないが，肝硬変になると出現し，類洞内皮細胞を覆ってしまう．これにより，類洞内皮の小孔の数は減少してしまう．類洞内皮のエンドサイトーシスも稀である．

One More Navi
炎症がおこると血液中の単球がマクロファージに分化して，Kupffer 細胞と同様に機能する．Kupffer 細胞は中心静脈域よりも門脈域で活発に活動する．

One More Navi
ピット細胞は細胞質顆粒が「あばた（pit）」のようにみえることから名づけられた．

One More Navi
ピット細胞は肝移植の拒否反応にも関与している．

One More Navi
リンパ管は深部と浅部があって，深部は門脈と併走し，浅部は被膜から鎌状間膜に注ぐ．

去に関与しています．また，抗原提示細胞としての機能も担っています．

- ピット細胞（pit cell）：大型のリンパ球で，Kupffer 細胞の近くに多く存在します．腫瘍細胞や細菌・ウイルスに感染した細胞に取り付いて，これらを破壊するナチュラル・キラー細胞（NK 細胞）です．標的細胞の細胞膜に細胞質顆粒中のパーフォリンで孔をあけ，グランザイムなどの細胞障害分子を注入して標的細胞の核を崩壊させます．ピット細胞は短命で，肝外から供給されます．

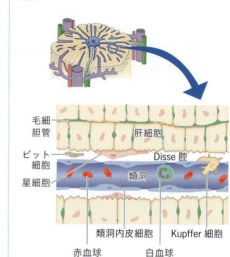

Fig. 類洞，Disse 腔の構造

- 星細胞（stellate cell）：類洞内皮細胞を取り巻くように Disse 腔内に存在する線維芽細胞系の細胞で，体内のビタミン A の 80％を貯蔵する働きをしているほか，収縮・拡張して類洞の血流の調整も担っています．また，炎症サイトカイン（特に TGFβ）によって細長い筋線維芽細胞に分化すると，蓄えたビタミン A を放出してコラーゲン線維をつくることから，肝線維化に重要なだけでなく，HGF（肝細胞増殖因子）を分泌して肝再生にも関与します．
- その他：類洞内には上記の類洞壁細胞のほか，樹状細胞（dendritic cell）も存在しており，抗原を T 細胞に提示する抗原提示細胞として獲得免疫に寄与しています．

A-21 胆道系

▶レファレンス
・プロメ胸②：p.243-249

　胆道系（胆管系）は肝細胞から分泌された胆汁の排泄路で，肝臓と十二指腸の間にあり，①左右の肝管（right/left hepatic duct），②総肝管（common hepatic duct），③胆嚢（gallbladder），④胆嚢管（cystic duct），⑤総胆管（common bile duct）が含まれます．

A-22 胆管

　胆管は肝細胞の間隙の毛細胆管（bile canaliculus）から始まり，細胆管（Hering 管）を経て門脈域の小葉間胆管に流れた後は，肝内胆管として門脈に並走して合流を繰り返し，左肝管・右肝管（左肝管：2.5 cm 長，右肝管：0.5 cm 長）となって，肝門部で総肝管となります（総肝管：3 cm 長）．次に，総肝管は胆嚢から出た胆嚢管と合流して総胆管（総胆管：4～8 cm 長，直径 0.6～0.8 cm）となって膵臓に入り，多くは膵臓の導管である膵管と合流して十二指腸壁の大十二指腸乳頭（Vater 乳頭）に開口します．

　なお，Vater 乳頭部は Oddi 括約筋に囲まれており，これにより膵液と胆汁の分泌が調整されています．

One More Navi
Oddi 括約筋が締まることで，総胆管および膵管の内圧は十二指腸よりも 13 mmHg ほど高くなる．

総肝管，総胆管は肝外胆管と総称され，門脈本幹の前面右側に位置して走行します．左右の肝管合流部から十二指腸開口部までの胆管は，3つに区分され，左右の肝管合流部から膵臓の上縁までを二等分して上部胆管，中部胆管，それ以下は下部胆管（膵内胆管）とされます．

Fig. 肝内胆管の走行

> **One More Navi**
> 総胆管の直径が1cm以上のときには病的拡張と考える．

> **One More Navi**
> 10％の人では総胆管と膵管は合流せずに十二指腸に開口している．

A-23 胆囊

▶胆囊・胆囊管の解剖
●胆囊

胆囊は胆汁を貯蔵し，濃縮する西洋梨型の囊状の臓器で，肝門下面の右前方にあり，長径7cm，短径3cmほどで，容積は40mLほどです．上面は結合組織によって肝臓の臓側面（胆囊床）に癒着し，下面は漿膜に覆われて上十二指腸曲と右結腸曲に接しています（遊離面）．

胆囊は底部，体部，頸部の3つの部位に区分されます．

- **底部（fundus）**：肝臓の下縁から前下方に突出した丸みのある囊で，体表解剖的には肋骨弓と右鎖骨中線の交点付近にあります．
- **体部（body）**：胆囊の中央を占め，頸部への移行部にはHartmann窩（Hartmann pouch）と呼ばれる非対称な膨らみがあります（胆石などが嵌頓しやすい）．
- **頸部（neck）**：胆囊管へとつながる部位です．

●胆囊管

胆囊管は4cmほどの長さがあり，肝十二指腸間膜内で，総肝管と鋭角に合流して総胆管となります．胆囊頸部から胆囊管に連なる部位はS状に屈曲しており，内腔に向かって突出した螺旋ヒダ（spiral fold）が存在します．これにより胆汁の流れる方向が調節され，構造的に胆囊管が閉塞しにくくなっています．

▶胆囊壁

胆囊壁は①粘膜層，②筋層，③漿膜下層，④漿膜層の4層からなり，厚さは4層を合わせても1mm以下と菲薄です．胆囊の粘膜上皮はヒダを形成して表面積を広げており，水を吸収する単層円柱上皮からなります．他の消化管とは異なり，

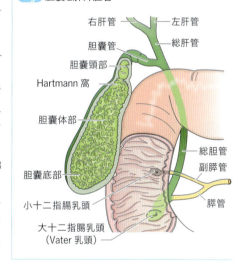

Fig. 胆囊と肝外胆管

> **One More Navi**
> 胆囊に発生した胆石が胆囊を穿通して，隣接する十二指腸や右結腸に直接入ることがある．

> **One More Navi**
> 胆囊は肉食動物や雑食動物には存在するが，草食動物には存在しない臓器である．

> **One More Navi**
> 肝囊床（肝床部）には漿膜がない．

> **One More Navi**
> 胆囊内圧は7～10 cmH₂O．

> **One More Navi**
> 頸部の粘膜固有層の単一管状胞状腺は粘液を分泌する．

> **One More Navi**
> 肝管と胆囊管の走行，長さ，分岐の仕方は個体差が大きい．

> **One More Navi**
> 胆囊のヒダは深くて陰窩に細菌を捕捉する（炎症もおこしやすい）．

> **One More Navi**
> 胆囊壁には粘膜筋板がないため，胆囊癌は浸潤しやすい．一方，胆管は小腸と同じ構造で粘膜筋板があるため，癌の浸潤は遅れる．

⊖ 拡張しやすいように粘膜筋板はなく，その結果として粘膜下層も存在しません．

関連項目

▶ Rokitansky-Aschoff 洞（胆囊憩室）

　胆囊内腔の圧が上昇すると，粘膜上皮が胆囊壁内に陥入することがあります．胆囊壁には粘膜筋板がないため，この上皮の陥凹は深く（筋層を貫いて漿膜下層まで達することがある），その後，粘膜上皮が再生するなどして陥凹部が塞がると，胆囊壁の筋層内に Rokitansky-Aschoff 洞（Rokitansky-Aschoff sinus；RAS），または胆囊憩室と呼ばれる憩室様の小囊胞が形成されます．

⊖ RAS は正常胆囊にもみられます（10%）が，細菌が増殖しやすく，壁内膿瘍や胆囊周囲膿瘍の原因となるほか，胆囊癌，胆囊穿孔，壁内結石，胆囊腺筋腫症など，各種胆囊疾患の発生や進展にも関与しています．

▶ Luschka 管

　Luschka 管は胆囊壁内にみられる管状の構造物ですが，RAS とは異なり胆囊内腔との交通はありません（ときに胆囊管と交通することはある）．胆汁分泌系の発生過程で生じた異所性の胆囊管と考えられており，RAS と同様に胆摘後の胆汁漏出の原因になります．

A-24 胆道系の脈管

▶ 胆囊動脈

　胆囊は固有肝動脈の右枝から分岐した胆囊動脈（cystic artery）によって栄養されています．⊖ 胆囊動脈は総肝管，胆囊管，肝臓下面とで囲まれる三角形（Calot 三角と呼ばれる）のなかを走行することが多く，胆囊手術での目標となります．

▶ 胆囊静脈

　静脈血は胆囊床では胆囊静脈で直接肝内に入り，それ以外は発達した毛細血管静脈叢を経て門脈に流入します．

▶ リンパ管

　胆囊のリンパは胆囊リンパ節に注ぎ，肝臓のリンパへと連なります．一方，総胆管のリンパは幽門リンパ節 → 網囊孔リンパ節 → 腹腔リンパ節を経て，腸リンパ本幹へと注ぎます．

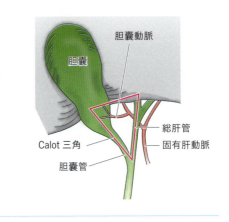

Fig. Calot 三角（1891 年）

One More Navi

胆囊動脈は末梢動脈なので，虚血には弱い．右肝動脈から分枝するが，20% に重複がみられる．

One More Navi

胆囊と総胆管は同一神経を受ける．迷走神経はコレシストキニン（CCK）による胆囊収縮や Oddi 括約筋拡張の閾値を下げる．交感神経は胆囊を弛緩させ，Oddi 括約筋を収縮させる．

A-25 胆道系の神経

胆道には、①腹腔神経叢に由来する肝神経叢、②迷走神経（副交感神経）、③右横隔神経の3つの神経が分布しています。このうち、迷走神経は胆嚢の収縮やOddi括約筋を弛緩させる働きをしており、肝神経叢と右横隔神経に含まれる交感神経は知覚（痛覚を含む）を伝達しています。

なお、胆道疾患の疝痛発作は胆道に分布する右横隔神経を刺激し、関連痛として右肩の放散痛を引きおこすことがあります。

> **One More Navi**
> 横隔神経はC3～5からおこり、主に横隔膜を支配する。このため、横隔神経が刺激されると、C3～5が分布する皮膚分節（デルマトーム）の肩部に関連痛が発生する。

A-26 膵臓

▶レファレンス
・プロメ胸②：p.250-251

> **One More Navi**
> 膵体前面は網嚢を隔てて胃の後面に接し、前面と下面は腹膜に覆われている。一方、膵体後面は結合組織によって腹腔の後壁に固定される。膵尾は全面が腹膜（脾腎ヒダ）で包まれる。

▶膵臓の構造

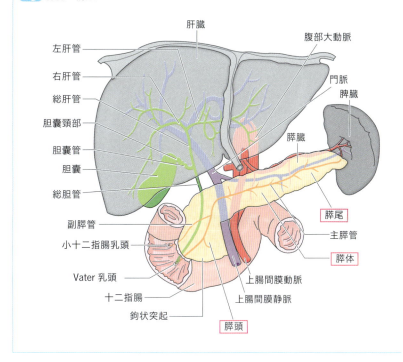

Fig. 膵臓の構造

膵臓（pancreas）は、第1～2腰椎の高さで胃の後方を横走する三角柱状の細長い臓器です。右端の十二指腸下行部から左端の脾臓（脾門部）までの長さは15 cmほどあり、十二指腸から上腸間膜静脈左縁（膵切痕に相当）までを膵頭（head of pancreas）、残りの部分を二等分して膵体（body of pancreas）、膵尾（tail of pancreas）と3つの部位に分けます。膵頭のうち、上腸間膜静脈の前面に位置する部位は膵頭、下方で上腸間膜静脈の後面に回り込んでいる部分は鉤状突起（uncinate process）と呼ばれます。

膵臓は全体として膵体が最も前方に位置するアーチ状をなしており、膵頭は十二指腸に囲まれて前腹壁に向かい、膵体は上腸間膜動静脈を超えたところで後腹壁に向かって膵尾となり、左上方向の脾門部まで連続します。

> **One More Navi**
> 通常、膵頸は膵頭に含められるが、膵頸を加えて膵臓を4区分とすることもある。

▶膵臓の導管

膵臓には，分泌された膵液を運ぶ導管として主膵管（Wirsung 管）と副膵管（Santorini 管）の 2 つが通っています．

主膵管は膵尾から始まり，膵臓の中心部を右方に向かって走ります．途中，魚の骨のように枝分かれした 50 本の膵管枝（小葉間導管）を集めて次第に太くなり，膵頭下方で総胆管と合流して大十二指腸乳頭（Vater 乳頭）に開口します．

一方，副膵管は主膵管よりも細く，膵頭で主膵管から分岐し，Vater 乳頭よりも 2 cm 前上方の小十二指腸乳頭に開口します（副膵管は退化的で開存率は 70％程度）．

A-27 膵組織

膵臓には外分泌腺と内分泌腺の 2 つの腺細胞が存在しています．

Fig. 膵組織

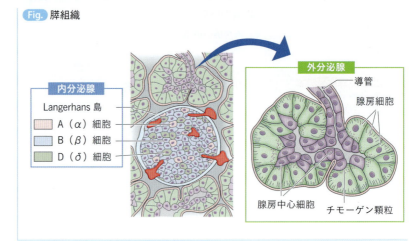

▶外分泌腺

外分泌腺は膵組織の 90％以上を占めており，①腺房細胞（acinar cell）からなる腺房組織と，②膵管上皮細胞と腺房中心細胞（centroacinar cell）からなる導管組織によって構成されています．腺房細胞は主に種々の消化酵素を分泌し，一方，導管（導管細胞）からは水と重炭酸塩（HCO_3^-）が分泌されます（1.5 L/日）．

腺房から出た導管は介在導管 → 小葉間導管 → 主膵管へとつながります（18％）．

▶内分泌腺

膵臓の内分泌腺は膵組織の 10％以下を占め，外分泌組織のなかに球形または卵形の細胞塊として散在しています．膵臓に約 100 万個あるこの細胞塊は Langerhans 島（膵島）と呼ばれ，5 種類の細胞から構成されています．

- A（α）細胞：Langerhans 島の 15〜20％を占め，血糖値を上昇させるホルモンであるグルカゴンを分泌します．B（β）細胞の間に散在します．
- B（β）細胞：島で最多の細胞で，全体の 60〜75％を占めます（各 Langerhans 島に 2,000 個が分布）．有窓性毛細血管が豊富な島中心部に多く存在し，血糖値を降下させるインスリンを分泌します．近年，B（β）細胞は肝臓から分泌されるベータトロフィンというホルモンによって増殖することが発見されました．
- D（δ）細胞：島全体に散在する細胞で，全体の 5％弱を占めます．ソマトスタチンを分泌することで，近傍の膵島細胞からのインスリンやグルカゴンの分泌を抑制します．

One More Navi

膵管の太さの上限は，膵頭で 5 mm，膵体で 4 mm，膵尾で 3 mm．これ以上は異常となる．

One More Navi

胆膵管合流異常では胆管癌を発症しやすい．副膵管がないことや，主膵管と合流しないこともある（20％）．

One More Navi

腺房周囲には膵臓の線維化や膵癌の発育を促進する膵星細胞（pancreatic stellate cell；PSC）も存在する（癌と一緒に転移する）．

One More Navi

腺房細胞の管腔側には消化酵素を貯蔵するチモーゲン顆粒（酵素原顆粒）が存在する．

One More Navi

Langerhans 島はドイツの病理学者 Paul Langerhans（1847-1888）が発見した．膵体・膵尾に多く，直径 0.2 mm と腺房より大きい．

One More Navi

モルモットの膵組織でまず A（α）細胞と B（β）細胞が発見され，これらと異なる細胞が C 細胞とされた．その後，ヒトの膵臓で D（δ）細胞が発見され，モルモットの C 細胞と同じ性質をもっていることが判明したため，ヒトでは C 細胞という用語は用いられなくなった．

- E（ε）細胞：島全体に占める割合は1％と少なく，成長ホルモンの刺激因子であるグレリンを産生します．グレリンには空腹感や摂食行動促進作用もあります．
- F（PP）細胞：1％程度を占め，膵ポリペプチド（pancreatic polypeptide；PP）を産生する細胞です．PPの生理的な役割は不明です．

▶膵組織を灌流する血液

　膵臓に流入する血液のうち8割は腺房細胞に流入し，2割はLangerhans島に流れます．Langerhans島（内分泌腺）に流入した血液は有窓性毛細血管を灌流後，外分泌腺へと流れ，腺房や導管を取り巻く静脈叢に注ぎます．このとき，外分泌腺を流れる血液はLangerhans島で分泌された膵ホルモンを高濃度に含んでおり，膵外分泌は血液に含まれる膵ホルモンの影響を受けることになります（インスリンは外分泌細胞の増殖や分泌にも関与している）．

A-28 膵臓の脈管と神経

▶膵臓の動脈

　膵臓は，①胃十二指腸動脈，②上腸間膜動脈，③脾動脈の3つの動脈によって栄養されています．

　膵頭前面には胃十二指腸動脈から分岐した前上膵十二指腸動脈，後面には後上膵十二指腸動脈が走行し，実質内に分枝を出します．また，上腸間膜動脈から分岐した下膵十二指腸動脈も前後に分かれて膵頭を走行しており，上膵十二指腸動脈と下膵十二指腸動脈は互いに吻合して膵頭を取り囲んでいます．一方，膵体・膵尾は，脾動脈の膵枝（膵尾動脈，大膵動脈，下膵動脈，後膵動脈）によって栄養されています．脾動脈の膵枝は互いに吻合しており，膵頭を栄養する動脈とも吻合しています．

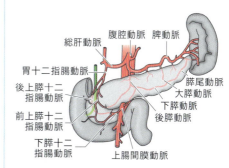

Fig. 膵臓の動脈

　このように膵臓では上方と下方からの動脈が相互に吻合する吻合系が形成されており，これを膵臓アーケードと呼びます．

▶膵臓の静脈

　膵臓の静脈は，膵臓を栄養する動脈にほぼ並走するように走行しています．脾静脈は膵体後面で上腸間膜静脈と合流し，門脈本幹を形成します．

▶膵臓のリンパ管

　動脈に沿って存在する膵脾リンパ節，幽門リンパ節などを経て，上腸間膜リンパ節，腹腔リンパ節に注ぎます．

▶膵臓の神経

　腹腔神経叢に由来する交感神経線維と副交感神経線維とが分布しており，血管に沿って膵小葉間に入ります．

One More Navi
グレリンは視床下部でレプチンと拮抗する．グレリンが摂食を促進するのに対し，レプチンは摂食抑制にかかわる．

One More Navi
膵ポリペプチド（PP）は食後に小腸からも分泌され膵液分泌や食欲を抑制する．

One More Navi
Langerhans島にはインスリンやガストリン分泌を抑制するガラニンを分泌する細胞も存在する．

One More Navi
膵臓には神経が豊富で，格子状に神経網が広がる．ヒトでは消化管ホルモンより神経による調節が大きい．知覚神経は膵病変の激しい痛みのもとになっている．

One More Navi
膵臓の静脈は門脈となるので，膵癌はまず肝臓に転移する．

One More Navi
慢性膵炎では神経線維の肥厚がみられる．膵癌細胞が神経を伝わって転移しやすい（神経による癌細胞栄養？）．

B 消化器の生理

Preview

B-01	消化器の生理	p.36

B-02	消化器系の運動	p.36
B-03	胃の運動	p.36
B-04	小腸の運動	p.37
B-05	大腸・直腸の運動	p.38

B-06	栄養素の消化・吸収	p.39
B-07	糖質（炭水化物）の消化・吸収	p.39
B-08	蛋白質の消化・吸収	p.40
B-09	脂質の消化・吸収	p.42
B-10	ビタミンの吸収	p.44
B-11	水の吸収	p.44
B-12	電解質，ミネラルの吸収	p.45

B-13	消化液と消化酵素の働き	p.47
B-14	唾液	p.47
B-15	食道壁からの粘液分泌	p.48
B-16	胃液	p.48
B-17	膵液	p.50
B-18	胆汁	p.51
B-19	腸液	p.53

B-20	消化管ホルモン	p.54
B-21	ガストリン	p.55
B-22	セクレチン	p.55
B-23	コレシストキニン	p.56
B-24	インクレチン	p.57
B-25	モチリン	p.57
B-26	その他の消化管ホルモン	p.57

Navi 1　消化を助け，内容物を送り出す消化管の「運動」

消化管は蠕動運動，分節運動，振子運動などにより，内容物を消化液と混和・粉砕し，肛門側へと送り出す働きをしています．
本項で消化管各部位での運動についてみていきます．

Navi 2　三大栄養素の消化・吸収と電解質・ミネラルの吸収について

三大栄養素である糖質（炭水化物），蛋白質，脂質を中心に，消化管での栄養素の消化・吸収についてみていきます．

▶ B-07 では糖質が単糖に分解される消化の過程，また，細胞内への取り込まれ方についてみていきます．
▶ B-08 では蛋白質が管腔内および終末消化によってアミノ酸にまで分解される過程と，その細胞内への取り込みについて解説します．
▶ B-09 では脂質の消化（乳化 → 加水分解 → ミセル形成）と，細胞内への取り込み，リンパ系・血中への移行についてみていきます．

Navi 3　消化・吸収を助ける"消化液"の分泌と調整

消化管の分泌腺から出る種々の消化液が，摂取された栄養分の消化・吸収を助けます．本項では，消化液それぞれの働きとともに，その分泌の調整機構についても解説していきます．

Navi 4　分泌，運動，消化，吸収を調節する生理活性物質

代表的な消化管ホルモンについて，分泌や抑制の機序，作用などを解説します．

▶ B-21 ～ ▶ B-25 で，消化管から分泌され，神経細胞にはみられない狭義の消化管ホルモンを5つ取り上げます．
▶ B-26 では，消化機能の影響が大きいホルモンを紹介します．

B-27	消化管の免疫防御機構	p.59
B-28	非特異的防御機構	p.59
B-29	消化管関連リンパ組織（GALT）	p.60
B-30	Peyer板での獲得免疫の誘導	p.61
B-31	免疫寛容システム	p.63
B-32	経口免疫寛容	p.64

B-33	肝臓の機能	p.64
B-34	代謝機能	p.65
B-35	解毒・排泄機能	p.67
B-36	その他の機能	p.68

B-37	胆道系の機能	p.69

B-38	膵臓の機能	p.69
B-39	膵外分泌腺	p.69
B-40	膵内分泌腺（膵島ホルモン）	p.71

Navi 5 病原体の侵入に抵抗し，過剰な免疫応答は抑える"仕組み"

消化管は有害な病原体の侵入を防ぎながら，選択的に栄養物を吸収する巧みな免疫機構を備えています．

▶B-28 で，消化管に備わっている多彩な感染防御システムについて解説します．また，▶B-29 では体内で最大級のリンパ器官である消化管関連リンパ組織（GALT）について解説し，▶B-30 でGALTの誘導組織であるPeyer板での獲得免疫の誘導についてみていきます．
▶B-31 〜▶B-32 では，自己の細胞や組織に対して免疫反応が抑制される免疫寛容のシステムについて述べます．

Navi 6 肝・胆・膵の機能

肝臓，胆道系，膵臓のそれぞれの機能や役割について解説していきます．復習となる部分もあるため，参照項目もみながら学習してください．

▶B-33 〜▶B-36 では肝臓の機能を取り上げます．特に，代謝機能と解毒・排泄機能に重点を置いて，解説していきます．
▶B-38 〜▶B-40 では膵臓の機能を外分泌腺と内分泌腺（膵島ホルモン）とに分けて解説します．

B-01 消化器の生理

消化管の機能には，食物の摂取，機械的処理，消化，分泌，吸収，凝縮，排泄，生体防御などがあります．

B-02 消化器系の運動

▶レファレンス
・標準生理⑧：p.800-802
　　　　　　　p.836-842

消化管は種々の運動によって，消化管内容物を消化液と混和し，粉砕し，肛門側へと移送します．消化管の運動には，①蠕動運動，②分節運動，③振子運動があります．

Fig. 消化管の運動

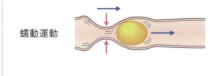
蠕動運動

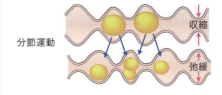
分節運動　収縮／弛緩

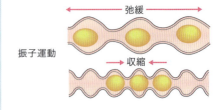
振子運動　弛緩／収縮

▶蠕動運動

蠕動運動（peristalsis）は，食道から直腸まですべての消化管におこる運動です．食塊などの内容物が消化管を伸展させると，これが刺激となって口側の輪走筋と縦走筋が収縮して収縮輪がつくられます．同じタイミングで肛門側の筋が弛緩し，この収縮と弛緩が口側から肛門側に向かって連続的に進むこと（収縮波）で，内容物を肛門側に押し出します．

One More Navi
消化管平滑筋はギャップ結合によって協調して動ける．平滑筋由来のCajal間質細胞ともギャップ結合でつながっている．

One More Navi
部分的に逆流運動がおきてよく混和できる．特に上行結腸〜横行結腸では行きつ戻りつして水分が吸収される（12〜24時間）．

One More Navi
食道にも蠕動があるので逆立ちしても水が飲める．

▶分節運動

分節運動（segmentation movement）とは，輪走筋が一定の間隔で収縮して腸管が分節状にくびれ，内容物が球塊状となったところで，この球塊の中央部に新たなくびれが生じて，別の分節が形成されるといった運動が繰り返されることを指します．小腸や大腸でみられ，分節運動によって内容物は消化液とよく混和され，腸壁と接触することで消化・吸収も促進されます．

▶振子運動

振子運動（pendular movement）は腸内の内容物が少ない場合に現れる運動で，縦走筋が収縮と弛緩を繰り返し，腸管が縦方向に伸縮する運動を指します．振子運動によって，内容物の消化液との混和と粉砕が進みます．

One More Navi
消化管運動障害の原因には，自律神経障害，平滑筋障害，電解質異常などがある．

B-03 胃の運動

▶空腹時の胃の運動

胃は空腹時には以下の4相のサイクルを周期的に繰り返しています．

- 第Ⅰ相：ほとんど収縮がない休止期．70〜80分続く
- 第Ⅱ相：不規則な収縮が徐々に出現してくる
- 第Ⅲ相：規則的で強い収縮が20〜25分ほど持続する
- 第Ⅳ相：収縮が不規則となり第Ⅰ相へと移行する

　この運動は胃だけでなく，回腸遠位部まで運動波として伝播するため，空腹期伝播性強収縮運動（interdigestive migrating motor contraction；IMMC）と呼ばれています．IMMCは胃や小腸の残渣物，腸に溜まった胃液・腸液などを除去し，次の食事に備えるためにおこると考えられています．

▶摂食後の胃の運動

　噴門，胃底部，胃体近位部では律動的な収縮（蠕動運動）はおこらず，食事が摂取されると噴門部，胃底部，胃体部が弛緩し，胃内に食物を貯蔵する準備をします（受容性弛緩）．

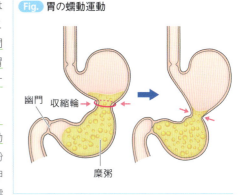

Fig. 胃の蠕動運動
幽門　収縮輪
糜粥

　一方，胃体部から幽門部では，食塊が胃に入った刺激で蠕動運動が発生し，食塊は胃液と混和，粉砕され，ゆっくりと幽門側へと押し出されます．しかし，胃内で蠕動運動がおきているとき，幽門括約筋は収縮しているため，幽門部に送られた食塊の大部分は胃体部に押し返され，さらに胃液との混和，粉砕が繰り返されることになります．この過程で食塊は半液状のドロドロとした糜粥（粥状液）となり，幽門部を通過する大きさ（固形物の直径は1mm程度）になると，十二指腸へと送り出されます．

　胃から十二指腸への移送時間は，糖質が最も速く，蛋白質は糖質の2倍の時間がかかります．移送時間が最も遅いのは脂肪です．

▶胃の運動調節

　胃の蠕動運動は筋層間に存在するAuerbach神経叢の副交感神経線維（迷走神経）の調節を受けます．一方，糜粥の十二指腸への排出は，幽門部の内圧上昇に加え，十二指腸からの神経性調節とホルモンによる調節を受けます．

One More Navi
食事を取ると，IMMCは直ちに停止する．

One More Navi
内容物の胃の通過時間は液体で10分程度，固形物で3〜6時間かかる．胃からの排出は腸からの神経刺激やホルモンで抑制される（腸胃抑制反射）．脂肪はコレシストキニン（CCK）を分泌させ，塩酸や小腸伸展では迷走神経抑制と交感神経刺激がおきる．

One More Navi
副交感神経は消化管の腺分泌を亢進し，平滑筋の収縮も亢進させる．逆に，交感神経はこれらを抑制する．弛緩はVIPやNOでおきる．

関連項目

▶嘔吐反射

　嘔吐反射（vomiting reflex）は，胃の内容物を反射的に急激に吐き出す防御反応で，中枢は延髄にあります．前駆症状には，悪心，唾液分泌過多，発汗，顔面蒼白などがあります．

B-04　小腸の運動

　小腸では①蠕動運動，②分節運動，③振子運動の3つの運動が単独，または複合的に生じます．糜粥（粥状液）が小腸に入ると局所に反射性蠕動運動がおこり，糜粥が肛門側へと送り出されます．これに加えて，分節運動や振子運動もおこり，

胆汁や膵液との混和・撹拌が行われ，消化・吸収が促進されます．

関連項目

▶基本的電気リズムと分節運動

　胃体部以下の消化管の平滑筋は，周期的に静止膜電位が変動しており，これを基本的電気リズム（basic electrical rhythm）と呼びます．低頻度で繰り返されるこの膜電位の変動は徐波（slow wave）とも呼ばれ，通常，胃では約3回／分，十二指腸では約12回／分，回腸で約8回／分のペースで発生します．

　基本的電気リズム（徐波）は分節運動の律動的な筋収縮を制御しており，輪走筋と縦走筋の筋層間に存在するCajal間質細胞（interstitial cells of Cajal；ICC）がペースメーカーとなっています．

One More Navi
Cajal間質細胞は消化管の筋間神経叢周囲や輪状筋層内で細胞突起をもつ細胞．消化管運動のペースメーカーであるだけでなく，神経細胞と平滑筋細胞の間に位置して，神経伝達も行っている．

One More Navi
大腸平滑筋のCaチャネルは，Caチャネル遮断薬（降圧薬）で抑制されるため，副作用として便秘がおきる．

One More Navi
コルヒチンはプロスタグランジンを産生させて腸液の分泌と平滑筋の運動亢進を引きおこすため，下痢がおこる．ビサコジルは求心性ニューロンを刺激して蠕動を盛んにする（局所麻酔でブロック）．坐薬として使用すると直腸と上行結腸をつなぐ反射があるので上行結腸も運動が活発になる．

One More Navi
胃-結腸反射がおきるには300 kcal以上の食事摂取が必要で，脂肪が多いほど増強される．なお，胃-結腸反射はセロトニン受容体阻害薬のほか，モルヒネでも抑制される．

One More Navi
排便は食事後24〜27時間でおこる．内容物の通過時間は以下のとおり．

	小腸	大腸
液体	5分	4〜5時間
個体	4時間	12〜15時間

B-05 大腸・直腸の運動

▶大腸の運動

　大腸の運動には主に分節運動と蠕動運動とがあり，機能的に横行結腸の中間部より近位側と遠位側とで分けることができます．

● 横行結腸中間部より近位側

　分節運動，蠕動運動が盛んに行われ，上行結腸では収縮輪が逆行性に移動する現象（逆蠕動）もみられます．この部位では，粥状の内容物がゆっくりと運搬・撹拌され，水分の吸収が進みます．

● 横行結腸中間部より遠位側

　水分の吸収がさらに進んで，内容物は半粥状から固形状となり直腸へと運ばれます．この部位では蠕動運動は減少し，分節運動が主となります．しかし，胃に食物が入ると横行結腸からS状結腸にかけて，強力な大蠕動（mass peristalsis）が生じて，結腸の内容物が急速に直腸へと移送されます．この反応は胃-結腸反射（gastrocolic reflex）と呼ばれます．

Fig. 大腸の運動

（横行結腸，逆蠕動，粥状，半粥状，上行結腸，下行結腸，大蠕動，回腸末端，S状結腸，盲腸，虫垂，固形状，直腸，肛門）

▶排便反射（直腸の運動）

　結腸から便が移送され，直腸内圧が30 mmHg以上になると直腸壁の伸展刺激が骨盤神経から脊髄や延髄の排便中枢へと伝達され，直腸の蠕動運動が亢進して便意をもよおします（排便反射）．

　内肛門括約筋は便が肛門部に到達すると不随意に弛緩します（直腸-肛門抑制反射）が，外肛門括約筋は随意筋であるため，排便反射は意識的に抑制することができます．なお，排便は横隔膜や内・外腹斜筋による腹圧上昇によっても促進されます．

B-06 栄養素の消化・吸収

▶レファレンス
・標準生理⑧：p.843-854

外界から摂取した食物を小腸などの消化管の粘膜上皮を通過できる分子量にまで分解することを消化（digestion）と呼び，消化によって分解された物質（栄養素）を血液やリンパ中に取り込むことを吸収（absorption）と呼びます．

消化管で消化・吸収される栄養素のうち，①糖質（炭水化物），②蛋白質，③脂質は取り込まれる量が多く，三大栄養素と呼ばれています．これらは，主に膵液を中心とした消化液による加水分解によって吸収可能な低分子に分解されます．また，取り込まれる量は多くありませんが，ビタミンや無機質（ミネラル）はヒトにとって必須の物質であり，消化・吸収を考えるうえで重要となります．

消化管での消化・吸収は，非常に効率よく行われており，取り込んだ栄養素のうち排泄されるのは5％以下です．

以下では，栄養素別に消化・吸収の過程を解説していきます．

One More Navi
蛋白質が直接，体内に取り込まれない「消化」という仕組みによって，摂取した食物の抗原性は低下し，食物アレルギーがおきにくくなる．
一方，効率は悪いが10個くらいのペプチドならば人体はそのまま吸収が可能である．高蛋白食や砂糖も腸壁の透過性を高めてアレルゲンの吸収を増やす．

B-07 糖質（炭水化物）の消化・吸収

▶糖質の種類

食物中の糖質（炭水化物）は，生命活動のエネルギー源として用いられます．糖質は構成する分子単位の数により，以下の3つのグループに分けられます．

- **単糖**：すべての糖質の基本単位であり，食物中に含まれる単糖類にはグルコース（ブドウ糖），ガラクトース（脳糖），フルクトース（果糖）の3種類があります．単糖類はそのまま人体に吸収することが可能です．
- **オリゴ糖**：単糖が3個～10個以内で結合した糖鎖のことで，マルトース（麦芽糖），スクロース（ショ糖），ラクトース（乳糖）などの二糖類はオリゴ糖類に含まれます．
- **多糖**：10個以上の単糖が結合して構成される炭水化物のことを指し，デンプンやグリコーゲンが多糖類に含まれます．セルロースやペクチンなどの食物繊維も多糖類に含まれますが，難消化性でヒトの消化酵素では分解されません．しかし，腸内細菌による発酵作用で短鎖脂肪酸に変換されれば，エネルギー源として吸収されます．

One More Navi
炭水化物は主なエネルギー源として1日300g以上摂取され，総エネルギー摂取量の60％を占める．

One More Navi
キノコや昆虫に含まれる二糖類のトレハロースは希少で，摂取量も少ないが，これを分解して2グルコースにする酵素が存在する．

One More Navi
摂取された炭水化物の20％は大腸に入り，腸内細菌で短鎖脂肪酸に分解され，吸収される．

One More Navi
ガラクトースは脳発達に必要（乳児）なので脳糖ともいう．

▶糖質の消化

摂取した食物中の糖質は，さまざまな消化酵素によって吸収可能な単糖にまで消化されます．

●管腔内消化

食物中のデンプンは，口腔で加水分解酵素である唾液中のα-アミラーゼによって，マルトース，デキストリンに分解されます．そして，小腸へと送られ，膵液のα-アミラーゼの作用によってマルトースやマルトトリオースなどのオリゴ糖にまで分解されます．

One More Navi
唾液中のα-アミラーゼはプチアリンとも呼ばれ，胃酸で不活化される．
ヒトの乳汁にもアミラーゼが含まれている．

One More Navi
オリゴ糖分解酵素の活性は空腸が回腸の5倍．腸陰窩ではなく絨毛にある．この酵素活性は感染によって低下する．

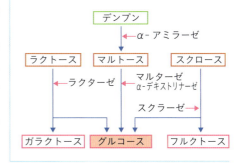

Fig. 糖質の消化

One More Navi
微絨毛膜での終末消化が、吸収直前に膜酵素でオリゴ糖を分解するのは、腸内細菌などに栄養を奪われないため。

One More Navi
マルターゼは、α-グルコシダーゼとも呼ばれる。α-グルコシダーゼ阻害薬は、二糖類が単糖に分解されるのを阻害し、食後の血糖値上昇を防ぐ（低血糖の発作時にはショ糖の投与は無効で、ブドウ糖を投与する必要がある）。

One More Navi
脱水時の経口補給はNaが含まれるブドウ糖液が用いられる。

One More Navi
SGLT1は腎臓にもあり、先天性異常では下痢だけでなく、腎性糖尿もおきる。
SGLT2は腎臓だけにあり、この阻害薬が糖尿病治療に使われる。
GLUT2は側底膜だけでなく、刷子縁にも存在する。

One More Navi
グルコースは、門脈を通って肝臓でグリコーゲンとして貯蔵される。グリコーゲンは体内で解糖されエネルギーを産生する（1日分）。
余分な糖はTCA回路で脂肪酸合成され、中性脂肪として脂肪組織に蓄えられる。

One More Navi
20%の炭水化物（食物繊維など）は大腸で腸内細菌によって短鎖脂肪酸に分解されて吸収される。

One More Navi
蛋白質は成人の体重の17%を占め、1日70〜100gの蛋白質が摂取されている。

● 小腸微絨毛膜での終末消化

　管腔内消化で生成されたマルトースや、食物由来のスクロース、ラクトースなどのオリゴ糖は、さらに小腸の微絨毛膜表面に存在するオリゴ糖分解酵素（α-デキストリナーゼ、マルターゼ、スクラーゼ、ラクターゼなど）によって、単糖に分解されます（終末消化）。

▶ 糖質の吸収

　消化によって単糖に分解された糖質は、小腸上皮の微絨毛膜（刷子縁）に存在する輸送体によって細胞内に取り込まれ、側底膜を経て血液側へと輸送されます。

● グルコース、ガラクトースの吸収

　グルコースとガラクトースは、微絨毛膜（刷子縁）にあるNa^+依存性グルコース輸送体（SGLT1）で、細胞内に輸送されます。この輸送は、側底膜にあるNa^+/K^+ ATPaseによってNa^+が細胞外に汲み出されることで生じる管腔側と細胞内のNa^+濃度勾配を駆動力として行われており、グルコースは濃度勾配に逆らって細胞内に取り込まれます（二次性能動輸送）。

Fig. 糖質の輸送

　細胞内に取り込まれたグルコースやガラクトースは、側底膜のNa^+非依存性グルコース輸送体（GLUT2）や、単純拡散によって血液中に入ります。この輸送は受動輸送であり、細胞内と血液との濃度勾配に従って輸送が行われます。

● フルクトースの吸収

　グルコースやガラクトースとは異なり、フルクトースは微絨毛膜上のNa^+非依存性のGLUT5で細胞内に輸送されます。一方、血液中への輸送はグルコースなどと同様にGLUT2で行われます。

B-08 蛋白質の消化・吸収

▶ 蛋白質の種類

　蛋白質は20種類のアミノ酸がペプチド結合で直鎖状につながったもので、生物の細胞を構成する基本的な物質です。蛋白質の種類は、アミノ酸の数や種類、組み合わせによって無数に存在しますが、たとえばアルブミンなどのようにアミノ酸のみで構成された単純蛋白質と、糖蛋白質、リポ蛋白質、金属蛋白質、ヘム蛋白質などのようにアミノ酸以外の成分を含む複合蛋白質とに大別することができます。

　なお、蛋白質を構成するアミノ酸のうち体内で合成できないものは必須アミノ酸と呼ばれ、食事などによって外部から摂取することが必要です。

▶ 蛋白質の消化

　蛋白質も糖質（炭水化物）と同様に、種々の消化酵素によって吸収が可能な分子量となるまで消化、分解（加水分解）されます。

B 消化器の生理

●管腔内消化

蛋白質の管腔内消化は主に小腸で行われますが，胃や大腸でも消化が行われます（ただし，胃や大腸での消化は生理学的に必須ではない）．

摂取された蛋白質は，まず胃で胃液に含まれる消化酵素のペプシンによって一部がオリゴペプチドに加水分解されます．ペプシンは胃粘膜の主細胞から分泌されるペプシノゲンが胃酸によって活性型となったもので（活性の至適 pH は 2.0），蛋白質のペプチド結合を部分的に切断して，オリゴペプチドを生成します．

次に，蛋白質は小腸で膵液中のトリプシン，キモトリプシン，エラスターゼ，カルボキシペプチダーゼ A および B などの消化酵素の働きによって，オリゴペプチド（2～6 個のアミノ酸からなる）や遊離アミノ酸（1 個のアミノ酸）に分解されます．

●小腸微絨毛と細胞内での終末消化

管腔内消化でオリゴペプチドと遊離アミノ酸に分解された後，アミノ酸は小腸の微絨毛膜（刷子縁）からそのまま吸収され，一方のオリゴペプチドは微絨毛膜上の微絨毛膜ペプチダーゼによって，遊離アミノ酸，ジペプチド（2 個のアミノ酸からなる），トリペプチド（3 個のアミノ酸からなる）に分解され，細胞内へと吸収されます．

さらに，小腸上皮細胞内に取り込まれたペプチド（ジペプチド，トリペプチド）は，細胞内ペプチダーゼの作用によってアミノ酸に分解され，血液中に輸送されます．

One More Navi

蛋白質消化酵素は，以下の 2 種類に分けることができる．

エンドペプチダーゼ
蛋白質内部のペプチド結合を分解し，オリゴペプチドを産生する．ペプシン，トリプシン，キモトリプシン，エラスターゼが含まれる．

エキソペプチダーゼ
蛋白質末端のペプチド結合を切断し，遊離アミノ酸を産生する．カルボキシペプチダーゼ A・B が含まれる．

One More Navi

蛋白質の 1/3 がペプチド，2/3 がオリゴペプチドに分解される．ペプシンが 10% 以上を分解し，残りは膵で分解される．

One More Navi

微絨毛膜ペプチダーゼは小腸全体にあるが，空腸よりも回腸で活性が高い．
一方，細胞内ペプチダーゼは十二指腸と空腸で活性が高い．

関連項目

▶酵素原と酵素原活性化過程

胃腺や膵臓からの蛋白質分解酵素は，最初は不活性な酵素原（zymogen；前駆体）として分泌され，管腔内で活性化されて蛋白質やペプチドを消化します．

たとえば，胃腺から分泌されたペプシノゲンは胃酸によって活性型のペプシンとなります．また，膵臓の腺房細胞から分泌される 5 種類の消化酵素も，管腔内でトリプシノゲンがエンテロキナーゼによって活性型のトリプシンとなり，このトリプシンによって連鎖的に活性型の酵素に変換されます．

こうした酵素原活性化過程は，酵素を合成した細胞がその酵素によって自己消化されることを避けるための仕組みと考えられています．

Fig. 膵臓酵素原の活性化過程

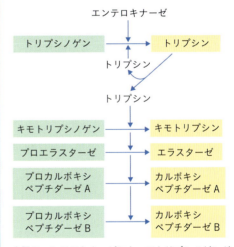

小腸のエンテロキナーゼによってトリプシノゲンがトリプシンとなる．トリプシノゲンは産生されたトリプシンによって，さらにトリプシンを産生し，トリプシンは他の膵臓酵素原を活性化する．

One More Navi

エンテロキナーゼは小腸の刷子縁膜に存在する蛋白質分解酵素で，トリプシノゲンをトリプシンへと活性化する．トリプシンはトリプシノゲンを活性化できるので，加速的に酵素の活性が進む．

One More Navi

吸収されたアミノ酸は門脈を経て肝臓に運ばれ，アルブミン，グロブリン，血漿蛋白，凝固因子など種々の蛋白合成に使われる．

余分なアミノ酸は窒素酸化物，アンモニアから尿素となり，尿中に排泄される．一部は脱アミノ化反応を経てエネルギー産生や，アセチルCoAを経てコレステロール合成，TCA回路を経て脂肪酸合成に使われる．

One More Navi

PepTは基質選択性が緩く，βラクタム系抗菌薬なども輸送する．アミノ酸輸送体の先天異常でシスチン尿症やHartnup病がおきないのは，オリゴペプチドが供給されるからである．なお，PepT2は腎臓にある．

▶蛋白質の吸収

Fig. 蛋白質の吸収

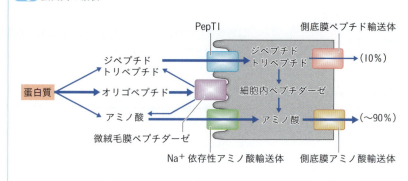

アミノ酸はグルコースと同様にNa^+依存性の輸送体による二次性能動輸送で細胞に取り込まれます．一方，ジペプチドとトリペプチドは細胞内外のH^+の濃度勾配を利用してH^+-オリゴペプチド共輸送体（PepT1）でH^+とともに細胞に取り込まれます（Na-H交換輸送体でH^+勾配がつくられている）．

細胞内に取り込まれたジペプチドとトリペプチドは大部分が遊離アミノ酸に分解され，側底膜のアミノ酸に特異的なNa^+非依存性輸送体で血管側へと輸送されます．

B-09 脂質の消化・吸収

▶脂質の種類

食物中に含まれる脂質の大部分はトリグリセリド（中性脂肪）で，そのほかには，コレステロール，コレステロールエステル，リン脂質などがあります．

▶脂質の消化

食物中の脂質の大部分を占めるトリグリセリドは不溶性であるため，吸収が可能となるまでには，①乳化 → ②加水分解 → ③ミセル形成という3つの段階を経る必要があります．

● 乳化

Fig. 胆汁酸による乳化

One More Navi

トリグリセリドはグリセリンに3つの脂肪酸が結合しており，リパーゼで分解すると両端の脂肪酸が切断され，モノグリセリドと2つの脂肪酸が産生される．

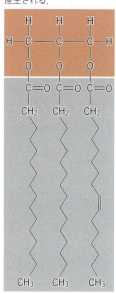

摂取された脂質は，胃で蛋白質と分離され，胃の運動によって撹拌されて脂肪滴を含む乳状物となって，十二指腸に送られます．

食物が十二指腸に入ると胆囊が収縮して管腔内に胆汁が分泌され、脂肪滴と混合されます。胆汁の主成分である胆汁酸は、親水基（水と混ざりやすい）と疎水基（水と混ざりにくい）をもつ両極性物質で、脂肪滴の表層に溶け込むと、疎水基を内側、親水基を外側にして内部に脂質を取り込み、脂肪滴をより小さな粒子に分解します。この過程は脂質の乳化（emulsify）と呼ばれます。

● 加水分解

　胆汁酸の膜に覆われて小滴となった脂質は、水溶性の脂質分解酵素の作用を受けやすい状態となります。

　膵液に含まれる脂質分解酵素の膵リパーゼは、小滴に含まれるトリグリセリドを遊離脂肪酸と 2-モノグリセリドに加水分解します。また、コレステロールは膵コレステロールエステラーゼで分解されて遊離型となり、リン脂質は膵ホスホリパーゼ A2 によってリゾリン脂質と脂肪酸に分解されます。

● ミセル形成

　腸内の胆汁酸濃度が高まると、胆汁酸はリン脂質とともに管腔内に存在する脂質の消化産物（遊離脂肪酸やモノグリセリド）、遊離コレステロール、各種脂溶性ビタミンなどを取り込んで円柱状の小分子凝固体（直径 5 nm）を形成します。この凝固体はミセル（micelle）と呼ばれ、脂質類を含んだミセルは小腸の微絨毛間隙に入り込みます。

▶ 脂質の吸収

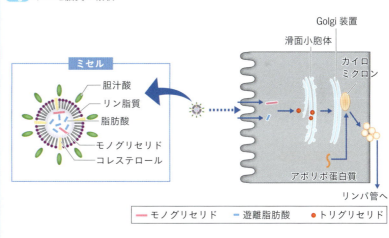

Fig. ミセルと脂質の吸収

● ミセルから細胞内への移行

　ミセルが小腸上皮細胞の微絨毛膜に到達すると、ミセルに含まれる脂肪酸やモノグリセリドはミセルを離脱して刷子縁膜を通して細胞内へと拡散します。また、脂質消化産物の一部は刷子縁に存在する特異的輸送体によって細胞内に取り込まれます。

● カイロミクロンの形成

　細胞内に入った脂肪酸（炭素数が 10〜12 個以上の脂肪酸）とモノグリセリドは、滑面小胞体でトリグリセリドに再合成（再エステル化）され、PCTV（pre-chylomicron transport vesicle）と呼ばれる小胞で Golgi 装置に輸送され、ここでアポリポ蛋白質やリン脂質の層に取り囲まれてカイロミクロン（chylomicron）と呼ばれる脂質小滴となります。

One More Navi
余分な脂質はトリグリセリド（中性脂肪）として、脂肪組織に蓄えられる。

One More Navi
中鎖脂肪酸（MCT）は胸管を経ず、直接門脈を経て肝臓に運ばれるため、乳糜胸など、胸管障害時の栄養補給に用いられる。また、肝で代謝されるので脂肪組織に蓄積しにくい。

One More Navi
ビタミンEやKは、小腸上部でコレステロール輸送体（NPC1L1）で吸収される。

One More Navi
「脂溶性ビタミンは4つ DAKE（だけ）」と覚える。

One More Navi
ビタミンKや葉酸などは腸内細菌でも産生される。しかし、ビタミンCとEだけは食事でしか得られない。

One More Navi
内因子は糖蛋白で糖鎖が消化酵素によって分解されるのを防ぐ。食物中だけでなく、腸内細菌によって産生されたビタミンB_{12}とも結合する。回盲部が侵される Crohn 病やメトホルミンによる阻害で吸収障害がおきる。

One More Navi
内因子受容体（cubilin）は近位尿細管にもあり、アルブミンを吸収する。これが欠損したのが Imerslund-Graesbeck 病（ビタミンB_{12}欠乏と蛋白尿）。

One More Navi
消化管にはいくつか水チャネル（アクアポリン）が発現しているが、ゆっくりとした水輸送であるため、ノックアウトマウスでも水輸送に異常はみられない。Naや糖の輸送と水の吸収がリンクするので脱水治療には真水よりNaや糖を含んだ経口補液が有用である。逆に管腔内に浸透圧の高い食事が入ると水が管腔内へ分泌される。特に遠位腸管に留まると浸透圧下痢をおこす。

● リンパ系および血中への移行

カイロミクロンは直径が約10 nmと大きく、毛細血管の内皮細胞の間隙を通過することができません。このため、細胞はカイロミクロンを分泌顆粒として細胞外に排出します（エキソサイトーシス）。これにより粘膜固有層にまで輸送されたカイロミクロンは、中心乳糜腔からリンパ管へと移送され、それらを集めた胸管は左静脈角から静脈を経て、大循環から肝臓に取り込まれます。

一方、炭素数10～12個以下の脂肪酸（中鎖脂肪酸）は水に溶け込むことができるため、リンパ系ではなく、そのまま遊離脂肪酸として門脈血中に移行し、肝臓に送られます。

B-10 ビタミンの吸収

ビタミンは正常な代謝を維持するうえで必須の有機化合物で、ほとんどが腸内細菌によってつくられますが、それだけでは不十分なので食事によって摂取する必要があります。

▶ 脂溶性ビタミンの吸収

脂溶性ビタミンは水に溶けず、脂肪に溶ける性質をもつビタミンのことで、ビタミンA、D、E、Kの4種類があります。

脂溶性ビタミンは、ほとんどが小腸上部で吸収されます。吸収の経路は脂質とほぼ同様で、ミセルに取り込まれて小腸の微絨毛から細胞内に入り、細胞内ではカイロミクロンに取り込まれてリンパ管から血液へと送られます。

▶ 水溶性ビタミンの吸収

水溶性ビタミンは水に溶ける性質をもつビタミンで、ビタミンB群（B_1、B_2、B_6、B_{12}）、ビタミンC、ナイアシン（ビタミンB_3）、ビオチン、パントテン酸（ビタミンB_5）、葉酸（ビタミンB_9）の9種類が存在します。

ビタミンB_{12}と葉酸を除く水溶性ビタミンは、小腸でNa^+との共輸送によって、細胞内に取り込まれます。

一方、ビタミンB_{12}は胃壁細胞から分泌される内因子（intrinsic factor）と結合し、回腸で小腸上皮細胞の刷子縁の内因子受容体（cubilin）と結合してエンドサイトーシスで細胞内に取り込まれます。葉酸は主に空腸でH-共役輸送体で細胞に取り込まれます（アルコールで取り込みが抑制される）。

B-11 水の吸収

1日2,000 mLの水が経口摂取され、加えて消化管では7,000 mLの内因性の消化液（唾液、胃液、胆汁、膵液など）が分泌されています。つまり、1日9,000 mLの水分が腸管に流れ込みます。このうち、80%以上が小腸で吸収され、残りのほとんどが大腸で吸収されます。また、約100 mLの水分は便に含まれて体外に排出されます。

Tab. 消化管での1日あたりの液体の分泌と吸収

摂取・分泌		吸収・排泄	
水の摂取	2,000 mL	小腸での吸収	7,000 mL
唾液	1,500 mL	結腸での吸収	1,900 mL
胃液	2,500 mL	便での排泄	100 mL
胆汁	500 mL		
膵液	1,500 mL		
腸液	1,000 mL		
摂取・分泌量	9,000 mL	吸収・排泄量	9,000 mL

なお，細胞内への水分の輸送は，電解質（Na^+，K^+，Cl^-，HCO_3^-）や糖の能動輸送で生じた浸透圧の差によって行われます．

B-12 電解質，ミネラルの吸収

消化器で吸収される電解質には，食物から摂取されたものと，消化液に由来するものとが存在しますが，いずれも小腸と大腸で大部分が吸収されます．

▶ Na^+ の吸収

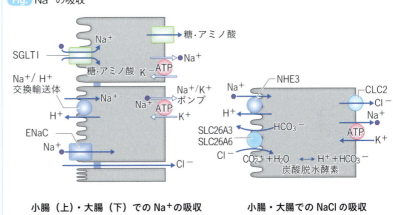

Fig. Na^+ の吸収

小腸（上）・大腸（下）での Na^+ の吸収　　小腸・大腸での NaCl の吸収

Na^+ の細胞内への取り込みは，主に以下の経路によって行われます．

- Na^+ 依存性グルコース・アミノ酸輸送体（SGLT1）：小腸でグルコースやアミノ酸とともに細胞内に取り込まれます．
- Na^+/H^+ 交換輸送体：小腸と大腸では H^+ との交換輸送で細胞内に取り込まれます．
- 上皮性 Na^+ チャネル（ENaC）：小腸と大腸（特に大腸）では，Na^+ は ENaC から電気的勾配に基づいて細胞内へと取り込まれます．
- NaCl の取り込み：小腸と大腸では，Na^+/H^+ 交換輸送体（NHE3）と Cl^-/HCO_3^- 交換輸送体（SLC26A3，SLC26A6）が協調的に働き，細胞外に H^+ と HCO_3^- を分泌し，細胞内に Na^+ と Cl^- を取り込んで，電気的に中性な NaCl の吸収が行われます．

細胞に取り込まれた Na^+ は，いずれの場合も側底膜の Na^+/K^+ ATPase によって細胞外へと排出されます．

▶ Cl^- の吸収

Cl^- は，①腸管の細胞間経路または受動拡散によって吸収されるほか，② Na^+/H^+ 交換輸送体および Cl^-/HCO_3^- 交換輸送体によって電気的勾配によらず細胞内に取り込まれます．Cl^- の吸収は腸管の全域で行われますが，空腸では①が優位に働き，回腸と大腸では②が優位に働きます．

細胞内の Cl^- は側底膜のクロライドチャネル（CLC2）によって細胞外に出ます．

▶ K^+ の吸収

K^+ の吸収は主に小腸上部で行われ，細胞間経路によって吸収されると考えられ

One More Navi

Na^+ は1日の摂取分（300 mEq）と分泌分（300 mEq）の計600 mEq が腸管に入り，99%が小腸，大腸で吸収される．

One More Navi

ENaC はアルドステロンや cAMP で増加，活性化される．Na^+/H^+ 交換輸送体（NHE3）は，cAMP や cGMP で抑制され，アシドーシスで刺激される．

One More Navi

管腔膜の Cl^-/HCO_3^- 交換輸送体で分泌される HCO_3^- は下痢の主たるアニオンである．腸管の上皮細胞に発現する Cl チャネル（CFTR）によって分泌された Cl^- が HCO_3^- 分泌の駆動力になる（CFTR は HCO_3^- 分泌もする）．

ています．一方，大腸ではアルドステロンによって K^+ が管腔内に能動的に分泌されます．しかし，低アルドステロンやK欠乏があると，大腸でも管腔膜の H^+/K^+ ATPase によって K^+ が吸収されます．

▶ Ca^{2+} の吸収

Ca^{2+} 吸収は小腸（特に十二指腸）の Ca^{2+} チャネル（TRRV6）と細胞間経路によって，ともに活性型ビタミン D_3 の刺激を受けて行われます．

細胞内 Ca^{2+} は Ca 結合蛋白質（calbindin-D_{9k}）によって側底膜まで運ばれ，Ca^{2+} ポンプ（PMCA1b）によって血管側へと排出されます．

なお，新生児の Ca^{2+} 吸収もビタミンD依存性に行われますが，加齢とともに Ca^{2+} の吸収は低下します．

▶ Mg^{2+} の吸収

Mg^{2+} は小腸（主に回腸）で，管腔上皮の Mg^{2+} チャネル（TRPM6）によって吸収されます．また，細胞間経路による吸収もあります（管腔内が陽性電荷となり，Mg濃度が上昇する）．大腸の TRPM6/7 によって 37% の Mg^{2+} が吸収されますが，ビタミンDでは刺激されません．

細胞内の Mg^{2+} は側底膜の Mg^{2+}/Na^+ 交換輸送体で血管側へと排出されます．

▶ 鉄（Fe）の吸収

鉄はヘム鉄と非ヘム鉄の形で摂取され，ヘム鉄はエンドサイトーシスで吸収されます．一方，非ヘム鉄は胃酸で酸化型（Fe^{3+}）または還元型（Fe^{2+}）となります．難溶性の Fe^{3+} はビタミンCや管腔膜の DCYTB（duodenal cytochrome b）の作用で Fe^{2+} に還元され，主に十二指腸の上皮細胞の輸送体（DMT1やDCYTB）から細胞内へと取り込まれます．

細胞内に入った Fe^{2+} は Fe^{3+} に酸化され，細胞内のキャリアによって側底膜に運ばれ，フェロポルチンによって細胞外に輸送されます．

血液中で Fe^{3+} はトランスフェリンと結合し門脈へと輸送されます．

One More Navi
ビタミンDがないと Ca^{2+} の吸収は 1/4 にまで低下する．

One More Navi
大腸では 7% の Ca^{2+} が吸収されるだけだが，短腸症候群では大腸からの吸収が重要．

One More Navi
空腸-回腸バイパス手術を受けた患者では，Mg^{2+} の吸収が不十分となり，マグネシウム欠乏症がおこることがある．
TRPM6 欠損患者では低 Mg 血症になる．

One More Navi
十二指腸で吸収されるミネラルは，鉄（Fe），カルシウム（Ca），マグネシウム（Mg）なので，語呂合わせで「十二の鉄火巻」と覚える．

One More Navi
DMT1 は Fe のほか，亜鉛（Zn），マンガン（Mn），コバルト（Co），カドミウム（Cd），銅（Cu），ニッケル（Ni），鉛（Pb）といった二価イオンも輸送する（Fe 吸収に拮抗）．ヘム鉄は HCP1（heme carrier protein 1）で取り込まれるという．

関連項目

▶ 小腸と大腸での水・電解質の分泌

小腸・大腸では吸収が勝ってはいるものの，水・電解質の分泌も行われています．すなわち，吸収とは逆方向で，側底膜の Na^+-K^+-Cl^- 共輸送体（NKCC1）から Cl^- が細胞内に取り込まれ，腸陰窩に多く発現する Cl^- チャネル（CFTR）で Cl^- が管腔内に分泌される機構が存在しています．また，Cl^- とともに Na^+ も細胞間隙を通って管腔内に分泌されるため，管腔内のNaCl濃度が高まって浸透圧差が生じ，結果として水も管腔内に分泌されます．

▶G-15
コレラ菌が産生する毒素（コレラ毒素）は，この分泌機構を cAMP によって活性化させ，管腔内への Cl の分泌を止まらなくし，重篤な分泌性下痢を引きおこします（絶食しても下痢は止まらない）．また，絨毛が障害されるセリアック病では，陰窩からの Cl 分泌機能は残存しているため，下痢をおこしやすくなります．

One More Navi
細胞内の Cl 濃度は 35 mM で，管腔の Cl 濃度 110 mM よりも低い．しかし，細胞内の陰性電位が駆動力になって，CFTR からの Cl^- の分泌がおきる．

B-13 消化液と消化酵素の働き

▶レファレンス
・標準生理⑧：p.816-820
　　　　　　 p.823-827
　　　　　　 p.829-835

消化管の分泌腺からは，消化と吸収を助ける種々の消化液が分泌されます．以下では，消化液の働きとともに消化液が分泌される機序についても解説していきます．

B-14 唾液

唾液（saliva）は塩類を含む水溶液で，分泌量は安静時で毎分 0.1〜0.9 mL，1日では 1〜1.5 L に達します．唾液は口腔内の大唾液腺（耳下腺，顎下腺，舌下腺）と小唾液腺から分泌され，分泌量の内訳は顎下腺が 60%，耳下腺が 25%，舌下腺は 5% です．

pH は 5.5〜8.0 と幅がありますがほぼ中性です（分泌量が増加すると弱アルカリ性，減少すると弱酸性に振れる）．

▶唾液の分泌機序

耳下腺は舌咽神経（Ⅸ）の支配を受け，顎下腺，舌下腺は顔面神経（Ⅶ）の支配を受けます．いずれも交感神経と副交感神経の二重支配を受けており，交感神経，副交感神経とも唾液分泌を亢進させます（副交感神経の作用のほうが強い）．

口腔内の触覚，味覚，嗅覚などの刺激が延髄の唾液分泌中枢に伝えられ，唾液が分泌されます．

また，生後学習によって条件反射でも唾液が分泌されるようになります．

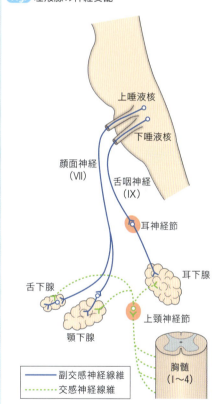

Fig. 唾液腺の神経支配

▶唾液（唾液腺）の働き

唾液（唾液腺）には以下のような働きがあります．

- 消化作用：主に耳下腺の腺房細胞から分泌される α-アミラーゼ（プチアリン）は消化酵素としてデンプンをマルトースやデキストリンに分解します．ただし，唾液アミラーゼの活性は膵液アミラーゼほど高くありません

- 希釈作用，緩衝作用：唾液腺の腺房細胞（漿液細胞）からは粘性の低いさらさらとした唾液が分泌され，口腔内に水，Cl^-，Na^+ を含むイオン液が供給されます．唾液中にはこのほか HCO_3^-，Ca^{2+}，リン酸イオン（PO_4^{3-}）などの無機質が含まれており，これらの緩衝作用によって唾液の pH が中性に保たれています．

- 潤滑作用・粘膜保護：顎下腺や舌下腺に分布する粘液細胞からはムチンと呼ばれる粘性の高い糖蛋白質が分泌され，食塊の表面を覆って滑らかにしたり，粘膜表

One More Navi
耳下腺は咀嚼によって分泌量が著増する．なお，咀嚼筋は下顎神経（V3）の支配．

One More Navi
耳下腺は漿液性，顎下腺と舌下腺は漿液と粘液の混合性の唾液を分泌する．

One More Navi
顔面神経は耳下腺を支配していないが，耳下腺の中を通って顎下・舌下腺に達する．このため，耳下腺腫瘍では顔面神経麻痺がおこる．

One More Navi
ストレス下では上位中枢からの抑制シグナルで唾液分泌が減る（交感神経は高分子のエキソサイトーシスを刺激する）．
味覚では，酸味が最も唾液分泌を刺激する．

One More Navi
唾液の分泌量は加齢によっても低下しないが，高齢者は処方された薬剤によって分泌が低下していることがある．
ガムを噛んでいる間の唾液分泌増加は 2 時間維持される

One More Navi
唾液の中和作用は重要で，食道内 pH が胃酸逆流で低下すると唾液量は 3 倍になる．睡眠時は唾液の分泌量が低下するので，逆流性食道炎（GERD）は悪化しやすい．

One More Navi
唾液中のCa²⁺やPO₄³⁻には齲歯を再石灰化する働きもある.

One More Navi
パロチンは耳下腺から分泌される脂質を含んだポリペプチドホルモンで，骨と歯の石灰沈着と骨端軟骨の増殖を促すとされている．しかし，国際的には認められておらず，受容体も不明である.

面を保護したりする働きがあります．
- **殺菌作用・清浄作用**：唾液には溶菌作用がある<u>リゾチーム</u>や免疫グロブリンの<u>IgA</u>が含まれており，細菌の侵入を防ぎ，口腔内を清浄に保つ仕組みがあります．
- **排泄作用**：薬物，化学物質，重金属類などを唾液腺から排泄します．
- **体液調節作用**：脱水時には唾液の分泌が抑制され，口渇感を助長する仕組みがあります．
- **上皮増殖作用**：唾液腺からは<u>上皮増殖因子</u>（epidermal growth factor；EGF）が分泌され，上皮細胞の増殖，分化を促進する働きがあります（傷が早期に治る）．

B-15 食道壁からの粘液分泌

食道の粘膜下組織には食道腺が散在しており，ここから粘液が分泌されることで，食物が食道を通過しやすいようにしています．なお，粘膜下層には毛細血管や小リンパ管が豊富にあり，クッションの役割を果たしています．▶A-06

B-16 胃液

胃は食物を数時間貯留して<u>胃液</u>（gastric juice）を分泌し，消化を行います．胃液量は1日1.5〜2.5 Lで，<u>胃液のpHは1〜1.5と強酸性</u>です．

One More Navi
胃液分泌時（2.5 mL/分）の電解質濃度は以下のとおり． Na⁺：10 mEq/L K⁺：15 mEq/L H⁺：125 mEq/L Cl⁻：150 mEq/L H⁺の分泌が少ないときにはNa⁺の含有量が増える． 最大のH⁺濃度は160 mEq/L＝pH 0.8.

One More Navi
胃底腺も腸の上皮細胞と同じように生え変わる．その周期はマウスでは2か月，ラットでは5か月である.

One More Navi
胃粘膜を保護する粘液は主に噴門腺と幽門腺から分泌される．ムチン層（pH 4.0）だけではH⁺のバリアにはならず，プロスタグランジンE₂（PGE₂）で刺激されるHCO₃⁻分泌が胃を酸から守っている． なお，*Helicobacter pylori* はムチン層を破って生息する.

▶胃液の働き

Fig. 胃の消化関連因子

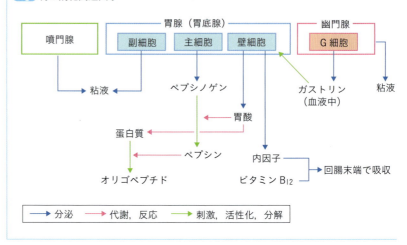

| ▬▶ 分泌 | ▬▶ 代謝，反応 | ▬▶ 刺激，活性化，分解 |

<u>胃液は胃底部と胃体部にある胃腺（胃底腺）から分泌され</u>，粘液，塩酸（HCl），ペプシノゲンを含んでいます．主細胞がペプシノゲン，壁細胞が胃酸（HCl），副細胞が粘液を分泌します．

- **胃酸の働き**：<u>壁細胞から分泌される塩酸は胃酸</u>とも呼ばれ，強酸性で殺菌作用があります（胃内容物の腐敗を防止する）．また，主細胞から分泌されたペプシノゲンはpH 5.0以下で活性型のペプシンとなる性質があり，<u>胃酸によってペプシノゲンはペプシンへと変換されます</u>．さらに，胃酸はペプシンなどの消化酵素が作用しやすいように，胃内の蛋白質の立体構造を破壊して変性させます（<u>蛋白質変性</u>）．
- **粘液の働き**：胃表面の上皮細胞と副細胞は，ムチンと重炭酸イオン（HCO₃⁻）を

分泌し，胃の粘膜表面を覆うアルカリ性の粘液層を形成しています．この粘液層によって，胃の内腔から浸透してくる H^+ を HCO_3^- で中和し，胃粘膜表面を弱酸性に保っています．胃酸が強酸であるにもかかわらず，胃の自己消化がおこらないのはこのためです．

▶壁細胞からの内因子の分泌

幽門部の壁細胞からは胃酸に加えて，内因子（intrinsic factor）と呼ばれる糖蛋白も分泌されます．内因子はビタミン B_{12} と結合して複合体となり，回腸末端でのビタミン B_{12} の吸収を助けます．しかし，萎縮性胃炎や胃切除，自己抗体などによって内因子の供給が不足するとビタミン B_{12} が吸収されなくなり，悪性貧血，亜急性連合性脊髄変性症，Hunter 舌炎などがおきることがあります（ビタミン B_{12} 欠乏症）．

なお，2 型糖尿病の治療薬であるメトホルミンはビタミン B_{12} の吸収を阻害するほか，極度の菜食主義や Crohn 病もビタミン B_{12} の欠乏を引きおこすことがあります．

▶胃液の分泌と抑制

胃液の分泌機序は①頭相，②胃相，③腸相の 3 つの段階に分けることができます．

●頭相（第 1 相）

視覚，嗅覚，味覚，または，その想像などが刺激となって，延髄の消化中枢から迷走神経（副交感神経）を介して胃液分泌が亢進します．

迷走神経の節後線維はコリン作動性で，伝達物質としてアセチルコリン（ACh）を放出します．ACh は壁細胞のムスカリン M_3 受容体と結合し，細胞内 Ca^{2+} 濃度を上昇させて胃酸を分泌します．

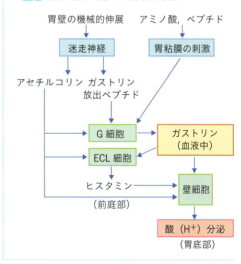

Fig. 胃相（第 2 相）での胃酸の分泌

●胃相（第 2 相）

食塊が胃に入った刺激で胃液分泌はさらに亢進します．これはアミノ酸やペプチドによる胃粘膜への刺激，胃壁の機械的伸展，迷走神経の興奮などが幽門腺の G 細胞を刺激し，消化管ホルモンのガストリンが血中に放出されることでおこります．

G 細胞から分泌されたガストリンは，血液を介して固有胃腺のガストリン受容体と結合し，細胞内 Ca^{2+} を上昇させることで直接的に胃酸分泌を亢進させます．さらに，ECL 細胞のコレシストキニン受容体も刺激し，ヒスタミンの分泌を促進します．ヒスタミンは壁細胞の H_2 受容体と結合し，細胞内 cAMP を上昇させて胃酸分泌を亢進させます．

●腸相（第 3 相）

胃から糜粥が十二指腸に送られると，これを刺激として胃抑制ペプチド（GIP）

関連項目

One More Navi
内因子は主細胞や内分泌細胞からも少量分泌される．壁細胞からの内因子分泌はプロトンポンプ阻害薬でブロックされない．

One More Navi
ビタミン B_{12} は肝臓に 5 年分貯蔵されているため，ただちに欠乏症となるわけではない．植物も動物と同じくビタミン B_{12} を合成できない（細菌のみが可能）．土にまみれた植物を食べれば菜食主義者でも欠乏しないが，サプリメントで補うのが普通．

One More Navi
アルコールやカフェインも胃酸分泌を刺激する．迷走神経刺激だけでなくエタノールやアミノ酸，高 Ca 血（G 細胞に Ca 感受性受容体があるため）もガストリンの分泌を亢進させる．

One More Navi
ソマトスタチンは胃の D 細胞から分泌され，ガストリンの分泌だけでなく，直接，壁細胞からの胃酸の分泌を抑制する．カルシトニン遺伝子関連ペプチド（CGRP）ニューロンが胃内低 pH によってソマトスタチン分泌細胞を刺激するネガティブフィードバックが働く．

One More Navi
ガストリン受容体はコレシストキニン受容体B（CCK2）と同一．ガストリンのC末端にCCKと同じ5つのアミノ酸配列がある（細胞内シグナルはCa上昇）．

やセクレチン，ソマトスタチンなど，胃酸分泌を抑制するホルモンが放出されます．GIPには胃運動を抑制する作用もあります．

B-17 膵液

膵液（pancreatic juice）は，膵臓の外分泌腺の導管から分泌される弱アルカリ性（pH 7.1〜8.1）の電解質液（HCO_3^- の濃度が高い）と腺房細胞から分泌される消化酵素からなり，分泌量は1日に2.5 Lです．

▶膵液の働き

●糖質の分解

膵臓から分泌されるα-アミラーゼ（膵液アミラーゼ）も唾液アミラーゼと同様に，デンプンやグリコーゲンをマルトースやデキストリンに加水分解します．

●蛋白質の分解

トリプシン（trypsin），キモトリプシン（chymotrypsin），エラスターゼ（elastase），カルボキシペプチダーゼAおよびB（carboxypeptidase A, B）となる酵素原が分泌され，管腔内で活性化された後に，蛋白質をオリゴペプチドや遊離アミノ酸に分解します．

One More Navi
トリプシンは塩基性アミノ酸残基のC末端側のペプチド結合を加水分解し，キモトリプシンは芳香族アミノ酸残基のカルボキシル基側のペプチド結合を加水分解するため，ペプトンができる．さらにカルボキシペプチダーゼはC末端側から1残基ずつ加水分解をし，アミノ酸を遊離する．

●脂質の分解

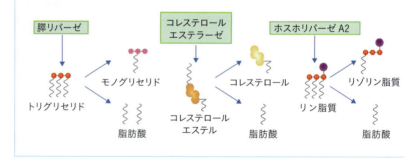

Fig. 脂質分解酵素

One More Navi
膵液には核酸を分解するDNase，RNaseも含まれる．またトリプシン・インヒビターも含まれていて，膵管内で活性化されたトリプシンを不活化して膵炎の発症を防いでいる．

・膵リパーゼ：膵液中の膵リパーゼ（pancreatic lipase）は，トリグリセリドを遊離脂肪酸と2-モノグリセリドに加水分解します．膵リパーゼは同じく膵臓から分泌されるコリパーゼ（colipase）と複合体を形成して，脂肪酸の働きで小滴となった脂肪に強固に付着し，トリグリセリドを分解します．すなわち，腸内の胆汁酸とコリパーゼによって膵リパーゼは酵素活性を増します．

・コレステロールエステラーゼ：コレステロールエステルを遊離コレステロールと脂肪酸に加水分解します．活性型の酵素として膵液中に分泌されます．

One More Navi
腺房細胞にはPTF-1（pancreas transcription factor-1）があって，消化酵素遺伝子の上流につくことで酵素量を調節する．アミラーゼ遺伝子はインスリンと食事でも調節されている．これにより炭水化物の多い食事ではアミラーゼが増えてキモトリプシンは減る．

・ホスホリパーゼA2：リン脂質をリゾリン脂質と脂肪酸に加水分解します．不活性型の前酵素として分泌され，トリプシンによって活性化されます．

▶膵液の分泌機序

膵液も胃液の分泌機序と同様に，頭相，胃相，腸相の3つの段階に分けて考えることができます．

●頭相・胃相

頭相では，視覚，聴覚，味覚に加え，咀嚼や嚥下などの刺激が中枢神経を介して迷走神経経由で膵臓の腺房細胞に伝わり，膵液分泌が亢進します．さらに，胃相で

One More Navi
腺房細胞の分泌刺激はcAMP（VIP，セクレチン）と細胞内Ca上昇（ACh，CCK，GRP，サブスタンスP）の両者による．導管細胞のCFTR塩素チャネルもcAMPと細胞内Ca上昇で刺激される．

は胃壁の伸展刺激によって迷走神経の反射がおき，膵液が分泌されます．

● 腸相

腸相では，十二指腸に糜粥が流入し，糜粥に含まれる酸（H^+），アミノ酸，脂肪酸，ペプチドが小腸粘膜の内分泌細胞を刺激して種々のホルモンが放出され，これによって膵液の分泌が促されます．

たとえば，アミノ酸，脂肪酸，ペプチドは，十二指腸や空腸のI細胞を刺激してコレシストキニン（CCK）を血中に分泌させ，CCKは腺房細胞を刺激して消化酵素の分泌を亢進します．また，酸（pH<4.5）はS細胞を刺激し，セクレチンを血中に分泌させ，導管細胞からの水（Na^+ の分泌に伴う腸内への水の移動）と HCO_3^- の分泌を促進します．

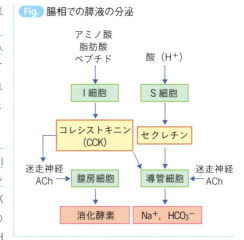

Fig. 腸相での膵液の分泌

One More Navi
アミノ酸のなかで膵液分泌を強く刺激するのは，フェニルアラニン，バリン，メチオニン，トリプトファン．

One More Navi
I細胞は迷走神経感覚枝を直接CCKによって刺激して，迷走神経による膵液分泌を増加させる．

One More Navi
食事を空腸から注入すると，腸相がないため十二指腸から行うよりも膵液の分泌が少ない．このため，膵炎で膵液分泌を減らしたい場合，経管栄養は空腸に入れる．

B-18 胆汁

胆汁（bile）は，肝臓から分泌される弱アルカリ性（pH 8.3）の液で，1日に500 mL 程度分泌されます．

▶胆汁の組成と働き

胆汁の構成成分は 97% 以上が水分で，残りの固形成分には，胆汁酸，リン脂質，コレステロール，胆汁色素（ビリルビン）などが含まれます．しかし，胆汁中に消化酵素は存在しません．

● 胆汁酸

胆汁酸（bile acid）は，①小腸内で不溶性のトリグリセリドを乳化して膵リパーゼの作用を助け，②リン脂質とともにミセルを形成し，分解されたモノグリセリドと脂肪酸を小腸の上皮細胞から吸収しやすくする働きをしています．

肝細胞でコレステロールから生成される水溶性の胆汁酸（コール酸，ケノデオキシコール酸）を一次胆汁酸と呼びます．一次胆汁酸はグリシンかタウリン（3:1）に結合してより親水性が高い抱合型胆汁酸として腸内に分泌されます．腸内に入ると腸内細菌によって15%は脱抱合され，さらに一部は脱水素化され，コール酸はデオキシコール酸に，ケノデオキシコール酸はリトコール酸に変換され

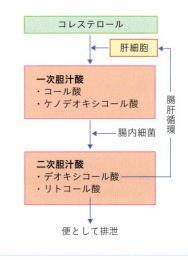

Fig. 胆汁酸の生成と腸肝循環

One More Navi
胆汁酸は核内受容体 FXR や細胞膜の G 蛋白共役型受容体 TGR5 に結合する生理活性物質でもある．

One More Navi
胆汁酸の合成は腸管から血中に放出される FGF19 という増殖因子によって調節される．

One More Navi
胆汁酸は抱合によりイオン化しやすくなり，輸送体以外で吸収されにくくなる．Ca^{2+} があっても析出しにくく，小腸内で高い濃度を維持できる．

One More Navi
胆汁酸は回腸の胆汁酸-Na^+ 共輸送体（SLC10A2, ASBT）で回収される．腎臓の近位尿細管にも同じ輸送体があり，胆汁酸が回収されている．この輸送体を阻害すると肝での胆汁酸合成が促進され，コレステロール排泄が増加する．SLC10A2 欠損では脂肪便下痢と成長障害，低コレステロール血症がおきる．

ます（二次胆汁酸）．

　二次胆汁酸のうち，デオキシコール酸は回腸で再吸収され，門脈を経由して再び肝臓に戻ります（腸肝循環）．一方，リトコール酸には肝毒性があるため，大部分が便として排泄されます．リトコール酸は腸管内で硫酸やグルクロン酸と抱合されることで，腸管から吸収されにくくなり，仮に吸収されても硫酸化によって無毒化されます．

　胆汁酸は90％以上が腸肝循環し，1回の食事でも2～3回循環します．一方で，捨てられる胆汁酸もコレステロールの重要な排泄路となっています．

● リン脂質，コレステロール

　リン脂質は肝細胞から胆汁中へと分泌され，胆汁酸とともにミセルを形成し，これに溶解します．また，コレステロールも肝細胞から胆汁中へと分泌され，ミセルに溶解します．

● 胆汁色素（ビリルビン）

　胆汁色素（bile pigment）は胆汁を暗褐色に染める色素をもつ胆汁固形成分で，ヘムの分解産物です．胆汁色素の主なものはビリルビン（bilirubin）で，以下のように代謝されています．

①老化赤血球が脾臓のマクロファージに貪食され，ヘモグロビンが分解されビリルビンが生成される．

②ビリルビンは血液中でアルブミンと結合して非抱合型ビリルビン（間接型ビリルビン）となり，血流にのって肝臓に送られ，肝細胞に取り込まれる．

③肝細胞内でビリルビンは滑面小胞体のグルクロン酸移転酵素の働きにより，グルクロン酸と結合して抱合型ビリルビン（直接型ビリルビン）となり，胆汁中へと分泌される．

④胆汁として小腸内に排泄された抱合型ビリルビンは，腸内細菌による代謝でウロビリノゲン（urobilinogen）となる．

⑤ウロビリノゲンの20％が腸管から吸収され，そのうち数％は体循環に入って腎臓から尿中へと排泄される．残りのウロビリノゲンは肝臓に戻り，肝臓で再び抱合型ビリルビンに変換されて胆汁中に分泌される（腸肝循環）．

⑥一方，腸管で吸収されなかったウロビリノゲンは，酸化されてウロビリン（urobilin）となり，便中に排泄される．

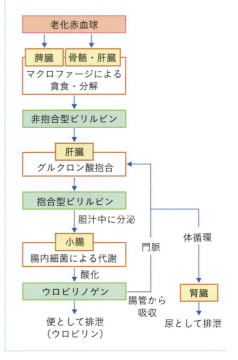

Fig. ビリルビンの生成と排泄

> **One More Navi**
> 胆汁は黄褐色だが，ビリルビンが酸化され，ビリベルジンになると緑色になる．

> **One More Navi**
> 老化赤血球のマクロファージによる貪食は主に脾臓で行われるが，一部は肝臓，骨髄，リンパ節などでも行われる．

> **One More Navi**
> 肝臓のチトクロームなどのヘム蛋白もビリルビン合成の20～30％を占めるが，筋肉のミオグロビンは代謝が遅いのでビリルビン合成に関与しない．

> **One More Navi**
> **ビリルビン代謝の異常と黄疸**
> ビリルビン代謝の過程に何らかの障害が生じると，血液中のビリルビン濃度が上昇し，黄疸を引きおこす．黄疸は血中ビリルビン濃度が2 mg/dL以上になると出現する．

> **One More Navi**
> 尿中ウロビリノゲンは溶血で増加し，胆道閉塞や抗菌薬投与で腸内細菌が死滅すると減少する．

▶ 胆汁の分泌機序

● 肝胆汁

　胆汁は肝細胞で合成され，毛細胆管，細胆管から門脈域の小葉間胆管に運ばれ，

胆管 → 左右の肝管 → 総肝管を経て胆嚢へと流入します．このように，肝臓で分泌されて胆嚢へと送られる胆汁は，肝胆汁（liver bile）と呼ばれます．

肝胆汁の分泌は，毛細胆管（bile canaliculi）と細胆管（Hering 管）で行われ，それぞれ分泌の機序が異なります．

・**毛細胆管への分泌機序**：毛細胆管に分泌される胆汁は，胆汁酸の能動輸送に伴って分泌される胆汁酸依存性胆汁と，Na^+，Cl^-，HCO_3^- などの電解質の能動輸送に伴って分泌される非胆汁酸依存性胆汁があります．胆汁酸は，腸肝循環（腸管への分泌 → 吸収 → 肝臓での再合成）によって再利用されており，胆汁酸の循環量が減少すると肝臓で新たな胆汁酸がコレステロールから合成されます．

・**細胆管への分泌機序**：細胆管では，Na^+，HCO_3^- の能動輸送によって胆汁が分泌され，この分泌は十二指腸粘膜の S 細胞から分泌されるセクレチンによって刺激され，亢進します（セクレチン利胆）．

● **胆嚢胆汁**

胆嚢に入った胆汁は，水分と電解質（Na^+, Cl^-）の吸収を受けて 10 倍に濃縮され，胆嚢内に貯蔵されます（30 mL）．この濃縮された胆汁を胆嚢胆汁（gallbladder bile）と呼びます．

胆嚢胆汁は，胆嚢の収縮と Oddi 括約筋の弛緩によって十二指腸に流入します．小腸の I 細胞から分泌されるコレシストキニン（CCK）には，胆嚢収縮と Oddi 括約筋を弛緩させる作用があります．Oddi 括約筋は迷走神経によっても弛緩しますが，迷走神経からの強力な刺激は逆に Oddi 括約筋を収縮させ，胆道内圧を上昇させます．

B-19 腸液

腸液（intestinal juice）は小腸と大腸の腸陰窩（Lieberkühn 腺）から分泌される弱アルカリ性（pH 8.2）の電解質液で，マルターゼ（α-グルコシダーゼ），スクラーゼ，ラクターゼ，アミノペプチダーゼ，ジペプチダーゼ，腸リパーゼ，ヌクレオシダーゼなどの消化酵素が含まれています．これらの消化酵素は小腸上皮細胞の

> **One More Navi**
> 胆汁のコレステロールは胆汁酸により安定化されているが，胆嚢で濃縮される際に遊離コレステロール結晶が成長するとコレステロール胆石症となることがある．

> **One More Navi**
> 溶質濃度は肝胆汁では 4 g/dL だが，胆嚢胆汁では 15 g/dL にまで上昇する．

> **One More Navi**
> 胆嚢摘出術後は胆汁が垂れ流しとなり，消化不良性の下痢がおきることもある．胆汁酸は大腸の Cl 分泌を刺激する．

> **One More Navi**
> 腸液は炎症で分泌量が増加する．これは白血球からの cAMP が腸管上皮細胞でアデノシンやプロスタグランジンに変化し，これらが分泌促進を刺激するためである．
> また，腸液はアシドーシスで吸収（Na^+ 吸収亢進）に，アルカローシスで分泌（Cl^- 分泌亢進）に傾く．

Assist Navi 🧭 主な電解質，栄養素の吸収部位と輸送形式

		吸収される栄養素
胃		水 アルコール
小腸	十二指腸	Ca^{2+} Mg^{2+} Fe^{2+}
	空腸	炭水化物：単糖類，二糖類の一部 蛋白質：アミノ酸，ジペプチド，トリペプチド 脂質：モノグリセリド，脂肪酸，リン脂質，コレステロール ビタミン：脂溶性ビタミン，水溶性ビタミン 水，電解質
	回腸	胆汁酸 ビタミン B_{12}
大腸		短鎖脂肪酸
		NaCl，水，K（アルドステロンで分泌になる）

微絨毛（刷子縁）に分布しており，管腔内で消化された栄養素は微絨毛でさらに分解され，すぐに細胞内へと取り込まれます．この仕組みは，腸内細菌に栄養を奪われないためのもので，膜消化（membrane digestion）と呼ばれます．

関連項目

One More Navi
腸全体のエネルギー源にはグルコースが使われる．さらに小腸ではグルタミンが，大腸では酪酸が使われる．

▶ **大腸での腸内細菌による分解**

大腸には絨毛が存在せず，消化酵素の分泌も行われません（粘膜の保護と潤滑のために pH 8.0 のアルカリ性粘液は分泌される）．しかし，大腸内の腸内細菌はヒトの消化酵素では分解されない難消化性の食物繊維を発酵させ，酢酸，プロピオン酸，酪酸（ブチル酸）などの短鎖脂肪酸を産生します．

短鎖脂肪酸は，受動拡散や大腸上皮細胞の頂端膜に発現する輸送体（MCT1およびSMCT1）で H^+ や Na^+ と一緒に細胞内に取り込まれ，側底膜の MCT4，MCT5 などの輸送体によって細胞外へと送られます．吸収された短鎖脂肪酸は代謝によってエネルギー源へと変換されます．

▶ **大腸内の陰イオン**

大腸内の陰イオン（アニオン）は，Cl^- や HCO_3^- ではなく短鎖脂肪酸です．特に酪酸が多く，酪酸は Na/H 交換輸送体で粘膜近くに生じた H^+ のイオン勾配を利用して MCT 輸送体で細胞内に取り込まれ，大腸上皮細胞へのエネルギー供給と細胞の増殖・分化にかかわっています．

短鎖脂肪酸の吸収にかかわる SMCT1 に障害があると大腸癌が誘発されます．

B-20 消化管ホルモン

▶ **レファレンス**
・標準生理⑧：p.989-993

消化管ホルモン（gastrointestinal hormone）は，100個以下のアミノ酸より構成されるペプチドホルモンで，消化管（主に胃，十二指腸，小腸上部）の粘膜に散在する内分泌細胞（基底顆粒細胞）から産生され，血液内に分泌されます．

▶ **消化管ホルモンの種類**

消化管ホルモンは 30 種類以上存在します．ガストリン，コレシストキニン（CCK），セクレチン，血管作動性腸管ペプチド（VIP），胃抑制ペプチド（GIP），モチリンが代表で，ガストリンだけは胃で産生され，そのほかは小腸で産生されます．

▶ **消化管ホルモンの作用**

消化管ホルモンの作用としては，主に以下の3つがあげられます．
① 内分泌作用（エンドクリン）：血液中に分泌されて全身に作用する．
② 傍分泌作用（パラクリン）：胃，小腸，肝臓，膵臓，胆嚢など隣接する消化器臓器に拡散し，消化液の分泌や消化管運動を制御する（多くは門脈領域内など比較的短距離間で作用）．
③ 神経伝達作用：神経伝達物質（神経ペプチド）として作用し，自律神経を介して中枢に末梢情報を伝えたり，腸の壁在神経叢から分泌されて消化機能を修飾する．

One More Navi
腸神経叢にはアミン類，γ-アミノ酪酸（GABA），アデノシン三リン酸（ATP），一酸化窒素（NO）などの神経伝達物質が存在するが，消化管ホルモンにも神経ペプチドとして自律神経に作用するものがある．

B-21 ガストリン

ガストリン（gastrin）は 17 個と 34 個のアミノ酸残基からなるペプチドで，主に胃の幽門部や十二指腸上部にある G 細胞から分泌されます（一部は十二指腸上部からも分泌）．

分泌機序 G 細胞は，胃に入ってきた食物による胃壁の機械的伸展や，食物が消化されて産生されるアミノ酸の刺激に加え，自律神経（迷走神経）終末から放出されるガストリン放出ホルモン（gastrin-releasing hormone；GRH）の働きによってガストリンを分泌します．また，胃内腔のアルカリでも分泌が増加し，そのため萎縮性胃炎や胃酸抑制薬投与時にもガストリンの分泌が増加します．

作用 分泌されたガストリンは，直接的に胃壁細胞を刺激して胃酸の分泌を亢進させるほか，胃底腺の ECL 細胞を刺激してヒスタミンを分泌させ，胃壁細胞の H_2 受容体刺激によってさらに胃酸分泌を亢進させます．なお，ガストリンはペプシノゲンの分泌亢進や，平滑筋に作用して胃運動の亢進，下部食道括約筋（LES）の収縮にも関与します．

分泌抑制 空腹または胃内腔の pH が 3.5 を下回ると G 細胞のガストリン分泌が抑制されます．また，セクレチンやソマトスタチンの働きによってもガストリンの分泌は抑制されます．

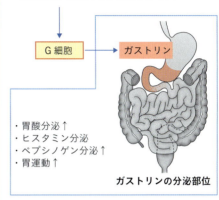

Fig. ガストリンの分泌と作用

- 胃壁の伸展刺激
- アミノ酸の刺激
- 迷走神経（ガストリン放出ホルモン）

↓

G 細胞 → ガストリン

- 胃酸分泌↑
- ヒスタミン分泌↑
- ペプシノゲン分泌↑
- 胃運動↑

ガストリンの分泌部位

関連項目

▶ **Zollinger-Ellison 症候群**

Zollinger-Ellison 症候群とは，膵内外にガストリンを産生する腫瘍（ガストリノーマ）が発生し，胃酸が過剰に分泌されることで，難治性消化性潰瘍や胃食道逆流症（GERD）を生じたものを指します．

ガストリンは ECL 細胞に対して細胞増殖作用を有しており，腫瘍による高ガストリン血症は，ECL 細胞の腫瘍化を誘発して，胃カルチノイド（carcinoid tumor of the stomach）を引きおこすと考えられています．

B-22 セクレチン

セクレチン（secretin）は 27 個のアミノ酸残基からなるペプチドで，小腸上部の S 細胞から分泌されます（半減期 3 分）．

分泌機序 S 細胞は胃から排出された酸性の糜粥によって，十二指腸内腔の pH が 4.0 以下になるとセクレチンを分泌します．胆汁，脂肪酸，エタノールなどの刺激によっても分泌が亢進します．

作用 セクレチンは，膵臓や十二指腸腺に作用して重炭酸塩（HCO_3^-）の分泌

> **One More Navi**
>
> セクレチン-グルカゴン-VIP ファミリーには GIP も含まれる．それぞれ特異的受容体があるが，すべて cAMP をシグナルにする．受容体はカルシトニンや PTH の受容体のファミリーでもある．

> **One More Navi**
>
> セクレチン負荷試験は，通常，セクレチン注射によってガストリン分泌が抑制されるのに対して，ガストリノーマではガストリン分泌が亢進する（腫瘍にセクレチン受容体が発現しているため）ことを利用した検査である．

を促進し，糜粥を中和します（HCO_3^- 分泌の 80% はセクレチンによる）．また，ガストリンの分泌や胃運動を抑制して胃酸の分泌量を低下させます．一方で，ペプシノゲンの分泌を高め，胆嚢の収縮作用を有するコレシストキニン（CCK）の作用を増強する働きも有しています．すなわち，セクレチンはこれらの作用を通じて，十二指腸での消化酵素の働きを強化する役割を担っています．

さらに，セクレチンは幽門括約筋を収縮させて十二指腸に入った内容物の胃への逆流を防ぐ作用も有しています．

分泌抑制　セクレチン分泌はセクレチン分泌因子（ペプチド）が S 細胞を刺激することによっておこされます．しかし，十二指腸内での中和作用によって，内腔の pH が 4.0 より高くなると，この因子が膵液によって分解され，S 細胞の刺激ができなくなってセクレチンの分泌が止まります（ネガティブフィードバック）．

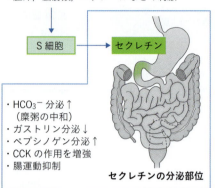

Fig. セクレチンの分泌と作用

- 十二指腸の pH 低下（≦4.0）
- 胆汁，脂肪酸，エタノールなどの刺激

→ S 細胞 → セクレチン

- HCO_3^- 分泌↑（糜粥の中和）
- ガストリン分泌↓
- ペプシノゲン分泌↑
- CCK の作用を増強
- 腸運動抑制

セクレチンの分泌部位

B-23 コレシストキニン

> **One More Navi**
>
> chole-「胆汁」＋ cyst「嚢（ふくろ）」＋ kinin「動かすもの」が語源．パンクレオザイミンと同一物質であったので，以前は CCK-PZ と呼ばれていた．

> **One More Navi**
>
> CCK とセクレチンは主に十二指腸で分泌され，空腸まで及ぶが，回腸で減少し，予備的産生として働く程度となる．

> **One More Navi**
>
> CCK には胃内容物の十二指腸への移送を抑制する働きや，迷走神経を介して視床下部に摂食を抑制するシグナルを送る働きなどがある．

> **One More Navi**
>
> CCK とガストリンは CCK1 と CCK2 という 2 種類の受容体に結合して細胞内 Ca を上昇させる．CCK1 は CCK に 1,000 倍，CCK2 は両者に同等の親和性があるが，血中濃度はガストリンが 10 倍なので CCK2 には主にガストリンが作用する．

コレシストキニン（cholecystokinin；CCK）は 8, 12, 33, 39, 58 個のアミノ酸残基からなるペプチドで，小腸上部 2/3 に存在する I 細胞から分泌されます（アミノ酸残基 8 個のものが主で半減期は 1 分）．

分泌機序　十二指腸の内容物が空腸に到達し，内容物に含まれるオリゴペプチド，アミノ酸，長鎖脂肪酸の刺激を受けると I 細胞は CCK を分泌します（炭水化物は無効）．

作用　CCK には胆嚢を収縮させ，Oddi 括約筋を弛緩させる作用があり，これにより胆汁排出を促進します．また，膵臓に働きかけて消化酵素の産生を促進，セクレチンによる HCO_3^- 分泌を増強，胃排出を遅延させて満腹感をおこすなどの作用を有するほか，D 細胞に作用してソマトスタチンを分泌させ，胃酸分泌を抑制する働きもあります（ただし，CCK はガストリンと類似のホルモンなので直接作用は胃酸分泌刺激）．

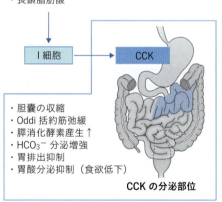

Fig. CCK の分泌と作用

- オリゴペプチド
- アミノ酸
- 長鎖脂肪酸

→ I 細胞 → CCK

- 胆嚢の収縮
- Oddi 括約筋弛緩
- 膵消化酵素産生↑
- HCO_3^- 分泌増強
- 胃排出抑制
- 胃酸分泌抑制（食欲低下）

CCK の分泌部位

B-24 インクレチン

インクレチン（incretin）は高血糖時のインスリンの分泌刺激作用をもつ消化管ホルモンで、代表的なものに、胃抑制ペプチド（gastric inhibitory peptide；GIP）とグルカゴン様ペプチド-1（glucagon-like peptide-1；GLP-1）があります。

▶胃抑制ペプチド（GIP）

分泌機序 GIP は胃から小腸上部にかけて分布する K 細胞から分泌されるアミノ酸 42 残基のペプチドで、十二指腸内にグルコースや脂肪（特に脂肪）が流れ込んだことを刺激として分泌されます。

作用 主として血糖上昇時のインスリン分泌を促進する働きを有するほか、GIP には胃酸やペプシンの分泌抑制、胃の運動抑制といった作用もあります。ただし、GIP は正常血糖ではインスリン分泌を刺激しません。

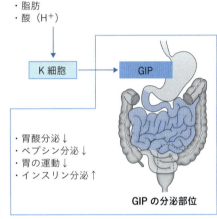

Fig. GIP の分泌と作用

- グルコース
- 脂肪
- 酸（H⁺）

→ K 細胞 → GIP

- 胃酸分泌↓
- ペプシン分泌↓
- 胃の運動↓
- インスリン分泌↑

GIP の分泌部位

▶グルカゴン様ペプチド-1（GLP-1）

分泌機序 GLP-1 は小腸下部内腔の L 細胞から分泌されるアミノ酸 31 あるいは 30 残基のペプチドで、小腸の糖、食物繊維、脂肪酸（ω-3 脂肪酸）の刺激によって分泌されます。

作用 GLP-1 にはインスリン分泌の促進、膵 B（β）細胞の増殖促進、グルカゴン分泌の抑制、胃液分泌の抑制、中枢性の摂食抑制などの作用があります。

B-25 モチリン

分泌機序 モチリン（motilin）は十二指腸粘膜の Mo 細胞から分泌されるアミノ酸 22 残基のペプチドで、十二指腸内のアルカリや空腹状態、副交感神経の興奮によって分泌されます（空腹時に分泌される）。

作用 モチリンには胃腸の運動を亢進させる作用があり、胃の空腹期の強収縮はモチリンによって引きおこされます。

B-26 その他の消化管ホルモン

▶ソマトスタチン

ソマトスタチン（somatostatin）は、消化管の内分泌細胞のほかにも、膵 Langerhans 島、脳の視床下部などからも分泌されるアミノ酸 14 または 28 残基のペプチドです。機械的刺激、食事、アルギニン、ロイシン、CCK、副交感刺激によって分泌促進されます。胃前庭部の D 細胞は、胃腔表面に露出しており、低い pH に反応してソマトスタチンを分泌します。また、近傍の G 細胞からのガストリン

One More Navi
インクレチンはインスリン分泌刺激作用を意味する insulin secretion が語源。糖尿病や肥満の治療に用いられる。

One More Navi
GIP は糖依存性インスリン放出ペプチド（glucose dependent insulin-releasing peptide）とも呼ばれる（奇しくも同じ略名）。

One More Navi
小腸上部の粘膜の抽出液が胃液分泌を抑制する活性のあることから、CCK、GIP、セクレチンなどはエンテロガストロンと呼ばれることもある。しかし GIP は非生理的高濃度でなければ胃酸分泌を抑制できず、インスリン分泌のほうが主たる機能である。

One More Navi
GIP 受容体は膵 β 細胞以外に脂肪細胞にもあって、中性脂肪蓄積を促進させてインスリン抵抗性をおこす。

One More Navi
膵 A（α）細胞が分泌するグルカゴンも同じ遺伝子（プログルカゴン遺伝子）からつくられる（アミノ酸 29 残基）。同様に切り出される GLP-2 は小腸上皮の増殖因子として働く。

One More Navi
モチリンは「motility」（＝運動性、自動運動性）が語源。

One More Navi
空腹時にお腹が「ぐ～っ」と鳴るのはモチリンによる空腹期収縮のため。

One More Navi
エリスロマイシンはモチリン受容体を刺激して下痢や腹痛をおこすが、麻痺性イレウスを改善させる。

One More Navi
ソマトスタチンの語源は somato-「身体の」＋ statin「安定化＝抑制」。最初は成長ホルモン分泌抑制物質として同定された。

> **One More Navi**
> ソマトスタチンは空腹時に胃酸の分泌抑制する．それでも胃酸は少量分泌されており（基礎酸分泌刺激量の10%以下），夜間の胃酸殺菌をしている（胃には常在菌がいない）．

分泌を抑制します（パラクリン作用）
　ソマトスタチンはすべての臓器に存在する普遍的な抑制ホルモンで，5種類の受容体があります．消化管での栄養吸収の抑制，ガストリンの分泌抑制，胃液・胃酸の分泌抑制，モチリン，セクレチン，GIP，血管作動性腸管ポリペプチド（VIP），インスリン，グルカゴンなどのホルモン産生の抑制，腸管血流の抑制，腸上皮細胞の増殖抑制，下垂体の成長ホルモン（GH），甲状腺刺激ホルモン（TSH）の分泌抑制などの作用があります．

> **One More Navi**
> ghre- ＝ GH releasing「成長ホルモン放出」の意味．

▶グレリン

　グレリン（ghrelin）は，胃底部のP/D1細胞で分泌されるアミノ酸28残基のペプチドで，絶食によって上昇し，摂食によって低下します．
　グレリンには下垂体の成長ホルモン分泌を促進する働きがあり，また，視床下部の食欲中枢を刺激して摂食行動を促したり，迷走神経を介して胃酸分泌を刺激したりする作用も有しています．モチリンファミリーに属しているので，胃収縮をおこして胃排出を促進します．胃バイパス手術をするとグレリン分泌が低下して食欲が抑えられるため，減量することができます．

> **One More Navi**
> グレリンは，レプチンと拮抗的な働きをする．レプチンは脂肪細胞で合成され，摂食抑制やエネルギー消費の増加作用を有する（肥満を防ぐ満腹ホルモン）．しかし，肥満者ではレプチンの感受性が低下しているので，やせない．

Assist Navi 主な消化管ホルモンのまとめ

消化管ホルモン			産生部位（産生細胞）	主な作用部位と作用
ガストリンファミリー	ガストリン		・胃幽門前庭部・十二指腸（G細胞）	受容体CCK1と結合し，細胞内Ca上昇 ⇒胃体部の壁細胞から胃酸分泌刺激 ⇒ECL細胞からヒスタミン分泌刺激 ⇒胃主細胞からペプシノゲン分泌刺激 ⇒胃・腸粘膜の成長促進
	コレシストキニン		・小腸（I細胞） ・腸神経叢 ・中枢神経系	受容体CCK1，CCK2と結合し，細胞内Ca上昇 ⇒胆嚢が収縮 ⇒Oddi括約筋が弛緩 ⇒胃で内容物排出抑制 ⇒膵組織の増殖・酵素産生促進，セクレチンのHCO_3^-泌作用増強 ⇒迷走神経を介して満腹中枢を刺激して摂食抑制
セクレチンファミリー	セクレチン		・十二指腸・空腸（S細胞）	セクレチン受容体と結合し，cAMP上昇 ⇒胃で胃酸分泌抑制 ⇒胃粘膜上皮の増殖抑制 ⇒膵臓でHCO_3^-の分泌，膵組織の増殖 ⇒胆嚢でCCKの作用増強
	インクレチン	GIP	・十二指腸・空腸（K細胞）	それぞれGIP/GLP-1受容体と結合し，cAMP上昇 ⇒膵β細胞からのインスリン分泌促進 ⇒中枢神経系による摂食抑制
		GLP-1	・十二指腸・空腸（L細胞）	
モチリンファミリー	モチリン		・小腸（EC細胞，Mo細胞）	モチリン受容体と結合し，細胞内Ca上昇 ⇒胃・小腸での収縮運動（空腹時のみ）促進
	グレリン		・胃（P/D1細胞） ・膵島（A細胞）	受容体GHSR1と結合し，細胞内Ca上昇 ⇒下垂体前葉で成長ホルモン分泌刺激 ⇒迷走神経を介して摂食中枢刺激（レプチンに拮抗）
ソマトスタチン			・胃・十二指腸（D細胞） ・膵島（D細胞）	SSTR2と結合し，cAMP低下 ⇒胃で胃酸分泌抑制，ガストリン放出抑制，消化管運動の抑制 ⇒膵臓でのインスリン分泌抑制

One More Navi

VIPは，膵島腫瘍などに生じるVIPomaで過剰産生され，水様性下痢と無胃酸症が特徴的なWDHA症候群を引きおこす．逆にVIP神経欠損によってアカラシアやHirschsprung病が引きおこされる．セクレチンファミリー．

▶血管作動性腸管ポリペプチド（VIP）

血管作動性腸管ポリペプチド（vasoactive intestinal polypeptide；VIP）は，腸神経叢の神経線維から分泌されるアミノ酸28残基のペプチドです．下部食道，胃，胆嚢，腸などの平滑筋を弛緩させる作用や末梢血管を拡張する作用を有するほか，膵臓からのHCO_3^-分泌促進，胆管・腸壁からの水・電解液の分泌促進，インスリンの分泌促進作用なども有しています．セクレチン-グルカゴン-VIPファミリーに属し，ガストリンの分泌抑制や胃酸分泌の抑制作用もあります．

▶ガストリン放出ペプチド（GRP）

One More Navi

GRPはブタの胃からガストリンの分泌促進物質として同定された．その後，肺の小細胞癌で増殖因子として働くことが解明され，前駆体のProGRPは肺小細胞癌の腫瘍マーカーとなっている．

ガストリン放出ペプチド（gastrin-releasing peptide；GRP）は，大脳皮質，視床下部，消化管組織の神経部分から分泌されるアミノ酸27残基のペプチドです．GRPは迷走神経終末から放出され，強力にガストリンの分泌を促進し，CCK，モチリン，ソマトスタチン，インスリンの分泌も促進します．また，胃酸の分泌を促進したり，膵外分泌腺を刺激して膵液分泌を促進したりする作用もあります．さらに，CCKと同様に満腹のシグナルを中枢に送る働きもあります．

B-27 消化管の免疫防御機構

▶レファレンス
・標準生理⑧：p.809-815

消化管は外界から取り込まれた食物と直接接する器官であり，消化管上皮の表面積は200〜300 m^2 にも及びます．このため，消化管にはさまざまな病原体や病的抗原が侵入する危険性があり，これらを防ぐための免疫防御システム（免疫応答システム）が備わっています．一方で，腸管内の大多数の無害な食物抗原，腸内常在細菌，自己抗原に対しては，過剰な免疫応答が行われないように反応を抑制する免疫寛容システムが働いており，この仕組みによって，消化管は有害な病原体の侵入を防ぎながら，選択的に栄養物を吸収することができます．

本項では，消化管の防御システムについて免疫機構を中心として解説していきます．

One More Navi

炎症性腸疾患や腸内細菌の研究で粘膜免疫の仕組みが明らかになってきた．環境だけでなく，免疫応答遺伝子など遺伝的背景も関与している．

B-28 非特異的防御機構

消化管では非特異的な感染防御システムとして以下のような機構が働いています．

▶上皮表面と上皮細胞による防御

●粘液バリア（図①）

杯細胞や粘液腺細胞からは大量の粘液が分泌され，上皮表面に粘液バリアを形成します．粘液バリアの主成分であるムチン（糖蛋白質）は，病原微生物が取り付く上皮細胞膜上の糖蛋白や糖鎖と構造が類似しており，これにより病原微生物と上皮細胞との結合がブロックされます．また，粘液バリアには上皮表面から腸内腔に向かう"流れ"があり，これによって微生物を排出します．

●物理的バリア（図②）

One More Navi

腸管は毒にも曝露しやすいが，傷害された細胞を除去する意味でも上皮細胞の生え変わりは重要．ただし，上皮細胞は癌化しやすく，癌細胞を排除する目的でも免疫系が重要となる．

消化管の上皮細胞は盛んに増殖・分化しており，新生した上皮は陰窩から絨毛先端へと送られて，やがて剥がれ落ちて腸内腔に排出されます．これが数日という短い期間で繰り返されるため，微生物の侵入を困難にしています．

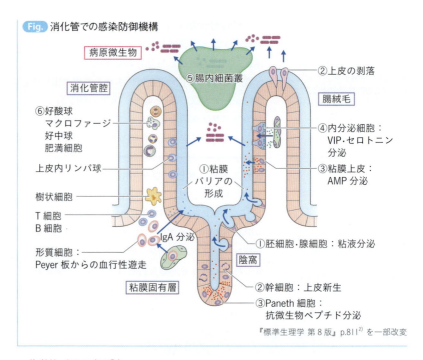

Fig. 消化管での感染防御機構

『標準生理学 第8版』p.811[2] を一部改変

●化学的バリア（図③）

上皮細胞や腺細胞からはデフェンシン，リゾチーム，ラクトフェリン，ペルオキシダーゼなどの抗微生物ペプチド（anti-microbial peptide；AMP）が産生され，粘液層に分泌されます．特に小腸陰窩に多く分布するPaneth細胞（パネート）は侵入した病原体に対して種々のAMPを分泌し，感染を防いでいます．

▶内分泌細胞（図④）

消化管の内分泌細胞から血中に放出されるセロトニンやVIPなどのホルモンの働きにより，腸壁からの水・電解液の分泌量が増加し，蠕動運動も亢進します（ときに下痢となる）．これにより微生物の排出が促進されます．

▶消化液・消化酵素

胃酸（HCl）は強酸性で，ほとんどの菌を死滅させます．また，消化管で分泌される消化酵素にも殺菌作用があり，胆汁も界面活性作用による抗菌作用を有しています．

▶腸内常在細菌叢（腸内フローラ）（図⑤）

腸管には1,000種類，100兆個以上の腸内常在細菌が生息しており，消化液では分解できない食物繊維などを腸内発酵によって代謝し，宿主にエネルギー源として供給するなどしています．常在細菌の存在により，病原微生物は腸内で十分な栄養を得ることができず，さらに常在細菌が分泌するAMPにも晒されるため，腸内での生息が困難となります．

▶自然免疫（図⑥）

病原微生物が侵入した場合は，白血球による防御機構が働きます．食細胞のマクロファージ（macrophage）は侵入した病原微生物を貪食し，種々の炎症性サイトカインやケモカイン，化学メディエーターを分泌して，好中球（neutrophil）を

One More Navi

Paneth細胞は好酸球に類似した好酸性顆粒をもつので同定しやすい．通常，大腸には存在しないが，大腸癌には含まれることがある．腸陰窩の幹細胞に近接して上皮細胞の更新維持にも寄与している．オーストリアの医師 Joseph Paneth（1857–1890）が発見．

One More Navi

腸内細菌が食物繊維からつくる酪酸は，制御性T細胞を増やして炎症性腸疾患の発症を抑える．

感染部位に招集します．招集された好中球は病原体を貪食し，細胞内顆粒に蓄えられた分解酵素や抗菌物質によって破壊します．

B-29 消化管関連リンパ組織（GALT）

消化管粘膜は，消化管関連リンパ組織（gut associated lymphoid tissues；GALT）と呼ばれる体内最大級のリンパ器官を備えており，T細胞やB細胞などのリンパ球，T細胞に抗原を提示するマクロファージや樹状細胞，分泌型免疫グロブリンA（IgA）を分泌する形質細胞など，獲得免疫（抗原特異的防御機構）にかかわる細胞がみられます．GALTには免疫反応の誘導組織とその実効組織とが存在します．

▶免疫反応の誘導組織

小腸にはリンパ組織が結節性に集合したリンパ小節（リンパ濾胞）が多数存在しており，腸管粘膜のいたるところに孤立リンパ小節が散在しています．
一方，腸管にはPeyer板（パイエル）や虫垂，腸間膜根リンパ節のように局所的にリンパ小節が集合し，明瞭な構造を呈している部位もあり，いずれも免疫反応の誘導組織として機能しています．

▶免疫反応の実効組織

腸管の腸管上皮細胞間や粘膜固有層には，多数のリンパ球が分布しており，それぞれ上皮間リンパ球（intraepithelial lymphocyte；IEL），粘膜固有層リンパ球（lamina propria lymphocyte；LPL）と呼ばれます．

・上皮間リンパ球（IEL）：細胞傷害性を有するCD8 T細胞（メモリーT細胞や抗原刺激でキラーT細胞に分化）が多く，ウイルスなどに感染した細胞を攻撃して生体から除去する働きをします．IELは腸上皮細胞に接着因子でくっついており，記憶している抗原が腸管腔内に入ると速やかに反応してサイトカインを産生したり，癌化した腸上皮細胞を除去したりしています（免疫サーベイランス）．
・粘膜固有層リンパ球（LPL）：T細胞やB細胞，IgAを産生する形質細胞が多数存在します．T細胞はCD4 T細胞（ヘルパーT細胞）が多く，抗原刺激によってTh1細胞，Th2細胞，Th17細胞に分化して免疫に寄与します．

B-30 Peyer板での獲得免疫の誘導

▶Peyer板の構造

Peyer板は回腸末端から上行結腸にかけて存在する10〜200個の集合リンパ小節で，腸間膜付着部位の反対側で，腸管内腔に突出して存在しています．Peyer板は，B細胞が集まった濾胞領域（抗原刺激で胚中心を形成する）と，その外側のマクロファージ，樹状細胞，T細胞が分布する傍濾胞領域とに分けることができます．

▶Peyer板での免疫誘導

Peyer板は以下のような機序で，獲得免疫の誘導を行います．
① M細胞による抗原の取り込み：リンパ小節を覆う上皮層にはM細胞（microfold cell）という微絨毛や糖衣をほとんどもたない特殊な細胞が分布しており，消化管内の抗原や微生物をエンドサイトーシスで取り込んで，上皮直下（側底膜側）のドーム領域に輸送する．

One More Navi

自然免疫はマクロファージ，好中球，樹状細胞，ナチュラルキラー（NK）細胞によるとされていたが，T細胞受容体を発現していない自然リンパ球（innate lymphoid cell）も関与しており，Th1，Th2，Th17に相当するサイトカインを分泌する．受容体はToll-like receptorで微生物に保存された共通の分子（リポ蛋白，ペプチドグリカン，リポ多糖）に反応する．

One More Navi

腸免疫には以下のような特徴がある．
①抗原のセンサーとして働くM細胞が存在する
②免疫グロブリンがIgGではなくIgAである
③腸内細菌により常に刺激されている（生理的炎症）
④経口物質に対して免疫寛容が生じる

One More Navi

粘膜の主要抗体であるIgAを産生する形質細胞や，免疫寛容にかかわる制御性T細胞は，無菌環境では減少し，防御力が低下する．

One More Navi

Peyer板の血管内皮には特殊な膜蛋白があり，ナイーブT細胞，ナイーブB細胞が結合して血管外に飛び出せる．

One More Navi

M細胞にはライソゾームが少ないので，貪食した抗原を処理できない．赤痢菌はM細胞から粘膜下に侵入し，周囲の上皮細胞へと感染を拡大させる．表面は微絨ではなく小さな皺で覆われる．

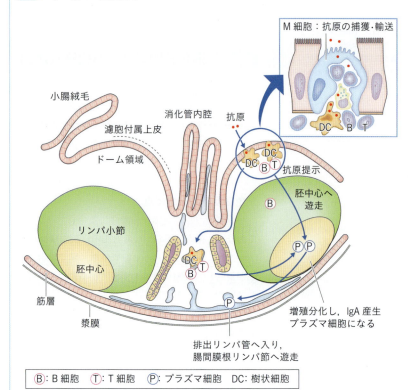

Fig. Peyer板での免疫誘導

One More Navi
M細胞だけでなく，樹状細胞も上皮細胞間を突き抜ける突起で腸管腔内の抗原を捕捉する．

One More Navi
腸管のB細胞の80％はIgAを産生し，残りはIgMを産生する．IgE産生はわずかで，IgGは健康状態ではほとんどつくられない．血中ではIgGが多いが全身ではIgAが最も多い．IgAは古典経路で補体を活性化できないため，強力な炎症をおこしにくい利点がある．

One More Navi
血行性に遊走するT細胞やプラズマ細胞は，ケモカイン受容体のCCR9と接着分子のα4β7インテグリンを発現する．
CCR9は粘膜固有層の間質細胞が分泌するCCL25ケモカインと結合するリガントで，T細胞とプラズマ細胞はCCL25に引きつけられて粘膜層の血管内に留まる．さらに固有層の静脈内皮に発現するMAdCAM-1にα4β7インテグリンが接合し，T細胞とプラズマ細胞は固有層内へと入っていく．

One More Navi
IgAには，血中に多いIgA1と粘膜固有層に多いIgA2の2種類のサブクラスがある．

関連項目

One More Navi
J鎖はIgMにも結合して上皮細胞に取り込まれる．IgGは胎児性Fc受容体（FcRn）で上皮細胞に取り込まれる．

②**抗原提示**：ドーム領域で抗原を捕捉したマクロファージや樹状細胞はT細胞に抗原提示を行い，T細胞が活性化される．

③**B細胞の分化**：抗原提示はB細胞にも行われ，B細胞は胚中心で増殖・分化，成熟し，活性化してIgAを産生するプラズマ細胞となる．

④**血行性遊走（homing）**：活性化されたT細胞はCD4 T細胞（ヘルパーT細胞）やCD8 T細胞（細胞傷害性T細胞）などへと分化し，Peyer板の輸出リンパ管→胸管→静脈角を経て，全身循環に入る．同じく，活性化したプラズマ細胞も輸出リンパ管から全身循環へと入る．全身循環に出たT細胞とプラズマ細胞は，血流にのって再び消化管へと運ばれ，上皮間リンパ球（IEL）や粘膜固有層リンパ球（LPL）として消化管内に広く分布する．この血行性遊走をhoming（ホーミング）と呼ぶ．

⑤**形質細胞への成熟とIgAの分泌**：粘膜固有層に戻ったプラズマ細胞はここでさらに成熟し，形質細胞となる．形質細胞は粘膜固有層で大量のIgAを産生し，産生されたIgAは上皮細胞に取り込まれた後，消化酵素の影響を受けにくい複合体（分泌型IgA）となって粘液バリア内に分泌される．

▶ **分泌型IgA**

粘膜固有層の形質細胞はIgAとJ鎖（IgA分子と結合するポリペプチド）を大量に産生し，両者が重合した二量体は上皮細胞基底膜上のポリ免疫グロブリン受容体に結合してエンドサイトーシスで細胞に取り込まれます．そして，管腔へとエキソサイトーシスされるときに上皮系細胞が産生する糖蛋白質（S成分；secretory component）と結合し，分泌型IgAとして管腔内の粘液バリア内に分泌されます．

分泌型 IgA は，通常の IgA（血清型 IgA）と比べて消化酵素への抵抗性が強く，病原微生物が産生する IgA 抗体分解酵素（IgA プロテアーゼ）に安定的で壊れにくい IgA2 が 50% を占めていることから，腸管内での感染防御に重要な役割を果たします．

▶粘膜免疫循環帰巣経路（CMIS）

消化管関連リンパ組織（GALT）は免疫応答の誘導組織と実効組織からなり，両者の間には粘膜免疫循環帰巣経路（common mucosal immune system；CMIS）と呼ばれる経路が存在します．CMIS は誘導組織で捕獲された抗原に対する抗原特異的 IgA 抗体を広く粘膜（実効組織）に分布させるための仕組みで，感作されたリンパ球を全身循環に入れて homing させることにより，たとえば Peyer 板では腸管のみならず，全身の粘膜にリンパ球を到達させることが可能となります．
CMIS は腸管のほか，扁桃，気管支，涙道などの粘膜にも存在します．

B-31 免疫寛容システム

免疫系は自己の細胞や組織に対しては免疫不応答の状態を維持し，また，腸内常在細菌や食物抗原など非病原性の非自己抗原についても免疫の過剰な反応を抑制しています．こうした状態を免疫寛容（immunological tolerance）と呼び，腸管免疫の恒常性を維持するうえで重要な役割を果たしています．

▶免疫寛容の機序
免疫寛容は以下のような機序により維持されています．

●中心性寛容
胸腺での T 細胞分化の過程で，自己反応性をもつ T 細胞が選択的に細胞死（アポトーシス）し，自己反応性が低いものだけが増殖します（B 細胞は骨髄でこの選択が行われる）．これを中心性寛容（central tolerance）と呼びます．

●末梢性寛容
中心性寛容によって自己反応性 T 細胞は効率よく除去されますが，数％はこれをすり抜けて末梢のリンパ組織に到達します．末梢のリンパ組織にはこうした T 細胞を抑制する仕組みが備わっています．

・アナジー：通常，T 細胞は抗原提示細胞から抗原の提示を受け（第 1 シグナル），同時にサイトカインレセプターへの補助刺激（第 2 シグナル）があった場合に活性化します．しかし，自己組織は補助刺激を与えるリガンドを発現しておらず，T 細胞は自己抗原を提示されても，サイトカインレセプターへの刺激がないために活性化しません．この仕組みをアナジー（anergy）と呼びます．

Fig. アナジーの仕組み

樹状細胞　T 細胞
第 1 シグナル
第 2 シグナル
→ T 細胞の活性化

第 1 シグナル
第 2 シグナルなし
→ アナジー

・ディリージョン：樹状細胞はアポトーシスした自己組織を取り込んで，T 細胞へ

One More Navi
胸腺は未熟な胸腺リンパ球から T 細胞をつくるリンパ組織．①細胞表面に発現した自己 MHC 分子に適当な強さで結合できる胸腺リンパ球を選択的に増殖・分化させ，②一定以上の強い反応を示すものに対してはアポトーシスを誘導する．①を「正の選択」，②を「負の選択」と呼ぶこともある．

One More Navi
癌細胞は第 2 シグナルである免疫チェックポイントシグナル（PD-1 や PD-L1）を活性化させてブレーキをかけ，インターロイキン 2（IL-2）をできなくすることで免疫系からの攻撃を免れる．

の抗原提示を行います．しかし，自己組織は樹状細胞を成熟させる力が弱く，未成熟な樹状細胞に抗原提示された T 細胞は一過性に活性化した後，除去されることが知られています．これをディリージョン（deletion）と呼びます．

- **制御性 T 細胞の誘導**：粘膜固有層や腸間膜リンパ節には活性化した T 細胞を抑制し，末梢での免疫反応を適当な強さにコントロールする制御性 T 細胞（regulatory T cell；Treg）が存在します．

　Treg は，①抗原提示細胞（樹状細胞）による T 細胞の活性化を抑制する，②T 細胞が活性化・増殖するのに必要なサイトカインであるインターロイキン-2（IL-2）を吸収し，T 細胞のアポトーシスを誘導する，③免疫抑制性のサイトカインである IL-10 を産生する，といった機序により自己反応性 T 細胞を不活化，抑制します．

> **One More Navi**
> 点滴栄養などで，長期間食物の経口摂取が行われない状態が続くと，腸絨毛が短くなり，全身の免疫力も低下する．

B-32　経口免疫寛容

　経口摂取された食物は非自己抗原ですが，全身性の免疫応答はおこりません．これは，免疫寛容によって免疫応答が抑制されているためで，これを経口免疫寛容（oral tolerance）と呼びます．腸内細菌に対する粘膜免疫寛容とは異なり，経口免疫寛容は全身の免疫寛容を誘導します．

　経口免疫寛容は腸管の上皮細胞によるバリアが傷害されていると誘導されにくく，逆に乳酸菌のような腸内細菌（善玉菌）の存在によって促進されます．また，炭水化物や脂肪よりも蛋白質のほうが，よく免疫寛容を誘導します（可溶化物では特によく誘導される）．

> **One More Navi**
> CD4CD25 陽性 Treg と TGF-β が経口免疫寛容を誘導する．

> **One More Navi**
> 新生児では腸管のバリアが未発達なので経口免疫寛容はおこりにくい

関連項目

▶**食物アレルギーと経口免疫療法**

　食物アレルギー（food allergy）の患者では，経口免疫寛容がうまく機能せず，摂取した食物抗原に対する IgE 抗体や IgG 抗体が誘導されて，これらが結合した肥満細胞が出すサイトカインによって腹痛，下痢，ショック症状などが引きおこされてしまいます．

　一方，こうした自己免疫性疾患に対しては，「抗原を経口摂取した場合に全身性の強い免疫抑制がおこる」という経口免疫寛容の性質を利用した新しい治療法（経口免疫療法）が提唱されており，現在，注目されています．

B-33　肝臓の機能

▶**レファレンス**
・標準生理⑧：p.23-25
　　　　　　　p.829

　肝臓は消化管で吸収された栄養素が集まる臓器であり，種々の代謝機能や解毒・排泄機能を担っています．

●**主な肝臓の機能**

- **糖代謝**：グルコース産生，グリコーゲン産生・貯蔵
- **蛋白質代謝**：アルブミン，凝固因子合成，分解産物アンモニアの尿素変換
- **脂質代謝**：脂肪酸，コレステロール，リン脂質の合成
- ホルモン分解・不活化
- 解毒
- 胆汁合成・排泄

B-34 代謝機能

Fig. 代謝の概要

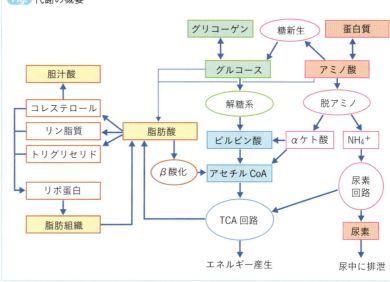

> **One More Navi**
> ミトコンドリアは，糖質，脂質，アミノ酸代謝に重要な役割を果たす．クエン酸回路（TCA回路），呼吸鎖/ATP合成，脂肪酸のβ酸化，ケトン体合成，アミノ基転移などは，ミトコンドリアで行われる．一方，細胞質では解糖系，脂肪酸合成などが行われる．尿素回路は両方にまたがる．

> **One More Navi**
> 遊離脂肪酸は肝や筋のインスリン感受性を低下させるため，糖代謝に影響する．

> **One More Navi**
> 血糖上昇時のインスリンは肝細胞でのグリコーゲンの合成を促進し，糖新生を抑制する．逆に，血糖値の低下は，グリコーゲンの分解と糖新生を促進する．
> なお，筋肉で合成されたグリコーゲンは血中には出ず，筋肉で消費される．

▶糖の代謝
●グリコーゲン合成
　肝細胞は，食後など血糖上昇時に分泌されるインスリンの刺激で，血中の過剰なグルコースを取り込みグリコーゲン（グルコースが鎖状に結合したもの）に転換して肝臓内に貯蔵します．なお，肝臓での貯蔵量を超える余分なグルコースは脂肪酸に変換されます．

●グリコーゲン分解
　食間期（血糖低下時）には，このグリコーゲンを分解してグルコースに変え，血中に放出して血糖値を維持します（約2日間維持できる）．

●糖新生

Fig. 糖新生の概要

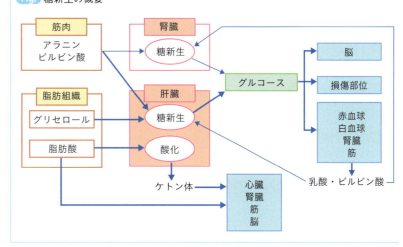

> **One More Navi**
> 赤血球で嫌気的につくられた乳酸やピルビン酸も糖新生の原料となる．

> **One More Navi**
> 1〜2日の絶食で脳はケトン体もエネルギー源として利用できるようになり，グルコースの必要量は半分以下になる．

> **One More Navi**
> 赤血球や脳は高親和性のGLUT-1で糖を取り込み，肝臓は低親和性のGLUT-2で取り込んだり排出したりする．取り込まれた糖はグルコース・キナーゼ（GK）でグルコース-6-リン酸になるので糖の取り込み方向の濃度勾配が維持される．絶食ではGK活性が低下して糖排出になる．さらに中心静脈周辺肝細胞にしかなかったGLUT-1が全体に広がって微量の糖でも取り込もうとする．

　絶食などの飢餓状態に陥ると，多くの臓器は体内に蓄えられた脂肪酸をエネルギー源として機能を維持します．しかし，脳や赤血球，腎髄質などの臓器は主にグルコースをエネルギー源としているため，肝臓に貯蔵されていた糖質が枯渇すると，

One More Navi
糖新生は細胞内に cAMP を増加させるホルモン（グルカゴン，カテコールアミン，コルチコステロイド，成長ホルモン）で促進される．

One More Navi
蛋白節約効果 糖補充によって飢餓状態での蛋白質異化亢進を抑制できる．標準体重 1 kg あたり 35 kcal／日以上（体重 60 kg で 2,000 kcal）の補充が必要．

One More Navi
β酸化はミトコンドリアとペルオキシゾームで行われる．前者が ATP を産生するのに対し，後者は ATP を産生しないので，エネルギー喪失に役立つ（やせられる）．

One More Navi
脂肪酸は肝で水溶性のケトン体に代謝され，ブドウ糖の代わりに脳のエネルギー源になる．

One More Navi
肝臓でアセチル CoA などから合成されるコレステロールは，血中コレステロールの 2/3 を占め，食事由来のものより多い．

One More Navi
LDL 受容体はすべての細胞にあるが，肝細胞が全身の 70% を占めている． 肝細胞が VLDL，IDL，LDL，HDL とカイロミクロンレムナントを取り込むのに対し，心，筋，脂肪細胞には VLDL 受容体があり，VLDL と IDL を取り込む．

One More Navi
体内のコレステロールの排泄路として胆汁が最も重要で，300 mg/dL の濃度にまで達して便中に 1 g／日捨てられる．

新たにグルコースをつくり出す必要が生じます．このとき，肝臓ではアミノ酸，乳酸，グリセロールなどの非糖質代謝産物を利用してグルコースの新規合成が行われ，これを糖新生（gluconeogenesis）と呼びます．糖新生は 75% が肝臓で行われますが，25% は腎臓で行われます（腎糖新生）．

糖新生で利用されるグルタミンやアラニンなどのアミノ酸は筋蛋白質から動員され，血中から肝臓へと供給されます．また，解糖系の最終産物の乳酸や，脂肪分解によって得られたグリセロールを利用して糖新生が行われます．

糖新生で合成されたグルコースは中枢神経系や赤血球などの臓器にエネルギー源として供給されます．

▶脂質の代謝

肝細胞は脂肪酸，トリグリセリド，コレステロールなどを合成します．

●脂肪酸の合成・分解

脂肪酸は余分なグルコースやアミノ酸から合成されるほか，血中からも肝細胞に取り込まれます．そして，必要に応じて脂肪酸のβ酸化によってアセチル CoA に分解されてクエン酸回路（TCA 回路）に入り，酸化されて大量のエネルギーを産生します．

●トリグリセリドの合成

肝細胞は合成した脂肪酸や血中から取り込んだ脂肪酸をグリセリンとエステル化結合してトリグリセリド（中性脂肪）を合成します．合成されたトリグリセリドは，次に述べるコレステロールとともに超低密度リポ蛋白（very low density lipoprotein；VLDL）として血中に分泌され，末梢の脂肪組織に貯蔵されます．

●コレステロールの合成と代謝

Fig. コレステロールの合成と代謝

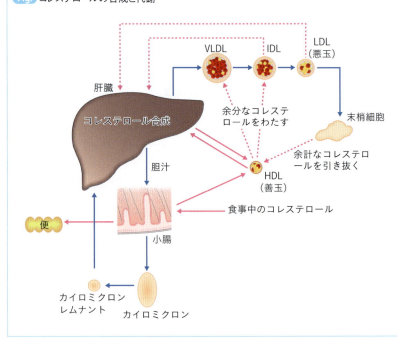

肝細胞では，滑面小胞体や細胞質での多くの反応過程を経て，コレステロールの合成も行われます．合成されたコレステロールは胆汁酸の原料として用いられるほか，VLDL として血中に分泌されます．また，一部はステロイドホルモンの

合成にも用いられます．

血中に分泌されたVLDLは，すぐに分解されて中間密度リポ蛋白質（intermediate density lipoprotein；IDL）となり，さらに分解されて低密度リポ蛋白質（low density lipoprotein；LDL）となって末梢組織に送られます（一部は肝細胞にも取り込まれる）．一方，肝臓（一部は小腸）で合成される高密度リポ蛋白質（high density lipoprotein；HDL）は末梢組織から余分なコレステロールを除去する役割があり，細胞中の過度なコレステロールを肝臓に戻す働きをしています．

このように，HDLは動脈硬化の原因となるコレステロールを末梢組織から肝臓へ輸送する働きがあることから善玉コレステロール，一方のLDLはコレステロールを末梢組織へと輸送するため悪玉コレステロールと呼ばれます．

●胆汁酸の合成

脂肪の消化に重要な役割を果たす胆汁酸（コール酸，ケノデオキシコール酸）は，肝細胞によってコレステロールから合成されます．原料となるコレステロールは肝臓で合成されたもののほか，血中から肝臓に取り込まれたものが用いられます．

▶蛋白質の代謝
●蛋白質の合成

肝臓は門脈血中のアミノ酸を取り込み，種々の蛋白質を合成します．肝細胞に取り込まれた遊離アミノ酸の約80％が以下のような蛋白質の合成に利用されます．

- 血漿蛋白質：アルブミン，α-グロブリン，β-グロブリンなど
- 血液凝固因子：フィブリノゲン
- 線溶因子：プラスミノゲン

●エネルギー源への転換

肝細胞に取り込まれる遊離アミノ酸のうち，約20％はエネルギー基質に転換されます．すなわち，アミノ酸から取り出されたαアミノ基が脱アミノ化反応（分子からアミンを除去する化学反応）によってαケト酸とアンモニア（NH_4^+）に分解され，αケト酸はピルビン酸やアセチルCoA，アセトアセチルCoAとなってクエン酸回路（TCA回路）に入り，エネルギーを産生します．

一方，アミノ酸の分解過程で生じたアンモニウム（NH_4^+）は，肝臓で尿素に解毒され，尿中へと排泄されます．

B-35 解毒・排泄機能

▶アンモニアの解毒

アンモニウム（NH_4^+）は強い毒性を有する物質で，先に述べた肝臓での蛋白質の分解過程で生じるほか，腸管内で小腸粘膜や大腸内細菌によっても産生され，血中アンモニア（NH_3）として存在しています（門脈から肝臓へと運ばれる）．

肝細胞はこれらのNH_3を尿素回路（urea cycle）と呼ばれる代謝回路によって，毒性の少ない尿素に変換します．そして，産生された尿素は，血中に出て腎臓に輸送され，尿中に排泄されます（一部は大腸から便中に排泄され，腸内細菌が産生するウレアーゼの作用などでNH_4^+となって排泄される）．

なお，肝硬変などで門脈－体循環のシャント（短絡路）があると，NH_4^+を含む門脈血が肝臓を経ずに体循環に流入するため，高アンモニア血症をきたします．

One More Navi

抗酸化薬のプロブコールは肝コレステロールから胆汁酸への代謝を促進する．また，胆汁酸の十二指腸への分泌も促進する．

One More Navi

胆汁酸は腸管内で吸収され，門脈を経て再び肝細胞に取り込まれて，胆汁中へと分泌される（腸肝循環）．肝細胞での胆汁酸合成は腸肝循環で足りなくなったぶんを補っている．胆汁酸輸送体を阻害薬で抑えると肝臓での胆汁酸合成が促進され，これにより血中のコレステロール濃度は低下する．

One More Navi

アミノ酸からは主要な血漿蛋白質のほか，非蛋白質性誘導体のポルフィリン，プリン，ピリミジン，神経伝達物質，ホルモン，複合脂質，アミノ糖なども合成される．

One More Navi

必須アミノ酸のうち分岐鎖アミノ酸は肝ではなく筋と腎で分解される．血中アミノ酸の60％を分岐鎖アミノ酸が占める（食事中アミノ酸では8％）．

関連項目

▶体内の NH_3

体内の NH_3 は 50% が大腸で，40% が腎臓でつくられます．また，筋や赤血球でも 5% ずつつくられます．

大腸では，腸内細菌が産生するウレアーゼ（尿素分解酵素）で腸管から分泌された尿素が分解され，NH_3 がつくり出されます．この NH_3 は大部分が吸収されて門脈から肝臓に入り，解毒されますが，一部は腸管内で短鎖脂肪酸の H^+ と結合して NH_4^+ となった後，便中へと排泄されます．

一方，腎臓では血中のグルタミンが近位尿細管の分解酵素（グルタミナーゼ）で分解されるときに NH_3 がつくられ，ほとんどが尿中に排泄されます（H^+ と一緒に分泌され，NH_4^+ となって尿中に排泄される）．

> **One More Navi**
> アシドーシスでは近位尿細管でのアンモニア合成が亢進し，尿中に H^+ を多く捨てられるようになる．

▶肝性脳症

肝機能の低下に伴う高アンモニア血症は，脳を障害し，意識障害を引きおこす原因となり，これを肝性脳症（hepatic encephalopathy）と呼びます．

アンモニア（NH_3）は血中ではガスとして存在しているため，容易に血液脳関門を通過し，脳神経に障害を及ぼします（イオン化した NH_4^+ であれば，輸送体がないと血液脳関門を通過することはできない）．

▶薬物代謝

薬物代謝（drug metabolism）も主に肝臓で行われます（一部，小腸，腎臓，肺などでも行われる）．肝臓での薬物代謝は，連続した 2 相反応で行われます．

①酸化・還元（第 1 相）：シトクロム P-450（CYP3A4）などの薬物代謝酵素により，薬物が酸化あるいは還元される．

②抱合（第 2 相）：代謝産物を抱合反応（グルクロン酸，硫酸，グルタチオン）によって無毒化，水溶化する．

③排泄：抱合された物質を細胞外に排出し，尿や胆汁として排泄する．

なお，上記①の反応は一般的には薬物の毒性や反応性を弱める方向で作用しますが，この反応によって逆に毒性や活性を増す薬物も存在し，これらは薬剤性肝障害の原因となるため注意が必要です．

> **One More Navi**
> 57 ある CYP のうち薬物代謝には 10 が関与する．

> **One More Navi**
> CYP は中心静脈周辺に高頻度で発現している．

> **One More Navi**
> CYP3A4 は肝と腸に発現している（肝に 10 倍）が，個別に発現が調整されている．このため，グレープフルーツは小腸の CYP3A4 を抑制するが，肝の CYP3A4 は抑制しない．

▶アルコールの代謝

飲酒などで体内に入ったアルコールの 90% が肝臓で代謝されます（残りの 10% は代謝されずに汗や尿，呼気として排出される）．

血中のアルコールは肝臓で，アルコール脱水酵素（ADH）によって酸化され，アセトアルデヒドとなります．さらに，ミトコンドリアのアルデヒド脱水酵素（ALDH）によって酢酸となり，クエン酸回路（TCA 回路）で代謝されます．

B-36 その他の機能

▶ビタミンの貯蔵

肝臓は小腸上部で吸収された脂溶性ビタミン（A，D，E，K）を貯蔵する働きがあり，特に Disse 腔の星細胞には，体内のビタミン A の約 80% が貯蔵されています．また，肝臓はビタミン B_{12} を貯蔵し，ビタミン B_{12} の血中輸送を助けるコバラミン（ビタミン B_{12}）結合蛋白も産生します．

> **One More Navi**
> 肝は CYP27A1 によってビタミン D_3 を 25-(OH) 水酸化する．血中のビタミン D 代謝体で最も高い濃度を示す．腎などの CYP27B1 によって 1,000 倍活性型の $1α,25-(OH)_2$ ビタミン D_3 になる．

▶鉄の貯蔵
　肝臓は赤血球産生に必須となる鉄をフェリチンとして貯蔵し，鉄結合蛋白のトランスフェリンの合成も行います．

> **One More Navi**
> 肝硬変ではエストロゲンが蓄積して女性化乳房や手掌紅斑がみられる．

▶ホルモンの代謝
　肝臓ではエストロゲン（女性ホルモン），バソプレシン（抗利尿ホルモン）など多くのホルモンが分解され，不活化されます．

関連項目

> **One More Navi**
> CYP3A4 を誘導する薬物では血中濃度が低下してしまう．

▶ステロイドホルモンの代謝と薬剤
　ステロイドホルモンは，肝臓のシトクロム P-450（CYP3A4）で代謝されるので，この酵素で代謝される薬が多く存在します（シクロスポリン，ワルファリン，マクロライド系抗菌薬など）．このため，薬の代謝が競合阻害され，血中濃度が上昇することがあり，これらの薬剤の併用時には注意が必要となります．

B-37　胆道系の機能

▶レファレンス
・標準生理⑧：p.829-832

　胆嚢には肝臓でつくられた胆汁が貯蔵され，濃縮されます．食後，コレシストキニン（CCK）の作用によって胆嚢が収縮し，Oddi 括約筋が弛緩すると胆汁が十二指腸内に流入します（Oddi 括約筋は迷走神経からの刺激でも弛緩するが，刺激が強力になると逆に括約筋が収縮する）．
　胆汁に含まれる胆汁酸は肝臓でコレステロールから生成され，腸内での脂肪吸収に重要な役割を果たしています．腸内に分泌された胆汁酸は 90% 以上が小腸で吸収され，血液を通して肝臓に戻って再利用されます（腸肝循環）．

> **One More Navi**
> 膵炎の鎮痛にモルヒネを単独で使用すると，Oddi 括約筋が収縮してしまうため，抗コリン薬を併用して弛緩させる．

B-38　膵臓の機能

▶レファレンス
・標準生理⑧：p.832-835

　膵臓の体積の 90% 以上は外分泌腺で占められており，2～3% が内分泌腺の Langerhans 島，残りが血管と間質からなっています．

B-39　膵外分泌腺

　膵臓の外分泌腺は膵液の分泌を行います．膵液は，腺房細胞から分泌される消化酵素と，導管細胞から分泌されるアルカリ性の電解質液（水と HCO_3^-）からなります．

▶腺房細胞からの消化酵素の分泌
　消化管ホルモンは，腺房細胞に作用して，細胞内 Ca^+ を上昇させ，エキソサイトーシスで消化酵素の分泌を増加させます．腺房細胞から分泌される主な消化酵素は以下のとおりです．

> **One More Navi**
> 消化酵素の分泌能が 10% に低下すると，さまざまな栄養障害がおきてくる．また，電解質液の分泌量が低下すると膵液が粘稠になり，蛋白栓や膵石が発生することがある（嚢胞線維症や慢性膵炎でおきやすい）．

One More Navi

消化酵素のうち蛋白分解酵素（プロテアーゼ）は80%を占める．特にトリプシンの酵素原であるトリプシノゲンの分泌が多く，膵酵素の40%を占める．

One More Navi

右のほか，消化酵素の核酸分解酵素（ヌクレアーゼ）や，コリパーゼ，トリプシンインヒビター，モニターペプチドなども腺房細胞から分泌される．

One More Navi

前駆体として分泌されるプロテアーゼとホスホリパーゼA2が膵管閉塞によって膵臓内で活性化されると急性膵炎がおきる．

One More Navi

HCO_3^-の分泌はアセチルコリン（ACh）によっても亢進する．AChは細胞内Ca^+を増加させてHCO_3^-の分泌を亢進する．CFTRはCl^-のほかにHCO_3^-も通して分泌する．

One More Navi

膵液はHCO_3^- 140 mEq/L，Cl^- 20 mEq/Lと血清とは逆の陰イオン組成になっている．

One More Navi

囊胞線維症（cystic fibrosis）
アジア人には稀だが白人に多いCFTR異常で，気道内液，腸管内液，膵液，汗などの全身の分泌液／粘液が著しく粘稠となる常染色体劣性遺伝病．コレラによる下痢をおこしにくい利点があるが，胎便性イレウスや呼吸器感染を繰り返して呼吸不全となる．

関連項目

One More Navi

ヒト膵臓にはCCK1受容体がほとんどなく，迷走神経終末のCCK1受容体にCCKが作用して膵液を分泌させる．CGRPやサブスタンスPは迷走神経に作用して膵分泌を抑制する．

Tab. 膵液に含まれる主な消化酵素

種類	分解酵素	作用
糖質分解酵素	α-アミラーゼ	デンプンやグリコーゲンをオリゴ糖に分解
蛋白分解酵素（プロテアーゼ）	トリプシン キモトリプシン エラスターゼ カルボキシペプチダーゼA カルボキシペプチダーゼB	①酵素原（前駆体）として分泌され，ペプシンの作用によって管腔内で活性化 ②蛋白質をオリゴペプチドや遊離アミノ酸に分解
脂質分解酵素	リパーゼ	トリグリセリドを脂肪酸とモノグリセリドに加水分解
	コレステロールエステラーゼ	コレステロールエステルを遊離コレステロールと脂肪酸に加水分解
	ホスホリパーゼA2	リン脂質をリゾリン脂質と脂肪酸に加水分解（酵素源として分泌される）

▶導管細胞からのHCO_3^-の分泌

導管細胞から分泌されるHCO_3^-は，血液からNa^+勾配を利用してNa^+-HCO_3^-共輸送体（NBC）によって細胞内に取り込まれます．また，細胞内でもCO_2と水から炭酸脱水酵素でつくられます．

導管細胞の側底膜にセクレチンや血管作動性腸管ポリペプチド（VIP）が結合すると，細胞内cAMPが上昇し，管腔膜側のCl^-チャネル（CFTR）が開いてCl^-が分泌され，Cl^-/HCO_3^-交換輸送体でCl^-が細胞内に戻る際にHCO_3^-が管腔へと分泌されます．これを駆動力として，水が水チャネル（aquaporin 5）を通って管腔へと分泌され，電気的中性を保つために，輸送されたHCO_3^-と同量のNa^+が傍細胞経路を通って分泌されます（タイト結合によって水や電解質は傍細胞経路を通れるが膵酵素は逆流しない）．

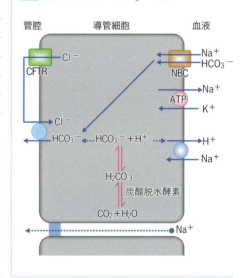

Fig. 導管細胞からのHCO_3^-の分泌

▶膵液の分泌調整

膵液の分泌は，種々のホルモンや神経伝達物質によって調整されています．腺房細胞と導管細胞，それぞれに作用するホルモン，神経伝達物質は以下のとおりです．

Tab. 膵液のホルモンと神経による刺激

	腺房細胞	導管細胞
ホルモン	・コレシストキニン（CCK） ・（セクレチン）	・セクレチン ・血管作動性腸管ポリペプチド（VIP）
神経伝達物質	・アセチルコリン（ACh） ・血管作動性腸管ポリペプチド（VIP）	・アセチルコリン（ACh）

B-40 膵内分泌腺（膵島ホルモン）

Langerhans島でつくられたホルモン（膵島ホルモン）は有窓血管内皮を通って血管内に入り、腺房や導管を取り巻く静脈叢に注いでから肝臓へと送られます。膵外分泌腺には膵島ホルモンを高濃度に含む血液が灌流しており、これらのホルモンは膵外分泌にも影響を与えています。

Langerhans島から分泌されるホルモンには以下のようなものがあります（Langerhans島は膵頭部よりも膵尾部に多く存在する）。

▶ インスリン

インスリン（insulin）はLangerhans島のB（β）細胞で合成されるホルモンで、21個のアミノ酸残基（A鎖）と30個のアミノ酸残基（B鎖）が、ジスルフィド結合（S-S結合）で架橋されたポリペプチドです。

作用 標的組織である肝臓、筋、脂肪組織に作用し、血糖上昇を抑制し、血糖値を一定の範囲内に保つ働きをしています。

・肝臓での作用：インスリンは肝臓でのグリコーゲン合成を促進し、糖新生を抑制することによって、肝臓からグルコースが放出しないよう作用します。同時にアミノ酸の取り込みや蛋白質の合成も促進します。

・筋での作用：インスリンは筋にも作用し、筋細胞へのグルコースの取り込みを促進します。また、アミノ酸の取り込み、蛋白質の合成も促進します。取り込まれたグルコースはグリコーゲンとして貯蔵され、筋収縮のエネルギーとして利用されます。

・脂肪組織での作用：脂肪細胞ではグルコースの取り込みを促進し、トリグリセリド（中性脂肪）合成を促進します。一方で、ホルモン感受性リパーゼ活性を阻害することにより、脂肪分解を抑制する作用もあり、全体として脂肪細胞へのエネルギー貯蔵を促進します。

・その他の作用：インスリンは膵外分泌腺の腺細胞を増殖させる作用も有します。

分泌機序 インスリンは食事などによって血糖値（血中のグルコース濃度）が上昇すると、分泌が亢進します。また、摂食の刺激によって分泌される消化管ホルモンのインクレチン（GIPおよびGLP-1）もインスリン分泌を亢進させるほか、迷走神経から放出されるアセチルコリン（ACh）の刺激でも分泌が増大します。
一方、上記のような作用により血糖値が低下すると、インスリン分泌は抑制されます（ネガティブフィードバック）。

▶ グルカゴン

グルカゴン（glucagon）はA（α）細胞で合成される29個のアミノ酸残基からなるポリペプチドです。

作用 グルカゴンはインスリンに拮抗するホルモンで、インスリンとは逆に血糖値を上げる作用があります。

・肝臓での作用：グルカゴンは肝臓でのグリコーゲン合成を抑制し、グリコーゲンの分解を促進します。また、糖新生によるグルコースの合成を促進し、肝臓での蛋白分解も亢進させます。分解によって蛋白質は遊離アミノ酸となり、糖新生の原料として、グルコースの合成に利用されます。

・脂肪組織での作用：グルカゴンは脂肪細胞にも作用し、蓄えられた脂肪を分解して遊離脂肪酸を放出させます。この遊離脂肪酸から、肝臓でケトン体が生成され

One More Navi
膵外分泌を抑制するのはグルカゴン、ソマトスタチン、膵ポリペプチド。一方、インスリンはCCKの作用を増強して膵外分泌を増加させる。

One More Navi
インスリンの多くは肝臓に取り込まれる。門脈のインスリン濃度は静脈の3倍。

One More Navi
B（β）細胞はインスリンと一緒にアミリンも分泌する。アミリンはLangerhans島にアミロイドとして沈着し、糖尿病を引きおこす可能性があるポリペプチド。

One More Navi
消化酵素のアミラーゼ遺伝子は食事のほかにインスリンでも誘導される。

One More Navi
インスリンの細胞増殖作用は妊娠糖尿病で出生する胎児の巨大化や奇形の原因になる。

One More Navi
Ca拮抗薬、β遮断薬や利尿薬による低K血症はインスリン分泌を抑制する。

One More Navi
インスリンが筋にグリコーゲンを貯蔵する作用をもつのに対し、グルカゴンには筋でのグリコーゲン分解を促進する作用はない。このため、筋は空腹時血糖を上昇させることができない。

> **One More Navi**
> グルカゴンがなければ，インスリン不足でも糖尿病にはならない．

> **One More Navi**
> アミノ酸刺激はインスリンの分泌も亢進させる．グルカゴンは，インスリンの作用で低血糖がおこらないよう，アミノ酸刺激で合目的的に分泌されると考えられる．

ます．

・**その他の作用**：胃運動や胃液および膵液分泌を減少させる作用もあります．

分泌機序　グルカゴンは，低血糖で分泌量が増加し，血糖値が上昇すると分泌量が減少します．すなわち，食事で糖質を摂取した場合，グルカゴンの分泌は抑制されます．一方，アミノ酸（特にアラニン，セリンなど）や蛋白質の摂取は，グルカゴンの分泌を促進します．

　グルカゴンの分泌は交感神経，副交感神経（迷走神経）の調節も受けており，いずれの刺激でも分泌量は増加します．

▶ **その他の膵島ホルモン**

● **ソマトスタチン**

　ソマトスタチン（somatostatin）はD（δ）細胞から分泌されるペプチドで，インスリンやグルカゴン，ガストリンなどのホルモン分泌を抑制する作用を有します．半減期が短く，血中や組織で速やかに分解されるため，近傍の組織を標的として作用するホルモンです〔傍分泌作用（パラクリン）〕．

● **膵ポリペプチド**

　膵ポリペプチド（pancreatic polypeptide；PP）は，F（PP）細胞から分泌されるアミノ酸36残基のペプチドで，CCKによる胃酸分泌抑制を解き，胃酸分泌を亢進する作用があると考えられています（生理的役割の詳細は未解明）．

● **グレリン**

　グレリン（ghrelin）は，E（ε）細胞から分泌されるアミノ酸28残基のペプチドで，視床下部の食欲中枢を刺激し，摂食行動を促進する食欲刺激ホルモンです．

> **One More Navi**
> F細胞は降圧ホルモンであるアドレノメデュリンも分泌する．

C 消化器疾患の症候

Preview

C-01	悪心・嘔吐	p.76
C-02	発生機序	p.76
C-03	原因疾患	p.77
C-04	嘔吐の鑑別	p.78
C-05	治療薬	p.79
C-06	嚥下困難	p.80
C-07	嚥下運動	p.80
C-08	発生機序と原因	p.80
C-09	鑑別診断	p.81
C-10	治療	p.82
C-11	胸やけ	p.82
C-12	便秘	p.83
C-13	経過による分類	p.83
C-14	機能性便秘	p.84
C-15	器質性便秘	p.85
C-16	その他の便秘	p.86
C-17	下痢	p.87
C-18	経過による分類	p.87
C-19	発生機序	p.87
C-20	診断	p.89
C-21	治療	p.89
C-22	消化管出血（吐血・下血）	p.91
C-23	吐血	p.91
C-24	下血	p.91
C-25	診断・治療	p.93

Navi 1 「悪心」と「嘔吐」は区別して考える

悪心と嘔吐の発生機序は臨床的にも，薬理学的にも分けて考えることができます．

▶ C-02 〜 ▶ C-04 では，化学的受容体誘発帯（CTZ）と嘔吐中枢（VC）をキーワードとして，悪心・嘔吐のメカニズムと分類，鑑別などについて述べます．
▶ C-05 では，悪心・嘔吐の治療に用いられる制吐薬を作用機序別にまとめます．

Navi 2 発生の背景には機能的要因か，器質的要因がある

嚥下困難，胸やけ，便秘などの症候について，①消化器に形態的・解剖的な異常があり障害が引きおこされる器質的障害と，②形態的な変化がないのに障害がおきる機能的障害とに分けて解説していきます．

Navi 3 経過と発生機序から考える「下痢」

下痢は経過と発生機序から原因疾患を考えることができます．

▶ C-19 では，下痢を発生させる4つの機序を解説します．
▶ C-21 で，原因疾患が特定される前に開始する治療について述べ，薬物治療として止痢薬の種類と作用機序について解説します．

Navi 4 出血源の同定と重症度判定が鍵

吐血・下血を認める場合には吐出物や便の性状からおおよその出血部位と出血量を把握することが大切です．

▶ C-25 では，患者が出血性ショックをきたした場合の対応について触れます．また，スクリーニング検査や内視鏡での出血部位の同定，治療についても解説していきます．

C-26	腹痛	p.95
C-27	原因と発生機序	p.95
C-28	腹痛に対する初期対応	p.97
C-29	身体所見	p.99
C-30	検査	p.99
C-31	治療	p.100

C-32	腹部膨満	p.102
C-33	原因	p.102
C-34	診断	p.103

C-35	黄疸	p.104
C-36	ビリルビンの産生と黄疸	p.105
C-37	原因と分類	p.105
C-38	症状・診断	p.107
C-39	治療	p.108

C-40	肝性脳症（肝性昏睡）	p.109
C-41	発生機序	p.109
C-42	治療	p.110

C-43	腹水	p.111
C-44	発生機序	p.111
C-45	症状・身体所見	p.113
C-46	診断	p.114
C-47	治療	p.116

C-48	肝不全	p.117
C-49	分類	p.117
C-50	診断	p.118
C-51	治療	p.119

C-52	肝腫大・脾腫	p.120
C-53	原因	p.120
C-54	治療	p.121

Navi 5 「緊急手術が必要か？」をまず考える

腹痛は最もよく遭遇する臨床症状の1つですが，患者が訴える場合には，緊急を要する状態，すなわち急性腹症か否かを的確に判断し，対応する必要があります．

▶ C-27 では，腹痛発生の機序と神経学的分類について解説していきます．
▶ C-28 では，緊急を要する急性腹症を念頭に腹痛の初期対応についてまとめます．
▶ C-31 では，急性腹症と緊急性が低い腹痛に分けて，治療法を解説します．

Navi 6 眼・皮膚・粘膜の黄染

肝障害が関係する肝細胞性黄疸が原因の多くを占めますが，溶血なども原因となることがあり，両者の鑑別が重要です．

▶ C-36 ～ ▶ C-37 では，血中の間接ビリルビン，直接ビリルビンの増加が何を意味するかについて解説していきます．

Navi 7 肝障害で神経に有毒な物質が蓄積

重篤な肝障害に伴って出現する意識障害について，発生機序と治療について解説します．

Navi 8 腹水穿刺で原因の鑑別を！

▶ C-44 では肝性腹水を中心に腹水がおきるメカニズムを解説します．
▶ C-46 では腹水穿刺の結果から腹水の鑑別について考えていきます．

Navi 9 脳症と凝固異常をきたす重篤な肝機能障害

肝不全には急激に症状が出現する急性肝不全と，肝硬変が代償できないところまで進行して発症する慢性肝不全について，解説します．

C-01 悪心・嘔吐

▶レファレンス
・内科診断③：p.393-399
・ハリソン⑤：p.264-270

悪心（nausea）は嘔吐に先行する心窩部から胸部や咽頭部にかけて感じる「むかつき」のことを指し，嘔吐（vomiting）は胃内容物を不随意に排出する反射現象のことを指します．

C-02 発生機序

▶悪心の発生機序

悪心は延髄の第4脳室底延最後野にある化学受容体誘発帯（chemoreceptor trigger zone；CTZ）が刺激されることにより引きおこされます．なお，CTZへの刺激が直接的に嘔吐を引きおこすことはなく，悪心と嘔吐は臨床的にも薬理学的にも分けて考えることができます（無意識では悪心を感じられないが嘔吐はおきる）．

▶嘔吐の発生機序
●嘔吐中枢の刺激

One More Navi
CTZへの求心性神経には，迷走神経，三叉神経，舌咽神経，嗅神経，視神経，前庭神経，交感神経がある．

One More Navi
吐き戻し（regurgitation）は力を入れずに胃内容物が口に戻されること．特に未消化のものを繰り返す場合は反芻障害（rumination syndrome）と呼ばれる．

One More Navi
嘔吐中枢（VC）への神経伝達に関与する受容体として以下があげられる．
・ドパミンD_2受容体
・ムスカリンM_1受容体
・ヒスタミンH_1受容体
・セロトニン$5-HT_{2,3}$受容体
・サブスタンスP受容体 NK-1
なお，大脳皮質にはカンナビノイド受容体CB1がある．

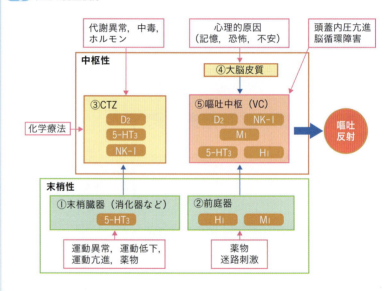

Fig. 嘔吐の発生機序

嘔吐は延髄外側網様体背側の嘔吐中枢（vomiting center；VC）が刺激されることにより引きおこされます．
嘔吐中枢を刺激する主な経路は，以下のものがあげられます．

①**末梢臓器からの刺激**：消化管や咽頭，心血管，腹膜，腸間膜，胆嚢，精巣・卵巣など身体の各部からの刺激が，迷走神経（副交感神経）や交感神経の求心路を介して伝達され，嘔吐中枢を刺激します．

②**迷路刺激**：回転や前庭系の異常などの迷路刺激が前庭神経の求心路を介して伝達され，嘔吐中枢を刺激します．

③**化学受容体誘発帯（CTZ）からの刺激**：代謝異常や中毒，ホルモン，薬物などによって生じる催吐物質（化学物質）がCTZを刺激し，CTZが嘔吐中枢を刺激して嘔吐を引きおこします．CTZがある第4脳室底最後野は血管が豊富で血液脳関門がないため，CTZは血中のさまざまな物質を感知します．

One More Navi
CZTを刺激する神経伝達物質にはドパミン，セロトニン，サブスタンスPなどがある．消化管に存在する腸クロム親和性細胞から分泌されるセロトニンも血液を介して刺激する．

④**大脳皮質からの刺激**：記憶，恐怖，不安などの情動的刺激によっても嘔吐がおこることがあり，大脳皮質などの高位中枢から嘔吐中枢に刺激が入力して引きおこされると考えられています．

⑤**頭蓋内圧亢進などによる直接刺激**：頭蓋内圧亢進や脳循環障害などは，直接的（あるいは CZT などを介して間接的）に嘔吐中枢を刺激することがあります．また，脳室の拡大などの機械的刺激も嘔吐中枢を刺激することがあります．

● 嘔吐反射

嘔吐中枢が刺激されると，横隔神経，迷走神経，脊髄神経などを介して下記のように嘔吐反射（vomiting reflex）が引きおこされます．

① 胃の噴門が弛緩して幽門が閉鎖し，胃の逆蠕動で内容物が噴門へと押し出される．
② 逆蠕動と連動して，横隔膜と腹筋が強く収縮し，腹圧が上昇する．
③ 消化管内圧が上昇し，上部消化管の逆蠕動や分泌増強も加わって，内容物が一気に吐き出される．この間，声門は閉じ，呼吸は一時停止し，軟口蓋も挙上して内容物の気道や鼻腔への逆流が防がれる．

● 随伴症状

嘔吐中枢の近傍には，呼吸中枢，血管運動中枢，唾液分泌中枢，前庭神経核などがあるため，悪心・嘔吐には，冷汗，唾液分泌亢進，顔面蒼白，徐脈・頻脈などの脈拍異常，血圧の動揺，めまいといった随伴症状が伴います．

C-03 原因疾患

消化管などの末梢臓器からの求心性の刺激でおこる嘔吐を末梢性嘔吐（反射性嘔吐），嘔吐中枢への直接刺激または CTZ を介しての刺激で引きおこされる嘔吐を中枢性嘔吐と呼びます．

一般的に，悪心や腹部症状を伴う場合には末梢性嘔吐が，前兆のない突然の嘔吐は中枢性嘔吐が疑われます．また，消化器疾患以外が原因の嘔吐は，早朝空腹時におこりやすく，嘔吐した後も不快感があまり軽減しません．

▶ **末梢性嘔吐の原因疾患**

● 腹腔内臓器からの刺激

- **機械的刺激**：自己誘発性嘔吐を含む舌根・咽頭への刺激，激しい咳嗽，後鼻漏など
- **消化管疾患**：アカラシア，食中毒，食道炎，食道癌，急性・慢性胃腸炎，消化性潰瘍，胃癌，幽門狭窄，急性虫垂炎など
- **肝胆膵疾患**：急性・慢性肝炎，胆石，胆道炎，急性・慢性膵炎など

● 腹腔外臓器からの刺激

- **心疾患**：心筋梗塞，狭心症，うっ血性心不全など
- **呼吸器疾患**：胸膜炎，肺炎など
- **腹膜疾患**：急性腹膜炎など
- **腎・泌尿器疾患**：尿管結石，腎盂腎炎など
- **耳鼻科疾患**：Ménière 病，動揺病，中耳炎など
- **婦人科疾患**：子宮付属器炎，卵管炎，卵巣嚢腫茎捻転など

One More Navi

嘔吐中枢からの遠心性神経には，横隔神経，脊髄神経，迷走神経，交感神経がある．

One More Navi

嘔吐の合併症

逆流性食道炎，嚥下性肺炎，Mallory-Weiss 症候群，特発性食道破裂（Boerhaave 症候群），食道静脈瘤破裂，脱水・代謝性アルカローシス・低 K 血症・低 Na 血症（嘔吐でバソプレシン分泌）．
低 K 血症は腎からの K 喪失による（胃液に K はほとんどない）．

One More Navi

患者は手術後にしばしば嘔吐することがあるが，麻酔の影響や手術での機械的刺激，精神的要因などが考えられる．

One More Navi

うっ血性心不全での嘔吐は，消化管粘膜の浮腫や肝臓うっ血が原因．

One More Navi

薬物にも胃を直接刺激する鎮痛薬やエリスロマイシンがある．

▶中枢性嘔吐の原因疾患

●嘔吐中枢（VC）への直接刺激
・頭蓋内圧亢進：脳腫瘍，脳膿瘍，脳出血，くも膜下出血，脳炎，髄膜炎，片頭痛，緑内障発作など
・脳虚血：低酸素血症，低血圧など
・精神的・情動的刺激：記憶，不安，恐怖，嫌悪感情，うつ病など

●CTZを介する刺激
・代謝異常：糖尿病性ケトアシドーシス，尿毒症，肝不全，副腎不全，副甲状腺疾患，甲状腺疾患，妊娠悪阻，高Ca血症，低Na血症など
・薬物中毒：モルヒネ，抗Parkinson病薬，アルコール，抗癌薬，抗ウイルス薬，ジギタリス，アミノフィリン，ヒスタミン，ドパミン，利尿薬など
・低酸素：貧血，高山病など
・感染症：細菌毒素（エンテロトキシン）など

One More Navi
高血糖，低K血症，高Ca血症，低Mg血症，高Mg血症では腸管運動麻痺をおこして嘔吐する．

One More Navi
嘔吐を繰り返すと腸液が胃に入り，胆汁を吐きやすくなる．

関連項目

One More Navi
5-HT₃受容体のみがイオンチャネル型で，他のセロトニン受容体はG蛋白結合型．

▶化学療法と悪心・嘔吐

　癌化学療法で用いられる抗癌薬は，小腸粘膜を刺激し，大量のセロトニンを放出させる作用を有しています．このセロトニンが消化管神経末端のセロトニン5-HT₃受容体に結合して，迷走神経を介して嘔吐中枢を刺激し，悪心・嘔吐を誘発します．

　さらに，血中に移行した抗癌薬とその代謝産物が直接CTZを刺激することでも，悪心・嘔吐が誘発され，加えて治療への不安など精神的・情動的刺激が嘔吐中枢に入り，嘔吐を誘発することもあります．

C-04 嘔吐の鑑別

　嘔吐の鑑別には，嘔吐が急性かどうか，腹痛があるかどうかが重要です．急性で腹痛がある場合は急性腹症が疑われ，急性でも腹痛がなければ薬剤性，中枢性，肝炎などが原因として疑われます．また，繰り返す嘔吐で腹痛があれば通過障害などの腸管運動異常が疑われ，腹痛がなければ内耳障害や妊娠悪阻などが考えられます．

　このほか，鑑別にあたっては，病歴，摂食後から嘔吐までの時間，吐物の内容や性状などに注意して，緊急性の有無を判断することも大切です．

One More Navi
妊娠悪阻（いわゆるつわり）は妊娠第I期の70％におきるので，疑われる場合には患者の同意を得てから尿妊娠反応（hCG）検査で確認する．

One More Navi
朝食前の嘔吐は機能的異常による．

One More Navi
中枢性摂食異常症では舌根部を指で刺激する自己誘発性嘔吐のために指に胼胝（いわゆる吐きダコ）ができる．

●鑑別のポイント
・頭蓋内圧亢進：嘔吐に加えて，明け方に増悪する頭痛，視野異常や視力障害を伴うことがあります．
・髄膜炎，脳炎，脳出血：意識障害や項部硬直などの所見を伴います．頭部外傷や高血圧の既往などの病歴も脳内出血を示唆します．
・急性腹症：筋性防御を伴う腹痛を呈します．
・炎症性疾患・感染症：多くは発熱を伴います．
・肝疾患：黄疸を伴います．
・腎疾患：腰痛やときに血尿を伴います．
・迷路障害：めまいや耳鳴などの症状を伴います．

●摂食後，嘔吐までの時間
　食直後の嘔吐は急性胃炎や胃の機能性嘔吐が疑われます．一方，食後1時間以

内におこる嘔吐は幽門狭窄が疑われ，それ以降におきるものは胃・十二指腸潰瘍，下痢を伴う場合は食中毒などが疑われます．

● 吐物の内容や性状

吐物に大量の食物残渣が含まれている場合には，幽門狭窄やアカラシアなどが疑われます．また，コーヒー残渣様の吐物の場合は胃癌や消化性潰瘍など，胆汁を含む場合は十二指腸乳頭部以下の閉塞（胆汁性嘔吐），吐物から腐敗臭や糞便臭がする場合はイレウスや胃結腸瘻などの疾患が疑われます．

C-05 治療薬

悪心・嘔吐に対する治療は原疾患への治療が第一となりますが，嘔吐による脱水や電解質異常が問題となる場合には，制吐薬や輸液による対症療法を行うことがあります．制吐薬は，種々の神経伝達物質によって嘔吐刺激が嘔吐中枢（VC）に伝達されるのを阻害し，悪心や嘔吐を抑制します．

悪心，嘔吐の治療に用いられる薬には以下のようなものがあります（中枢性嘔吐に有効な薬剤が多い）．

Tab. 悪心・嘔吐の治療薬

主な治療薬	作用機序	特徴
ドパミン受容体拮抗薬	・CTZのドパミンD_2受容体を選択的に阻害 ・Auerbach神経叢のD_2受容体も阻害し，消化管運動を促進	中枢性嘔吐・末梢性嘔吐の両方に有効（ただし，CTZを介さない内耳性嘔吐には無効）
抗ヒスタミン薬	・前庭（内耳迷路）や嘔吐中枢に分布するヒスタミンH_1受容体を阻害	Ménière病，動揺病，妊娠悪阻などに伴う悪心・嘔吐に有効
ムスカリン受容体拮抗薬	・前庭神経のムスカリンM_1受容体を阻害 ・消化管の平滑筋に分布するM_3受容体を阻害し腸蠕動を抑制	腸閉塞などで腸蠕動の亢進を伴う悪心に有効
5-HT_3受容体拮抗薬	・CTZや腸管神経のセロトニン5-HT_3受容体を選択的に阻害	抗癌薬や放射線治療に伴う消化器症状に優れた制吐作用を有する
NK-1受容体拮抗薬	・神経伝達物質のサブスタンスPが迷走神経の中枢側終末や末梢に分布するNK-1受容体に結合するのを阻害	抗癌薬（シスプラチン）による悪心，嘔吐を強力に抑制

- ドパミンD_2受容体拮抗薬のメトクロプロミドは，抗癌薬投与後早期（0〜24時間以内）の悪心・嘔吐を抑制する効果がある．
- 5-HT_3受容体拮抗薬のオンダンセトロンは，末梢の求心性神経にある5-HT_3受容体に作用し，抗癌薬投与後早期（0〜24時間以内）に誘発される悪心・嘔吐を抑制する．
- NK-1受容体拮抗薬のアプレピタント（経口）やホスアプレピタント（注射）は，抗癌薬投与後24〜72時間の嘔吐を抑制する効果がある．
- 5-HT_4刺激薬やモチリン受容体刺激薬（エリスロマイシンも）は胃腸の運動を刺激して悪心を抑える作用がある．
- 糖質ステロイドは中枢でのプロスタグランジンやセロトニン合成を抑制し，さらにエンドルフィンの放出を抑えることで，嘔吐を抑制する作用を有する．
- 慢性の嘔吐には抗うつ薬やロラゼパムなどの抗不安薬が有効なことがある．

One More Navi

有毒物（銅，亜鉛），細菌，腐敗物，催吐薬は胃粘膜の自律神経終末を刺激する．

One More Navi

多くのD_2受容体拮抗薬は血液脳関門を通るので，不安，Parkinson症候群などの錐体外路症状，高プロラクチン血症（乳汁分泌，性腺障害）をおこす．しかし，ドンペリドンは血液脳関門を通らないので使いやすい（下垂体でのプロラクチン分泌はおきる）．

One More Navi

消化管ではD_2受容体はAChの放出を抑制していて，平滑筋運動が低下する．

One More Navi

メトクロプラミドはD_2受容体拮抗のほかに，5-HT_3拮抗や5-HT_4刺激作用（ACh放出）もある．

One More Navi

ドンペリドン，5-HT_3受容体拮抗薬，エリスロマイシンは心電図のQT延長を引きおこすことがある．

One More Navi

カンナビノイド受容体（CB1）は迷走神経を介して嘔吐反射を抑える作用があり，刺激薬のnaboloneとdronabinolは，海外で認可されている．

C-06 嚥下困難

▶レファレンス
・内科診断③：p.419-423
・ハリソン⑤：p.261-264

嚥下困難（dysphagia）は，ものが飲み込みにくく，喉が詰まる感じ（異常感覚）を指し，口腔，咽頭，食道の疾患に共通してみられる症状です．

患者は「飲み込めない」「むせる」「つかえる」「飲み込むときに痛い」「喉に異物がある」などと訴えますが，嚥下困難の訴え方によって原因が異なることもあるため，これらは区別して考える必要があります．

C-07 嚥下運動

嚥下運動は①口腔期，②咽頭期，③食道期の3期に分けられます．

①**口腔期**：飲み込み始めから1秒以内の随意運動で，三叉神経，顔面神経，副神経に支配される．

②**咽頭期**：口腔から送られた食塊が咽頭粘膜に分布する上咽頭神経，舌咽神経を刺激して引きおこされる反射性の不随意運動（鼻腔，咽頭腔，喉頭が閉鎖し，咽頭収縮筋の蠕動運動が協調しておきる）．

③**食道期**：食塊が食道口に達すると食塊を通過させるために生じる不随意運動〔輪状咽頭筋が弛緩し，食道の蠕動運動が始まり，下部食道括約筋（LES）が弛緩〕．

①～③のうち，「ものの飲み込みがスムーズにいかない」という訴えは口腔・咽頭期（①②）に何らかの障害があることが疑われ，一方，「飲み込んだものがつかえる」という訴えは食道期（③）に問題があることが示唆されます．

C-08 発生機序と原因

嚥下困難の原因は，口腔・咽頭部に障害がある場合（飲み込みにくい）と，食道部に障害がある場合（物がつかえる，胸痛がある）にわけて考えることができます．

なお，🅟嚥下困難の原因のほとんどは食道部に障害を生じる食道疾患です．

▶**口腔・咽頭部の障害**

●**構造の異常（器質性障害）**

🅟炎症による疼痛や著明な扁桃肥大，悪性腫瘍などによって口腔・咽頭での通過障害がおこると，嚥下困難の原因となります．また，甲状腺腫，頸部リンパ節腫瘍も通過障害の原因となるほか，口唇裂，口蓋欠損などの口腔奇形は口腔閉鎖不全によって，Plummer-Vinson症候群は舌・咽頭の粘膜萎縮，食道ウェブ（esophageal web）によって，それぞれ嚥下困難の原因となることがあります．

●**神経・筋の異常（機能性障害）**

神経障害による嚥下困難は中枢性と末梢性に分けることができます．

・**中枢性嚥下障害**：脳血管障害，Parkinson病，認知症，筋萎縮性側索硬化症（ALS）などの疾患が原因で引きおこされます．特に，🅟脳卒中は摂食嚥下障害の40％を占め，原因疾患として重要です．🅟舌咽神経（Ⅸ），迷走神経（Ⅹ）・舌下神経（Ⅻ）の運動核に両側性の障害が生じた場合（球麻痺）や，それより上位の大脳皮質が両側性に障害された場合（仮性球麻痺）に引きおこされます．

・**末梢性嚥下障害**：顔面神経や三叉神経による顎・頬・唇を動かす筋肉の運動障害，舌下神経による舌の運動障害，舌咽神経による口内の感覚障害によっておきます．また，神経筋接合部の神経伝達に障害を生じる重症筋無力症や，筋自体の収

One More Navi
原因不明の体重減少が嚥下困難のためにおきることがある．

One More Navi
咽頭期の障害では，むせや咳込みといった誤嚥に伴う症状が特徴．

One More Navi
嚥下後の下部食道括約筋（LES）の弛緩時間は5秒ほど．

One More Navi
食道ウェブ
先天性食道形成不全の一種，膜様形成物によって内腔狭窄をきたす．後天的にもなる．

One More Navi
球麻痺と仮性球麻痺
球麻痺では，舌咽（Ⅸ），迷走（Ⅹ），舌下神経（Ⅻ）の運動核，下位運動ニューロン，咽頭，喉頭，舌の筋が障害され，嚥下障害が引きおこされる．
一方，仮性球麻痺では運動核よりも中枢が両側性に障害を受け，球麻痺と類似する症候が出現する（ただし，球麻痺に特徴的な舌萎縮を伴わない）．

One More Navi
神経筋疾患が原因の場合，誤嚥の危険性も高い．

縮力低下がおきる筋疾患（筋ジストロフィー，多発筋炎など）によっても嚥下障害が引きおこされます．これらは，舌咽，迷走，舌下神経の運動核および，それ以下の脳神経線維の障害（下位ニューロン障害）によって引きおこされます（球麻痺）．

▶食道部の障害

●構造の異常（器質性障害）

食道腫瘍，食道異物（義歯・硬貨），Zenker憩室，食道裂孔ヘルニア，奇形のほかに，大動脈瘤や縦隔腫瘍など外部からの食道の圧排が嚥下困難の原因となることがあります．また，食道潰瘍瘢痕，食道炎（逆流性食道炎，好酸球性食道炎，放射線性食道炎など），食道静脈瘤硬化療法後では，瘢痕による食道の狭窄と食道壁の運動障害が原因となり，嚥下困難が生じます．

●食道の運動異常（機能性障害）

食道の運動が亢進または減弱すると，嚥下困難が引きおこされます．
アカラシアは蠕動運動消失と下部食道括約筋弛緩不全のために嚥下困難がおきます．進行性全身性硬化症（強皮症）は食道の粘膜硬化から嚥下障害が引きおこされます．食道痙攣（GERDによる場合もある）やヒステリーも原因となります．

> **関連項目**
>
> ### ▶老化と嚥下障害
>
> 老化によるサルコペニア（筋肉減少症），嚥下反射の遅れ，気道反射の低下，唾液分泌量の低下，薬の副作用などにより，高齢者では嚥下障害がおこりやすく，誤嚥性肺炎のリスクが高まります．65歳以上の高齢者では15％に嚥下障害があるとの報告もあり，75歳を過ぎた患者では，嚥下に問題があることを念頭におきながら診療にあたることが必要です．

C-09 鑑別診断

Fig. 嚥下困難の鑑別方法

```
                    ┌→ むせ・咳込み → 内科の諸疾患を検索
        口腔・咽頭期 ─┤
        の障害       └→ 鼻腔への逆流 → 耳鼻科領域の疾患
嚥下困難 ─┤
        │            ┌ 固形物のみ ─┬─ 進行性 ─ 胸やけ → 逆流性食道炎・食道の潰瘍
        │            │ (器質性障害)└─ 高齢 → 食道癌
        └ 食道期の ──┤
          障害        │ 固形物or液体 ┬─ ときどき ─ 胸痛 → びまん性食道痙攣
                     └ (機能性障害) └─ 進行性 ─ 胸やけ → 膠原病による食道炎・食道アカラシア
```

嚥下困難の鑑別は，上述の「口腔・咽頭期の障害か」「食道期の障害か」に加えて，①嚥下障害を引きおこすものが「固形物か」「液体か」，②「ときどきか」「進行性か」，③「胸やけの有無」などによって行います．

嚥下障害が固形物だけでおこる場合は，物理的な圧排などの器質性障害（閉塞性障害）が疑われ，水でも嚥下困難が生じる場合には機能性障害（運動障害）が

One More Navi
Sjögren症候群では唾液の分泌障害に伴って嚥下障害がおきることがある．

One More Navi
食道静脈瘤は硬化療法後に嚥下困難を生じることがあるが，静脈瘤があるだけでは嚥下障害はおこらない．

One More Navi
食道部の障害に伴う嚥下障害は，何回も物を飲み込んだり，いきんだりすると症状が軽快することもある．

One More Navi
食道痙攣では内視鏡下で内腔が螺旋状にみえることがあり，これをコークスクリュー食道またはくるみ割り食道と呼ぶ．

One More Navi
固形物でも液体でも，口から胃までは10秒以内に到達する．

疑われます．嚥下困難の鑑別方法について図（前頁）にまとめました．

C-10 治療

原疾患の治療を行います．

- 誤嚥性肺炎の原因となるので，原疾患の治療が困難な場合は栄養摂取のために経管栄養や胃瘻を行うこともある．
- 誤嚥をなくすための気道と食道を分離する誤嚥防止術がある（気管切開後のカフ付き気管カニューレでも防止できない）．
- 誤嚥すると，むせや咳，食後によく痰が出る，飲水後に痰が絡んだ声が出るなどの所見がみられる．気道反射が低下しているとむせや咳がみられないので肺炎をおこしやすくなる．

One More Navi

ACE 阻害薬，アマンタジン，シロスタゾールには誤嚥性肺炎のリスク低下作用（ドパミン，サブスタンス P 上昇による）がある．一方，胃酸分泌抑制薬はリスクを上昇させる．

C-11 胸やけ

▶レファレンス
・内科診断③：p.408-412

One More Navi

「胸やけ」は一般的に使用される用語でもあり，患者はみぞおちの痛みや不快感，胃もたれなどの症状を「胸やけ」と表現することがある．

胸やけ（heartburn）は，心窩部から胸骨後面の焼けるような痛みや違和感（灼熱感）を指し，ときに胃部から頸部にかけてせり上がってくるような感覚を伴います．また，患者はしばしば胸やけを胸痛や背部痛として訴えることがありますが，この場合，狭心症などの疾患との鑑別が必要となります（胸やけ＝食道病変ではない）．

なお，訴えの程度は個人差が大きく，自覚症状の強さと内視鏡で観察される食道内の異常所見の有無とは必ずしも一致しません．

▶発生機序

酸性の胃液が食道内に逆流し，食道粘膜が刺激されることで引きおこされます〔胃切除術後やプロトンポンプ阻害薬（PPI）投与後にはアルカリ性の十二指腸液が逆流することもある〕．

胃内容物の逆流は，嚥下とは無関係に下部食道括約筋（LES）が再発性・一過性に弛緩することによっておこり，この一過性弛緩には，胃拡張，コリン作動性神経，一酸化窒素（NO），血液作動性腸管ポリペプチド（VIP），カルシトニン遺伝子関連ペプチド（CGRP）などが関与しています．

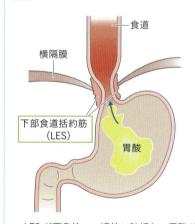

Fig. 胸やけの発生機序

LES が再発性・一過性に弛緩し，胃酸が食道に逆流してしまう（重力，腹圧，胃収縮による）．

One More Navi

一過性下部食道括約筋弛緩（transient LES relaxation；TLESR）は，胃内ガスの排出機構であり，正常でもみられる（おくびを伴う）．
空腹時には TLESR がおきても胃液逆流は少ない．しかし，高脂肪食ではコレシストキニン（CCK）が分泌され，TLESR がおこりやすくなる．

▶原因

● 胃食道逆流症（GERD）

胸やけは胃食道逆流症（gastroesophageal reflux disease；GERD）で出現する典型的な自覚症状の1つで，多くは食後1時間以内にみられます．LES の機能不全

One More Navi

GERD は嗄声，喘息発作様の咳込み，咽頭炎，狭心痛などが初発症状のこともある．胃液の酸味・苦味を口で感じたり，制酸薬や飲水で胸やけが改善したりするのも GERD の特徴である．

> **One More Navi**
> 内視鏡で食道炎（びらん）や食道潰瘍などの異常所見がなくても，胸やけの症状があればGERDと診断する（軽症型）．なお，PPIテストは高用量プロトンポンプ阻害薬（PPI）の投与で症状が改善すればGERDと推定診断（治療的診断）する方法だが，感度が高い一方で特異度は低い．

> **One More Navi**
> GERDは日本人には少なかったが，*H.pylori* の減少や食生活の変化（高蛋白，高脂質化）によって，日本でも欧米並みにみられつつある．

（LES圧の低下）や胃排出能の遅延など，いくつかの要因によって胃酸の逆流がおこり胸やけを生じるため，ときに逆流性食道炎を呈することもあります．

胸やけを引きおこす病態・要因としては，以下のようなものが考えられます．

- **機能的要因**：食道痙攣，過食，腹腔内圧の上昇（体重増加，妊娠）などが原因となる．また，胃液逆流は咳込んだときや，帯・コルセットなどで腹部を強く締め付けたときにおこりやすい．臥位でもおきやすく，睡眠障害の原因ともなる（この場合は食後3時間以内の臥位を禁止する）．
- **食物・嗜好品によるもの**：高脂肪食，砂糖，チョコレート，柑橘類，カフェイン，炭酸飲料，アルコール，喫煙，タマネギ，トマト，イチゴ，カボチャなど
- **薬物によるもの（LES圧を低下させる）**：抗コリン薬，抗ヒスタミン薬，三環系抗うつ薬，Ca拮抗薬，硝酸薬，プロゲステロン，テオフィリン，アスピリン，ビスホスホネートなど

● **その他の原因疾患**

食道裂孔ヘルニア，消化性潰瘍（胃・十二指腸潰瘍），悪性腫瘍（食道癌，胃癌）などの疾患も胸やけの原因となることがあります．また，食道でバルーンを膨らませるような機械的刺激によっても胸やけは生じます．

一方で，精神的ストレスや不安でも胸やけはおこりますが，これは胃酸の逆流増加が原因ではなく，食道粘膜が知覚過敏になっているためと考えられます（女性に多い）．

関連項目

▶ **胸やけとげっぷ**

げっぷ（eructation）は，おくびまたは噯気（あいき）とも呼ばれ，胃内に溜まった空気が食道を逆流し，口外へと吐き出された状態のことを指します．原因の大部分はLESの弛緩（LES圧の低下）に伴うもので，病態としては胸やけと一連のものとして捉えることができます（原因となる疾患も胸やけと重なる）．

C-12 便秘

▶ **レファレンス**
- 内科診断③：p.585-590
- ハリソン⑤：p.278-280

便秘（constipation）とは，便量や排便回数が少なく，便が硬くなって排便が順調に行えなくなることを指し，ときに腹部膨満感，腹痛，残便感などの症状を伴うことがあります．排便の回数は個人差が大きく，便秘を明確に定義することは困難ですが，一般に4日以上便通がない場合を便秘と考えます（3日に1回排便があれば正常）．

なお，便秘には性差があり，女性は男性よりも便を送り出す力が弱い（腹筋が弱い）ことや，女性ホルモンのプロゲステロンが腸管運動を抑制することなどから，便秘になりやすい傾向があります（女性が男性の3倍多い）．

> **One More Navi**
> 便秘は4歳以下の小児や高齢者でも多くみられる．

C-13 経過による分類

便秘は，発症経過から急性便秘と慢性便秘とに分類できます．

▶ **急性便秘**

旅行に伴う食生活や生活様式の変化など一時的な環境の変化によって引きおこ

されることが多く，原因が取り除かれれば症状は軽快します（一過性便秘）．一方で，腸閉塞（イレウス）や炎症性腸疾患，重篤な感染症など，疾患の一徴候として急性便秘がおきることもあり，注意が必要です．

▶ 慢性便秘

慢性・習慣性に引きおこされる便秘で，腸内腔の狭窄・閉塞などの器質的原因が認められないものを機能性便秘と呼びます．機能性便秘は，さらに①弛緩性便秘，②痙攣性便秘，③直腸性便秘の3種類に分類することができます．

一方，腫瘍や炎症などに伴う狭窄・拡張病変が大腸や小腸におこり，これが原因となって引きおこされる便秘は器質性便秘と呼ばれます．

臨床で遭遇する便秘の多くは機能性便秘（特に弛緩性）です．

Fig. 慢性便秘の種類と分類

```
                        慢性便秘
              ┌────────────┴────────────┐
         機能性便秘                  器質性便秘
        器質的疾患なし              器質的疾患あり
       ┌────┴────┐              ┌────┴────┐
   一過性便秘  習慣性便秘        腸管の      先天性疾患
   一時的な環境の                狭窄・閉塞
   変化でおきる
   ┌────┬────┬────┐
 弛緩性便秘 痙攣性便秘 直腸性便秘
 大腸の運動低下 副交感神経の過興 排便反射がおきず，
              奮で腸管が緊張   直腸に便が滞留
```

C-14 機能性便秘

▶ 弛緩性便秘

病態 大腸の運動低下によって引きおこされる便秘です．蠕動運動不全で大腸内に便が長く留まると，水分の過剰吸収によって硬便となります．

原因 女性や高齢者に多いタイプの便秘（週1回以下の排便）で，運動不足，水分不足，食物繊維の摂取不足，腹筋力の低下，極端なダイエットなどが誘因となります．また，大腸刺激性下剤の濫用で引きおこされることもあります（大腸刺激性下剤を多用すると薬への反応は次第に弱くなる）．

治療 繊維質に富む食材の摂取を勧め，水分の摂取や適度な運動も促します．薬物療法では，浸透圧性下剤，大腸刺激性下剤，副交感神経刺激薬などを用います．

- 浸透圧性下剤：吸収されにくい溶質で，浸透圧によって腸管内に水分を移行させ，内容物を軟化させます（習慣性が少ない）．塩類下剤，糖類下剤，膨張性下剤などの種類があります．
- 大腸刺激性下剤：消化管神経叢に作用し，腸管の蠕動運動を亢進させます（長期連用では習慣性あり）．

One More Navi

脱水は腸の通過速度を遅くして便秘になりやすい．しかし，2Lの飲水増加で便秘が改善するという臨床研究はない．

One More Navi

女性では思春期前後の発症が多い．

One More Navi

食事量の減少や食物繊維の不足によって生じる便秘を食事性便秘とする分類もある．1日20g以上の繊維が必要．

One More Navi
弛緩性便秘の治療薬
浸透圧性下剤
〔塩類下剤〕
・酸化マグネシウム
・クエン酸マグネシウム
・リン酸ナトリウム
・ルビプロストン
〔糖類下剤〕
・D-ソルビトール
・ラクツロース
・マンニトールなど
〔膨張性下剤〕
・ポリカルボフィルカルシウム
・ポリエチレングリコールなど
大腸刺激性下剤
・センナ製剤
・ピコスルファートナトリウム
副交感神経刺激薬
・パントテン酸
・ベタネコールなど

One More Navi
ルビプロストンはクロライドチャネルを活性化して腸分泌を増やす．妊婦には禁忌．

One More Navi
漢方薬には刺激性下剤と同様の成分が含まれることが多い．

One More Navi
酸化マグネシウム（カマ）は胃酸で MgO → MgCl$_2$ になり，腸で MgCl$_2$ → Mg(HCO$_3$)$_2$ になって水分を滲出させる．胃酸抑制で作用不十分になる．

One More Navi
痙攣性便秘の治療薬
鎮痙薬（抗コリン薬）
・メペンゾラート
・チキジウムなど
消化管運動機能調整薬
・トリメブチン
・モサプリドなど

One More Navi
浣腸液による副作用として浸透圧による粘膜傷害や，吸収されて電解質異常をきたすことがある（石鹸水浣腸では高 P 血症や結腸炎がおきうる）．生理食塩水が粘膜には安全．左側臥位で膝を曲げて挿入する．

One More Navi
高 K 血症治療に使う陽イオン交換樹脂と併用する．ソルビトールは 33% 以下の濃度では腸管壊死は少ない．

・**副交感神経刺激薬**：副交感神経に作用して腸管の蠕動運動を亢進させます．

- 塩類下剤を腎不全や透析患者に用いるとマグネシウムやリンの蓄積（高 Mg 血症，高 P 血症）を引きおこす危険性があるので禁忌．
- 膨張性下剤のポリカルボフィルカルシウムは，腸内細菌で分解されないため，ガスが発生せず，他の食物繊維でみられる腹部膨満がない．
- 糖類下剤のラクツロースはガラクトースとフルクトースが結合した合成二糖類で，小腸では吸収されず，大腸で腸内菌に分解されて便を酸性にする．薬効が現れるまでに 2〜3 日かかったり，腸内で菌の変化がおきたりすると効果が低下することもある．
- センナ製剤に代表されるアントラキノン系誘導体（大腸刺激性下剤）は，上皮細胞のアポトーシスとマクロファージの貪食による大腸粘膜の色素沈着を引きおこす．しかし，発癌や腸神経障害はみられない．
- 副交感神経刺激薬のパントテン酸はビタミン B$_5$ のことで，腸管運動を刺激する．ベタネコールとコリンエステル類に属するコリン作動薬．

▶ **痙攣性便秘**

病態 副交感神経の過興奮によって腸管が過緊張となり，便がうまく運ばれなくなって引きおこされます．大腸の分節運動が亢進し，腸に滞留した便の水分吸収も進むため，便は硬くウサギの糞のようにコロコロとしたものになります（兎糞状便）．

食後の下腹部痛や，便秘と下痢を交互に繰り返す，不眠，肩こり，頭痛などの症状を伴うことがあります．

原因 若年から中年の女性の多くみられ，精神的ストレス，環境の変化，過敏性腸症候群などが誘因になります．

治療 生活習慣の改善を促し，自律神経の働きを整えます．また，精神的ストレスをため込まないように指導します．

薬物療法では，浸透圧性下剤，鎮痙薬，消化管運動機能調節薬などを用います．

・**鎮痙薬（抗コリン薬）**：腸管の痙攣（平滑筋の痙攣）を抑制し，正常な収縮運動を回復させます．

・**消化管運動機能調節薬**：消化管神経叢に作用し，腸管運動を調節します．

- 大腸刺激性下剤は痙攣性便秘には逆効果となるため使用を避ける．

▶ **直腸性便秘**

病態 便が直腸に達しても排便反射がおこらなくなるもので，直腸に便が滞留しても便意が感じられなくなることもあります．

原因 弛緩性便秘に合併しやすいのが特徴で，高齢者や寝たきりの人のほか，痔や羞恥心などから排便を我慢する習慣がある人によくおこります．小児では排便痛への恐怖からおき，液性の便失禁を伴うこともあります．

治療 浣腸（グリセリン）や坐薬（炭酸水素ナトリウム，無水リン酸ナトリウム）などで排便を促します．これらに反応しない場合には，摘便が最も有効な治療法となります．直腸肛門機能検査やバイオフィードバック療法も検討します．

C-15 器質性便秘

病態・原因 腸閉塞（イレウス），大腸癌，腸管癒着などの器質的疾患が原因となり，腸管内腔が狭窄・閉塞して消化管の通過障害がおこります．この場合，便秘に加

One More Navi
Crohn 病による腸管狭窄も便秘の原因となる．

One More Navi
診断では，大腸癌とイレウスを除外することが重要．急性の便秘，便秘症状の急激な悪化，血便，便が細くなるなどの症状があれば疑われる．

えて，_P血便，激しい腹痛，嘔吐などの症状も出現します．また，Hirschsprung 病（ヒルシュスプルング）や S 状結腸過長症などの先天性疾患（腸の形成異常）も原因となります．

治療 原因となる器質的疾患の治療を行います．なお，腸管穿孔をおこす危険があるため，_禁原因不明の急性便秘や腸狭窄に伴う器質性便秘に対する安易な下剤の投与は禁忌です．

関連項目

One More Navi
機械的閉塞によるものを腸閉塞（intestinal obstruction），腸管麻痺によるものをイレウス（ileus）という．

▶ **腸閉塞（イレウス）**

腸閉塞（イレウス）は腸内容物の通過障害により，腸液，ガス，糞便などが腸内腔に充満し，腹痛，嘔吐，腹部膨満などの症状が出現します．また，_P腸管が完全に閉塞すると排便や排ガスが停止します．

_注急激に状態が悪化し，重篤な全身症状を引きおこすこともあるため，早期に適切な処置が必要となる緊急疾患です（腸閉塞の 10% に血管を巻き込むため緊急を要する絞扼性腸閉塞がある）．

C-16 その他の便秘

▶ **薬物の使用に伴う便秘**

One More Navi
タキサン系やビンカアルカロイド系の抗癌薬は微小管傷害のため神経障害をおこす．特に髄鞘がない副交感神経が傷害されやすく，便秘や排尿障害（尿閉）がおきやすい．
消化管造影バリウムは粘着剤を含むため，腸に引っ掛かりやすく，詰まって便秘になる（飲水と下剤で予防）．

病態・原因 便秘をおこす薬剤は多く，_P抗うつ薬，抗精神病薬，抗 Parkinson 病薬など神経系への作用（抗コリン作用など）を有する薬剤ではよく便秘がおこります．また，消化器系治療薬では抗コリン薬，アルミニウム制酸薬，セロトニン拮抗薬，呼吸器系では鎮咳薬，循環器系では抗不整脈薬や Ca 拮抗薬が便秘の副作用を有しています．

このほか，モルヒネ，抗てんかん薬，抗癌薬（タキサン系，ビンカアルカロイド系），鉄剤，Ca 製剤，利尿薬，バリウム造影剤，鎮痛薬（アセトアミノフェン，NSAIDs）などにも便秘の副作用があります．

治療 必要でない薬剤については減量・中止を行い，薬剤の変更も考慮します．使用を中止できない場合は，緩下剤との併用を行います．

One More Navi
Parkinson 病や甲状腺機能低下症では便秘が初発症状となることがある．

▶ **症候性便秘**

以下のような疾患では，随伴症状として便秘が引きおこされることがあります．

One More Navi
糖尿病による便秘は，アセチルコリンエステラーゼ阻害作用を有するネオスチグミンで改善するので，筋性ではなく神経性の機序でおきる．
小細胞癌やカルチノイドでは腫瘍関連症候群により腸管神経叢が障害される．

Tab. 便秘をきたしやすい疾患

内分泌疾患	甲状腺機能低下症，副甲状腺機能亢進症，褐色細胞腫，下垂体性機能低下
代謝疾患	糖尿病，尿毒症，高 Ca 血症，低 K 血症，ポルフィリン症，アミロイドーシス
膠原病	強皮症，皮膚筋炎
神経性疾患	脳腫瘍，脳血管障害，Parkinson 病，多発性硬化症，自律神経障害，馬尾症候群，Chagas 病，Shy-Drager 症候群，腫瘍関連症候群，うつ病，不安神経症，摂食障害
その他	重金属中毒（鉛，水銀，ヒ素），脱水，妊娠，筋ジストロフィー

C-17 下痢

▶レファレンス
- 内科診断③：p.576-584
- ハリソン⑤：p.270-278

One More Navi
腸管内の水分の80％前後は，小腸で吸収され，残りは大腸で吸収される．

One More Navi
血性下痢は，O157：H7腸管出血性大腸菌，サルモネラ菌，赤痢菌，カンピロバクターなどが原因でおきる．便培養で原因菌を確認し，治療する．

One More Navi
消化管出血，アナフィラキシーショック，トキシックショック症候群，甲状腺クリーゼ，副腎不全などがおきれば，急性下痢は致死的になる危険もある．

One More Navi
3日以上続く下痢は原因として感染症が疑われ，1週間以上持続する場合は，寄生虫や非感染性の下痢が疑われる．

One More Navi
便の性状から下痢を以下の3つに分類することもある．
①炎症性下痢（血便）
②脂肪性下痢（浮遊便）
③水様性下痢（多量）

下痢（diarrhea）は，糞便の水分量が200 mL/日以上（排泄量が200 g/日以上），または水様便を3回/日以上排出する場合と定義されています．便中に含まれる水分量は正常では70〜80％程度ですが，下痢により水分量が増加すると泥状便（80〜90％）や水様便（90％以上）を呈します．

C-18 経過による分類

下痢は，発症の経過から急性下痢と慢性下痢とに分類することができます．

▶急性下痢

急激に発症する下痢で，腹痛や嘔気，嘔吐，ときに発熱や脱水，血性の下痢を伴います．比較的激しい症状で経過し，多くは1〜2週間以内で治癒しますが，重篤な状態に至ることもあります．

大部分はウイルスや細菌による感染症腸炎が原因で引きおこされますが，過食・過飲，乳糖不耐症，薬物，寒冷や放射線障害などの物理的要因，心因性要因など，非感染性の急性下痢もあります．

▶慢性下痢

下痢症状が小児や成人で3週以上，乳幼児で4週以上にわたって持続する場合を指します．

腸管内で行われる水分吸収が不十分か，消化管粘膜からの水分分泌が増加した場合，あるいは，腸管運動が過剰に亢進した場合などにおこります．

C-19 発生機序

病態生理学的には，①浸透圧性下痢，②分泌性下痢，③粘膜障害性下痢，④腸管運動の異常に伴う下痢の4つの発生機序に分類することができますが，実際にはこれらの機序が複合して下痢が引きおこされます（発症機序別の原因疾患はAssist Navi参照）．

Fig. 下痢の発生機序

浸透圧性下痢
浸透圧差で水が腸管内に滞留

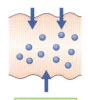
分泌性下痢
粘膜からの水・電解質分泌亢進

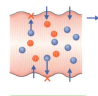
粘膜障害性下痢
腸粘膜の傷害で滲出液の漏出水の吸収障害

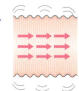
腸管運動異常
腸管運動の異常な亢進・低下

One More Navi
水様の浸透圧性下痢とは異なる機序だが、脂肪便も浸透圧性の下痢を引きおこす。慢性膵炎（リパーゼ不足）やセリアック病でみられる。

One More Navi
浸透圧性下痢と分泌性下痢の鑑別は、24時間絶食にして便量が減少するかでできる。便量が減少すれば浸透圧性で、変化がなければ分泌性。

One More Navi
細胞内cAMPの増加は、コレラや腸管毒素原性大腸菌の毒素、セロトニン、ヒスタミン、プロスタグランジンE_2、胆汁酸が刺激となる。 なお、分泌亢進の機序に、cAMPのほか、cGMPやCa^{2+}といった細胞内メディエーターがかかわることもある。

One More Navi
ランブル鞭毛虫では粘膜障害から吸収が抑制される。ロタウイルス毒は腸上皮のNa^+依存性グルコース輸送体を抑制する。大腸菌やノロウイルス毒は腸上皮Na^+/H^+交換輸送を抑制する。小腸を1m切除しただけでも吸収障害をおこす。

▶浸透圧性下痢

腸管内に浸透圧差をつくり出す溶質が過剰に存在し、この浸透圧効果で水が腸管内に停滞するために引きおこされる下痢です。

マグネシウム塩などの塩類下剤、ラクツロースやソルビトールなどの吸収されにくい溶質を摂取した場合や、脂肪や炭水化物の吸収不良などに伴う下痢は、この機序によるものです。

▶分泌性下痢

消化管粘膜からの水・電解質の異常な分泌亢進によって生じる下痢のことを指します。大量の水分が分泌されるため、多くの場合、水様便を呈します（絶食にしても下痢は止まらない）。

多くはアデニル酸シクラーゼ（adenylate cyclase）を活性化させる物質（毒素）が腸管内に入り、これによって細胞内cAMPが増加して、水分やHCO_3^-、Cl^-といった電解質の分泌が亢進します。上記の機序から、分泌性下痢では、大量のHCO_3^-、Cl^-が失われることとなり、脱水に加えて代謝性アシドーシスをきたすことがあります。

▶粘膜障害性下痢

滲出性下痢あるいは炎症性下痢とも呼ばれるもので、腸粘膜が著しく傷害されて腸管壁の透過性が亢進し、多量の滲出液や血液成分が管腔内に漏出し、さらに吸収障害も加わって下痢が発生します。

肉眼的に粘液と血液が付着した粘血便を呈することがあるほか、便中の白血球数の増加を認めることがあります。

▶腸管の運動異常に伴う下痢

腸管運動の亢進または低下によって引きおこされる下痢を指します。この機序による下痢は、一般的に慢性下痢の臨床症状を呈します。

Assist Navi 下痢の病態生理学的分類と原因疾患

	浸透圧性下痢	分泌性下痢	粘膜障害性下痢	腸管運動異常
急性	塩類下剤 ラクツロース ソルビトール	細菌性毒素 ・コレラ菌 ・ブドウ球菌 ・腸管出血性大腸菌など 薬 ・NSAIDs、コルヒチン	感染性腸炎 ・カンピロバクター ・赤痢 ・サルモネラ ・病原性大腸菌 ・ウイルス性腸炎など 虚血性腸炎 薬剤起因性腸炎	イリノテカン（副交感神経刺激作用） 寒冷刺激 手術後
慢性	消化不良、脂肪便 吸収不良症候群 ・胃切除後 ・膵外分泌不全 ・胆汁分泌不全 ・乳糖不耐症 ・腸リンパ管拡張症	消化管ホルモン産生腫瘍 ・WDHA症候群（VIP産生） ・Zollinger-Ellison症候群（ガストリン産生） ・カルチノイド症候群（セロトニン産生） ・甲状腺髄様癌（カルシトニン産生） ・大腸絨毛状腺腫（K分泌） 胆汁酸吸収障害	炎症性大腸炎 ・潰瘍性大腸炎 ・Crohn病 ・アメーバ赤痢 ・放射線腸炎など 好酸球性胃腸炎 腸結核、AIDS 熱帯性スプルー セリアック病 Whipple病	蠕動運動亢進 ・過敏性腸症候群 ・甲状腺機能亢進症など 蠕動運動低下 ・糖尿病 ・強皮症 ・アミロイドーシスなど

●腸管運動の亢進
　過敏性腸症候群や甲状腺機能亢進症などでみられ，腸管運動の亢進と分泌亢進によって腸内容物の腸管通過速度が加速し，下痢が引きおこされます．

●腸管運動の低下
　糖尿病や強皮症などの疾患では，腸内運動が低下し，これが腸内細菌の異常な増殖，胆汁酸や脂肪酸の変性を引き起こし，分泌性（浸透圧性）の下痢を引きおこす原因となります．

C-20 診断

　下痢の発症が急性か慢性か，便の性状（水様便，血性便など），併発症状（腹痛，悪心・嘔吐，発熱など）の有無を確認し，考えられる原因を絞り込みます．

C-21 治療

　原因疾患の治療を行うことが下痢の治療の基本ですが，原因疾患が特定される前に治療を開始しなければならないこともあります．この場合は，食事療法，輸液，薬物療法などの対症療法を試みます（原因疾患が特定されれば，特異的治療に切り替える）．

　なお，急性下痢は自然寛解することも多く，治療にあたっては脱水や電解質異常の程度など全身状態を把握したうえでの治療選択が必要となります．一方，慢性下痢は自然寛解しないため，原因疾患の特定と特異的治療を行う必要があります．

▶保存的治療

　腸管の安静と脱水の是正が基本です．
　経口摂取が可能な患者には，電解質が含まれたスポーツドリンクなどで水分補給を行います．また，食事では脂肪含量や繊維成分が少ないものを勧めます．一方，嘔吐や激しい下痢のため経口摂取が困難な患者は絶食とし，輸液によって水分と電解質の補正を行います（分泌性下痢以外は，絶食によって症状が改善する）．

▶薬物治療

　下痢症状を改善するための対症療法として止痢薬（下痢止め薬）を処方することがあります．止痢薬にはいくつかの種類があり，作用機序を十分に理解したうえで治療を行う必要があります．なお，感染性腸炎，偽膜性大腸炎，腸管出血性大腸菌感染，炎症性腸疾患などの疾患では，菌の排出が遅れたり，免疫反応が遷延して中毒性巨大結腸症の誘因となるため，急性期の止痢薬の使用は禁忌です．
　以下に作用機序別に止痢薬をまとめます．

●腸管運動抑制薬
　腸管の運動を抑制し，腸内容物の輸送を遅らせることにより下痢を止めます．最も強力な止痢効果を有するロペラミドは腸管壁神経叢のオピオイド受容体に作用して，腸管運動と分泌を抑制します．

> ●このほか，リン酸コデインや塩化ベルベリンなどの止痢薬が含まれる．

●吸着薬
　水，腸内ガス，細菌，毒物などを吸着・排泄することで下痢を止め，腸粘膜への

One More Navi
過敏性腸症候群では夜間の下痢がみられず，睡眠中の患者が下痢によって目覚めることは滅多にない．

One More Navi
しぶり腹（テネスムス），失禁を伴う下痢は直腸やS状結腸の病変を疑う．下痢のみの場合は小腸病変を疑う．

One More Navi
絶食ではなく水分，電解質，グルコースの補給で治療する．

One More Navi
コレラ感染ではNaClを多量に含む便が出て，患者は脱水によって死亡するが，経口補水液により死亡率は30％から3.6％にまで改善した．

One More Navi
中毒性巨大結腸症
潰瘍性大腸炎の重症例などにみられ，腹部の著明な膨満，発熱，頻脈などをきたし，ときにショック状態に陥る．結腸穿孔の危険性も高く，緊急手術が必要な場合が多い．

One More Navi
ロペラミドの成分は血液脳関門を通過できないので，中枢作用はない．

One More Navi
ケイ酸アルミニウムは薬剤を吸着してしまう．特にテトラサイクリンとニューキノロン系抗菌薬はアルミニウムとキレート形成して不溶性になる．

One More Navi
ポリカルボフィルカルシウムはCa遊離に胃酸が必要なので制酸薬との併用は避ける．

刺激を緩和させる薬です．<u>ケイ酸アルミニウム</u>などがあげられます．

- ●ケイ酸アルミニウムはアルミニウム蓄積のため，腎障害では禁忌．
- ●ポリカルボフィルカルシウムも水分吸着薬だが，Caを20％含むので腎不全には禁忌．

● 収斂薬
腸内の蛋白質と結合するなどして皮膜を形成して粘膜を覆い，細胞膜透過性を低下させたり，腸管運動を緩和させたりします．<u>タンニン酸アルブミン</u>などがあります．

- ●タンニン酸アルブミンは膵液で分解され，タンニン酸を遊離して作用する．
- ●ビスマス系収斂薬は消化管に皮膜を形成して蠕動運動を抑制するほか，腸内細菌によって産生された硫化水素と結合してガス刺激も緩和する．
- ●次硝酸ビスマスの長期連用では，副作用として精神神経障害がみられることがある．

● 鎮痙薬
副交感神経節を遮断し，腸管の蠕動運動や分泌を抑制します．<u>抗コリン薬</u>のブチルスコポラミンなどがあげられます．

- ●緑内障，前立腺肥大症では禁忌．

● 整腸薬
腸内で短鎖脂肪酸を産生し，腸内環境を酸性にすることで病原菌の増殖を抑制し，腸内細菌叢を安定化させます．<u>乳酸菌製剤</u>，<u>酪酸菌製剤</u>などがあげられます．

● 5-HT₃受容体拮抗薬（ラモセトロン）
消化管運動亢進するセロトニンを遮断して，大腸運動亢進による排便亢進や下痢症状を改善します．過敏性腸症候群の下痢型に適応があります．

One More Navi
女性は男性より便秘や硬便がおきやすいので，5-HT₃受容体拮抗薬で虚血性大腸炎や重症便秘がおきやすい．

- ●過敏性腸症候群の症状は，下痢型，便秘型，下痢と便秘を交互に繰り返す交替型に分けられ，男性（特に20歳台）では下痢型，女性では便秘型が多い．このため女性は少量より開始する．

関連項目

▶下痢に対する抗菌薬の使用
臨床で遭遇する細菌性腸炎（感染性下痢）はほとんどが自然に治癒するため，<u>軽症から中等症に対する抗菌薬治療は多くの場合で不要です</u>．しかし，発熱や血便などを伴い重篤な細菌性下痢が疑われる場合や旅行者の下痢症で中等症〜重症の場合，高齢者や免疫不全患者などの下痢に対しては，抗菌薬の使用を考慮します．
一方で，抗菌薬を投与することでかえって状態が悪化する場合もあり，腸管出血性大腸菌（EHEC）では菌体に含まれるベロ毒素放出が促進され<u>溶血性尿毒症症候群（HUS）が発症しやすくなるため，抗菌薬投与は禁忌</u>です．また，サルモネラ感染でも保菌状態を遷延させて再発率を高くするため，重症化のリスクが高くなければ抗菌薬の使用は原則行いません．

C-22 消化管出血（吐血・下血）

▶レファレンス
・内科診断③：p.591-597
・ハリソン⑤：p.282-285

消化管出血（gastrointestinal hemorrhage）とは，消化管粘膜障害によって消化管腔内に出血したものを指します．消化管内に出血した血液が口腔から吐出される場合を<u>吐血</u>（hematemesis）と呼び，肛門から排泄される場合を<u>下血</u>（melena, hematochezia）と呼びます．

吐血や下血がみられる場合には，<u>出血源の同定と重症度判定が重要です</u>．

C-23 吐血

<u>吐血は，ほとんどが Treitz 靱帯よりも口側の上部消化管（食道，胃，十二指腸）からの出血</u>で引きおこされます．目で見て確認できないような微量の出血や吐物に少量の血餅が混じる場合，呼吸器系からの出血でおきる<u>喀血</u>（hemoptysis），口腔内の出血や鼻出血を飲み込んで吐出したものとは区別されます．

なお，上部消化管からの出血は，消化管の蠕動運動によって肛門側へと運ばれるため，<u>多くは下血を伴います</u>．

▶吐血の性状と色調

吐出した血液の性状や色調は，吐血の鑑別の一助となります．

・新鮮血（鮮紅色の血液）の吐出：<u>出血から吐血までの時間が短い場合，吐出した血液は真っ赤な色（鮮紅色）を呈します</u>．食道からの出血，胃や十二指腸からの出血でも急速大量であれば，新鮮血を吐血する場合がありますが，<u>気道や肺</u>などの呼吸器系からの出血（喀血）である場合がほとんどです．

・黒褐色の血液の吐出：血液は胃液と混ざるとヘモグロビンがヘマチンに変化し，色調が黒褐色に変わります（<u>酸化変色</u>）．また，止血してしばらくすると<u>コーヒー残渣様</u>の色調を呈するようになります．<u>上部消化管（食道，胃，十二指腸）からの出血による吐血は，多くの場合，黒褐色やコーヒー残渣様の色調の吐物になります</u>．

▶吐血の原因疾患

<u>吐血をきたす原因として最多の疾患は胃・十二指腸潰瘍</u>で，上部消化管出血の40%を占めます．このほか，食道静脈瘤，食道炎，胃癌，出血性胃炎（急性胃粘膜病変），Mallory-Weiss 症候群（嘔吐に伴う食道・胃接合部の裂傷）などが，頻度の高い原因疾患としてあげられます．

C-24 下血

吐血が主に上部消化管からの出血でおきるのに対し，下血は上部消化管（食道，胃，十二指腸）に加えて，Treitz 靱帯より肛門側の下部消化管（小腸，大腸）からの出血，すなわち<u>消化管のどの部位からの出血でも引きおこされます</u>．便に血液が含まれていても，目で見て確認できない場合（<u>便潜血</u>）は，下血とは呼びません．

なお，<u>上部消化管出血が原因の下血は，必ずしも吐血を伴わないことに注意が必要です</u>．

One More Navi
喀血は少量でも窒息の危険があるため咳とともに喀出させる．一方，吐血は積極的に吐かせると誤嚥の危険があるため，胃洗浄を行うほうがよい．エリスロマイシンやメトクロプラミド静注も血液を胃から腸に送るので内視鏡での観察がしやすくなる．

One More Navi
消化器疾患で鮮血を吐く場合は食道静脈瘤破裂や重篤な消化管損傷が疑われる．

One More Navi
口腔内の出血や鼻出血が飲み込まれて胃に入り，コーヒー残渣様の吐物となる場合もあり，吐血と紛らわしいこともある．

One More Navi
抗血栓療法をしている患者では止血困難や再出血しやすい．

One More Navi
大動脈腸管瘻は十二指腸に瘻孔ができると吐血になる．

One More Navi
melena は「下血」とも「タール便」とも訳され，下血は狭義にはタール便のことを指す．しかし，臨床的には血便も含んで「下血」とすることが多い．

One More Navi
出血量と下血の関係

下血の性状	出血量
便潜血	5 mL
タール便	50 mL
血便	500 mL

One More Navi

上部消化管出血でも出血量が多いと新鮮血の下血となる.

One More Navi

黒色便は鉄剤の服用者にみられることもある.

One More Navi

Rendu-Osler-Weber 病

遺伝性出血性毛細血管拡張症のことで優性遺伝する. 繰り返す鼻出血, 消化管出血, 皮膚や粘膜の毛細血管拡張がみられる.

▶下血の性状と便の色調

下血は血液そのものが排泄される場合と便に混じって排泄される場合があります. 出血部位や出血量によって, 下血も性状や便の色調の違いがあります.

- **血便(鮮血便)**:横行結腸以下の出血では, 出血源が肛門に近いほど, また, 出血量が多いほど鮮紅色を呈します. 糞便中に新鮮血が混入した血便(bloody stool)や, 便の表面に新鮮血が付着している場合, S状結腸よりも肛門側(直腸, 肛門)での出血が疑われます.
- **黒色便・タール便**:上部消化管(食道, 胃, 十二指腸)に出血源がある 80 mL 以上の出血では, 色調は黒く, 悪臭を伴うコールタール状の便(タール便)を呈します. また, 盲腸や上行結腸からの出血でも, 腸内細菌が産生する硫化水素により, 黒く変色した便(黒色便)が排泄されることがあります.
- **粘血便**:粘液と血液が混合した便で, 大腸粘膜の炎症や潰瘍性変化で生じます.

▶下血の原因疾患

上部消化管出血が原因となる場合が全体の 3/4 を占めます. 一方, 下部消化管からの出血では, 炎症性疾患(Crohn 病, 感染性腸炎, 潰瘍性大腸炎, 薬剤性腸炎など), 腫瘍性疾患(大腸癌やポリープなど), 虚血性腸病変, 大腸憩室, 痔・裂肛などが頻度の高い原因疾患としてあげられます. 肝・胆・膵疾患も下血の原因となりえます.

また, 血液疾患(血友病, 白血病など), 血管病変(Rendu-Osler-Weber 病(ランデュ オスラー ウェーバー), 結節性動脈炎など), 膠原病などの全身疾患も下血をきたす原因となります.

Assist Navi 消化管出血の原因と吐血・下血の色調

出血部位	吐血の色調	糞便の色調	原因疾患	
上部消化管	新鮮血 ↑ / コーヒー残渣様 ↓	黒色便 タール便 / 暗褐色便	食道	食道静脈瘤 食道炎 Mallory-Weiss 症候群
			胃	胃潰瘍 急性胃粘膜病変 胃癌
			十二指腸	十二指腸潰瘍 肝:肝癌 胆道:胆道腫瘍, 胆道炎 膵:膵炎, 膵癌
下部消化管		赤褐色便	小腸	小腸腫瘍 Crohn 病 Meckel 憩室 Behçet 病 感染性腸炎
			結腸	潰瘍性大腸炎 虚血性腸炎 結腸癌 ポリープ 薬剤性腸炎 大腸憩室
		血便	直腸・肛門	直腸癌 痔核・裂肛

出血部位が肛門に近づくほど鮮紅色の血便になり, 肛門から離れるほど黒くなる.

C-25 診断・治療

▶出血性ショックへの対応

●ショックの判定

消化管出血では出血性ショックも稀ではないため，まず，吐血・下血を呈する患者がショック状態に陥っていないかを判定することが重要です．ショック状態の判定は，血圧，脈拍，呼吸数，意識レベルなどの身体所見から出血量を推定し，加えて尿量，顔面蒼白などの症状から総合的に判断します．

Tab. 身体所見からの出血量の推定

推定出血量	750 mL 以下 (15% 以下)	750～1,500 mL (15～30%)	1,500～2,000 mL (30～40%)	2,000 mL 以上 (40% 以上)
血圧	収縮期：正常 拡張期：正常	収縮期：正常 拡張期：上昇	収縮期：低下 拡張期：低下	収縮期：低下 拡張期：低下
脈拍数	100/分以下	100/分以上	120/分以上	140/分以上 または徐脈
呼吸数	14～20/分	20～30/分	30～40/分	35/分以上 または無呼吸
意識レベル	軽度の不安感	中程度の不安感	強い不安感 混乱	混乱 昏睡

●ショックへの対応

患者がショック状態にある場合は，酸素投与による呼吸管理を開始し，輸液・輸血によって循環動態の安定化を図ります．これによりショックを脱することができれば，出血源の検索と同定，止血処置へと進みます．

なお，循環動態の安定が得られていれば，ショック時でも緊急内視鏡検査で積極的に出血源の同定を行い，止血治療を行います．

▶スクリーニング検査

採血でヘモグロビン濃度（Hb），ヘマトクリット値（Ht），白血球数，血小板数，血中尿素窒素（BUN），クレアチニン（Cr）などを確認します．

- **血液一般検査**：Hb と Ht 値の低下は，出血量の推定，貧血の有無を判定に有用です（ただし，出血が始まって 8 時間以内は低下しない）．Hb が 2 g/dL 以上低下した場合は重症です．小球性赤血球は慢性出血を示唆します（鉄欠乏性）．
- **血液生化学検査**：BUN/Cr 値が 30 以上の場合，上部消化管出血を示す指標となります．なお，内視鏡検査を行うまでに肝機能や腎機能の評価もしておきます．
- **便潜血検査**：便中に含まれる少量の血液（便潜血）の有無を検出する検査で，ヒトヘモグロビンに対する抗体を用いて潜血を検出します．しかし，抗ヒトヘモグロビン抗体による便潜血検査は，上部消化管出血で胃酸変性したヘモグロビンの検出はできないため，下部消化管出血（主に大腸癌や大腸での出血）のスクリーニング検査で用いられます．なお，上部消化管出血を疑う場合は試験紙（グアヤック法）で赤血球中のヘムを検出します．

関連項目

▶消化管出血のリスク評価とスコアリングシステム

急性期の消化管出血のリスク評価には，Blatchford スコア（ブラッチフォード）と Rockall スコア（ロックオール）などのスコアリングシステムが用いられます．

- **Blatchford スコア**：収縮期血圧，BUN，Hb，Ht の値やその他のリスク因子が

One More Navi

ショック指数
心拍数／収縮期血圧で求められる指数．ショック指数と出血量の関係は以下のとおり．

ショック指数	出血量
0.5	0 mL（正常）
1.0	≧750 mL
1.5	≧1,500 mL
2.0	≧2,000 mL

One More Navi

ショック時には以下を目標に全身管理を行う．
・脈拍≦100/分
・収縮期血圧＞100 mmHg
・Hb 値＞7 g/dL
・血小板数＞5 万/mm³
・プロトロンビン時間＜15 秒

One More Navi

赤血球が腸で消化吸収されると血中の BUN や K⁺，Na⁺ が上昇する（アミノ酸の分解産物であるアンモニアが肝臓で代謝されて尿素になり，近位尿細管で再吸収されるため）．

One More Navi

グアヤック法ではヘムのペルオキシダーゼ様作用によって過酸化水素から活性酸素が発生し，グアヤックを酸化して淡青緑色から濃青色に変わる．

点数化されており，合算した点数が高いほど消化管出血のリスクが高いと判断されます．逆に点数がつかなければ，緊急内視鏡検査の必要はありません．
- **Rockall スコア**：年齢，ショック，合併疾患などの臨床評価と内視鏡所見がそれぞれ点数化されており，これらの2段階評価で再出血と死亡のリスクを評価します（スコアが8点以上になると，再出血や死亡率が40%以上となる）．

▶ 出血部位の同定と止血

● 上部消化管出血

吐血・下血の性状や色調から上部消化管出血が疑われる場合，血行動態がある程度安定していれば，速やかに上部消化管内視鏡検査を行います．なお，内視鏡検査に先立って，経鼻胃管で胃洗浄を行っておくと検査時に良好な視野が得られます．内視鏡で出血部位が確認され，止血処置が必要な場合には内視鏡的止血術を行います．

Tab. 内視鏡的止血法の種類と適応

内視鏡的止血法		種類	適応
機械的止血法	出血部位を直接圧迫して止血	クリップ法 結紮法 バルーン圧迫	噴出性出血 露出血管からの出血
薬剤局注法	組織凝固能のある薬剤を出血部位に注入	エタノール局注 HSE	露出血管からの出血
熱凝固法	出血部位を熱凝固させて止血	APC ヒータープローブ法	びまん性出血
薬剤撒布法 （止血スプレー）	凝固作用のある薬剤を出血病変に撒布	トロンビン アルギン酸ナトリウム	湧出性出血 他の止血法に併用

HSE：高張Na＋アドレナリン局注法　　APC：アルゴンプラズマ凝固法

内視鏡検査で出血部位が同定できない場合や止血治療が奏効しない場合には，血管造影や出血シンチグラフィによって，出血部位を同定します（造影剤が出血部から漏出する）．出血部位が確認できれば，コイルなどによる動脈塞栓術やバソプレシン注入などにより止血を行います．

診断や治療が困難なときには，最終的には緊急手術もありえます．

● 下部消化管出血

下部消化管出血は上部よりも頻度が少なく，高齢者（70歳以上）に多い傾向があります．また，自然に止血しやすく手術が必要なことは稀です．

下血や便の性状から下部消化管出血を疑う場合には，まず肛門鏡検査で最も多い痔出血の有無を確認します．痔出血でなければ内視鏡検査で出血源の同定を行いますが，上部消化管出血による下血は大量出血の可能性があるため，通常は上部消化管内視鏡検査が優先して行われます．

上部消化管，下部消化管ともに出血源が確認できない場合は，小腸出血の可能性があります（胆道や膵管からの出血もありえる）．最近では，小腸からの出血も小腸内視鏡（ダブルバルーン内視鏡）やカプセル内視鏡，造影CTで出血源を確認できるようになり，出血源が同定できれば小腸内視鏡下に止血治療を行うこともできます．

● 薬物療法

出血の原因が消化性潰瘍であった場合，再発と再出血の予防を目的として，内視鏡止血後，プロトンポンプ阻害薬（PPI）やH_2受容体拮抗薬など酸分泌を抑制する薬物療法を行います．なお，再出血の危険があれば，24時間以内に内視鏡検査

One More Navi
消化管出血の80%は自然に止血するが，20%は出血が止まらず，治療が必要となる．

One More Navi
2か月後に胃潰瘍が治ったかどうか（胃癌でなかったこと）を内視鏡で確認する．

One More Navi
血管造影は0.5 mL/分以上の出血を捉えることができる．一方，出血シンチグラフィは放射性同位元素を血管に注入して漏出部を検索するもので，0.1 mL/分以上の出血も検出可能である．

One More Navi
下部消化管出血は70歳以上の虚血性腸炎が原因であることが多い．

One More Navi
小腸のびらん，潰瘍（Crohn病），異常血管（血管異形成），Meckel憩室，癌，粘膜下腫瘍，リンパ腫などの病変はカプセル内視鏡による診断が可能．

One More Navi
胃酸は凝固系，血小板凝集を阻害するため，止血には胃内酸性度を低下させることが望ましい．このため，ハイリスク患者には内視鏡検査を行う前からPPIの静脈投与を検討する．しかし，H_2受容体拮抗薬の静脈投与の効果はほとんどない（ストレスによる胃酸分泌はガストリンではなく交感神経に打ち勝ったために亢進した副交感神経による）．

による再観察を行います（70%で止血後72時間以内に再出血する）．

> - 消化性潰瘍の予防で投与されるPPIやH₂受容体拮抗薬は，胃酸の殺菌作用を弱めてしまい，胃液の逆流を誤嚥してしまうことでおきる肺炎のリスクを高める．
> - 粘膜保護剤のスクラルファートはPPIの吸収を抑制するため，PPIとの併用はしない．
> - *Helicobacter pylori* 陽性の出血性胃潰瘍の場合は，*H. pylori* の除菌が再発予防に有用．
> - 重症肝硬変の出血では，感染が原因の再出血のリスクが高まるため，抗菌薬の予防投与を5日間行う．
> - まず絶食にして，低リスクでは常食をすぐに開始し，高リスクでは2日以内は清澄流動食にするか3日以内は絶食にする（内視鏡検査による再観察で止血確認）．

C-26 腹痛

▶レファレンス
- 内科診断③：p.549-553
- ハリソン⑤：p.107-110

腹痛（abdominal pain）は，最もよくみられる臨床症状の1つであり，異常を知らせる重要な警告です．種々の消化器疾患，肝・胆・膵疾患の症状として出現するほか，腎・泌尿器疾患，婦人科疾患，心血管疾患，全身性疾患，心因性の腹痛など，消化器系以外の疾患が原因となることも少なくありません．

なお，しばしば急激な疼痛を伴って発症し，確定診断をつける前に緊急手術の必要性を判断しなければならないことがあり，このような状況での暫定的な診断名は急性腹症（acute abdomen）とされます．

腹痛は比較的軽微なものから急性腹症まで緊急度に幅があり，臨床での対応が大きく異なってくることから，まずは緊急性の有無を判断し，診断・治療を進めます．

関連項目

▶急性腹症

急激に発症する腹痛を訴える重症患者に対しては，確定診断前に救命的治療（緊急手術）が必要となる場合があり，このような疾患群は急性腹症として扱われます．外科領域で，産婦人科や泌尿器科なども関係します．

急性腹症として扱われる疾患群には以下のようなものがあります．

- **臓器に穿孔や破裂が生じるもの**：胃・十二指腸潰瘍穿孔，大腸憩室穿孔，異所性妊娠破裂，肝細胞癌破裂など
- **臓器の循環障害・壊死によるもの**：絞扼性イレウス，上腸間膜動脈血栓症，非閉塞性腸管虚血症（NOMI），ヘルニア嵌頓，S状結腸捻転症，卵巣囊腫茎捻転，胆囊軸捻転など
- **臓器の炎症によるもの**：急性胆囊炎，急性虫垂炎，急性閉塞性化膿性胆管炎，急性膵炎など

C-27 原因と発生機序

腹痛は神経学的に①内臓痛（visceral pain），②体性痛（somatic pain），③関連痛（referred pain）の3種類に分類することができます．ただし，実際は内臓痛と体性痛が混在する混合痛（mixed pain）も多く，これに関連痛が合併してくることがあるため，腹痛は複合的な機序によって発生します（内臓痛で始まり，体性痛へと移行して，関連痛が合併してくる）．

One More Navi
内臓には迷走神経と脊髄感覚神経の2つの求心路がある.

One More Navi
肝・腎・膵などの実質臓器の腫脹などによる被膜の痛みも内臓痛に含まれる.

One More Navi
内視鏡で空気を送り腸管が拡張すると腸管粘膜障害がなくても痛みが生じるが, 切除術でポリープを切ったり, 焼灼したりしても痛みは感じない.

One More Navi
Aδ線維の経路 感覚神経終末→脊髄後根→脊髄内で交差→対側の視床→大脳皮質.

One More Navi
腹膜刺激の診断は, 反跳痛や筋性防御の有無を調べるよりも, つま先立ちから踵を落として腹痛がおきるかをみる, 踵落とし試験 (heel drop test) のほうが鋭敏である.

▶ **内臓痛**

　内臓の機械的刺激 (管腔臓器の伸展, 拡張, 収縮) が脊髄無髄神経終末 (C線維) を刺激して感知される痛みで, 進行すると炎症が直接C線維を刺激して引きおこされます.

　内臓痛は腹部の正中線上で鈍く, 非限局的なびまん性の (慢性的な) 痛みとして知覚され, 同時によく悪心, 嘔吐, 冷汗, 頻脈などの自律神経症状を伴います (C線維は自律神経路を逆行するため). 周期的, 間欠的な痛みを呈することが多く, ときに疝痛 (さしこむような痛み) を呈することもあります. なお, 腎臓, 尿管, 卵巣など左右がある臓器では内臓痛が片側性に出現する場合があります.

　内臓痛は内科的治療で対処できます.

▶ **体性痛**

　腹膜, 腸間膜, 横隔膜に分布する脊髄有髄神経 (Aδ線維) の感覚神経で知覚される痛みで, 炎症や消化液・出血による刺激や牽引などの物理的刺激がAδ線維で求心性に伝えられます.

　内臓痛とは違い, 鋭く限局的な痛みが持続するのが特徴で, 腹膜炎の痛みがその典型です. 体動や体位変化で痛みが増強することが多く, ときに筋性防御 (muscular defense) や反跳痛 (Blumberg徴候) といった腹膜刺激症状 (peritoneal irritation sign) を呈することもあります (腹膜刺激症状が出現する場合, 緊急手術を含む外科的治療が必要となることが多い). 内臓痛のような自律神経症状はあまりみられません.

　体性痛は外科的治療が必要な場合が多く, 内臓痛との鑑別が重要ですが, 両者が混在する混合痛を呈することも多く, 厳密な意味での鑑別は難しいことがあります.

Assist Navi　内臓痛と体性痛の特徴

	内臓痛	体性痛
原因	消化管の伸展, 拡張, 収縮, 痙攣など	腹膜, 腸間膜, 横隔膜への刺激
痛みの部位	腹部の正中線上 非限局的でびまん性	病変部と一致 限局的
痛みの性状	鈍痛 周期的, 間欠的な痛み	鋭い痛み 持続的な痛み
自律神経症状	よくみられる	あまりみられない
体位	体位により変化はない ⇒患者の体動がみられる	体位により増強 ⇒患者は痛いのでじっとしている
主な疾患	胆石症 単純性イレウス 尿路結石 食中毒 など	消化性潰瘍穿孔 急性胆嚢炎・胆管炎 急性膵炎 絞扼性イレウス 虚血性腸炎 急性虫垂炎 など

> One More Navi
>
> 関連痛の出現部位は，胎生期に同一脊髄レベルで発生した臓器と一致する．腸は心窩部（T1），中腸は臍部（T10），後腸は下腹部（T12），横隔膜は頸髄（C3～5）に由来する．

> One More Navi
>
> **関連痛の例**
> ・胆嚢炎で右肩に痛み
> ・虫垂炎初期で心窩部痛
> ・尿管結石で鼠径部に放散痛
> ・心筋梗塞時で左肩痛　など

▶関連痛

　内臓痛や体性痛の刺激が，脊髄後角の同レベルで隣接する求心性線維に伝播することで引きおこされる痛みで，内臓の痛みが体表（皮膚）や深部組織に限局した痛みとして知覚されます．腹部以外に出現する関連痛を放散痛（radiating pain）と呼ぶこともあります．

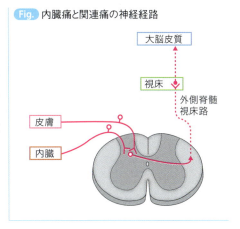

Fig. 内臓痛と関連痛の神経経路

C-28 腹痛に対する初期対応

　腹痛の診断では，まず患者が緊急手術の必要な状態にあるかどうか，すなわち急性腹症であるかどうかの鑑別が重要となります．

Tab. 腹痛疾患の緊急性と頻度

頻度	緊急を要する疾患	緊急を要さない疾患
よく遭遇する疾患	急性虫垂炎 絞扼性イレウス 消化管穿孔 急性胆嚢炎・胆管炎 急性壊死性膵炎 異所性妊娠破裂 卵巣腫瘍茎捻転 S状結腸軸捻転 心筋梗塞	急性胃腸炎 胃・十二指腸潰瘍 感染性腸炎 胆石症 尿路結石症 急性膵炎・慢性膵炎 消化器癌 尿路感染症
比較的稀な疾患	腸間膜血管閉塞症 腹部大動脈瘤，大動脈解離 上腸間膜動脈血栓症 潰瘍性大腸炎 中毒性巨大結腸症	胸膜炎 肺梗塞 急性ポルフィリン症 Schönlein-Henoch症候群

> One More Navi
>
> 急性ポルフィリン症では腹部自律神経症状（腹痛，便秘，嘔吐）のほか，痙攣，中枢神経症状など多彩な症状が出現する．過剰なポルフィリンによる中毒症状．

> One More Navi
>
> 心肺血管系の緊急疾患を除けば，腹膜炎になっているかどうかが，腹痛の緊急性を決める．

> One More Navi
>
> **腹痛問診のOPQRST**
> 腹痛では以下の事項を確認する．
> O：onset（発症）
> P：provocation/palliation（増悪／寛解）
> Q：quality（性状）
> R：region/radiation（部位／放散）
> S：severity/scale（重症度／ペインスケール）
> T：time course（時間経過）

▶バイタルサインと重症度の把握

　初診の段階でバイタルサインをしっかりと把握し，患者の表情などから重症度を判断します．苦悶様顔貌，蒼白，冷汗，チアノーゼなどを呈する患者は重症と考えられます．バイタルサインに異常を認める場合（ショック状態など）には，診察と並行して救急治療を開始します．

▶問診のポイント

　問診では以下のような内容から考えられる疾患の絞り込みを行います．

●痛みの部位

　痛みが限局性か，びまん性かを確認し，併せて痛みの部位が移動していないかも確認します．痛みが限局的な場合，患者に部位を示してもらい，部位によって考えられる疾患を絞り込みます．

Fig. 痛みの部位と考えられる疾患

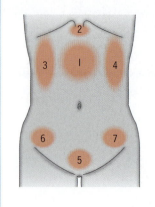

腹部全体	腸閉塞, 腹膜炎, 胃腸炎, アレルギー性紫斑病, 心因性, 消化性潰瘍・穿孔, 過敏性腸症候群
部位不明瞭	中毒, アレルギー, 糖尿病ケトアシドーシス, 急性間欠性ポルフィリン症, 副腎不全
1～2	食道炎, 強膜炎, 急性胃炎, 胃癌, 胃潰瘍, 胆石発作, 胆嚢炎, 膵炎, 初期の虫垂炎
2	狭心症, 心筋梗塞, 大動脈瘤破裂
3	胆石発作, 胆嚢炎, 十二指腸潰瘍, 急性肝炎, 肝膿瘍, 尿管結石, 横隔膜下膿瘍, 肝周囲炎, 胸膜炎
4	胃潰瘍, 膵炎, 尿管結石, 脾梗塞・破裂
5	膀胱炎, 尿閉, 尿管結石, 月経痛, 付属器炎, 子宮内膜症, 直腸癌, 骨盤内膿瘍
6	急性虫垂炎, 大腸憩室炎, 腸炎, 尿管結石, 卵巣捻転, 異所性妊娠, 鼠径ヘルニア
7	大腸憩室炎, 腸炎, 虚血性腸炎, 尿管結石, 卵巣捻転, 付属器炎, 異所性妊娠, 鼠径ヘルニア

One More Navi
背部痛を伴う場合は，腎臓，膵臓，腹部大動脈，腰椎など後腹膜臓器の疾患を疑う．

One More Navi
臍周囲の痛みは，小腸疾患を示唆する．

One More Navi
典型的な急性虫垂炎では，はじめに心窩部から臍周囲部を中心とした痛みがおこり，徐々に右下腹部に限局していく．つまり，内臓痛から体性痛（腹膜刺激）に進む．

One More Navi
帯状疱疹のごく初期のピリピリとした特徴ある痛みを，患者は「腹痛」として訴えることもある（神経支配に一致）．

One More Navi
女性の下腹部痛では卵巣と子宮の病変を考える．

One More Navi
突然発症の腹痛
・大動脈解離
・急性心筋梗塞
・腸間膜動脈閉塞

One More Navi
ショックを伴う腹痛
・腹膜炎
・腹部大動脈瘤破裂
・腸閉塞
・腹腔内出血
・異所性妊娠
・黄体出血（卵巣出血）
・卵巣軸捻転

●痛みの出かた

痛みの出かた（持続的か，間欠的か），強さ，性質（鈍痛か，激痛か），放散痛の有無などを聴取します．

痛みが間欠的な場合，原因として消化管が関係する内臓痛が考えられ，イレウスや尿路結石などでは痛みが周期的に増減する疝痛がみられることもあります．一方，持続的な痛みは腹膜，腸間膜，横隔膜に関係する体性痛を示唆しており，特に6時間以上続く腹痛は，緊急手術を要する急性腹症を示唆する危険徴候です．

関連痛（放散痛）を認める場合，痛みの出る部位や範囲から関係する臓器の病変を考えます．

Fig. 関連痛（放散痛）の出現部位

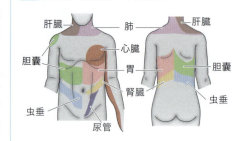

●発症状況

急激な発症（突然，瞬時の痛み）か，比較的急速に痛みが出現してきたか，徐々に痛みが出現してきたかを確認します．また，初めての痛みなのか，繰り返す痛みなのかを聴取します．

●増悪・緩解因子

食事，排便，嘔吐などの関係で，痛みが増悪または軽快するかどうかを確認します．

●随伴症状

悪心，嘔吐，冷汗，頻脈などの自律神経症状や，発熱，下痢，吐血，下血，血尿などの随伴症状がみられないかを確認します．また，妊娠可能な年齢の女性では妊娠の可能性についても聴取します．

●既往歴・服薬歴など

既往歴，腹部の手術歴，服薬歴などを聴取します．

Tab. 問診のポイントと考えられる疾患

問診のポイント	症状	考えられる疾患
発症の状況	急激な発症	消化管穿孔や腹腔内出血など
	比較的急速に発症	管腔臓器の通過障害：腸閉塞，胆石症，尿路結石など 炎症性疾患：胆嚢炎，膵炎，虫垂炎など 婦人科疾患：異所性妊娠，卵巣捻転など
	繰り返す痛み	消化性潰瘍や尿管結石など
増悪・緩解因子	食後に増悪	胃潰瘍，腸管血管障害，膵炎，胆道疾患など
	食後に軽快	十二指腸潰瘍（空腹時に増強）
	排便前に増悪	大腸の炎症性疾患など
	排便後に軽快	過敏性腸症候群など
	嘔吐後に軽快	イレウス（嘔吐後に一時的に軽快）など
	その他	急性腹膜炎：体動，深呼吸，咳，くしゃみなどで増強し，安静臥床で軽快 急性膵炎：臥位で増強し，座位で軽快する
随伴症状	嘔吐，下痢，発熱	腸炎，嘔吐性下痢症など
	黒色便	消化性潰瘍など
	血便	虚血性腸炎，Crohn病，潰瘍性大腸炎など

> **One More Navi**
> 胃潰瘍では胃に入った食べ物が潰瘍を刺激し，十二指腸潰瘍では胃酸が潰瘍を刺激する（食後に胃酸が中和されて軽快）．

> **One More Navi**
> 随伴症状として，患者が強い便意をもよおす場合，直腸疾患のほか，骨盤内疾患による腹膜刺激症状の可能性がある．

C-29 身体所見

腹部の診察は，視診 → 聴診 → 触診 → 打診の順に行います．

●視診

腹部膨隆，過去の手術創，皮膚の色調，鼠径部の膨隆（鼠径ヘルニア，大腿ヘルニアの可能性）などがないか確認します．患者が取りたがる体位も注意深く観察します．

●聴診

腸管運動の増減を蠕動音から聴取します．機械性イレウスでは腸雑音が亢進し，ときに金属音（metallic sound）が聴かれます．一方，麻痺性イレウスや腹膜炎，腸管壊死などでは腸の運動が減弱〜停止するため，蠕動音も減弱〜停止します．

> **One More Navi**
> 触診後に聴診すると腸の動きが変化してしまうことがあるので，聴診を優先する．

●触診

疼痛部から離れた部位から触診をしていきます．触診により圧痛の局在，筋性防御やBlumberg徴候など腹膜刺激症状の有無を確認するほか，腫瘤やヘルニアの有無についても確認を行います．

●打診

打診音が鼓音を呈する場合，腸管内や腹腔にガスが貯留していることが示唆されます．一方，濁音を呈する場合には腹水などの存在が示唆されます．

> **One More Navi**
> 消化管穿孔で遊離ガス（free air）が腹腔内に流出すると肝周辺が空気に覆われて肝濁音界が消失する（肝移植でもおきる）．

C-30 検査

上述のような初期対応を行ったうえで，腹痛の原因疾患の鑑別を目的とし，必要な範囲で以下のスクリーニング検査を追加します．

▶一般的検査

●尿検査

尿潜血は尿路結石や尿路感染症，泌尿器系の腫瘍の存在などで陽性となります．尿路感染症が疑われる場合は，培養検査も行います．

- ●血液検査

  白血球数増加から炎症とその程度を判定することができます．赤血球数減少では，消化管や腹腔内での出血が疑われます．血小板数減少では，肝疾患や播種性血管内凝固症候群（DIC）や血栓・出血が疑われます．

- ●血液生化学検査

  C反応性蛋白質（CRP）の上昇は，炎症や感染症を示唆します．血清アミラーゼやリパーゼの上昇は急性膵炎の診断に有用であり，同様に肝・胆道系酵素の上昇はそれぞれの臓器疾患を示唆します．

- ●心電図検査

  心窩部痛がある場合には，狭心症や心筋梗塞の鑑別のために行います．

▶画像検査

- ●腹部エコー検査

  肝臓，胆嚢，膵臓，腎臓の検査で用いられるほか，腹水の有無，血管病変，腸管の肥厚や拡張，腹部腫瘤の有無などを調べることができます．

- ●腹部X線検査

  腹腔内遊離ガス像（free air）や消化管内異常ガス像（イレウス像）の検出に有用です．腹腔内遊離ガス像は消化管穿孔を意味します（胸部X線像で発見されることもある）．また，胆石症や尿路結石などが石灰化像として描出されることもあります．

- ●腹部CT検査

  少量の腹腔内遊離ガス像も検出することが可能で，造影CTを行えば，臓器の循環動態から壊死性変化の判定を行うことができます．

> **One More Navi**
> 腸炎や悪性腫瘍ではCTで腸管壁肥厚が認められる．造影CTでは粘膜下層の浮腫のために拡張した血管の集まる漿膜下層と造影効果の強い粘膜固有層に挟まれた3層構造が明瞭になる．

C-31 治療

急性の腹痛に対する治療は，原因疾患を特定し，原疾患に対して行うのが原則です．しかし，患者がショック症状や緊急を要する状態（急性腹症）の場合には，診断と並行して治療を開始する必要があります．また，診察の結果，緊急性が低いと判断された腹痛に対しては，疼痛緩和を目的とした対症療法を行うことがあります（腹部所見がリラックスしてとりやすくなる）．

ただし，診断がついておらず，バイタルサインが安定化していない患者への鎮痛薬の投与は，症状がマスクされて診断が遅れる原因となるため，むやみに行ってはいけません（入院観察できる場合は可能）．

> **One More Navi**
> 器質的疾患が明らかであれば，除痛を行う．

> **One More Navi**
> モルヒネによる除痛が診断に悪影響を与えなかったという臨床研究をもとに，除痛を早期から積極的に進めるという考え方もある．

▶急性腹症の治療

- ●初期治療

  ショック状態など全身状態が不良な患者に対しては，上述の診断と並行して循環動態の安定化と呼吸管理を行い，全身状態の改善を図ります．

- ●緊急手術

  急性腹症と診断され，手術が必要と判断された場合には速やかに緊急手術を行います．最近では，診断技術の進歩により早期診断が可能となり，また，治療も緊急手

> **One More Navi**
> 高齢者の急性腹症の半数が入院をし，1/3が緊急手術になる（死亡率20％）．

> **One More Navi**
> 緊急手術に代わる治療法として，内視鏡手術，ドレナージ術，血管内治療などが登場してきている．

Tab. 緊急手術の適応疾患

- 穿孔性腹膜炎：潰瘍穿孔，大腸穿孔，胆嚢穿孔など
- 重篤な炎症性疾患：急性気腫性胆嚢炎など
- 循環障害：絞扼性イレウス，急性腸間膜血栓症，腸重積
- 血管病変：腹部大動脈瘤破裂，大動脈解離
- 婦人科疾患：異所性妊娠破裂，卵巣腫瘍茎捻転

One More Navi
胃潰瘍や十二指腸潰瘍の穿孔でも，24時間以内に空腹時で発症し，腹膜刺激症状が上腹部に限局し，腹水少量であるなどの条件が合えば，内科的治療が可能な場合もある．

術に代わる治療法の登場により，緊急手術が不要となった疾患も存在します．しかし，早期診断が困難で緊急性が高い疾患では，現在でも緊急手術が治療の第一選択です．

● 待機手術

緊急手術が必要でない場合も，保存的治療を行いながら経過観察し，病勢によっては後日，手術を行うこともあります．

▶ 緊急性が低い腹痛

診察により緊急性が低いと判断された腹痛に対しては，薬物による対症療法を行うことがあります．

● 鎮痙薬

内臓痛や疝痛を呈する患者に対しては鎮痙薬（抗コリン薬のブスコパンなど）によって消化管の平滑筋収縮を抑制することで，腹痛を軽快させることができます．

なお，原因疾患が絞り込めない腹痛に対して，鎮痙薬を試験的に用いて診断の一助とすることもあります（鎮痙薬に反応すれば内科系疾患，反応しなければ外科系疾患の可能性が高い）．

● 鎮痛薬

One More Navi
NSAIDsは組織血流を低下させて創傷治癒を遅延させ，出血傾向にする．

One More Navi
鎮痛薬はNSAIDsから開始し，オピオイド系薬を経て，麻薬性鎮痛薬へと徐々に作用の強い薬に切り替える．

- 非ステロイド性抗炎症薬（NSAIDs）：体性痛を呈する患者には，まずアスピリンやインドメタシンなどのNSAIDsを投与して鎮痛を行います（炎症が主体の尿管結石の疼痛など）．ただし，消化管穿孔や消化性潰瘍では禁忌です．
- オピオイド系非麻薬性鎮痛薬：NSAIDsで十分な効果が得られない場合に用います．ペンタゾシンなどがあり，中枢性の鎮痛作用を示す非麻薬性鎮痛薬です．
- 麻薬性鎮痛薬：モルヒネ，ペチジンなどが用いられます．最も強力な鎮痛効果を有する薬物ですが，精神症状や呼吸抑制，嘔吐，便秘，依存性などの強い副作用もあります．また，モルヒネはOddi括約筋を強く収縮させて胆道や膵管の圧を上昇させる作用があるため，急性膵炎や急性胆囊炎での使用は避けるか，抗コリン薬を併用します．消化器疾患の場合，麻薬性鎮痛薬はほとんどが癌性疼痛に対して用いられます．

One More Navi
ペンタゾシンもOddi括約筋を収縮させる作用があるが，強力な抗コリン作用も有しているため，単独使用できる．

関連項目

▶ 慢性腹痛

6か月以上続く腹痛は慢性腹痛とされます．過敏性腸症候群，便秘，機能性胃腸症など機能性疾患が原因の多くを占めますが，悪性腫瘍を見逃さないように注意します．器質的疾患では大腸憩室，Crohn病，胃・十二指腸潰瘍，慢性膵炎，寄生虫病などが原因となることがあり，ストレスなどに伴う自律神経障害で引きおこされる反復性腹痛も慢性腹痛に含まれます（子宮内膜症，腸管癒着症，過敏性腸症候群）．

診断では，まず腹部超音波検査，尿検査，検便，血液検査を行い，胃腸や膵臓を除いた内臓（肝臓，胆囊，総胆管，腎臓，前立腺，膀胱，卵巣・子宮など）についての検索を優先します．胃腸の病気が疑われる場合には，胃内視鏡検査や大腸内視鏡検査を行います．

上記の疾患のほか，身体化障害，身体表現性障害，心気障害，側頭葉てんかんも慢性腹痛の原因となります．

C-32 腹部膨満

▶レファレンス
・内科診断③：p.554-557
・ハリソン⑤：p.291-292

他覚的に臥位で腹部が突出・膨隆した状態を腹部膨満（abdominal distension）または腹部膨隆（abdominal swelling）と呼びます．一方，腹部の全体または部分に「張った感じ」がすることを腹部膨満感（abdominal bloating）と呼びます．

腹部膨満を来す患者は症状として，腹部の張り（腹部膨満感）や腹部の圧迫感を訴えることが多く，このほかにげっぷ，おなら，腹痛などの症状を伴うこともあります．

C-33 原因

腹部膨満の主な原因としては，①ガスの貯留，②液体成分の貯留，③腹部の腫瘤の3つがあげられます．

One More Navi
鑑別を要する腹部膨満の原因として6つの「F」をあげることがある．
flatus, meteorism：鼓腸
fluid, ascites：腹水
fetus：胎児
feces：宿便
fat：肥満
fibroid, tumor：子宮筋腫・腫瘍

▶ガスの貯留

腹部にガスが貯留し，腹部膨満を引きおこした状態を鼓腸（meteorism）と呼び，特にガスが腸管内に貯留している場合を腸性鼓腸，腸管外の腹腔に貯留している場合を腹膜性鼓腸（気腹）と呼びます．

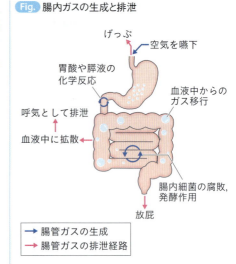

Fig. 腸内ガスの生成と排泄

通常，消化管内には 200 mL のガス（窒素，酸素，二酸化炭素，水素，メタン）が存在しています．消化管内のガスは嚥下された空気が多くを占めており，このほか血中から腸管内への移行，腸内常在細菌による産生，消化液の化学反応などで生じたガスが含まれてい

One More Navi
腹膜性鼓腸（気腹）は，消化管穿孔による遊離ガス（free air）や，腹腔鏡検査や開腹手術後にみられることがある．

One More Navi
正常時の消化管内ガスの内訳は胃：10～20 mL，小腸：10～20 mL，大腸：50～100 mL．食後には65%増加し，特に骨盤内結腸で著増する．

ます．一方，消化管内のガスの大部分は腸壁から吸収され血液に拡散し，呼気として排出され，このほか，げっぷや放屁などで体外に排出されます．

消化管内のガス量は定常的には一定ですが，産生量と排泄量のバランスが崩れると鼓腸が引きおこされます．

●嚥下される空気の増加

One More Navi
おなら（flatulence）は食事の内容によって 40～120 mL/時間出る（10～20 回/日）．また，食事とは無関係に 200 mL の窒素ガスが放屁で放出される．

空気嚥下症や不安神経症，ヒステリーなどでは，空気の嚥下量が異常に増加し，鼓腸の原因となる場合があります．

●腸内での過剰なガス産生

繊維質に富む食品や発酵性食物の摂取などによって，腸内ガスの産生量が過剰に増加すると，鼓腸をきたすことがあります．また，腸の循環障害や炎症などによりガスの吸収障害がおきると，産生されたガスの排出が追いつかず，鼓腸をきたします．

One More Navi
空気嚥下症では嘔吐症状がなく，腸管運動も正常．

●ガスの通過障害

イレウスや腫瘍などによって腸管が狭窄・閉塞した場合（器質的狭窄・閉塞）には，ガスの通過障害から鼓腸が引きおこされます．

One More Navi
ガスを産生しやすい食品には，豆類，ブロッコリー，カリフラワー，キャベツ，タマネギ，ニラネギ，ビール，コーヒー，豚肉などがある．

また，物理的な狭窄や閉塞がなくても，結腸過敏症，麻痺性イレウス，感染症，低K血症，糖尿病，アミロイドーシス，強皮症，薬物の作用，巨大結腸症などにより，腸管運動の低下などの機能性障害が認められる場合には，腸管内にガスが滞留し，鼓腸をきたす原因となります．

▶液体成分の貯留
腹部膨満は液体成分の貯留によっても引きおこされます．

●腹水
腹腔内には30〜40 mLの体液が存在しますが，この量を超えて液体成分が貯留した状態を腹水（ascites）と呼びます．腹水の貯留が腹部膨満の原因となることがあります（原因は肝硬変が最多で次いで悪性腫瘍）．

●腹腔内出血
肝癌破裂，内臓損傷，腹部大動脈破裂などにより，血液が腹腔内に貯留する場合があります．

●その他
神経因性膀胱や高齢者にみられる膀胱頸部の閉塞（前立腺肥大）で膀胱に尿が大量貯留すると腹部膨満を呈することがあります．また，胃幽門部狭窄や急性胃拡張でも消化管内に液体成分（食物と消化液）が貯留し，腹部膨満をきたすことがあります．

▶腹部腫瘤・腫大
ガスや液体成分の貯留が腹部全体に膨隆をおこすのに対し，腹部の腫瘤による腹部膨満は多くの場合，局所性の膨隆を呈します．腹部腫瘤は腹壁，腹腔内臓器にできた固まりのことを指しますが，大きいものでは腹部膨満感などの症状を伴う場合があります．

●臓器腫大
肝腫大，脾腫，多発性嚢胞腎などの疾患で，腹部の局所的な膨隆を認めることがあります．腹部膨満の鑑別では，妊娠や肥満も考慮します．

●腫瘍病変
悪性腫瘍，悪性リンパ腫，子宮筋腫，後腹膜腫瘍などの腫瘍病変も局所性の腹部膨満を呈します．

C-34 診断

▶身体診察
診察では，身体診察（問診，視診，聴診，打診，触診の順）を丁寧に行います．

●問診
体重減少，下痢，腹痛，腹満，食思不振などが腹部膨満に合併する場合は，重大な疾患である可能性があるので診断を急ぎます．

●視診
患者を仰臥位にしたときに，腹部の中央が凸ならばガスの貯留を，側方に張り出すように膨隆しているのであれば液体貯留を疑います．また，不均一な膨隆は腫瘍，臓器腫大，慢性便秘が疑われます．

●聴診
聴診では腸の蠕動音が亢進しているか，低下しているかを聴取します．麻痺性イ

One More Navi
糖質の分解酵素であるαグルコシダーゼ（マルターゼ，スクラーゼ，グルコアミラーゼなど）を阻害する薬物は，腸管からの糖質の吸収を遅延させ糖尿病を改善する．しかし，腸管内に残った糖質が発酵してガスが産生され，腹部膨満感や下痢を引きおこす原因となる．

One More Navi
過敏性腸症候群，機能性ディスペプシアでは実際に過剰なガスや液体の貯留がなくても，腸管の過敏感覚により腹部膨満感を感じることがある．

One More Navi
肝，腎，卵巣などに嚢胞性病変ができ，ここに液体が貯留して腹部膨隆をきたすこともある．

One More Navi
右心不全や門脈圧亢進症では腹水だけでなく，腸管ガスの吸収障害からも腹部膨満がおきる．

One More Navi
局所的膨満を呈する疾患
①右季肋部：肝腫大，先天性胆道拡張症，胆嚢腫大
②心窩部：胃癌，嚢胞性膵腫瘍
③左季肋部：脾腫，水腎症
④臍部：腹部大動脈瘤，臍ヘルニア
⑤下腹部：妊娠，卵巣嚢腫，子宮筋腫，腹壁ヘルニア

レウスでは腸の運動低下から蠕動音が聴かれず，単純性（閉塞性）イレウスでは腸の蠕動運動が亢進しているため，金属音が聴かれます．

● 打診

打診で鼓音を呈する場合には鼓腸（ガスの貯留）が疑われ，濁音を呈し，波動があるようならば液体貯留（腹水）が疑われます．

● 触診

固形腫瘤であれば，触診で境界明瞭な塊を触知することができます．逆に，液体やガスの貯留が疑われる場合には境界が不鮮明となります．触診時に激痛をきたす場合には腸管穿孔，S状結腸軸捻転，絞扼性イレウス，腹腔内出血が疑われます．

▶ 検査

最終的には画像診断が必要ですが，並行して血液検査，尿検査，便検査で疾患を絞り込みます．

鼓腸が疑われる場合には腹部X線検査で腸管内のガス貯留か，腸管外の遊離ガス（free air）が原因の腹膜性鼓腸かの鑑別を行います．一方，腹水や腫瘤が疑われる場合には腹部エコー検査を行い，存在部位や性状の確認を行います．

C-35 黄疸

▶ レファレンス
- 内科診断③：p.274-280
- ハリソン⑤：p.285-291
- 新臨内科⑨：p.524-528

One More Navi
眼球結膜は弾性線維が多くビリルビンが吸着しやすく，黄染しやすい．口唇粘膜（特に唇小帯）も黄染しやすい．白色人種以外では正常でも眼球結膜が薄く黄色いことがある．

One More Navi
黄疸では体液も黄染する（くも膜下出血を示唆する脳脊髄液のキサントクロミーと混同されやすい）．蛋白が多い体液は黄染しやすく，浮腫など水が多いところは黄染されにくい．

黄疸（jaundice, icterus）とは，ビリルビンが血液中に増加して全身の皮膚や粘膜に過剰に沈着し，眼（眼球結膜），皮膚，粘膜が黄染した状態のことを指します．

正常時の血清総ビリルビンは1.2 mg/dL以下ですが，2～3 mg/dL以上になると眼球結膜などに黄疸がみられるようになります（顕性黄疸）．なお，黄染のない血清総ビリルビン値上昇（1.2～2 mg/dL）を不顕性黄疸と呼びます．

黄疸では，原因の確定が重要であり，入院させて早急に原因を検索し，治療を開始する必要があります．

黄疸の多くは，①肝臓へのビリルビンの取り込み障害，②肝臓でのビリルビン代謝障害，③胆汁への排泄経路障害などで引きおこされます（肝細胞性黄疸）．しかし，溶血などでビリルビンが過剰に産生された場合にも黄疸はおきるため，肝障害が原因とは限りません．

関連項目

▶ 皮膚の黄染

皮膚の黄染は，トマト，ニンジン，パパイアなどの緑黄野菜や果物に含まれるβカロチンの過剰摂取（カロチン血症）や，ミカンに含まれるβ-クリプトキサンチンの過剰摂取（柑皮症）によって引きおこされることもあります．ベジタリアンなどでみられることがあり，弾性線維が豊富な手掌に黄染が強く表れますが，眼球結膜の黄染はみられず，血清総ビリルビン値も基準値です（尿も正常）．

抗結核薬のリファンピシン，抗マラリア薬のキナクリンなどの薬剤でも皮膚の黄染が出現することがあります．

C-36 ビリルビンの産生と黄疸

▶非抱合型（間接）ビリルビンの産生

体内に存在するビリルビンの80％は老化赤血球の崩壊（脾臓，骨髄，肝臓などの細網内皮系でマクロファージが貪食・分解）によって生じるヘムが代謝・還元されてつくり出され，残りの20％は骨髄中の赤血球前駆細胞が破壊される無効造血やミオグロビン，チトクローム，カタラーゼのヘム蛋白からつくられます（鉄は回収される）．こうして産生されたビリルビンは水に溶けにくい脂溶性で，血中のアルブミンと結合した非抱合型ビリルビンとして血漿中に存在しています（メタノールを加えないと測定できないので間接ビリルビンとも呼ばれる）．

▶抱合型（直接）ビリルビンの生成と排泄

血中のビリルビンは肝臓に運ばれるとアルブミンから遊離して，肝細胞内に取り込まれ，グルクロン酸抱合を受けて水溶性の抱合型ビリルビンとなります（直接測定できるので直接ビリルビンとも呼ばれる）．

抱合型ビリルビンは胆汁中に排泄され，腸内でウロビリノゲンに還元されます．ウロビリノゲンの20％は腸管から吸収され，そのうちの大部分は肝臓に戻り，再び抱合型ビリルビンとなって胆汁中に排泄されます（腸肝循環）．また，数％は血液で腎臓に運ばれ，尿中ウロビリノゲンとして排泄されます．

C-37 原因と分類

Fig. 黄疸の原因とビリルビン代謝

▶B-18

黄疸はビリルビンの産生から排泄までの過程に障害が生じたときにおこります．
なお，血中で増加したビリルビンが非抱合型（間接ビリルビン）か，抱合型（直接ビリルビン）かに大別して考えます．

One More Navi

アルブミンはビリルビンに高親和性で，通常はフリーの毒性のある非抱合型ビリルビンは血中にはない．

One More Navi

アルブミンと共有結合した非抱合のδビリルビンは直接ビリルビンとして測定されるため，総ビリルビン値と抱合型，非抱合型ビリルビンの和は一致しない．

One More Navi

胆汁中のビリルビンは85％がグルクロン酸抱合を受けている．感染胆汁では病原細菌のβグルクロニダーゼによって，抱合が解離し，不溶性となったビリルビンがCaと結合してビリルビン結石の原因となる（胆嚢内ではビリルビンが複合して黒色石になる）．なお，胆道系でのビリルビンの吸収はない．

One More Navi

抱合型ビリルビン（直接ビリルビン）は水溶性なので，そのままの状態でアゾ色素法によって呈色する．一方，非抱合型ビリルビン（間接ビリルビン）は脂溶性なので，反応促進剤（メタノール）を加えなければ呈色せず，この方法は1937年に報告された．

One More Navi

アスピリンやワルファリンはアルブミンに結合する際に間接ビリルビンをアルブミンから遊離するので，肝臓へのビリルビン負荷が増える．リファンピシンやプロベネシドは間接ビリルビンの肝細胞への取り込みと競合する．

One More Navi
暗緑色の直接ビリルビンと違い，間接ビリルビンは明るいオレンジ色のため，皮膚は明るい黄染となる．

One More Navi
肝臓の処理能力は高いので，溶血でも間接ビリルビンの増加は 4 mg/dL 以下に抑えられる．しかし，肝機能が未熟な新生児や先天性異常では間接ビリルビンが高値となる場合がある．

One More Navi
直接ビリルビンが長期間上昇し続けると，アルブミンと共有結合して尿に排泄されなくなる．

One More Navi
肝細胞性黄疸では肝内ビリルビン輸送やグルクロン酸抱合障害がある．ウイルス性肝炎でも酵素活性が低下してきている高齢者に黄疸がおきやすい．

One More Navi
肝内胆汁うっ滞性黄疸には，急性，反復性，慢性のものがある．急性は薬物やウイルス性のものが多く，反復性は遺伝子異常などでみられる．慢性は原発性胆汁性肝硬変で多い．

One More Navi
左右の肝管（管内胆管）の片側が閉塞しても黄疸はおきない．

One More Navi
胆汁うっ滞で十二指腸への胆汁排泄が減ると便中のビリルビンが減少し，便は白色調になる．

▶ **間接ビリルビンの増加**

老化赤血球が崩壊して産生されたビリルビンが，アルブミンと結合して肝細胞に取り込まれるまでの過程に障害がある場合に引きおこされる黄疸を肝前性黄疸と呼び，間接ビリルビンが増加します．また，間接ビリルビンを直接ビリルビンに変換するグルクロン酸転移酵素の障害でも間接ビリルビンの増加が引きおこされます．

なお，間接ビリルビンは脂溶性で水に溶けにくいため，このタイプの黄疸では尿中ビリルビンは陰性です．

● **溶血性黄疸**

溶血性貧血では赤血球の破壊（溶血）が亢進し，大量のビリルビンが産生されるために黄疸が引きおこされます．また，悪性貧血では無効造血が増加してビリルビンが過剰に産生されます．

● **体質性黄疸**

グルクロン酸転移酵素（bilirubin UDP glucuronyltransferase；BUDPGT）に先天的な欠損や活性低下がみられる場合，グルクロン酸抱合が不十分となり，血中の間接ビリルビンが増加します．Crigler-Najjar 症候群や Gilbert 症候群がこれに含まれます．

● **その他**

このほか，ポルフィリン症，ビリルビンの肝細胞への取り込みと競合する薬剤（リファンピシンやプロベネシドなど），新生児黄疸（肝が未発達でグルクロン酸抱合が十分できないため）などで間接ビリルビンの増加に伴う黄疸がみられます．

▶ **直接ビリルビンの増加**

肝細胞が障害を受け，ビリルビンの胆汁への排泄障害などが生じると，ビリルビンの血中への逆流がおこり，血中の直接ビリルビンが増加します．

直接ビリルビンは水溶性のため，このタイプの黄疸では尿中ビリルビンが陽性となります．また，腸管から吸収されたウロビリノゲンを肝臓で処理できなくなるため，血中ウロビリノゲンが上昇し，結果として尿からの排泄（尿中ウロビリノゲン）が増加します．

● **肝細胞性黄疸**

ウイルス性肝炎（肝硬変，肝癌を含む），アルコール性肝炎，薬物性肝障害，自己免疫性肝炎，レプトスピラ症（Weil 病）など，種々の原因により肝細胞が障害を受け，ビリルビンの輸送や排泄障害から黄疸が引きおこされます．

● **肝内胆汁うっ滞**

肝細胞の胆汁分泌機構が障害されて肝内に胆汁がうっ滞し，直接ビリルビンが血中に逆流して黄疸が引きおこされます．直接ビリルビンの上昇のほか，胆道系酵素（γ-GTP，ALP，LAP）の著明な上昇がみられます．

薬物，ウイルス，良性反復性肝内胆汁うっ滞，原発性胆汁性肝硬変（primary biliary cirrhosis；PBC），原発性硬化性胆管炎（primary sclerosing cholangitis；PSC），新生児肝炎，重症感染症，肝内胆管閉塞症，先天性疾患（Alagille 症候群，Byler 病）などが原因となります．

● **閉塞性黄疸**

胆道系の閉塞（肝外胆汁うっ滞）が原因で引きおこされる黄疸で，肝後性黄疸とも呼ばれます．多くは悪性腫瘍（胆管癌，胆嚢癌，膵頭部癌）や結石などによって引きおこされます．

肝内胆汁うっ滞と同様に直接ビリルビンと胆道系酵素の著明な上昇を認めます

が，閉塞性黄疸では腹部エコー検査で閉塞部より上流の胆管に拡張がみられることが鑑別点となります．

●体質性黄疸

Dubin-Johnson症候群（デュビン ジョンソン），Rotor症候群（ローター）などの先天性疾患が原因となります．▶K-28

関連項目

▶**黄疸を引きおこす先天性疾患**

- **Crigler-Najjar症候群**：先天的なBUDPGTの欠損（Ⅰ型）や活性低下（Ⅱ型）で，血清総ビリルビン値は20 mg/dL以上となる疾患です．Ⅰ型は核黄疸をきたし予後不良（肝移植で治療）ですが，Ⅱ型はBUDPGT活性を誘導することで，通常の生活が送れます．
- **Gilbert症候群**：BUDPGT活性の軽度低下をきたす疾患で，低カロリー（400 kcal/日以下）で黄疸が増強します．人口の3〜8％と高頻度ですが，治療は不要です．
- **Alagille症候群**：遺伝性肝内胆汁うっ滞症で，小葉間胆管減少症による慢性の胆汁うっ滞に特徴的な肝外症状を伴います．原因遺伝子として*JAG1*が欠損するⅠ型と*Notch2*に異常があるⅡ型とに分類されます．
- **Byler病**：進行性家族性肝内胆汁うっ滞で，乳児期から進行性の黄疸，皮膚瘙痒感，肝機能障害（肝硬変へ），膵炎，成長障害（吸収障害）などがみられます．遺伝子*ATP8B1*（*FIC1*）の欠損などで引きおこされます．
- **Dubin-Johnson症候群**：毛細胆管膜の有機アニオン輸送体MRP2輸送蛋白の異常で，黄疸（＜5 mg/dL），黒色肝（Dubin-Johnson顆粒）を呈する常染色体劣性遺伝の疾患です．ブロムスルファレイン（BSP）負荷試験で，血中濃度の再上昇がみられます（別の輸送体が誘導されてBSPが血中に逆輸送されるため）．
- **Rotor症候群**：常染色体劣性遺伝で，細胞内結合蛋白の異常をきたします．

▶**核黄疸**

核黄疸（kernicterus）は新生児黄疸の合併症の1つで，血中のアルブミンと結合していない間接ビリルビンが未熟な血液脳関門を通過して大脳基底核に沈着し，脳性麻痺，感音性難聴，知能障害など非可逆的な神経障害を引きおこす病態を指します（間接ビリルビンは脂溶性で神経毒性がある）．血中の間接ビリルビンが20 mg/dL以上になると，アルブミンの結合能を超えて引きおこされます．

核黄疸が発生してからでは手遅れとなるため，新生児ではビリルビンが一定の基準値を上回ったときには予防的に光線療法や早期の血漿交換などで治療を行います．

One More Navi
青色光は非抱合型ビリルビンをアルブミンと結合しにくくし，尿中排泄を促進させる．

C-38 症状・診断

黄疸の原因を，①溶血性黄疸，②肝細胞性黄疸，③閉塞性黄疸の3つに大きく分けて考えていきます．

▶**症状**

ビリルビンが皮膚に沈着しても無症状ですが，肝細胞性黄疸では，黄疸に先行して濃色尿や発熱，全身倦怠感，食欲不振，悪心・嘔吐などの症状を伴うことがあります．また，胆汁酸合成のため肝細胞でのコレステロール合成も亢進するため，

One More Navi
胆汁うっ滞型では胆汁による食物脂肪の乳化・吸収障害がおきる．脂溶性ビタミン吸収障害もおき，ビタミンK不足は凝固障害を悪化させる．

胆汁中へのコレステロールの排泄障害も加わり，血清コレステロールが上昇して黄色腫がみられることがあります．

　胆汁うっ滞が原因の黄疸では，ビリルビンのほかに胆汁の全成分（特に胆汁酸）も沈着するため，かゆみを伴います（黄疸の出現よりも先にかゆみが出ることが多い）．

▶ 身体診察

　間接ビリルビンが高値の黄疸は溶血性黄疸であることが多いため，貧血や脾腫の有無を確認します．また，問診で家族歴の確認もします．

　肝細胞性黄疸では，肝腫大や急性肝炎では肝叩打痛といった特徴的所見を認めることがあり，くも状血管腫，手掌紅斑，腹壁静脈の怒張（メドゥーサの頭），浮腫，女性化乳房などの身体所見は肝硬変を示唆する徴候として重要です．また，飲酒歴（量と期間），服薬歴などを確認しておくことも大切です．

　閉塞性黄疸では，触診で無痛性の胆嚢腫大を触知することがあり，これは3管合流部以下の胆管の閉塞（悪性腫瘍による）を示唆する所見として重要です（Courvoisier 徴候）．

▶ スクリーニング検査

　尿，便，血液検査，画像検査などによりさらに鑑別を進めます．

Tab. 必要なスクリーニング検査

		溶血性黄疸	肝細胞性黄疸	閉塞性黄疸
増加するビリルビン		間接ビリルビン	主に直接ビリルビン	直接ビリルビン
尿検査	ウロビリノゲン	++	+	−
	ビリルビン	−	+	+
便検査	便の色調	濃褐色	淡黄色	灰白色，脂肪便
	ウロビリノゲン	++	±	−
血液検査		貧血，網状赤血球数増加，LDH上昇，ハプトグリン低下，AST・ALTは正常	AST・ALT著明上昇 γ-GTP軽度上昇	AST・ALT軽度上昇 γ-GTP・ALPの著明上昇
腹部エコー検査		脾腫の有無	肝腫大，脾腫の有無	胆管の拡張，胆石の有無

C-39 治療

　閉塞性黄疸では胆道ドレナージをまず行います．

　非閉塞性黄疸では原因の疾患への対応が第一です．溶血性貧血では脾摘によって改善することもあります．なお，原発性胆汁性肝硬変（PBC）では利胆薬としてのウルソデオキシコール酸の有用性が示されています．また，脂溶性ビタミンや中鎖脂肪酸（MCT）の補充などの栄養療法，かゆみや高コレステロール血症に対する陰イオン交換樹脂や脂質降下薬などの治療を行うこともあります．

One More Navi
敗血症では細胞浸潤やエンドトキシンによるTNF-αで胆汁うっ滞型黄疸がおきる（グラム陽性球菌でも）．敗血症の黄疸の30％は，感染症の症状より先行する．

One More Navi
有痛性では胆嚢炎，胆嚢結石（Mirizzi症候群）が疑われる．

One More Navi
アセトアミノフェン肝障害での黄疸は稀．

One More Navi
尿ビリルビン高値（1+〜3+）は血中直接ビリルビン上昇による．一方，過剰な直接ビリルビンは通常の過程（抱合→胆汁分泌→ウロビリノゲンへの代謝→再吸収）によって尿ウロビリノゲンを増加させるが，閉塞性黄疸では低下する．

One More Navi
肝で抱合できない場合，胆汁中へのビリルビンは低下して尿中ウロビリノゲンは増加しないが，過剰な間接ビリルビンの場合は胆汁中へのビリルビンが増加して，尿中ウロビリノゲンも増加する．

C-40 肝性脳症（肝性昏睡）

肝性脳症（hepatic encephalopathy）は，肝硬変の進行や劇症肝炎などの重篤な肝障害によって引きおこされる意識障害のことを指します．肝性昏睡（hepatic coma）と呼ぶこともあります．予後不良の徴候（1年生存率42％）で肝移植を考慮します．

意識障害の程度によって肝性脳症の重症度（昏睡度）は5段階に分けられます．

Tab. 肝性脳症の重症度

昏睡度	精神症状	参考事項	脳波
第Ⅰ度	睡眠障害（昼夜逆転），物忘れ 多幸感，ときに抑うつ だらしなく気にとめない態度	軽度の振戦，書字のみだれ，運転障害	正常
第Ⅱ度	見当識障害（時間や場所がわからない） 異常行動（お金を撒く，化粧品をゴミ箱に捨てるなど） 傾眠状態（呼びかけに開眼し会話できる） 医師の指示に従う	羽ばたき振戦あり 興奮状態なし 尿・便失禁なし 会話がゆっくり	θ波優位
第Ⅲ度	しばしば興奮状態またはせん妄状態 傾眠状態（ほとんど眠っている） 医師の指示に従わない	羽ばたき振戦あり 病的反射（Babinski反射，腱反射亢進，足クローヌスなど），筋強直，眼振	θ波 δ波 3相波
第Ⅳ度	昏睡（完全な意識の消失），痙攣 痛覚刺激には反応することもある	羽ばたき振戦は消失 刺激に対して払いのける，顔をしかめるなどの反応	周波数，振幅減少
第Ⅴ度	深昏睡 痛覚刺激にも全く反応しない	羽ばたき振戦は消失	平坦化

One More Navi
Ⅰ期を不顕性，Ⅱ期以降を顕性脳症とする（SONIC分類）．米国では1〜4に分ける（4はSONIC分類ではⅣ期＋Ⅴ期）．

One More Navi
羽ばたき振戦
腕を伸ばしたり手を広げたりしたときに，定位置を保てず，粗くゆっくりとした不規則な震えがおきること．肝性脳症に特徴的な不随意運動とされる．

One More Navi
異常行動は肝硬変の80％にみられ，例としては高速道路の逆走などもあげられる（事故につながり危険）．

One More Navi
肝性脳症での脳波は一般的に徐波傾向となる．Ⅱ期でθ波（4〜7 Hz），Ⅲ期でδ波（1.5〜3 Hz）が出現し，3相波が両側対称性に認められるようになる．Ⅳ期，Ⅴ期ではさらに徐波化，平坦化する．

One More Navi
脳症は原因からA型（急性肝不全），B型（門脈-体循環シャント），C型（門脈圧亢進：慢性肝障害）に分類される．

One More Navi
門脈-体循環脳障害とも呼ばれ，アンモニアのほか，メルカプタン，スカトール，インドール，短鎖脂肪酸，芳香族アミノ酸などが原因物質となる．

One More Navi
血中のアンモニア（NH_3）はガス化して存在しており，容易に血液脳関門を通過する．通常，体内のアンモニアの90％はイオン化している（NH_4^+）ため，血液脳関門は通過できない．

One More Navi
肝硬変が進行すると血液脳関門が弱まり，有毒物質が脳内に入りやすくなる．

C-41 発生機序

肝性脳症は，①肝細胞の機能低下と②門脈-体循環シャント〔肝細胞の脱落，再生，線維化により，門脈と肝静脈や大静脈との間に短絡（側副血行路）が生じる〕の2つの因子によって引きおこされます（①が予後が悪い）．

なお，肝性脳症の発生は単一の原因では説明ができず，以下の要因が複合的に関連して発生すると考えられています（脳浮腫や炎症も関与）．

● 血中アンモニア濃度の上昇

肝機能の低下に伴って，蛋白質などの合成能低下がおきると異化反応（生体内に貯蔵されている栄養素の分解）が亢進します．しかし，肝臓はアミノ酸の異化や腸内細菌（主に大腸）によって産生されたアンモニア（NH_3）を尿素サイクルで十分に解毒することができず，血中アンモニア濃度が上昇することになります．さらに，血中のアンモニアは門脈-体循環シャントで全身をめぐり，血液脳関門を通過して脳にも到達します（脳浮腫もおこす）．

アンモニアは神経毒による直接作用と，中枢神経の神経伝達の阻害（アストロサイトのグルタミン産生を促進して腫脹・障害，さらにニューロン機能障害をおこす）によって脳症を引きおこすと考えられています．

なお，肝性脳症は一過性の血中アンモニア濃度の上昇ではあまりおこりませんが，高アンモニア血症が持続すると発現しやすくなります．したがって，肝性脳症で血中アンモニア濃度は参考にしかならず，診断は臨床症状から行います（10％はアンモニア正常）．

● 血中芳香族アミノ酸（AAA）濃度の上昇

肝機能不全では肝臓でのアミノ酸代謝が障害され，相対的に骨格筋でのアミノ酸

One More Navi
BCAAがエネルギー源として利用されると、筋は蛋白質をつくれなくなり、筋肉量は減少する。なお、骨格筋にもアンモニアの解毒作用はある。

One More Navi
AAAはベンゼン環をもつチロシンとフェニルアラニンで計算する。トリプトファンもベンゼン環をもちAAAだが、カテコールアミンの前駆体でアルブミンと結合して代謝的に安定しているので除いて計算する。なお、チロシンはフェニルアラニンから合成されるので必須アミノ酸ではない。

代謝が亢進します。しかし、骨格筋でエネルギー産生に利用されるアミノ酸はバリン、ロイシン、イソロイシンなどの分岐鎖アミノ酸（branched chain amino acid；BCAA）で、芳香族アミノ酸（aromatic amino acid；AAA）はあまり使われないため、AAAが血中に余り、肝不全患者では血中のBCAA/AAA比（Fischer比／フィッシャー）は低下することになります。

AAAは脳内でフェニルエタノールアミンやオクトパミンといった偽性神経伝達物質へと代謝され、ノルアドレナリンやドパミンなどの神経伝達物質の働きを阻害するため、脳症が引きおこされます。

● GABAの蓄積

γ-アミノ酪酸（γ-aminobutyric acid；GABA）は消化管でつくられ、肝臓で代謝される抑制性の神経伝達物質です。肝機能不全ではGABAが脳内に蓄積し、活動を抑制することで脳症が引きおこされると考えられています。

C-42 治療

肝性脳症の治療では、アンモニアや芳香族アミノ酸（AAA）など神経系に有害な作用を有する物質ができるだけ産生されないようにすることが重要です（ただし、これだけで死亡率を下げることはできない）。

なお、肝性脳症は脳に器質的異常があるわけではないので、肝不全が回復すれば、多くの場合、障害を残さずに精神症状も改善します。しかし、脳症が長期間にわたって持続すると脳萎縮などの脳の変化が生じてきます。

▶ アンモニア対策

- **合成二糖類**：ラクツロース（ガラクトース＋フルクトース）で腸内の乳酸菌の発育を助け、有害細菌の増殖を抑えてアンモニア産生や吸収を抑制します。
- **抗菌薬**：合成二糖類での治療が無効な場合は、カナマイシン、ネオマイシン、メトロニダゾール、バンコマイシン、ポリミキシンB硫酸塩、最近ではリファキシミンなどの非吸収性抗菌薬を経口投与し、腸内細菌のウレアーゼを抑制します。

> ● アンモニア源を減らすためには低蛋白食が必要だが、肝硬変では窒素バランスを維持するために、1.3倍のアミノ酸が必要というジレンマがある。肝硬変患者は、肝性脳症が出現しないうちは高蛋白食が必要となる。アンモニアの産生源である蛋白質制限（40g/日）は通常は行われない。
> ● ラクツロース製剤（合成二糖類）は乳酸から合成され、ガラクトースとソルビトールが結合した構造をしている。浸透圧上昇によって腸管輸送能が促進され、アンモニアを含む腸内容物の排泄も促進される（1日2〜3回の軟便にする）。
> ● 非吸収性抗菌薬でも微量の吸収で、腎毒性のあるものは肝腎症候群になる可能性は否定できない。耳毒性を呈する場合もある。
> ● ウレアーゼ活性が高い*Bacteroides*属菌にはバンコマイシンが効果的だが、肝性脳症の予防効果が示されている抗菌薬はリファキシミンのみ。
> ● 糖尿病治療薬で、αグルコシダーゼ阻害薬（アカルボース）も腸内細菌叢を変化させてアンモニア産生を抑える。
> ● ビフィズス菌はアンモニアを取り込み乳酸や酢酸に代謝し、それらは腸運動も促進する。
> ● 自律神経障害や糖尿病では、消化管通過速度遅延のために腸内細菌の増殖がおきやすい。
> ● 腸内のpHを下げるとアンモニアが吸収されにくいイオン型（NH_4^+）が増加するのでよい。

One More Navi
窒素バランス
生体は摂取した蛋白質からエネルギーを産生し、蛋白質に含まれる不要な窒素はアンモニアを経て尿素として体外に排出する。窒素バランスは蛋白質の需要と供給の均衡を反映しており、正常時の窒素の摂取量と排泄量は平衡（±0）だが、栄養状態が不良になると、排泄量が摂取量を上回り「負」の状態となる。
窒素バランスが負の状態では、異化反応が亢進し、骨格筋の蛋白質が分解されていることが示唆される。

> **One More Navi**
> **Fischer 比**
> 米国の外科医 Fischer によって提唱されたが海外では治療に応用されない．重症肝障害の重症度に応じて低下する．急性肝不全では AAA の増加が主体で，慢性肝不全では BCAA 減少も加わる（末梢組織での利用亢進）．

> **One More Navi**
> 心不全や呼吸不全でも Fischer 比は低下するが，1.8 以下にはならない．

▶ **分岐鎖アミノ酸の補充**

分岐鎖アミノ酸（BCAA）を補充して Fischer 比を上昇させると精神神経症状が改善するので，急性増悪期には静脈内投与（点滴）で，慢性期には経口投与で BCAA の補充を行います．ただし，劇症肝炎など急性の肝性脳症を呈する例への投与は，総窒素量を増加させて肝臓に負荷をかけることになるため禁忌です．

- Fischer 比は正常者で 3～4 だが，肝性昏睡者では 1 以下となる．治療では Fischer 比を 3 以上とすることを目標とする．
- 臨床研究では BCAA の補充の有用性は否定されている．

▶ **その他の対応**

消化管出血，便秘，低血糖，低酸素，電解質異常（低 K 血症，アルカローシス），感染，腎不全，脱水（ラクツロース過剰で下痢），鎮静薬の投与，腹水の急激な除去，経頸静脈性肝内門脈体循環シャント術（TIPS）などは肝性脳症の増悪因子となるため，これらについて，治療・是正を行います．

- 急性期治療と再発予防の維持療法があり，昏睡度が第Ⅲ度以上は入院治療する．
- 急性期では感染症の確認が重要で，腹水があれば腹水穿刺で腹膜炎を調べる．
- 急性期ではまずラクツロース投与を開始して，3 回／日軟便になるように用量を調節して，第Ⅳ度以上ではネオマイシンなどを追加する．誤嚥のおそれがあるときは注腸も考慮する．

C-43 腹水

▶ **レファレンス**
- 内科診断③：p.558-563
- ハリソン⑤：p.292-294
- 新臨内科⑨：p.539-543

腹腔には正常でも 30～100 mL の体液が存在していますが，さまざまな原因でこれ以上の体液が腹腔内に貯留した状態を腹水（ascites）と呼びます．

C-44 発生機序

腹水は貯留した体液の性状や発生機序から漏出液（transudate）と滲出液（exudate）に大別することができます．

▶ **漏出性腹水**

漏出性腹水（漏出液）は，血漿浸透圧の低下，門脈圧の上昇，腎糸球体濾過量（GFR）の低下，アルドステロンをはじめとする利尿ホルモンの異常などの複合的機序により，血管内の血液成分が腹腔内に漏出する非炎症性（腹膜に炎症などがない）の腹水です．腹水の色調は淡黄色透明を呈します．

原因として最も多いのは肝硬変に伴う門脈圧亢進症による肝性腹水で，このほかネフローゼ症候群による腎性腹水，右心不全に伴う心臓性腹水などがあります．

> **One More Navi**
> **腹水の原因疾患と頻度**
> ・慢性肝疾患 80%
> （うち肝硬変は 90%）
> ・悪性腫瘍（10%）
> ・心不全（3%）
> ・結核（1.5%）
> ・人工透析患者（1%）
> ・上記 2 つ以上の原因（5%）

● **肝性腹水の発生機序**

肝性腹水は以下のような機序で発生すると考えられています．

① 肝硬変では，線維化した肝細胞と再生結節によってつくり出された線維性隔壁によって，肝静脈や門脈が圧迫され，類洞内圧と門脈圧が上昇します．これにより，肝リンパ液生成の亢進，門脈末梢枝の水透過性亢進（線維性隔壁により蛋白はほとんど漏れない）など，腹水が産生される素地がつくられます（肝性因子）．

② また，血清アルブミンは血液の膠質浸透圧の維持に重要ですが，肝臓での血清

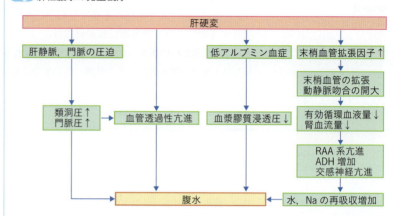

Fig. 肝性腹水の発生機序

One More Navi

腹水の原因
①脈管内圧上昇（肝類洞性腹水）：肝硬変による静脈・リンパ管圧迫や門脈圧亢進
②腹水産生（腹膜性腹水）：腹膜炎（化膿性，結核性）による細胞分泌や血管透過性亢進．悪性腫瘍の腹膜播種，膠原病に伴う漿膜炎も含まれる．
③腹腔内体液流入：腹腔内出血，大動脈瘤破裂などで血液やリンパ液が腹腔内に流入．
④血漿蛋白の減少による膠質浸透圧の低下：ネフローゼ症候群，低栄養，肝硬変，蛋白喪失性腸炎による．

One More Navi

末梢血管の拡張因子には，一酸化窒素（NO）のほか，エストロゲン，血管作動性腸管ポリペプチド（VIP），プロスタグランジン，サブスタンスPなどがある．

One More Navi

予後に影響するため，悪性腫瘍が原因であっても，癌性腹膜炎による腹水（滲出液）と肝転移癌による局所性の類洞性腹水（漏出液）とは区別する．

アルブミン合成が低下し，低アルブミン血症がおきます．
③門脈圧が亢進すると，代償性に血管内皮から一酸化窒素（NO）などの末梢血管を拡張させる物質が放出され，末梢血管が拡張して血管内脱水の状態となります．
④肝硬変では心拍出量や循環血液量が増加しますが，これは③の機序で末梢血管が拡張したり，動静脈吻合に血液が奪われたりしているためで，有効循環血液量はむしろ減少します（全身循環因子）．
⑤有効循環血液量の減少と血管内脱水を感知した腎臓は，血管収縮神経（交感神経）やレニン-アンジオテンシン-アルドステロン（RAA）系，エンドセリン，抗利尿ホルモン（ADH）など種々のホルモンの働きによって腎血流量を減少させ，腎糸球体濾過量（GFR）が低下します．また，アルドステロン増加による遠位尿細管・集合管のNaの再吸収亢進，ADHによる水の排泄低下がおこり，体液（血液量）がさらに増加します（腎性因子）．
⑥さらに，ネフローゼ症候群では大量の蛋白尿が出て低アルブミン血症をきたし，膠質浸透圧の低下に伴う全身性浮腫から，血管内水分の腹腔内漏出がおこります．

▶滲出性腹水

一般的に腹膜の炎症や悪性腫瘍に起因する腹水で，血管透過性亢進から血球や血漿成分が腹腔内に滲出します．腹水は混濁していることが多く，ときに血性や乳糜色を呈します．
血性の腹水では腹腔内出血，癌性腹膜炎，結核性腹膜炎，急性膵炎などが疑われ，乳糜性の腹水ではリンパ液の流出（胸管の閉塞，リンパ管の損傷など）や，変性蛋白の流出（卵巣嚢腫破裂など）が考えられます．

関連項目

▶特発性細菌性腹膜炎

特発性細菌性腹膜炎（spontaneous bacterial peritonitis；SBP）は進行した肝硬変に合併する腹膜炎で，炎症性疾患であるにもかかわらず腹水は漏出液の性状を呈します．SBPは肝硬変やネフローゼ症候群などに起因する低蛋白の腹水に腸管からの細菌感染がおきて引きおこされます（浮腫による腸粘膜透過性の亢進，栄養不良，補体低下やオプソニン活性低下による防御因子の減弱で感染がおこり

> **One More Navi**
> 癌性腹膜炎や心不全の腹水は蛋白が多いのでSBPはおきにくい．

> **One More Navi**
> SBPの原因菌は通常1種類．複数の菌が検出される場合は腹部臓器穿孔や検体汚染を疑う．

やすい）．

アルコール性や高度の肝萎縮例に多く，消化管出血，肝腎症候群，播種性血管内凝固症候群（DIC）を合併し，死亡率は20%です．

SBPを疑う場合は必ず腹水を採取し，腹水中の白血球数が500/mm^{3}以上，好中球数が250/mm^{3}以上，pHが7.35以下であれば診断できます．原因菌で多いのはグラム陰性の大腸菌やクレブ *Klebsiella* 桿菌，グラム陽性の肺炎連鎖球菌ですが，Gram染色できるのは4%程度で，腹水培養では50%で原因菌を同定できます（血液培養追加も有用）．

治療では抗菌薬を5日間静脈投与します（BUN＞30 mg/dL，ビリルビン＞4 mg/dLでは腎保護目的にアルブミンも併用）．70%は1年以内に再発するので，予防的にキノロン系抗菌薬を一生投与します．

C-45 症状・身体所見

▶症状

腹水によって胃が圧迫されると食欲不振を呈することがあり，腹水が横隔膜を押し上げて肺を圧迫する場合には息切れをおこすことがあります．

一方，大量の腹水がおきても疼痛は稀です．しかし，腹水が感染（特発性細菌性腹膜炎）すると疼痛や不快感（腹膜刺激徴候）がみられるようになり，発熱，肝不全の悪化（意識障害）が出現します．

▶身体診察

●問診，視診

腹水の貯留により，腹囲増大（腹部膨満），体重増加がみられます．また，過剰な体液によって患者の足首がむくんでいることがあるため，視診で確認をしておきます．また，心不全が原因のこともあるので，頸静脈怒張がないかも確認します．

●打診，触診，聴診

> **One More Navi**
> 背臥位での側腹部膨隆は，腹膜のあるところの背部までしか広がらないのが腹水で，脂肪ならどこまでも広がる．慢性の腹水では臍が外側に突出してくることもある．

> **One More Navi**
> 打診で側腹部に濁音がなければ，中等度までの腹水はない．

> **One More Navi**
> **水たまり現象（puddle sign）**
> 500 mL以下の少量の腹水は聴診で確認できる．患者を5分間腹臥位にした後に肘と膝で四つ這いにし，腹部の高さの最も低い位置に聴診器を当て，側腹部を検者の指先ではじきながら聴診器を反対側の側腹部に移動させる．腹水の辺縁部にくると急に音が大きくなるので腹水を確認できる．ただし，患者に苦痛を強いるため，あまり行わない．

1,000〜1,500 mL以上の腹水では，打診で体位変換現象（shifting dullness）や，触診で波動（fluid wave）を触知することができます．

- **体位変換現象**：背臥位では側腹部に溜まった腹水のために，臍周囲部の打診で鼓音，側腹部で濁音を呈するのに対し，座位にすると上腹部で鼓音，下腹部で濁音を呈し，側臥位では上方で鼓音，下方で濁音を呈します．このように，体位によって濁音界の位置が移動する現象を指します．
- **波動**：患者を背臥位として，片側の側腹部を検者の手指で軽く叩くと，その波動が対側にあてた手掌に伝わって振動を感じる現象を指します（患者の手を腹壁中央に軽く置いてもらい，皮膚を伝わる波動をブロックしておくと検知しやすい）．

▶画像所見

ごく少量（100 mL程度）の腹水の検出には腹部エコー検査が有用です．腹部CTも少量の腹水の検出に有用です．

C-46 診断

初発の腹水では，診断確定のために腹水試験穿刺は必須です（入院患者には全員）．

▶穿刺部位

腹水試験穿刺を行う部位は，一般的に左下外側（left lower quadrant；LLQ）で臍と左上前腸骨棘を結ぶ線（Monro-Richter 線）の外側 1/3 が腸管損傷しにくく比較的安全に行えます（可動性のあるS状結腸部位）．血小板減少や凝固系異常があっても出血合併症は稀ですが，播種性血管内凝固症候群（DIC）を合併している場合は，危険なので禁忌です．

なお，エコーガイド下で確認しながらの穿刺は，刺せそうな部位であればどこから穿刺してもよいですが，腹直筋は厚いため避けるようにします．

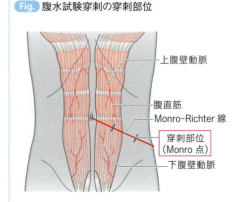

Fig. 腹水試験穿刺の穿刺部位

> One More Navi
>
> 大量腹水の患者で症状改善のために治療的腹水穿刺をすると，感染，蛋白喪失，食道静脈瘤破裂のリスクがある（腹圧による門脈圧迫が腹水除去で解除されると静脈瘤への血流が増加するため）．一方，腎静脈への腹圧が解除されることで腎血流が改善して利尿が得られることもある．

▶穿刺の方法

Fig. 腹水の漏出を防ぐ穿刺法

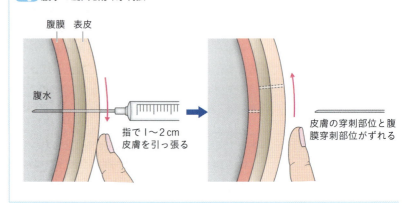

大量の腹水が存在している場合，穿刺針を抜いた後，穿刺ルートから腹水の漏出が止まらなくなる危険があるため，穿刺は皮膚を 2 cm 引き下げて行います．こうすることで，穿刺針の抜去後に皮膚が上に戻り，穿刺ルートが直線にならないために腹水漏出を防ぐことができます．

> One More Navi
>
> 乳糜腹水は腹部外傷，術後，放射線療法後によくみられるが，肝硬変でもあり得る．

> One More Navi
>
> **Rivalta 反応**
>
> 200 mL の水に酢酸を 4 滴加えて混和し，採血した胸水を 1 滴滴下する．沈殿物があれば陽性で，蛋白量が多いことが示唆される．ただし，感度は低く，現在では総蛋白とアルブミンを定量するのが一般的．

▶腹水の観察・検査

腹水を 30 mL 採取し，外観から漿液性，血性，膿性，胆汁性，乳糜性に分類します．さらに，比重，細胞（細胞診，白血球数と分画，血性ではヘマトクリット），生化学〔蛋白，アルブミン，アミラーゼ，LDH，アデノシンデアミナーゼ（ADA：結核で上昇）〕，Rivalta 反応，腫瘍マーカー（CEA，AFP），培養（腹水 10 mL を血液培養ボトルに注入），抗酸菌染色などを調べます．これらは一度に検査するのではなく腹水を保存しておけば追加検査できます．

One More Navi
滲出液ではサイトカインのために糖輸送体が抑制されて腹水の糖濃度は低下する．

One More Navi
SAAG≧1.1 g/dL の鑑別疾患
肝硬変，アルコール性肝炎，心不全，転移性肝腫瘍，収縮性心膜炎，Budd-Chiari 症候群，門脈血栓，特発性門脈圧亢進症など

One More Navi
ネフローゼ症候群は漏出性腹水を呈するが，血清アルブミン濃度が著明に低下するため，SAAG＜1.1 g/dL となる．

One More Navi
SBP は炎症性疾患だが，肝硬変で発生した腹水に細菌感染するものなので，門脈圧亢進がある（SAAG≧1.1 g/dL）．一方で，肝硬変とは異なり，腹水中の総蛋白は 2.5 g/dL 以上に上昇する．好中球数が 250/mm³ 以上で診断できる．

One More Navi
肝硬変で安定している患者に突然おきる腹水は肝細胞癌を疑う．肝硬変による腹水は無痛だが，肝細胞癌や転移性肝癌による腹水では腹痛がおきやすい．なお，転移性肝癌は乳癌，肺癌，大腸癌，膵癌からの転移が多い．

One More Navi
アルコール中毒では，アルコール心筋症か，アルコール肝障害で腹水がおきる．

One More Navi
仮性乳糜腹水
卵巣嚢腫破裂などではリンパ液の流出ではなく，変性蛋白によって乳糜腹水が引きおこされるため，これを仮性乳糜腹水と呼ぶ．

まず重要な検査項目は，アルブミン（血清と腹水のアルブミン濃度差），総蛋白（腹水の蛋白濃度）で，特発性細菌性腹膜炎（SBP）を疑う場合には好中球数・培養も重要です．

●血清-腹水アルブミン濃度差
血清と腹水アルブミンの濃度差（serum-ascites albumin gradient；SAAG）は門脈圧亢進の有無を判定するうえで重要です．SAAG が 1.1 g/dL 以上であれば門脈圧亢進が示唆され，肝硬変や心臓性（心不全など）の腹水であることが考えられます．

一方，1.1 g/dL を下回る場合には門脈圧亢進がないことが示唆され，腹水は腹膜炎，癌性腹膜炎，膵炎などが原因の滲出液か，ネフローゼ症候群が原因の漏出液と考えることができます．

●腹水中の総蛋白
SAAG≧1.1 g/dL で，腹水中の総蛋白が 2.5 g/dL を下回る場合には，肝硬変やアルコール性肝炎が原因の腹水と考えることができ，腹水中の総蛋白が 2.5 g/dL 以上となる場合には，うっ血性心不全（右心不全）や Budd-Chiari 症候群，収縮性心膜炎，SBP などの疾患が原因として考えられます．

なお，SAAG＜1.1 g/dL で腹水中の総蛋白が 2.5 g/dL を下回る場合は，ネフローゼ症候群が疑われます．

Tab. 漏出液と滲出液の比較

	漏出液	滲出液
原因	非炎症性	腹膜の炎症
外観	透明 淡黄色	混濁 血性，膿性，乳糜性
比重	1.015 以下	1.018 以上
蛋白濃度	2.5 g/dL 以下	4.0 g/dL 以上 例外：心不全など
血清と腹水のアルブミン差	1.1 g/dL 以上	1.1 g/dL 以下 例外：ネフローゼ
Rivalta 反応	−	＋
線維素	−	＋
細胞・細菌成分	−	＋

Fig. SAAG と腹水中の総蛋白による鑑別

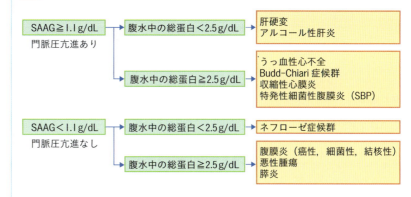

その他の検査（補助診断項目）
- 腹水 LDH 上昇は癌と結核が考えられる．
- 腹水アミラーゼ＞100 U/L は膵炎，消化管穿孔，胆管炎，腸閉塞を考える．
- 乳糜腹水で，腹水中性脂肪＞200 mg/dL の場合（ただし，コレステロールは低値）は，リンパ腫と悪性腫瘍が原因の 60％を占める．
- 腹水コレステロール＞50 mg/dL で，腹水中の CEA＞5 ng/mL では癌性腹膜炎を疑う．ただし，胃癌や大腸癌では癌性腹膜炎がなくても腹水中 CEA が上昇することがある．細胞診陽性率は 80％．
- 腹水コレステロールの上昇は，癌細胞崩壊やリンパ漏出によるが，炎症や心不全でも上昇することがある．原発巣は女性では卵巣・子宮，男性では大腸，膵，胃が多い．

C-47 治療

▶一般的治療

①安静臥床，②塩分制限（3～5 g/日），③血清 Na＜120 mEq/L ならば 1 L/日以下の水分制限を行います．

> ● Na＜88 mEq/日（Na＜2 g，NaCl＜5.1 g）の塩分制限を行うと，尿中 Na＜78 mEq/日となり，体重が減少する．

▶薬物療法

利尿薬を投与し，体液の減少を図ります．まずは低 K 血症にならない抗アルドステロン薬（スピロノラクトン）を使い（効果発現までに 1 週間），無効なら強力なループ利尿薬（フロセミド）や持続性があるサイアザイド利尿薬を併用します．500 g/日までの体重減少ならば，腹水から水の供給が可能なので血管内体液を喪失させる危険は高くありません（浮腫がある場合は 1 kg/日までの体重減少は可）．

> ● 肝硬変では腎血流量が低下しているため，GFR＜30 mL/分ではスピロノラクトンの使用は避ける（利尿効果がないだけでなく，高 K 血症の危険がある）．
> ● 肝硬変で腹水がある場合，非ステロイド系消炎鎮痛薬（NSAIDs）は腎臓でのプロスタグランジン合成を抑制し，肝腎症候群の原因となることから禁忌．血圧を下げる ACE 阻害薬（アンジオテンシン変換酵素阻害薬）や ARB（アンジオテンシン受容体抑制薬）も中止する．β遮断薬も死亡率を上げる（収縮期血圧＜100 mmHg で中止する）．
> ● バソプレシン V2-受容体拮抗薬（トルバプタン）も 80％ に有効だが，肝障害の懸念があるので使用は 1 か月に限る．

▶難治性腹水への対策

内科的に治療できない難治性腹水への対策としては以下の方法があげられます．

●腹水穿刺排液とアルブミン静注

治療的腹水穿刺では 3～5 L/日の腹水を排液することが可能（反復して行う）で，5 L/日以上の排液を行う場合には，血管内循環量の減少を防ぐためにアルブミン（腹水 1 L につき 8 g）を同時に静脈投与します．

●腹水濾過濃縮再静注（CART）

腹水を排液して濾過膜によって濃縮した後に静脈内に注入する方法で，水や電解質を除去し，アルブミンなど高分子の蛋白質を患者に戻すことができます．癌性腹水への緩和医療の一環として行われることがあります．なお，腹水中のエンドトキシンを濃縮してしまう副作用の問題があり，アルブミン製剤があれば腹水穿刺排水の繰り返しで十分対応できることから，緩和治療目的以外ではあまり行われません．

●経頸静脈性肝内門脈体循環短絡術（TIPS）

▶E-15

肝静脈と肝内門脈の間にバイパスを作成して門脈圧を低下させる食道静脈瘤の治療法で，難治性の腹水にも有効ですが，門脈-体循環性脳症や心機能を悪化させる危険があり，生存率も延長しません（肝性脳症，心不全，肺高血圧，ビリルビン＞4 mg/dL では禁忌）．

One More Navi
利尿薬によって腹水が濃縮されると，蛋白濃度が 10 倍上昇するため，腹膜炎のリスクが下がる．

One More Navi
SAAG 低値の腹水で多いのは癌性腹膜炎で，定期的に腹水除去をするしかない（余命数か月）．しかし，卵巣癌による腹水は手術や抗癌薬治療で延命可能．透析患者の腹水は透析を強化する．クラミジアによる腹水（Fitz Hugh-Curtis 症候群）はドキシサイクリンで，結核性は抗結核薬で治療する．

One More Navi
癌性腹膜炎に伴う腹水は 40％ 程度しか利尿薬に反応しないが，スピロノラクトンとフロセミドで試みる．

One More Navi
排液速度は 1 L/時で行う．

One More Navi
腹水-頸静脈シャント
P-V shunt または LeVeen shunt と呼ばれ，逆流防止弁を用いて腹水をそのまま頸静脈に注入する．腹水を軽減し，腎血流量，尿量の増加，RAA 系の抑制，利尿薬への反応性の改善などに効果があるが，致死的な合併症も多く発生するため，現在は行われない．

C-48 肝不全

▶レファレンス
・新臨内科⑨：p.535-539

肝不全（liver failure）は，肝細胞の広範な障害のために合成能や解毒能の低下をきたした重篤な肝機能障害（特に凝固因子低下が重要）のことを指します．

意識障害・精神神経症状（肝性脳症），黄疸，腹水，腎不全（肝腎症候群），出血傾向（凝固因子産生不全），消化管出血など多彩な症状が出現し（脳症と凝固異常が必須），数日～数週の速さで進行します．死の危険を伴うため，早期に肝移植の検討も必要となります．

関連項目

▶血液凝固因子とプロトロンビン時間（PT）

血液凝固因子の第Ⅱ，Ⅶ，Ⅸ，Ⅹ因子（「肉納豆」と覚える）はビタミンKに依存して産生され，このうち第Ⅶ因子は外因系凝固因子で半減期が最短です．急性肝不全やビタミンKの欠乏で，これらの血液凝固因子（特に外因系の第Ⅶ因子）が活性を失うとプロトロンビン時間（prothrombin time；PT）は正常12秒から14秒以上に延長し，正常血漿の活性値を100％として凝固因子の活性を測定するプロトロンビン時間活性（PT活性）は40％以下に低下します（凝固能が低下すると数値が下がる）．また，PTが標準値から何倍時間延長したかを比で表した国際標準率（international normalized ratio；INR）は，急性肝不全では1.5以上となります．

One More Navi
血友病は内因系の第Ⅷ因子や第Ⅸ因子に異常があるので活性化部分トロンボプラスチン時間（APTT）は延長するが，PTは延長しない．

C-49 分類

肝不全は，急性型（急性肝不全）と慢性型（肝硬変の非代償期）に分けられます．

▶急性肝不全

急性肝不全（acute liver failure）は，肝疾患の既往がない患者に，初発症状出現から8週間以内にプロトロンビン時間（PT）活性が40％以下になるか，PTの国際標準率（INR値）が1.5以上を示す重篤な肝機能障害が発生したものを指します．

急性肝不全は肝性脳症の昏睡度によって非昏睡型と昏睡型に分類されます．

One More Navi
Wilson病とHBVキャリアは既存の肝疾患を有しているが，例外的に急性肝不全に含める．

One More Navi
劇症肝炎
ウイルス感染や薬物が原因となって急激に肝不全症状が出現するもので，急性肝不全のうち，病理学的にリンパ球浸潤などの肝炎像を呈するものを指す．原因は，肝炎ウイルス，自己免疫性疾患，薬物アレルギーに分類される．

One More Navi
日本では急性肝不全の多くは劇症肝炎だが，欧米ではアセトアミノフェン中毒など，病理学的に肝炎像を呈さないものも急性肝不全に含まれる．そこで，2011年に欧米の診断基準と整合させ，急性肝不全が右のように定義・分類された．薬物中毒，妊娠性脂肪肝，キノコ中毒，Wilson病，虚血性肝障害，Reye症候群など，肝炎像のない疾患も急性肝不全に分類する．

●非昏睡型

肝性脳症による昏睡がみられないか，または昏睡度Ⅰ度までの急性肝不全は非昏睡型に分類され，急性肝炎重症型と呼ばれます．

●昏睡型

昏睡度Ⅱ度以上の肝性脳症を呈するものは昏睡型に分類され，初発症状の出現から肝性脳症を呈するまでの期間によって，さらに以下のように分けられます．

- **急性型**：初発症状から肝性脳症出現までが10日以内におきるもので，若年者に多くおこります．急性型では黄疸が目立たないこともあり，特にアセトアミノフェン中毒

Fig. 急性肝不全と類縁疾患の分類

非昏睡型		急性肝炎重症型		
昏睡型	急性型	亜急性型		遅発性肝不全
	劇症肝炎			

0　　　10日　　　8週　　　24週
発症から昏睡発現までの期間

劇症肝炎は病理学的に肝炎像を呈する原因（肝炎ウイルス，自己免疫性疾患，薬物アレルギー）に限られる．
一方，急性肝不全は急性型，亜急性型ともに炎症像を呈するとは限らない．

One More Navi
アセトアミノフェン中毒では腎毒性により腎不全も合併しやすい．

One More Navi
多くの薬剤はアレルギー性で用量非依存性（女性に多い）．肝不全は稀だが，イソニアジドとリファンピシン同時投与肝障害の1%に肝不全がおきる．

One More Navi
急性型では70%，亜急性型では15%に脳浮腫がおきる．

One More Navi
肝不全では補体産生低下やKupffer細胞の貪食能低下から，敗血症をきたしやすい．

One More Navi
慢性肝不全でみられる羽ばたき振戦やアンモニア臭（肝性口臭）などの症状は，急性肝不全ではみられない．

One More Navi
肝機能異常が6か月以上続く場合を慢性肝炎と呼ぶ．

One More Navi
黄疸は血清アルブミンと腹水の存在に次いで有用な指標．経過とともに黄疸が増強する場合は，劇症化を念頭に置く（PT活性が低下してビリルビンの上昇線と交差する）．

One More Navi
ビリルビン高値，間接ビリルビン優位，PT延長，コリンエステラーゼ低下は劇症化しやすい．また，HBVキャリア発症，非A非B型のウイルス，自己免疫性，薬剤性，高齢も劇症化のリスク因子．妊娠後期のE型肝炎も劇症化しやすい．

One More Navi
肝臓はⅧ因子以外の凝固因子を産生する（Ⅷ因子は血管内皮で産生）．一方，抗凝固因子のプロテインC，Sも肝臓で産生されるので，凝固因子低下でも出血はみられにくい．出血リスクは血小板数の低下による．

では黄疸は稀で，初発症状出現の3日後に脳症になることもあります．

急性型の原因の70%をウイルス性が占め，このうち40%はB型肝炎ウイルス（HBV）によって引きおこされます．このほか，自己免疫や薬剤が原因として考えられ，さらに虚血性肝炎，妊娠性脂肪肝，Wilson病，Budd-Chiari症候群，キノコ中毒，悪性リンパ腫の肝浸潤なども原因となります．

- 亜急性型：初発症状から肝性脳症出現までが11日以降56日（8週）以内におきるもので，高齢者に多く，死亡率が高い病型です．原因では薬剤性やウイルス陰性が多いとされますが，原因不明が40%を占めます．

● 遅発性肝不全

遅発性肝不全（late onset hepatic failure；LOHF）は急性肝不全の縁類疾患で，初発症状から肝性脳症の出現までの期間が8週以上24週（6か月）以内と長く，亜急性型と同様に予後不良の病型です．

▶ 慢性肝不全

慢性肝不全（chronic liver failure）は，慢性の肝疾患がベースにあり，肝不全状態に陥ったものを指し，肝硬変の非代償期や肝癌の末期などでみられます．原因として多いのは肝硬変の進行で，C型肝炎ウイルス（HCV）への感染が原因の多くを占めます．

なお，慢性の肝疾患が急性増悪して急性肝不全を呈するに至ったものは acute on chronic と呼ばれ，慢性肝不全とは区別して考えられます．

C-50 診断

▶ 症状・身体所見

急性肝不全では，肝性脳症に加えて黄疸，腹水，浮腫などの症状がみられます．また，出血傾向も認められます．

一方，慢性肝不全では上記の症状に加えて，くも状血管腫，手掌紅斑，腹壁静脈の怒張（メドゥーサの頭），浮腫，女性化乳房などの身体所見を呈することがあります．

▶ 検査

● 血液生化学検査

一般肝機能検査（ALT，AST，γ-GTP，血清総ビリルビン，直接ビリルビン／総ビリルビン比，アルブミン，総蛋白，コリンエステラーゼなど）の結果や，PT活性の低下などから診断を行います．

肝細胞逸脱酵素であるALT，ASTが上昇（急性型では著増，亜急性型では軽度上昇）し，肝由来の血液凝固因子が減少するためPTは延長します．また，血清ビリルビンが上昇（直接ビリルビン優位）しますが，重症化するほど直接ビリルビン／総ビリルビン比は低下し，間接ビリルビンの割合が増加します．胆汁うっ滞がみられる場合には胆道系酵素（γ-GTP，ALP，LAP）が有意に上昇します．

肝炎ウイルスを疑う場合は血清マーカー（ウイルスマーカー），自己免疫性肝炎はγグロブリンや自己抗体検査，薬剤性ではアセトアミノフェン濃度測定などで原因を調べます．

● 画像検査

肝萎縮，肝表面の不整，腹水などを呈し，腹部エコーでは肝実質が不規則な地図

状高エコー域（map sign）がみられます．また，腹部 CT では壊死部の CT 値が低く描出されます．CT 検査は，Budd-Chiari 症候群や妊娠性脂肪肝で有用です．

C-51 治療

頻回に低血糖，低リン血症，腎不全，感染，脳症（脳圧上昇）の有無をモニターします．昏睡度Ⅱ度以上は集中治療室（ICU）で管理し，Ⅲ度以上の患者では人工呼吸管理が必要となります．

▶急性肝不全

肝細胞壊死の進展を阻止（原因治療）し，合併症の発症を抑えながら肝再生を待ちます．脳浮腫，消化管出血（消化性潰瘍），循環不全，腎不全，感染（肺炎が多い）対策を行います．

- 薬物療法：B 型キャリアには抗ウイルス薬，自己免疫性肝炎にはステロイド薬を投与します．急性型では分岐鎖アミノ酸（BCAA）は低下しておらず，また窒素負荷になるので分岐鎖アミノ酸点滴は禁忌です．
- 特殊療法：昏睡Ⅱ以上の肝性脳症には血漿交換や血液濾過透析をします．
- 肝移植：最終治療手段は生体部分肝移植です（87% の生存率）．

> ● 人工肝臓（MARS（molecular adsorbent recirculating system），ブタ肝，ELAD（extracorporeal liver assist device）の有用性は不明．活性炭吸着筒は無効であった．
> ● 脳圧をモニターして 25 mmHg 以下にする．マンニトール静注，過換気，プロポフォール麻酔で脳圧を下げる．
> ● アセトアミノフェン中毒（150 mg/kg 以上）では，内服 4 時間以内なら活性炭を投与し，48 時間以内なら N-アセチルシステイン（NAC）を投与する（早ければ早いほど予後がよい）．NAC は代謝されてシステインとなり，これがアセトアミノフェンの代謝産物で細胞毒性を有する N-アセチル-p-ベンゾキノンイミンと結合して無毒化する．NAC はアセトアミノフェン中毒でなくても急性肝不全に有効．

▶慢性肝不全

低栄養の評価が重要で，分岐鎖アミノ酸（BCAA）経口投与や分割食を行います．食道静脈瘤には内視鏡治療も行います．

> ### ▶肝移植の適応と移植登録
> 『肝移植適応ガイドライン』に従い死亡予測を行い，肝移植の適応を判断します（2004 年から生体肝移植も保険適用）．以下の項目のうち 2 項目以上が該当する場合には死亡の危険があるので肝移植登録を行います．
> ①発症から肝性脳症出現まで 11 日以上（亜急性型）
> ②プロトロンビン時間が 10% を下回る
> ③総ビリルビン値が 18 mg/dL 以上
> ④直接ビリルビン／総ビリルビン比が 0.67 以下
> ⑤ 45 歳以上
>
> 肝性脳症の出現から 5 日後に行う再評価で，(1) 脳症がⅠ度以内に覚醒した場合，または昏睡度がⅡ度以上改善した場合，さらに (2) PT が 50% 以上に改善した症例は死亡のリスクが低いため肝移植登録を取り消します（いずれか 1 つなら肝移植登録を継続）．

One More Navi
肝不全で尿素合成低下のために腎不全でも BUN が上昇しないことがある（この場合はクレアチニンで診断）．

One More Navi
BCAA は植物蛋白に多い．筋でのグルタミン合成や肝での蛋白合成を促進する．

One More Navi
BCAA が肝不全で低下することで中枢への AAA を増加させて肝性脳症がおきる（Fischer 仮説）として日本では BCAA 輸液が行われる（最近は欧米でも見直されつつある）．

One More Navi
肝性脳症の患者は深昏睡でも完全に回復することがあるので，脳死と判断するのは困難．

C-52 肝腫大・脾腫

▶レファレンス
・内科診断③：p.564-575
・ハリソン⑤：p.418-420

One More Navi
脾臓がなくても生存可能なので，赤血球や血小板の破壊を減らす目的で，しばしば脾摘出手術が行われる．ただし，5歳未満では感染のリスクが上がる（莢膜のある菌：肺炎球菌，髄膜炎菌，化膿連鎖球菌）．

One More Navi
小児では，肋骨弓が肝臓と平行に走行するため，正常でも2横指まで触知できる．乳児では正常でも脾臓が触知できる場合がある．

One More Navi
脾臓は血流が多いが，転移性癌は稀．

One More Navi
Felty症候群は好中球減少，脾腫，重症関節リウマチが三徴．門脈域の線維化で門脈圧亢進になるため．

One More Navi
髄外造血
骨髄線維症で顕著にみられる現象で，リンパ球を除く骨髄系血液細胞が骨髄以外で産生される病的状態．骨髄造血細胞の再生が不十分なとき（骨髄線維症，癌の骨転移，サラセミア）の代償性反応としておこる．

One More Navi
Heinz小体はヘモグロビンの酸化変化物の集塊（封入体）で細胞膜に付着しやすく，血球辺縁部に認められる．脾臓で細胞膜を食食し，細胞は嚙みちぎられたような所見を呈する（bite cell）．Heinz小体の存在は脾機能低下を示唆するため重要で，不安定ヘモグロビン症，G-6-PD欠乏症で多く溶血性貧血になる．

One More Navi
脾機能亢進では赤血球，白血球，血小板の3系統がすべて減少する（汎血球減少）．特に血小板が低下しやすい．

　肝臓が右肋骨弓下に肝下縁を2cm以上（2横指）触知できる程度（打診で肝濁音界が11cm以上に拡大）にまで腫大した状態を肝腫大（hepatomegaly）と呼びます．なお，触知できる幅が1横指であっても，肝臓に圧痛があり，硬さが増していることが確認できれば肝腫大と考えます．

　脾臓（spleen）は巨大な網内系臓器で，老化・奇形赤血球の除去，抗体産生，細菌や抗体付着血球の除去，過剰な血球の貯蔵などの役割があります．脾臓が正常な範囲を超えて拡大することを脾腫（splenomegaly）と呼びます．脾臓の大きさは握りこぶしよりも少し小さめ（130g程度で，加齢とともに縮小）で，通常，成人では触知することができません．しかし，脾腫では脾臓が2～3倍に腫大し，触知可能となります．また，エコー検査で長軸が10cm以上ある場合には，脾腫と診断できます．なお，肋骨弓下10cm以上にわたって脾臓を触知する場合（正中線を越える）を巨脾と呼ぶこともあります．

　肝臓も網内系臓器の一環をなしているため，脾腫に肝腫大を合併することも稀ではなく，これを肝脾腫（hepatosplenomegaly）と呼びます．

C-53 原因

▶肝腫大の原因

　肝腫大の原因としては，①炎症性の細胞浸潤や浮腫に伴うもの，②脂肪，グリコーゲン，アミロイドなど種々の物質の沈着によるもの，③腫瘍による占拠病変や造血器腫瘍細胞の浸潤，④胆汁うっ滞，⑤肝うっ血などがあげられます．

　それぞれ原因となる疾患は以下のとおりです．

Tab. 肝腫大の原因疾患

発生機序	原因疾患
①炎症性の細胞浸潤・浮腫	ウイルス性肝炎，微小膿瘍など
②種々の物質の沈着	脂肪肝，アミロイド，ヘモクロマトーシス，Gaucher病，Niemann-Pick病など
③腫瘍によるもの	悪性リンパ腫，白血病，びまん型肝細胞癌，微小転移，類洞内浸潤性転移，肝囊胞，真性多血症，骨髄線維症など
④胆汁うっ滞	原発性胆汁性肝硬変（PBC），原発性硬化性胆管炎，閉塞性黄疸（総胆管結石，腫瘍）など
⑤肝うっ血	右心不全，収縮性心膜炎，Budd-Chiari症候群など

▶脾腫の原因

　脾腫は特定の疾患の原因ではなく，結果であることがほとんどなので，脾腫に隠された感染症などの炎症や造血器腫瘍，溶血性貧血，門脈圧亢進，種々の物質の沈着（代謝異常）を検索することが重要です．

　原因として最も多いのは血液疾患で，異常に増加した血球の処理や寿命が短く代謝速度が速い血球を迅速に処理するために過剰に脾機能が亢進し，脾腫が引きおこされます．また，肝疾患が原因となることもあり，門脈血のうっ滞で蓄積した血球や肝臓で処理できなくなった蛋白や血球を代償的に処理するうちに，脾機能が亢進して脾腫が引きおこされます．稀に先天的代謝異常で，脾臓に不要になった代謝産物が蓄積して脾腫がおきることもあります．

One More Navi

巨脾をきたす疾患
慢性リンパ性白血病
非 Hodgkin リンパ腫
慢性骨髄性白血病
真性赤血球増加症（多血症）
骨髄様化生（髄外造血）を伴う骨髄線維症

Tab. 脾腫の原因疾患

発生機序		原因疾患
①炎症	感染症	・急性感染症：伝染性単核球症, 感染性肝炎, オウム病, 細菌性心内膜炎, 敗血症, 腸チフスなど ・慢性感染症：粟粒結核症, マラリア, ブルセラ症, カラアザール, 梅毒など
	非感染症	サルコイドーシス（脾サルコイドーシス）, 全身性エリテマトーデス（SLE）, 関節リウマチ（Felty 症候群）など
②造血器腫瘍		・白血病：急性白血病, 慢性骨髄性白血病, 慢性リンパ性白血病など ・骨髄増殖性腫瘍：骨髄線維症, 真性赤血球増加症（多血症）, 本態性血小板血症など ・リンパ系腫瘍：悪性リンパ腫など
③溶血性貧血		球状赤血球症, 鎌状赤血球症, サラセミア, 異常ヘモグロビン症など
④門脈圧亢進（うっ血脾）		肝硬変, 特発性門脈圧亢進症, 門脈血栓症, うっ血性心不全, うっ血性脾腫（Banti 病）など
⑤代謝異常		Gaucher 病, アミロイドーシス, Niemann-Pick 病など

C-52
C-53
C-54

One More Navi

Banti 病は現在は特発性門脈圧亢進症と呼ばれ, うっ血性脾腫を呈する.

One More Navi

脾破裂では流れだした血液の刺激で腹痛が生じる. 緊急手術で致死的な出血を未然に防ぐ.

One More Navi

脾破裂は白血病細胞の浸潤や, 脾梗塞, 凝血異常でもおきる. 伝染性単核球症では88％に脾腫を合併し, 運動などによる外傷性脾破裂を予防する. 逆にサルコイドーシスでは破裂しにくい（肉芽腫）.

●原因疾患の検索

経過が急性の場合は炎症が原因のことが多く, この場合は感染症と非感染症を区別して診断を進めます. 一方, 経過が慢性の場合は, 血液疾患, 門脈圧亢進症, 代謝異常が疑われます.

リンパ節腫大を伴う場合には網内系臓器としてリンパ系疾患と連動している可能性が考えられます. また, 脾腫に加えて貧血または血球減少症があるときには脾機能亢進（溶血性貧血）を疑います.

C-54 治療

診断に基づいた治療のほかに, 腫瘍浸潤に対しては鎮痛目的で放射線療法などを行うこともあります.

なお, 緊急の対応が必要な基礎疾患は, 急性白血病, 敗血症, 細菌性心内膜炎, うっ血性心不全などです. 脾腫は外傷などで破裂しやすく, 大出血を引きおこすので注意が必要です.

●脾摘の手術前に肺炎球菌の予防接種を行う. 術後には毎年インフルエンザの予防接種を行う.

D 消化器疾患の診察

Preview

D-01	腹部の身体所見	p.124
D-02	視診	p.125
D-03	聴診	p.127
D-04	打診	p.128
D-05	触診	p.129
D-06	浅い触診	p.129
D-07	深い触診	p.131
D-08	直腸診	p.133

Navi 4 視診 → 聴診 → 打診 → 触診の順で！

身体診察では患者の全身状態から，まず**緊急性の有無**を判断することが重要です．続いて，視診，聴診，打診，触診の順に診察を進めていきます．

▶ D-02 では，腹部視診のポイントとともに腹部以外に出現する重要な所見についても解説します．
▶ D-03 では，消化器疾患で問題となる雑音を取り上げます．
▶ D-04 では，打診と触診のポイントを解説します．また，▶ D-05 では，腹部の異常を手掌で感じ取るための浅い触診と，腹部臓器の異常を触知するための深い触診とに分けて，触診のポイントを解説をしていきます．

D-01 腹部の身体所見

▶レファレンス
・内科診断③：p.124-125
・ハリソン⑤：p.1927-1930

One More Navi
患者の右側に立つのが基本で，痛がっていても仰臥位にしなくてはならない（左右が比較できない）．高齢者（特に女性）ではパンツを脱がして鼠径部〜大腿部の鼠径ヘルニアや大腿ヘルニア（高齢でやせ形の女性に多く嵌頓しやすい）を見逃さないようにする．

One More Navi
Carnett's sign
圧痛部を押さえたまま患者に頭部挙上させて腹壁緊張させたとき，痛みの増減を確認する．痛みが増強する場合（陽性）は腹壁由来の痛みが示唆され，痛みが減弱する場合（陰性）は腹腔内由来の痛みを示す．

One More Navi
tapping pain
指先で叩くことで炎症のある腹膜の部位を特定する方法．局所の腹膜炎を診る所見で反跳痛を使用しない．

▶全身状態の把握

腹部所見の診察を行う前に，全身のバイタルサイン，栄養状態，意識状態，歩き方や体位，表情，呼吸状態などを観察し，緊急性や外科的疾患の有無について判断を行うことが重要です．頭頸部 → 胸部 → 腹部 → 四肢の順で診察を進め，貧血，黄疸，発疹，浮腫，リンパ節腫大，不整脈などの徴候を見逃さないようにします．

なお，患者が悪心・嘔吐を訴える場合，消化器疾患のほかに，脳圧亢進や緑内障発作，循環器疾患，呼吸器疾患なども考えられるため，注意が必要です．

▶腹部の区分

Fig. 腹部の区分

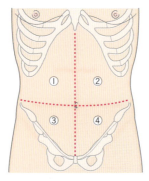
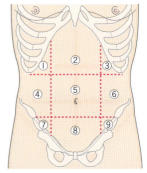

①右上腹部 ②左上腹部
③右下腹部 ④左下腹部

①右季肋部 ②心窩部 ③左季肋部
④右側腹部 ⑤臍部 ⑥左側腹部
⑦右鼠径部 ⑧恥骨部 ⑨左鼠径部

腹部は横隔膜と鼠径靭帯で上下に挟まれた部位を指し，身体所見の局在は 4 領域または 9 領域に区分して表現します．
- **4 区分法**：臍を中心として腹部を上下左右の 4 領域に分ける方法で，簡便です．
- **9 区分法**：左右鼠径靭帯の中央部を縦線とし，左右の肋骨弓最下端と左右の上前腸骨棘を結ぶ線を横線として腹壁を 9 領域に区分する方法です．通常，臨床では 9 区分法で腹部の区分を表現します．

▶診察時の注意事項

患者の緊張を取るために適度に話しかけ，手や聴診器を温めておきます．

腹壁の緊張を取る体位として仰臥位で両膝を 120°に屈曲させ枕に頭を乗せ，両腕の力を抜いて脇腹か前胸部に置きます．

部屋を温かくして腹部を十分露出させ，視診→聴診→打診→触診の順で行います．なお，腹痛があり，打診で痛みが増強する場合は触診を先に行います．また，打診や触診は腸の動きを刺激して腸音亢進になるため，聴診より先には行わないのが基本です．

> **One More Navi**
> 腹部の輪郭は平坦，膨満，陥凹で表現する．診察は患者の表情を見ながら行う（痛みなどが表情からわかる）．

> **One More Navi**
> 正常所見は NT/ND：nontender/nondistended（圧痛なし平坦）．

D-02 視診

▶レファレンス
- 内科診断③：p.125-129

▶腹部の視診

以下のポイントに留意しながら腹部の視診を行います．

●手術痕

腹部に手術による瘢痕が認められる場合には，手術の既往（虫垂炎，鼠径ヘルニア，帝王切開など）を患者に確認します．手術痕がある場合には，癒着性イレウスのリスクを考えます．

●腹部の形状

腹部膨満（膨隆）や陥凹がみられないかを確認します．

- **腹部膨隆**：膨隆は腹水や鼓腸のほか，腫瘍，皮下脂肪，妊娠，ヘルニアなどでもみられます．肝硬変に伴う漏出性腹水では腹壁の緊張はみられず，腹部は前方より側方に向かって垂れ下がるように膨隆するカエル腹（frog-belly）を呈します．一方，腹膜炎などの炎症性疾患では，腹壁の緊張により腹部は前方に突出した尖腹（pointed abdomen）を呈します．腹部の腫瘤，鼠径ヘルニア，腹壁ヘルニアでは腹部に局所的な膨隆がみられます．

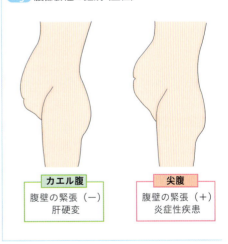

Fig. 腹部膨隆の鑑別（立位）

カエル腹	尖腹
腹壁の緊張（−） 肝硬変	腹壁の緊張（＋） 炎症性疾患

- **腹部陥凹**：絶食や栄養障害，消耗性疾患などでみられます．

●皮膚線条

皮膚が過伸展した後に弛緩すると，下腹部に白色の線状瘢痕が出現することがあり，これを皮膚線条と呼びます．特に妊娠で発生したものは妊娠線（striae of

> **One More Navi**
> 腹部膨隆と腸管蠕動がみられれば腸閉塞を疑う．

> **One More Navi**
> 高齢女性で腹部の陥凹がみられる場合，閉鎖孔ヘルニアや大腿ヘルニアをおこしている可能性がある．

> **One More Navi**
> 腹部大動脈による拍動が心窩部にみられることがある（やせ型の人では正常でもみられるが，大動脈瘤のこともある）．

> **One More Navi**
> **Sister Mary Joseph の小結節**
> 腹腔腫瘍の転移により臍に出現する結節で，薄い腹壁のために見つけやすい（発見後の余命は 10 か月）．

pregnancy）と呼ばれますが，妊娠以外でも腹水，肥満，腹部腫瘤などで出現することもあります．

なお，Cushing症候群やステロイド薬の長期服用者では赤味がかった皮膚線条（赤色線条）が下腹部，側腹部，臀部などにみられることがあります．

● 腹壁静脈の怒張

腹壁の表在静脈の拡張・怒張は，門脈圧亢進や上大静脈・下大静脈の狭窄・閉塞を示す所見として重要です．これらは腹壁静脈怒張の出現の仕方や血流の方向で鑑別することができます．

・肝硬変，門脈閉塞：肝硬変に伴う門脈圧亢進や門脈の閉塞がおきると，血液は肝臓に流入できず，傍臍静脈を経て臍に達し，下大静脈支配の表在静脈を逆流します．臍を中心として拡張だけでなく蛇行した静脈怒張が放射状にみられることから，この所見はメドゥーサの頭と呼ばれることがあり，立位や座位で増強します．

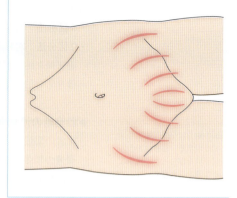
Fig. 腹部の皮膚線条

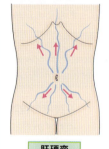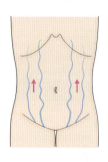
Fig. 腹壁静脈の怒張

肝硬変 門脈閉塞 — 血流は臍を中心に放射状
下大静脈閉塞 — 血流は上行性

・下大静脈閉塞：下大静脈の閉塞では下半身の静脈血の一部が，腹壁と胸壁の表在静脈に迂回して流れ込み，上行性（下から上）に流れて上大静脈に注ぎます（臍下の静脈の流れが正常とは逆になる）．

・上大静脈閉塞：上大静脈の閉塞は下大静脈とは逆に，上半身の静脈血の一部が胸壁・腹壁の表在静脈を経て下行性（上から下）に流れ，下大静脈に注ぎます．ただし，奇静脈を介する側副血行路が発達してくるので，上大静脈の閉塞は表在静脈の拡張を伴わないこともあります．

▶ 腹部以外の視診

消化器疾患の視診では，腹部以外の所見にも注目します．

● 眼・眼瞼所見

眼球結膜の黄染は肝・胆道疾患を示唆する所見として重要です．眼瞼結膜の蒼白は貧血を示唆しており，消化管出血などが考えられます．また，Wilson病では，銅が角膜周囲に沈着して黒褐色のリングを形成するKayser-Fleischer角膜輪を呈することがあります．

● 皮膚所見

胸部のくも状血管腫，手掌紅斑，女性化乳房などは門脈圧亢進（肝硬変）を示唆する所見で，顔面に暗褐色調の色素沈着を認める場合もあります．これらは肝機能の低下でエストロゲンの不活化が不十分となり，血中のエストロゲン濃度が上昇

One More Navi
ステロイドホルモンはコラーゲン産生を抑制して皮膚（表皮）が裂けやすく，真皮が透けて赤く見える（Cushing症候群の過剰なアンドロゲンで多血症になると紫色）．

One More Navi
正常では臍周辺の腹壁静脈は臍に向かって流れ臍壁静脈を通って下大静脈に注ぐが，門脈圧亢進では傍臍静脈を通って門脈血が臍から腹壁静脈に流入するので正常とは逆向きに流れる．なお，側腹部の腹壁静脈は正常では臍より上は上へ，臍より下は下へ流れ，両者が混在する部分もある．

One More Navi
腹壁静脈の流れる方向は門脈圧亢進では臍から周辺へ放射状に，Budd-Chiari症候群では下大静脈が閉塞するので，すべて上行性に向かう．

One More Navi
COPDなど高CO_2血症でも血管が拡張するが全身性である．一方，肝硬変ではエストロゲンの末梢血管拡張作用のため，前胸部や首，腕，肩など上半身に強く拡張がみられる（遠い下半身まで至らない）．この現象は妊娠中にもおきる．

One More Navi
肝硬変では肺内シャント（肝肺症候群）のためばち指がみられることもある．肝肺症候群では下肺血管が拡張するので，患者は起座で呼吸困難となる．

One More Navi
1918年米国のCullenが報告したのは異所性妊娠による皮下出血であったが，実際には1％以下と稀．胆管破裂では臍が黄疸色になる（Ransohoff徴候）．1920年に急性膵炎での皮下出血を英国のGrey Turnerが報告した．

するために引きおこされます．

なお，慢性の肝内胆汁うっ滞では高コレステロール血症のため，顔面に黄色腫を呈することがあります．また，出血性膵炎では側腹部に出血斑（Turner 徴候）をきたすことがあり，特に臍周辺にみられる出血斑を Cullen 徴候と呼びます．

●浮腫

肝硬変による低蛋白血症のほか，心不全でもみられるため鑑別を要します．なお，肝硬変では足背の強い浮腫，ネフローゼ症候群では顔面浮腫，心不全では頸静脈怒張が特徴的です．

D-03 聴診

▶レファレンス
・内科診断③：p.139

聴診は聴診器を手掌などで温め，膜型のほうを患者の腹部に軽く当てて行います．腹部の聴診では以下のような所見を得ることができます．

▶腸雑音

腸の蠕動音（グル音）は腸内のガスと液体が混ざって移動する音で，正常では10〜15秒ごとに聴取されます．

●蠕動音の亢進

蠕動音が異常に増強する場合は腸管の通過障害（狭窄，閉塞）が考えられます．特に機械的イレウスでは疝痛発作と一致して高調な金属音（metallic sound）が聴かれ，音が高調であるほど手術などの緊急性が高いと考えらえます（腹痛の消失とともにグル音も消える）．なお，蠕動音の亢進は下痢でもみられます．

●蠕動音の減弱・消失

蠕動音が減弱・消失する場合は腸管の麻痺が考えられます．蠕動音の消失は腹部の1か所（最も聴きやすいのは臍上部）で30秒以上にわたって蠕動音が聴こえないことが必要で，この場合，麻痺性イレウスなどの疾患を疑います．

なお，絶食時には腸蠕動運動は低下するため，蠕動音は減弱します．

▶血管雑音

Fig. 血管雑音の聴診部位

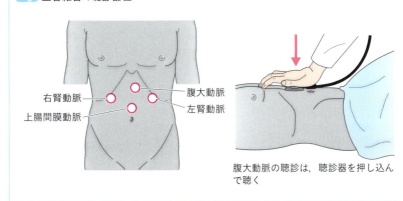

腹大動脈の聴診は，聴診器を押し込んで聴く

血管雑音は腹部動脈が狭窄をおこしている場合に聴取される雑音で，血管雑音が聴取できる部位は，①腹腔動脈は剣状突起と臍との中間，②上腸間膜動脈は臍のすぐ上方，③左右腎動脈は臍のすぐ下方の両側です．

One More Navi

腸内でガスと液体が前進するときのゴロゴロという音は腹鳴という．本来，グル音（gurgle）は腸を外部から圧したときに発する音を指すが，臨床ではグル音と腹鳴はほぼ同義で使われている．
正常では60分サイクルでピークがある．多くは胃から発生し，食後に多くなる．

One More Navi

聴診器を腹部に強く押し当てると腸雑音は聴こえない．聴診器は軽く当てるか，腹壁上で安定していれば，手を放したほうがよく聴こえる．

One More Navi

膵癌が脾動脈を狭窄させると血管性雑音が聴かれる．肝細胞癌や血管腫による動静脈シャントでも血管性雑音が聴かれる．

One More Navi

動脈瘤が急速に大きくなって破裂しそうになると痛みが生じ，強く触診すると破裂する（聴診時にも注意）．

One More Navi

上腸間膜動脈の狭窄は腹部アンギーナの原因になるため，上間膜動脈の狭窄雑音では腹部アンギーナを考える．

腹部大動脈瘤や腹部大動脈の狭窄がある場合，腹壁で収縮期雑音が聴かれます（ベル型の聴診器を押し込んで聴くと聴きやすい）．また，高血圧症の患者では腎血管性高血圧の可能性を考えて，腎動脈の狭窄がないかを確認します．

　肝硬変で門脈-静脈系のシャントがある場合には，右季肋部や臍の周囲で持続性の静脈性雑音が聴取されます（Cruveilhier–Baumgarten 雑音：圧迫すると消失）．

▶その他の雑音
・摩擦音（friction rub）：肝臓の腫瘍，肝梅毒，脾梗塞などでは，肝臓や脾臓の直上で呼吸に合わせて患部と壁側腹膜が擦れ合う音が聴かれることがあります．
・振水音：イレウスや幽門狭窄・胃拡張で液体と気体が溜まると，腹壁を側方から揺すったときにチャプチャプという音が聴かれることがあります．

D-04 打診

▶レファレンス
・内科診断③：p.137-138

打診では鼓音と濁音の違いから①臓器の境界を確認し，②消化管内のガスや腹水の貯留を確かめることができます．

▶臓器の境界と濁音界
●肺肝境界と肝濁音界

安静呼吸時に右鎖骨中線上で肺から腹部に向かって打診を行ったとき，肺の清音（肺胞共鳴音）と肝臓の濁音（肝濁音界）を画する境界のことを肺肝境界（lung-liver border）と呼び，正常では5～7肋間にあります．一方，肝濁音界の下縁は第12肋骨弓下にあります．

肝腫大で肺肝境界の上昇や肝濁音界下縁の下降がみられることがありますが，打診よりも触診や画像検査での確認が必要です（打診のみで判断するのは危険）．一方，肺肝境界が第7～9肋骨に下がる場合は肺気腫が疑われます．

また，肝濁音界の消失は著明な肝萎縮や腹腔内へのガスの漏出が疑われます．

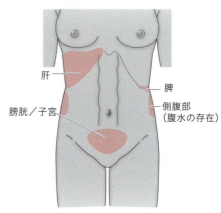

Fig. 腹部の濁音界（仰臥位）

肝／脾／膀胱／子宮／側腹部（腹水の存在）

肺肝境界より3cmほど上で打診音が清音から比較的濁音（やや含気空間のある部位を打診したときの音で強く打診すると絶対的濁音に変わる）に変わる位置がある．患者に吸気で息を止めてもらい打診をすると比較的濁音の幅は小さくなる．肝臓は深呼吸で2横指ほど移動するが，COPDではほぼ不変である．

●脾臓の打診
脾臓の濁音界は正常では中腋窩線よりも背側にありますが，脾腫がみられると濁音界が拡大します．脾腫の確認には以下のような方法があります．
・Castell 法：右側臥位で患者に深呼吸をしてもらい，左中腋窩線上を第8肋間から下方に向かって打診し，最下肋間（第9肋間）が濁音であれば陽性です（脾腫が疑われるが，左腎や肝左葉によることもある）．

One More Navi
消化管穿孔による腹腔内 free air（遊離ガス）は背臥位で肝濁音界や肺肝境界を不鮮明にする（遊離ガスが肝の周りに集まるため）．

One More Navi
打診の低い音は左手の振動覚で感じ取る．

One More Navi
右鎖骨中線上で肝臓の縦径が12cm以上ある場合には肝腫大と診断する．

One More Navi
肝叩打痛は急性肝炎や急性胆嚢炎を疑う．

One More Navi
肝腫大をみるスクラッチテスト
右鎖骨中線上・肋骨弓上部（肝臓の真上）に膜型聴診器を当てて，皮膚の引っかき音を聴診する．引っかく場所を上下させ，聴診音が大きく聞こえたところまでが肝臓と判断する．

- Traube三角の打診：第6肋骨（清音下縁）と肋骨弓，前腋窩線で囲まれた範囲（Traube三角）を打診します．正常では胃泡があるため鼓音を呈しますが，脾腫がある場合にはTraube三角の後縁から濁音となります．なお，胸水や腹水がある場合や食後の胃は濁音を呈するため，Traube三角の打診時には注意が必要です（左中腋窩線付近の濁音に注目する）．

脾腫が疑われる場合には触診により確認を行います．

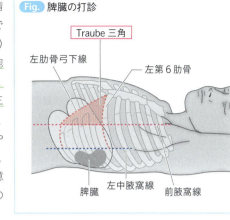

Fig. 脾臓の打診

> **One More Navi**
> Traube三角の後縁は前腋窩線であり中腋窩線上の打診のほうが脾腫診断に適当である．脾腫がなければ呼気時・深吸気時にも鼓音であるが，軽度脾腫では呼気時には鼓音でも深吸気時には濁音になる．
> 肺疾患では座位でTraube三角の打診を行い，濁音では無気肺, consolidation, 胸水が示唆される．

> **One More Navi**
> 胃泡が消失する疾患（噴門部癌，アカラシア，胃の機能不全，著明な脾腫など）では，腹部の鼓音が消失する．なお，便塊の存在で濁音になることもある．

▶ 鼓腸と腹水の打診

患者に腹部膨満がみられる場合，打診によってその原因が鼓腸（消化管内のガスの貯留）によるものか，腹水（腹腔内の液体成分の貯留）によるものかの鑑別を行うことができます．すなわち，鼓腸では打診で鼓音の増強が認められるのに対し，腹水では側腹部の濁音を呈し，さらに濁音界が体位によって移動する濁音界移動現象（shifting dullness）や波動（fluid wave）がみられます．

なお，腹部の膨隆と濁音界の出現は巨大卵巣嚢腫のような大きな腫瘤でもおきることがありますが，腹水とは異なり濁音界の移動はみられません．

> **One More Navi**
> 結核性腹膜炎では腸管の癒着により，腹水が腹腔内を移動できず，濁音界移動現象がみられないこともある．

D-05 触診

▶ レファレンス
・内科診断③：p.129-137

触診は患者に両足を軽く曲げてもらい，腹筋の緊張を弛めた状態で行います．また，触診時には手を温め，腹壁の緊張をおこさないようにします．疼痛部位を先に強く触診すると，痛みのない場所でも患者が痛みを恐れて過敏に反応（腹壁の緊張）してしまうため，疼痛部位の触診は最後に回します．

触診の方法には，浅い触診（表在部触診）と深い触診（深部触診）とがあり，まず浅い触診から始めて患者の緊張を和らげ，次いで各臓器の深い触診へと移ります．

触診は疼痛部位から離れた場所から行うのが原則です．一般的には，右上腹部から時計回りに順番に触診をしていき，最後に臍部の触診を行います（臍部では大動脈に触れる）．

D-06 浅い触診

手掌を患者の腹壁に軽く置き，腹壁全体に異常な緊張，圧痛，腫瘤などがみられないかを触診します．手指で何かを探り出そうとするのではなく，手掌全体で腹壁や腹腔内の所見を感じ取れるようにします．

▶ 腹膜刺激症状の触診

触診で最も重要なのは，筋性防御や反跳痛などの腹膜刺激症状の有無を確かめることです．

● 筋性防御

炎症が腹膜に及ぶと肋間神経，腰神経を介して反射性に腹壁の筋収縮がおこり，これを筋性防御（muscular defense）と呼びます．筋性防御の出現部位により，炎症病変の部位を推定できます．

触診では硬く緊張した腹筋が触知され，多くは同時に圧痛も認められます．進行すると腹壁全体が板状硬となるため圧迫しなくても確認できます．なお，高齢者や軽症者では筋性防御がはっきり出現しないことも多く，このような場合は腹壁の硬さの左右差を比較して判断します．

● 反跳痛

反跳痛（rebound tenderness）は，腹壁を手指でゆっくりと押し込んで瞬時に離したときにおきる鋭い痛みのことで，Blumberg徴候（ブルンベルク）とも呼ばれます．筋性防御と同様に，炎症が腹膜に波及していることを示す徴候で，腹部に圧痛が認められる患者に対しては必ず反跳痛の有無を確認します．

なお，反跳痛は感度が低く，つま先立ちから踵を落として腹痛の有無をみる踵落とし試験（heel drop test）のほうがより鋭敏です．また，最近は患者に咳をさせたり，検者が腹痛部位を指先で軽く叩いて痛みが響くか（tapping pain）を確認する方法などが行われることもあります．

One More Navi
反跳痛は病変が広いと病巣から離れた部位の圧迫解除でも痛みが響くが，病変が小さい時は病巣部のみの刺激でおきる．

▶ 圧痛の触診

腹壁を軽く圧迫（1cm以下）することで圧痛（tenderness）の有無も確認します．圧迫している間，圧痛が持続または増強する場合には，その部位の炎症が疑われます．一方，圧迫していると痛みが軽減してくる場合には，腸管の伸展，拡張，収縮，痙攣などが原因の内臓痛が疑われます．

なお，圧痛には痛みが一点に限局する圧痛点（tenderness point）を呈する場合もあり，虫垂炎などでみられることがあります．圧痛点は腹壁を1本の指で垂直に押さえて触診します．

関連項目

▶ 虫垂炎の圧痛点

右下腹部の圧痛領域（Rapp四角）に圧痛点が認められる場合，急性虫垂炎を疑って診察を進めます．なお，圧痛点の出現部位としては以下の3つが有名ですが，虫垂は位置が一定していないため，これらの部位に圧痛点が出現するとは限りません．

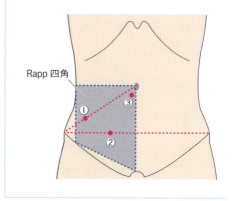
Fig. 虫垂炎の圧痛点

① McBurney点（マクバーニー）：臍と右上前腸骨棘を結ぶ線の外側1/3（約5cm）の点
② Lanz点（ランツ）：左右の上前腸骨棘を結ぶ線上を3等分した右1/3の点
③ Kümmell点（キュンメル）：臍の右下方1～2cmの点

急性虫垂炎の診断は，上記の圧痛点に加え，特徴的な徴候と検査所見により行います〔⇒各論「急性虫垂炎」の項参照〕．▶G-54

One More Navi
虫垂炎の症候
Rosenstein徴候：左側臥位でMcBurney点を圧迫すると圧痛がより著明になる．
Rovsing徴候：仰臥位で左下腹部を頭側に圧迫すると右下腹部痛が増強する．
Psoas徴候：右股関節を伸展させると痛みが増強する．

D-07 深い触診

🅟 手指を使って腹部の深部にある臓器や腫瘤などを触知します．

深い触診では患者に深呼吸をしてもらい，腹壁が陥凹したタイミングで手指を深く差し込んで目的とする臓器を触知します．なお，腹壁の厚い肥満者などに対しては，触知する側の手指の力を抜き，その上から反対側の手で圧力を加えるとよく触診できることがあります（双手法）．

以下，臓器別の触診について述べます．

▶肝臓の触診
●触診法

Fig. 肝臓の触診法

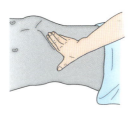 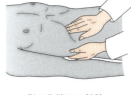 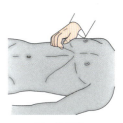

第2指側縁での触診　　　指の先端での触診　　　引っ掛け法

触診手（右手）の第2指の側縁を肋骨縁と平行に置き，腹壁を肋骨弓下に向かって押すようにして触診を行います．患者には腹式呼吸をしてもらい，腹壁の運動に合わせて呼気時（腹壁が陥凹）に圧を加えて触診手を押し込んでいき，吸気時には腹壁の膨張に合わせて触診手を上昇させます．吸気時に肝縁が下行してくるため，第2指側縁で肝臓の下縁に触れます．

このほか，肋骨弓下に向かって触診手の指先を押し込むようにして肝縁に触れる方法や，両手の指先を曲げて右肋骨弓下に引っ掛けるようにして触診する方法でも肝臓の触診ができます．

●触診のポイント

肝臓に触れた場合は，①触れた肝臓が軟（soft）か，硬（hard）か，②辺縁の性状が鋭利（sharp）か，鈍（rounded）か，③表面の性状が整（smooth）か，不整（uneven）かなどを確かめます．🅟 触診で肝臓が硬い，辺縁が鈍，表面の性状が不整などの所見がみられる場合には異常と考えます．

また，腫瘤に触れないか，圧痛がないかなどについても注意して触診します．

Fig. 脾臓の触診法

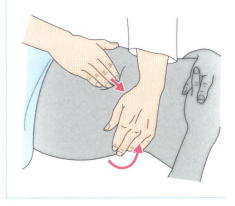

▶脾臓の触診
●触診法

右側臥位で左肋骨下縁直下の腹部を両手で挟むようにして触診します．検者の左手を患者の左肋骨弓下部に，右手を患者の左側腹部の肋骨弓下に置き，患者の深呼吸に合わせて左肋骨弓下部を左手

One More Navi
はっきり腫瘤と触知できないが，腫瘤様の抵抗を感じる場合を「抵抗触知」と呼ぶ．

One More Navi
うっ血性心不全では肝に拍動を触知する．一方，肝臓を圧迫すると頸静脈の怒張が著明となる徴候を肝・頸静脈逆流（hepatojugular reflux）と呼び，右心不全の鋭敏な所見である．

One More Navi
COPDでも肝が下方に圧排されて触知可能となるが，打診によって肝腫大が否定できる（右心不全になれば，うっ血肝として腫大する）．

One More Navi
劇症肝炎では肝臓は萎縮する．

One More Navi
脾臓が破裂すると，左横隔神経刺激によって左肩に疼痛が放散する．この徴候をKehr徴候と呼ぶ．

で持ち上げて皮膚を弛ませ，右手の手指で脾臓に触れます．

肥満者では脾臓の触診が困難なこともありますが，患者に左こぶしを左腎下部に入れてもらい，脾臓を突き出すようにして触診すると感度がよくなります（Middleton 法）．

●触診のポイント

正常では脾臓に触れることはありません．しかし，左肋骨弓下の内側に脾切痕を触れ，呼吸性に左上から右下に移動することが確認できれば，脾腫が疑われます（肝左葉は垂直下方へ移動）．

> One More Navi
> 脾臓も胸腺と同じく加齢によって萎縮する（胸腺ほどではない）．

▶腎臓の触診

●触診法

右腎の触診は，仰臥位で背側（第12肋骨部）に検者の左手を，右上腹部に右手を当て，患者の深呼吸に合わせて呼気時に上下から挟み込むようにして触診します（右腎は深呼吸で下がるので触知しやすい）．

左腎も同様に行えますが，検者は患者の左側に移動し，左手と右手を逆にして触診すると左腎に触れやすくなります（ただし，正常では右腎よりも触れにくい）．

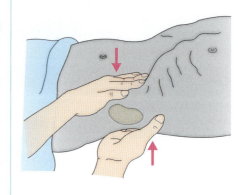

Fig. 腎臓の触診法

> One More Navi
> 腎臓は深吸気で下方に，呼気で上方に移動するため，触診時にボールが浮いているような感覚（浮球感：ballottement）が感じられる．肝臓や脾臓は触診での浮球感は感じられないため，腎臓を鑑別する目安となる．なお，浮球感は子宮内胎児の触診でも感じられる．

●触診のポイント

右腎は左腎よりも下方にあるため，やせている人では正常でも触れることがあります．

腎臓が腫大している場合には，水腎症や腎嚢胞，腎腫瘍が疑われ，両側の腎腫大は多発性嚢胞症などが考えられます．また，腎に圧痛がある場合には腎臓の感染症が疑われます．

> One More Navi
> 腎臓は呼吸や体位（立位や臥位）によって一定の範囲で移動する臓器だが，立位で1.5椎体以上，腎が移動する場合を遊走腎と呼ぶ．遊走腎の触診は座位や立位で行う必要がある．

▶胆嚢の触診

●触診法

仰臥位で検者の左手を背側に，右手を右肋骨弓下に置き，患者に腹式呼吸をしてもらいます．吸気時に背側の左手を上前方に押し出すようにし，右手で胆嚢を触知します（半座位で行うこともある）．

●触診のポイント

胆嚢に病変があっても，必ず胆嚢が触知できるわけではありませんが，胆嚢部に圧痛がある場合などは注意する必要があります．以下に胆嚢病変の代表的な触診所見をあげます．

- Murphy 徴候：吸気時に胆嚢のある部位に圧痛が認められる場合には，胆嚢とその周辺の炎症が示唆されます．特に，急性胆嚢炎では触診で吸気時に下がった胆嚢に触れると鋭い痛みのために患者が急に息を止める圧痛所見がみられます（Murphy 徴候）．
- Courvoisier 徴候：胆管閉鎖により胆嚢内に胆汁が蓄積すると無痛性の胆嚢腫大がおこり，胆嚢を触れるようになります．Vater 乳頭部癌，胆管癌，膵癌など

> One More Navi
> 胆嚢の触診には座位で背部から屈曲させた指先を肋骨下端に差し込む方法もある．

> One More Navi
> 胆石による胆管閉塞では，胆嚢炎を繰り返して胆嚢壁肥厚や萎縮のため胆嚢拡張は少ない．

が徐々に腫大した場合にみられる徴候です（癒着がなければ振り子運動を呈する）．

D-08 直腸診

▶レファレンス
・内科診断③：p.140-142

One More Navi
検査についての説明時に患者に，潤滑剤を拭き取るためのティッシュを渡しておく．検査者が最後に拭く場合はティッシュを手袋につつんで裏返しに捨てるとよい．

One More Navi
直腸診をしても前立腺癌マーカーのPSAは上昇しない．キシロカインゼリーはキシロカインによるアナフィラキシーショックがおきる可能性がある．

直腸内触診，直腸指診ともいいます．体位は左側臥位で軽く膝を曲げた Sims 体位（Sims' position）で行います．

まずペンライトで視診を行い，次に，肛門から10 cm 程度までの直腸内を指嚢やゴム手袋を装着し，潤滑剤（オリーブ油やワセリ

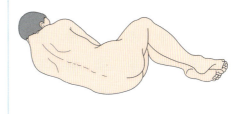
Fig. Sims 体位

ン）をつけた右示指で触診します．はじめは腹圧をかけさせないで触診を行い，最後に息んでもらい直腸の奥まで触診します．直腸診は前後左右すべての方向で行い，記録は腹部正中を 12 時として時計盤の時間で記載します．

直腸癌やポリープだけでなく，痔核，膀胱や子宮，卵巣，前立腺の異常も調べられます．触診後は手袋の付着物（血液，粘液，膿，脂肪便）も観察します．

E

食道疾患

Preview

E-01	食道疾患の特徴	p.137
E-02	食道炎・食道潰瘍	p.137
E-03	胃食道逆流症（GERD）	p.137
E-04	感染性食道炎	p.140
E-05	薬剤性食道炎	p.141
E-06	好酸球性食道炎	p.141
E-07	食道運動異常	p.142
E-08	アカラシア	p.142
E-09	びまん性食道痙攣	p.145
E-10	ナットクラッカー食道	p.146
E-11	その他の非腫瘍性食道疾患	p.146
E-12	食道裂孔ヘルニア	p.146
E-13	食道裂傷（Mallory-Weiss症候群）	p.147
E-14	食道破裂（Boerhaave症候群）	p.148
E-15	食道・胃静脈瘤	p.149
E-16	食道憩室	p.152
E-17	食道の狭窄・閉鎖	p.153
E-18	食道癌	p.154
E-19	病理・病因（リスク因子）	p.154
E-20	分類	p.155
E-21	症状	p.157
E-22	診断	p.157
E-23	治療	p.159
E-24	食道の良性腫瘍	p.160

Navi 1　炎症を引きおこす逆流・そのほかの原因

食道粘膜に生じた炎症が**食道炎**，炎症が粘膜下層に達して食道壁の欠損を生じたものが**食道潰瘍**です．

▶ E-03 〜 E-06 では，食道炎の主な原因を疾患別に整理し，それぞれの特徴と診断・治療のしかたを解説していきます．

Navi 2　系統的な嚥下運動に異常が発生

▶ E-08 で食道の蠕動運動が低下・消失する**アカラシア**，▶ E-09 で蠕動運動に寄与しない非系統的な収縮が出現する**びまん性食道痙攣**，▶ E-10 で蠕動運動が過剰に亢進する**ナットクラッカー食道**を取り上げます．

Navi 3　緊急疾患に注意！

食道に発生する非腫瘍性疾患をまとめました．**Boerhaave症候群**や**食道・胃静脈瘤**など，ときに命にかかわる緊急疾患が含まれている点に注意が必要です．

Navi 4　食道の腫瘍性疾患

食道粘膜に発生する悪性腫瘍として**食道癌**を，また，上皮性・非上皮性に発生する良性腫瘍について取り上げます．

▶ E-20 では，食道癌の分類，特に**進行度**と**病期（stage）**の考え方について解説します．
▶ E-22 では，内視鏡検査の種類と内視鏡所見を提示します．
▶ E-23 では，食道癌の進行度に応じた治療法についてまとめます．

E-01 食道疾患の特徴

食道疾患の主な症状としては，嚥下困難，嚥下痛，胸やけなどがあげられます．固形物だけが飲み込みにくい場合は食道に機械的狭窄（器質性障害）があることが示唆され，液体も飲み込みにくい場合には運動障害（機能性障害）の存在が疑われます．また，嚥下痛は食道粘膜の障害がある場合に引きおこされ，胸やけは胃酸の逆流によって生じます．なお，胸やけは胸痛と類似した徴候で，ときに緊急的対処が求められる心疾患との鑑別が必要となることがあります．

食道疾患は大きく癌などの腫瘍性疾患と，炎症などの非腫瘍性疾患とに分けて考えることができ，以下の項目では，まず非腫瘍性疾患を取り上げ，次に腫瘍性疾患について解説していきます．

One More Navi
①嚥下困難：アカラシア，憩室，癌・腫瘍
②胸やけ：胃食道逆流症（GERD），Barrett食道，食道裂孔ヘルニア，食道炎・潰瘍
③吐血：食道静脈瘤破裂，食道裂孔，Mallory-Weiss症候群

E-02 食道炎・食道潰瘍

▶レファレンス
・ハリソン⑤：p.1957-1961
・新臨内科⑨：p.395-398
・標準外科⑬：p.464-466

食道粘膜に炎症がおきているものを食道炎（esophagitis）と呼び，食道炎が粘膜下層にまで達して食道壁の欠損を生じたものを食道潰瘍（esophageal ulcer）と呼びます．

原因として，胃酸や十二指腸液（胆汁も含む）が食道に逆流して食道粘膜が刺激され，炎症やびらん，潰瘍が引きおこされる場合が多く，これ以外にも，感染症（ウイルス，細菌，真菌，Chagas病など），全身疾患（Behçet病，天疱瘡，Sjögren症候群），アレルギー薬，放射線，高温，胃管，内視鏡的硬化療法が原因になります．食道炎の症状は胸やけ，嚥下痛，食道出血（出血は通常微量だが大量のこともある）で，進行して消化性狭窄（食道の直径<13 mm）がおきると固形物の嚥下障害が徐々に進行します．なお，消化性食道潰瘍では胃潰瘍や十二指腸潰瘍と似た疼痛をきたしますが，疼痛は剣状突起や高位の胸骨下部に限局しています．

One More Navi
主に胃酸が原因で生じる潰瘍を消化性潰瘍（peptic ulcer）と呼ぶ．

One More Navi
消化性食道潰瘍は治りにくく，再発しやすく，さらに治癒後に狭窄しやすい．

One More Navi
食道胃接合部の機能は，噴門食道接合部の角度，横隔膜の動き，立位では重力の影響を受ける．

One More Navi
呑酸とは，すっぱい胃液が喉まで上がってくるような違和感のこと．胸やけと並びGERDに典型的な症状の1つである．

One More Navi
LESを弛緩させ逆流刺激になる要因として以下などがある．
食事：大量摂食，深夜食（就寝4時間以内），アルコール，チョコレート，コーヒー，脂肪食
薬剤：抗コリン薬，キサンチン製剤，β遮断薬，アスピリン，Ca拮抗薬，ニトログリセリン，モルヒネ
その他：喫煙，前かがみ，運動（腹圧），妊娠，肥満，食道裂孔ヘルニア

E-03 胃食道逆流症（GERD）

病態・症状 胃食道逆流症（gastroesophageal reflux disease；GERD）は，胃内容物の食道逆流を防止する下部食道括約筋（lower esophageal sphincter；LES）の機能障害で，胃酸と消化酵素が胃から食道に逆流して引きおこされます．

逆流は食後30分以内におこり（50分以降は稀），胸やけ，喉の違和感（呑酸），胃痛，胃もたれ，吐き気などの逆流関連症状のほか，喘息，喉頭炎，慢性咳，繰り返す肺炎，歯侵蝕，中耳炎，不眠，過敏性腸症候群などの食道外症状もきたします．

一般人口の10〜20%に認められる極めて頻度の高い疾患で（ただし，多くは受診しない），欧米人に多く，アジア人に少ない疾患でしたが，日本では Helicobacter

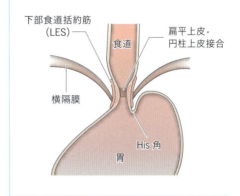

Fig. 胃-食道の逆流防止機構

下部食道括約筋（LES），扁平上皮・円柱上皮接合，食道，横隔膜，His角，胃

One More Navi
GERDは逆流した胃内容物が食道に長く停留することでおきるが、胃流出時間の延長はGERDの症状に影響しにくい．

One More Navi
NERDが重症化して逆流性食道炎になるのでなく、別の病態．

One More Navi
NERDはやせた女性や若年者に多く、肥満や食道裂孔ヘルニアを呈する症例は少ない．

One More Navi
嚥下困難、体重減少、吐血、下血など基礎疾患が疑われる場合には、PPIテストは行わず、内視鏡検査する．

One More Navi
軽症では昼間の逆流が主体で、重症になれば夜間にも高頻度に逆流がおきる．

One More Navi
内視鏡によって針で食道にくっつけるワイヤレスのカプセル型のモニターでは48時間測れる（1週くらいで自然に剥がれ落ちる）．

One More Navi
逆流した胃酸は唾液（pH 6.8）や食道腺液で中和されたり、1蠕動で15 mLくらいは胃に押し返される（ただし、REM睡眠時には蠕動が止まる）．また、扁平上皮は丈夫なだけでなく唾液中の上皮成長因子（EGF）や、プロスタグランジンE（PGE）で再生促進する．

One More Navi
食道運動機能異常のアカラシアとの鑑別に食道内圧検査が必要（食道内静止圧は胃内圧よりも高い）．

One More Navi
胃粘膜ヒダの最口側を食道胃接合部（EGJ）とし、扁平上皮と円柱上皮の粘膜境界（SCJ）との間をBarrett食道と呼ぶ．

One More Navi
日本では1 cm未満の軽症を含めてもBarrett食道は少ない．ただし、軽症でも腸上皮化生（杯細胞あり）があれば、腺癌になりやすい．

pylori 除菌による胃酸亢進、食生活の欧米化・肥満や高齢者の増加に伴って、患者数は近年増加傾向にあります．

分類 GERDは逆流性食道炎（erosive esophagitis）と非びらん性胃食道逆流症（non-erosive reflux disease；NERD）の2つに分類されます．

- 逆流性食道炎：胸やけや呑酸などの自覚症状を伴い、食道に炎症、びらん、潰瘍などの内視鏡的所見が認められるものを指します．GERDの20%を占めます．
- 非びらん性胃食道逆流症（NERD）：自覚症状があるにもかかわらず、食道に炎症などの所見がみられないものを指し、発症にはストレスなどによる食道感受性の亢進（感覚過敏）も関与していると考えられています．また、肉眼的に炎症がなくても顕微鏡的には細胞間隙の拡大がおきており、これが感覚過敏の原因になります（非酸性液体やガスにも反応する）．

診断 胸やけや呑酸などの自覚症状からGERDを疑い、以下の検査を行います．

●PPIテスト
プロトンポンプ阻害薬（proton pump inhibitor；PPI）を試験投与し、2週以内に症状が軽快すればGERDと診断できます（診断的治療）．なお、嚥下困難は胸やけなど症状に比して軽快しにくい傾向があります．

●24時間pHモニタリング検査
pHセンサーがついたカテーテルを経鼻的に挿入し、食道内LESより5 cm上方のpHを5秒おきに24時間計測する検査です．食道内pHが急速に4.0以下に低下したときには酸の逆流があると判断でき、これに一致して症状が出現する場合には、その原因が胃酸の逆流であると診断できます．健常者では、pH ≦ 4.0となる時間は全計測時間の5%未満となりますが、GERD患者では5%以上となります（PPIを服用している場合には1週以上の中止期間後に検査をする）．

●内視鏡検査
内視鏡検査で食道下端を観察し、食道を縦走するびらん・潰瘍などの所見がみられれば、逆流性食道炎と診断することができます（ただし、内視鏡所見のみの場合には感染症や腫瘍、アレルギー性疾患、食道の運動異常などの疾患との鑑別は必要）．

通常、食道粘膜の傷害はまず発赤として出現し、やがて粘膜の亀裂（びらん）を生じます．また、粘膜欠損が深い場合には乳頭層の過形成や白苔（炎症による黄白色のビロード状の付着物）がみられることもあります．

Fig. 逆流性食道炎の内視鏡所見

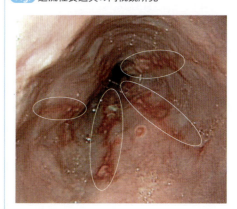

逆流性食道炎に特徴的な食道壁を縦走する粘膜傷害（○囲み）がみられる．

（国試104-I45）

なお、内視鏡所見の重症度はGrade A〜D（ロサンゼルス分類）に粘膜傷害を認めないGrade N、Mを加えた6段階で評価されます．

合併症 出血、穿孔、狭窄などがみられるほか、食道粘膜を覆う扁平上皮が円柱上皮に置き換わってしまうBarrett粘膜（Barrett食道）を合併することがあり（30%は無症状）、Barrett粘膜が食道の全周に3 cm以上にわたる場合には腺癌のリスクが30〜50倍になります（白色人種の男性以外では稀）．

Fig. ロサンゼルス分類（改変）

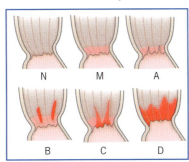

Grade	状態
N	自覚症状はあるが，内視鏡的な変化を認めないもの
M	粘膜の炎症はなく，赤みを帯びている状態（色調変化型）
A	粘膜ヒダ上の粘膜傷害の長径が5mmを超えないもの
B	長径5mm以上の粘膜傷害が複数の粘膜ヒダにみられるが，その粘膜傷害が連続していないもの
C	粘膜傷害が複数の粘膜ヒダに連続して広がっており，食道全周の75%未満にとどまるもの
D	全周性の75%以上を占める粘膜傷害がみられるもの

One More Navi
腹圧上昇とプロゲステロンにより，妊娠中のGERDは多くみられる（妊婦の60%）．

One More Navi
NSAIDsは逆流胃酸への粘膜バリア機構を低下させる．

One More Navi
内視鏡的所見による病変の重症度と症状は必ずしも一致しない．

One More Navi
1950年にオーストラリアの外科医Barrettが円柱上皮化生として報告．杯細胞のある腸上皮化生だけでなく杯細胞のない胃粘膜化生も発癌のリスクがあり，Barrett食道とみなす考え方もある．

One More Navi
胃体部のH. pyloriの除菌（日本で多い）では胃酸が増加し，胸やけの症状が悪化する場合がある．一方，胃前庭部での除菌では，胃酸分泌は抑制され，胸やけは改善する．

One More Navi
胸やけ症状の対症療法として，アルギン酸ナトリウム，炭酸水素ナトリウム，炭酸カルシウムなどの制酸薬を投与することもある．

One More Navi
Barrett食道でリスクが高い腺癌はアスピリンで予防できる．50歳以上では内視鏡で1〜3年おきにサーベイすることが勧められる．結節型の腺癌は内視鏡手術で切除する（ラジオ波治療もある）．

One More Navi
重症には1日2回のPPIと睡眠前のH₂RA投与が勧められる．

治療

●生活習慣の改善

減量を行う，深夜食を避ける，枕を高くする，チョコレート，カフェイン，アルコール，タバコといった嗜好品の摂取を控えるなど，まずは生活習慣の改善を促します．

●薬物療法

生活習慣の改善を行っても症状が軽快しない場合には，薬物療法を行います．ただし，胃液の逆流そのものを治療する薬剤は存在しないため，GERD治療は胃内の酸性度を低下させ，胃液の逆流による食道粘膜の傷害を抑制し，傷害された食道粘膜の回復を促すことを目的に行われます．

・**プロトンポンプ阻害薬（PPI）**：GERD治療の第一選択薬です．胃壁細胞の分泌小管にゆっくり蓄積してプロトンポンプ（H^+ポンプ）を阻害し，胃酸分泌を抑制します．逆流性食道炎の初期治療ではPPIを8週間投与し（朝食前30〜60分頃に1回/日），食道炎が治癒しなければ薬を増量します（2回/日）．難治性の逆流性食道炎に対してはPPIの長期投与が認められており，トレランス（薬が効きにくくなること）はありません．

なお，PPIは胃酸逆流が原因のNERDに対しても有効なことがあります（NERDの2/3は胃酸逆流が原因で，50%はPPIで症状が軽快する）．

・**ヒスタミンH_2受容体拮抗薬（H_2RA）**：即効性で夜間の胃酸分泌を強く抑制することができるため，単独またはPPIとの併用で1日2回食前に使用されることがあります．H_2RAはPPIと異なりトレランスがあるため，高用量での投与が必要です（食道炎は治療できない）．

● PPIは胃酸で不活化されないように腸溶錠になっている．
● 毎朝活性化するポンプを抑制できるようにPPIは朝食前に投与するのが最良だが，食後投与でも効果はある．なお，夕食時に活性化するポンプをさらに抑制する目的で夕食前にも投与することがある．
● 抱合型ビリルビンによる食道傷害は，PPIでは改善することができない．
● PPIの副作用：頭痛，下痢（ガストリン上昇），腹痛，肺炎（胃酸の殺菌低下），デフィシル菌増殖，ミネラルの吸収障害（Ca, Mg, Fe），ビタミンB_{12}の吸収障害（？），稀に急性間質性腎炎，5年以上で骨粗鬆症（？）．

> **One More Navi**
> 米国では2003年からPPIが処方箋なしで安く買えるが，日本ではH₂RAしか市販されていない（保険薬よりも価格が高く，用量も半分）．

> **One More Navi**
> もともと致死的でないGERDの手術死亡率は0.1%で，適応は慎重に考える必要がある．

> **One More Navi**
> 内視鏡下食道噴門部縫縮術は経過とともに効果が低下する．

- PPIは肝代謝（ジアゼパム，ワルファリン上昇）でH₂RAは腎排泄（腎不全で減量）．
- 新しいPPIのボノプラザンは酸に強く，速効性・持続性で投与日から最大効果が持続する．

● **手術療法**

薬物療法が無効な場合や食道裂孔ヘルニアを伴うGERD例には，逆流防止機構を強化する目的で**噴門部形成術**（fundoplication）が選択されることもあります．術式には食道の全周を胃で巻きつける**Nissen法**（ニッセン）や食道後部の2/3周を胃で巻きつける**Toupet法**（トゥーペ）などがあります（腹腔鏡下手術の死亡率が低い）．

関連項目

▶ **胃切除後の逆流性食道炎**

胃切除後は，胃液に加えて腸液や胆汁などが食道内に逆流しやすくなります．このため，治療には消化酵素阻害薬（メシル酸カモスタット）などが用いられることがあります．

国試出題症例
〔国試104-I45〕

● 54歳の男性．胸やけを主訴に来院した．半年前から週に2回ほど胸やけを自覚するようになった．最近，食後に心窩部痛やもたれ感が出現し，胸やけが増強した．意識は清明．身長168 cm，体重78 kg，体温36.4℃．脈拍72/分，整．血圧122/68 mmHg，心音と呼吸音とに異常を認めない．腹部は平坦，軟で，圧痛を認めない．血液所見：赤血球488万，Hb 13.5 g/dL，Ht 40%，白血球7,400，血小板28万．血液生化学所見：血糖138 mg/dL，クレアチニン0.8 mg/dL，総コレステロール248 mg/dL，トリグリセリド125 mg/dL，総ビリルビン1.0 mg/dL，AST 28 IU/L，ALT 62 IU/L，上部消化管内視鏡写真は前掲のとおり．

⇒ 症状・肥満（血液検査から脂肪肝もあり得る）と内視鏡所見から**逆流性食道炎**と診断できる（ロサンゼルス分類でGrade B）．PPIの投与を行う．

E-04 感染性食道炎

病態 **感染性食道炎**（infectious esophagitis）は，細菌，真菌，ウイルス，寄生虫などによって引きおこされる食道炎のことを指します．

食道を覆う重層扁平上皮は感染に対して強い抵抗性を有しており，健常者で感染性食道炎がおきることは稀です．しかし，重症の糖尿病や腎不全患者，ステロイド薬や抗癌薬など免疫を抑制する薬剤を使用している場合には感染がおこりやすくなります（日和見感染）．

原因・診断 カンジダ，サイトメガロウイルス（CMV），単純ヘルペスウイルス（HSV），結核菌などが原因となることが多く，感染により炎症や潰瘍形成が引きおこされます．なお，食道に魚骨や楊枝が刺さるなどすると，その外傷部位に感染がおきることもあります．

● **食道カンジダ**

カンジダはヒトの皮膚や粘膜に広く存在する真菌の一種で，健康な人の20%で食道にも存在しています（免疫正常で感染することは稀）．しかし，免疫不全状態

では感染が引きおこされることがあり、感染性食道炎の原因としては最多です。

食道に白い粒状の斑点や連続した白苔がつく特徴的な内視鏡所見を呈します。生検でカンジダを直接証明することができます。

● CMV感染

免疫不全の患者だけにおこります（健常者ではおこらない）。内視鏡では深く大きな潰瘍を認めることが多く、生検で細胞質や核内にCMV特有の封入体を認めれば診断できます（潰瘍底から検出されやすい）。

● HSV感染

免疫不全者にみられます。内視鏡では点状あるいは線状の浅い潰瘍が認められやすく、生検・培養によって証明されます（潰瘍の辺縁で検出されやすい）。

治療　免疫不全状態を改善させる治療を開始し、病原微生物が特定されれば、それぞれに対し特異的な治療を行います。

食道カンジダには経口フルコナゾールで治療を行い、CMVはガンシクロビル、HSVはアシクロビルで治療を行います。

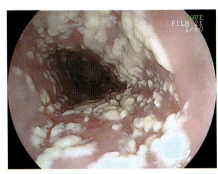

Fig. 食道カンジダの内視鏡所見

食道粘膜に白斑状の隆起がみられる。これらを剥がすと易出血性の紅斑、びらん、潰瘍が観察される。

『新臨床内科学　第9版』p.397[3]）より

E-05　薬剤性食道炎

病態・原因　薬剤性食道炎（drug-induced esophagitis）は、薬剤によって食道粘膜が傷害されるもので、①酸による傷害（アスコルビン酸、硫酸第一鉄など）、②アルカリによる傷害（ビスホスフォネート）、③高浸透圧による傷害（塩化カリウム）、④直接毒性（テトラサイクリン、キニジン、メキシレチン）などによって引きおこされます。また、非ステロイド性抗炎症薬（NSAIDs）は、粘膜上皮の再生を抑制することで胃酸逆流による食道粘膜傷害を増強することがあります。

唾液減少、食道蠕動低下、大きい錠剤、LESを弛緩させる薬剤、臥位での服薬などによって発症しやすくなります。

予防　多めの水（250 mL）で服用し、服用後30分は横にならないことが予防に重要です（特に眠前服用で）。

E-06　好酸球性食道炎

病態　好酸球性食道炎（eosinophilic esophagitis；EoE）は、下部食道にみられる慢性的な炎症で、食道上皮粘膜層中に多数の好酸球浸潤（高倍率で1視野15細胞以上）がみられるアレルギー性疾患です（消化管全体におきる可能性がある）。

症状　GERDの症状（胸やけ、呑酸、胃痛など）に加えて、固形物の嚥下困難などをきたし、40%の症例では飲み込んだ固形物が食道壁に貼り付いて閉塞するといったこともおこります（内視鏡での除去が必要）。

30歳台でアトピーのある男性に多く、10%に家族歴があります。30%は粘膜異

One More Navi
好酸球性食道炎の胸やけは PPI が無効とされるが，有効な場合は PPI 反応性食道好酸球浸潤として別に扱う．

常がなくても生検で好酸球がみられます．血中好酸球増加がみられる症例は半数以下です．

予防・治療 原因となる食物を避けるのが一番です．なお，GERD との鑑別が難しい（GERD 患者の 1％ の頻度）ため，プロトンポンプ阻害薬（PPI）で 8 週治療しても改善しなければ吸入ステロイドの緩徐嚥下で治療します．急性期には経口ステロイドを使います．喘息と同様に長期の治療が必要です．

E-07 食道運動異常

▶レファレンス
- ハリソン⑤：p.1955-1957
- 新臨内科⑨：p.392-395
- 標準外科⑬：p.466-468
- 標準放射⑦：p.354

One More Navi
運動神経ニューロンからの刺激は筋を収縮させるが，迷走神経刺激は神経叢によっては筋を収縮させることも，弛緩させることもある（LES は迷走神経刺激で弛緩する）．

食道運動をおこす筋は，上部 1/3 が運動神経ニューロンの支配を受ける横紋筋で，下部 2/3 は迷走神経支配の平滑筋です．食物の嚥下後，食道では口から胃に向かってこれらの筋が収縮する蠕動運動（蠕動波）がおこり，収縮が食道下端までくると下部食道括約筋（LES）が弛緩して，食塊が胃に送られます．

この系統的な運動に異常をきたした状態が食道運動異常で，①蠕動運動が低下・消失する疾患（アカラシア），②蠕動運動に寄与しない非系統的な収縮が持続的に出現する疾患（びまん性食道痙攣），③蠕動運動が過剰に亢進する疾患（ナットクラッカー食道）などがこれにあたります．

One More Navi
アカラシアという病名はラテン語の「chalasia（弛める）」に否定の接頭辞である「a」がついたもの．「弛みが欠如した」の意．

E-08 アカラシア

病態 アカラシア（achalasia）は，食道の蠕動性収縮に続く LES の弛緩が不十分となり（痙攣して開かない），食道から胃に食塊が送れなくなる疾患です．数か月〜数年にわたって進行する慢性疾患で，初期には食道内に滞留した食物を胃に排泄するための強い蠕動運動がみられますが，やがて食道の収縮力も低下し，食道の系統的な蠕動性収縮は消失します．

アカラシアの発症に男女差はなく 10 万人に 1 人と稀（好発年齢は 30〜60 歳）．

One More Navi
単純ヘルペスウイルス（HSV）の慢性感染による自己免疫（HLA が関与）が迷走神経の脱落を引きおこす．Parkinson 病での Lewy 小体が原因になる場合もある．

原因 LES の運動を支配する Auerbach 神経叢（迷走神経）に何らかの原因で炎症や線維化がおこり，これにより，一酸化窒素（NO）や血管作動性腸ポリペプチド（VIP）といった LES を弛緩させる神経伝達物質を産生する神経細胞（抑制ニューロン）の変性や消失が引きおこされます．このニューロンの欠失が，LES の弛緩不全と食道の蠕動性収縮の低下・消失をおこす原因となります．

One More Navi
アカラシアでは胃酸の逆流がないのが特徴（食道内，口腔内 pH は正常）だが，患者は胸やけを訴えることがある．この胸やけは PPI では軽快しない（細菌発酵による場合もある）．

症状 初期には固形物の嚥下障害がみられ，次第に流動物も嚥下困難になります（特に冷たいもの）．また，食道内に滞留した内容物の逆流による夜間の咳込みがみられることがあり，胸がつかえる感じ，口腔内逆流（酸味なし），嘔吐（就寝中の枕の汚れ），縦走筋収縮に伴う胸痛（狭心症と紛らわしく頸などに放散），体重減少，背部痛などの症状もみられます．

合併症 食道内滞留物の誤嚥によって，症例の 10% に誤嚥性肺炎の合併がみられます（肺膿瘍の合併もある）．なお，10 年以上の経過で食道の扁平上皮癌を合併することがありますが，稀なため内視鏡でのサーベイランスは推奨されていません．

One More Navi
偽性アカラシアは腫瘍浸潤による LES 拡張不全で 50% は腺癌（胃癌）による（60 歳以上，急激な体重減少）．悪性リンパ腫浸潤もある．鑑別には CT 検査が有用．アミロイドーシス，サルコイドーシス，好酸球性食道炎などでもおきる．

診断 診断には以下の検査が行われます．

●画像検査
腹部単純 X 線では，胃泡の消失（空気が胃に行かないため）や縦隔陰影の拡大などがみられ，ときに食道内に鏡面像（ニボー像）を認めることもあります．

Fig. アカラシアの画像所見と分類（拡張型）

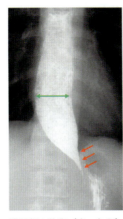
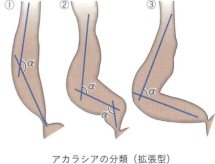

噴門部の狭窄（赤い矢印）とそれより口側の食道の著明な拡張（緑の矢印）により，食道胃接合部に鳥の嘴サイン（bird beak sign）がみられる．
（国試 105-G54）

アカラシアの分類（拡張型）
①直線型：α≧135°
②シグモイド型：90°≦α＜135°
③進行シグモイド型：α＜90°

> **One More Navi**
> 南米の原虫感染症であるChagas病はアカラシアと区別が難しいが治療は同じ（感染治療しても治らない）．Chagas病は感染後20年にわたって自律神経節が破壊され，不整脈死が多い．

> **One More Navi**
> 最大横径がⅠ度＜3.5 cm，Ⅲ度＞6 cm，この間がⅡ度．また重症になるにつれて直線型＞シグモイド型＞進行シグモイド型へと変化する．

> **One More Navi**
> アカラシアの患者では，嚥下運動に伴う蠕動波の消失とLES弛緩不全がみられる．

食道バリウム造影では，食道から胃へのバリウムの排出遅延（通過障害）が認められ，噴門部の狭窄とそれより口側の食道の拡張が鳥の嘴状に描出されます（鳥の嘴サイン；bird beak sign）．

なお，アカラシアは食道長軸の蛇行の角度によって，①直線型，②シグモイド型，③進行シグモイド型の3つの拡張型に分類され，また，食道の拡張度によってGradeⅠ～Ⅲに分類されます．

●食道内圧検査

Fig. アカラシアの食道内圧（健常人との比較）

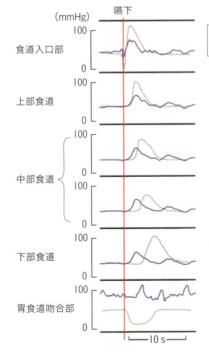

健常人：嚥下後に食道入口部から下部食道に向かう蠕動波が記録され，胃食道吻合部の筋が弛緩している．
アカラシア例：嚥下後，横紋筋の上部食道は正常だが，それより下の平滑筋ではほぼ同時期に食道の収縮がおこり，有効な蠕動性収縮になっていない．また，胃食道吻合部の内圧が100 mmHgを超え，異常な収縮となっている．
（国試 105-G54）

One More Navi
一次蠕動波は嚥下によって始まり食道全体に及び，上下部の括約筋は緩む．二次蠕動波は空気や液体で拡張した食道部分からおきる．

食道内圧検査は，圧センサーがついた直径3 mmのカテーテルを経鼻的に食道内に挿入し，食道内圧の変化を24時間記録する検査で，アカラシアでは<u>下部食道括約筋圧の上昇（> 45 mmHg）</u>や<u>食道一次蠕動波の消失</u>によって確定診断できます．本検査はアカラシアの病態を動的，客観的に捉えることができるため不可欠で，治療効果の判定にも用いられます．

● 内視鏡検査

<u>潰瘍，腫瘍，食道癌が原因でないことを確認するために内視鏡検査を行います．</u>
アカラシアでは，内視鏡によって食道に滞留した食物や唾液のほか，食道の拡張，食道の異常蛇行などが観察されます．

治療 慢性疾患なので食道の運動異常を正常化することは困難であり，<u>嚥下障害などの症状の改善と合併症の防止が治療目標</u>になります．

One More Navi
一酸化窒素（NO）や血管作動性腸ペプチド（VIP），カルシトニン遺伝子関連ペプチド（CGRP）などがLES弛緩させる．げっぷを出すような一過性のLES弛緩はNOとコレシストキニン（CCK）による（進行したアカラシアではこれも消失）．

● 内視鏡下バルーン拡張術

X線透視下で食道胃接合部に拡張バルーン（30 mm径）を挿入し，バルーンを拡張させてLESの筋線維を断裂させ，LES圧を低下させます．手術に比べて低侵襲であり，複数回の治療が可能であるなどの利点がある一方，2%の症例で食道破裂（出血，穿孔）などの合併症がおこる危険性もあります（徐々に加圧）．

● 手術療法

重症例や薬物療法，バルーン拡張術が無効な例に対しては，手術療法が選択されることもあります．特に最近では腹腔鏡下で①食道胃接合部の粘膜外筋層を切開し，LES圧を下げて通過障害を改善し，続いて，②噴門形成術を行って食道噴門部の逆流を防止する<u>腹腔鏡下 Heller-Dor 法</u>が行われるようになっています．また，経口内視鏡下に食道胃接合部の内輪筋を切開する<u>内視鏡下筋層切開術</u>（per-oral endoscopic myotomy；POEM）も行われることがあります．

One More Navi
ボツリヌス毒素注入では，6か月後に半分が再発し，再注射が必要になる．

● ボツリヌス毒素注入療法

ボツリヌス毒素がもつ平滑筋の脱神経作用を利用した治療法で，内視鏡によってLESの平滑筋にボツリヌス毒素を注射し，シナプスからのアセチルコリン放出抑制によってLESを弛緩させます．手術が危険な場合などに選択されることがあります．

One More Navi
ブチルスコポラミン（ブスコパン®），テオフィリン，β₂刺激薬，シルデナフィル（バイアグラ®）もLESを下げる．ニフェジピンの舌下投与は血圧低下が急激なので危険である．ヒドララジンも平滑筋をゆるめる．

● 薬物療法

<u>食直前にCa拮抗薬や長期作用型硝酸薬</u>を舌下投与し，LESの静止圧を低下させます．また，胸部痛がある場合には<u>鎮痙薬や鎮痛薬</u>を試みます．ただし，効果は不十分なことが多く，比較的軽症例や次の治療選択までの対症療法として一時的に用いられます．

国試出題症例
〔105-G54〕

● 50歳の男性．<u>食事の際の胸につかえる感じ</u>を主訴に来院した．数年前から急いで食事をすると胸のつかえ感が出現するため，食習慣に注意していたが<u>症状はゆっくり進行し，最近では嘔吐すること</u>もあった．<u>体重は最近1年間で5 kg減少</u>した．腹部は平坦，軟で，圧痛を認めない．<u>上部消化管内視鏡検査では食道の拡張，食道内の食物残渣および胃粘膜の軽度萎縮を認める．</u>上部消化管造影写真と次に行った食道内圧検査の結果は前掲のとおり．

⇒症状，画像所見，食道内圧，内視鏡所見などから<u>アカラシア</u>と診断できる．

E-09 びまん性食道痙攣

One More Navi

以下のような胸痛であれば，狭心症よりも食道痛を疑う．
・労作性でなく，長引く痛み
・睡眠中にも痛みがある
・食事と関連する
・制酸薬や飲水で軽快
・胸やけ，嚥下困難，逆流を伴う

病態 びまん性食道痙攣（diffuse esophageal spasm）は，蠕動運動とはいえない無秩序な平滑筋収縮が中下部の食道を中心に同期的，多発的に発生する食道運動異常です．

症状 強い胸痛や嚥下障害をきたし，狭心症や胃食道逆流症との鑑別が必要になることがあります．

診断 食道に多数の収縮輪（内圧検査で 30 mmHg 以上）が一度に出現することから，食道造影検査ではコルクスクリュー（corkscrew）状の食道が描出され，造影の途絶やポケット形成などを呈することもあります．

治療 アカラシアの治療に準じます（アカラシアに進展する患者もいる）．

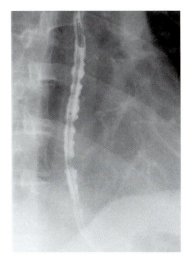

Fig. びまん性食道痙攣の食道造影所見

非蠕動性の無秩序な収縮がみられ，コルクスクリュー様を呈している．

『胃と腸』51（2）：p.225，2016[4] より

One More Navi

発生頻度はアカラシアの1/5程度で，稀な疾患である．

● 抗うつ薬のトラゾドンが有効なこともある．

Assist Navi　食道運動異常と食道内圧の変化

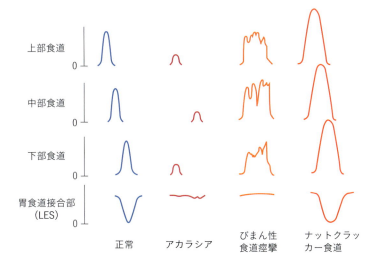

● **正常**：上部食道から下部食道に向かう蠕動波があり，これを受けてLESが弛緩する．
● **アカラシア**：上部食道から下部食道に向かう蠕動波が消失し，LESの弛緩もみられない．
● **びまん性食道痙攣**：蠕動波とはいえない無秩序な収縮がみられ，LESの弛緩もみられない．
● **ナットクラッカー食道**：蠕動波はみられるが収縮が強く，食道内圧が異常に高いが，LESの弛緩はある．

E-10 ナットクラッカー食道

病態 ナットクラッカー食道（nutcracker esophagus）は，下部食道の平滑筋が異常収縮し，食道内圧が上昇する（> 220 mmHg）食道運動異常です．ただし，食道の蠕動性収縮はあり，食物は胃に送られます．

症状 異常収縮時に激しい胸痛や嚥下障害をきたします．

診断 食道造影検査では，異常収縮した食道がときにコルクスクリュー（corkscrew）様に描出されることがあります．

治療 食道平滑筋をリラックスさせるために硝酸薬，Ca拮抗薬，シルデナフィルやボツリヌス毒注射，ときに抗不安薬や抗うつ薬（抗コリン作用）が使われます．

One More Navi
GERDの治療で改善することもある．

関連項目

▶二次性食道運動障害

強皮症，混合結合組織病（MCTD），全身エリテマトーデス（SLE），麻薬，糖尿病（自律神経障害），Parkinson病，Chagas病，アミロイドーシスなどは二次的に食道運動低下をおこすことがあり，二次性食道運動障害と呼ばれます．

なお，アカラシアではAuerbach神経叢の消失が食道運動異常の原因ですが，強皮症では平滑筋線維化によって運動低下が引きおこされます．

E-11 その他の非腫瘍性食道疾患

E-12 食道裂孔ヘルニア

▶レファレンス
・ハリソン⑤：p.1953-1954
　　　　　　p.1961
・新臨内科⑨：p.408-415
・標準外科⑬：p.463-464
　　　　　　p.469
・標準放射⑦：p.357-362
・標準小児⑧：p.129-130

病態 非外傷性の後天性横隔膜ヘルニアで，胃が横隔膜の食道裂孔から胸腔内に脱出します．食道を取り囲む横隔膜組織が脆弱である場合に，肥満や妊娠によって腹腔内圧が上昇すると横隔膜が後縦隔方向に陥凹して胃の上部が胸腔に脱出し，発症します（高齢の男性に多い）．

分類

Fig. 食道裂孔ヘルニアの分類

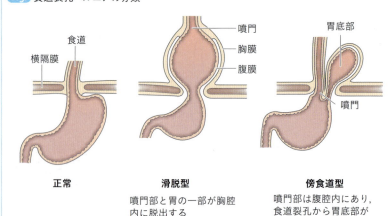

正常　　　滑脱型　　　　　　　　傍食道型
　　　噴門部と胃の一部が胸腔　　噴門部は腹腔内にあり，
　　　内に脱出する　　　　　　　食道裂孔から胃底部が
　　　　　　　　　　　　　　　　脱出する

One More Navi
滑脱部が3 cm以上と大きかったり，いつも脱出している（非還納性）場合は逆流しやすく，Barrett食道も合併しやすい．

One More Navi
食道裂孔ヘルニアには先天性と後天性がある．平滑筋異常の遺伝性もあるが，逆流によって食道が短縮して滑脱することもある．また，肥満や重いものをもつ人に多いことから，腹圧が裂孔を弱くしておきる可能性もある（高齢者では円背で裂孔開大がおきることもある）．

食道裂孔ヘルニアは，①滑脱型，②傍食道型，③両者の混合型などの病型に分類されます．滑脱型は最も多い病型で，胃食道逆流症（GERD）の25%にみられます．

One More Navi

Saint 三徴候

食道裂孔ヘルニア，胆石，大腸憩室の3つ（Saint 三徴候）は合併しやすく，どれか1つが診断されれば，ほかも検査する必要がある．つまり，逆流性食道炎には胆石が合併する頻度が高い（肥満などリスク因子が共通なため）．

症状 20%は無症状で経過しますが，多くはGERDの症状を呈します．また，傍食道型では嚥下困難や腹部膨満感，嘔吐などの症状を呈しやすく，胃潰瘍を合併することもあります．

診断

●上部消化管造影検査

上部消化管造影検査では，横隔膜よりも高い位置に脱出した胃が描出されます．滑脱型では胃から食道への造影剤の逆流がみられることもあります．

●内視鏡検査

内視鏡検査では，通常より高い位置に上昇した食道胃接合部が確認でき，それより肛門側に嚢状の胃粘膜を観察できます．

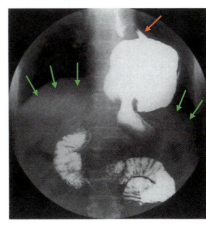

Fig. 食道裂孔ヘルニアの上部消化管造影所見

胃の噴門部から胃体上部が横隔膜（緑の矢印）よりも上方に脱出し，食道胃接合部（赤い矢印）は横隔膜の位置から大きく上方に偏位している．
（国試 100-F27）

治療 無症状であれば経過観察とし，GERDの症状がみられる場合には就寝3時間前の食事禁止やプロトンポンプ阻害薬（PPI）などで内科的に治療します．重症例に対しては外科的に裂孔部の修復術（Nissen 噴門形成術など）を行うこともあります．

国試出題症例
〔国試 100-F27〕

- 81歳の女性．胸やけを主訴に来院した．3年前から胸やけと前胸部痛とを自覚することがあった．症状が次第に増悪し，最近2か月で5kgの体重減少がみられる．体温36.1℃．脈拍72/分，整．心雑音はなく，呼吸音に異常を認めない．血液所見：赤血球 325万，Hb 9.9 g/dL，Ht 30%，血小板 29万．血清化学所見：総蛋白 6.7 g/dL，アルブミン 3.6 g/dL，尿素窒素 18 mg/dL，クレアチニン 1.0 mg/dL，総ビリルビン 0.6 mg/dL，AST 18 単位，ALT 10 単位．上部消化管造影写真は前掲のとおり．
- ⇒臨床症状と上部消化管造影写真から食道裂孔ヘルニア（滑脱型）と診断できる．鉄欠乏性貧血の合併も疑われる．

E-13 食道裂傷（Mallory-Weiss 症候群）

病態・原因 Mallory-Weiss 症候群は，急激な腹圧上昇で，食道胃接合部やその近傍に急性の食道粘膜裂傷（＜2cm）がおこり，鮮血の吐血や下血を呈する疾患です．飲酒後の悪心・嘔吐が誘因となることが多く，ほかにも咳，くしゃみ，いきみなどで引きおこされることがあります．また，心臓マッサージやてんかん発作が原因となることもあります．

症状 典型例では嘔吐に引き続き鮮血吐血や黒色の吐物吐出がみられます．出血量は軽度～中等度がほとんどですが，稀に大出血をきたすこともあります．

診断

●問診

飲酒後の嘔吐など，腹圧上昇が疑われる状況とそれに続く吐血などのエピソー

One More Navi

裂傷の深さは粘膜層および粘膜下層までのものが多いが，固有筋層にまで及ぶものもある．

One More Navi

胃噴門部小彎に好発する．

One More Navi

アルコールとアスピリンが本症のリスクになる．

One More Navi
胸部X線やCTで縦隔気腫がないことを確認した後に内視鏡検査を行う．縦隔気腫があれば，食道破裂を疑う．

ドが聴かれれば診断可能です．ただし，<u>本症の30%は嘔吐を伴わない腹圧上昇で発症</u>するため注意が必要です．

● **内視鏡検査**

他の出血性疾患を否定するために行い，病変の状態や出血の程度を確認します．通常，<u>胃食道接合部付近の粘膜に1〜数条の縦走する裂傷</u>が認められます．

〖合併症〗 本症候群は妊娠時に好発しますが，出血は脱水や低血圧のため大量にはなりません．しかし，<u>門脈圧亢進や凝固異常の合併では大量出血をきたす危険</u>もあります（吐血が少量でも出血性シ

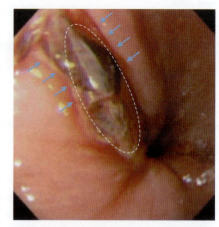

Fig. Mallory-Weiss症候群の内視鏡所見

新鮮血が付着する裂創（矢印）が線状に縦走しており，食道内に露出血管（○囲み）もみられる．
（国試106-I68）

One More Navi
1929年に米国のMalloryとWeissによって報告されたものは胃噴門部からの出血で裂孔ヘルニアを合併していた（アルコール多飲後の繰り返す嘔吐により）．

ョックに陥る）．また，よく食道裂孔ヘルニアを合併することがあります．

〖治療〗 食道静脈瘤合併がなければ<u>90%は自然治癒</u>し，内視鏡検査時には止血していますが止血していなければ，内視鏡下でクリッピングなどの止血法を行い，血管内治療も検討します．外科的治療は稀です．

One More Navi
トロンビン撒布，アルゴンプラズマ凝固，エピネフリン局所注射でも止血できる．

国試出題症例 〔国試106-I68〕

● 23歳の男性．<u>吐血を主訴に来院した．昨夜，会社の歓迎会で日本酒を5合以上飲んだ</u>が，正確な飲酒量は記憶していない．本日，<u>起床直後から胃液を嘔吐し，数回目の嘔吐内容が新鮮血であったため驚いて受診した．身体診察所見に異常を認めない．</u>来院後にも少量の新鮮血を嘔吐したため，緊急上部消化管内視鏡検査を行った．食道の内視鏡写真は前掲のとおり．

⇒問診と内視鏡所見，身体診察で異常を認めない点などから<u>Mallory-Weiss症候群</u>と診断できる．十分な止血のためクリッピングを行う．

E-14 食道破裂（Boerhaave症候群）

One More Navi
飲酒後の嘔吐，排便や分娩時のいきみ，暴飲暴食などが誘因となる．1724年にオランダの医師Boerhaaveが報告．

〖病態・原因〗 <u>Boerhaave症候群</u>は，<u>激しい嘔吐などにより急激に腹圧が上昇</u>し，Mallory-Weiss症候群よりもさらに状態が悪化して，食道壁の破裂・穿孔が生じたものを指します．<u>すでに食道炎などの病変がある場合におこりやすく</u>，突発的に<u>中年男性に好発</u>し，部位は<u>食道下部1/3の左側の食道壁がよく破裂</u>します．

食道破裂部から縦隔や胸腔内に空気が漏れて，<u>気胸，縦隔気腫，皮下気腫</u>をきたすほか，食物の残渣も流出して<u>縦隔炎や膿胸</u>がおこる原因となります．

<u>早期診断と治療が必要な緊急疾患</u>です．

One More Navi
食道の破裂は薬剤のパッケージや魚骨，入れ歯などの誤嚥，消化管チューブや内視鏡の挿入などに伴う外傷でもおこる．

〖症状〗 <u>激しい嘔吐に続き，胸痛や心窩部痛（心筋梗塞，肺塞栓症，大動脈解離に似る），腹痛（急性膵炎に似る）</u>が出現します．また，時間が経過すると気胸や縦隔炎，膿胸などの影響から<u>呼吸困難や発熱などの症状</u>をきたすようになり，ときに敗血症性ショックに陥って，早期診断できなければ致死的となります．

One More Navi
Mallory-Weiss症候群より稀で，痛みが必発．呼吸困難を合併しやすい．また，縦隔炎を合併すると死亡しやすい．

診断
● 身体所見

皮下気腫による前胸部から頸部での握雪感や縦隔雑音（Hamman 徴候：心拍に一致した捻髪音）で気づかれます．

● 画像検査

胸部 X 線像，CT 像では皮下気腫，縦隔気腫，胸水貯留などの所見がみられます．これらの所見から本症候群を疑う場合には，経口水溶性造影剤（ガストログラフィン®）を用いた食道造影検査を行い，食道から造影剤が胸腔内に漏出する所見がみられれば診断できます．

● 内視鏡検査

本症候群への内視鏡検査は送気による緊張性気胸の誘発や，縦隔気腫，縦隔炎の増悪を招く危険性があるため，安易には行うべきではありません．

治療

破裂した食道を手術によって縫合閉鎖し，縦隔と胸腔のドレナージを行うことが治療の基本です．ただし，初期に発見することができれば，絶食（胃管チューブ吸引）と静脈栄養，抗菌薬の投与，ステント挿入で治癒することもあります．

One More Navi
本症候群は，血液中・胸水中で唾液型アミラーゼが上昇するため，膵炎と誤診されやすい．

One More Navi
食道破裂の明瞭な所見が得られれば，胸部 CT 検査だけで診断することも可能なので積極的に CT 検査を行う．

One More Navi
手術のリスクが高い患者に対しては内視鏡下でステントを挿入する治療法がある．

国試出題症例
〔国試103-D56〕

● 50歳の男性．心窩部痛のため搬入された．多量の飲酒後に激しく嘔吐し痛みが出現した．胸部 X 線写真で中等量の左胸水貯留を認めた．ドレナージにて混濁した胸水を認める．
⇒病歴，胸部 X 線写真での胸水貯留，混濁胸水などの所見から Boerhaave 症候群が疑われる．

E-15 食道・胃静脈瘤

病態

門脈圧が 200 mmH$_2$O（14.7 mmHg）以上となる門脈圧亢進症では，血液が肝臓を迂回して上大静脈へと流れるようになり（門脈–体循環シャント），食道や胃体の上部に拡張・蛇行した静脈叢が観察されるようになります．これを食道・胃静脈瘤（esophageal and gastric varices）と呼び，破裂すると大出血をきたし，ときに致死的となります（出血すると 6 週以内に 20% が死亡）．

原因

多くは肝硬変に合併し，肝硬変症状が出現する非代償期で 85%，症状出現前の代償期でも 40% の頻度でみられます．また，肝硬変以外でも，特発性門脈圧亢進症，肝外門脈閉鎖症，門脈血栓，アルコール性肝炎，肝癌や胆道系腫瘍による門脈圧迫など，門脈圧亢進をきたす疾患はすべて原因となり得ます．

症状

食道・胃静脈瘤が存在するだけでは無症状ですが，破裂すれば大出血し，大量で間欠的に繰り返す鮮紅色の吐血や下血（タ

One More Navi
食道では主に門脈→左胃静脈を経た血液が食道粘膜下層にある4本の静脈に流れ込んで食道静脈瘤をつくる．一方，胃では短胃静脈や後胃静脈などさまざま副血行路から血液を受け，胃静脈瘤が形成される．なお，脾静脈閉塞では胃底部に静脈瘤ができる．

One More Navi
varix の複数形が varices．「varus（曲がった，ねじれた，盛り上がった）」が語源と考えられる（?）．vein（静脈）が語源ではない．

One More Navi
肝類洞圧は肝静脈カテーテルで計測する閉塞肝静脈圧（WHVP）に相当する．一方，門脈圧は WHVP−自由肝静脈圧（腹腔内圧に一致）で計算する．これは 3〜5 mmHg が正常で，10 mmHg 以上で静脈瘤ができ，12 mmHg 以上で出血，16 mmHg 以上では再出血で死亡する．

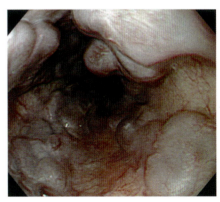

Fig. 食道静脈瘤の内視鏡所見

蛇行し，結節状・腫瘤状に隆起（F$_3$）した青色静脈瘤（Cb）が観察できる．また，隆起した静脈瘤上にミミズ腫れ様の発赤所見（RCS 陽性）もみられる．

〔国試 104-G6〕

ール便）をきたします．これに伴い，血圧低下，出血性ショック，肝循環障害が引きおこされ，24時間以降に肝性脳症（シャント脳症）が出現することもあります．

診断

● 食道造影検査

食道造影では，食道下部を中心にして，蛇行し，数珠状に連なって縦走する静脈瘤が描出されます．

● 内視鏡検査

食道・胃静脈瘤の発見，診断，破裂の危険性を含む予後判定などに必須の検査であり，肝硬変患者では全員に内視鏡検査を行い，食道静脈瘤の有無を調べます．

静脈瘤が発見された場合には，①占居部位，②形態，③色調，④発赤所見，⑤出血所見，⑥粘膜所見の6つの項目について観察・評価を行います．なお，5mm以上の大きな静脈瘤や，内視鏡的に血液が透見できるほど浅く，赤くみえる発赤所見（red color sign；RCS）を呈するものは破裂の危険性が高いため，注意が必要です．

Tab. 食道静脈瘤内視鏡所見の分類

形態 (form)	発赤所見 (red color sign)
F_0：治療後 F_1：直線的 F_2：連珠状 F_3：結節状	①ミミズ腫れ様所見（red wale marking；RWM），②チェリーレッドスポット（cherry-red spot；CRS）③血マメ様所見（hematocystic spot；HCS）の3つがある． RC_0：発赤所見を認めない RC_1：限局性 RC_2：RC_1とRC_3の間 RC_3：全周性
色調 (color)	
Cw：白色静脈瘤 Cb：青色静脈瘤	

治療

出血例に対しては緊急止血と再発防止を治療目標とします．また，静脈瘤はあるが破裂していない例や出血の既往がある例に対しては，新たな静脈瘤破裂を予防するための処置を行います．いずれの場合も内視鏡治療が第一選択です．

● 内視鏡治療

治療法には内視鏡的硬化療法（endoscopic injection sclerotherapy；EIS）や内視鏡的結紮療法（endoscopic variceal ligation；EVL）があります．なお，EISとEVLは併用されることもあります．

Fig. 食道静脈瘤の内視鏡的結紮療法（EVL）

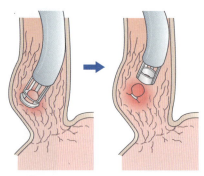
内視鏡下にゴムバンドで静脈瘤を結紮し，血流を遮断する

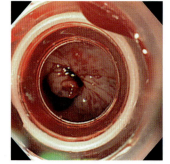
EVL後

『新臨床内科学　第9版』p.414[5]より

・内視鏡的硬化療法（EIS）：内視鏡で静脈瘤内に硬化剤を注入し，静脈瘤を固めて血流を遮断する方法です．緊急時の止血で行われるほか，予防的治療法とし

One More Navi

門脈圧亢進では3D-CTやMRIで，門脈拡張，腹水，脾腫，門脈-側副循環血行路が描出される．

One More Navi

F_2以上で発赤所見あるものが治療の対象になる．緊満したり，びらん・潰瘍を認めたり，6か月以内に急速増大したものである．

One More Navi

側副血管は血管新生も伴っており，出血しやすくなっている．

One More Navi

EISの硬化剤には血管内に注入する5%オレイン酸エタノールアミン（EO）と血管外に注入する1%エトキシスクレロール（AS）の2種類がある．また，胃静脈流に対しては組織接着剤（シアノアクリレート系薬剤；CA）が用いられる．

One More Navi
EVLによって100%止血されるが、20%に再出血がある。EISを追加すると再出血は5%に低下する。

One More Navi
結紮は内痔核治療に使われるものと同様。

One More Navi
輸血によりHb＞7g/dLにすると門脈圧が上昇し、再出血のリスクが高まる。

One More Navi
S-Bチューブは誤嚥のリスクのほか、長時間の使用による圧迫壊死などの危険がある。このため、圧は40 mmHg以下に設定し、3時間おきに10分間弛めるなどの操作が必要。

One More Navi
バソプレシンは冠動脈を収縮させるので、オクトレオチドを優先したほうがよい。

One More Navi
β遮断薬は心拍出量を低下させて門脈圧を下げ、さらに血管β_2を阻害して血管収縮させ止血する（再出血を10%抑える）。したがって、β_1選択性阻害薬では効かない。なお、COPDなど閉塞性肺疾患が合併しているとβ遮断薬は使えない。

One More Navi
門脈圧亢進で胃がうっ血すると慢性の出血で鉄欠乏性貧血になる（急性の出血は稀）。この治療にも鉄剤とともにβ遮断薬が使われる。

て行うこともあります。

- **内視鏡的結紮療法（EVL）**：内視鏡下にゴムバンドで静脈瘤を結紮し、静脈瘤への血流を遮断して血栓壊死脱落させる方法で、再出血が少なく静脈瘤破裂時の緊急止血法として有用です。

●出血時の緊急対応
食道静脈瘤が破裂して出血している場合には、まず静脈路の確保を行い、強力な補液と輸血をしてバイタルを安定させます。次に、全身状態が良好であれば、EISやEVLでの止血・治療を行いますが、出血量が多く、内視鏡治療が困難な場合には以下の方法で緊急止血を行い、一時止血が得られた後、ただちにEISやEVLを行います。

- **緊急薬物療法**：オクトレオチド（ソマトスタチン製剤）やバソプレシンを持続的に投与し、内臓血管を収縮させます。ただし、単独では十分な止血が得られないことが多いため、必ず他の止血法と並行して行います。
- **胃食道バルーンタンポナーデ**：バルーン付きの消化管チューブ（S-Bチューブ）を経鼻的に挿入し、胃と食道でバルーンを膨らませて圧迫止血する方法です。内視鏡治療が困難な場合などに保存的止血法として行います（気管挿管併用）。

●出血がコントロールできない場合
出血を繰り返す場合などでは、門脈と肝静脈間のシャントをつくる経頸静脈的肝内門脈体循環短絡術（transjugular intrahepatic portasystemic shunt；TIPS）を行い、血液が静脈瘤に流れ込まないようにします。また、肝移植も考慮されます。

●待機・予防的治療
破裂・出血のリスクがある静脈瘤（5 mm以上の静脈瘤、RCS陽性）に対してはEIS、EVLを行い、その後に再出血の予防を目的に非選択性β遮断薬（プロプラノロールなど）を投与します。また、1週後に感染をおこして死亡しやすいので予防的に抗菌薬（ニューキノロン系を1週間）を投与します。

- 静脈瘤を完全消失させるために、胃静脈瘤に対してはバルーン下逆行性経静脈的塞栓術（balloon-occluded transfemoral obliteration；B-RTO）が有効。バルーン付きのカテーテルを左腎静脈で膨らませて側副路の血流を遮断し、造影剤透視化に硬化剤（5% EO）を逆行性に注入し、閉塞させる。
- 肝機能が良好に保たれている場合には、食道静脈瘤に対しては選択的シャント手術（脾腎シャント）や食道離断術、胃静脈流に対しては胃上部食道下部動静脈結紮術などの予防的止血を行うこともある。
- 上記の手術療法に追加して、門脈圧減圧を目的として脾摘や部分的脾動脈塞栓術を行うこともある。

国試出題症例
〔国試104-D23〕

- 65歳の男性。吐血のため搬入された。起床時から悪心があり、朝食前に洗面器いっぱいの吐血があった。肝硬変で通院中である。意識は清明。身長167 cm、体重42 kg。体温36.8℃。脈拍108/分、整。血圧96/60 mmHg。腹部は膨隆。血液所見：赤血球340万、Hb 8.5 g/dL、Ht 26%、白血球3,800、血小板7.2万。血液生化学所見：総蛋白5.5g/dL、アルブミン2.9 g/dL、尿素窒素45 mg/dL、クレアチニン1.4 mg/dL、総ビリルビン1.3 mg/dL、直接ビリルビン0.8 mg/dL、AST 55 IU/L、ALT 30 IU/L。血管確保後にまず行うことは？

⇒病歴、身体所見、検査値などから肝硬変に伴う食道胃静脈瘤の破裂が疑われるが、まずは内視鏡検査を行い出血の原因を検索する。

E-16 食道憩室

病態・原因 食道憩室（esophageal diverticulum）は，食道壁の一部が囊状に突出した病変で，食道壁に食道内圧が加わって突出する圧出性憩室と，食道周囲の炎症が食道壁に波及し，炎症性癒着や瘢痕化で壁がテント状に引っ張り出される牽引性憩室とがあります．

分類 食道憩室の組織学的所見や発生部位から分類されます．

● 組織学的分類
憩室が組織学的に粘膜，粘膜下層，固有筋層の構造をもつ真性憩室と固有筋層を欠く仮性憩室とに分けることができます．

● 発生部位による分類
多くは食道憩室は食道狭窄部に一致して出現します．

- **咽頭・食道憩室**：Zenker 憩室（ツェンカー）とも呼ばれ，筋層が薄い下咽頭後壁（Laimer 三角（ライマー），Killian 三角（キリアン））に長期間にわたって食道内圧がかかり，圧出性に憩室が出現します．
- **気管分岐部憩室**：気管分岐部に出現する食道憩室で，結核性リンパ節炎などの炎症から牽引性に憩室が形成されます．
- **横隔膜上憩室**：下部食道の過剰収縮や下部食道括約筋（LES）の弛緩不全のため，横隔膜上の食道壁に内圧がかかり，圧出性憩室がつくられます．しばしば食道裂孔ヘルニア ▶E-12 を合併します．

症状 食道憩室が小さければ，ほとんどの場合，無症状で経過します．ただし，咽頭・食道憩室（Zenker 憩室）は他に比べて憩室が深くなりやすく，憩室内に食物が入ると食道を圧迫し，嚥下困難，咽頭部の違和感，嘔吐などの症状が出現し，食物残渣や分泌物が貯留し，憩室内で腐敗すると口臭を伴うこともあります．また，嘔吐物の誤嚥による誤嚥性肺炎を合併することもあります．

診断

Fig. 食道憩室の検査所見

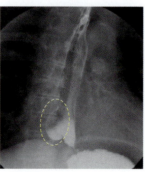
上部消化管造影検査
食道後方に突出する囊状の憩室がみられる（○印）．

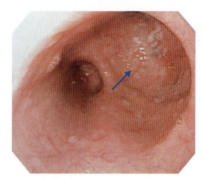
食道内視鏡検査
囊状の憩室が観察できる（矢印）．

（国試 98-A24）

上部消化管造影検査で食道から突出した囊状の憩室が描出されます．また，内視鏡検査でも囊状に膨らんだ憩室を観察することができます．ただし，内視鏡を憩室内に挿入すると穿孔の危険もあるため注意が必要です．

治療 症状がなければ経過観察します．一方，食道の狭窄がみられ，嚥下困難などの症状が強い場合には外科治療を行います．囊胞を切除して断端を縫合閉鎖する方法のほか，憩室を縫縮する方法があります．

One More Navi
稀に先天性もあるがほとんどは後天性で高齢者に多い．先天的に気管芽分離異常など弱い部分があると膨出しやすい．

One More Navi
真性憩室は筋層を伴い（牽引性），仮性憩室は粘膜層だけ（圧出性）である．
Zenker 憩室（欧米に多く日本に少ない）は仮性憩室で，気管分岐部憩室（結核が多かった日本に多い）は真性憩室である．横隔膜上憩室は仮性憩室．

One More Navi
Zenker 憩室

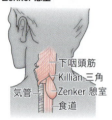

下咽頭筋
Killian 三角
Zenker 憩室
気管
食道

One More Navi
横隔膜上憩室の 80% はアカラシアや食道痙攣などの運動異常に合併する．また，扁平上皮癌ができることもある．食道裂孔ヘルニアと間違いやすいが右に多い．

One More Navi
食道が気管支肺と瘻でつながると咳や肺炎を引きおこす．食道憩室がある場合には胃管挿入に注意が必要．

One More Navi
食道憩室には癌ができやすく，定期的に内視鏡検査を行う．

E-17 食道の狭窄・閉鎖

何らかの原因で食道内腔が狭窄し，食物の通過障害がおきた状態を食道狭窄症（esophagostenosis）と呼び，食道が完全に閉塞しているものを食道閉鎖症（esophageal atresia）と呼びます．原因には先天性のものと後天性のものがあります．

▶先天性食道閉鎖症

病態 胎生期に前腸から気管が分離する過程で異常が生じ，先天的に食道が完全閉塞したものを指します．食道閉鎖症の 90% で気管と食道との交通がみられ（気管食道瘻），このほか高頻度に心奇形，泌尿器系奇形，染色体異常などの重篤な奇形を合併します．頻度は 5,500 例に 1 例程度です．

One More Navi

気管と食道の基の組織の分離障害による．VACTER 症候群（脊椎，肛門，心臓，食道，橈骨，腎奇形を合併）．合併奇形には動脈管開存，心中隔欠損，鎖肛が多い．遺伝子異常による sonic hedgehog シグナル障害が報告されている．

One More Navi

Gross 分類
先天性食道閉鎖症は A〜E 型の病型に分類される．最も多いのは C 型で，気管と遠位食道が瘻を形成する．なお，C 型では腸管にガスが充満する．E 型では食事中に咳やむせがあり，肺炎を繰り返す．稀に成人にもみられ，癌と間違えられることもある．

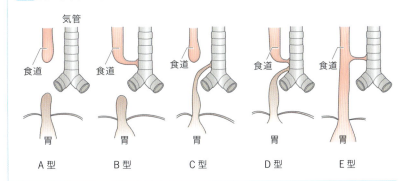

Fig. 先天性食道閉鎖症の病型（Gross 分類）

気管／食道／胃／A 型／B 型／C 型／D 型／E 型

症状 胎児が羊水を嚥下できないため羊水過多となり，超音波検査ではこれに加えて上部食道の拡張所見がみられます．

また，出生直後から嚥下障害や嘔吐などの症状が出現し，口腔からは泡沫状の唾液流出が認められます．唾液の誤嚥に伴う咳込みやチアノーゼもみられます．

診断 透視下で経鼻的に挿入したネラトンカテーテルが，胃に到達せずに食道盲端で反転してしまう現象（coil up 像）がみられれば，確定診断できます．

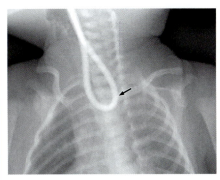

Fig. 先天性食道閉鎖症の coil up 像

挿入したカテーテルが食道盲端で反転する coil up 像（矢印）がみられる．
『標準小児科学第 8 版』p.130[6] より

治療 重症度を評価したうえで，可能であればただちに根治手術を行います．

One More Navi

胃瘻を作成してミルクを注入し，成長を待って根治術を行う場合もある．

国試出題症例
〔国試 103-D21〕

- 生後 3 時間の新生児．在胎 38 週，体重 2,550 g で出生した．出生直後から泡沫状の唾液が口腔内から出ている．5% 糖液を飲ませたら咳込んで嘔吐し，チアノーゼを呈した．体温 35.8℃．呼吸数 60/分．心拍数 140/分．整．
⇒先天性食道閉鎖症が疑われる．経鼻的にネラトンカテーテルを挿入し，coil up 像を確かめて確定診断する．咳込みがみられるため B，D，E 型が疑われる．

> **One More Navi**
> 気管原基迷入型（軟骨や気道上皮）が最も多く（50%），線維肥厚型（神経欠損で筋収縮）（40%），食道ウェブ（粘膜のみ）（10%）と続く．

> **One More Navi**
> 成人例もみられる．好酸球性食道炎に合併することもある．

▶先天性食道狭窄症

病態 胎生期に食道内腔が形成不良となり狭窄を生じたものを指します．①気管原基迷入型，②線維性肥厚型，③膜様狭窄（食道ウェブ）の3つの病型があります．頻度は先天性食道閉鎖症の1/10程度の稀な疾患です．

症状 新生児期には無症状であることが多く，離乳期に固形食が開始されると食道の通過障害が明らかになります．

診断 食道造影や食道内視鏡検査で診断できます．

治療 気管原基迷入型に対しては，外科的に迷入組織の摘出ないし切除が必要です．線維性肥厚型は透視下にバルーン拡張術を行います．食道ウェブに対してはバルーン拡張術やブジー（円錐状の筒で食道を広げる），ウェブの切除などが行われます．

> **One More Navi**
> 食事の工夫などにより手術が必要ないこともある．

▶食道外部からの圧迫

病態 大血管の形成異常や食道嚢胞（食道の消化管重複症）が食道を圧迫し，狭窄症状を引きおこします．

症状・診断 多くは無症状で経過しますが，成人になってから動脈硬化が進むことで，嚥下障害や嘔吐などの症状が出現し発見されることがあります．食道造影での大動脈弓頭側の圧迫像や内視鏡検査（拍動がみえる）で診断されます．

▶後天性食道狭窄

炎症治癒後の瘢痕性狭窄，外科手術後の狭窄，周囲組織や臓器からの外部圧迫などによって食道狭窄が引きおこされることがあります．

関連項目

▶食道ウェブ

食道入口部に扁平上皮で覆われた薄い膜様（1～2 mm）の構造物（web）が存在し，食道内腔を狭窄して嚥下障害をきたしたものを指します（健常人の10%にも無症候性のウェブが認められる）．先天性にも後天性にも発生することがあり，先天性のものは上部食道の前面から側壁に膜状のウェブが広がり（後壁には達しない），食道造影の側面像で襞状の構造物が描出されます．一方，後天性のものは逆流性食道炎や外傷などが原因と考えられています．

食道ウェブに舌炎と鉄欠乏性貧血を合併するものはPlummer-Vinson症候群（プランマー ヴィンソン）と呼ばれ，女性に多く，咽頭部に扁平上皮癌ができやすくなります（鉄補充で膜は消失する）．

> **One More Navi**
> 異所性胃粘膜による食道ウェブが出血して鉄欠乏性貧血になったものがPlummer-Vinson症候群という考えもある．

E-18 食道癌

▶レファレンス
- ハリソン⑤：p.543-544
- 新臨内科⑨：p.398-403
- 標準外科⑬：p.470-481
- 標準放射⑦：p.356-357

食道癌（esophageal carcinoma）は食道粘膜に発生する悪性腫瘍のことを指します．食道は縦隔内にあり，心臓，大血管，呼吸器系などの重要な臓器と隣接しているため，食道癌は消化管に発生する癌のなかでは，比較的予後不良の癌腫です．

E-19 病理・病因（リスク因子）

▶食道癌の病理

食道粘膜は重層扁平上皮で覆われているため，食道癌の90%以上を扁平上皮癌

が占め，2〜3%を占める腺癌は，多くがBarrett食道に起因したものです（逆流性食道炎で扁平上皮に置き換わった円柱上皮に腺癌が発生する）．

▶ 食道癌の病因（リスク因子）

飲酒と喫煙がリスク因子として重要です．また，アルデヒド脱水酵素2型（aldehyde dehydrogenase-2；ALDH2）欠損などの遺伝的要因も強く影響します．このほか，食習慣（熱いもの，辛いもの，亜鉛・セレニウム不足，ニトロサミンなど），アカラシア，ヒトパピローマウイルス（HPV）感染などがリスク因子となります．腺癌ではGERD（肥満）に起因するBarrett食道がリスク因子として重要です．

男女比は6：1で，50〜60歳台の男性に好発します．

E-20 分類

▶ 発生部位（占居部位）の分類

食道は頸部，胸部，腹部の3つの部位に分類され，食道癌は胸部食道に好発します（全体の85%）．さらに，胸部食道は上部，中部，下部の3領域に分けられ，胸部食道癌の50%は胸部中部食道に発生します．

Fig. 食道癌の発生部位（占居部位）

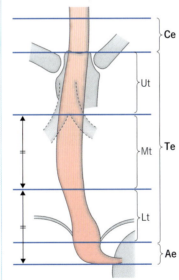

頸部食道（Ce）：食道入口部から胸骨上縁まで

胸部食道（Te）
・胸部上部食道（Ut）：胸骨上縁から気管分岐部下縁まで
・胸部中部食道（Mt）：気管分岐部下縁から胃食道接合部までを2等分したときの上半分
・胸部下部食道（Lt）：気管分岐部下縁から胃食道接合部までを2等分したときの下半分

腹部食道（Ae）
食道裂孔上縁から胃食道接合部まで

▶ 進行度・病期の分類

● 壁深達度

壁深達度は，癌が食道壁の層構造のどこまで達しているかに基づいて行われる分類で，食道癌はT1〜T4に分類されます．このうち，癌の深達度が粘膜内にとどまるもの（T1）を表在癌，さらに，深達度が粘膜筋板までのもの（T1a）を早期癌と呼び，固有筋層以深にまで病変が進んでいるもの（T2〜T4）は進行癌と呼びます．

One More Navi
症状（嚥下困難・体重減少）が出る頃には腫瘍が大きくなりすぎているので，5年生存率は15〜25%と低い．発見時に根治できる食道癌は50%以下．

One More Navi
食道癌の種類
上皮性悪性腫瘍
・扁平上皮癌
・腺癌
・腺扁平上皮癌
・腺様嚢胞癌
・類基底細胞癌
・未分化癌
非上皮性悪性腫瘍
・平滑筋肉腫
・悪性リンパ腫
・悪性黒色腫

One More Navi
亜鉛不足は発癌性を高める．セレニウムの補充で脂肪の過酸化作用が抑制され食道癌は減る．ニトロサミンは加工品を含む食品類などに含まれる化学物質で，アミン類と亜硝酸塩の反応で生成される．

One More Navi
頭頸部癌ではHPV 16型，18型の感染が多いが，食道癌でははっきりしていない．食道ウェブでも癌は発生する．

One More Navi
食道癌の半分以上にサイクリンD1亢進やp53の変異がみられる．

One More Navi
胸部中部食道癌は周囲の粘膜に飛び石状に広がり，隣接する肺，心臓，大血管，神経に浸潤しやすい．食道には漿膜がないため，早い段階でリンパ節に転移し，急速に増殖する．手術適応例でも再発率は40%で，5年生存率は20%と予後不良．

One More Navi
食道はリンパ管が発達していて転移しやすいため，進行度の判定では壁深達度（T）が特に重要．

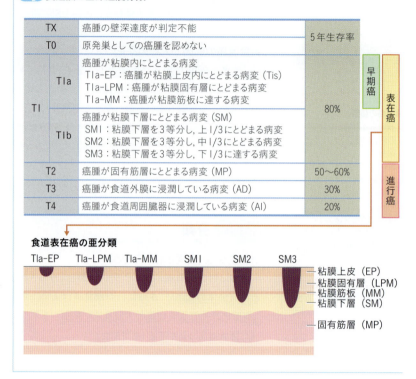

Fig. 食道癌の壁深達度分類

One More Navi
表在癌は深達度がSMまでのもので，リンパ節転移の有無を問わない（内視鏡的切除で治療するためリンパ節転移がわからないので）．

One More Navi
食道の粘膜下層（SM）には血管，リンパ管，腺組織，リンパ組織が存在しており，癌がSMに達すると転移しやすくなる．

One More Navi
どのリンパ節に転移するかによって独立に予後が決まる．CTやエコーでは10 mm以上のものを転移ありとする．

One More Navi
血行性よりリンパ行性転位が多く，頸部や腹部まで広く転移する．

One More Navi
TNM分類
stageⅠ：壁を貫かない（粘膜下層まで）
stageⅡ：貫壁性
stageⅢ：領域リンパ節までの転移
stageⅣ：遠隔転移がある．

　食道癌の壁深達度は深くなればなるほど，リンパ節転移の可能性が高まります．すなわち，リンパ節への転移率はTIaの早期癌では10%以下ですが，Tlbでは30%に上昇し，T4では90%の症例でリンパ節転移が認められます．
　壁深達度とリンパ節転移の有無は生命予後に影響する重要な因子です．

● リンパ節転移・他臓器への転移

　食道癌がリンパ節に転移する範囲は，癌の発生部位（占居部位）によって異なります．このため，頸部，胸部，腹部それぞれの部位に応じて，リンパ節は癌が転移しやすい順に1群（N1）〜4群（N4）に分類されており，リンパ節転移がなければN0と表現されます．
　また，他臓器への転移（遠隔臓器転移）の有無によってM0（転移なし），M1（転移あり）に分類されます（肺と肝が多い）．

● 病期（stage）分類

　食道癌の病期（stage）は，上記の3つの因子，すなわち①壁深達度（tumor；T因子），②リンパ節転移（lymph node；N因子），③他臓器への転移（metastasis；M因子）に基づき，Ⅰ期〜Ⅳb期に分類されます（TNM分類）．

Tab. 食道癌の病期（stage）

深達度	転移					
	N0	N1	N2	N3	N4	M1
T0, T1a	0	Ⅰ	Ⅱ	Ⅲ	Ⅳa	Ⅳb
T1b	Ⅰ	Ⅱ				
T2	Ⅱ		Ⅲ			
T3			Ⅲ			
T4	Ⅲ	Ⅳa				

▶ 臨床病型分類（X線分類，内視鏡分類，病理肉眼分類）

　食道癌はさらにX線分類，内視鏡分類，病理肉眼分類が同一基準でまとめられた臨床病型で，以下のように分類されています．

Tab. 食道癌の臨床病型分類

表在型（0型）		進行型	
0-I型：表在隆起型 　0-Ip：有茎型 　0-Is：無茎型 　　　　（広基性）		1型：隆起型	
0-II型：表面型 　0-IIa：表面隆起型		2型：潰瘍限局型	
0-IIb：表面平坦型		3型：潰瘍浸潤型	
0-IIc：表面陥凹型			
0-III型：表在陥凹型		4型：びまん浸潤型	
		5型：分類不能型	

> **One More Navi**
> 頻度は，表在型（0型）では0-IIc型が，進行型では2型，3型が多い．

E-21 症状

　表在癌では半数以上が無症状で経過します．一方，進行癌では固形物の嚥下困難（つかえ感），胸骨後痛，吐逆（悪心がない嘔吐）などの訴えが多く，病期が進み周辺臓器に浸潤が広がると反回神経麻痺による嗄声，気管浸潤による咳や血痰，呼吸困難感，全身症状として体重減少や発熱などが出現してきます．

> **One More Navi**
> 出血や鉄欠乏性貧血は稀．咳や繰り返す肺炎は癌による食道気管瘻を疑う．胸痛も稀で，あれば食道周辺への浸潤を疑う．

> **One More Navi**
> 食道内径が13mm以下になると固形物が飲み込みにくくなる．

E-22 診断

　食道癌は，内視鏡検査などによってスクリーニングを行い，生検によって確定診断します．これにより癌の存在が確認できれば，進行度を診断するために壁深達度やリンパ節転移・臓器転移の有無や範囲についての検査を行います．

▶スクリーニング検査

●内視鏡検査

　50歳以上，男性，喫煙・飲酒家などは食道癌のリスク因子であり，年に1回，食道内視鏡によるスクリーニング検査を行うことが推奨されます．

- **通常の観察**：正常な食道粘膜では食道壁の血管を透見できるのに対し，病変部では血管を透見しにくく，多くの場合，不整な発赤がみられます．
- **ヨード染色（Lugol染色）**：ヨード（ヨウ素）を撒布し，食道粘膜を染色してから内視鏡で観察します．正常な扁平上皮細胞は，細胞内にグリコーゲンを蓄えているためヨード撒布で茶褐色に染色されますが，異型細胞や癌細胞にはグリコーゲンの蓄えがないためヨードで染色されず，不染部として描出されます．ただし，不染部すべてが癌であるとは限らず，確定診断には生検が必要です．
- **NBI**：狭帯域光観察（narrow band imaging；NBI）は，観察可能な光の波長を色調偏光調整によって血液に強く吸収され，粘膜で強く反射・散乱しやすいスペクトル幅に絞り込んで行う内視鏡検査です．これにより，腫瘍の血管増殖因子（VEGF）で増殖した毛細血管を強調して描出することができ，拡大視すれば微小な上皮内癌も検出することが可能です．正常な食道粘膜はやや緑がかった白色調

> **One More Navi**
> ヨード染色（Lugol染色）は，ヨウ素とデンプンの反応を利用したもの．粘膜下層までの病変は内視鏡で正常粘膜と区別しにくいのでLugolやトルイジンブルー（食道上皮欠損で付着した壊死物質を青色に染色）で染める．また，インジゴカルミンの溜りから病変の凹凸が強調される．
> フランスの医師Lugol（1786-1851）にちなむ消毒液．

> **One More Navi**
> **食道癌（進行癌）の造影所見**

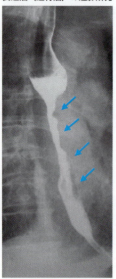

（国試97-C10〜12）

> **One More Navi**
> 稀にPTHrP分泌による高Ca血症になる。

> **One More Navi**
> 食道癌はSM癌でもリンパ節転移が多いので，CTで短径10mm以上のリンパ節は陽性と判定する。

の血管の透見可能な領域として，一方，病変部は茶褐色のドットが集まる領域（brownish area）として描出されます。

Fig. 食道癌の内視鏡検査所見

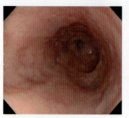
通常の内視鏡検査
食道壁10〜12時方向に血管を透見できない領域があり，12時方向には不整な発赤もみられる。

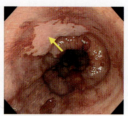
ヨード染色
境界明瞭な不染部（矢印）が観察できる。

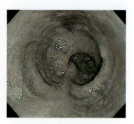
狭帯域光観察（NBI）
12時方向を中心に茶褐色のbrownish areaがみられる。

『胃と腸』43巻10号 p.1455[7]より

●食道造影検査

進行癌の病変の占居部位や大きさなどを診断するのに有用で，病変が食道壁の不整像や狭窄像として描出されます。ただし，表在癌の発見には不向きな検査です。また，合併症として食道気管瘻の形成が疑われる症例に対しては，誤嚥性肺炎の原因となるためバリウム造影は禁忌で，水溶性造影剤を用います。

▶進行度診断

食道癌の診断確定後，以下の検査を行って癌の進行度を診断します。

●壁深達度の検査

食道癌の壁深達度や食道に隣接する縦隔リンパ節への転移の有無を調べるには超音波内視鏡検査（endoscopic ultrasonography；EUS）を行います。

●リンパ節転移・他臓器転移の検査

リンパ節への転移や周辺臓器への浸潤・転移の有無の判定は，EUS，頸部・腹部超音波検査，CT，MRI，骨シンチグラフィー，PETなどの画像検査を総合して行います。

▶血液生化学的検査

腫瘍マーカーとしてSCC（扁平上皮癌関連抗原），CEA（癌胎児性抗原），CA19-9（糖鎖抗原19-9），CYFRA（サイトケラチン19フラグメント）などの高値がみられます。

E-23 治療

▶治療法の選択

食道癌の治療は癌の進行度に応じて，①内視鏡治療，②外科手術，③化学・放射線療法，④化学療法などを組み合わせて行います．

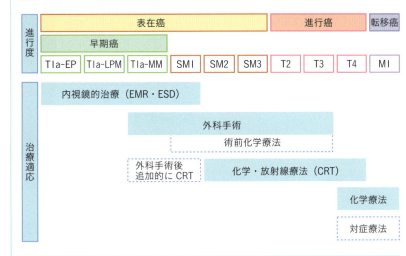

Fig. 食道癌の進行度に応じた治療適応

One More Navi
SM1 では 10％，SM2 では 50％にリンパ節転移を認める．

One More Navi
stage Ⅲ までは手術するが 30％しかできず，再発しやすいので，術前化学療法や放射線療法を併用している（ただし，有用性は少ない）．術後化学療法もよく行われるが有用な組み合わせは確立していない．stage Ⅳ も単剤では不十分で，シスプラチンを基本とした複数の抗癌薬で延命や緩和を試みる．
腺癌の 30％ は HER2 陽性でトラスツズマブを抗癌薬に追加する．

One More Navi
粘膜切除範囲が 3/4 周を超えると切除後に狭窄しやすいので，ステロイドの粘膜下注入や内服で瘢痕形成を抑制する．

One More Navi
食道の代替には血流豊富な胃が用いられるが，無理ならば左結腸（直径が食道に近い）を用いる．過去に行われていた胸骨後経路は予後が悪く，後縦隔経路で行う（最短なので）．

One More Navi
生存中央値は 33 週で，1 年生存率は 38％．

●内視鏡的治療

主にリンパ節転移がない早期癌で適応となり，内視鏡的粘膜切除術（endoscopic mucosal resection；EMR）や内視鏡的粘膜下層剥離術（endoscopic submucosal dissection；ESD）を行います．

なお，内視鏡治療が困難な場合や多発例に対しては外科手術を考慮します．

●外科手術

リンパ節転移の可能性がある場合には，リンパ郭清が必要となるため外科手術を行います．また，進行癌で治癒切除が可能と判断される場合にも外科手術が第一選択となります．

胸部食道癌では，右開胸開腹による食道切除（胸部食道全摘）と頸胸腹部の 3 領域リンパ節郭清を行います（死亡率 1～13％）．

●化学・放射線療法

外科手術による根治が困難な場合には，放射線療法に化学療法を併用した化学・放射線療法（chemoradiation therapy；CRT）を行います．

放射線療法は体外照射 50～60 Gy を 2 Gy×5 回／週の分割照射で行い，頸胸腹部 3 領域に対しても 40 Gy の照射を行います．化学療法はフルオロウラシル（5-FU®）とシスプラチンを併用する FP 療法が広く行われています．

●化学療法

遠隔臓器転移がある場合に適応となります（全身療法として行う）．なお，化学療法は手術前後（特に術前）の補助療法として行われることもあります．

●その他の対症療法

癌の根治が難しい場合には，対症療法として以下の治療が行われることがあります．

・ステント挿入術：癌による高度の食道狭窄や食道気管瘻形成によって経口摂取ができない胸部食道癌患者に対しては自己拡張型のメタリックステントを挿入し，

経口摂取を可能にします．
・**栄養管理**：経口摂取不能でステント挿入も難しい場合には，中心静脈栄養による高カロリー輸液や胃瘻の造設によって栄養障害を改善します．

国試出題症例
〔国試102-D30〕

● 55歳の男性．嚥下困難と嘔吐とを主訴に来院した．2か月前から食物のつかえ感を自覚した．5日前から固形物をとると嘔吐し，水分のみが摂取可能となった．喫煙は30本／日を35年間．身長168 cm，体重55 kg．眼瞼結膜に貧血を認める．食道内視鏡写真を右に示す．
⇒病歴から食道癌が疑われ，内視鏡所見で不整な腫瘤像がみられる．2型（潰瘍限局型）の食道癌と診断できる．

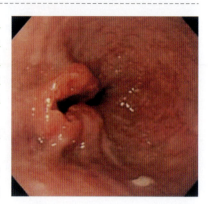

E-24 食道の良性腫瘍

▶レファレンス
・新臨内科⑨：p.403-405
・標準外科⑬：p.469-470
・標準放射⑦：p.356-357

One More Navi
顆粒細胞腫は末梢神経のSchwann細胞由来で食道下部にできる．

One More Navi
3 cm以上の腫瘍は悪性の可能性もあるので食道超音波内視鏡で穿刺生検する．通常の生検では正常粘膜しか取れないが，深めに数回生検すると平滑筋腫を採取できることもある．

One More Navi
粘膜筋板由来の平滑筋腫（20%）は小型で内視鏡による粘膜下切除術が可能．

関連項目

病態 食道に発生する良性腫瘍は，全食道腫瘍の1%と稀な疾患で，食道内腔に向けて発育する隆起性病変です．30〜50歳台で発見されることが多く，男女比は2:1です．

分類 食道上皮に発生する上皮性腫瘍（乳頭腫，腺腫，嚢腫，カルチノイド）と，間葉系組織から発生する非上皮性腫瘍（平滑筋腫，脂肪腫，顆粒細胞腫，線維腫，血管腫，リンパ管腫など）とに分類されます．食道良性腫瘍の70%が平滑筋腫で，多くは内輪筋層から発生する粘膜下腫瘍です．

症状 ほとんどが無症状で経過しますが，腫瘍の長径が5 cmを超えると嚥下困難などの症状が出現してきます．

診断 食道内視鏡検査，胸部MDCT，胸部CT，食道超音波内視鏡（腫瘍が低エコーで描出される）で診断します．なお，上皮性腫瘍であれば内視鏡下生検で組織学的診断が可能ですが，粘膜下腫瘍では組織の採取が難しく，出血や感染の危険もあるため生検診断は困難です．

治療 経過観察でよいですが，5 cm以上や症状のある場合は内視鏡的治療や食道を切除せずに腫瘍のみを摘出する手術（核出術）を胸腔鏡下に行います．

▶**乳頭腫**
乳頭腫（papilloma）は，ヒトパピローマウイルス（human papilloma virus；HPV）感染でおきるほか，食道炎や慢性刺激の炎症も原因となります．良性なのでヨード撒布で染色されます．なお，多発性のものは稀に悪性化します．
　X連鎖優性で女児におきるGoltz(ゴルツ)症候群は，部分的皮膚低形成や爪低形成，皮膚と粘膜の多発性乳頭腫（口唇，歯肉，肛門，会陰，食道）がみられます．

F
胃・十二指腸疾患

Preview

F-01	胃・十二指腸疾患の特徴	p.163
F-02	胃炎	p.163
F-03	急性胃炎・急性胃粘膜病変（AGML）	p.163
F-04	慢性胃炎	p.165
F-05	機能性ディスペプシア（FD）	p.168
F-06	消化性潰瘍	p.169
F-07	病態・原因	p.169
F-08	症状	p.170
F-09	診断	p.171
F-10	治療	p.173
F-11	胃良性腫瘍（胃ポリープ）	p.176
F-12	胃癌	p.178
F-13	病理・組織型	p.178
F-14	疫学	p.179
F-15	原因・リスク因子	p.179
F-16	分類	p.180
F-17	症状・身体所見	p.182
F-18	診断	p.183
F-19	治療	p.185
F-20	胃粘膜下腫瘍	p.188
F-21	消化管間質腫瘍（GIST）	p.188
F-22	胃カルチノイド	p.189
F-23	胃悪性リンパ腫	p.190
F-24	その他の粘膜下腫瘍	p.191
F-25	胃切除後症候群	p.192
F-26	吸収障害	p.192
F-27	ダンピング症候群	p.193
F-28	術後逆流性食道炎	p.194
F-29	輸入脚症候群	p.194
F-30	残胃癌	p.196
F-31	胃切除後胆石, 胃切除後腎結石	p.196
F-32	その他の胃疾患	p.196
F-33	肥厚性幽門狭窄症	p.196
F-34	胃アニサキス症	p.198
F-35	門脈圧亢進症性胃症（PHG）	p.199
F-36	特殊な胃炎	p.200

Navi 1 急性胃炎と慢性胃炎

胃炎は①形態（内視鏡所見），②組織学的所見，③症候の3つの視点から診断が行われます．

臨床経過から▶F-03の急性胃炎と▶F-04〜▶F-05の慢性胃炎に分けて解説します．慢性胃炎は形態的・組織学的な異常を伴うものと，症候性で形態的・組織学的異常を伴わない機能性ディスペプシアに分けて解説します．

Navi 2 多くは背景に H. pylori 感染!

▶F-06〜▶F-10では消化性潰瘍の病態・病因とそれに応じた診断，治療，合併症への対応などについて解説していきます．

Navi 3 萎縮性胃炎や腸上皮化生など多くは慢性胃炎が発生母地に

胃癌は粘膜上皮に発生する悪性腫瘍で，組織型の90％を腺癌が占めます．

▶F-13〜▶F-15では，胃癌の組織型やリスク因子など，基本となる知識を整理します．
▶F-16では肉眼的分類と進行度分類についてそれぞれの分類法を解説します．
▶F-18ではX線造影検査と内視鏡検査を中心に診断のキーとなる所見をみていきます．
▶F-19では胃癌の進行度に応じた治療法の違いについて解説していきます．

Navi 4 胃切除後におきる合併症

胃切除後には消化管の機能障害や器質的障害に伴ってさまざまな症状が出現します．

▶F-26で胃切除後の重要な病態である吸収障害について学習します．吸収障害は栄養障害，貧血，骨代謝異常などの原因となります．
▶F-27のダンピング症候群は，早期と晩期で発生機序と症状が異なるため，両者について解説をします．
▶F-29では手術後に発生する器質的障害として輸入脚症候群を取り上げます．

F-01 胃・十二指腸疾患の特徴

　胃・十二指腸疾患では消化性潰瘍，胃炎，急性胃粘膜病変のような炎症性疾患と胃ポリープや胃癌のような腫瘍性疾患が重要です．特に出血や穿孔の合併症がおきると，生命にかかわる急性腹症の一部として見落とせない疾患群となります．さらに，これらの原因の一部に Helicobacter pylori（ピロリ菌）感染が関係していることが知られており，その病態と治療も重要となります．一方，これらの器質的病変とは別に機能性障害としての胃運動障害（機能性ディスペプシア）があり，腹部膨満感，心窩部痛，嘔気などの上腹部症状が共通してみられるので鑑別が必要となります．

F-02 胃炎

▶レファレンス
・ハリソン⑤：p.1981-1983
・新臨内科⑨：p.416-421
・標準外科⑬：p.513
・標準病理⑤：p.457-460

　胃炎（gastritis）とは胃粘膜の炎症を指し，臨床経過から急性と慢性に分類することができます．

▶急性胃炎

　内視鏡所見や組織学的所見で胃粘膜の充血，びらん，浮腫，好中球浸潤などがみられ，患者は突発する上腹部痛，悪心，嘔吐などの上部消化管症状を呈します．内視鏡・組織学的所見と臨床症状が一致していることが特徴です．

▶慢性胃炎

　慢性胃炎は，これまで以下の3つのカテゴリーから診断が行われてきました．
①**組織学的胃炎**：病理組織学的に胃粘膜の慢性炎症所見（リンパ球浸潤）を呈すもの
②**形態的胃炎**：内視鏡検査などで形態的に胃粘膜の発赤，びらん，浮腫，萎縮，過形成性といった所見を呈するもの
③**症候性胃炎**：器質的な疾患は認められないが，上部消化器症状を訴えるもの
　しかし，最近では，上記の①②を慢性胃炎として扱い，上腹部不定愁訴を中心とした症候性胃炎（③）は機能性ディスペプシア（functional dyspepsia）と診断することが一般的になっています．

> **One More Navi**
> 慢性胃炎は必ずしも病悩期間が長いわけではない．

F-03 急性胃炎・急性胃粘膜病変（AGML）

病態　急性胃炎（acute gastritis）は，急性胃粘膜病変（acute gastric mucosal lesion；AGML）とも呼ばれ，胃粘膜に発赤，浮腫，びらん，好中球浸潤などの急性炎症が突発的に引きおこされたものを指します．多くははっきりとした誘因があり，これに引き続いて症状が引きおこされます．

原因　薬剤起因性，ストレス起因性，感染性，アレルギー性などの誘因が胃粘膜の防御機構因子（胃粘膜血流，粘液分泌など）を減弱化させ，これに酸やペプシンの産生亢進など攻撃因子が加わって粘膜障害が引きおこされます．

● **薬剤起因性の AGML**

　非ステロイド性抗炎症薬（NSAIDs），アスピリン（アセチルサリチル酸），抗菌薬，ステロイドなどの薬剤の服用，アルコールの大量摂取，喫煙，腐食性薬剤の誤飲などが原因となります．急性胃炎の原因として最多です．

> **One More Navi**
> 病変が十二指腸にまで及ぶ場合は，急性胃・十二指腸粘膜病変（AGDML）と呼ぶ．

> **One More Navi**
> AGML は内視鏡で診断される急性胃炎と急性胃潰瘍を含んだ疾患概念．肝硬変，尿毒症，糖尿病，白血病でおこりやすい．

> **One More Navi**
>
> 低用量アスピリン（81 mg）は血栓予防に使われる。腎機能障害はおこしにくいが、胃粘膜病変は常用量と同様におこす。逆に選択性 COX-2 阻害薬は胃傷害をおこしにくいが、非選択性と同様に腎障害をおこす。

NSAIDs はシクロオキシゲナーゼ（COX）の活性を阻害して、胃粘膜で HCO_3^- の分泌を刺激するプロスタグランジン（PG）合成を抑制します。また、COX の阻害によって粘膜血流障害もおこり、胃粘膜の防御機構が破綻します。

● ストレス起因性の AGML

Fig. ストレスによる急性胃粘膜病変の発生機序

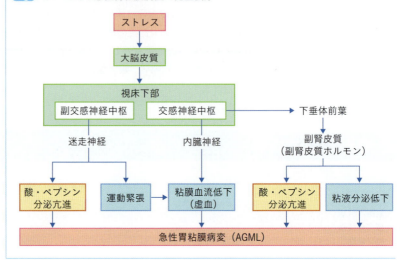

> **One More Navi**
>
> 交感神経活動が亢進すると胃の血管壁が収縮し、血流低下から胃粘膜の防御機構因子が減弱化する。

精神的ストレスや身体的ストレスに伴うストレス刺激は、大脳皮質から視床下部へと伝達され、自律神経（副交感神経、交感神経）や内分泌系（副腎皮質ホルモンなど）を介して胃酸の分泌亢進や粘膜血流の減少、粘液の分泌低下を引きおこします。特に身体的ストレスで発生する AGML には以下のようなものがあります。

・**Cushing 潰瘍**：頭部の外傷、出血、手術、その他の脳疾患に伴って発生する AGML で、自律神経や内分泌系を介して胃粘膜の防御機構が破綻をきたすと考えられています。

・**Curling 潰瘍**：熱傷患者の上部消化管に発生する AGML で、全身の循環動態、脱水、消化粘膜の血流減少などから、胃粘膜の防御機構の破綻がおきると考えられます。

● 感染症による AGML

H. pylori、アニサキス、サイトメガロウイルス（CMV）、ヘルペスウイルス、EB ウイルスなどへの感染によっても急性胃炎・AGML が引きおこされることがあります。特に、*H. pylori* は洗浄不十分な内視鏡を介して感染し、急性胃炎を引きおこすことが知られています。

また、敗血症の経過観察中に二次的に AGML が引きおこされることもあります（粘膜血流の低下による）。

症状 何らかの誘因があり、6〜48 時間後に突発的な上腹部痛（心窩部痛）、悪心・嘔吐、上腹部不快感などの症状が出現し、ときに吐血や下血をきたすこともあります。

診断 内視鏡検査で粘膜の浮腫、発赤、滲出性出血、びらん、多発する浅い急性潰瘍などが認められれば診断できます。問診で誘因となるエピソードの有無を確認することも大切です。なお、早期胃癌をはじめとする悪性腫瘍との鑑別は重要で、治療と経過観察で治癒傾向がみられない場合には、病理診断で鑑別を行います。

治療 誘因の除去が重要で、多くは 2〜4 週間以内に治癒します。軽症例では安静や食事療法が中心で、薬物治療を行う場合には制酸薬、酸分泌抑制薬、粘膜保護

薬を用います．中等症以上では胃酸分泌抑制薬〔プロトンポンプ阻害薬（PPI）やH₂受容体拮抗薬〕が第一選択薬です．

- 鎮痛には抗コリン薬や非麻薬性鎮痛薬（ペンタゾシン）を用いる．
- 急性胃潰瘍や出血性胃炎の場合には，内視鏡的止血を要する場合もある．

F-04 慢性胃炎

病態 先にも述べたとおり，慢性胃炎（chronic gastritis）は病理組織学的に，あるいは内視鏡所見などをもとに形態学的に診断される疾患で，組織学的には胃腺（胃底腺，幽門腺）の萎縮・減少，リンパ球の浸潤，胃粘膜上皮が腸の上皮と置き換わる腸上皮化生などを特徴としています．

原因 慢性胃炎の原因の80%以上がH. pylori感染によるものです．また，NSAIDsなどの薬剤や自己免疫も原因となることがあります．

症状 無症状も少なくありませんが，胃痛，胃もたれ，腹部膨満感などの症状を呈する場合もあります．

分類

●木村・竹本分類

内視鏡検査で幽門腺と胃底腺の境界がどこにあるかを調べることで胃腺の萎縮（萎縮性胃炎）の程度を判定する日本独自の分類として木村・竹本分類（1969年）があります．胃体部の萎縮の進行度は胃癌のリスクと相関があり，この分類は胃癌のリスク評価に用いられます．

●Strickland-Mackay分類

胃炎の発生に自己免疫性の機序が関係しているか否かで慢性萎縮性胃炎をA型とB型に分類するものにStrickland-Mackay分類（1973年）があります．

- **A型胃炎**：噴門部や胃体部を中心として萎縮がみられるもので，抗壁細胞抗体陽性，酸分泌低下，高ガストリン血症を伴う自己免疫性胃炎です．萎縮が強く，胃癌の背景となりやすい病型です．
- **B型胃炎**：前庭部（幽門部）粘膜から萎縮が進展する通常型です．B型胃炎の萎縮性変化は軽度ですが，進行すれば萎縮型になります．欧米人に多く，十二指腸潰瘍のリスクとなります．

One More Navi
慢性胃炎に好中球が浸潤する場合は慢性活動性胃炎（chronic active gastritis）という．

One More Navi
前庭部の腸上皮化生や胃腺の萎縮はH. pyloriを増殖させないための生体反応とも考えられる．結果，H. pyloriは前庭部から胃体部へと侵入していき，萎縮性胃炎は口側へと進展する．

One More Navi
胃粘膜の萎縮で胃腺が消失すると，粘膜が透けて粘膜下層の血管がみえやすくなる．

One More Navi
A型胃炎は悪性貧血を合併することがある．

One More Navi
慢性胃炎があるだけでは胃癌にはならないが，高度の萎縮性胃炎があると胃癌のリスクが10倍になる．高度の萎縮性胃炎は前癌病変であり，発見されれば毎年内視鏡でフォローする．

One More Navi
前庭部胃炎は十二指腸潰瘍の背景となることが多く，噴門部・胃体部胃炎（汎発性胃炎）は未分化型胃癌，胃体部優位の胃炎は分化型胃癌に進展しやすい．

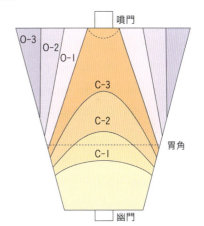

Fig. 木村・竹本分類（萎縮性胃炎の内視鏡診断）

内視鏡所見で萎縮部は黄味で小血管が透けてみえ，非萎縮部は赤味がかってみえる．本分類はこの境界の位置（進行範囲）で，萎縮性胃炎をopen type（O）とclosed type（C）に分類する．
なお，萎縮性胃炎とはC-2以上（C-2,3とO-1,2,3）のものを指す．

● シドニー分類

　H. pylori 感染と胃炎との関係が明らかになったことで，胃炎の病因，局在，病理組織像，内視鏡所見から全世界共通の診断基準であるシドニー分類（Sydney system）が 1990 年に作成され，1996 年にアップデート版（updated Sydney system）が発表されました．これに基づき，下の図のように組織学的分類（重症度の判定）と内視鏡的分類が行われます．

Fig. シドニー分類

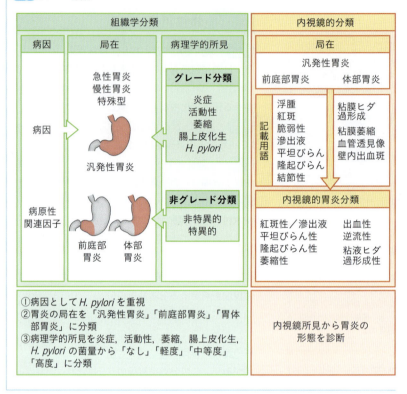

> **One More Navi**
> シドニー分類では，組織学的分類で胃炎を①急性胃炎，②慢性胃炎，③特殊型に分類し，さらに慢性胃炎を萎縮型（A型：自己免疫性）と非萎縮型（B型：*H. pylori* 感染陽性）に分類する．特殊型にはNSAIDs などによる化学性胃炎が含まれる．

> **One More Navi**
> 内視鏡的分類での「萎縮性」と「粘液ヒダ過形成性」は組織学的分類でも胃炎とされることが多い．しかし，これ以外の所見は組織学的胃炎がみられないことも少なくない．つまり，内視鏡で発見される形態学的胃炎で治療が必要なものは少なく，無症状の場合には放置することもある．

診断

● 内視鏡検査

　確定診断には内視鏡検査時の胃生検が必要で，幽門部と胃体部の 2 か所以上から生検を行います（1 か所でも胃炎組織があれば診断される）．

　また，①木村・竹本分類で胃粘膜萎縮の広がりが高度な場合，②胃体部のヒダ過形成，③前庭部胃壁の鳥肌様所見（結節性胃炎），④前庭部の腸上皮化生などの所見は，胃癌のリスクと相関があるため見逃さないように注意深く観察します．

● *H. pylori* 感染検査

　慢性胃炎の成因検査として，*H. pylori* の感染検査を行うこともあります．ただし，以下のいずれの検査も偽陰性の可能性があるため注意が必要です．

- **直接的確認検査**：内視鏡による培養法，組織鏡検法，迅速ウレアーゼテスト，便・内視鏡付着液の抗原試験などがあります．
- **間接的証明検査**：*H. pylori* がもつウレアーゼ活性をみる尿素呼気試験（urea breath test；UBT）や，血液中の抗体（IgG）を測定する抗体測定法などがあります．

● 血液検査

　血清ペプシノゲンの測定により，間接的に慢性胃炎の診断を行うことができます．ペプシノゲン I と II の値を測定し，ペプシノゲン I 値が 70 ng/mL 以下，かつ

> **One More Navi**
> 便 PCR 法によるは *H. pylori* の確認は可能だが，検査として確立していない．

> **One More Navi**
> 抗体測定法は活動性のある菌が存在しなくても，既往感染で陽性が持続する点に注意．また，除菌しても抗体価は低下しない．

> **One More Navi**
> ペプシノゲン I は胃底腺から，ペプシノゲン II は幽門腺から分泌される．99％ が胃内に出て 1％ が血液中に入るので胃底腺萎縮を反映する．

Ⅰ／Ⅱ比が 3.0 以下の場合は，胃炎と診断します．

治療 H. pylori 感染が原因の慢性胃炎（組織学的胃炎）の場合は，抗菌薬〔アモキシシリン，クラリスロマイシン，プロトンポンプ阻害薬（PPI）〕による除菌療法を行います．また，症状がある場合には胃酸分泌抑制薬（PPI，H_2 受容体拮抗薬）や消化管運動機能改善薬（ドパミン D_2 受容体拮抗薬）で治療を行います．

NSAIDs などの薬剤が原因の場合には薬剤の使用を中止します．

● クラリスロマイシン耐性菌が増加しており，除菌にメトロニダゾールを用いる場合もある．なお，現在ではメトロニダゾール耐性の菌も存在する．

関連項目

One More Navi
H. pylori は酸を栄養にして増殖し，酸がないところでは胞子状で生存する．なお，PPI 投与中は増殖せず，菌を同定できないことがある．

One More Navi
萎縮性胃炎に進展すると胃酸分泌は減少するが，感染初期では胃前庭部に感染し，D 細胞のソマトスタチンを抑制して G 細胞を刺激し，ガストリン分泌によって胃酸分泌を上昇させる．これにより十二指腸球部に胃上皮化生が生じ，ここでも H. pylori が生育可能となり，十二指腸潰瘍がおきる．

One More Navi
1994 年に WHO は H. pylori を胃癌の発癌因子に指定．

One More Navi
胃の細菌は 100 年前から報告されていたが，病原菌は特定されていなかった．オーストラリアの Marshall は H. pylori が胃炎をおこすことを自らの胃で実証し（その後自然治癒），2005 年にノーベル賞を受賞．

One More Navi
H. pylori 感染胃炎への除菌は 2013 年から医療保険の適用となった．

▶ Helicobacter pylori 感染

病態 H. pylori（ピロリ菌）は胃粘膜上に生息するグラム陰性らせん状桿菌で，ウレアーゼ活性が他の菌に比べて強力であることに特徴があります．ウレアーゼは尿素をアンモニア（NH_3）と CO_2 に加水分解する酵素で，H. pylori は血中の尿素を胃内で分解し，生成されたアンモニアで胃酸を中和して生息・増殖します．

H. pylori 感染は急性胃炎の原因となり（数％で激痛を伴う AGML がおきる），感染が持続すると慢性胃炎（組織学的胃炎 → 萎縮性胃炎 → 腸上皮化生）へと進行します．そして，この組織学的胃炎を背景として，一部に消化性潰瘍（胃潰瘍，十二指腸潰瘍），胃 MALT リンパ腫，胃癌などが発生します．H. pylori 陽性者の胃癌リスクは陰性者の 10 倍高く，胃癌患者の 90％ が陽性です（ただし，陽性者のうち胃癌を発症するのは 0.5％ 以下）．

感染経路 多くは幼児期に経口感染し（免疫が不十分なので排除できない），抗菌薬で除菌しない限り生涯にわたって感染が持続します．一方で，学童期以降では菌が侵入しても免疫によって排除され感染することは稀です（除菌後の再感染も稀）．

疫学 日本では 60 歳以上の陽性率 60％ で，20 歳台では 20％ 以下です．高齢者は衛生環境が悪い時代に飲み水や食事から感染したと考えられます．なお，世界全体では 50％ が陽性で，陽性中 15％ が消化器症状を訴えるとされます．

治療・予防 H. pylori 陽性者では消化性潰瘍が再発しやすいので抗菌薬を用いた除菌療法が勧められます（陰性になると，消化性潰瘍の再発が抑えられる）．最近は予防的な除菌療法の普及や若年層での感染者減少のため，H. pylori 感染が原因の消化性潰瘍は減少しつつあります．

Fig. H. pylori 感染と経過

H.pylori 感染
↓ 潜伏期間 4〜7日
急性胃炎
↓ 長期持続感染
慢性胃炎（組織学的胃炎） ┈→ 消化性潰瘍
↓   ┈→ 胃ポリープ
萎縮性胃炎   ┈→ 胃 MALT リンパ腫
↓   ┈→ 胃癌
腸上皮化生

F-05 機能性ディスペプシア（FD）

病態 機能性ディスペプシア（functional dyspepsia；FD）は、食後の胃もたれ感、早期飽満感、心窩部痛などの上腹部症状を呈する一方、その原因となる器質的疾患（潰瘍や癌など）、全身性・代謝性疾患、精神疾患（明らかなうつ病など）が精査しても発見されないものを指します。

上記のような上腹部愁訴は、以前は「慢性胃炎」や「神経性胃炎」といった診断名で診断されていましたが、現在は疾患概念が整理され、FDが国際的にも認知される病名となっています。

症状・分類 症状の出かたから、①食後につらいと感じるもたれ感や早期飽満感が出現する食後愁訴症候群（postprandial distress syndrome；PDS）と、②心窩部痛や心下部灼熱感など痛みと関係する心窩部痛症候群（epigastric pain syndrome；EPS）とに分類されます。

診断 6か月前から症状が存在し、最近の3か月に器質的疾患を認めない上腹部症状（①つらいと感じる食後のもたれ感、②食後早期飽満感、③心窩部痛、④心窩部灼熱感のうち1つ以上）がある場合に診断します。

Fig. 機能性ディスペプシアの診断と分類

```
機能性ディスペプシア（FD）
 症状の原因となる器質的疾患がない
         ＋
 以下の項目が1つ以上該当
  ①つらいと感じる食後のもたれ感
  ②早期飽満感
  ③心窩部痛
  ④心窩部灼熱感
```
主に①②の症状 → 食後愁訴症候群（PDS）
主に③④の症状 → 心窩部痛症候群（EPS）

血液検査、便潜血反応、画像検査（上部消化管造影、内視鏡、超音波）などは器質的疾患を除外するために行います。また、FDの一部（10％程度）では *H. pylori* 感染が関係しているため、必要があれば *H. pylori* の検査を追加します。

なお、患者が50歳以上で、下血、貧血、体重減少、食欲低下、頻回の嘔吐、嚥下困難、腹部手術の既往、上部消化器癌の家族歴、癌の既往といった危険徴候を有する場合には、まず器質的疾患を疑って検査を行います。

治療

●治療の留意点

本症には胃運動障害や内臓知覚過敏に加え、心理社会的要因が複合的に影響していることが考えられており、治療に際しては患者の話を注意深く聴き、良好な医師-患者関係を築くことが重要となります。

●薬物療法

①胃酸分泌抑制薬〔プロトンポンプ阻害薬（PPI），H_2受容体拮抗薬〕と②消化管運動機能改善薬（ドパミンD_2受容体拮抗薬）を用いますが、一般的にPDSには胃酸分泌抑制薬を、EPSには消化管運動機能改善薬を使います。また、心理社会的要因が強いと考えられる場合には抗不安薬や抗うつ薬の追加も検討します。なお、*H. pylori* の除菌も推奨されています。

55歳以上の患者で上記の薬物治療が無効である場合には、内視鏡検査を行って器質的疾患の有無を精査するようにします。

One More Navi

dyspepsia（消化不良）は、胃や十二指腸病変による痛みやもたれなどの症状の総称。1980年代までは消化管運動機能の失調に関連した症状はNUD（non-ulcer dyspepsia）と呼んでいた。dyspepsia症状の70％には器質的異常がない。

One More Navi

本症の国際的診断基準RomeⅢは、RomeⅡ（FDを潰瘍症状型、運動不全型、非特異型に分類）を2006年に改訂したもので、これ以降、FDはPDSとEPSに分類されるようになった。
なお、RomeⅢは臨床研究を目的につくられた基準なので、dyspepsiaのバイオマーカーは示されていない。臨床所見を重視して診断・治療を行い、無駄な検査を繰り返さないことも重要。

One More Navi

鑑別には色素内視鏡検査を行い、コンゴレッド法で萎縮の有無を、メチレンブルー法で腸上皮化生の有無を調べる。

One More Navi

患者の50％にプラシーボ効果がみられることから、医療者の言動は重要。
50〜55歳以下では危険徴候がなければ、内視鏡検査をしないで、*H. pylori* 検査（陽性なら除菌）やPPIの試験投与を行う。低脂肪、少量、頻回の食事をすすめ、就寝近くの食事を避けるなどの食事習慣改善も有用。

F-06 消化性潰瘍

▶レファレンス
・ハリソン⑤：p.1962-1977
・新臨内科⑨：p.423-428
・標準外科⑬：p.513-516
・標準病理⑤：p.460-462

One More Navi

peptic ulcer という病名は当初，ペプシンが胃を溶かすと考えられたためだが，実際には胃酸が重要（no acid, no ulcer）．このため acidic ulcer と呼ぶこともある．「消化性潰瘍」という訳は胃液の消化作用を指すものだが，用語は消化酵素全般を示唆するので発生機序を正確に示しているとはいえない．

One More Navi

日本では胃潰瘍が多い（十二指腸潰瘍の頻度は増加中）が，欧米では十二指腸潰瘍が多い（胃酸分泌過剰が多く，H. pylori 感染は少ない）．HCl に対して胃より十二指腸が弱いことにもよる．両方が同時に発生する場合もある．

One More Navi

吻合部潰瘍は胃壁細胞やG細胞が残っているために胃酸が直接腸内に流入することでおきる（小腸側にできる）．Meckel 憩室も異所性胃粘膜があり，消化性潰瘍がおきる．

One More Navi

Zollinger-Ellison 症候群
膵臓や十二指腸にできるガストリン産生腫瘍（ガストリノーマ）で，ガストリンの過剰分泌で胃酸過多が生じ，難治性・再発性の消化性潰瘍をきたす（特に十二指腸に多発）．セクレチン負荷試験で通常とは逆に血中ガストリン濃度の上昇がみられることから診断でき，PPI や H₂ 受容体拮抗薬で治療する．また，ガストリノーマは外科的に切除し，切除不能な場合は，化学療法やホルモン投与で治療する．多発性内分泌腺腫（multiple endocrine neoplasia；MEN）のⅠ型の部分症として発症することもあり，甲状腺腫・下垂体腫瘍を合併する（高 Ca 血症）．

F-07 病態・原因

▶病態

消化性潰瘍（peptic ulcer）は，胃酸やペプシン（実際には胃酸が主）による自己消化作用による慢性炎症で胃や十二指腸の消化管壁に粘膜下層よりも深い 5 mm 以上の粘膜欠損が発生したものを指します．男女比は 3：1 で，すべての年齢に発生する可能性がありますが，好発年齢は胃潰瘍（gastric ulcer；GU）が 40～50 歳台，十二指腸潰瘍（duodenal ulcer；DU）は 20～40 歳台です．胃潰瘍は小彎（特に胃角部）に好発し，十二指腸潰瘍は球部（幽門近く）によく発生します．また，再発は同一部位や近傍に多いので，瘢痕による変形などが引きおこされます．

なお，消化性潰瘍は合併症を伴わない単純性潰瘍と，出血（20％），穿孔（5％），穿通，閉塞・狭窄などの合併症を伴う複雑性潰瘍とに分類されることもあります．

▶原因

消化性潰瘍の原因は H. pylori 感染（胃潰瘍で 90％，十二指腸潰瘍で 100％ 陽性）と薬剤（NSAIDs，鎮痛薬）がほとんどです．

これまでは，胃壁の防御因子と攻撃因子のバランスの崩れが潰瘍発症の原因であるとするバランス説が広く受け入れられてきましたが，H. pylori の発見後は消化性潰瘍発生の因子として，この菌の重要性が強く認識されるようになっています．なお，精神的・身体的ストレスは自律神経異常から攻撃因子の増強と防御因子の減弱を引

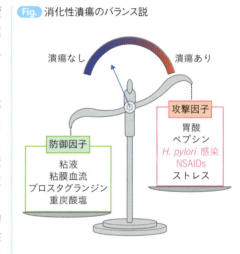

Fig. 消化性潰瘍のバランス説

きおこします（迷走神経を介して胃液分泌が亢進し，交感神経活動亢進で血管が収縮して胃粘膜血流低下）．しかし，ストレスだけで潰瘍が発生することは稀で，多くは背景に H. pylori 感染があります．

●H. pylori 陽性潰瘍

①H. pylori が産生する CagA や VacA といった毒素（サイトトキシン），②炎症に伴う好中球由来の活性酸素，③H. pylori がもつウレアーゼによって生じたアンモニアと活性酸素から生成されるモノクロラミンなどの物質が粘膜を傷害し潰瘍を発生させます．

なお，H. pylori 除菌後には再発が著明に減少します（70～90％ 抑制される）．

●NSAIDs 潰瘍

NSAIDs 潰瘍は前庭部や胃体下部に多く，形態は多発性の小さな深い潰瘍や巨大で不整形なものが多いのが特徴的です．

NSAIDs は直接的な粘膜傷害作用に加え，シクロオキシゲナーゼ（COX）の活性を阻害し，プロスタグランジン（PG）合成を抑制します．これにより，PG による粘液分泌や血流増加などの胃粘膜抵抗性（防御因子）を低下させ，潰瘍を引きお

One More Navi
NSAIDs 内服者の 10％ に消化器症状があり，1.3％ が潰瘍を発症する．出血して入院すると 10％ の死亡率．

こします（PG 合成を抑制しないアセトアミノフェンは潰瘍をおこしにくい）．また，NSAIDs は血小板を凝集させるトロンボキサン（TXA）の産生も抑制するため，出血性潰瘍がおこりやすくなります．

NSAIDs は関節リウマチや骨関節疾患の治療，脳梗塞，心筋梗塞の予防・治療などで広く使用されている薬剤で，消化性潰瘍の原因として近年増加傾向にあります．NSAIDs の高用量使用者，高齢者（70 歳以上），H. pylori 陽性者，ステロイド薬の併用者では消化性潰瘍が発症しやすいため特に注意が必要です．

- 消化性潰瘍の原因となる薬剤には NSAIDs のほか，ビスホスホネートのアレンドロン酸，抗癌薬のシクロホスファミド，メトトレキサート，フルオロウラシルなどの経口薬がある．アルドステロン拮抗薬（再生抑制），SSRI 抗うつ薬，重症疾患合併でもおきやすい．なお，ステロイドは原因薬から除く考えが多い．
- COX には胃粘膜や血管内皮などに常に発現してこれらを守る COX-1 と，炎症で誘導される COX-2 とがある．COX-2 選択的阻害薬（セレコキシブ）は胃への傷害性は低いが，COX-1 によって冠動脈血栓ができやすい．

F-08 症状

▶単純性潰瘍

典型的な自覚症状は空腹時の心窩部痛や背部痛で，特に十二指腸後壁の潰瘍でよくみられます．痛みは，胃潰瘍では食塊と蠕動が潰瘍を刺激するため食後に出現することが多く，十二指腸潰瘍では胃酸過多で食後 45〜60 分後または夜間に，胸やけとともに限局した痛みが出現します（痛みで目覚める）．なお，十二指腸潰瘍では摂食や制酸薬によって痛みが軽快しますが，胃潰瘍では軽快しないこともあります．

One More Navi
胃潰瘍では食思不振で体重は減少することが多い．一方，十二指腸潰瘍では空腹時の痛みを和らげるために患者が間食を取り，体重増加をきたすことがある．

このほか，悪心・嘔吐，腹部膨満感（腸運動低下とガス増加），食欲低下などの症状を呈することもありますが，高齢者では無症状のことも少なくありません．NSAIDs 潰瘍では NSAIDs の鎮痛作用で痛みを感じていないこともあります．なお，自発痛がなくても心窩部圧痛がみられることがあります．

One More Navi
無症候性潰瘍は進行して穿孔で発見されることもある．喫煙者，NSAIDs 服用者，男性，H. pylori 陰性におきやすい．

▶複雑性潰瘍

潰瘍に伴う合併症により種々の症状が出現します．

● 出血

コーヒー残渣様の吐血，下血（タール便），便潜血陽性，鉄欠乏性貧血などの症状を呈し，重症例は頻脈，冷や汗，血圧低下，意識障害などのショック症状から死に至る場合もあります．

One More Navi
胃酸分泌のピークは午前 2 時で，痛みのため目覚める．一方，明け方の胃酸分泌は最低なので，起床時の腹痛は稀．

● 穿孔 (perforation)

潰瘍が消化管壁を貫いて全層性に穿破し，消化管と腹腔とに交通がある状態のことを指します．穿孔をきたすと，突然の急激な腹痛と腹膜刺激症状（筋性防御）や麻痺性イレウスが出現し，汎発性腹膜炎からときに敗血症性ショック，播種性血管内凝固症候群（DIC）に陥ることもあります．

One More Navi
Dieulafoy 潰瘍
先天的に拡張した粘膜下の太い血管が潰瘍で侵食され，大出血したものを Dieulafoy（デュラフォワ）潰瘍と呼び，微小な粘膜欠損で炎症がない．

穿孔は壁が薄く，漿膜側に腸間膜がない十二指腸球部前面でおこりやすく，穿孔例に対しては救命のための緊急手術を行う必要があります．

● 穿通 (penetration)

穿孔が壁を穿破した先に他臓器（小腸，膵臓，肝臓，胆道）があり，これが潰瘍底となって腹腔内に穿破していない状態を指します．この場合，穿孔のような腹

One More Navi
Cameron 潰瘍
巨大食道裂孔ヘルニアで横隔膜貫通部にできる胃潰瘍を Cameron（キャメロン）潰瘍と呼ぶ．

膜刺激症状が出現しにくく，腹痛が徐々に増強してきます．十二指腸潰瘍の後壁穿孔では急性膵炎のために血清アミラーゼが上昇します（背部痛を伴う）．

● 狭窄・閉塞

深い潰瘍では瘢痕収縮して治癒しますが，潰瘍が慢性的に繰り返されると，幽門部の狭窄・閉塞をきたすことがあり，胃内容物が溜まって悪心・嘔吐，腹部膨満感（振水音），体重減少（脱水と栄養不良）などの症状を呈することがあります．

F-09 診断

部位診断と病因診断を行います．NSAIDsの服用歴（処方薬だけでなく市販薬も）を問診で確認することが重要です．病歴と症状などから消化性潰瘍を疑う場合には，上部消化管X線造影検査や内視鏡検査によって確定診断を行います．病理診断を含む最終診断は内視鏡検査で行います．

> **One More Navi**
> NSAIDsは市販薬にも広く含まれているため問診が難しい．骨・筋肉痛治療の既往の問診から判明することもある．血小板機能や血液や尿のNSAIDs濃度測定も有用．

> **One More Navi**
> 「ニッシェ」は壁を窪ませてつくった飾り棚のこと．

▶上部消化管X線造影検査

潰瘍による組織欠損部にバリウムが蓄積するニッシェ（niche）や，ニッシェと胃輪郭の間の細い線状陰影欠損（潰瘍周辺の浮腫状隆起のため）であるHampton線（ハンプトン）がみられます．ニッシェには正面像（en-face niche）と側面像（profile niche）があり，側面像では辺縁から突出する半円形ないし三角形の突出としてバリウムの蓄積が描出されます．

さらに，胃潰瘍の治癒期には潰瘍の中心に向かって周囲から粘膜ヒダが集中する粘膜集中像や，瘢痕収縮による胃の変形（大彎の彎入によるfinger signやB字型変形，砂時計胃，小彎短縮による嚢状胃）がみられます．一方，十二指腸潰瘍では瘢痕収縮により球部がクローバー葉状変形（clover-leaf deformity）として描出され，稀にタッシェ（tasche）と呼ばれる憩室状膨隆がみられることもあります．

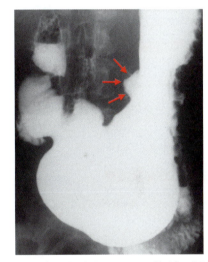

Fig. 胃潰瘍の側面ニッシェ（profile niche）

辺縁から半円形に突出したニッシェ（矢印）が観察できる．

『標準外科学 第13版』p.515[8]）より

> **One More Navi**
> 高齢者では高位潰瘍（胃体部小彎や後壁）ができやすい．これは加齢に伴って胃底腺の萎縮がおこり，前庭腺と胃底腺の境界が口側へと移動するためで，加えて防御因子の低下もおきるため高位潰瘍となる．

▶内視鏡検査

確定診断に必須の検査で，5 mm以上の粘膜欠損から診断されます．急性期（活動期）の潰瘍は白苔がついた粘膜欠損として観察されます．

● 内視鏡的ステージ分類

消化性潰瘍は時相によって，①活動期（A_1, A_2），②治癒期（H_1, H_2），③瘢痕期（S_1, S_2）のステージに分類され，これに基づき経過観察や治癒の評価が行われます．

> **One More Navi**
> 内視鏡所見と臨床症状は必ずしも一致しない．

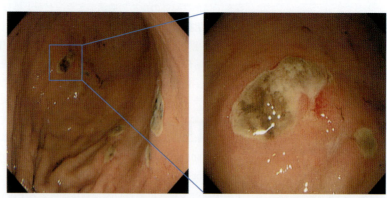

Fig. 消化性潰瘍（活動期）の内視鏡所見

辺縁明瞭な白苔が多発しており（写真左），拡大してみると白苔に覆われた陥凹性の潰瘍底と周囲の浮腫，充血などが観察できる（写真右）．

（国試 106-A41）

- 活動期 A_1：厚い白苔や黒苔で覆われた潰瘍底と潰瘍周囲に浮腫が認められる．
- 活動期 A_2：白苔で覆われるが，浮腫が改善して潰瘍辺縁が鮮明となる．
- 治癒期 H_1：潰瘍が浅くなり，潰瘍辺縁に再生上皮が出現する．粘膜ヒダの集中と潰瘍周囲の緩徐なヒダの細まりがみられる．
- 治癒期 H_2：潰瘍が縮小し，潰瘍底の盛り上がりとともに白苔が薄くなる．
- 瘢痕期 S_1：白苔が消失し，瘢痕化した中心部に発赤が残る再生上皮がみられる（赤色瘢痕）．
- 瘢痕期 S_2：赤色瘢痕が消失し，周囲粘膜と同じ色調に戻る（白色瘢痕）．軽度のヒダ集中がみられる．ヒダは辺縁まで真っ直ぐで，なだらかに消失していく．胃癌にみられる悪性所見（ヒダの癒合，途絶，肥大，先細り）はない．

Fig. 消化性潰瘍の内視鏡的ステージ分類

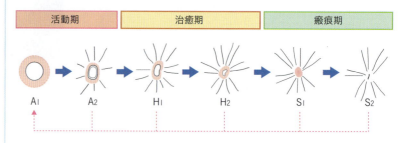

$A_1 \rightarrow A_2 \rightarrow H_1 \rightarrow H_2 \rightarrow S_1 \rightarrow S_2$ の順に治癒し，悪化する時は $A_2 \sim S_2$ のすべてのステージから A_1 になる．S_2（白色瘢痕）よりも S_1（赤色瘢痕）のほうが再発しやすい．

●胃癌との鑑別

胃潰瘍では生検によって胃癌を否定する必要があります（胃潰瘍の 3% に胃癌）．活動期に病変周囲の浮腫があると病変部から癌細胞を採取できない場合があるため，胃潰瘍治癒後（1 か月後）にも再検査が必要です．なお，胃潰瘍の好発部位は胃角小彎や胃体下部小彎であり，大彎側に潰瘍がある場合には悪性の可能性を考える必要があります．

十二指腸では癌は稀なので十二指腸潰瘍では難治性でなければ生検は不要です．

One More Navi
活動期は胃癌と鑑別しにくい．

One More Navi
白苔がある限りは治癒期と考える．

One More Navi
十二指腸潰瘍の好発部位は球部前壁・後壁で，多発潰瘍や線状潰瘍も多く認められる．

One More Navi
胃潰瘍の鑑別疾患
- 胃癌
- 悪性リンパ腫
- 胃結核
- 胃梅毒
- 胃 Crohn 病
- サイトメガロウイルス感染症

十二指腸潰瘍の鑑別疾患
- 胃癌の球部浸潤
- 肝臓・胆道・膵臓からの腫瘍浸潤

▶H. pylori 感染検査

NSAIDsの使用の有無にかかわらず、全患者で検査を行います。検査には内視鏡を使うものと使わないものがあり、内視鏡検査を行う場合には、病理検体とは別にH. pylori 感染検査のための検体を採取します。

●内視鏡を使う検査法

- **迅速ウレアーゼ試験**：尿素とpH指示薬が入った試薬に内視鏡検査で採取した検体を浸す検査で、<u>H. pyloriが存在すれば、ウレアーゼによって尿素がアルカリ性のアンモニアに分解され、pHが上昇して試薬の色調が変化</u>します。簡便で迅速な感染検査として有用です。
- **検鏡法**：採取した検体を染色（HE染色やGiemsa染色など）し、顕微鏡でH. pyloriの存在を確認します。同時に組織診断も可能です。
- **培養法**：採取した検体を専用の培地と条件で培養し、菌を直接証明します。菌株の同定と抗菌薬の感受性検査が可能ですが、培養には4〜7日必要です。

●内視鏡を使わない検査法

- **尿素呼気試験（urea breath test；UBT）**：被検者に重炭素（^{13}C）で標識した尿素を飲ませ、15分後に呼気を集めて$^{13}CO_2$の増加率を分析します。<u>感染陽性者ではH. pyloriのウレアーゼで尿素が$^{13}CO_2$とアンモニアに分解されるため、呼気中の$^{13}CO_2$が増加</u>します。定量性があり、除菌後の治療判定によく用いられます。
- **抗H. pylori 抗体検査**：血中や尿中のH. pyloriに対する抗体（IgG）を測定する方法で、感染のスクリーニングに有用です。ただし、<u>除菌後も6〜12か月は抗体価が下がらないため、除菌後の治療判定には使えません</u>。
- **便中H. pylori 抗原検査**：便中のH. pylori由来抗原を検出します。小児のスクリーニングなどで有用な検査です。

▶穿孔の診断

穿孔の診断は、<u>腹膜刺激症状（上腹部の激痛とBlumberg徴候）などの臨床症状</u>に加え、消化管から漏れた<u>遊離ガス（free air）の存在を胸部・腹部の単純X線や腹部CT</u>などで確認することで行います。特に、腹部CTは最も感度が高く、穿孔がある場合には肝臓表面の遊離ガス（free air）像が認められます。

> **One More Navi**
> 迅速ウレアーゼ試験でpH指示薬にフェノールレッドを用いると、陽性の場合、20分〜2時間で色調が黄色から赤色に変化する（アンモニアのアルカリ性による）。

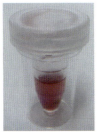

（国試108-G68）

> **One More Navi**
> **H. pylori 検査の適応**
> 消化性潰瘍罹患中、その既往、機能性ディスペプシア、MALTリンパ腫、早期胃癌切除後、原因不明の鉄欠乏性貧血、免疫性血小板減少（ITP）、長期のNSAIDs服用、胃癌の家族歴など

> **One More Navi**
> 4週前に抗菌薬、1週前にPPIを内服していると菌増殖を必要とする尿素呼気試験や便中抗原試験は偽陰性になる。PPIは1〜2週以前に中止しておく必要がある（H_2受容体拮抗薬ならば1〜2日前でよい）。
> 一方、組織検査では中止しなくても菌を検出できる。

> **One More Navi**
> 遊離ガス（free air）が肝臓周辺に貯留すると肝濁音界が消失する。また、立位胸部X線で横隔膜下にfree airを認める。穿孔早期ではfree airを認めないこともあるので疑えば経過を追う。

Fig. 消化性潰瘍穿孔の腹部CT像

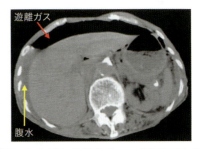

腹側の肝臓表面に遊離ガス（free air）像がみられる。また肝臓右側には腹水の貯留も認められる。

（国試102-D31）

F-10 治療

日本消化器病学会編集の『消化性潰瘍診療ガイドライン』に示されている診療のフローチャートに基づいて治療を行います。

▶合併症の治療

合併症がある場合には、合併症の治療から行います。

One More Navi

難治性潰瘍（3か月以上治癒しなかったり再発する）では線状潰瘍（小彎に直交する深い潰瘍），胃癌，Zollinger-Ellison症候群（ガストリノーマ）を疑う．なお，胃癌や悪性リンパ腫にできた潰瘍は悪性潰瘍と呼ぶ．

One More Navi

エタノールはエンドセリンを上昇させ，血管が収縮して防御因子を低下させるため，禁酒を行うことも重要．喫煙もニコチンが血管を収縮させる．

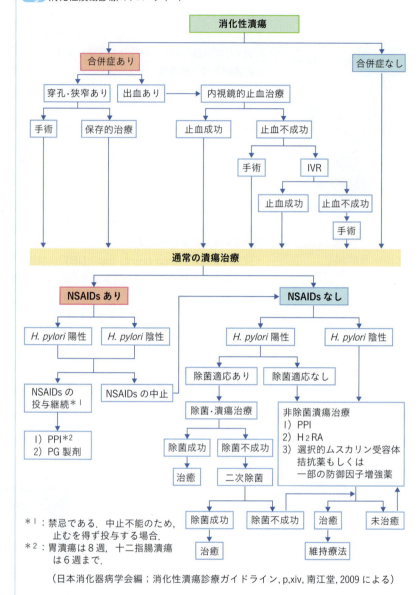

Fig. 消化性潰瘍診療のフローチャート

（日本消化器病学会編；消化性潰瘍診療ガイドライン, p,xiv, 南江堂, 2009 による）

● 出血性潰瘍

内視鏡的止血術を行います．方法は①血管クリッピング，②純エタノールや高張ナトリウムエピネフリンの局所性注入，③ヒータープローブによる血管凝固，④止血剤撒布などがあります．内視鏡的止血が困難な場合には外科手術を行うか，血管造影を用いた動脈塞栓術（interventional radiology；IVR）で止血を試みます．

● 穿孔

胃管挿入をして予防的抗菌薬投与を行います．消化管穿孔により急性腹症を呈する場合，緊急手術適応となります．H. pylori 除菌できれば潰瘍再発は稀なので，腹腔鏡下に大網で穿孔部を被覆（Graham手術）または縫縮し，薬物療法で潰瘍を治療して切除術を回避します．

● 幽門狭窄

胃管挿入して胃洗浄で内容物を取り除き，補液で脱水と電解質を補正しながら，

経静脈的にPPIを投与します．薬物療法で浮腫による狭窄が改善しなければ，内視鏡的バルーン拡張術を行い，最終的には外科手術（幽門側胃切除）を行うこともあります．

▶NSAIDs潰瘍の治療

NSAIDsの使用による消化性潰瘍が引きおこされている場合には，NSAIDsの使用を原則中止します．ただし，合併する血管病変の存在など断薬のリスクが高い場合には，投薬を継続しながらプロトンポンプ阻害薬（PPI）やプロスタグランジン製剤（PG製剤）で潰瘍治療を行うこともあります．

▶*H. pylori*の除菌療法

*H. pylori*陽性潰瘍の場合には治療と再発予防のため，除菌療法が第一選択となり，2種類の抗菌薬と胃酸分泌抑制薬の3剤を併用し，10～14日間行います．

まず，一次除菌としてアモキシシリン（AMPC），クラリスロマイシン（CAM），PPIの3剤を1日2回，1週間投与し（70％成功），不成功例ではCAM耐性が疑われるため，CAMをメトロニダゾール（MNZ）に代えて二次除菌を行います（80％成功）．

除菌の治療判定検査は，除菌療法終了後1か月以上あけて行います．検査は内視鏡を使わないのであれば，尿素呼気試験（UBT）か便中*H. pylori*抗原検査（ともに同程度の感度95％と特異度95％）で行います．

▶除菌によらない治療法

胃酸分泌抑制を目的として，PPI，H₂受容体拮抗薬（H₂RA），選択的ムスカリン受容体拮抗薬，胃粘膜の保護作用をもつ防御因子増強薬，制酸薬（食間に投与）によって治療を行います．多くの場合，投薬開始から胃潰瘍では6～8週後，十二指腸潰瘍では4～6週後に潰瘍は治癒し，瘢痕化します．

> - PPIはH/K ATPaseを非可逆的にブロックするが，3日目に90％の活性を抑える．肝代謝なので長時間作用する（1日1回投与）．長期間投与でCa吸収低下による骨Ca低下のほか，肺炎のリスクが高まる．また，中止で胃酸分泌が亢進する（リバウンド）．
> - H₂受容体拮抗薬は即効性で30分以内に効果が出るが，長期投与で効きにくくなる．腎排泄が多く1日2回投与する．腎不全で蓄積すると精神症状をきたす．
> - 除菌できなかった場合は再発予防に維持療法が推奨される．維持療法はPPI，H₂受容体拮抗薬，スクラルファートが有効．
> - 防御因子増強薬は粘膜保護，粘液分泌・組織修復促進，粘膜血流改善などの作用がある．レバミピドやテプレノンにはNSAIDs潰瘍予防のエビデンスがないが，PG製剤のミソプロストール，スクラルファート，エンプロスチル，ムスカリン受容体拮抗薬には予防のエビデンスがある．
> - 制酸薬には酸を中和するMg，Al，Caがある．MgとAlは腎不全患者には禁忌．Caは長期投与でミルク・アルカリ症候群（高Ca血症と牛乳による高P血症）をきたすことがある．
> - 8～12週後に内視鏡で治癒確認を行い，胃癌を否定する（若年者や十二指腸潰瘍では不要）．
> - 予防のための生活指導として，消化のよい食事，規則正しい生活，禁煙，ストレスの回避などを勧める．

One More Navi

PPIは高用量使用し，胃酸性を抑制して胃内の抗菌薬が不活化されないようにする．

One More Navi

除菌の副作用に下痢（20％），口内炎（10％），皮疹（3％），腹痛・嘔気，味覚異常（10％）などがある．副作用で除菌を中止せざるを得ないのは5％程度．
除菌で胃酸分泌が増加するため，GERDの悪化や食欲増進による肥満もありうる．

One More Navi

内科的治療の進歩によって手術例が激減したのみならず，年間死亡例もここ60年で2万件から3,000件に減少した．

国試出題症例

〔国試106-A41〕
- 78歳の男性．黒色便を主訴に来院した．数日前から心窩部不快感を自覚していた．本日，突然の心窩部痛があり，黒色便に気づいたため受診した．2年前から腰痛のため，自宅近くの診療所で治療を受けている．意識は清明．身長168 cm，体重 62 kg，体温 36.8℃．脈拍 92/分，整．血圧 130/86 mmHg．呼吸数 16/分．SpO$_2$ 98% (room air)．眼瞼結膜は貧血様である．腹部は平坦，軟で，心窩部に軽度の圧痛を認める．腸雑音は亢進している．直腸指診を行うと黒色便が付着した．緊急に施行した上部消化管内視鏡検査の写真は前掲のとおり．
⇒症状と内視鏡所見から出血性胃潰瘍と診断できる．腰痛治療の病歴からNSAIDsの内服歴を確認する．

〔国試107-E52〕
- 28歳の男性．上腹部痛を主訴に来院した．10日前から心窩部に痛みを自覚するようになった．痛みは空腹時に出現することが多く，食後に軽減していた．既往歴に特記すべきことはない．身長 168 cm，体重 56 kg．体温 36.2℃．脈拍 64/分，整．血圧 122/62 mmHg．眼瞼結膜と眼球結膜とに異常を認めない．心音と呼吸音とに異常を認めない．腹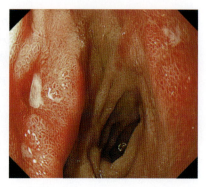部は平坦，軟で，肝・脾を触知しない．腸雑音に異常を認めない．尿所見：蛋白（－），糖（－）．血液所見：赤血球 460万，Hb 13.9 g/dL，Ht 44%，白血球 8,300，血小板 24万．血液生化学所見：アルブミン 4.1 g/dL，尿素窒素 18 mg/dL，クレアチニン 0.8 mg/dL，総ビリルビン 0.9 mg/dL，AST 22 IU/L，ALT 32 IU/L，LD 286 IU/L（基準 176〜353），ALP 221 IU/L（基準 115〜359），Na 136 mEq/L，K 4.2 mEq/L，Cl 102 mEq/L．十二指腸球部の内視鏡像を示す．
⇒十二指腸球部の内視鏡所見で白苔を伴う潰瘍性病変が複数認められる．十二指腸潰瘍と診断できる．空腹時痛と食後の痛みの軽減は十二指腸潰瘍の特徴．

F-11 胃良性腫瘍（胃ポリープ）

▶レファレンス
- 新臨床内科⑨：p.437-438
- 標準外科⑬：p.518
- 標準病理⑤：p.463-464

病態 胃ポリープ（gastric polyp）は，胃粘膜上皮に限局的な異常増殖がおき，胃の内腔に良性の隆起性病変が突出したものを指します．

分類
- 形態学的分類

　胃ポリープは茎の有無などからⅠ〜Ⅳ型に分類されます（山田分類）．

Fig. 胃ポリープの形態学的分類（山田分類）

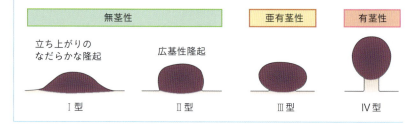

●病理学的分類

病理学的には，①胃底腺ポリープ，②胃過形成性ポリープ，③胃腺腫性ポリープなどに分類されます．

- **胃底腺ポリープ**：胃底腺領域に多発するポリープで，*H. pylori* は陰性です．プロトンポンプ阻害薬（PPI）の長期使用で発生しやすく（5年以上内服で発生が4倍），癌化はほとんどありません（悪性化は1％で，1cm以上のものにおきる）．ただし，家族性腺腫性ポリポーシスで多発する胃底腺ポリープは，40％に異型があり，癌化しやすいことが知られています．

> **One More Navi**
> 胃底腺ポリープ発生にはガストリンによる刺激や，エストロゲンの関与（女性に多い）がある．海外では胃ポリープの50％と最も多い．

> **One More Navi**
> 胃ポリープには過誤腫性ポリープや炎症性ポリープもある．過誤腫性ポリープはPeutz-Jeghers（ポイツ-ィェガース）症候群，若年性ポリポーシス，Cowden病（腫瘍抑制遺伝子PTENチロシンホスファターゼ異常による常染色体優性遺伝）に合併する．

> **One More Navi**
> 過誤腫（hamartoma）は腫瘍と奇形（形態発生異常）の中間的な病変（組織奇形）．粘膜に嚢胞上の腺管と粘膜筋板に連なった平滑筋束が樹枝状に増殖する．

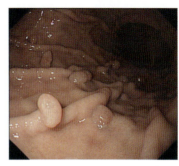

Fig. 胃底腺ポリープの内視鏡所見

胃体上部の大彎側に多発するポリープがみられる．胃粘膜の萎縮性変化は認められない．
（国試109-G67）

- **胃過形成性ポリープ**：最も高頻度にみられるポリープで（全体の30～75％），大部分が胃体部や幽門部に発生します．*H. pylori* 感染陽性が多く，萎縮性胃炎を背景としてさまざまな病変を併発することが特徴で，多発例も20％にみられます．悪性化率は高くありませんが，2cm以上のものは癌化のリスクが高くなります．

- **胃腺腫性ポリープ**：高齢者の萎縮性胃炎粘膜を背景に発生することが多い稀なポリープ（10％）で，腸上皮化生もみられます．退色調で扁平な隆起性病変を呈し，ときに早期胃癌（0-Ⅱaや0-Ⅱc型）との鑑別が問題となることもあります．4年で10％が癌化するため，定期的な経過観察が必要となります．

Assist Navi 胃ポリープの分類と特徴

		胃底腺ポリープ	胃過形成性ポリープ	胃腺腫性ポリープ
病理組織像（国試109-G28）		胃底腺が過剰に増殖し，胃底腺内の腺管内腔拡張（矢印）がみられる	腺窩上皮が増殖し，不規則な分岐と拡張が認められる	上層で腺管が密に増殖し，下層では幽門腺や腸上皮化生粘膜が嚢胞状に拡張している（二層構造）
内視鏡所見	色調	周囲粘膜と同様	発赤調（腐れ苺様）ときに出血（びらん，白苔）	退色調（白っぽい）
	個数	数個～多数	1～数個	単発
	大きさ	数mm	さまざま（1cm未満が多い）	1cm未満
	背景粘膜	正常（*H. pylori* 陰性）	萎縮性胃炎（*H. pylori* 陽性）	萎縮性胃炎（*H. pylori* 陽性で腸上皮化生もみられる）
癌化率		ほとんどなし（切除不要）	稀，2cm以上で高い（2％）	高い（10％），前癌病変

One More Navi
Peutz-Jeghers症候群は小腸に多く、胃・大腸にも多発性過誤腫性ポリープ（ポリポーシス）が発生する。常染色体優性遺伝で、口唇・手足にメラニン沈着がある。

診断 ほとんどが無症状で経過し、胃X線造影や内視鏡検査で偶然発見されます。

● 胃X線造影
　圧迫像（体外からの圧迫で余分な造影剤を排除して撮像）で円形の透亮像が、二重造影（陰性と陽性の2種類の造影剤で粘膜表面の凹凸を描出する）で円形の輪郭像が描出され、ヒダの間隔も広がります。

● 内視鏡検査
　大きさ、形態、表面の性状、茎の有無などを観察します。生検により確定診断を行います。

治療 胃底腺ポリープは癌化のリスクがほとんどないため経過観察します。なお、PPI長期投与でのポリープ発生例については、PPIの休薬やH₂受容体拮抗薬への変更などを考慮します。

　胃過形成ポリープも良性病変であり、通常は経過観察を行います。しかし、大きさが2cm以上で増大傾向があるものは癌化の可能性があるため、内視鏡的ポリープ切除術（ポリペクトミー）を行います。出血や通過障害があるものもポリペクトミーの適応となります。なお、胃過形成性ポリープはH. pylori除菌によりポリープの消失がみられることがあります。

F-12 胃癌

▶レファレンス
・ハリソン⑤：p.544-546
・新臨内科⑨：p.429-437
・標準外科⑬：p.522-535
・標準病理⑤：p.465-471

One More Navi
Laurénは胃癌を腸型（intestinal type）とびまん型（diffuse type）に大別しており、国外ではこの分類が使われることが多い。腸型は分化型に、びまん型は未分化型に相当する。

One More Navi
幽門腺領域の萎縮粘膜には早期癌、進行癌、潰瘍、ポリープ、びらんなど多彩な病変がみられる。

One More Navi
未分化癌の隆起型は稀で、多発しない。胃体部大彎にもできやすく、リンパ行性に転移しやすいので肺の癌性リンパ管炎や胸水、腹膜播種をおこしやすく、肝転移は少ない。

F-13 病理・組織型

胃癌（gastric cancer）は、胃粘膜上皮細胞から発生する悪性腫瘍で、好発部位では幽門部と胃体部です。

▶胃癌の組織型

病理組織学的所見から、組織型は全体の90％を占める腺癌（一般型）とそれ以外（特殊型）とに分けられます。

また、一般型は分化度に応じてさらに細かく分類されています。

Tab. 胃癌の組織型分類

	組織型（略号）	中村分類
一般型（腺癌）	乳頭腺癌（pap）	分化型癌
	管状腺癌（tub） ・高分化型（tub1） ・中分化型（tub2）	
	低分化腺癌（por） ・充実型（por1） ・非充実型（por2）	未分化型癌
	印環細胞癌（sig）	
	粘液癌（muc）	
特殊型	腺扁平上皮癌 扁平上皮癌 カルチノイド腫瘍 その他	

▶分化型癌と未分化型癌

これとは別に腺癌を分化型癌と未分化型癌に大別して分類することもあります（中村分類）。

・**分化型癌（intestinal型）**：高齢の男性に多く、近年減少傾向です。進行すると肝転移をきたしやすいという特徴があります。胃の腸上皮化生粘膜を母地として発生します。

・**未分化型癌（diffuse型）**：若年の女性に多く、近年増加傾向です。進行すると腹膜播種をきたしやすく予後不良です。胃固有粘膜を背景として発生するので胃底腺領域に多く、80％は潰瘍になります。

Tab. 胃癌の病理組織像

乳頭腺癌 (pap)	管状腺癌 (tub)	
	高分化型 (tub1)	中分化型 (tub2)
乳頭状, 絨毛状構造がみられる.	大型の明瞭な腺腔 (矢印) を形成. 複雑な分岐は示さない.	腺腔は小型化し, 腺管の分岐・癒合が著明.
低分化型腺癌 (por)	印環細胞癌 (sig)	粘液癌 (muc)
非充実型腺癌 (por1). 癌細胞がびまん性に浸潤する.	細胞内に粘液が貯留. 核が圧排されて三日月状となる.	細胞外に多量の粘液を産生. 粘液膜の中に癌細胞が浮遊.

『標準病理学 第5版』, pp468-469[9)] より

> **One More Navi**
> 印環細胞は細胞質に粘液を貯めており, 核が辺縁に押しやられて印環つきの指輪のようにみえる. 粘膜下層では低分化腺癌になる.

F-14 疫学

　胃癌は癌のなかでは世界で4番目に多く, 日本を含むアジア (特に中国) をはじめ, 南米, 東ヨーロッパで多くみられます.

　日本では癌全体の20%を占めますが, 衛生改善によるリスク因子の低減により近年は減少傾向にあります. しかし, 現在でも年間約5万人が胃癌で死亡しており, 部位別の癌死亡数では肺癌に続き第2位となっています (男性では肺癌に続き死因の第2位, 女性では大腸癌, 肺癌に続き死因の第3位).

　男女比は2:1で, 好発年齢は60歳台後半です. 高齢になるほど罹患率は上昇しますが, 若年層ではスキルス癌が多いため女性の罹患者が多い傾向にあります.

> **One More Navi**
> 人種別では黒色人種で最も多い. 白色人種の女性の罹患率が最も少ない. 多発地域では分化型癌が多く, 未分化型癌は地域による差はない.

> **One More Navi**
> 胃癌は高齢化の影響を除くと罹患数・死亡数は減少傾向. 高齢化の影響で増加または横ばい (他の癌の増加が上回るため順位は下がる).

F-15 原因・リスク因子

　胃癌は胃炎を背景として発生することが多く, 特に慢性胃炎でみられる萎縮性胃炎や腸上皮化生は分化型癌の発生母地として重要です. 前述のとおり, 萎縮性胃炎や腸上皮化生の発生には H. pylori 感染が強く関係しており, 世界保健機関 (WHO) は H. pylori 感染を胃癌の発癌因子に指定しています (1994年). しかし, H. pylori 感染者が胃癌に移行する確率は0.5%以下であることから, H. pylori 感染に過剰な塩分摂取, 喫煙 (ニトロソアミン), 発癌性物質 (焦げに含まれるトリプトファン) の摂取, 老化, 遺伝子異常, 自己免疫 (萎縮性胃炎) などのリスク要因が加わって, 胃癌が発生すると考えられています.

　その他のリスク因子としては, 新鮮野菜不足, 保存食品, 胃腺腫, 胃手術, 家族性ポリポーシス, Lynch 症候群, Peutz-Jeghers 症候群などがあげられます. なお, 胃癌の約10%程度に Epstein-Barr ウイルス (EBV) の潜伏感染がみられ, 特徴的な病理所見を呈することから, EBV 関連胃癌と呼ばれています.

> **One More Navi**
> 稀に胃ポリープから癌化する場合もある.

> **One More Navi**
> 遺伝子異常の例として, 癌遺伝子の活性化に c-met 遺伝子などの異常が, 癌抑制遺伝子の不活性化に p53 遺伝子などの異常が指摘されている.

> **One More Navi**
> E-カドヘリン遺伝子異常は生涯胃癌発生率が80%なので, 20歳を過ぎたら予防的に胃切除を行う.

F-16 分類

▶肉眼的分類

胃癌の形態をもとに 0〜5 型に分類し，深達度が粘膜下層にとどまるものを<u>表在型</u>（0 型），固有筋層以深に及ぶものを<u>進行型</u>（1〜5 型）として分類します．

Tab. 胃癌の肉眼的分類

表在型（0 型）	進行型
0-Ⅰ型：隆起型	1 型：腫瘤型
0-Ⅱ型：表面型 0-Ⅱa：表面隆起型	2 型：潰瘍限局型
0-Ⅱb：表面平坦型	3 型：潰瘍浸潤型
0-Ⅱc：表面陥凹型	4 型：びまん浸潤型
0-Ⅲ型：陥凹型	5 型：分類不能型

●表在型

表在型（0 型）は，日本消化器内視鏡学会の早期胃癌分類に基づき，0-Ⅰ〜Ⅲ型に分類され，Ⅱ型はさらに a〜c に亜分類されます．<u>0 型のほとんどが早期胃癌</u>ですが，一部に進行癌が含まれます．なお，同一病巣内に複数の肉眼的所見が混在する複合型では，より広い病変から順に「＋」記号でつないで記載をします（0-Ⅱc＋Ⅲ，0-Ⅱc＋Ⅱa など）．<u>早期胃癌では 0-Ⅱc 型とその複合型が多くみられます．</u>

●進行型

Borrmann（ボールマン）分類をもとに胃癌を 1〜4 型に分類し，分類不能を 5 型とします．<u>胃癌の多くは 3 型を呈し，2 型，4 型がこれに続き，1 型は稀です</u>．なお，4 型の大半と 3 型の一部は<u>スキルス胃癌</u>（scirrhous gastric carcinoma）です．

関連項目

▶スキルス胃癌

進行型胃癌の 4 型（一部は 3 型）に相当し，通常の癌細胞よりも<u>間質結合組織の増殖が強く，硬く肥厚した胃壁を呈する硬性癌（硬癌）</u>です．腫瘤や潰瘍を形成せずに粘膜下で拡大するため，内視鏡での発見・診断が難しく，また，増殖速度が速く<u>腹膜播種やリンパ節転移をおこしやすい</u>ことから，予後不良で悪性度の高い癌腫です（発見時には 80％ が転移）．未分化型胃癌（低分化型や印環細胞癌）がスキルス胃癌になりやすく（H. pylori の関与は少ない），<u>好発年齢は 20〜30 歳台と若年層の女性に多い</u>ことも特徴的です．なお，乳癌や大腸癌にもスキルス癌があります．

One More Navi

進行癌の病型は算用数字を用い，早期癌はローマ数字を用いて区別する．
頻度は 0＞3＞2＞4＞1 型の順．
なお，もともとの Borrmann 分類は進行癌をローマ数字で分類している（Ⅰ〜Ⅳ型）．

One More Navi

胃癌は平坦型（0-Ⅱb）で初発し，隆起型（0-Ⅱa）または陥凹型（0-Ⅱc）に進展していく．さらに，隆起型は 0-Ⅱa 型から 1 型に進展したり，0-Ⅱa＋Ⅱc の複合型を経て，2 型，3 型に進展していくことが考えられており，陥凹型は 0-Ⅱc から 3 型，4 型へと進展していくと考えられている．

One More Navi

大きさが 1 cm 以下の小さな胃癌は 80％ 以上が分化型癌．しかし，癌のサイズが大きくなると未分化型癌の割合が増加する．

One More Navi

3 型の癌細胞は潰瘍底ではなく，辺縁に存在している．

▶進行度分類（TNM分類）

①壁深達度，②リンパ節転移，③その他の部位への転移の3つの因子から進行度を判定します．

● 壁深達度

Fig. 胃癌の壁深達度分類（T分類）

TX	癌の壁深達度が判定不能	
T0	原発巣としての癌を認めない	
T1	T1a	癌が粘膜内にとどまるもの（M）
	T1b	癌の浸潤が粘膜下組織にとどまるもの（SM）
T2	癌の浸潤が粘膜下組織を超えているが，固有筋層にとどまるもの（MP）	
T3	癌の浸潤が固有筋層を超えているが，漿膜下組織にとどまるもの（SS）	
T4	T4a	癌の浸潤が漿膜表面に接しているか，これを破って遊離腹腔に露出しているもの（SE）
	T4b	癌の浸潤が直接他臓器まで及ぶもの（SI）

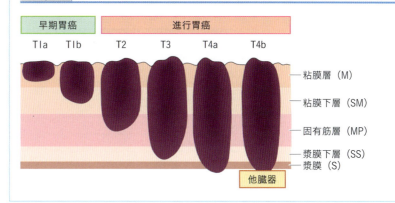

One More Navi
癌が大網や小網に浸潤していても漿膜を破っていなければ壁深達度はT3となる．

One More Navi
リンパ節やその他の臓器への転移の有無を問わず，深達度のみで早期胃癌を診断するのは，これらが内視鏡検査だけでは判明しないため．
早期胃癌のリンパ節転移率はM癌で4%，SM癌で19%．

One More Navi
早期胃癌は胃癌全体の50%以上を占め，数年後に進行癌になることが多い．

One More Navi
所属リンパ節は癌病変の近傍から1群，2群，3群と分けるが，胃癌のN分類は単純に16個以上のリンパ節を検査して分類するようになった（食道癌や大腸癌と違う）．
実際には，リンパ節転移はランダムにおきるのではなく，癌細胞が最初に直接流入するリンパ節（センチネルリンパ節）に転移し，その後，周辺リンパ節に転移していくと考えられている．しかし，リンパ節の連結が複雑であるため，明確ではない（手術時には考慮する）．

胃壁を粘膜（M），粘膜下層（SM），固有筋層（MP），漿膜下層（SS），漿膜（S）の5層に区分し，癌細胞がどの深さまで浸潤しているかをT分類で表現します．

なお，癌の大きさやリンパ節などへの転移の有無を問わず，深達度が粘膜下層（SM）までにとどまるものを早期胃癌と呼び，固有筋層（MP）以深に癌が浸潤しているものを進行胃癌と呼びます．

● リンパ節転移

リンパ節転移の程度は転移したリンパ節の個数によってN0～N3bで表現されます（N分類）．なお，胃周囲のリンパ節（所属リンパ節）には，番号がふられており，手術で郭清を行うべき範囲のリンパ節は1群～2群に分類されています．

Tab. リンパ節転移の分類（N分類）

NX		領域リンパ節転移の有無が不明
N0		領域リンパ節に転移を認めない
N1		領域リンパ節に1～2個の転移を認める
N2		領域リンパ節に3～6個の転移を認める
N3	N3a	領域リンパ節に7～15個の転移を認める
	N3b	領域リンパ節に16個以上の転移を認める

胃癌は胃の所属リンパ節から遠隔のリンパ節へと広がりますが，特に左鎖骨窩リンパ節に転移した場合をVirchow転移（ウィルヒョウ）と呼びます．

● その他の部位への転移

領域リンパ節以外の転移がある場合にはM1と表現します（なければM0）．また，特に肝転移（H），腹膜転移（P），腹腔洗浄細胞診（CY）は，転移の有無について以下のような分類を行います．

・**肝転移**：通常，胃癌細胞は血行性に肝臓に入り，その後，肺から全身へと運ばれ

て転移を引きおこします．このため，転移で最も多いのは肝転移で，肺転移がこれに続きます．肝転移がある場合はH1，なければH0と表現します．

- 腹膜転移：漿膜を破って遊離腹腔に露出した癌細胞が腹腔内に散布されたものを腹膜播種と呼び，これによって腹膜に胃癌が転移したものを指します．なお，腹膜播種によってDouglas窩に癌の転移が及んだものをSchnitzler転移と呼び，播種ないしリンパ行性に卵巣に転移が及んだものをKrukenberg転移と呼びます．腹膜転移を認める場合はP1，なければP0と表現します．
- 腹腔洗浄細胞診：腹腔内に遊離した癌細胞は漿膜に生着して腹膜転移を引きおこすことから，手術中の腹腔内洗浄水を回収して細胞診を行い，洗浄液中の癌細胞の有無を調べます．洗浄液中に癌細胞が認められればCY1，なければCY0と表現します．

● 病期（stage）分類

上記の因子から胃癌の進行度はIA～IVのstageに分類されます．

Tab. 胃癌の進行度（stage分類）

	N0	N1	N2	N3	T/NにかかわらずM1
T1a (M), T1b (SM)	IA	IB	IIA	IIB	
T2 (MP)	IB	IIA	IIB	IIIA	
T3 (SS)	IIA	IIB	IIIA	IIIB	IV
T4 (SE)	IIB	IIIA	IIIB	IIIC	
T5 (SI)	IIIB	IIIB	IIIC	IIIC	
T/NにかかわらずM1					

F-17 症状・身体所見

▶症状

初期症状は捉えにくく，早期発見が遅れる要因となります．このため，早期発見を目的とした検診（胃のX線検査，内視鏡検査）が重要となります．

進行胃癌では，胃痛，胃部不快感・違和感，胸やけ，吐き気，食後の腹部膨満感，食欲不振，黒色便など非特異的な症状を呈しますが，これらは胃炎や胃潰瘍でもみられる症状であり，無症状の場合も少なくないため，症状だけで癌を疑うのは困難です．

癌が進行すると体重減少（るいそう）などの症状も出現してきます．また，噴門部の癌が進行すると嚥下困難（食物のつかえ）を呈することが多く，幽門部の癌が進行すると頻回に嘔吐をきたすことがあります．

▶身体所見

早期胃癌に特異な所見はありません．進行癌では上腹部で凹凸不整な硬い腫瘤に触れることがあります．さらに進行して転移や播種をきたすと，腹水やこれに伴う腹部膨満，リンパ節腫大（Virchow転移），肝転移では肝腫大や黄疸などがみられるようになります．また，Schnitzler転移では直腸診でDouglas窩に硬い腫瘤が触知されます．

One More Navi
分化型癌は血行性転移が多く，肝臓に結節状転移をおこす．

One More Navi
癌性腹膜炎で腹水が貯まる．また臍への転移もおこす．腹水細胞診（cytology）であればCY1で手術適応は原則としてない．

One More Navi
胃癌検診により，日本では早期胃癌の割合が大きい（50％以上）．しかし，検診の有用性に関するエビデンスは乏しい（発見率は0.1％）．

One More Navi
出血の頻度は胃潰瘍に比べると低いが，出血例では貧血をきたすこともある．

F-18 診断

スクリーニング目的では胃X線造影検査や内視鏡検査，ペプシノゲン検査（前癌段階の萎縮性胃炎で低値になる）があります．

臨床症状に加えて，貧血，腫瘍マーカー（CEA，CA19-9）陽性，便潜血陽性などが認められ，胃癌を疑う場合には内視鏡による生検で確定診断を行います．これにより癌の存在が確認できれば，深達度（内視鏡や超音波内視鏡），リンパ節転移（CTや超音波検査），遠隔転移（PETやMRI）の有無を検査します．

> **One More Navi**
> ペプシノゲン検査は前癌段階の萎縮性胃炎の程度を示す指標で，胃炎があるとペプシノゲンⅠ/Ⅱ比が低下する．

> **One More Navi**
> **超音波内視鏡と壁深達度**
> 超音波内視鏡検査では胃壁が5層に描出され，画像上，どの深さまで層の乱れが描出されるかによって深達度を診断できる．1，2層は粘膜層，3層は粘膜下層，4層は固有筋層，5層は粘膜下層と漿膜を示す．

> **One More Navi**
> 部位別の胃癌の頻度は，前庭部，胃体部，胃底部，食道浸潤の順に多い．早期胃癌は胃中部の胃体部に多い．また，小彎に多く，後壁，大彎，前壁と続く．

▶胃X線造影検査

胃X線造影検査では，胃癌の進行度や腫瘍の形態によって，以下のような特徴的な陰影が描出されます．

● **進行度からみた特徴的所見**
- 早期癌：粘膜ヒダの断裂，先細り，集中像，不整な隆起や陥凹などの所見が描出されます．
- 進行癌：粘膜ヒダの断裂，陰影欠損，狭窄，ニッシェ（niche），胃壁の硬化などがみられます．

● **腫瘍形態からみた特徴的所見**

Fig. 早期胃癌のX線造影所見

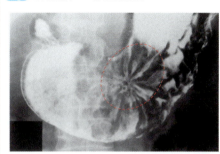

胃体部後壁に不整な陥凹像が描出されており，これに向かう粘膜ヒダの集中像，粘膜ヒダの断裂像，先細りなどの所見がみられる（○囲み）．
（国試100-F35）

Fig. 胃X線造影検査での特徴的所見

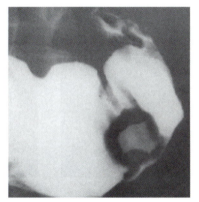

2型胃癌
病変の陥凹部に辺縁不整なバリウム斑（ニッシェ）が認められ，その周囲の周堤が透亮像として描出される．
『標準放射線医学 第7版』p.367[10] より

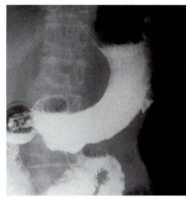

4型胃癌
全体としてやせ細った胃が描出され，大彎の胃壁は不規則不整な伸展性不良を呈している．また小彎は胃角が消失するなど，壁硬化像が認められる．
（国試93-B31）

- 隆起型病変：腫瘍の形態が隆起型の場合（肉眼的分類で0-Ⅰ型，0-Ⅱa型，Ⅰ型），腫瘍は陰影欠損像や透亮像として描出されます．すなわち，造影剤が隆起した腫瘤に押しのけられている状態を側面から捉えたものが陰影欠損像であり，正面から捉えたものが透亮像となります．
- 陥凹型病変：陥凹型病変（0-Ⅱc型，0-Ⅲ型，2型，3型）では，陥凹部に辺縁不整のバリウム斑（ニッシェ）と，それを取り巻く周堤が透亮像として描出さ

・びまん浸潤型病変：4型胃癌（びまん浸潤型）は、🅟胃壁の伸展性不良（胃角の開大・消失）や胃全体の壁硬化像，変形，巨大ヒダとして描出され，ときに内視鏡検査で判断がつかない場合に本検査が診断の決め手となることもあります．

▶内視鏡検査

●隆起型病変

・早期癌（0-Ⅰ型，0-Ⅱa型）：粘膜面に不整で低い隆起がみられます．一般的に🅟0-Ⅱa型胃癌は隆起の高さが2～3mmまでのもので，それより高い隆起は0-Ⅰ型胃癌と考えます．0-Ⅱa型の多くは表面が平滑で結節状に隆起した形態を示します．

・進行癌（1型）：🅟大きさが2cm以上の腫瘤を呈します．表面は凹凸不整で，🅟壁深達度が深いものでは表面にびらんや出血，白苔などの付着がみられるようになります．

> **One More Navi**
> 2cm以上の腫瘤はポリープや腺腫より癌の可能性が高い．

> **One More Navi**
> 早期癌での頻度
> Ⅱc＞Ⅱc＋Ⅲ＞Ⅱa＋Ⅱc＞Ⅰの順．陥凹型が隆起型より多い．つまり，Ⅱc＋Ⅲで浅い陥凹の中心に深い陥凹があるものや，Ⅱa＋Ⅱcで隆起した頂点に陥凹ができているものは，Ⅱc＋Ⅱaで陥凹の中心が隆起しているものより多い．

> **One More Navi**
> 悪性サイクル
> 早期胃癌の陥凹型病変は強い胃酸により癌細胞が脱落して潰瘍ができるので，治癒と再生を繰り返すことがある（悪性サイクル）．良性潰瘍と誤診しやすく，0-Ⅲ型はほぼ良性潰瘍と同様の形態で，単独では稀に0-Ⅱc＋Ⅲ型の形をとる．生検では陥凹底よりも辺縁で癌細胞をみつけやすい．

> **One More Navi**
> 粘膜ヒダ先端の悪性所見
> 陥凹部に集中する粘膜ヒダの先細り，途絶，棍棒状肥大，癒合などは悪性を疑わせる所見として重要．

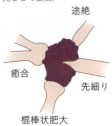

Fig. 0-Ⅰ型胃癌の内視鏡所見

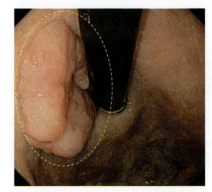

胃噴門部直下の内視鏡所見．胃壁に明らかな隆起がみられる（○囲み）．粘膜表面は不整だが，健常粘膜との境界は明瞭である．

〔国試108-A5〕

●陥凹型病変

Fig. 0-Ⅱc胃癌とその複合型の内視鏡所見

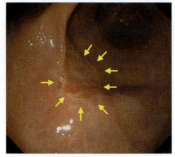

0-Ⅱc型胃癌
胃体下部大彎側に浅く陥凹した病変を認める．陥凹の辺縁は不整で，陥凹部には発赤が認められる．

〔国試108-A5〕

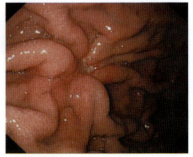

0-Ⅱc＋Ⅲ型
胃体部大彎に潰瘍を伴う陥凹と，陥凹部に向かう粘膜ヒダの集中，棍棒状肥大，癒合などの悪性所見が認められる．

〔国試107-B2〕

・早期癌（0-Ⅱc型，0-Ⅲ型）：0-Ⅱc型胃癌は浅い陥凹を呈し，🅟病変と非病変部の境界は不整な虫食い像（蚕食像）を呈します．陥凹底は凹凸不整で，内部に潰瘍を伴うこともあります（0-Ⅱc＋Ⅲ，0-Ⅲ＋Ⅱcなどの複合型であることが多い）．また，🅟陥凹部に向かって粘膜ヒダが集中し，集中するヒダの先端に先細り，途絶，棍棒状肥大，癒合などの所見が認められます．

・進行癌（2型，3型）：陥凹部の潰瘍形成とともに，潰瘍を取り巻く胃壁の肥厚（周堤）が観察されます．周堤は2型胃癌では明瞭にみられるのに対し，3型胃癌では周堤が崩れ，周囲粘膜との境界が不明瞭となります（不整形潰瘍）．

Assist Navi 良性潰瘍と悪性潰瘍の内視鏡的鑑別点

	良性潰瘍		悪性潰瘍	
潰瘍面		辺縁：境界は明瞭で，整ってみえる． 内部：均一で厚くきれいな白苔．		辺縁：不整．虫食い像（蚕食像）を呈する． 内部：不均一な凹凸不整，小結節，発赤，退色などを呈する．
粘膜ヒダ		全周にわたり均一 1点に集中 なだらかに消失		全周にわたり不均一 多中心性 先細り，途絶，棍棒状 肥大，癒合など
潰瘍周堤		浮腫によるゆるやかで平滑な立ち上がり		不整で急峻な隆起，不整で浅い陥凹，粗糙な粘膜．

※悪性所見：辺縁不整，径が 3 cm 以上の潰瘍，粘膜ヒダ先端の途絶，肥大，癒合などが認められれば，胃潰瘍よりも胃癌を疑う（3 型胃癌では周堤が崩れ，なだらかなこともある）．

One More Navi
粘膜ヒダの肥大した病変
スキルス型胃癌，悪性リンパ腫，巨大皺襞（Ménétrier 病），Zollinger-Ellison 病．

●びまん浸潤型病変
4 型胃癌は巨大な粘膜ヒダや浮腫状の粘膜を呈することもありますが，潰瘍形成を認めず，壁の伸展性不良のみがみられる場合があるため注意が必要です．

●平坦型病変
0-Ⅱb 型胃癌では，はっきりとした粘膜表面の隆起や陥凹はみられず，病変部には粘膜の発赤斑や退色調変化がみられます（内視鏡検査でも見落としやすい）．

Fig. 4 型胃癌の内視鏡所見

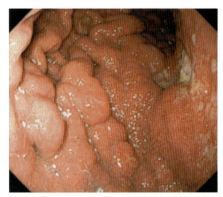

胃体上部．巨大な粘膜ヒダが縄状に連続しており，潰瘍性の変化も認められる．　〔国試 108-A5〕

F-19 治療

根治的治療は外科的切除のみですが，癌の進行度に応じて選択される方法が異なります．

▶早期胃癌

癌の浸潤が粘膜下層（SM）にとどまる早期胃癌に対しては内視鏡的治療が行われます．なお，内視鏡的治療の絶対的適応は肉眼的に 2 cm 以下の粘膜内癌（M 癌）で，分化型癌で潰瘍を伴わないものとされます．

切除法には，内視鏡的粘膜切除術（endoscopic mucosal resection；EMR）と内視鏡的粘膜下層剝離術（endoscopic submucosal dissection；ESD）の 2 つがあります．

●EMR
病変直下の粘膜下層に薬剤（生理食塩水とヒアルロン酸）を注入して病変部を浮

One More Navi
腹腔鏡下手術
内視鏡的治療が困難な早期胃癌に対しては侵襲を低減し，機能をできる限り温存する目的で腹腔鏡下手術を行うこともある．

>One More Navi
>
>EMRは1980年代から保険収載されている治療法．ESDは胃で2006年，食道で2008年，大腸で2011年から保険収載された．

>One More Navi
>
>ESDの適応拡大病変
>① 2 cmを超える潰瘍のない分化型胃癌
>② 3 cm以下の潰瘍のある分化型胃癌
>③ 2 cm以下の潰瘍のない未分化型胃癌

かせ，スネアと呼ばれるリングをかけて高周波で焼灼切除します．ただし，切除可能な範囲が2 cm程度に限られるという欠点があります．

● ESD

薬剤を注入して病変部を浮かせた後，高周波ナイフで病巣周囲の粘膜を切開し，粘膜下層を剥離・切除する方法です．EMRと異なり，大きさに関係なく胃粘膜の切除を行うことができます．したがって，上記の絶対的適応を超える病変（適応拡大病変）に対してもESDが行われることがあります．粘膜層にとどまる早期胃癌はリンパ節転移がほとんどないため，ESDで根治可能です．

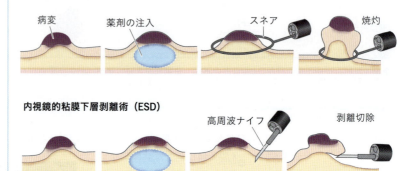

Fig. 内視鏡的治療法

●切除後の対応

ESD・EMRで回収した切除標本は病理組織学的に検索を行い，切除した範囲が十分であったかの検討を行います．もし，切除範囲が不十分であった場合には外科手術を追加して根治を目指します．なお，ESD後には新たな胃癌がおこりやすいため定期的な内視鏡でのフォローアップが必要となります．

▶進行胃癌

筋層以深に浸潤が及ぶ進行癌では手術（胃切除術）や化学療法を行います．

●胃切除術

標準的には胃の2/3以上の切除と2群リンパ節までの郭清（D2郭清）を行います．なお，切除範囲は進行度に応じて縮小または拡大する場合があります．

●化学療法

手術不能例（遠隔転移の存在など）や再発癌などに対しては抗癌薬による延命や緩和目的の化学療法を行い，フルオロウラシル（5-FU）系の経口薬S-1とシスプラチンの2剤併用療法が第一選択とされています．

また，根治目的に術前にリンパ節転移の縮小を目的として行う術前補助化学療法や，術後の再発予防を目的とした術後補助化学療法も行うことがあります．

>●上皮増殖因子受容体2型（HER-2）陽性胃癌では，化学療法（5-FU＋シスプラチン）に分子標的薬のトラスツズマブを加えた多剤併用療法で延命効果が認められる（保険適用）．
>●胃癌の化学療法には上記のほか，マイトマイシンC，イリノテカン，タキサン系化合物などを用いることがある．

●その他の治療法

遠隔転移や腹膜播種では延命目的の化学療法のほかに，出血，狭窄，イレウス（腹

>One More Navi
>
>胃癌の術後再発は癌性腹膜炎が多い．

>One More Navi
>
>胃癌は大腸癌より未分化のことが多く，肝転移も画像ではみえない多発性のため，肝部分切除は通常行われない．

>One More Navi
>
>単剤化学療法の奏効率は20%で，併用しても40%．日本ではS-1単剤も推奨されている．

One More Navi
末期癌では幽門・噴門狭窄，閉塞性黄疸（リンパ節転移），イレウス（腹膜転移），腹水，膵浸潤（膵炎）などがおきてくる．

膜播種による）などの症状改善目的として限局的に緩和手術（palliative surgery）を行うことがあります．また，さらに病期が進行して全身状態が悪く（1日の50%は臥床），手術も化学療法も適応がない場合や，化学療法が無効な場合には対症療法（緩和医療）を行います．

One More Navi
腺癌には放射線治療が効きにくい．

● 骨転移には分子標的薬のデノスマブや放射線療法が有効なことがある．

▶予後

早期胃癌の10年生存率は90%以上と良好ですが，進行胃癌では5年生存率が26%（特に4型は5%）と予後不良です．胃癌全体の5年生存率は64%です．

国試出題症例

〔国試108-E45〕

● 75歳の男性．心窩部痛を主訴に来院した．3か月前から心窩部に持続する鈍痛を自覚し，徐々に増悪してきた．食欲低下も伴うようになったため受診した．腹部は平坦，軟．臍周囲に可動性のない腫瘤を触知する．頸部，腋窩および鼠径部にリンパ節を触知しない．上部消化管内視鏡像と腹部造影CT像は以下のとおり．

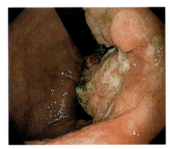
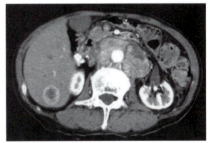

⇒内視鏡所見で噴門部に潰瘍浸潤型（3型）の進行胃癌が認められる．造影CTでは大動脈周囲への転移と肝転移が認められ，病期はstage IVと診断できる．大動脈周囲はリンパ節転移，肝転移は門脈行性と考えられる．

〔国試105-I47〕

● 62歳の女性．貧血を主訴に来院した．高血圧症の治療中，血液検査で貧血を指摘され，消化管の精査のために紹介された．意識は清明．身長168 cm，体重57 kg，体温36.4℃．脈拍72/分，整．血圧136/86 mmHg．甲状腺と頸部リンパ節とを触知しない．心音と呼吸音とに異常を認めない．肝・脾を触知しない．尿所見：蛋白（−），糖（−）．血液所見：赤血球302万，Hb 7.9 g/dL，Ht 26%，白血球8,100，血小板15万．血液生化学所見：総蛋白6.6 g/dL，アルブミン3.4 g/dL，尿素窒素19 mg/dL，クレアチニン0.5 mg/dL，総ビリルビン1.8 mg/dL，AST 26 IU/L，ALT 34 IU/L，LD 540 IU/L（基準176〜353），ALP 286 IU/L（基準115〜359），Na 138 mEq/L，K 4.0 mEq/L，Cl 102 mEq/L．免疫学所見：CRP 0.8 mg/dL，CEA 2.8 ng/mL（基準5以下），CA19-9 26 U/mL（基準37以下）．上部消化管内視鏡検査で胃内に病変を認める．胸腹部CTでは胃の病変以外に異常を認めない．上部消化管内視鏡写真を示す．

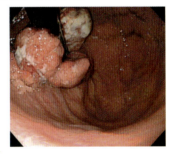

⇒内視鏡所見で噴門部に腫瘤型（1型）の進行胃癌が認められる．リンパ節への転移，遠隔転移は認められず，手術（胃切除術）の適応となる．

F-20 胃粘膜下腫瘍

▶レファレンス
- ハリソン⑤：p.546
- 新臨内科⑨：p.434-437
- 標準外科⑬：p.518-522
- 標準病理⑤：p.471-473

One More Navi
平滑筋系腫瘍，神経系腫瘍，GIST を消化管間葉系腫瘍（GIMT）と総称する．

One More Navi
非上皮性（間葉性）の悪性腫瘍を胃肉腫と呼び，胃悪性腫瘍の 1% を占める．このうち，悪性リンパ腫は 60%，悪性 GIST は 30% を占める．

One More Navi
悪性 GIST は胃悪性腫瘍の 1～3% を占め，腹腔や肝に転移する．なお，良性 GIST も KIT 遺伝子変異が認められるため，悪性に転じる可能性があることに注意（別の遺伝子変異が加わることによる）．

One More Navi
GIST 患者は固形癌や血液癌を合併しやすい．

One More Navi
他疾患で死亡した剖検例の 30% に微小 GIST 病変がみられる．

One More Navi
c-kit 蛋白（CD117）はチロシンキナーゼ型の膜貫通型蛋白質（チロシンキナーゼ受容体）で，肥満細胞などにも発現する．一方，CD34 は血液幹細胞や線維芽細胞にも発現する．しかし，血液癌と GIST では KIT からのシグナル分子に違いがある．

胃粘膜下腫瘍（gastric submucosal tumor）は，形態学的に主病変が胃粘膜より下層にある隆起性病変の総称で，筋，神経，血管，リンパ組織など，胃壁を構成する組織から発生します．

胃粘膜下腫瘍は組織学的に良性と悪性，上皮性と非上皮性（間葉性）とに分類されます．

Tab. 胃粘膜下腫瘍の組織学的分類

	上皮性	非上皮性（間葉性）
良性	嚢腫，迷入膵	良性 GIST，平滑筋腫，神経鞘腫，神経線維腫，脂肪腫，血管腫，リンパ管腫
悪性	カルチノイド腫瘍，転移性癌	悪性 GIST，平滑筋肉腫，悪性リンパ腫

※ GIST：消化管間質腫瘍（gastrointestinal stromal tumor）

F-21 消化管間質腫瘍（GIST）

病態 消化管間質腫瘍（gastrointestinal stromal tumor；GIST）は，消化管運動のペースメーカーである Cajal 介在細胞（interstitial cells of Cajal；ICC）由来の非上皮性腫瘍で，通常は正常粘膜に覆われています（潰瘍を形成すると腫瘍が胃の内腔に露出することもある）．良性粘膜下腫瘍の大半を占め，60% は胃に発生し，70% 以上は良性です．
▶B-04 関連項目

原因 良性でも悪性でも 90% に ICC の c-kit 蛋白の活性化（多くは KIT 遺伝子の変異による）があり，残りのものには血小板由来増殖因子 α 受容体（PDGFRA）変異がみられます．これらの異常が腫瘍化の原因と考えられています．

症状 50 歳台に多く発生し，多くは無症状（20% は検診などで偶然発見）ですが，潰瘍を生じると吐血や下血などの出血症状を呈することがあります（血管に富む）．

診断 胃 X 線造影検査や内視鏡検査で隆起性病変が認められます．

● 内視鏡検査

病変は粘膜下から粘膜を押し上げるように進展するため，多くは円形で表面が健常粘膜に覆われたなだらかな立ち上がりを呈します．また，大きなものでは隆起部の頂部に潰瘍形成がみられることもあります．隆起した部位が周辺の粘膜を引っ張って橋をかけたようにみえる架橋ヒダ（bridging fold）は特徴的な所見です．

● 超音波内視鏡検査

粘膜下腫瘍の診断には超音波内視鏡検査（EUS）が有用で，どの層に腫瘍が描出されるかにより，発生部位の診断が可能です（脂肪腫や嚢腫は第 3 層に，筋原性の腫瘍は第 4 層に描出される）．

● 組織学的検査（生検）

EUS ガイド下での穿刺吸引によって検体を採取します．腫瘍組織を H-E 染色すると，棍棒状の均一な核を有する紡錘形細胞が密な束状配列を呈し，それらが直交する交錯像が認められます．

また，免疫染色で 95% 以上が c-kit 蛋白陽性（KIT 陽性）や CD34 陽性となります．一方，筋原性腫瘍マーカーのデスミンや神経原性腫瘍マーカーの S-100 蛋白は陰性となります．

Fig. GISTの内視鏡所見と組織学的所見

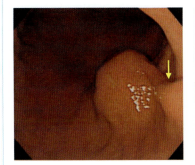

内視鏡所見
表面が健常粘膜で覆われた隆起性病変が認められる．隆起部が周辺粘膜を引っ張る架橋ヒダもみられる（矢印）．

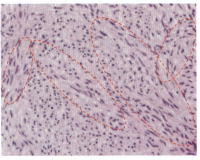

腫瘍組織のH-E染色
棍棒状核を有する紡錘形細胞の束状配列がみられ，これらの交錯像が観察できる（○囲み）
（国試103-D26）

One More Navi
組織像が類似する平滑筋肉腫はデスミンや平滑筋アクチン（SMA）が陽性で，c-kit 蛋白は陰性なので，GISTと区別できる．同様に Schwann 細胞腫（神経鞘腫）も神経原性腫瘍マーカーのS-100蛋白陽性，c-kit 蛋白陰性で区別できる．

One More Navi
稀に c-kit 蛋白陰性のGISTは脱分化して未分化になり，CD117を失った可能性がある．

One More Navi
予後不良因子として腫瘍サイズ（5 cm以上）と分裂像の数（50 高倍率視野で5以上）がある．これらの所見がある場合には，術後にイマチニブを投与すると再発を遅らせる．また，術前に投与して腫瘍を縮小させて手術することも考慮する．

治療 悪性所見がない 2 cm 未満の腫瘍であれば経過観察を行います．一方，5 cm 以上のものは悪性と考えて外科的切除を行います．なお，2～5 cmのものや増大傾向があるものはさらに詳しい検査を行い，悪性または良性と判断できない場合には手術による切除を行うこともあります．

切除困難，転移，再発に対しては，分子標的薬として PDGFRA および c-kit チロシンキナーゼ活性を特異的に阻害するイマチニブやスニチニブの投与が有効です．しかし，長期的にはキナーゼ部位変異による耐性化や，腫瘍増殖で効きが悪くなります．

F-22 胃カルチノイド

病態 カルチノイド腫瘍（carcinoid tumor）は，神経内分泌細胞由来（neuroendocrine）の上皮性腫瘍で，表面平滑な隆起型病変を呈します．セロトニン，ヒスタミン，プロスタグランジンなど，種々の内分泌物質を過剰に産生し，カルチノイド症候群と呼ばれる特徴的な症候を引きおこします．

胃体部に好発する胃カルチノイド（gastric carcinoid）は，G細胞が分泌するガストリンの刺激でヒスタミンを産生する ECL 細胞（enterochromaffin-like cell）由来のものが多く，肉眼的には1 cm以下の小ポリープ状，または中央が陥凹した表面平滑な隆起性病変を呈します．進展は癌よりも緩慢ですが，リンパ節転移や肝転移をおこすこともある低悪性度の腫瘍です．

原因 萎縮性胃炎（A型）やガストリノーマ（Zollinger-Ellison 症候群）に伴う高ガストリン血症で ECL 細胞が過剰増殖したものと考えられます．

分類 萎縮性胃炎に合併した胃カルチノイドをⅠ型（70％），Zollinger-Ellison 症候群に合併したものをⅡ型（5％），高ガストリン血症の合併を認めないものをⅢ型（25％）に分類します．Ⅰ，Ⅱ型は胃底腺領域に多発し，予後良好であるのに対し，Ⅲ型は前庭部にも発生し，単発ですがリンパ節転移をおこしやすいため比較的予後不良です．

One More Navi
腸のホルモン産生細胞由来が多いが，膵臓，精巣，卵巣，肺，胸腺などからも発生する．70％が消化器系カルチノイドで，粘膜下腫瘍として観察され，直腸（40％），胃（25％），十二指腸（15％）にできる．胃カルチノイドは胃腫瘍の0.3％と稀．

One More Navi
消化管や膵臓由来のカルチノイドは肝臓でホルモンが不活化されるので，肝臓転移をしてはじめて全身症状（カルチノイド症候群）がおきる．セロトニンは右側の心内膜線維症もおこし，肺動脈弁狭窄や三尖弁閉鎖不全を合併する．

症状 ヒスタミンによる非定型的な血管拡張による斑状の皮膚潮紅やセロトニンによる下痢や喘息などが出現することがあります．

治療 1 cm 以下のものは内視鏡下で切除します．それ以上の大きさの病変については，胃癌の治療に準じます．

F-23 胃悪性リンパ腫

消化管にはよく発達したリンパ組織が存在しており，このリンパ組織から発生する腫瘍を総称して悪性リンパ腫（malignant lymphoma）と呼びます．

悪性リンパ腫はリンパ腫細胞の系統発生に基づき，①B細胞腫瘍，②T/NK細胞腫瘍，③分化系統が不明なHodgkinリンパ腫（Hodgkin lymphoma；HL）の3つに分類されており，①②をまとめて非Hodgkinリンパ腫（non-Hodgkin lymphoma；NHL）と呼ぶこともあります．また，発生部位により，リンパ節から発生する節性リンパ腫（nodal lymphoma）と，それ以外のリンパ装置から発生する節外性リンパ腫（extranodal lymphoma）に分類されます．

胃は悪性リンパ腫が最も好発する部位で，消化管に発生するリンパ腫の60～80％を占めます（小腸が20～30％，大腸が5～10％の頻度）．胃悪性リンパ腫のほとんどがB細胞性非Hodgkinリンパ腫で，このうち，粘膜関連リンパ組織（mucosa associated lymphoid tissue；MALT）に由来するMALTリンパ腫と，びまん性大細胞型B細胞性リンパ腫（diffuse large B-cell lymphoma；DLBCL）がその大半を占めています．

▶MALTリンパ腫

病態 MALTリンパ腫は，自己免疫疾患（Sjögren症候群，橋本病など）や慢性感染症と関連して発生する低悪性度のB細胞リンパ腫です．
リンパ濾胞のマントル細胞層外側の濾胞辺縁帯（マージナル層）に小型～中型の異型リンパ球がびまん性に増殖するもので，病理学的には異型リンパ球が粘膜上皮に浸潤し，上皮が破壊されるリンパ上皮病変（lymphoepithelial lesion；LEL）が特徴的です．

原因 胃MALTリンパ腫の90％は *H. pylori* 感染陽性で，除菌により80％が治癒します．一方，*H. pylori* 感染陰性の25％に染色体転座 t（11；18）などがあることが確認されており，これによる API-2/MALT-1 キメラ蛋白が腫瘍の発生に関係していると考えられています（*H. pylori* 除菌は無効）．

症状 胃部不快感，腹痛，体重減少，嘔吐などの非特異的な症状がみられますが，緩徐に進行するため自覚症状に乏しく，発見が遅れることがあります．

診断 内視鏡検査で，発赤やびらんなど慢性胃炎や早期胃癌に類似した所見を呈しますが，鑑別には生検を要します（多発しやすいので複数部位の生検が必要）．出血は20％にみられます．なお，多くは背景に *H. pylori* 感染が認められるため，*H. pylori* の感染検査は必須です．

組織学的検査では，胚中心細胞（centrocyte）に類似した centrocyte-like cells（CCLs）の浸潤や粘膜上皮の破壊像（LEL），形質細胞の増生，リンパ濾胞の残存などの所見がみられます．

治療 早期のものでは *H. pylori* 除菌によって5年生存率が80％以上と予後良好です．一方，発見が遅れると骨髄や胃以外のMALT組織（リンパ咽頭輪，目，皮膚）やリンパ節に転移することがあります（30％）．

なお，除菌が無効な場合には放射線療法を行い，それも無効であれば化学療法を行います．

- 除菌は抗菌薬を2週間投与する．なお，除菌後に増悪する場合もあるため注意が必要．
- 病変が限局していれば無治療とすることもあるが，びまん性大細胞型B細胞性リンパ腫（DLBCL）が発生することがあるため，経過観察が必要．

One More Navi
Hodgkinリンパ腫は単核の細胞をHodgkin細胞，2核以上の多核の細胞をReed-Sternberg細胞と呼び，98％がクローン性に増殖する成熟B細胞由来の腫瘍細胞．

One More Navi
MALTは「麦芽」と同じ綴りで，モールトと読む（英国ではマールト）．

One More Navi
MALTリンパ腫は胃以外に，肺，頭頸部，唾液腺，眼窩，皮膚，甲状腺，乳腺，泌尿器・生殖器でもおきる．

One More Navi
唾液腺MALTリンパ腫の発生リスクはSjögren症候群で44倍，甲状腺リンパ腫発生リスクは橋本病で70倍．

One More Navi
正常な胃粘膜にはMALTは存在しないが，*H. pylori* 感染で誘導されてくる．

One More Navi
API-2はアポトーシスを抑制し，MALT-1はNF-κBを刺激して，B細胞の異常な分化と増殖がおきる．なお，t（11；18）の転座があると悪性度のより高い転座がおきにくくなるため予後は悪くない．

One More Navi
血清LDH，β2ミクログロブリンは正常なことが多い．

One More Navi
胃から全身のMALTにB細胞がばらまかれるので，胃の *H. pylori* を除菌することで，腸MALTリンパ腫もよくなることがある．

▶びまん性大細胞型 B 細胞性リンパ腫（DLBCL）

病態 DLBCL は大型の異型リンパ球が増生する中悪性度のリンパ腫です．

原因 病変内に MALT リンパ腫の成分を有する場合があり，一部に MALT リンパ腫から転化したものが含まれると考えられています．しかし，H. pylori 感染との明らかな関連性は示されていません．なお，B 細胞の分化に必要な遺伝子 bcl-6 や，アポトーシスを抑制する bcl-2，そのほか c-MYC などの遺伝子に異常が多いことも特徴的で，これら複数の機序により発生することが推定されています．

> **One More Navi**
> DLBCL では正常の B 細胞にはない CD43 陽性になる．

症状 腹痛や胃部不快感などの消化器症状を呈することがあります．

診断 内視鏡検査では，びらんや潰瘍などを伴う胃炎あるいは早期胃癌（0-Ⅱc 型）に類似した表層型病変や，粘膜下腫瘍の形態にびらんや発赤などの上皮性変化を伴う隆起性病変がみられます．確定診断は生検により行います．

治療 病変が限局的であれば，化学療法と放射線療法を併用して治療を行い，進行病変に対しては化学療法を行います．

F-24 その他の粘膜下腫瘍

▶平滑筋系腫瘍

平滑筋系腫瘍（平滑筋腫，平滑筋芽腫，平滑筋肉腫）は，多くは固有筋層から発生する半球状の隆起で，好発部位は胃体部です．1980 年代まで，GIST は平滑筋由来と考えられていましたが，現在，両者は区別されています（以前，平滑筋肉腫とされていたもののほとんどが GIST で，平滑筋肉腫は稀）．

> **One More Navi**
> 平滑筋肉腫はデスミンや平滑筋アクチン（SMA）が陽性で，c-kit（CD117）は陰性．

▶迷入膵

胃粘膜下に異所性に膵組織が迷入したもので，粘膜下内に限局的に存在し，半数以上は中央に陥凹を伴う隆起型病変として認められます（中央陥凹が大きいと胃憩室になることもある）．好発部位は胃前庭部大彎で，1.5 cm 以上では膵液分泌のために腹痛を呈することもあります．

> **One More Navi**
> 迷入膵は過誤腫で，剖検では 0.5～14% にみられ，80% が胃，十二指腸，空腸の単発病変として発生する．3 cm を超えると導管が拡張して囊胞を呈することもある．

> **One More Navi**
> 同じく膵臓の発生異常である輪状膵は，十二指腸下行部を膵臓が輪状に取り巻くことで十二指腸の狭窄・閉塞を認める．

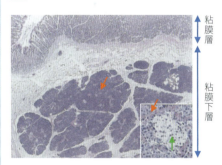

Fig. 迷入膵の組織学的所見

胃の粘膜下層に腺房細胞（赤い矢印）や Langerhans 島（緑の矢印）など，膵組織がみられる．

（国試 96-A25）

▶脂肪腫

脂肪細胞が増生して生じるもので，隆起部を鉗子で押すなどすると，軟らかく弾性があることがわかります．多くは粘膜下層から発生し，胃前庭部にみられます．

F-25 胃切除後症候群

▶レファレンス
・ハリソン⑤：p.1977-1978
・新臨内科⑨：p.438-440
・標準外科⑬：p.533-535

One More Navi
胃切除後早期には出血や狭窄，縫合不全などの合併症があり，晩期には胆石，腎結石（尿中シュウ酸増加による），ダンピング症候群，吻合部潰瘍，小腸狭窄（内ヘルニアによる）などが出現してくる．

One More Navi
胃切除後の低酸で空腸の嫌気性菌が異常増殖し，抱合型胆汁酸の脱抱合をおこす．これにより脂肪を取り込むためのミセル形成に障害がおこり，脂肪と脂溶性ビタミンの吸収障害が生じる．なお，ビタミンKは腸内細菌によって産生されるため欠乏は少ない．

One More Navi
鉄は1g程度，肝臓，脾臓，骨髄などのマクロファージに非水溶性ヘモシデリンとして，また，すべての細胞に水溶性フェリチンとして貯蔵されており，1mg/日使うので胃切除後3年で枯渇して貧血となる．一方，ビタミンB_{12}は体内に5mg，肝臓に1mg蓄えられており（腎にも多い），1μg/日必要なので，胃切除後5年程度で貧血になる（胆汁に分泌されたビタミンB_{12}も回収できなくなるので症状の出現は早まる）．

One More Navi
Hunter 舌炎
糸状乳頭が著明に萎縮し，舌の表面が平坦化する．灼熱感を伴うことがあり，炎症による発赤や潰瘍形成がみられることもある．ビタミンB_{12}欠乏症や悪性貧血でみられる．

胃切除後症候群（postgastrectomy syndrome）は，胃切除後の早期または晩期におこる合併症のことで，手術後に生じる機能障害（吸収障害に伴う栄養障害や代謝異常，ダンピング症候群など）や器質的障害（逆流性食道炎，輸入脚症候群など）に基づいて，種々の症状が出現します．ⓟ病態としては特に吸収障害が重要です．

F-26 吸収障害

▶栄養障害

病態・症状 胃切除によって胃の消化機能が減弱・消失すると，小腸での消化・吸収機能も低下し，栄養障害（栄養素の吸収障害）が引きおこされます．ⓟ栄養障害は術後1～2年で急激におこり，体重減少，浮腫，筋萎縮，低アルブミン血症などをきたします．また，小腸機能が低下すると内容物が大腸を通過する時間が短縮し，下痢をきたすこともあります．

ⓟ吸収障害は脂肪で顕著にみられ，このほか脂溶性ビタミン（A，D，E，K），ビタミンC，B_1（サイアミン），B_6（ピリドキシン），B_9（葉酸），B_{12}（コバラミン），鉄（Fe），亜鉛（Zn），セレニウム（Se），マグネシウム（Mg），銅（Cu）などの栄養素でよくおこります．

治療 脂肪や蛋白質の吸収が低下しているため，高蛋白・高カロリー食を少量ずつ，分割して摂取するようにします．

▶胃切除後貧血

病態 胃切除後にはⓟ鉄（Fe）とビタミンB_{12}の吸収障害がおこり，胃切除後貧血（postgastrectomy anemia）をきたします．胃の部分切除の35％，全摘の70％に貧血が生じます．

発生機序 貧血の発生機序には，鉄欠乏による小球性低色素性貧血とビタミンB_{12}欠乏による巨赤芽球性貧血があります．なお，鉄もビタミンB_{12}も体内に蓄えがあるため，これらが枯渇してから貧血の症状が出現します（ⓟ鉄は術後3年以降，ビタミンB_{12}はやや遅れて枯渇する）．

・小球性低色素性貧血：鉄は十二指腸から吸収される際に管腔側膜のDCYTB（duodenal cytochrome b）で還元型Fe^{2+}となる必要があります．▶B-12 しかし，胃切除による胃酸減少で食物粉砕が不十分になるとこの過程が障害され，鉄欠乏からヘモグロビン合成が低下して貧血をきたします．

・巨赤芽球性貧血：ビタミンB_{12}の吸収には胃の壁細胞から分泌される糖蛋白の内因子（intrinsic factor）との結合が必要ですが，▶B-10 胃切除によりこの過程が障害されます．これにより造血細胞は核酸合成障害から分裂できず，赤芽球が大型化します．

症状 鉄欠乏（小球性低色素性貧血）では，舌炎，口角炎，さじ状爪，舌萎縮などの症状をきたします．一方，ⓟビタミンB_{12}欠乏（巨赤芽球性貧血）では，Hunter舌炎，味覚障害，両側の手足など末梢のしびれなどの症状が出現します．

治療 鉄欠乏には鉄分の多い食事療法と鉄剤の投与を行います．ビタミンB_{12}欠乏は筋注や静注でビタミンB_{12}を補充しますが，大量に摂取すれば一部は吸収されます．

▶骨代謝異常

病態 胃切除後は胃液の減少や小腸の細菌増殖などによって，カルシウム（Ca）が吸収されにくくなり，さらに脂肪の吸収障害に伴って脂溶性ビタミンのビタミンDも吸収が低下するため，低Ca血症をきたします．すると，血中Caを維持するために副甲状腺機能が亢進し，骨から血中にCaを動員するため，40％の患者で骨粗鬆症などの骨代謝異常が発生します．

治療 CaとビタミンD製剤の投与を行います．乳糖不耐症がなければ，乳製品を積極的に摂取するようにします．

One More Navi
胃酸はCaをイオン化させるのに必要．Ca吸収部位である十二指腸や上部空腸がバイパスされてもCa吸収障害がおきる．また，吸収障害による脂肪便はCaを吸着してしまう．

関連項目

▶乳糖不耐症

乳糖不耐症（lactose intolerance）は，牛乳などの乳製品の摂取後に腹痛，悪心，酸性の下痢，腹鳴，腹部膨満感などの症状をきたすもので，牛乳不耐症（milk intolerance）とも呼ばれます．乳頭分解酵素のラクターゼ活性が欠損・低下することが原因で，①先天性のもの，②加齢に伴うもの，③胃切除など小腸粘膜の傷害によるもの，④家族性に発症するものなどがあります．胃切除後では，腸内細菌叢の変化によってラクターゼ活性が低下し，上記の症状が出現します．

One More Navi
北欧では10％の頻度だが，中東では40％，アジアでは90％の高頻度．

F-27 ダンピング症候群

胃切除後の患者に食後おこる消化器症状や全身症状をダンピング症候群（dumping syndrome）と呼びます．これは摂取した食物が急速に小腸へと送り込まれるために引きおこされるもので，食後20～30分以内におきる早期ダンピング症候群と，2～3時間してから症状が出現する後期ダンピング症候群とに分けられます．

One More Navi
食道癌手術でも食道に代わる管を胃で作成するので，胃は単なる管として食物を貯留・消化できなくなり，ダンピング症候群がみられることがある．

▶早期ダンピング症候群

病態・症状 胃切除後の20％に合併し，食事中や食後30分以内に冷汗，動悸，めまい，しびれ，顔面紅潮（顔面蒼白のこともある），全身倦怠感，脱力感，熱感といった全身症状と，腹痛，下痢，悪心，嘔吐などの消化器症状が引きおこされます（4～5時間持続する）．

原因 胃切除は排出調整機能が破綻しており，胃液との混和が不十分な高浸透圧の食物（炭水化物）が急速に小腸内に流れ込みます．これを等張化するために血漿成分が小腸内へと移動して循環血液量が低下するため，めまいやしびれなどの症状が出現します．また，内容物によって腸管が拡張すると血管運動神経反射によって冷汗，動悸，低血圧，顔面蒼白，失神などの症状がおき，さらに，消化管ホルモンの分泌亢進や腸運動亢進から，腹痛，腹部膨満，下痢，嘔吐などの消化器症状が出現します．

治療 食事療法では低炭水化物，高蛋白質，高脂質食にして食塊の浸透圧を下げます．また，食事中の水分は少なめにし，食塊とは別に取ることで小腸への流入速度を遅くします．食後20～30分は患者を横にして胃からの流出を遅らせることも有効です．食事は少量ずつを1日に5～6回にわけて摂取する少量頻回食を行います．

薬物療法では抗セロトニン薬，抗コリン薬，ソマトスタチン類似薬，抗不安薬，抗うつ薬などを組み合わせて症状の軽減を図ります．

One More Navi
術後食事開始して1週くらいでおきてくるが，日数が経つにつれて軽快することもある．

One More Navi
胃吻合口径が大きい，残胃が小さい，吻合法（BillrothⅠ法がⅡ法より多い），術後3か月以内でおこりやすい．

One More Navi
空腸からセロトニン，ヒスタミン，ブラジキニンなどの血管作動ホルモンや，エンテログルカゴン，VIP，ニューロテンシン，ソマトスタチンが出る．血管拡張によって顔面紅潮になる．

One More Navi
胃の蛋白分解酵素分泌低下で消化障害をおこし低栄養にもなるので，高蛋白食にする．

▶後期ダンピング症候群

病態・症状 食後2～3時間後に頭痛，倦怠感，発汗，めまい，気分障害などの低血糖症状を呈するもの（消化器症状はない）で，後発性低血糖症候群とも呼びます。

原因 炭水化物（糖）が一気に空腸に入り，グルカゴン様ペプチド-1（GLP-1）の分泌でインスリン分泌が促進されて低血糖を生じたり，糖が急速に吸収されて急峻高血糖となり，リバウンド反応として，インスリンの過剰分泌がおこって低血糖状態（交感神経興奮）を生じます。

治療 1回の食事量を減らし，時間をかけて食事をとるようにします。症状があるときには糖質（飴など）を摂ると速やかに症状が治まります（患者には飴を常に携帯させる）。なお，食後の高血糖を放置すると糖尿病合併症を引きおこす可能性があります。

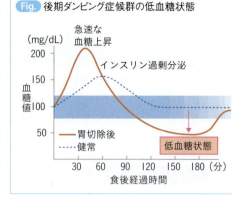

Fig. 後期ダンピング症候群の低血糖状態

One More Navi
多くは早期ダンピング症候群に引き続いておこる。

One More Navi
食後高血糖だけなので，HbA1cは上昇しない。

One More Navi
後期ダンピング症候群の発生頻度は胃切除後の5％以下で，早期より少ない。

One More Navi
幽門温存胃切除術（PPG）では，食物が小腸に達する時間が延長するため，ダンピング症候群はおこりにくい。

One More Navi
炭水化物を減らすが，砂糖よりもデンプンのほうが吸収が遅く血糖上昇がゆるやかでダンピング症候群はおこりにくい。α-グルコシダーゼの食前投与も有用。また，重症では糖補充が必要になる。

国試出題症例
〔国試108-I47〕

● 57歳の男性。動悸を主訴に来院した。半年前に早期胃癌の診断で幽門側胃切除術を受けた。術後，1回の食事量を少なくしてよく噛んで食べるように心掛けていた。徐々に体調もよくなり，3か月前から食欲も増して食事量も多くなってきた。2か月前から時々，気分が悪くなり冷や汗が出て，胸がどきどきするようになった。症状は食後2～3時間で出現し，30～40分ほど持続して消失する。症状出現時に間食を摂ると症状は軽快する。運動時の胸痛や食後の胸やけはないが，心配になり受診した。既往歴は早期胃癌以外に特記すべきことはない。脈拍72/分，整。血圧138/72 mmHg。心音と呼吸音とに異常を認めない。腹部は平坦，軟で，圧痛を認めない。
⇒後期ダンピング症候群。低血糖症状が特徴的。食事量が増加し増悪。

F-28 術後逆流性食道炎

病態 噴門側切除では胃酸の逆流によって，胃全摘や幽門側切除では膵液・胆汁を含むアルカリ性腸液の逆流によって，食道炎が30％おこります。

症状 胸やけや胸痛（胸骨後方痛），嚥下困難などの症状をきたします。

治療 酸の逆流に対してはPPIの投与，アルカリの逆流に対しては粘膜保護薬や腸運動促進薬を投与します。なお，膵液の逆流が多い場合には蛋白分解酵素阻害薬が有効です。

One More Navi
蛋白分解酵素阻害薬は慢性膵炎の炎症症状と疼痛を寛解し，アミラーゼ値を改善する薬剤。カモスタットを用いる。

F-29 輸入脚症候群

病態 幽門側切除時に十二指腸断端を閉鎖して胃と空腸を吻合するBillrootⅡ法を行った場合，輸入脚（盲端をもつ腸管部分）に部分的狭窄が生じ，輸入脚内に胆汁や膵液が溜まり，これが内圧上昇によって残胃に逆流したものを輸入脚症候群（afferent loop syndrome）と呼びます．

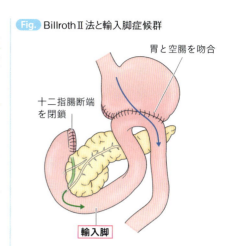

Fig. BillrothⅡ法と輸入脚症候群

症状　食後1時間以内に腹痛や胆汁性嘔吐がみられ，症状は嘔吐によって軽減します．なお，閉塞が長く続くと盲管症候群を合併して悪化します．

治療　胆汁や膵液の分泌が減る低脂肪食による食事療法を試みますが，無効であれば，内視鏡によるバルーン拡張やステント挿入，外科的治療として BillrothⅠ法や Roux-en Y 吻合での再建に変更します．

> **One More Navi**
> 急性輸入脚症候群では完全閉塞のため，食後すぐに無胆汁性嘔吐，腹痛，ショックになり，腹膜炎となるので緊急手術を要する．

関連項目

> **One More Navi**
> ビタミンB_{12}は細菌に消費されて低下し，逆に細菌が産生する葉酸は上昇する．

> **One More Navi**
> 腸内細菌異常増殖症候群 (small intestinal bacterial overgrowth; SIBO) ではビタミンB_{12}欠乏と葉酸過剰が特徴．小腸の常在菌は10^4/mL以下だが，10^5/mL以上に増加しておる．SIBOを疑ったら呼気水素ガス試験で診断できる．試験的抗菌薬投与は耐性菌をつくるので勧められない．

▶盲係蹄症候群

盲係蹄症候群（blind loop syndrome）とは，腸管内に腸内容物が停滞し，腸内細菌の異常増殖から下痢，脂肪の吸収障害に伴う脂肪便，消化不良，巨赤芽球性貧血などの症状をきたしたものを指します．BillrothⅡ法の輸入脚に慢性的に内容物が停滞した場合にも盲管症候群がおこります．

抗菌薬や中心静脈栄養が治療の適応となりますが，奏効しない場合には外科的治療を行います．

▶幽門側胃切除後の再建術式

- **BillrothⅠ法**：術残胃切断端と十二指腸を端々吻合します．
- **BillrothⅡ法**：十二指腸断端を閉鎖し，残胃と空腸を吻合します．残胃が小さい場合や吻合部再発の危険がある場合に選択されますが，輸入脚症候群などの合併症があります．
- **Roux-en Y 吻合**：十二指腸断端を閉鎖し，空腸を Treitz 靱帯より肛門側で切離して末梢端を残胃と吻合し，近位端（十二指腸下部）を空腸側壁に吻合します．なお，胃全摘後の Roux-en Y 吻合では食道空腸吻合部と空腸側壁吻合部を 40 cm 以上離して膵液・胆汁が逆流しないようにします．

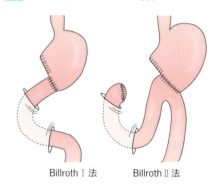

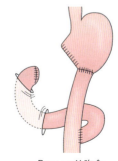

Fig. Billroth 法と Roux-en Y 吻合

BillrothⅠ法　　BillrothⅡ法

Roux-en Y 吻合

F-30 残胃癌

病態 良性・悪性は問わず初回病変の、<u>胃切除後から 10 年以上経過してみられる胃癌</u>を<u>残胃癌</u>と呼びます．前回手術の切離端の位置に一致して癌が発生したものを<u>断端癌</u>，吻合部に一致して発生したものを<u>吻合部癌</u>と呼ぶこともあります．

原因 胆汁酸が残胃に逆流したり，腸内細菌が逆流して残胃で増殖したりすることが原因と考えられています（Epstein-Barr ウイルスや H. pylori 感染が原因ではない）．

治療 通常の胃癌と同様に内視鏡的切除や，リンパ節郭清とともに残胃の全摘術などを行います．

> **One More Navi**
> 胃切除後胃炎からの進展を考えて H. pylori の除菌治療を勧めることもある．

関連項目

▶ 胃切除後胃炎

胆汁逆流による胃粘膜の損傷に加え，前庭部のガストリン消失に伴う壁細胞やペプシノゲンを分泌する主細胞の萎縮，迷走神経切断による迷走神経栄養作用の消失などによって，残胃は萎縮して無酸症になり（萎縮性胃炎），さらに腸上皮化生を生じることもあります．この状態を<u>胃切除後胃炎</u>（残胃炎）と呼び，残胃癌の発生母地の1つとして考えられています．

F-31 胃切除後胆石，胃切除後腎結石

▶ 胃切除後胆石

胃切除（特に迷走神経切除）によってコレシストキニン（CCK）の分泌低下がおこり，<u>胆嚢収縮障害から胆嚢の腫大や胆道感染をきたし，胆石</u>を生じます．術後1〜2年で20％にみられます．

> **One More Navi**
> 細菌増殖で抱合型胆汁酸の脱抱合がおこると，ビリルビン結石ができる（Billroth Ⅱ法に多い）．

● 無症状であれば経過観察でよい．症状がある場合の治療は通常の胆石に準じ，腹腔鏡下胆嚢摘出術を行うこともある．
● 胆石の治療薬であるウルソデオキシコール酸（UDCA）は有効ではない．

▶ 胃切除後腎結石

吸収障害に伴う<u>脂肪便が Ca を吸着してしまうため，シュウ酸がシュウ酸 Ca として便に排泄されずに腸管から吸収され，尿中に増加することで腎結石</u>を生じます．腸内のシュウ酸分解菌の減少も腎結石の原因となります．

> **One More Navi**
> シュウ酸分解菌が腸内に存在する患者では腎結石再発が70％ 少なかった．

F-32 その他の胃疾患

▶ レファレンス
・新臨内科⑨：p.415-416
　　　　　　p.443-445

F-33 肥厚性幽門狭窄症

病態 <u>肥厚性幽門狭窄症</u>（hypertrophic pyloric stenosis）は，新生児期〜乳児期にかけて発症する疾患で，<u>生後，幽門の輪状筋が徐々に肥厚して内腔が狭窄し</u>，これにより胃内容物の十二指腸への送り出しが障害されます．

500〜1,000人に1人の割合で発生します（人種別では北欧の白色人種に多く，アジア人は最も少ない）．<u>男女比は 5:1 で</u>（特に長男に多い），家族性に発生することもあります．

One More Navi
かつては先天性疾患と考えられていたが，生後に発生，進行する．生後1週〜5か月から症状が出るが，症状がなく自然治癒する肥厚もある．

One More Navi
優性遺伝症例や一卵性双生児では50%におきる．近年，減少しているのは「うつ伏せ保育」をしなくなったためともいわれている．

One More Navi
ビリルビンの腸肝循環が障害されるため，高ビリルビン血症（間接ビリルビン優位）を合併しやすい．

One More Navi
血液型はB, Oに多い．好酸球性胃炎に合併することもある．生後2週以内にエリスロマイシン（モチリン作用）投与でおきやすい（妊娠中や授乳中の投与でも）．

原因　はっきりとした原因不明ですが，患児の血清ガストリンやプロスタグランジンは高値，一酸化窒素（NO）は低値で，局所で上皮増殖因子（EGF）やその受容体の増加，NO合成酵素（NOS1）の低下がみられます（全例ではない）．

症状　生後2〜3週の頃から胆汁を含まない無胆汁性嘔吐がはじまって，回数と量が増加していき，症状の出現から1〜2週間すると哺乳後に噴水状嘔吐がみられるようになります（嘔吐物がコーヒー残渣様であったり，血液が混じったりすることもある）．患児は嘔吐後に空腹でミルクを欲しがりますが，後に元気がなくなります．

嘔吐が続くと，脱水，乏尿，無便，体重減少，低Cl性アルカローシスなどをきたします（食物アレルギーやGERDとの誤診に注意）．

診断

Fig. 肥厚性幽門狭窄症の診断

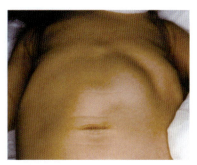

腹部の膨隆所見
右上腹壁に胃の拡張がみられる．実際には腹壁が波打つような胃蠕動亢進も確認できる．
（国試 104-I44）

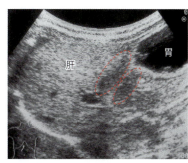

腹部超音波検査（長軸像）
幽門筋の肥厚（○囲み）と幽門部の狭窄が描出されている．
幽門筋の厚さ≧4mm，長さ≧15mmで診断できる．
（国試 98-D24）

One More Navi
放射線被曝を避けるため，通常は超音波検査を行う．腹部X線では胃泡はみえても十二指腸球部にガスを認めない（single bubble sign）．造影検査では幽門部がひも状に細くなったstring徴候がみられる（バリウムを誤嚥しないように半腹臥位で行う）．

● 身体所見

触診では右上腹部（臍の右上）で2cm大のオリーブ状の腫瘤に触れます（嘔吐後や腹臥位で触れやすい）．また，腹部は膨隆し，授乳中・後には腹壁が波打つように動く胃蠕動亢進が確認できます．

● 腹部超音波検査

横断像で肥厚した幽門の輪状筋がドーナツ状に描出され（doughnut sign），長軸像で幽門筋が厚さ4mm以上，長さ15mm以上あれば診断できます．

治療

Fig. 粘膜外幽門筋切開術（Ramstedt法）

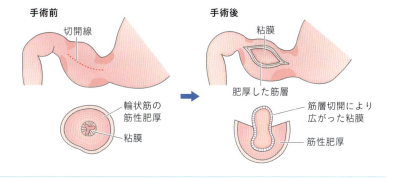

One More Navi
粘膜外幽門筋切開術は生後6か月以内で最も多い手術．腹腔鏡下の手術がよく行われ，リスクはほとんどない．術後数日は嘔吐がみられることもある．

手術が第一選択です．まず，嘔吐による脱水と電解質異常を補液によって24時間以内に改善（絶食によって嘔吐は止まる）し，補正後に手術を行います．
手術は肥厚した幽門筋を縦に粘膜下層まで切開する粘膜外幽門筋切開術（Ramstedt法）で行います．これにより，手術翌日からミルクを開始して早期に栄養状態の改善を図ることができます．手術の効果が不十分な場合には内視鏡的バルーン拡張術を追加して治療します．

●幽門を弛緩させる硫酸アトロピン静脈投与と練り食は日本独自の治療法だが，入院が1週間以上となり，有効性も80％以下で治療として不確実．

F-34 胃アニサキス症

病態 胃アニサキス症（gastric anisakiasis）は，魚類の内臓や筋肉中に被囊して寄生するアニサキス幼虫によって引きおこされる内臓幼虫移行症（人畜共通寄生虫感染症）です．

症状 魚やイカの刺身を摂取後，数時間で急激な上腹部痛，悪心，嘔吐などの消化器症状が間欠的におき，蕁麻疹を併発することもあります（発熱は稀）．なお，稀にアナフィラキシーショックをおこすこともあり，貫通すると穿孔性腹膜炎や寄生虫性肉芽腫を発症することもあります．

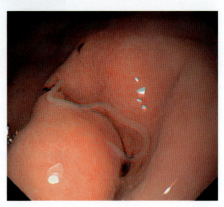

Fig. 胃アニサキス症の内視鏡所見

胃体部粘膜に白色のアニサキス幼虫の虫体が確認できる．

『新臨床内科学 第9版』p.443[1]より

診断 急性腹症との鑑別が重要です．問診で生鮮魚介類の摂取後に突発的な上腹部痛が出現したなどのエピソードから本症を疑い，内視鏡検査を行います．内視鏡検査で虫体を確認し確定診断します．

治療 内視鏡の生検鉗子で虫体がちぎれないように引き抜きます（頭部を粘膜内に残すと腹痛が継続する）．なお，2匹以上の複数寄生も稀ではないため，注意深く観察する必要があります．

●虫体を除去した後に制酸薬を投与することもある．

One More Navi
体長30 mm，幅は0.6 mm程度で，頭端には穿孔歯があり，消化管壁に潜入する．アニサキスの最終宿主は海洋哺乳類で，腸内に寄生する．

One More Navi
小腸に寄生すると食後数時間〜数日で腸重積や腸閉塞症状を引きおこす．

One More Navi
冷蔵や酒・調味料などでは死なないが，60℃以上で10分以上加熱するか，−20℃以下で24時間以上冷凍すれば死滅する．

One More Navi
小腸アニサキス症では腹痛のほかにイレウスや腹水もある．

One More Navi
冷凍しても死んだアニサキスを摂取して感作され，アナフィラキシーやⅢ型アレルギーがおきて胃痙攣を伴う場合がある（劇症型）．血中特異的抗体IgE，IgG・IgAの測定も有用．

国試出題症例
〔国試108-I47〕

●39歳の男性．上腹部痛を主訴に来院した．昨日，夕食に自分で釣ってきたアジ，イカなどの刺身と天ぷらを家族4人と食べ，日本酒3合を飲酒した．その後約3時間で上腹部痛が出現した．家族に症状はない．今朝まで症状が持続しているため受診した．体温36.0℃．脈拍72/分，整．血圧122/76 mmHg．呼吸数12/分．腹部は平坦で，心窩部に圧痛があるが，反跳痛と筋性防御とは認めない．血液所見：赤血球464万，Hb 14.0 g/dL，Ht 42％，白血球8,800（桿状核好中球23％，分葉核好中球45％，好酸球10％，好塩基球1％，単球5％，リンパ球16％），血小板21万．血液生化学所見：アルブミン4.0 g/dL，総ビリルビン0.9 mg/dL，

AST 29 IU/L, ALT 17 IU/L, LD 187 IU/L (基準 176〜353), ALP 321 IU/L (基準 115〜359), γ-GTP 32 IU/L (基準 8〜50), アミラーゼ 85 IU/L (基準 37〜160), クレアチニン 0.6 mg/dL, CRP 0.3 mg/dL.

⇒胃アニサキス症が疑われるため，内視鏡検査を行う．

F-35 門脈圧亢進症性胃症（PHG）

病態 門脈圧亢進症性胃症（protal hypertensive gastropathy；PHG）は，肝硬変などに伴う門脈圧亢進によって胃上部の粘膜または粘膜下層に不規則な静脈拡張や蛇行，うっ血，浮腫をきたしますが，非炎症性疾患です．

原因 門脈圧亢進に加えて，長期にわたるうっ血でエンドセリンや一酸化窒素（NO）などの血管作動因子が内皮細胞から産生されることが関係すると考えられています．

症状 出血を伴わないものは無症状で経過します．出血が生じると吐血や下血などの症状をきたし，ときに食道・胃静脈瘤と同様に致死的な出血をおこすことがあります．ただし，出血は稀で，出血量も通常はそれほど多くはなりません．

診断 軽症例では，内視鏡検査で粘膜に斑状またはびまん性の発赤がみられ，浮腫状の発赤がヘビの鱗のように白い網状のラインで画される snake-skin appearance が特徴的です．重症例では胃粘膜に cherry red spot（CRS）と呼ばれる高度の発赤所見が多発し，ときに出血もみられます．

治療 出血が稀であるため経過観察を行うこともあります．

薬物療法では鉄補充のほか，β遮断薬（プロプラノロール）によって門脈圧を低下させれば，病変部の血流を減少させることができます．一方，PPI などで出血を予防することはできません．

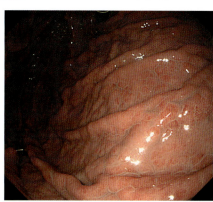

Fig. 門脈圧亢進症性胃症の内視鏡所見

胃粘膜に白い網状のラインで画された浮腫状の発赤がみられる（snake-skin appearance）．
『medicina』49 巻 7 号，p.1164(12) より

▶胃前庭部毛細血管拡張症（GAVE）

胃前庭部毛細血管拡張症（gastric antral vascular ectasia；GAVE）は，胃の前庭部に限局して粘膜または粘膜下層の毛細血管や集合細静脈の拡張がおきる出血性疾患で，機械的刺激で出血しやすく慢性貧血の原因となります．門脈圧亢進症，強皮症，高ガストリン血症，慢性腎不全，大動脈弁狭窄症などの疾患に合併することが知られていますが，発生機序は不明です．なお，肝硬変では PHG と GAVE を併発することもあります．

内視鏡検査では前庭部に櫛状発赤が幽門を中心として放射状にみられ，これがスイカ表面の黒模様のようにみえることからスイカ様胃（watermelon stomach）とも呼ばれます．

One More Navi
門脈圧亢進では大腸にも同様の粘膜血管拡張がみられ，これを門脈圧亢進症性腸症（portal hypertensive colopathy；PHC）と呼ぶ．なお，小腸にも特有の変化が認められる．

One More Navi
食道・胃静脈瘤が治療によって延命可能となり，PHG が発生しやすくなった．

One More Navi
静脈瘤とは異なり，出血量が少なく，病変が広汎なので内視鏡による治療は行わない．

One More Navi
出血には静脈瘤と同様にソマトスタチンやオクトレオチド，バソプレシン誘導体のテルリプレシンが有効．

One More Navi
胃からの排出が遅延し，ガストリン，セロトニン，プロスタグランジン E_2（PGE_2），血管作動性腸管ポリペプチド（VIP）が上昇する．40% に門脈圧亢進を合併するが門脈圧を下げても改善しないので PHG と区別される．

出血しやすい病変のため，治療は内視鏡によるアルゴンプラズマ凝固法（APC）などが行われます．

F-36 特殊な胃炎

▶Ménétrier 病

病態 Ménétrier 病は**胃巨大皺襞症**（giant rugal gastritis）とも呼ばれ，胃体部の胃粘膜ヒダが著明に肥厚し，脳回状に蛇行屈曲した巨大なシワやヒダが形成されます（前庭部は正常）．胃酸分泌が低下し，胃からの粘液分泌亢進や細胞間隙拡大による蛋白漏出のため，多くは低蛋白血症をきたします（蛋白漏出性胃腸症）．

非常に稀な疾患ですが，15％ が胃癌に移行する前癌病変で，50〜60 歳の成人男性に好発します．小児でもおこりますが，非常に稀です．

原因 粘膜での増殖因子（TGF-α）増加による粘膜細胞増殖で，TGF-α は胃酸分泌の低下も引きおこします（壁細胞や主細胞が萎縮し胃酸分泌を抑制）．

なお，小児では牛乳アレルギーやサイトメガロウイルス（CMV）感染との関連が，大人では H. pylori やヒト免疫不全ウイルス（HIV）感染との関連が指摘されています．

症状 成人では緩徐に発症します．下痢で始まり，悪心，嘔吐，心窩部痛，貧血，全身浮腫，吐血，下血，食欲低下，体重減少などの症状がみられます（出血は少量）．進行すると胃粘膜が厚くなり，粘液分泌過剰のために低蛋白血症になります．

胃癌の併発もみられ，胃潰瘍，ポリープなどの合併症もおきます．

診断 内視鏡検査では胃粘膜肥大がみられ，生検では胃粘膜の表面にある上皮細胞の過剰生成と固有胃腺の萎縮が認められます（深く採取しないと癌を否定できない）．

血清検査では，CMV と H. pylori 抗体を検査します．ガストリンは正常範囲です．

治療 高蛋白食のほか，原因除去目的の H. pylori 除菌やガンシクロビルが有効なことがあります．治療抵抗性の重症の低アルブミン血症では胃部分切除術または胃全摘術も考慮します．

- 希少疾患なので前癌病変なのかどうかは確定しておらず，発癌リスクも不明で，内視鏡サーベイランスも勧められない．
- ヒト上皮細胞増殖因子受容体（EGFR）を特異的に阻害する分子標的薬のセツキシマブが有効なこともある（第一選択とする意見もある）．
- 抗コリン薬，酸分泌抑制薬，ソマトスタチン類似薬，ステロイドホルモンなどによる治療も試みられている．

▶好酸球性胃炎

病態 **好酸球性胃炎**（eosinophilic gastritis）は，胃から十二指腸におこる炎症性疾患で，粘膜から漿膜のどの層にでもおこり，組織の浮腫と好酸球浸潤がみられます（漿膜におきると好酸球性腹水や穿孔をきたすことがある）．前癌病変ではありませんが，胃癌と誤診されることが多く注意が必要です．

症状 悪心，嘔吐，早期満腹感，腹痛など多彩な消化器症状を呈します．また，50％ の患者は気管支喘息，アレルギー性鼻炎，アトピー性皮膚炎などのアレルギー性疾患を合併しています．

診断 内視鏡検査で巨大皺襞性胃炎像を呈することがあり，前庭部の筋層浸潤では幽門狭窄像がみられることもあります．生検により好酸球浸潤を認めることで診断されます．なお，血液検査で血中好酸球数や血清総 IgE 値の増加がみられるこ

One More Navi
過形成性胃炎と呼ばれることもあるが，炎症像はほとんどみられない．

One More Navi
小児では呼吸器感染後におきて自然治癒しやすい．

One More Navi
TGF-β-SMAD 経路の不活化もある．

One More Navi
病型には線維型，ポリープ型があり，前者は粘液分泌が少なくスキルス癌に似ており，後者は胃ポリポーシスに似る．

One More Navi
鑑別疾患
①リンパ腫：多発性胃潰瘍を伴ったもの
②MALT リンパ腫
③Zollinger-Ellison 症候群
④Cronkhite-Canada 症候群：粘膜ポリープと蛋白漏出性胃腸症を呈する．

One More Navi
免疫抑制患者におきる胃 CMV 感染症は，急性胃炎の症状を呈し，病理組織学的に巨細胞性変化が認められる．治療はガンシクロビルなどで行う．

One More Navi
好酸球浸潤は消化管のどの部位にでもおこりえるが，胃より小腸に好発する．

One More Navi
粘膜層病変では腹痛，嘔吐，蛋白漏出などの症状，筋層病変では胃出口部狭窄症状，漿膜病変では好酸球性腹水をおこす．

> **One More Navi**
> 好酸球数の増加がみられる場合には寄生虫疾患（アニサキス症など）を除外する．膠原病を伴うこともある．

> **One More Navi**
> 病因はセリアック病の半数に合併するので（前庭部），外来抗原の持続刺激による可能性がある．粘膜肥厚や蛋白漏出もおきうる．

ともあります．

治療 重症ではステロイドによる治療を行います．幽門が閉塞している場合には手術が必要です．

▶リンパ球性胃炎

リンパ球性胃炎（lymphocytic gastritis）は，粘膜上皮層にT細胞の著明な浸潤をきたす炎症疾患で，胃部不快感，鉄欠乏性貧血，下痢などの症状がみられます．小腸粘膜が障害されるセリアック病や H. pylori 感染胃炎に合併します．前癌病変ではありません．

G
腸疾患

Preview

G-01	腸疾患の特徴	p.206
G-02	感染性腸炎	p.206
G-03	代表的な病原微生物	p.206
G-04	症状	p.206
G-05	潜伏期間	p.207
G-06	診断のポイント	p.208
G-07	治療	p.208
G-08	細菌性腸炎の原因菌	p.209
G-09	赤痢菌	p.209
G-10	エルシニア	p.210
G-11	病原性大腸菌	p.210
G-12	カンピロバクター	p.212
G-13	サルモネラ	p.213
G-14	腸炎ビブリオ	p.214
G-15	コレラ	p.215
G-16	ディフィシル菌（一部は偽膜性腸炎）	p.216
G-17	ウイルス性腸炎（非細菌性急性胃腸炎）	p.218
G-18	ロタウイルス	p.218
G-19	ノロウイルス	p.219
G-20	寄生虫による腸炎	p.220
G-21	アメーバ赤痢	p.220
G-22	ランブル鞭毛虫（ジアルジア症）	p.221
G-23	その他の寄生虫による腸炎	p.222
G-24	炎症性腸疾患	p.223
G-25	潰瘍性大腸炎（UC）	p.223
G-26	Crohn 病（CD）	p.228
G-27	その他の炎症性腸疾患	p.232
G-28	腸結核	p.232
G-29	薬剤性腸炎	p.233
G-30	放射線性腸炎	p.234

Navi 1 細菌性？ ウイルス性？ 寄生虫？ 炎感染性腸炎，鑑別のポイント

感染性腸炎の総論として，細菌性腸炎，ウイルス性腸炎，寄生虫による腸炎の特徴について解説していきます．

▶ G-04 では原因微生物別の症状をまとめます．それぞれに強く出やすい症状や特徴的所見があり，鑑別に役立ちます．また，腸炎の発症機序によって潜伏期間に差が生じるため，▶ G-05 で原因別の潜伏期間についてもまとめていきます．

Navi 2 もう一歩進んで，原因微生物を1つずつ解説！

感染性腸炎の原因となる微生物について，病態，典型的症状，診断と治療をそれぞれ取り上げ，解説していきます．

症状の出かた，潜伏期間に加え，海外への渡航歴，発症前に飲食したもの，抗菌薬使用の有無など，丁寧な問診から診断のヒントが得られることがあります．
▶ G-09 〜 G-16 では腸炎の原因となる代表的な細菌（医師国試にもよく出題される！）を取り上げます．
▶ G-18 〜 G-19 ではウイルス性腸炎の原因として代表的なロタウイルス，ノロウイルスを取り上げます．
▶ G-21 〜 G-23 では腸炎を引きおこす寄生虫を取り上げます．患者の多くが海外渡航歴を有していることが特徴的です．

Navi 3 原因不明の慢性腸疾患「潰瘍性大腸炎」と「Crohn 病」

原因不明の非特異性炎症をきたす疾患として，潰瘍性大腸炎とCrohn 病を取り上げます．

▶ G-25 の潰瘍性大腸炎は直腸に初発して連続性に腸管を上行進展していきます（炎症は粘膜・粘膜下層に限局）．一方，▶ G-26 のCrohn 病は全消化管におこり，非連続性に炎症が広がります（炎症は全層性）．
このほかにも両者にはさまざまな違いがあり，両者の違いを対比しながら学習することが大切です．

G-31	大腸ポリープ	p.234
G-32	腺腫（上皮性良性腫瘍）	p.235
G-33	腫瘍様病変（非腫瘍性ポリープ）	p.237

G-34	消化管ポリポーシス	p.238
G-35	家族性大腸腺腫症（FAP）	p.238
G-36	過誤腫性ポリポーシス	p.239
G-37	その他のポリポーシス	p.240

G-38	大腸癌	p.241
G-39	疫学	p.241
G-40	病因	p.241
G-41	分類	p.243
G-42	症状・身体所見	p.244
G-43	診断	p.245
G-44	治療	p.246

G-45	消化管カルチノイド	p.249

G-46	先天性腸疾患	p.251
G-47	先天性腸閉鎖症・狭窄症	p.251
G-48	腸回転異常症	p.253
G-49	Meckel 憩室	p.254
G-50	Hirschsprung 病	p.255
G-51	腸管重複症	p.257

G-52	腸重積症	p.258

G-53	腸閉塞（イレウス）	p.260

G-54	急性虫垂炎	p.263

G-55	血管閉塞性腸疾患	p.265
G-56	虚血性大腸炎（IC）	p.266
G-57	急性腸間膜虚血（AMI）	p.268
G-58	慢性腸間膜動脈閉塞症	p.270

Navi 4　ポリープとポリポーシス　大腸癌との関連は？

粘膜表面から発生した限局性の隆起性病変をポリープと呼び，ポリープが100個以上みられるものをポリポーシスと呼びます．

▶ G-31 〜 G-33 では大腸ポリープを取り上げます．ポリープは組織型や大きさ，形態によっては癌化する可能性があります．
▶ G-34 〜 G-37 では消化管ポリポーシスを解説します．ポリポーシスは組織型に加えて遺伝性も重要で，癌化との関連も注意が必要です．

Navi 5　罹患数・死亡数ともに著しい増加

大腸癌は盲腸，結腸，直腸の粘膜上皮に発生する悪性腫瘍です．

▶ G-40 では，大腸癌の病因を散発癌（通常癌），遺伝癌，炎症癌に分けて解説します．
▶ G-41 では，大腸癌を肉眼的形態や組織型から分類し，次に壁深達度や転移の有無に基づく進行度分類（病期分類）について述べます．
▶ G-44 では，進行度別に大腸癌治療の考え方を提示します．

Navi 6　頻度は高くないが　見逃せない重要疾患が多数

先天異常によって生じる腸疾患を取り上げます．出生直後に症状が出現する疾患と，しばらくしてから発症する疾患があります．腸回転異常症のように緊急手術を要するものもあります．

Navi 7　ときに急性腹症をきたす疾患群

経過によっては緊急手術を行う必要がある重要疾患をまとめました．

▶ G-52 では，代表的な小児救急疾患である腸重積を取り上げます．
▶ G-53 の腸閉塞（イレウス）は腸管の閉塞に伴って生じる病態を理解することが大切です．
▶ G-54 では，急性腹症を呈する代表的疾患の1つとして急性虫垂炎を取り上げます．
▶ G-55 〜 G-58 では，腸管虚血をきたす疾患を解説します．

G-01 腸疾患の特徴

腸疾患は腸炎や癌による疾患が主（疾患としては潰瘍性大腸炎と大腸癌が重要）ですが，食事，腸内細菌による免疫を介した疾患，あるいは神経系による運動異常や通過障害などの病変もあります．特に腸内細菌との共生環境が破綻し，それによる穿孔や透過性亢進に伴う腹膜炎などをきたすと，ときに生命の危険を生じることもあります．また，腸管の運動や分泌には自律神経や消化管ホルモンが関与しており，食物の消化吸収を制御するだけでなく，循環系や脳神経にも影響することがあるため，注意が必要です．

腸管には「空腸で消化液を分泌し，回腸で消化物を吸収する」といったように機能分化がみられますが，連続した器官として統一的に理解することも重要です．すなわち，学習にあたって分節ごとに区切って解説していく部分もありますが，その場合も病態生理の共通点などに目を向けていく姿勢が大切となります．

One More Navi

腸は「第二の脳」ともいわれ，食物成分を素早く認識（消化吸収）し，毒素の排出を指令（嘔吐，下痢）するなど，脳の神経伝達物質にも共通の消化管ホルモンのネットワークによって巧妙に制御されている．

G-02 感染性腸炎

▶レファレンス
・ハリソン①：p.1060-1100
・新臨内科⑨：p.447-450

感染性腸炎（infectious enterocolitis）は，細菌，ウイルス，寄生虫などの病原微生物が腸内に感染することでおきる炎症のことを指し，多くは急性発症します．特に，飲食物を媒介して経口摂取で感染するものを食中毒（food poisoning）と呼びます．

One More Navi

1か月以上続く下痢は慢性下痢で，感染症以外の原因が多い．急性下痢は感染症に多く，自然治癒しやすく，病原菌の同定よりも，支持療法や伝染予防が重要．抗菌薬も有用とは限らない（有害なこともある）．

One More Navi

消化管ではさまざまな防御機構が働いている．
・胃酸は強酸により細菌を死滅させる（PPIやH₂受容体拮抗薬を使用すると細菌性腸炎がおこりやすくなる）．
・腸粘膜の杯細胞が分泌する粘液は細菌の侵入を困難にする．
・Paneth細胞（小腸陰窩に多く分布）は抗菌物質を分泌．
・IgAは細菌集団に対する非特異的な防衛と，特定の細菌に対する特異的な防衛を担う．
・神経系も蠕動運動によって細菌を排出する（麻痺によって細菌感染が重症化）．
・腸内常在細菌叢は細菌の生着を阻止．
なお，消化管の免疫防御機構についての詳細は，▶B-27の項を参照．

G-03 代表的な病原微生物

原因となる代表的な病原微生物には以下のようなものがあります．

▶**細菌性腸炎**

サルモネラ菌，カンピロバクター，腸炎ビブリオが代表的で，溶血性尿毒症症候群（hemolytic uremic syndrome；HUS）を引きおこす病原性大腸菌（O157）も稀にみられます．また，海外渡航者では，腸チフス，パラチフス，コレラ，赤痢などへの感染がみられることもあります．

▶**ウイルス性腸炎**

感染性腸炎の30〜40％を占め，小児でよくみられます．ロタウイルス，ノロウイルスが代表的で，免疫抑制状態の患者ではサイトメガロウイルスによる腸炎も問題になります．

▶**寄生虫による腸炎**

寄生虫感染による腸炎では，赤痢アメーバが代表的です．

G-04 症状

病変の部位や程度によって症状の現れ方に差はありますが，多くは下痢，腹痛，悪心・嘔吐などの症状を呈します．発熱はサルモネラ，カンピロバクター，腸チフスなどで強くみられ，血便は腸管出血性大腸菌，カンピロバクターが多く，細

> **One More Navi**
> 細菌性腸炎では初期に小腸病変による水様の下痢（ウイルス性に似る）が出て，後に大腸病変に移行して少量下痢だが，粘液や膿，血液が混じり，発熱を伴ってくることがある．

> **One More Navi**
> **鑑別のポイント**
> ・腸管出血性大腸菌では発熱は軽度しかみられない．一方，腹痛症状は激しく，虫垂炎と間違われることもある．
> ・腸チフス・パラチフスは発熱が主症状で，下痢は必ずしもみられない．
> ・ノロウイルスは嘔吐と下痢が多く，発熱はないか軽度．
> ・ロタウイルスは乳幼児に多く，白色便が特徴的．
> ・下痢よりも嘔吐が強いのはウイルス性（ノロウイルス）や黄色ブドウ球菌のエンテロトキシンを疑う．

菌性赤痢，赤痢アメーバ，サルモネラ，腸チフス・パラチフス，エルシニアでもみられます．

Tab. 腸炎の主な病原微生物と症状

原因微生物	下痢	腹痛	嘔吐	発熱	血便	その他の特徴
黄色ブドウ球菌	○	◎	◎	△		嘔吐強い
ボツリヌス菌	△	○	○			便秘，中枢神経症状
細菌性赤痢	○	○	○	○	◎	しぶり腹，伝染性
エルシニア	△	◎	△	△	△	ときに敗血症
腸管出血性大腸菌	◎	◎	◎	△	◎	後に痙攣，意識障害，HUS
カンピロバクター	◎	◎	△	◎	◎	後にGuillain-Barré症候群
腸チフス	○	○		◎		徐脈，脾腫，バラ疹
腸炎ビブリオ	◎	◎	△	△		海産物から感染
サルモネラ（非チフス性）	◎	◎	○	◎		菌血症
コレラ	◎	△	◎			米のとぎ汁様便，低体温
ロタウイルス	◎	○	◎			米のとぎ汁様便（白色便）
ノロウイルス	○	○	◎	△		嘔吐強い
赤痢アメーバ	◎	◎		△	◎	しぶり腹，肝膿瘍 イチゴゼリー様の粘血便

◎：強くみられる　　○：みられる　　△：みられることもある

> **One More Navi**
> 大量の水様下痢は小腸病変が疑われる．一方，炎症が強く，発熱や血便がみられる少量の下痢は大腸病変が疑われる．

> **One More Navi**
> エンテロトキシン産生大腸菌は小腸の形態を変えないが分泌性下痢をおこし，デフィシル菌や赤痢菌，病原性大腸菌は大腸で毒素を分泌して腸形態が変化する．

> **One More Navi**
> 免疫抑制状態や糖尿病，肝疾患でも感染性腸炎をおこしやすい．妊娠中は保菌状態になって出産後新生児に移したり，また新生児からもらったりする（1歳以下ではデフィシル菌は発症しない）．

G-05　潜伏期間

▶細菌性腸炎

細菌性腸炎は症状を引きおこす機序によって，①**毒素型**，②**感染型**，③中間型に分類することができ，**毒素型が早期発症（多くは6時間以内に発症）**であるのに対し，**感染型は腸管内での細菌増殖に時間がかかるため，ある程度の潜伏期間を経て発症**します．

Tab. 主な原因菌と潜伏期間

	発症機序	原因菌	潜伏期間
毒素型	菌が増殖する際に産生する毒素による．	黄色ブドウ球菌	1〜5時間
		ボツリヌス菌	4〜36時間
感染型	粘膜上皮細胞の破壊，組織への侵入，増殖などから，びらんや潰瘍を形成する．	細菌性赤痢	1〜3日
		エルシニア	3〜7日
		腸管出血性大腸菌	3〜8日
		カンピロバクター	2〜10日
		腸チフス・パラチフス	10〜14日と長い
中間型	毒素型と感染型の両方の機序により発症する．	腸炎ビブリオ	2〜20時間（24時間以内）
		サルモネラ（非チフス性）	8〜48時間
		コレラ	1〜5日

▶ウイルス性腸炎

感染から発症までの**潜伏期間は1〜3日**です．多くは3〜5日で軽快します．

▶寄生虫による腸炎

1週間以上（ときに数か月）の潜伏期間を経て発症します．1週以上続く持続

性の下痢では寄生虫による腸炎が疑われます（非感染性の腸炎も考えられる）．

G-06 診断のポイント

▶問診と身体所見

まずは問診で食事歴（汚染した水や食物を摂取した可能性），海外への渡航歴，動物や小児（保菌者が多い）との接触，薬物使用の有無などを聴き，加えて，便の性状や患者の症状，発症までの時間経過から病原微生物を推定します．

なお，食材によって感染源となりやすい病原体があり，たとえば魚介類で腸炎ビブリオ，鶏肉でカンピロバクター，鶏卵でサルモネラ，牛肉では腸管出血性大腸菌とサルモネラ，豚肉でエルシニア，牛レバーで腸管出血性大腸菌とカンピロバクター，牡蠣でノロウイルスへの感染が疑われます．

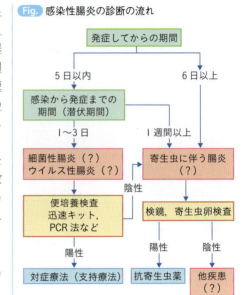

Fig. 感染性腸炎の診断の流れ

▶便検査

必要があれば，下痢便を検体として潜血検査，検鏡，細菌培養検査，寄生虫卵検査を行い，原因となった病原微生物の特定を進めます．便培養検査の陽性率は3%以下で，検査を行う意義は必ずしも大きくありませんが，3日以上続く血便や粘液便では実施すべき検査であり，また，Vero毒素を産生する病原性大腸菌による腸炎を疑う場合にもルーチンに調べることが必要です．

便培養が可能な細菌はサルモネラ，赤痢菌，カンピロバクターで，コレラ，エルシニア，病原性大腸菌の便培養を行うためには特に検査室に連絡が必要です．

一方，ウイルス性腸炎を疑う場合には，便を検体としたウイルス抗原や血清抗体価（ペア血清を用いることもある），あるいはPCR法や核酸プローブ法によってウイルスゲノムを直接証明することで確定診断できます．迅速診断キットもあります．

G-07 治療

4日以内では自然治癒傾向があり，多くは対症療法のみで抗菌薬は必要ありません．絶食で腸管を安静にし，下痢に伴う脱水は点滴の支持療法を行います．なお，急性期の止痢薬（ロペラミドなど）は病原菌排出を遅延させ，遷延化の原因となるので原則禁忌です（ただし，炎症がなければ使用可）．また，抗菌薬は菌交代現象による遷延化や，死菌からの毒素放出もありますが，5日以上続く場合には考慮します．

一方，乳幼児（特に2歳以下）や高齢者，症状が3〜5日以上継続する例では重症化しやすいため，入院が必要です．また，抗菌薬が有効なコレラや腸チフス，

One More Navi

血性の急性下痢は緊急事態で入院させる．ウイルスや寄生虫の可能性は少ない．発熱がなければO157大腸菌を疑い，培養だけでなく志賀毒素を検査する．菌が同定されるまで抗菌薬は使うべきでない．

One More Navi

・抗菌薬投与後の菌交代でおきてくる下痢ではデフィシル菌が多い．
・旅行者下痢では細菌性が90%で，大腸菌が最も多いが予防的抗菌薬の投与は勧められない．
・死亡するのはサルモネラ，トキソプラズマ，リステリアが多い．

One More Navi

検体として肛門拭い液では不十分である．

One More Navi

培養が陰性でも感染性腸炎は否定できない．

One More Navi

入院後72時間以上経過した患者に対するルーチンの便培養にはほとんど意味がない．

One More Navi

ロペラミドで中毒性巨大結腸やイレウスをおこすことがあり，特に小児では危険．

血便がみられる患者も入院の適応です．

- コレラやチフスは抗菌薬の投与で病期が短縮でき，伝染しにくくなる．
- サルモネラ腸症では抗菌薬で保菌者になりやすくなる．
- O157大腸菌では抗菌薬で志賀毒素が放出され，溶血性尿毒症症候群（HUS）をおこしやすくなる．
- チフス，コレラ，ロタウイルスにはワクチンがある．

G-08 細菌性腸炎の原因菌

▶レファレンス
・ハリソン⑤：p.1064-1100
　　　　　p.1104-1112
・標準微生⑫：p.203-227

One More Navi
1898年に志賀潔が発見．属名のShigellaは志賀（Shiga）の名に由来する．

One More Navi
S.flexneriは低開発国に多く（死亡率10％，中米で1960〜1970年代に小児を中心に1万人死亡）．先進国ではS.sonnei（軽症の水様下痢）が多い．伝染力が強く性病にもなる．

One More Navi
pH 2でも2時間生存できるが毒素の発現が抑制されるので小腸では大量に増殖せず（下痢，腹痛おこす），数日で小腸から消えて大腸に病変形成する．

One More Navi
マクロファージをアポトーシスさせるが血液には侵入しない．しかし，毒素は血液を介して腎糸球体と脳の血管内皮を障害して溶血性尿毒症症候群（HUS）をおこす．

One More Navi
しぶり腹（tenesmus）
大腸の炎症が直腸に及んだことで，少量の便が直腸に入っただけで便意を催す状態．便意は強いが排便はない．直腸や肛門の筋痙攣から疼痛も伴う．

G-09 赤痢菌

病態　赤痢菌（Shigella属菌）は腸内細菌科に属するグラム陰性通性嫌気性桿菌で，ヒトとサルのみを自然宿主とし，細菌性赤痢の原因となります．感染には大量の菌数を必要とせず，10個でも感染します．

赤痢菌にはS.dysenteriae（A亜群），S.flexneri（B亜群），S.boydii（C亜群），S.sonnei（D亜群）の4種があり，現在はS.sonneiが主流を占めています．

発症機序　赤痢菌で汚染された水や食物を介して体内に入り，胃酸による殺菌作用を逃れて大腸に到達するとM細胞や好中球に取り込まれ，マクロファージに貪食されてもアポトーシスさせて炎症を引きおこします．そして，腸管管腔とは反対側の基底側から粘膜上皮細胞に侵入し，貪食されても細胞質内でファゴゾームから脱出して活動します．細胞内では，赤痢菌毒素（IcsA）によってアクチンを重合させ，それを駆動力にして細胞膜まで達し，隣接する上皮細胞にも侵入して，次々に細胞を破壊して炎症を引きおこします．

Fig. 赤痢菌の細胞内への侵入

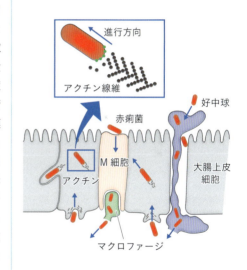

さらに，S.dysenteriaeの一部（type 1）は，志賀毒素（Shiga-toxin；Stx）を産生するため，後に溶血性尿毒症症候群（HUS）を引きおこすことがあります．

なお，感染者が赤痢菌の保菌者になることはありません．

症状　現在は発症者の多くが東南アジア周辺からの帰国者である点も特徴的です．潜伏期間は1〜3日で，急な発熱，腹痛，水様下痢，しぶり腹（tenesmus）を呈し，後に白血球などを含む血性（40％）または粘液性（50％）の下痢が出現します．血便は3日後からおきて，1か月以上続くこともあります．

なお，反応性関節炎（感染後関節炎）や過敏性腸症候群を続発することもあります．

One More Navi
血性下痢はカンピロバクター，腸炎ビブリオ，サルモネラ，腸管出血性大腸菌（EHEC），腸管組織侵入性大腸菌（EIEC）でもみられる．

診断　便培養で赤痢菌を検出します．なお，便中白血球は陽性となります．

治療　ニューキノロン系抗菌薬（フルオロキノロン）を 3 日間投与し，ニューキノロン系が使用できない場合にはホスホマイシンを使用します．これらは菌排出期間を短縮し，再発・伝染予防の効果があります．なお，便培養が陽性の場合には伝染予防の目的で症状がなくても全員治療します．

- ニューキノロン系抗菌薬はインドなどで細菌性赤痢の治療薬として頻用されており，耐性菌が出現してきている．
- アンピシリンや ST 合剤にはすでに耐性がある場合が多い．

G-10　エルシニア

One More Navi
Y.pseudotuberculosis も腸炎をおこすが，野生動物に多くヒトへの感染は少ない．この菌から Y. pestis が進化し，ノミの腸で増殖するようになり，ノミがネズミなどに感染して敗血症をおこす．ヒトにもノミから感染するため，死んだ野生動物や鳥には近づかないほうがよい．

病態　エルシニア（Yersinia 属菌）は，卵形のグラム陰性通性嫌気性桿菌で，腸炎を引きおこす腸炎エルシニア（Y. enterocolitica）のほか，中世に黒死病をおこしたペスト菌（Y. pestis），Y. pseudotuberculosis もこれに属します．

腸炎エルシニアは，25℃ で培養すると鞭毛を形成して運動性を示し，0〜4℃ の低温環境でも増殖することが可能です．このため「冷蔵庫の悪魔」と呼ばれ，冬や寒冷地に多く生息し，保存血内でも増殖することが可能です．一方，37℃ では増殖が遅くなり，60℃ 以上で 1〜3 分間加熱すると不活化します．

発症機序　汚染された食肉（特に豚肉）や水，ペットとの接触などから経口感染します．体内に入ったエルシニアは腸管の M 細胞に侵入し，粘膜下でマクロファージに貪食されて Peyer 板やリンパ節に病巣を形成します（肝臓や脾臓に広がることもある）．

One More Navi
Y.pseudotuberculosis はスーパー抗原毒（YPM）を産生して猩紅熱類似の落屑紅斑，泉熱や川崎病（特に動脈病変）の原因となる可能性がある．

症状　潜伏期間は 3〜7 日で，臨床症状から大きく①胃腸炎型，②回盲部病変型，③結節性紅斑型，④敗血症型，⑤関節炎型に分けられます．

よくみられるのは胃腸炎型で，腹痛と発熱が主症状です．また，軽度な下痢が 50% でみられ，血便も 25% にみられます．関節痛のほか，他の腸炎と異なり咽頭炎（口内炎）がみられます．一方，回盲部病変型はエルシニアが M 細胞を通って Peyer 板に感染したもので，下痢のない発熱と右下腹部痛を伴うことから虫垂炎と紛らわしいことがあります（偽虫垂炎症候群）．

One More Navi
体温では運動せずに侵入する遺伝子を発現する．細胞内では消炎蛋白を分泌して生き延びようとする．また鉄吸収機構が発達した菌は侵襲性が強い（鉄で増殖）．細胞外でも増殖して微小膿瘍を形成する．

このほか，HLA-B27 陽性患者は菌と抗原性が似るので自己免疫機序によって数日〜1 か月後に反応性関節炎，心筋炎，腎炎，Basedow 病（抗 TSH 抗体）がおきます．さらに，これとは別に結節性紅斑が女性に 2 倍多くおこります（30%）．

診断　便培養によって本菌を検出するか，ペア血清による血清診断も可能です．また，偽虫垂炎症候群の鑑別のためには CT や超音波検査などを行います．

治療　重症化する危険性があるため，培養で診断がつけばニューキノロン系抗菌薬の投与を行います．無治療では 2 か月間，便中に菌が検出されます．

One More Navi
敗血症は死亡率 50% で，小児や合併症のある成人におきやすい（癌，糖尿病，高齢，溶血性貧血，肝疾患，鉄過剰，HIV）．肝・脾，腎，骨，髄膜，心内膜，関節，肺に微小膿瘍をつくる．

G-11　病原性大腸菌

病態・症状　腸内細菌叢の一菌種である大腸菌（Escherichia coli）には，病原性を有する一群が存在しており，下痢や尿路感染，敗血症など症状とする腸管感染症を引きおこす原因となります．これらを病原性大腸菌（または下痢性大腸菌）と呼び，以下 5 つの病型に分類され，特に腸管出血性大腸菌（EHEC）と毒素原性大腸菌（ETEC）が重要です．

●腸管出血性大腸菌（EHEC）

EHEC (enterohaemorrhagic *E.coli*) は，腸管粘膜上皮に侵入せず，Vero 毒素（Vero toxin）を産生して蛋白質合成阻害，細胞死から出血性腸炎を引きおこします．熱はなく，突然の下痢と腹痛が主症状です．

なお，Vero 毒素は腎臓，血管内皮，脳組織などに親和性があり，血液から全身に移行すると出血性下痢 (80%) に続発して，10% で溶血性貧血（破砕赤血球），血小板減少，急性腎不全をきたす溶血性尿毒症症候群（HUS）を呈し，稀に脳症（痙攣などの神経症状）を合併して死に至ることもあります（死亡率は 3%）．

日本で発生頻度が高い血清型は O157：H7 です（O 抗原は細胞壁，H 抗原は鞭毛）．

●毒素原性大腸菌（ETEC）

ETEC (enterotoxigenic *E.coli*) は，小腸に感染し，産生した毒素（エンテロトキシン）によってコレラとよく似た水様下痢，腹痛，微熱などを発生させます．ETEC が産生する毒素には，60℃ 10 分間の加熱で失活する易熱性エンテロトキシン（LT）と，100℃ 30 分間の加熱でも活性を失わない耐熱性エンテロトキシン（ST）の 2 種類があり，どちらか一方を産生する菌と，両方を産生する菌が存在します．多くは熱帯・亜熱帯地域への旅行者や乳幼児に感染がおこります（ヒト-ヒト感染はない）．

●腸管病原性大腸菌（EPEC）

EPEC (enteropathogenic *E.coli*) は，小児の腸炎の起因菌で，発熱，嘔吐，下痢を引きおこす原因となります．毒素は産生しませんが，腸管上皮細胞に付着して絨毛除去や細胞間隙を広げることで下痢を生じます．

●腸管組織侵入性大腸菌（EIEC）

EIEC (enteroinvasive *E.coli*) は，腸管粘膜上皮細胞に侵入し，細胞を破壊しながら増殖する大腸菌で，細菌性赤痢とよく似た症状（発熱，腹痛，水様下痢など）の腸炎を引きおこします．当初は赤痢菌と考えられていましたが，その後，Vero 毒素を産生しない EIEC が原因の腸炎であることがわかり，区別されました．

●腸管凝集性大腸菌（EAggEC）

EAggEC (enteroaggregative *E.coli*) は，細菌が凝集塊となって腸管粘膜上皮細胞に付着して細胞障害をおこす菌群で，耐熱性腸管毒（EAggEC heat-stable enterotoxin；EAST）を産生して，EPEC と似た症状を引きおこします．小児の慢性下痢（2 週間以上持続）をおこす原因菌と考えられています．

診断 潜伏期間は 3～8 日です．問診や出血性下痢などの症状から病原性大腸菌による腸炎を疑う場合には，ルーチンで便培養を行い，検出された大腸菌の血清型から菌を特定します（O157 抗原を検出できる便迅速キットもある）．また，血清型から EHEC 感染症が疑われる場合には，酵素抗体法や PCR 法によって分離された大腸菌が Vero 毒素を産生する菌株かを調べます（毒素産生試験）．

治療 補液による支持療法を中心に行います．

抗菌薬の投与は菌体に含まれる Vero 毒素の放出を助長し，HUS をおこしやすくするため原則禁忌です（抗菌薬を投与している場合は EHEC が同定されたらすぐに投薬を中断する）．止痢薬も腸管からの Vero 毒素の吸収を促進するため禁忌です．

なお，HUS に進展した場合には，透析による血液浄化療法や全身管理を行います．

- 発症 3 日以内にホスホマイシンやニューキノロン系抗菌薬を投与すると HUS の発症率を低下させるとのコントロールなしの報告もある．
- Vero 毒素受容体の経口投与は HUS 発症後には無効だった．
- ETEC ではニューキノロン系抗菌薬か，アジスロマイシンを投与する．

One More Navi

EHEC は Shiga toxin producing *E.coli* (STEC) とも呼ばれる．Vero 毒素（ミドリザルの Vero 細胞を殺す）は抗原性の違いなどから VT1 と VT2 に分けられるが，VT1 は赤痢菌が産生する志賀毒素と分子構造が同一であり，VT2 も構造や作用がよく似ていることから，まとめて志賀毒素 (Stx) ファミリーと呼ぶ．ワクチン開発やモノクローナル抗体治療が研究段階．

One More Navi

HUS に進展する例は小児に多く，大半の症例で腎機能は回復する．致死率は 1～5% である．

HUS は下痢から 5～13 日で発症してくる（血小板減少からはじまる）．血小板数が回復するまで連日血算する．

One More Navi

CT では大腸浮腫がみられる．

One More Navi

ハンバーガー，水（野菜），食事，家畜，ペット，ヒトが EIEC の感染源となる．

One More Navi

O157 の出血性大腸炎は熱がないので，潰瘍性大腸炎と誤診してステロイドを投与すると悪化する．

One More Navi

Vero 毒素が検出された場合は，感染症法上の 3 類感染症として診断後ただちに届出が必要となる（ヒトに伝染するので入院隔離）．

One More Navi

Vero 毒素遺伝子はバクテリオファージにあり，菌が抗菌薬などでストレスを受けるとファージが誘導されて溶菌し，毒素が大量に放出される．これにより，他の菌にもファージが感染して遺伝子を広めるので，むやみな抗菌薬投与は危険．

国試出題症例
〔国試103-A31〕

● 1歳の女児．発熱と血便とを主訴に入院した．2日前から発熱と頻回の下痢とがあり，本日，血便がみられた．顔面は蒼白で，皮膚に軽度の黄疸と点状出血とを認める．眼瞼と四肢とに浮腫を認める．尿所見：蛋白3+，潜血3+．血液所見：赤血球270万，Hb 7.0 g/dL，白血球12,300，血小板2.2万．血液生化学所見：尿素窒素30 mg/dL，クレアチニン1.3 mg/dL，総ビリルビン2.5 mg/dL，AST 40 IU/L，ALT 32 IU/L，LD 2,860 IU/L（基準260～530）．末梢血塗抹May-Giemsa染色標本を示す．
⇒急性下痢と血便，発熱などの症状があり，検査所見で腎機能障害，溶血性貧血（破砕赤血球），血小板減少などがみられる．Vero毒素を産生するEHECに感染し，HUS（溶血性貧血，血小板減少，急性腎不全）をきたしたことが考えられる．

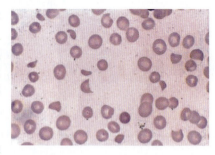

G-12 カンピロバクター

病態 カンピロバクター（*Campylobacter jejuni*）は，グラム陰性のらせん状に彎曲した微好気性菌で，家畜由来の人獣共通感染症の原因菌の1つです（ウシやヒツジなどの家畜で流産や腸炎をおこし，ペットの腸管内にもいる）．

発症機序 汚染された生肉，牛乳，飲料水，食品（鶏肉，生牡蠣など），ペットから感染し，稀にヒトからも感染することがあります．体内に入ったカンピロバクターは鞭毛で移動し，細胞侵入や細胞毒産生によって急性胃腸炎（カンピロバクター腸炎）を引きおこします（抗体による防御が重要）．胃酸に抵抗性があり，500個程度の少ない菌量でも食中毒をおこします．旅行者下痢の原因の1つです．

症状 潜伏期間は2～10日で，下痢（便潜血陽性），腹痛（限局した激痛で虫垂炎に似る），嘔吐，発熱，全身倦怠感などの症状が出現します．下痢は水様便または泥状便で，15%の患者では数日後に菌が大腸に達し，血便がみられるようになります．また，1か月間は便中に菌が排出され，過敏性腸炎によって下痢が長引きます．
　なお，腸炎が完治してから10日後に反応性関節炎やGuillain-Barré症候群（1/10,000と稀）を発症します．

診断 便培養で検出（ただし，培養には42℃，5%O_2，CO_2ガスの条件下で抗菌薬セファロチン入り選択培地を用いて4日以上かかる）するか，2時間以内の新鮮便の暗視野で動く菌の観察をし，Gram染色で菌の形態がらせん状菌に鞭毛が1本着いているかを確認します（カモメが翼を広げたgull wing型）．また，下痢が治ってから血清抗体価が上昇するので，これにより診断できます．

治療 多くは自然治癒しますが，重症化例や1週間以上症状が継続する場合，免疫低下がみられる場合には抗菌薬で治療します．

● カンピロバクターはβラクタマーゼを産生する．ニューキノロン系抗菌薬は40%以上に耐性化がみられ（家畜に投与されているため），無効であればマクロライド系抗菌薬（アジスロマイシンやエリスロマイシン）に切り替える．
● 牛レバーの内部は腸管出血性大腸菌（EHEC）やカンピロバクターで汚染されているため，生肉に触れたら十分に手を洗浄消毒する．

One More Navi
campyloは「カーブした」の意．ヘリコバクターやアルコバクターも類縁．

One More Navi
生鶏肉の75%以上（鳥は体温が高いので），牛肉の5%にカンピロバクターが存在するが，冷凍によって死滅する．低開発国では5歳以下の小児が保菌者となり，ヒト-ヒト感染する．

One More Navi
急性虫垂炎と紛らわしい感染性腸炎に，カンピロバクター，エルシニア，サルモネラ症（非チフス性サルモネラ）がある．

One More Navi
Guillain-Barré症候群
炎症性脱髄性ニューロパチー．感染によって末梢神経の髄鞘（ミエリン）への自己抗体ができ，脱髄の原因となる．筋力低下，顔面神経麻痺などの運動麻痺，感覚異常，不整脈，多汗などの自律神経障害がみられ，呼吸筋麻痺で死亡することもある．カンピロバクターや抗体が証明されるのは1/3（ただし，それ以外の原因菌はない）．

G-13 サルモネラ

サルモネラ（Salmonella 属菌）はグラム陰性桿菌で，2,000種以上の血清型が存在します．ヒトへの病原性を示すものには，①サルモネラ症（動物がキャリアでヒト-ヒト感染は稀）を引きおこす菌と，②チフス症（ヒトがキャリアになって伝染性がある）を引きおこす腸チフス菌（S. typhi）やパラチフス菌（S. paratyphi A）などの菌の2種類があります．

▶サルモネラ症

病態 サルモネラ症（salmonellosis）は，非チフス性のサルモネラ属菌によって引きおこされる急性胃腸炎を指し，原因菌としては S. typhimurium，S. enteritidis などがよく分離されます．胃腸炎症状を主としますが，症状は多彩で，菌血症から髄膜炎，骨髄炎，関節炎，大動脈炎，心内膜炎などをきたし，死に至ることもあります（死亡例は小児や高齢者に多い）．

発症機序 汚染された鶏卵，肉，牛乳，野菜，果物の摂取やペットの爬虫類（ミドリガメ）などから感染し，回腸上皮に侵入して潰瘍を形成し，また，マクロファージに侵入してリンパ組織から全身に広がります．

症状 潜伏期間は 8～48 時間で，悪心・嘔吐，腹痛，水様下痢（1日10回以上でしばしば粘血便を呈するが血性にはならない），38℃以上の発熱で発症します．ほとんどが数日で解熱し，下痢は 3～7日で止まります（10日以上続けば他の疾患）が，乳幼児や免疫不全者などでは症状が長引き，4% に菌血症を併発して重症化することがあります．また，25% に大動脈炎や動脈瘤形成など血管内皮感染もみられます．

なお，本症では平均5週（稀に1年以上）は排菌が継続するため，感染予防として手をよく洗う必要があります．

診断 便培養や生検組織，血液などから菌を分離して診断します．

治療 抗菌薬の投与は排菌を長引かせるため，リスク因子のない患者に対しては支持療法を中心にします．一方，生後6か月以下の乳幼児や50歳以上の患者などでは重症化のリスクがあるため，ニューキノロン系か第3世代セファロスポリンで治療します．

- ニューキノロン系抗菌薬は 5～7日投与し，免疫不全者では 2週間の投与を行う．
- 抗菌薬の投与は，人工弁・人工関節例，癌，尿毒症，動脈硬化（感染性動脈炎をおこしやすい），鎌状赤血球，免疫不全者などでも考慮する．

▶チフス症（腸チフス，パラチフス）

病態 チフス症（腸チフス，パラチフス）は，敗血症型のサルモネラ属菌である S. typhi や S. paratyphi A などによって引きおこされる伝染病〔腸炎というよりも全身性疾患（腸熱）〕で，患者や保菌者の排泄物からヒト-ヒト感染するほか，汚染された食物や飲料水からも経口感染します．現在，衛生環境の向上に伴い国内での発生は少なく（年間 20～50 例），患者の多くは南アジアなど開発途上国からの帰国者が占めています．

発症機序 経口的に摂取された原因菌が小腸の粘膜に侵入し，粘膜下リンパや腸間膜リンパ節のマクロファージ内で増殖しても炎症が軽いので腸炎になりません．さらに，菌がリンパ管から血中に入って全身に拡散し，網内系の単球に潜んで増殖し，菌血症を引きおこします．

One More Navi
サルモネラの病名は発見者のSalmon（1850-1914年）に由来．

One More Navi
低開発国ではサルモネラ症でもヒト-ヒト感染が知られている．動物は感染していても症状がない．

One More Navi
サルモネラ感染後，胆嚢などで保菌状態が長期にわたって継続する場合がある．

One More Navi
リスク因子は①1歳以下や65歳以上，②胃酸分泌低下（サルモネラは酸に弱い），③AIDS などの免疫不全（細胞内寄生なので細胞性免疫が排除する），④鎌状赤血球症（溶血によってマクロファージが不足したり，補体が低下するため）など．

One More Navi
サルモネラは酸に弱いので，制酸薬を投与すると感染しやすくなる．

One More Navi
サルモネラ症はヒト-ヒト感染は稀だが，チフス型は感染力が強い．

One More Navi
腸チフス，パラチフスは3類感染症として届出が必要．排菌が3回続けて陰性になるまでは調理などには就業できない．

One More Navi
腸チフスでは上皮細胞に侵入して増殖してリンパ節や血流に入るが，ヒトに順応しており細胞を破壊しなので下痢が少ない．

One More Navi
急性では体温が 1℃ 上昇するごとに脈拍も 18 上昇する．慢性の高熱では頻脈になりにくく，50/ 分前後のこともある．

症状 潜伏期間は 8〜14 日で，徐々に発熱，咽頭炎，関節痛，頭痛，腹痛（右下腹），悪心，便秘などの症状が出現してきます（すぐ治まる下痢が 50% にある）．
早期治療を行えば数日で解熱治癒しますが，放置すると 40℃ の高熱になり，1 日の体温差が 1℃ 以内で高熱が続く稽留熱が 4 週続きます．

- 第 1 週：高熱の割には脈拍上昇があまりみられない比較的徐脈（Faget 徴候）が特徴的です．

One More Navi
比較的徐脈，脾腫，バラ疹はチフス症の三徴だが，バラ疹の出現はやや遅れるため，診断時に必ずみられるわけではない．

- 第 2 週：20% で体幹や四肢に鮮紅色の紅斑性丘疹（バラ疹）が出現するほか，肝脾腫（血小板減少，貧血，白血球減少）や肝機能異常，肺浸潤もみられます．2〜3 週後には Peyer 板過形成から腸管出血（血管浸蝕によって突然出血）や穿孔などがおき，胆嚢の感染すると保菌者になります（特に胆石があるとなりやすく，成人では 1%，幼児では 5% が保菌者となる）．
- 第 3 週：意識障害がおきてくることがあります．
- 第 4 週：解熱治癒に向かいます．

診断 血液，便，尿，感染病巣の生検組織から培養検査で菌を分離，同定して確定診断します．S. typhi と S. paratyphi A は血清診断（Widal 反応）が 2〜3 週で陽性になります．

One More Navi
莢膜の Vi 抗原はチフス菌に特異的で自然免疫の Toll-like 受容体から認識されるのを防いでいる．このため，Vi 凝集素価で診断できる．Widal 反応は細胞壁にある耐熱性の O 抗原を検出する（O:9 抗体検査もある）．

治療 速やかな抗菌薬投与を行えば，死亡率は 1% 以下です．ニューキノロン系抗菌薬が第一選択ですが，耐性菌にはセフトリアキソン，アジスロマイシンを使います．ショックや脳症を伴う重症例にはステロイドを投与しますが，完全回復には数か月の時間を要します．予防のワクチンも存在します．

- 1980 年代からサルモネラはクロラムフェニコール，アンピシリン，ST 合剤などの抗菌薬に対して，耐性化している．

国試出題症例
〔国試 107-D57〕

- 9 歳の男児．発熱，腹痛および下痢を主訴に来院した．夏休みに少年野球の合宿に参加していた．合宿から帰宅した翌日の昼から 38℃ 台の発熱，強い腹痛および頻回の水様下痢があり，血便が認められることもあったという．診察の結果，入院が必要と判断された．さらに患児以外の 6 名の少年が同様の症状を訴え入院となった．症状を有する全員が前日の昼に合宿打ち上げのバーベキューパーティーで鶏肉を食べたという．入院時の血液所見：赤血球 425 万，Hb 13.5 g/dL，Ht 42%，白血球 13,200（桿状核好中球 8%，分葉核好中球 66%，単球 3%，リンパ球 23%），血小板 24 万．CRP 9.3 mg/dL．腹部は平坦，軟で，腸雑音は軽度亢進している．臍周囲に圧痛を認める．入院 2 日目に腹痛と血便とは消失し，体温も 37℃ 台と解熱傾向にある．
⇒鶏肉を食べてから 24 時間後に患児を含む 7 名が急な発熱，腹痛，水様下痢をきたしており，食中毒（感染性腸炎）が疑われる．発症状況や潜伏期間などから原因としてはサルモネラ症やカンピロバクター腸炎が考えられる．

G-14 腸炎ビブリオ

病態 腸炎ビブリオ（Vibrio parahaemolyticus）は沿岸域や河口域を中心とした水環境に広く棲息する好塩性（1〜8% NaCl 添加培地でよく増殖する）のグラム陰性桿菌で，海産魚介類（牡蠣は海水を濾過して濃縮）を生食で摂取することにより経口感染し，胃腸炎や食中毒症状を引きおこします．

One More Navi
「Vibrio」はバイブレーションを意味するラテン語．鞭毛が激しく振動する性状から名づけられた．

発症機序 感染部位は小腸で，V. parahaemolyticus が産生する耐熱性溶血毒が

One More Navi
15℃を超えると汚染の頻度が高まることから、海水温が上昇する夏季に感染が多い.

One More Navi
神奈川現象 腸炎ビブリオがマンニトールを加えた特殊な血液寒天培地（我妻培地）上で示す溶血現象を指し、この現象の陽性株だけがヒトに下痢をおこす（陰性ならば病原性はない）. 胆汁で誘導される.

主な病原因子となって腸管に作用して下痢を生じるほか、㊟心臓毒性も有しているため稀に死の転帰をとることもあります. なお、感染の成立には100万個以上の生きた菌の摂取が必要です（したがってヒト-ヒト感染しない）.

症状 潜伏期間は4時間〜4日（平均17時間）で、発熱（25%）、嘔吐、上腹部痛と水様下痢（15%以下に血便）で発症します. ㊒ほとんどが2〜3日で自然に回復しますが、0.7%に死亡例もみられます. 肝疾患患者では敗血症をきたし、重症化するリスクがあります.

診断 便培養（高塩のMcConkey培地）により菌を分離、同定します.

治療 自然治癒傾向が強いため、通常は抗菌薬による治療は行わずに対症療法を行います. ただし、5日以上下痢が続く重症例や肝疾患患者に対してはニューキノロン系やマクロライド系抗菌薬、ホスホマイシンで治療を行います. なお、㊜止痢薬は菌の排出を遅延させるため禁忌です.

関連項目

▶ V. vulnificus

病態 *V. vulnificus*（バルニフィカス）はバナナ状に彎曲した桿菌で、好塩性で沿岸域や河口域を中心に棲息する病原性細菌です. 感染経路には創傷感染と経口感染（下痢をおこさずに血管に侵入して敗血症）の2つがあります.

One More Navi
vulnificusはラテン語で「傷をつくる」の意. 英語のvulnerable（攻撃されやすい）は、この語から派生した.

One More Navi
*V. vulnificus*は鉄（鉄剤の服用など）で毒性が増強する.

症状 潜伏期間は数時間〜2日（平均16時間）で、健常者では重症化することは稀ですが、㊒肝疾患（特に鉄過剰）、糖尿病や免疫不全者などでは経口感染で敗血症（悪寒、発熱、血圧低下）や下肢に紅斑、出血性水疱が多発します. 一方、㊒海水曝露からの創傷感染では、蜂窩織炎から壊死性筋膜炎をきたします. いずれも2日以内に50%が死に至ります. なお、下痢などの胃腸炎症状はあまり顕著ではありません.

治療 緊急事態であり、早期の抗菌薬治療と外科的処置が必要となります. 病状の進行が急速で、重症化すると極めて予後不良です.

G-15 コレラ

One More Navi
重症となるのは、感染した人のうち20人に1人. 致死率は1.72%（無治療ではアジア型80%、エルトール型10%）.

One More Navi
エルトール型のコレラ菌はエジプトのシナイ半島のエルトール村でメッカ巡礼中のインドネシア人から発見された.

One More Navi
古典型は炎症がないので、正常小腸組織だが、エルトール型は腸管に炎症がみられる.

One More Navi
コレラ菌が発見される30年前（1854年）に、英国の医師John Snowがロンドンで汚染された飲用水ポンプとコレラ発生との関係を疫学的に証明した.

病態 コレラ菌（*Vibrio cholerae*）はコンマ状に彎曲した短桿菌で、200種類以上の血清型が存在しますが、㊒コレラ毒素を産生してコレラ腸症を引きおこすものはO1とO139の2つです. また、O1コレラ菌は生物学的性状からアジア型（古典型）とエルトール型に分類されます.

発症機序 コレラ菌で汚染された水や食物を介して経口感染します. なお、コレラ菌は胃酸で死滅するため、感染の成立には大量の菌を摂取する必要があります.

コレラ菌は好アルカリ性で、ヒトの小腸に定着・増殖すると細胞には侵入せずに㊒腸管細胞に作用

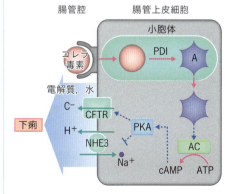

Fig. コレラ毒素の作用と下痢の発生機序

PDI：蛋白質ジスルフィドイソメラーゼ
A：活性化されたAサブユニット
AC：アデニル酸シクラーゼ
PKA：cAMP依存性プロテインキナーゼ
CFTR：cAMP依存性Cl^-チャネル
NHE3：Na^+/H^+交換輸送体

One More Navi
コレラにかかっても不完全な免疫しかできない．

One More Navi
コレラ菌は冷凍しても死なないため，冷凍輸入されたロブスターやエビなども感染源となりえる．海外旅行（特に東南アジアなど）ではアイスクリームや氷を取ることも避けたほうがよい．

One More Navi
Cholera はギリシャ語の chole（胆汁の意）に由来する．

One More Navi
コレラによる下痢便は白色を呈し，便中の電解質濃度に特徴がある．
Na：124 mEq/L
K：16 mEq/L
Cl：90 mEq/L
HCO_3^-：48 mEq/L

One More Navi
脱水を補正する初期輸液は 4 時間以内に 100 mL/kg の輸液を行い，尿が 0.5 mL/kg/時出るようにする．

するコレラ毒素（cholera toxin；CT）を産生します．コレラ毒素（A サブユニット）は腸管上皮細胞に入ると小胞体から出て，細胞質のアデニル酸シクラーゼを活性化して cAMP を産生させ，腸陰窩の Cl^- チャネル（CFTR）から Cl^- 分泌量を増加させます．さらに，絨毛の Na^+/H^+ 交換輸送体（NHE3）による Na^+ の吸収抑制や別の毒素による細胞間接着弛緩からの Na^+ 分泌増加によって，大量の水と電解質が管腔内へと漏出し，水様下痢（1 日に 15〜20 L を超える）を引きおこします．なお，コレラ毒素はセロトニン分泌刺激を介して血管作動性腸管ポリペプチド（VIP）分泌も増加させます．

症状 国内での感染例は稀で，患者の多くは熱帯や亜熱帯のコレラ流行地域への渡航歴があります．潜伏期間は 1〜5 日（平均 1.4 日）で，急激で大量の水様下痢と嘔吐で発症します．便は米のとぎ汁様の甘く生臭い白色水様便を呈します（血便はない）．腹痛はみられないか軽度で，発熱もみられません（むしろ低体温を呈するが脱水が進むと発熱する）．

注2 時間以内に大量の下痢（<1 L/時）により脱水がおこり，重症例では代謝性アシドーシスから痙攣，意識障害，ショックをおこすこともあります（無治療では半数が死に至る）．

診断 便培養により O1 または O139 コレラ菌を分離・同定し，PCR 法などでコレラ毒素遺伝子を検出して確定診断します．

治療 補液（軽症例では経口補液）によって脱水と電解質異常，代謝性アシドーシスを補正します（死亡率は 1% 未満）．抗菌薬（マクロライド系やニューキノロン系）の投与は下痢の期間を短縮する効果があります．一方，止痢薬は禁忌です．
　なお，患者は 20 日前後，便中に菌を排菌するため，感染への注意が必要です．

- 経口補液（oral rehydration solution；ORS）の成分は，グルコース 20 g, NaCl 3.5 g, KCl 1.5 g, $NaHCO_3$ 2.5 g/水 1 L．
- 不活化ワクチン注射の予防効果は 50% で，効果も 6 か月しか持続しないので勧められない．一方，経口ワクチンは数年有効だが日本では承認されていない．

国試出題症例〔国試 97-D59〕

- 23 歳の男性．前日からの米のとぎ汁様下痢を主訴に来院した．3 日前に東南アジア観光旅行から帰国した．意識は清明．身長 168 cm，体重 56 kg．体温 36.4℃．脈拍 80/分，整．血圧 110/60 mmHg．腹部に圧痛はなく，肝・脾を触知しない．尿所見：蛋白（－），糖（－）．血液所見：赤血球 550 万，Hb 19.0 g/dL, Ht 50%，白血球 9,000．血清生化学所見：総蛋白 6.2 g/dL, アルブミン 3.3 g/dL, AST 20 IU/L, ALT 18 IU/L, Na 135 mEq/L, K 3.2 mEq/L．
⇒ 東南アジアへの渡航歴と潜伏期間，症状（脱水）などからコレラが疑われる．下痢による脱水で血液濃縮している（Hb 19 g/dL）．また，低 K 血症がある．

One More Navi
菌は空気に触れると死ぬが，芽胞は生存できるので自然界に広く存在する（酸やアルコールにも強い）．実際，*C.difficile* 感染の半数は市中感染で，5% は抗菌薬と無関係に発症する．第三の毒素である二元毒素 binary toxin を産生する変異株もある．

G-16 ディフィシル菌（一部は偽膜性腸炎）

病態 ディフィシル菌（*Clostridium difficile*／クロストリジウム ディフィシレ）は周毛性鞭毛を有するグラム陽性有芽胞の嫌気性菌です．芽胞形成によって酸，アルカリ，好気状態，高温，低栄養状態などの環境下でも生息することができ，多くの抗菌薬に対しても耐性があります．イヌ，ネコ，鳥類などのペットから高率に分離されるほか，ヒトの腸管内にも常在しており，健康な成人の 10% からも本菌が検出されます（1 歳以下では 80% 以上）．また，抗菌薬を 8 週以上投与された患者からも高率に検出されます．

One More Navi

抗菌薬で腸管内の偏性嫌気性菌などが死滅すると，*C. difficile* が増殖しやすくなる．すべての抗菌薬でおこりえるが，リンコマイシン系，セフェム系，ニューキノロン系の抗菌薬が原因となりやすい．また，*C. difficile* に有効なバンコマイシンやメトロニダゾールの投与中でもおこり得る．さらに，PPI の投与でもおこりやすくなる．

One More Navi

C.difficile は腸管侵入せず腸細菌叢があると発症しにくい．A 毒素への IgG 抗体産生も感染を防ぐ（AB 毒素に対するモノクローン抗体が治療に有用）．一方，乳幼児では毒素受容体が未発達なので感染しにくい．

One More Navi

中毒性巨大結腸

横行結腸や S 状結腸が径 5.5 cm 以上の異常拡張した状態．患者は発熱，頻脈，ショックなどをきたし，腸穿孔のリスクも高いため，緊急手術が必要となる．

One More Navi

C.difficile は健康なヒトの 10% にも常在しているので，単なる便培養より，毒素産生株の検出のほうが診断に重要．

One More Navi

健康保菌者由来株の約半数は毒素非産生株である．

発症機序 抗菌薬の投与によって腸管細菌叢が変化し（菌交代現象），*C. difficile* の有毒株が抵抗力の弱い宿主で異常増殖すると，菌が産生する 2 種類の毒素〔エンテロトキシン（A 毒素）とサイトトキシン（B 毒素）〕によって腸管上皮細胞の細胞骨格が破壊され，細胞死から好中球浸潤と腸炎が引きおこされます．この腸炎は腸管内（特に S 状結腸）に細胞死骸と蛋白からなる黄白色の偽膜を形成することが特徴で，**偽膜性腸炎**（pseudomembranous enterocolitis；PMC）と呼ばれます（ないこともある）．

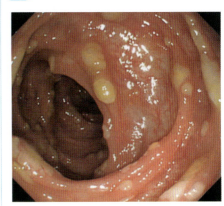

Fig. 偽膜性腸炎の内視鏡所見

下部消化管内視鏡で，腸管粘膜に黄白色の隆起物（偽膜）が散在していることが確認できる．
（国試 108-D48）

症状 抗菌薬の投与中や投与中止直後の下痢（20%），腹痛，悪心，発熱（28%）などで発症し，便の性状は軟便，泥状便，水様便，膿が混じるなど多彩ですが，非血性で，回数は 3〜20/日に及びます．重症例では激しい下痢，脱水，下血，中毒性巨大結腸（toxic megacolon），腸穿孔などをきたし，ときに死亡することもあります．

高齢者ほど発症率は高く，新生児の発症例はほとんどありません（保菌者になる）．

診断 抗菌薬投与中の急性下痢で本症を疑います．また，血液検査で 50% に白血球の増加がみられ，白血球数が 3 万以上ある場合には PMC を疑います．この場合，下部消化管内視鏡検査を行い，腸管内の偽膜の有無を確かめます．なお，白血球数が 1.5 万以上の場合には中毒性巨大結腸や敗血症の危険があるため注意が必要です．

このほか，毒素検出キットで下痢便中から *C. difficile* が産生する A 毒素と B 毒素を検出したり，毒素遺伝子の PCR 法による証明によっても診断することが可能です．

治療 止痢薬の使用は中毒性巨大結腸を誘発するため禁忌です．原因抗菌薬の中止で 25% は治癒しますが，中止できない場合や毒素陽性例では抗菌薬を投与します．

- 軽症ではメトロニダゾールを 10〜14 日間経口または点滴投与する．
- 中等症〜重症の場合には，バンコマイシンを経口または注腸投与する（点滴では腸管腔に薬剤が到達しない）．
- 20% で再発がみられ，この場合は同じ抗菌薬を繰り返し投与して治療する（バンコマイシンは 6 週投与）．
- フィダキソマイシン（非吸収性のマクロライド系抗菌薬）では再発が少ない．
- 院内では集中治療室，新生児室，トイレ，流し台周辺から高率で *C. difficile* が分離される．100℃ で 10 分間加熱やアルコール消毒でも死滅しないので，院内感染を防ぐために下痢が止まるまでガウンテクニックと手の石鹸水洗浄を行う．

国試出題症例
〔国試108-D48〕

- 70歳の女性．3週前に右大腿部の蜂窩織炎で入院した．ⓟセファゾリンの投与により軽快したが，2日前からⓟ38℃の発熱と1日10回の下痢が出現した．意識は清明．ⓟ体温38.5℃．脈拍120/分，整．血圧110/60 mmHg．呼吸数20/分．血液所見：赤血球320万，Hb 10.3 g/dL，Ht 31%，ⓟ白血球19,300（分葉核好中球72%，好酸球2%，単球10%，リンパ球16%），血小板19万．血液生化学所見：ⓟアルブミン2.8 g/dL，尿素窒素50 mg/dL，クレアチニン3.8 mg/dL（5日前は0.8 mg/dL），Na 138 mEq/L，K 4.7 mEq/L，Cl 109 mEq/L．下部消化管内視鏡像は前掲のとおり．
⇒セフェム系抗菌薬投与後の発熱と下痢，そして内視鏡検査で腸管内に偽膜がみられることから偽膜性腸炎と診断できる．

G-17 ウイルス性腸炎（非細菌性急性胃腸炎）

▶レファレンス
- ハリソン⑤：p.1330-1334
- 標準微生⑫：p.442-451

感染性の急性胃腸炎を引きおこすウイルスには，ロタウイルス，ノロウイルス，アデノウイルスなどがあります．それぞれ好発する年齢や流行時期に特徴があります．

Tab. ウイルス性胃腸炎の原因ウイルスと特徴

	ロタウイルス	ノロウイルス	アデノウイルス
罹患年齢	乳幼児	主に成人	乳幼児
流行時期	冬〜春	秋〜冬	通年
感染経路	食物，水，糞便	生牡蠣，二枚貝，水，糞便	糞便
潜伏期間	1〜3日	18〜48時間	7〜8日
症状	嘔吐，下痢，腹痛，発熱，脱水症状	嘔吐，下痢，腹痛，悪心，風邪の症状	嘔吐，下痢，腹痛
便の性状	水様下痢（白色）	下痢	下痢
その他	感染力が強く，院内感染もみられる．	食中毒で集団発生しやすい．	下痢症状は長期間に及ぶことがある．

One More Navi
細菌よりもウイルスのほうが増殖が速いため，少量の病原体（10〜100）でも短い潜伏期間（1〜3日）で発病する．腸炎をおこすウイルスは小腸に感染し，水様性下痢や嘔吐を伴う．だが，臨床症状だけでの鑑別は困難．

One More Navi
髄膜炎をおこすコクサッキーウイルスやエンテロウイルスも初めに胃腸炎をおこす．

One More Navi
rotaはラテン語で「車輪」の意．放射状の形態から名づけられた．レオウイルス科に属し，1973年に発見された．

One More Navi
ウイルスは絨毛細胞で増殖し，絨毛を平坦化して吸収面積を減少させる．一方，ウイルスのNSP4で刺激された腸管神経内分泌細胞（NOやセロトニン分泌）が運動や分泌を促進する．血中に入ったウイルスは軽い肝炎や発熱をおこす．

One More Navi
PCR法の感度はよいが，1歳以下の便中の29%にウイルスが検出されるので，定量PCRを行う必要がある．

G-18 ロタウイルス

病態 ロタウイルス（*Rotavirus*）は，直径70 nmのRNAウイルスで抗原性によりA〜G型の7つに区別され，このうちA〜C型がヒトへの感染性を有していますが，臨床的に重要なのはA型（ロタウイルスA）です．

ⓟ感染力が強く，1〜10ウイルス数でも感染します（便1gに10^{11}ウイルスが排泄され，ウイルス数は重症度と相関する）．

発症機序 汚染された食物，水，糞便などから経口感染し，小腸に到達したウイルスが粘膜上皮細胞に巣状に感染・増殖します．ウイルスの非構造蛋白（NSP4）はエンテロトキシンで，感染細胞内Caを上昇させたり，細胞間隙を開大させて腸液分泌を刺激します（なお，NSP4への抗体では下痢は抑制できない）．

症状 ⓟ小児（5歳以下）で冬〜春に流行します．潜伏期間は2日以内で，突然の嘔吐で発症し，ⓟ発熱や水様で多量の下痢（白色〜灰白色）が5日ほど続きます．ウイルスは10日間，便に排泄され，稀に8週続くこともあります．

診断 便の性状などから臨床診断を行いますが，便の迅速診断キット（イムノク

ロマト）を使えば，15分で判定することができます．

治療 対症療法と脱水に対する治療，すなわち電解質とグルコースからなる経口補液（oral rehydration solution；ORS）が中心となります．なお，感染後にできる抗ロタウイルスIgA抗体は一過性ですが，繰り返し感染によって強化されるので，年齢を重ねるにつれて感染しても軽症になります（5歳以降は感染しにくい）．

予防 ロタウイルス弱毒性経口ワクチンがあります．院内感染予防には手洗いが必須です（ロタウイルスにはエンベロープがないが消毒薬には比較的感受性がある）．

国試出題症例
〔国試106-I55〕

- 1歳の男児．嘔吐と下痢とを主訴に来院した．昨日の夕方から嘔吐が始まり，午前10時の受診までに5回嘔吐した．最後に嘔吐したのは午前3時であった．今朝，白っぽい下痢便が1回みられた．通っている保育園に同じ症状の子どもがいるという．意識は清明．体重10.2 kg（数日前と比較して0.2 kg減少）．体温37.8℃．脈拍92/分，整．呼吸数18/分．咽頭に発赤を認めない．口腔内の乾燥を認めない．心音と呼吸音とに異常を認めない．腹部は平坦，軟で，肝・脾を触知しない．腸雑音は亢進している．皮膚の緊張度はやや低下している．項部硬直を認めない．
  ⇒ロタウイルス感染が疑われ，下痢により軽度脱水がおきていることから経口補液による治療を行う．

G-19 ノロウイルス

病態 ノロウイルス（Norovirus）は直径27〜30 nmの単鎖のRNAウイルスで，牡蠣などの二枚貝（中腸腺に蓄積）の摂食による食中毒，感染したヒトの便や嘔吐物，その塵埃を介して経口感染します．

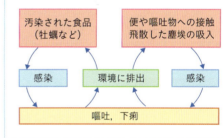

Fig. ノロウイルスの感染サイクル

なお，ウイルスは4℃で8週間，20℃で2週間，-20℃では数年間生存可能で，乾燥状態であればさらに生存期間が長くなります．

発症機序 感染力は強く，1〜10個のウイルスでも感染します．経口的（接触，飛沫，空気感染もする）に腸管に入り（胃のpH>3では失活しない），十二指腸付近の小腸上皮細胞に発現しているABO型抗原やLewis抗原などに結合して細胞内に侵入し，増殖します．これにより上皮細胞の脱落から絨毛の萎縮がおこり，絨毛欠損で炭水化物や脂肪の吸収障害がおきるため下痢が生じます．また，胃の運動低下によって嘔吐をきたします（毒素の分泌はない）．

症状 10%のヒトは感染せず，30%は感染しても無症状で経過します．残りの60%では，突然の嘔吐と水様性下痢，腹痛，悪心などが出現し，50%に発熱もみられます（小児では嘔吐のみ，高齢者では下痢のみの場合もある）．潜伏期間は平均24時間で，症状の持続期間は3日以内です（高齢者や免疫不全者では持続期間が長い）．ウイルス便排出は1〜3週間程度続き，8週間に及ぶこともあります．

診断 臨床症状などから診断できますが，RT-PCR法でウイルスを証明すれば確

One More Navi

1968年に米国オハイオ州のノーウォーク小学校で集団発生した急性胃腸炎から発見された．2002年にノーウォーク様ウイルス属をまとめてNorovirusと命名．札幌様ウイルス（sapovirus）と併せてカリシウイルス科に属する．

One More Navi

ABO型抗原は赤血球の表面に発現しているが，人口の8割を占める分泌型（ABO血液型物質を唾液中に多量に分泌）のヒトでは，腸管や気道などの粘膜上皮にも発現している．

One More Navi

15%では血中にウイルスを認めるが，増殖するのは分化した絨毛腸上皮で，絨毛が平坦化し（吸収障害），その後再生増殖してくる細胞は陰窩部に限局して分泌を行う（未熟なので膜消化・吸収できない）．

> **One More Navi**
> 健康成人の16%はPCR法でウイルス陽性となるため，ウイルス量を測定する．

> **One More Navi**
> 絶食は栄養障害や絨毛萎縮の再生が遅れるため，早期に食事摂取を始める．整腸薬として乳酸菌やビフィズス菌がある．

定診断できます（イムノクロマトは保険適用外）．

治療 対症療法と脱水に対する治療が中心です．

予防 免疫による再感染の防止は，少量のウイルスでも感染することとウイルスの遺伝子型が多様であることから期待できません（ワクチン開発は困難）．牡蠣などの二枚貝を調理する場合は中心部が85℃以上で1分以上熱されるようにし，そのほかの食材も十分に洗浄するようにします．

患者の便や嘔吐物からも感染するため，手袋，マスク，エプロンを着用し，部屋をよく換気します．ノロウイルスは0.1%次亜塩素酸1分で死滅するので，消毒では2度拭きするようにします（エンベロープがないのでアルコールなどに抵抗性）．

G-20 寄生虫による腸炎

> **▶レファレンス**
> ・ハリソン⑤：p.1417-1421
> 　　　　　　　p.1459-1461
> ・標準微生⑫：p.543-545

1週以上続く下痢では細菌性やウイルス性の腸炎よりも寄生虫による腸炎を疑います（ただし，非感染性の腸炎も考えられる）．

G-21 アメーバ赤痢

> **One More Navi**
> 組織（histo）を破壊（溶解lytic）するのでhistolytica.

> **One More Navi**
> 複数種が共存しており，病原性がないE.disparが検便でみられても形態からは区別できない（キャリアも存在するが無症状なら治療不要）．水様下痢おこすE.moshkovskiiも検便では区別できない．

> **One More Navi**
> 1シスト（4核）は分裂して8栄養体（1核）になり，栄養体は2分して増殖を続け，低温や乾燥状態（つまり排便）で1核シストを形成する．これが2回分裂して4核シストになる．減数分裂はしない（性はない）．

> **One More Navi**
> 妊婦，低栄養，小児，ステロイド使用では劇症型大腸炎，中毒性巨大結腸症をおこすことがある（0.5%）．妊婦は催奇形性の懸念があっても直ちに治療する．腹膜炎になると死亡率は50%を超える．

病態 赤痢アメーバ（*Entamoeba histolytica*）は，腸管寄生アメーバで唯一病原性が確認されており，ヒトの大腸粘膜に寄生して潰瘍性炎症病変をおこします．ミトコンドリアを失った嫌気的単細胞生物（痕跡のmitosomeは存在する）で，解糖系やアミノ酸代謝でエネルギーを得ます．生活環は組織侵襲の栄養型（栄養体）と感染性の嚢子（シスト）から成ります．大きさは栄養体が10～60μm，シストが5～20μmです．

発症機序 飲食物を介して嚢子を経口摂取して感染します．体内に入った嚢子は小腸内で脱嚢して栄養型となり，大腸内で分裂と増殖を繰り返します．そして，組織融解酵素産生やアポトーシス誘導で主に盲腸や上行結腸の大腸粘膜を細胞融解，貪食し，潰瘍を形成します（潰瘍は筋層を越えず，横に拡大してフラスコ型になる）．その後，便中で嚢子となって体外に出ます．

また，大腸の潰瘍性病変から血行性に転移して肝臓，肺，脳などの他臓器に膿瘍を形成することもあり，本症の30%でアメーバ性肝膿瘍を合併します．泌尿器，生殖器には直接大腸から移行することもあります．

なお，本症は性行為（特に男性同性愛者間）によっても伝播します（AIDSで重症化することはない）．

症状 潜伏期間は2週～数か月と不定で，感染者の多くは発展途上国への渡航歴を有しています．10～20%の感染者に発症し，腹痛，軽い下痢，しぶり腹（頻回の便意），イチゴゼリー状の粘血便（便潜血陽性）を呈します．しかし，発熱は稀で細菌性赤痢よりも全身状態は良好です．

経過は慢性的（数か月に及ぶ）で，放置すれば，数日～数週の間隔で腹部症状が増悪と寛解を繰り返します（稀に肉芽腫形成もある）．肝膿瘍を合併すると炎症所見が著明となります（帰国後3か月頃に発症する）．

なお，感染者の90%は無症状ですが，無症状の場合でも10%は1年以内に大腸炎をおこします（残りは自然治癒）．なかには便中に嚢子を排出するだけの感染者（嚢子保有者）もおり，感染源となります．

One More Navi
肝膿瘍は男性に10倍多く、発生部位は右葉に多い(6倍)．肝膿瘍が破裂すると腹膜炎で死亡しやすい．肝膿瘍の10%では横隔膜を通過して肺、胸腔、心膜アメーバ症をおこす(胸水、心嚢水)．

One More Navi
S状結腸鏡は前処置なしで行うと粘膜に原虫をみつけやすい．
5類感染症で診断後7日以内に届け出る．

One More Navi
内視鏡所見では腸管内に散在する発赤とびらん出血、その周辺の隆起などがみられる．

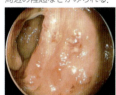
〔国試104-I66〕

診断 大腸内視鏡で盲腸や直腸に多発性の周辺粘膜浮腫による**タコいぼ状潰瘍**（中心に黄色苔を有する2〜10mmくらいの潰瘍）を認め、生検によって得られた大腸粘膜組織か、排泄された粘血便中を検鏡し、赤痢アメーバの仮足を出す栄養型原虫が観察されれば診断できます．血清抗体陽性、便のPCR法による遺伝子検出やELISA法による抗原検出が迅速、高感度で特異的です（*E.histolytica*と*E. dispar*の区別も可能）．

Fig. 赤痢アメーバの栄養型原虫

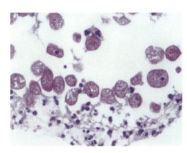

大腸粘膜生検（PAS染色）
類円形の赤痢アメーバの栄養型原虫が複数観察できる．
〔国試109-A45〕

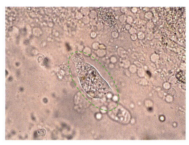

粘血便中の赤痢アメーバ顕微鏡像
保温下で患者の粘血便を検鏡すると、仮足を出して運動する栄養型原虫を観察することができる（○囲み）．
〔国試104-I66〕

治療 抗原虫薬の**メトロニダゾール**を10日間経口投与すれば、2〜5日以内に下痢が止まります（耐性虫はおきない）．

- メトロニダゾールは管腔の原虫には効きにくい．メトロニダゾール投与しても10%に原虫が残存するので、後にパロモマイシン投与で管腔内を駆虫することもある．
- 原虫が上皮細胞に付着するのに必須のレクチンを抗原にしたワクチンが開発中．
- 潰瘍性大腸炎やCrohn病と誤診してステロイド薬を投与すると劇症型大腸炎、中毒性巨大結腸症を引きおこす危険がある．ステロイド薬の使用は肝膿瘍の危険因子でもある．

国試出題症例 〔国試109-A45〕

- 30歳の女性．下痢と血便とを主訴に来院した．1か月前に東南アジアを旅行した．5日前から繰り返す下痢と粘血便とが認められるようになったため受診した．体温37.0℃．血圧118/62 mmHg．腹部は平坦で、左下腹部に圧痛を認める．糞便検査とともに行った下部消化管内視鏡検査で結腸に発赤とびらんとを認めた．結腸粘膜生検は前掲のとおり．
⇒生検所見から赤痢アメーバによる大腸炎と診断、メトロニダゾールの投与を行う．

G-22 ランブル鞭毛虫（ジアルジア症）

病態 **ランブル鞭毛虫**（*Giardia lamblia*）は、熱帯、亜熱帯、東欧諸国などに広く分布する消化管寄生原虫で、国内感染もありえます．栄養型と嚢子（シスト）の生活環があり、栄養型は2核4対鞭毛で大きさは10〜20μm、シストは4核で大きさが8〜12μmです．

発症機序 感染は嚢子10個以上に汚染された水や飲食物摂取後におこります．摂取された嚢子は、十二指腸や空腸で栄養型に転換して粘膜上皮に吸盤で接着し、栄養吸収を阻害します．その後、下位小腸で嚢子になり便に出ます（栄養型の2核

One More Navi
ランブル鞭毛虫はミトコンドリア、ペロキシゾーム、小胞体、Golgi体を欠く（ただし痕跡のmitosomeやDNAはある）．栄養型表面は250種の蛋白から宿主に一致する1つが選ばれて発現するので、宿主免疫の攻撃を受けない．

> **One More Navi**
> 原虫は6時間おきに2分裂するが，アルカリpHや胆汁に曝露すると嚢子に変わる．

間で DNA 交換する）．

粘膜の微絨毛消失のみで組織傷害性はなく症状は軽微ですが，慢性化すると絨毛萎縮による重度の吸収障害を引きおこします．

症状 2/3 は無症状です．潜伏期間は1〜3週間で，急性下痢，腹痛，腹部不快感，鼓腸（腹部膨満感）など症状は多彩ですが，発熱，粘血便はみられません．
低栄養小児や低γグロブリン血症（特にIgA）では重症化しやすく，慢性化すると脂肪性下痢や吸収不良症候群による著しい体重減少をきたします（AIDSでは難治性の下痢）．

診断 慢性下痢で本症を疑います．便を3回採取し，検鏡によって嚢子や水様便では活発に活動する栄養型を確認します（ときに十二指腸液や胆汁などを検鏡することもある）．なお，酵素免疫法でシスト抗原を検出するほうがより高感度です．

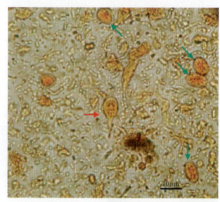

Fig. ランブル鞭毛虫（便の顕微鏡像）

ランブル鞭毛虫の栄養型原虫（赤矢印）と嚢子（緑矢印）を観察することができる．　（国試 105-A37）

治療 メトロニダゾールを5日間経口投与することで85%以上駆虫できます（診断的治療としても行われる）．

> **One More Navi**
> 嚢子は胃酸や蛋白分解酵素で破れて十二指腸に感染するので便中白血球を認めない．間欠的に排出されるので診断には3回検便が必要．多くは治療なしでも回復するが，25%は治療しないと慢性下痢になる．

- メトロニダゾールは催奇形性のため妊娠3か月までは禁忌．パロモマイシンで治療する．
- 犬猫用のワクチンはあるが，ヒト用は未開発．
- 駆虫されても1か月以上乳糖不耐症が続くので乳製品を制限する．過敏性腸症候群にもなりやすい．

G-23 その他の寄生虫による腸炎

▶クリプトスポリジウム症

Cryptosporidium 属の腸管細胞内寄生原虫によっておきる小児に多い感染症で，空腸で毒素産生し，激しい水様下痢（3日以上），腹痛，嘔吐などがおきます．オーシスト（接合子嚢）は塩素消毒耐性で，水道水やプールなどから感染することが多く（水系感染症），日本では開発途上国への渡航者などでみられることがあります．1週間前後で自然治癒しますが，AIDS など免疫不全患者では遷延・重症化し，肝，胆，肺にも転移して死に至ることもあります（抗HIV薬で治療する）．

▶*Cyclospora* 感染症

汚染した輸入野菜や果実で感染します．小腸感染で慢性水様性下痢をおこし，AIDS では重症化します．ST合剤で治療します（サルファアレルギーではシプロフロキサシンで治療する）．

▶ヒト・ブラストシスチス感染症

ヒト，ブタなどの動物，鳥類の腸管内に寄生するアメーバ様の *Blastocystis*

hominis による人獣共通感染症で，糞便に排出される嚢子（シスト）の経口摂取により感染します．ただし，メトロニダゾールと ST 合剤で駆虫しても腹痛はとれません（無害株が存在するのか，病原性は合併する微生物感染によるか不明）．

G-24 炎症性腸疾患

▶レファレンス
・ハリソン⑤：p.1997-2017
・新臨内科⑨：p.452-460
・標準外科⑬：p.542-547
・標準病理⑤：p.479-481

炎症性腸疾患（inflammatory bowel disease；IBD）は，原因不明（非特異的）で消化管に炎症がおきる慢性腸疾患の総称で，潰瘍性大腸炎（UC）と Crohn 病（CD）の 2 種類があり，ともに厚生労働省の特定疾患に指定されています（患者数は UC が 10 万人，CD が 3 万人以上で増加傾向にある）．

なお，炎症性腸疾患と類似の症状を呈し，鑑別が必要となる疾患としては感染性腸炎（特に腸結核），Behçet 病，薬剤性腸炎，放射線性腸炎，虚血性大腸炎などがあり，これらは広義の炎症性腸疾患に含められます．

G-25 潰瘍性大腸炎（UC）

病態 潰瘍性大腸炎（ulcerative colitis；UC）は，腸内細菌への免疫が大腸粘膜上皮を傷害し，びらんや潰瘍を形成する原因不明の疾患で，病変は直腸に初発して連続性（上行性）に進展していきます．急性または慢性に発病し，しばしば長期間にわたって寛解と再発を繰り返します．潰瘍は浅く（全層性ではない），残存粘膜は多数のポリープ状に隆起してみえます（偽ポリポーシス）．

臨床的には粘血便（下痢）と腹痛を主症状とし，このほかさまざまな全身症状（発熱，全身倦怠感，眼，皮膚，関節，肝臓などの消化管外合併症）を呈します．30 歳以下の若年者に多くみられますが，男女差はなく，高齢者まですべての年齢層でおこりえます（60 歳台にも小さなピークがある）．

原因 病因は解明されていませんが，遺伝的素因，自己免疫異常，環境，ストレスなどの因子が複合して粘膜に炎症を引きおこすと考えられています．

リスク因子には，家族歴（近親者に潰瘍性大腸炎や Crohn 病の患者がいる），人種（白色人種に 5 倍），動物性脂肪食，抗菌薬・NSAIDs 使用などがあげられます．

分類 ①罹病範囲，②病期，③重症度，④臨床経過などから分類が行われます．

● **罹病範囲による分類**

罹患範囲により直腸型（25%），左側大腸型（40%），全大腸型（35%）の 3 つに分類されます．なお，罹患範囲は重症度とは相関しません．

・**直腸型**：病変が直腸に限局したもので，初診では 45% がこの型に分類されます．
・**左側大腸型**：脾彎曲部より肛門側の左側結腸に病変が限局しているものを指します．なお，左側大腸型の 1/3 は全大腸型に移行します．
・**全大腸型**：病変が脾彎曲部よりも口側にも拡大したものを指し，ときに回腸に数 cm 及ぶこともあります（全大腸型の 1/3 は全大腸切除となる）．

● **病期による分類**

・**活動期**：血便の症状があり，内視鏡で観察すると腸管内の血管透見像の消失，易出血性，びらん，潰瘍などがみられるもの（6 か月以上続くものは難治性）．
・**寛解期**：血便がみられず，内視鏡的にも活動期にみられた所見が消失したもの．

● **重症度による分類**

全大腸型の潰瘍性大腸炎では，以下のように重症度が分類されます．

One More Navi
抗大腸粘膜抗体（抗トロポミオンで管外病変をおこす），p-ANCA（55% 陽性：Crohn 病では稀）などの自己抗体を認めるが，病勢や治療モニターには使えない．自己免疫疾患合併もある．

One More Navi
Crohn 病と違い喫煙はリスクではなく，むしろ禁煙で再燃しやすく，またヘビースモーカーに少ない．虫垂切除でも発症しにくい（リンパ組織が減るため？）．大腸癌を合併（長期，広汎，若年で）しなければ予後良好（死亡率は一般人と同じ）．

One More Navi
直腸型以外では大腸癌のリスクがあるため，罹患後 10 年目以降は 1 年ごとに大腸内視鏡検査を行う．

One More Navi
左側大腸型の 75% で盲腸にスキップ病変がみられ，Crohn 病と紛らわしい．

One More Navi

除外疾患
- 細菌性赤痢
- アメーバ性大腸炎
- サルモネラ腸炎
- カンピロバクター腸炎
- 大腸結核
- クラミジア腸炎などの感染症
- Crohn病
- 放射線照射性大腸炎
- 薬剤性大腸炎
- リンパ濾胞増殖症
- 虚血性大腸炎
- 腸型Behçet病

Tab. 潰瘍性大腸炎の重症度

	重症	中等症	軽症
1）排便回数／日	＞6回	重症と軽症との中間	＜4回
2）肉眼的血便	頻回		間欠的
3）体温	≧37.5℃		正常
4）脈拍	≧90/分		＜90/分
5）ヘモグロビン	≦Hb10 g/dL		正常
6）赤沈（mm/時）	≧30		＜30

- 重症（5%）：表で，1）および2）のほかに全身症状である3）または4）のいずれかを満たし，かつ6項目のうち4項目以上を満たすもの．
- 中等症（25%）：重症と軽症との中間にあたるもの（診断時には中等症が多い）．
- 軽症（70%）：表6項目すべて満たすもの．

●臨床経過による分類
- 初回発作型（1%）：初回発症で，その後再発がないもの．
- 再燃寛解型（80%）：初回発症の寛解後に再発をしたものや，それ以降，再燃と寛解を繰り返すもの（30%は1年以内に再発）．
- 慢性持続型（10%）：発作後，6か月以上活動期が続いているもの．
- 急性劇症型：きわめて激烈な症状で発症するもの．中毒性巨大結腸症や大出血，穿孔，敗血症などの合併症を伴いやすく予後不良．

症状 徐々に発症してくるため，診断に4か月ほど要することもあります．粘血便は必発（便潜血陽性：40歳以下の肉眼的血便では本症を疑う）で，しばしば夜間も続く下痢，腹痛を呈します．病変が広汎なほど下痢をきたしやすく，初期にはゼリー状の粘液が出て下痢傾向となり，次第に粘液量が増えて血液も混じるようになります．ときに1日に何十回も粘血便が出ることもあります．発熱や体重減少がみられることは稀ですが，あれば重症です．

One More Navi

小腸は侵されないので吸収障害は稀．一方，直腸病変で伸展しにくくなり，痙攣性便秘，しぶり腹，排便困難感，便意促迫，残便感，直腸痛，便失禁がよくみられる．

One More Navi

UCでは必ず直腸に病変があるので，直腸鏡で病変がなければ否定できる．

合併症 合併症には腸管でおきるものと，腸管外でおきるものがあります．

●腸管合併症

重症例（特に初発の急性劇症型）では，中毒性巨大結腸症，穿孔，大出血をきたすことがあり，緊急開腹手術を要します．また，大腸癌合併もあります．

- 中毒性巨大結腸症：細菌増殖過剰で炎症が筋層にまで及び，発熱，頻回便，運動麻痺などをきたします．横行結腸は径が6 cm以上に拡大し，腸壁が薄くなります（ときに漿膜のみとなる）．死亡率が30%に及ぶ緊急事態です．
- 大腸癌合併：左側大腸型と全大腸型では10年で10%の癌化がみられます．癌は左大腸に好発し，低分化腺癌で予後不良です．

One More Navi

中毒性巨大結腸症は抗コリン薬，モルヒネ，低K血症，低Mg血症，注腸，ステロイド薬の中止などで誘発されやすい．

●腸管外合併症

病勢に応じて，アフタ性口内炎，関節炎，皮膚病変（結節性紅斑や壊疽性膿皮症など），関節炎（四肢，仙腸，脊椎），強直性脊椎炎，膵炎，原発性硬化性胆管炎（PSC），肝炎，眼病変（ブドウ膜炎，強膜炎），ばち指など多彩な腸管外合併症が15%におこります（腸管病変に先行する場合もある）．骨粗鬆症は半数にみられ，血栓や塞栓症も健常人の4倍おこります．

診断 特異的な症状や病理所見はないため，他の疾患を除外しながら，臨床症状，腹部X線検査，内視鏡所見，病理学的所見などから他の疾患を除外して診断します（内視鏡検査が優れる）．

●身体所見

軽症では診察上異常がないことも多く，重症になるに従い，発熱，頻脈，脱水，

One More Navi

好中球がつくるカルプロテクチンやラクトフェリンを便中に認めると診断や活動性の指標になる．

腹部圧痛，貧血所見を認めます．穿孔や巨大結腸では腹部膨満，腸音減弱，反跳痛を呈します．

● 血液検査

重症では，貧血（鉄欠乏性），白血球増加，低アルブミン血症，電解質異常などがみられます．

● 内視鏡検査

Fig. 潰瘍性大腸炎の内視鏡所見

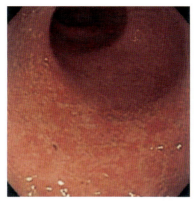
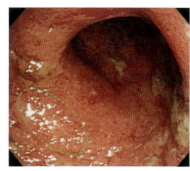

粘膜に全周性の発赤，微小びらんがみられ，血管透見像も消失している．
（国試102-D33）

びまん性に広がる粘膜の発赤と浮腫，膿性分泌物の付着がみられ，顆粒状粘膜も確認できる（○囲み）．
（国試100-F28）

活動期には全周性に著明な発赤，微小なびらん，浅い潰瘍形成（地図状潰瘍）がみられ，活動性が増すと正常時にみられる腸管内の横走ヒダは消失し，粘膜は細顆粒状（偽ポリポーシス）を呈し，びらん，潰瘍が多発します．このほか，粘膜浮腫のため血管透見像消失，膿性分泌物の付着，黄白斑（陰窩膿瘍），易出血性（内視鏡が接触しただけで出血）なども観察されます．

なお，内視鏡検査は病状把握に必須の検査ですが，重症例では前処置も含め中毒性巨大結腸症を誘発する危険があるため，活動期にはS状結腸までの観察にとどめるなど慎重に行う必要があります（急性劇症型では禁忌）．

● 下部消化管造影検査

活動期には大腸粘膜面に細顆粒状の変化が認められ，造影剤が潰瘍内に溜まってできるニッシェ（niche）がカラーボタン様に多数描出されます．

治療例では稀ですが，炎症を繰り返すと，結腸膨起（haustra）が消失して腸管が鉛管状に描出される鉛管像（lead pipe appearance）を呈するほか，腸管の短縮，狭小化など腸管の変形が認められます．

Fig. 注腸造影所見

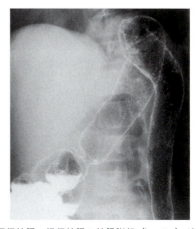

下行結腸，横行結腸の結腸膨起（haustra）が消失し，鉛管像（lead pipe appearance）を呈している．
（国試100-I28）

One More Navi

鑑別疾患

感染性大腸炎（特にディフィシル菌，O157大腸菌感染），大腸アメーバ，腸結核，サイトメガロウイルス腸炎，腸管Behçet病，虚血性大腸炎，放射線性腸炎，薬剤性腸炎（抗菌薬，NSAIDs，ペニシラミン），Crohn病

One More Navi

腸管狭窄は稀なので，あれば癌の合併を疑う．
注腸検査よりCT/MR腸造影が高解像である．頻回に行う場合はMRIや超音波検査が被曝のリスクがない．

One More Navi

偽ポリポーシス

潰瘍が粘膜を傷害し，急速に再生した上皮（炎症性ポリープ）がポリープ様の隆起として多数みえるようになる．これを偽ポリポーシスと呼ぶ．活動期の再生上皮は異型性が強く癌と間違うので，癌サーベイランスは寛解期に行う．

One More Navi

偽ポリープ同士の先がつながった粘膜架橋（mucosal bridge）もみられる．

One More Navi

特に左側結腸で短縮がおきやすい．

One More Navi
Crohn 病と違って壁肥厚や内腔狭窄はおこらない．

One More Navi
回盲部病変で回腸まで及ぶのは Crohn 病が多いが，全大腸病変がある場合は UC に伴うものである（backwash ileitis）．

One More Navi
粘膜筋板の手前で炎症が止まる．潰瘍も粘膜固有層におきる（基底部が広い潰瘍）．筋層まで及ぶのは劇症型で漿膜だけで持ちこたえている状態で，中毒性巨大結腸になる．

One More Navi
慢性期には Paneth 細胞がよくみられる．

One More Navi
ステロイド治療中のサイトメガロウイルス腸炎合併は診断困難で生検で診断する（核封入体のある巨細胞）．陰窩は短縮，分枝する．

● 生検（病理学的検査）

Fig. 潰瘍性大腸炎の病理学的所見（H-E 染色標本）

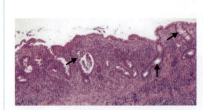
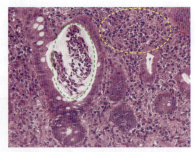

杯細胞（矢印）の減少，びまん性炎症細胞浸潤（黄色の○囲み），陰窩膿瘍（緑の○囲み）がみられる．
（国試 110-A59）

　活動期の生検病理学的所見では，粘膜を主体とした強い炎症像が特徴で，炎症はほとんどの場合，粘膜と粘膜下層までにとどまります（表層性炎症）．粘膜固有層に好中球，リンパ球，形質細胞，好酸球などの炎症細胞がびまん性に浸潤し，上皮細胞から陰窩内に浸潤して集簇した好中球が陰窩膿瘍（crypt abscess）を多数形成します（ただし，陰窩膿瘍は特徴的だが Crohn 病や感染性大腸炎でもみられる）．また，杯細胞の減少（goblet cell depletion）や浅い潰瘍も認められます．

　寛解期では陰窩膿瘍や杯細胞減少はみられなくなりますが，粘膜構造の異常（腺管の減少・萎縮，配列の乱れなど）が慢性病変を反映します．一方，Crohn 病とは異なり，線維化は目立ちません．

治療　下痢や腹痛への対症療法のほか，まず内科治療を行い，改善しない場合には外科的治療の適応となります．治療は活動期（寛解導入療法）と寛解期（寛解維持療法）に分け，重症度に応じて長期にわたって行います（患者教育や医師-患者の関係が重要）．

● 食事療法

　バランスよい食事を十分摂ることが重要です．食事制限は不要で，活動期にも食事が病勢を悪化させることはないので禁食にしません（強い腹痛や手術の可能性があれば絶食）．なお，完全静脈栄養でも大腸手術の頻度は減らせません．

● 寛解導入療法
- 軽症～中等症例：5-アミノサリチル酸（5-ASA）製剤のメサラジンか，サラゾスルファピリジン（SASP）の経口投与や局所投与（注腸剤または坐薬）を行います（70% に有効）．5-ASA 製剤の高用量でも無効ならば，経口ステロイド薬（プレドニゾロン）を併用します．
- 重症例：経口ステロイド薬（プレドニゾロン）が無効ならば

Fig. 寛解導入療法

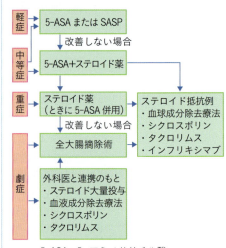

5-ASA：5- アミノサリチル酸
SASP：サラゾスルファピリジン

One More Navi
抗 TNF 生物製剤投与前には結核，HBV 感染の有無を調べる．HBs 抗原陰性でも HBs・HBc 抗体陽性なら，免疫抑制薬や抗腫瘍薬で免疫抑制されると潜伏している HBV が増殖して B 型肝炎を発症する（再活性化）．HBV-DNA 定量して陽性なら核酸アナログで事前に治療しておく．

One More Navi
活動期治療に用いられる顆粒球吸着，白血球除去は効果発現が遅く，また中止後に再発しやすい（維持には効果がない）．また海外では無効とされている．

One More Navi
AZA は作用に 3 か月かかるので単独で寛解導入療法に用いることはない（速効性のシクロスポリンと併用する）．

入院治療を行います（ただし，中心静脈栄養は避ける）．ステロイド点滴静注か生物製剤点滴（抗 TNF のインフリキシマブ）を投与し，改善しない場合はシクロスポリン点滴か外科手術を考慮します．

・**劇症例**：禁食・中心静脈栄養とし，電解質補正，広域抗菌薬投与，ステロイドパルス療法，血球成分除去療法，シクロスポリン持続静注を行います．中毒性巨大結腸症では緊急手術を行うか，24〜48 時間後にも改善がみられなければ手術をします．

● **寛解維持療法**

5-ASA は寛解導入に成功した量を維持量とし，1 日 1 回投与します．ステロイド薬は維持療法には無効なので寛解導入後は 2〜4 か月かけて減量中止し，再発防止のために 5-ASA 製剤，免疫抑制薬のアザチオプリン（AZA），6- メルカプトプリン（6-MP），生物製剤で寛解維持療法をします．

> ● SASP は 5-ASA とサルファピリジン（SP）のアゾ結合体であるため小腸で吸収されず大腸で腸内細菌によって 5-ASA（抗炎症作用を局所で発揮）が遊離する．なお，SP は潰瘍性大腸炎には無効で，嘔気，頭痛，発疹，肝障害，可逆性精子減少，葉酸吸収障害（葉酸補充必要）の有害事象をおこすので 15% は中止になる（SASP は 2 g/日が上限）．
> ● 5-ASA は肝臓で代謝されて尿に出るので全身毒性はないが，アレルギーで下痢（大腸炎悪化）や急性腎障害がおきることがある（腎機能モニター必要）．
> ● AZA は肝臓で 6-MP に変換される（AZA は 6-MP の 2 倍量投与）．6-MP は一部キサンチンオキシダーゼとチオプリンメチルトランスフェラーゼ（TPMT）で不活化されるため，AZA や 6-MP 投与前に TPMT をチェックする．0.3% のヒトは TPMT 活性がなく骨髄抑制のため使えない．10% のヒトでは TPMT 活性が低く半分量にする．全例で骨髄抑制の有無をモニターする．ニューモシスチス肺炎予防に ST 合剤投与も推奨される（シクロスポリンにも）．
> ● AZA は安全な薬ではないがステロイド副作用を減らすためによく使われる．しかし，効果発現が遅く有効性は十分示されていない．

● **外科的治療**

穿孔すれば汎発性腹膜炎になりやすいので緊急開腹術を考慮します．中毒性巨大結腸症は 30% に穿孔の危険があるため外科的治療が原則です（穿孔すれば 50% 死亡）．大出血，大腸癌の合併，重症で内科的治療が奏効しない場合や劇症型例でも手術が考慮され，大腸全摘＋回腸嚢肛門吻合術などで根治します（再発なく術後の QOL は良好）．

国試出題症例

〔国試 110-A59〕

● 50 歳の男性．2 か月前から続く下痢と粘血便とを主訴に来院した．1 週前から 1 日に 6, 7 回の粘血便を認めている．海外渡航歴はない．身長 164 cm，体重 54 kg．体温 37.8℃．脈拍 88/分，整．血圧 120/60 mmHg．眼瞼結膜は軽度貧血様である．内視鏡検査では結腸に多発性のびらんと潰瘍とを認める．採取された結腸粘膜生検組織の H-E 染色標本は前掲のとおり．
⇒臨床症状と内視鏡検査の結果から潰瘍性大腸炎（重症）が疑われ，粘膜生検の病理像もこれと矛盾しない．

〔国試 102-D33〕

● 18 歳の男子．下痢と粘血便とを主訴に来院した．3 か月前から下痢と左下腹部痛とを認めた．7 日前から 5〜6 行／日の粘血便を認めた．海外渡航歴はない．身長 168 cm，体重 52 kg．体温 37.8℃．脈拍 84/分，整．血圧 118/62 mmHg．眼瞼結膜に貧血を認める．腹部全体に圧痛を認める．筋性防御を認めない．大腸内視鏡写真（直腸）は前掲のとおり．

⇒下痢と粘血便，3か月前から症状が持続していること，内視鏡所見などから潰瘍性大腸炎（全大腸型，重症）が疑われる．

G-26 Crohn病（CD）

病態 Crohn病（Crohn's disease；CD）は口腔から肛門までの全消化管で，潰瘍や線維化を伴う原因不明の肉芽腫性炎症がおこる慢性疾患で，炎症は非連続性，区域性に，腸壁の全層を侵します．炎症部位は，大腸のみ（大腸型（20%）），小腸のみ（小腸型（30%）），小腸＋大腸（45%），上部消化管または肛門のみ（5%）で，小腸末端部や大腸（回盲部）が炎症の好発部位です．25%に肛門病変の合併も認められます．

15～25歳の若年者に多く発生し，増悪・寛解を反復しながら進行し（治療なしでは1年以内に50%が再発），狭窄や瘻孔形成，潰瘍性大腸炎と同様の管外病変を合併します（小児では小腸に炎症がおきやすい）．

病因 腸管マクロファージはインターロイキン-10（IL-10）を産生して免疫寛容の状態をつくり出していますが，Crohn病では腸内細菌に対する樹状細胞の免疫応答が過剰となり，大量のTNF-αが産生され，上皮細胞のアポトーシスや粘膜炎症（肉芽腫形成），凝固亢進が引きおこされます．さらに，TNF-αが刺激産生する炎症性サイトカイン（IL-1，6，8など）によってTh1細胞（細胞性免疫）が誘導され，粘膜傷害が増悪します．

自然免疫，自食作用（オートファジー），環境因子の腸内細菌や食事（肉食，高脂肪食）が複合して炎症をおこし，接着因子発現によって炎症細胞が血管から腸に大量動員されて増幅されます．

喫煙，NSAIDs（プロスタグランジン産生抑制で粘膜バリア障害），家族歴はリスク因子です（虫垂切除もCrohn病のリスク因子）．

症状 潰瘍性大腸炎よりも腹痛や発熱，全身倦怠感などの全身症状が強く出現します．多くは泥のような不消化下痢便を呈します（潰瘍性大腸炎と違い肉眼的血便は少ないが便潜血50%陽性）．難治性痔瘻（肛門周囲膿瘍）などの肛門病変も多く（80%），裂肛などに伴う肛門部痛や不明熱が初発症状となることもあります．また，病変部位に応じて次のような症状が徐々に出現してきます（症状の出現が緩徐なため診断まで6か月を要することもある）．

- 小腸病変：強い右下腹部痛（回盲部に腫瘤），吸収障害による慢性の水様下痢，体重減少（小児期では成長障害）などの症状を呈します．
- 大腸病変：下腹部痛，軟便（稀に粘血便），しぶり腹を伴う便通異常を呈します．また，急性では虫垂炎様の発症もありえます．

軽症が多く，穿孔，中毒性巨大結腸（稀で潰瘍性大腸炎と病理像でも区別は不可能），大出血，癌化，短腸症候群などを合併する重症例は5%程度です．

合併症

● 腸管合併症

腸管に深い潰瘍や線維化によって，進行すると小腸線維化狭窄，閉塞（イレウス），漿膜慢性炎症や膿瘍形成から生じる瘻孔，穿孔，大出血や稀に癌化（小腸癌も）がおこります．

● 腸管外合併症

口内炎，関節炎，結節性紅斑などの皮膚病変，強直性脊椎炎，膵炎，胆管炎（胆道癌も），虹彩炎，悪性リンパ腫，ばち指などをきたすことがあります（35%にお

One More Navi

瘻孔（fistula）とは孔が開いて他臓器と交通したもの．痔瘻は腸管と皮膚が交通した瘻孔．オートファジー関連のATG16L1遺伝子多型と瘻孔形成が関連する．自然免疫のNOD2（CDの40%に変異型，浸透率5%）は線維性狭窄と関連する．

One More Navi

細胞表面細菌成分を感知するNOD2や細胞内菌を殺すオートファジー（ATG16L1）異常だけでなく，腸管細菌防御因子であるディフェンシンがCrohn病では低下している．

One More Navi

炎症性腸疾患ではヘルパーT細胞異常によるサイトカインの産生異常がみられる．潰瘍性大腸炎ではTh2細胞（液性免疫：IL-4）の異常がみられ，Crohn病ではTh1細胞（IFN-γ，IL-2分泌）やTh17細胞（IL-17，21分泌）の異常がある．

One More Navi

Crohn病は小腸末端部に好発するので，胆汁酸，ビタミンB₁₂の吸収障害から下痢，胆石，巨赤芽球性貧血をおこしやすい．

One More Navi

粘膜病変はUCほど強くなく大腸癌の頻度もUCほどではない．

One More Navi

慢性炎症からアミロイドーシスを合併することがある．

One More Navi
皮膚，肝，眼に転移した肉芽腫性病変がみられ，サルコイドーシス病変に似る．

One More Navi
Crohn病では抗酵母抗体（IgA/IgG）や大腸菌への抗OmpC抗体（細胞膜ポーリン）・抗フラジェリン抗体（鞭毛）が陽性だが，潰瘍性大腸炎でみられる抗大腸粘膜抗体は陰性，pANCA陽性率も低い．

One More Navi
縦走潰瘍は小腸では腸間膜付着部に，結腸では結腸ヒモに沿ってアフタ様潰瘍が融合しておきる．小腸では正常粘膜のM細胞障害からアフタ様潰瘍がおきる．

One More Navi
小腸画像検査には，エコー・CT・MRI（腸管壁肥厚：慢性炎症で脂肪が蓄積），小腸造影，ダブルバルーン内視鏡がある．カプセル内視鏡は狭窄があると禁忌であったが，あらかじめ造影剤入りカプセル開通性を確認しておけば行える．

One More Navi
CT enterographyは陰性造影剤を経口内服して（小腸），内視鏡検査と同様の前処置をして腸管に空気を注入して（大腸）内腔を膨らませた後Dynamic CTを撮影する検査法，炎症性浮腫による狭窄と，線維化による狭窄が区別できるので，治療による炎症改善を評価可能．

One More Navi
Behçet病も紛らわしい症状を呈するが，肉芽腫はない．

One More Navi
非乾酪性類上皮肉芽腫は腸結核（乾酪壊死にもなる）やエルシニア腸炎でもみられる．Crohn病ではリンパ節，腸間膜，腹膜，肝，膵，唾液腺，皮膚にも肉芽腫がみられる．

きる）．潰瘍性大腸炎よりも腸管外合併症が多く，特に小腸型よりも大腸型に多い傾向があります．このほか骨粗鬆症，尿路結石，胆石を合併することもあります．

診断 若年者におこる腹痛や慢性下痢，不明熱や貧血でCrohn病を疑い，消化管造影や内視鏡検査，生検によって確定診断を行います．

● 血液検査
白血球増多，CRP上昇，赤沈亢進，血小板増加などの炎症所見，貧血（出血は少ないが，小腸での鉄，ビタミンB_{12}吸収障害，炎症による鉄利用障害などが原因となる），低蛋白血症，低コレステロール血症，亜鉛欠乏などの栄養障害は重症度と相関します．

● 内視鏡検査

Fig. Crohn病の内視鏡所見

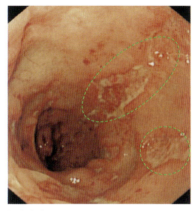

縦走潰瘍
腸管の長軸方向に長さ4〜5cm以上の潰瘍がみられる（○囲み）

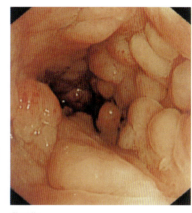

敷石像
縦走および横走する潰瘍に取り囲まれた敷石状の小隆起が観察できる．

（国試101-E19〜21）

腸管の長軸方向に長さ4〜5cm以上にわたる縦走潰瘍や複数の縦走・横走する潰瘍に取り囲まれた小隆起が敷石状にみえる敷石像（cobble stone appearance）がみられます（大腸鏡では回腸まで観察する）．潰瘍の形態，大きさ，深さは初期病変のアフタ様潰瘍（浅い潰瘍で非乾酪性類上皮肉芽腫部に多い）から不整形潰瘍までさまざまです．右結腸から始まり飛び石状に右側優位に病変がみられ，直腸病変は稀です．線維化が強く狭窄しやすく，浮腫による狭窄は可逆的です．

● 画像検査
消化管造影検査では狭窄・瘻孔の腸管合併症もみられます．腹部X線やCTでの腹腔内遊離ガス（free air）は腸穿孔を疑います．

● 生検（病理学的検査）
腸壁全層にわたる炎症（全層性炎症），散在性にリンパ球浸潤やリンパ濾胞が形成され，リンパ球集簇部に非乾酪性類上皮肉芽腫（Crohn病に特異性が高い所見で検出率は15%．活動期病変に見つけやすい）やこれによる腫瘤が

Fig. Crohn病の病理学的所見（H-E染色標本）

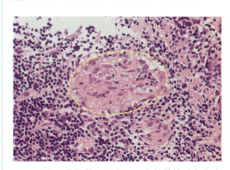

リンパ球の浸潤巣に囲まれて非乾酪性類上皮肉芽腫（○囲み）がみられる．

『新臨床内科学 第9版』p.458[13]より

みられます．炎症は粘膜よりも粘膜下層に強く（<u>不釣り合い炎症</u>），腸周囲の脂肪組織にも及んで壁が肥厚します（手術時の病変部同定マーカー）．漿膜に達すると慢性炎症のため瘻孔形成しやすく，穿孔すると腹腔内膿瘍を形成します．

治療 <u>腹痛，下痢回数，体重などの臨床症状と血液検査（貧血，CRP，赤沈），内視鏡所見，全身状態評価をスコア化する活動性指標で治療方針</u>を決めます．

内科・外科療法でも根治は不可能なため，病変の状態，部位，重症度，合併症，栄養状態に応じて，栄養療法（特に小児で）や薬物療法による粘膜炎症のコントロールが治療目標となります（症状緩和では不十分）．寛解導入療法（12週以内）と寛解維持療法（6〜12か月：ステロイド使用せずに症状だけでなく炎症マーカー，内視鏡所見，病理所見から粘膜治癒を維持）とを行います．

● 食事・栄養療法

日本では栄養療法が第一選択で，特に小児の小腸病変に有効です．活動期には，高カロリー，高蛋白，ビタミン補給を原則とする食事療法と，腹痛や下痢に対する対症療法を中心に行います（鎮痙薬は中毒性巨大結腸を引きおこす危険があるため活動期の重症大腸炎には禁忌）．

活動性が高く炎症が高度な場合には，入院・絶食にして <u>経腸療法</u>（elemental diet；ED）または <u>完全静脈栄養</u>（total parenteral nutrition；TPN）を行います．EDとTPNを指して <u>栄養療法</u> と呼び，腸管安静と栄養改善ができ，寛解導入と維持の中心的な治療法です．

- 中心静脈栄養法（TPN）は低栄養，腸管病変高度な場合に行う．カテーテル感染のリスクがあるため長期には行わない．
- 栄養療法は60%に有効だが，中止すると再燃しやすいので在宅では経鼻胃管（自己挿入）や胃瘻によって睡眠中に継続する．

● 薬物療法

病態が異なるにもかかわらず，潰瘍性大腸炎と同様の重症度に応じた薬物療法が行われます．

- **5-ASA**：メサラジンは小腸で50%吸収され，大腸に50%が到達します．小腸病変には無効で大腸が標的となりますが，寛解導入・維持ともに有効性は不十分です．
- **ステロイド薬**：活動期のみ第一選択で，寛解導入後は維持できないので1か月かけて漸減させていきます．
- **免疫抑制薬**：AZA，6-MP，メトトレキサートなどがあり，ステロイド薬を減らすことができますが，作用発現が遅いため寛解維持療法に使用します．投与期間は4年以内とされます．
- **抗TNF-α抗体**：ステロイド依存性や治療効果が不十分な場合に用い，粘膜治癒や瘻孔閉鎖が期待できます（小児では成長が改善し，妊婦にも使える）．50%に有効で，免疫抑制薬併用でインフリキシマブ中和抗体産生を抑制すると有効性が増します．

- 抗TNF-α抗体療法（2002年〜）はインフリキシマブ（静注），アダリムマブ（皮下注）が保険適用．インフリキシマブは12週以内に反応しない場合には変更する．
- 重症度に応じて，「5-ASA＋抗菌薬＋局所ステロイド」→「ステロイド薬」→「免疫抑制薬」→「抗TNF-α抗体療法」→「ナタリズマブ」→「手術」のようにより強力で副作用も強い治療法に引き上げるステップアップ治療が行われてきたが，関節リウマチ治療のように早期ほど抗TNF-α抗体療法が有効で，長期的に合併症，入院，手術を回避できる（早期手術もQOLを改善する）．

One More Navi

狭窄（イレウス），穿孔，大出血，中毒性巨大結腸症，膿瘍形成，難治性肛門病変，癌化（潰瘍性大腸炎より稀）では外科的治療を行う（10年で70%に手術）が，術後の再発が5年間で30%ある（全消化管に再発するので切除しても根治できない）．切除範囲はなるべく狭くして腸を温存する．狭窄に対しては寛解期に内視鏡的バルーン拡張術もある．

One More Navi

寛解期には低脂肪・低残渣食が勧められるが食事制限は潰瘍性大腸炎と同じく無効（例外：乳糖不耐合併では乳製品を制限，小腸狭窄では柑橘類やナッツなどの残渣が多い食品避ける）．一方，禁煙は再発防止に重要．

One More Navi

成分栄養剤（エレンタール）は抗原性のないアミノ酸まで蛋白が分解されており，また脂肪をほとんど含まない．

One More Navi

1日投与量は理想体重1kgあたり30 kcal以上．

One More Navi

ステロイド薬のブデソニドは肝の初回通過で不活化されるのでプレドニゾロンより少量有効で全身副作用も少ない（プレドニゾロン40 mg＝ブデソニド9 mg）．

One More Navi

海外で1998年から行われている抗TNF-α抗体は小児癌のリスクがあるので若年者には維持治療として使いにくい（リンパ腫，白血病）．白血球遊走を抑制するインテグリン阻害薬ナタリズマブが最後の砦（脳へ移行しないベドリズマブが白質脳症の危険がない）．

国試出題症例
〔国試109-E47〕

- 12歳の女児．間欠的腹痛と下痢とを主訴に来院した．生来健康であったが，3か月前から間欠性の腹痛と1日数回の下痢とが出現した．2か月前から体重が2kg減少し，腹痛と下痢とが改善しないため受診した．痔瘻を認める．粘血便を認めない．血液所見：赤血球400万，Hb 9.8 g/dL，Ht 33%，白血球6,000，血小板35万．血液生化学所見：総蛋白6.3 g/dL，アルブミン3.0 g/dL，総ビリルビン0.9 mg/dL，AST 30 IU/L，ALT 35 IU/L，CRP 2.5 mg/dL．
⇒若年発症の慢性下痢と痔瘻，血液検査（貧血，低アルブミン血症，炎症所見）の結果などからCrohn病が疑われる．

Assist Navi 潰瘍性大腸炎とCrohn病

	潰瘍性大腸炎（UC）	Crohn病（CD）
病変部位	大腸のみ	口腔から肛門までの全消化管
好発年齢	若年者, 中高年	若年者（10～20歳台）
症状	・粘血便, 血便 ・稀に左腹部痛	・水様便, 軟便 ・10%に強い右腹部痛
喫煙の影響	発症を抑制	発症を促進
炎症の広がり方	・直腸から連続性に口側に向かって大腸病変が進展（左側優位） ・炎症は粘膜・粘膜下層に限局（CRP低値）	・全消化管病変（主に回腸）．大腸は回盲部から非連続性に広がる（右側優位） ・炎症は腸壁の全層にわたる（CRP高値で発熱や全身倦怠感あり）
内視鏡所見	・著明な発赤, 微小なびらん ・地図状潰瘍 ・腸管内横走ヒダ消失, 粘膜萎縮 ・細顆粒状粘膜（偽ポリポーシス） ・S状結腸鏡で95%に病変	・縦走潰瘍, 横走潰瘍, 線状亀裂 ・敷石像（cobble stone appearance） ・アフタ様潰瘍 ・不整形潰瘍 ・S状結腸鏡で50%に病変
X線所見	・結腸膨起（haustra）の消失 ・鉛管像（lead pipe） ・腸管の短縮, 狭小化など	・小腸病変80%（回盲部） ・縦走潰瘍, 偏側性変形 ・狭窄, 裂孔, 瘻孔, 穿孔, 圧痕像
特徴的な病理所見	・表層性炎症, 杯細胞減少 ・陰窩膿瘍（crypt abscess） ・発赤・充血・出血 ・リンパ節肥大	・全層性炎症（粘膜層より粘膜下層で炎症が強い, リンパ球集簇, 粘膜浮腫, 線維化がみられる） ・非乾酪性類上皮肉芽腫
合併症	・腸管内：出血, 穿孔, 中毒性巨大結腸症, 大腸癌 ・腸管外：口内炎, 結節性紅斑, 関節炎, 壊疽性膿皮症, 強直性脊椎炎, 膵炎, 胆管炎（PSC）など	・腸管内：狭窄, 瘻孔, 出血, 肛門部病変（難治性痔瘻）, 腫瘤化（癌化はやや少ない） ・腸管外：関節炎, 強直性脊椎炎, 結節性紅斑, 虹彩炎, 胆管炎など
治療	・優先順位： 　薬物療法＞手術療法 ・ステロイド反応：75% ・手術結果：良好（根治も可能）	・優先順位： 　栄養療法＞薬物療法＞手術療法 ・ステロイド反応：25% ・手術結果：再発（特に吻合部）

G-27 その他の炎症性腸疾患

▶レファレンス
・新臨内科⑨: p.450-452
　　　　　　p.460-462
・標準外科⑬: p.548-549

One More Navi
二類感染症として診断後ただちに保健所長に届け出る．肺結核では初感染を一次結核症，持続生残菌が宿主の免疫低下で再燃したのを二次結核症（こちらが多い）と呼ぶ．

One More Navi
稀にウシ結核菌が牛乳を飲んで感染することがあった．ヒト結核菌もリンパ行性，血行性（粟粒結核），隣接感染臓器からの直接進展もある．腹膜炎は20%におきて，腹水は高蛋白，リンパ球優位，アデノシンデアミナーゼ（ADA: T細胞が産生）高値．腸間膜，大網，腸管が癒着するとイレウスになり予後不良．

One More Navi
Crohn病やBehçet病と好発部位や病変が類似するので誤診する危険があり，ステロイドや抗TNF-α製剤で治療を開始すると悪化させてしまう．

One More Navi
クォンティフェロン検査はINF-γ遊離試験ともいい，全血を結核菌特異抗原で刺激して産生されたINF-γの量で感染を診断する．BCG接種や一部の非結核性抗酸菌症の影響は受けないが，活動性結核と潜在性結核感染（感染しているが発病して以内）は区別できない．

One More Navi
X線では注腸と小腸造影で回盲部を観察する．区域性病変で，粘膜肥厚，輪状・帯状潰瘍，腸管短縮・狭窄（string sign），壁硬化，偽憩室（リンパ節の炎症で牽引される），腸間膜リンパ節石灰化（乾酪性はリンパ節に多い）がみられる．Stierlin sign（シュティールリン徴候）は回盲部を細く造影剤が通過する所見（回盲弁異常と腸管運動刺激による）．終末回腸狭窄はFleischner sign（フライシュナー徴候）．

G-28 腸結核

病態　腸結核（intestinal tuberculosis）は，結核菌（*Mycobacterium tuberculosis*）が腸粘膜に侵入し，炎症を引き起こして潰瘍形成します．高齢者に多く，腸管が初感染巣となる一次性（原発性）腸結核と，肺結核に続発して痰の嚥下で感染する二次性腸結核とがあります（肝病巣からの胆汁で感染することもある）．一次性結核は近年増加傾向にあります．

発症機序　嚥下された結核菌が胃酸で死滅せず，Peyer板（バイエル）やリンパ濾胞を覆うM細胞から侵入し，マクロファージ内で増殖して類上皮，Langhans巨細胞（ラングハンス），リンパ球，形質細胞からなる肉芽腫に取り囲まれた粟粒大の結核結節を形成します（菌は駆除されにくく，潜在感染となる）．発症すると肉芽腫や微小膿瘍は横走するリンパ流に沿って拡がって非連続性の粘膜肥厚として多発します．半球状に粘膜から突出した結核結節の中心部が乾酪壊死して腸粘膜を破るとびらんや輪状・帯状潰瘍を形成します（潰瘍底部に肉芽腫）．潰瘍は自然治癒しやすく，線維化，瘢痕治癒によって幅3cm以下のナプキン・リング様に収縮・狭窄します．

口から肛門までどこにでも感染しますが，リンパ濾胞が発達している回盲部（回腸末端～上行結腸）が好発部位（90%）で腫瘤形成もみられます．

症状　右下腹部痛（80%），下痢（30%），血便，体重減少，便通異常などが徐々におき，微熱（夕方に熱が上がる），寝汗，易疲労感，貧血を呈することもあります．20%は1～2週の経過で急性発症し，50%は無症状で便潜血陽性で発見されます．穿孔は稀ですが治療中におきることもあります．慢性期には腫瘤や腸管狭窄から疝痛，悪心，嘔吐などの腸閉塞症状がよくみられます．

診断　検査では赤沈，CRP上昇（慢性炎症で白血球は正常），ツベルクリン反応・クォンティフェロン検査（QFT-3G，T-SPOT.TB）が陽性となります．ときに血液検査で貧血，低蛋白血がみられ，CTや超音波検査での腸管浮腫，狭窄，腫瘤，大量のリンパ節腫大，腹水の検出は診断に有用です．

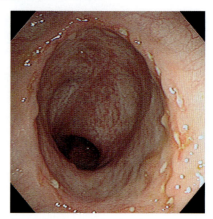

Fig. 腸結核の内視鏡所見

腸管の短軸方向に走行する輪状潰瘍がみられる．
『胃と腸』47巻5号, p.712[(4)] より

●内視鏡検査
　典型例では回盲部に輪状潰瘍（circular ulcer）と呼ばれる腸管の短軸方向に横走する潰瘍や炎症性ポリープ（敷石状になることもある）が非連続性にみられます．

●生検（病理学的検査）
　病巣は粘膜下層までで，結核結節（乾酪性類上皮肉芽腫）が50%，Ziehl-Neelsen染色によって抗酸性桿菌が20%にみられます．また，生検組織のPCRでヒト型結核菌が65%で証明できます（便の染色，培養，PCRなどで診断できるのは10%）．

治療　抗結核薬併用療法で90%以上は治癒して，70%はX線像が正常化します．

なお，結核菌や肉芽腫が証明されなくても，腸結核が疑われる場合には診断的治療を行います（奏効すれば 2 週以内に臨床症状が改善）．抗結核薬投与 24 時間で感染力は低下するため，入院隔離の必要性は高くありません．

- 標準治療はイソニアジド（INH：ビタミン B_6 補充），リファンピシン（RFP），ピラジナミド（PZA）に，エタンブトール（EB）またはストレプトマイシン（SM）を加えた 4 剤併用導入療法を 2 か月行い，その後，INH と REP の 2 剤併用維持療法を 4 か月行う（肺結核と同様に高リスクでは 9 か月治療する）．
- BCG では発症を予防できない．

G-29 薬剤性腸炎

▶抗菌薬起因性腸炎（偽膜性腸炎）

抗菌薬が誘因となる腸炎は**抗菌薬起因性腸炎**（antibiotic associated enterocolitis）と呼ばれ，セフェム系・キノロン系など広域抗菌薬の投与後 1〜2 週後に**腸内細菌叢の菌交代現象**がおこり，病原性を有する細菌が腸内で異常増殖して，大腸に急性炎症から水様下痢がおこります（低免疫の高齢者や入院患者を中心におきる）．

C. difficile による偽膜性腸炎が最多ですが，メチシリン耐性黄色ブドウ球菌（MRSA）でおきることもあります．

▶抗菌薬起因性出血性腸炎

病態・症状 抗菌薬の投与 1〜7 日後に激しい腹痛と血性下痢（トマトジュース様）で発症する急性出血性腸炎を**抗菌薬起因性出血性腸炎**（antibiotic associated hemorrhagic colitis）と呼びます．偽膜性腸炎に比して，患者は若年者が多く，偽膜も形成されません（横行結腸に好発）．発症機序は不明ですが，便中からはよく *Klebsiella oxytoca* や *Escherichia coli* が検出されるため，これらが原因菌と考えられます．

原因 原因となる薬剤として最も多いのは経口合成ペニシリンですが，セフェム系やマクロライド系抗菌薬も原因となります（キノロン系は稀）．また，消炎鎮痛薬や抗癌薬などでも類似の大腸炎がおきることがあります．

治療 原因薬剤を中止し，急性腸炎の一般的な治療を行えば 1 週で自然軽快します．毒素性ではないため，止痢薬の使用も可能です．

▶NSAIDs 起因性腸炎

病態・原因 非ステロイド性消炎鎮痛薬（NSAIDs）を長期間服用している患者に発生する腸炎で，NSAIDs 起因性の急性胃粘膜病変と同様に，腸粘膜でのプロスタグランジン合成抑制，ミトコンドリア障害からのバリア機能障害，透過性亢進（タイト結合低下）などが原因となって引きおこされます．潰瘍は右結腸と回盲弁に好発します．

症状 下痢，腹痛，血便，貧血などの症状がみられ，ときに大量出血，穿孔，膜様狭窄をきたす場合もあります．

治療 NSAIDs の中止と対症療法で改善します．

One More Navi
抗菌薬起因性腸炎で *C. difficile* が原因のものは 10% 以下だが，特徴的な偽膜性腸炎の 90% を占める．

One More Navi
MRSA が原因となるものは胃切除後に多く，MRSA が小腸内でエンテロトキシン産生し，腸炎が引きおこされる．

One More Navi
腸管粘膜は細胞周期が短いので抗癌薬のターゲットになりやすく，投与 3 日後にもみられる（投与中止後 14 日で回復する）．同様の理由で放射性腸炎も腸におきやすい．

One More Navi
抗菌薬起因性出血性腸炎の症状は虚血性大腸炎に似るが右結腸に好発する．また，腸管出血性大腸菌腸炎（O-157）にも似る．潰瘍性大腸炎と誤診してステロイドを投与すると悪化する．

One More Navi
PPI と NSAIDs の使用で大腸表層上皮下に膠原線維帯の肥厚がみられる collagenous colitis がおきる．上皮細胞間リンパ球増加を示す lymphocytic colitis も同じく慢性下痢を呈するので，両者をあわせて microscopic colitis という．慢性水様性下痢の 10〜15% の原因で高齢者に多く，内視鏡では正常（生検で初めて診断される）．

G-30 放射線性腸炎

放射線性腸炎（radiation enterocolitis）は，子宮癌や前立腺癌などの骨盤内悪性腫瘍に対する放射線治療で発生する腸炎を指し，<u>照射後 3 か月を境に早期障害と晩期障害に分類されます</u>．

▶早期障害

病態 <u>放射線の照射から 1〜数週で出現する腸炎</u>で，放射線照射による<u>粘膜の直接傷害</u>により引きおこされます（放射線治療を受けた患者の 20% におきる）．

症状 <u>下痢，悪心・嘔吐，腹痛，しぶり腹，血便</u>などの症状を呈します．

診断 腹部の放射線による治療歴と内視鏡所見で診断できます．内視鏡検査では粘膜傷害に伴う粘膜の発赤，浮腫，びらん，出血などが確認されます．

治療 <u>早期障害は一過性</u>で，放射線治療の終了後 2〜6 週で自然治癒しますが，後に晩期障害をおこす危険があります．

▶晩期障害

病態 <u>放射線治療終了後，6 か月〜5 年の潜伏期間をおいて出現してくるもの</u>で，腸管壁の動脈内膜の炎症による<u>血管内肥厚線維化から閉塞</u>がおき，血栓形成，粘膜萎縮，潰瘍形成などの<u>非可逆的な虚血性変化</u>がおこります．これにより，間質線維化（運動障害をおこす），腸管狭窄，瘻孔形成などをきたす進行性病変です（難治性なので予防が重要）．

症状 直腸出血に伴う下血，腹痛，下痢といった早期障害の症状に加え，腸管硬化・狭窄に伴う便通異常（便秘，しぶり腹）などの症状も出現します．

診断 放射線の照射歴と内視鏡などの検査所見から診断します．
内視鏡検査では粘膜の線維化，発赤，浮腫，<u>毛細血管の拡張・易出血性</u>，びらん，潰瘍などが観察されます．また，造影 X 線検査では腸管の短縮や管腔の狭小化・狭窄，瘻孔などの所見を認めることがあります．

治療 <u>栄養療法や薬物療法による保存的治療</u>を行います．出血が多ければ輸血も行い，狭窄や瘻孔形成がみられる場合には外科手術を行います．

> ●薬物療法には消炎のサラゾスルファピリジン（SASP），ステロイド薬の坐薬・注腸や粘膜保護のスクルファート注腸（局所のプロスタグランジン産生を増加させる）がある．短鎖脂肪酸の注腸も腸管壁の再生を促す．

One More Navi
放射線でフリーラジカルが産生され DNA 傷害されるので，抗癌薬の併用でおきやすい（特に 5-FU）．小腸におきやすく，骨盤照射では直腸と S 状結腸に好発する．陰窩にある幹細胞が特に傷害を受けやすく，そのため絨毛部上皮細胞が減少して下痢がおきる．

One More Navi
15% は放射線による急性直腸炎から 6 か月経ってもそのまま慢性直腸炎に移行する．

One More Navi
内腔を狭窄する動脈肥厚に時間がかかり，潜伏期間が 30 年に及ぶこともある．リンパ管障害で浮腫と炎症がおきる．線維化は TGF-β が誘導されるためにおきる．

One More Navi
10 年以上の経過で直腸癌ができやすい．

One More Navi
輸血必要症例は難治性で，止血にはホルマリンやレーザー照射が行われる．虚血に対する高圧酸素療法も有効．

G-31 大腸ポリープ

病態・分類 大腸に発生する限局性の隆起性病変を<u>大腸ポリープ</u>（polyp of large intestine）と呼び，<u>病理組織学的に大きく</u><u>腫瘍性ポリープ</u>と<u>腫瘍様病変</u>（非腫瘍性ポリープ）とに分けられます．

腫瘍性ポリープは良性と悪性に分類され，それぞれ上皮性（粘膜性）と非上皮性（粘膜下）に大別することができます．一方，腫瘍様病変には<u>通常は癌化しない</u>過形成性ポリープ，過誤腫性ポリープ，炎症性ポリープがあります．

▶レファレンス
・新臨内科⑨：p.468-469
・標準外科⑬：p.555-556
・標準病理⑤：p.484-486

Tab. 大腸ポリープの種類

腫瘍性 (80%)	良性腫瘍	上皮性	管状腺腫，管状絨毛腺腫，絨毛腺腫，鋸歯状腺腫
		非上皮性	脂肪腫，平滑筋腫，血管腫，リンパ管腫，神経鞘腫，神経線維腫，顆粒細胞腫
	悪性腫瘍	上皮性	癌（表在型 0-I 型），カルチノイド
		非上皮性	悪性リンパ腫，平滑筋肉腫，悪性黒色腫，GIST
腫瘍様病変 (20%)	過形成性病変		過形成性ポリープ，過形成性結節
	過誤腫性病変		若年性ポリープ，Peutz-Jeghers ポリープ
	炎症性病変		炎症性ポリープ，良性リンパ濾胞性ポリープ

One More Navi
大腸癌は 80% が腺腫ポリープから生じるが，過形成性ポリープの一部や新規に上皮細胞からも生じる．また，すべての腺腫ポリープが癌化するわけではなく，癌になりやすいポリープを見分け除去することで大腸癌を減らせる．

One More Navi
従来は大腸ポリープを癌化する腺腫と癌化しない過形成性ポリープに分類していたが，後者の 25% に癌化するもの（鋸歯状ポリープ）があることがわかり，分類名が「腫瘍様病変」に変わった．

One More Navi
大腸ポリープは男性に 1.5 倍多く，発生部位は右結腸（回盲部～脾曲部）が多い．中年で 30%，老年で 50% と加齢により増加，多発する（異型度も高度に）．

One More Navi
インジゴカルミンなどの色素を撒布し，拡大内視鏡で粘膜や腫瘍表面を観察することで，腫瘍性・非腫瘍性の鑑別や良性・悪性の鑑別が可能となり，平坦型などの発見にもつながる．

One More Navi
大腸ポリープ全体では，1% 以下が大腸癌に進行し，癌化までには 5～15 年の時間がかかる．このため，5 年おきに大腸内視鏡検査でサーベイランスをする（低リスクでは 10 年，高リスクでは 3 年おきに）．

症状 大腸ポリープの多くは無症状で経過しますが，ポリープが大きくなると蠕動で引っ張られて血管や神経を巻き込み，下血，腹痛，腸重積などの症状がみられることもあります．無症状なので，便潜血陽性（5% 未満），注腸 X 線造影，大腸内視鏡，大腸 CT などで偶然発見されなければ，癌になるリスクがあります．

診断 便潜血陽性では，全大腸内視鏡検査を行います．
ポリープが発見された場合には，数，大きさ，表面の性状，茎の有無などを観察し，生検やポリペクトミーで癌または癌化リスクがあるポリープと，癌化しない過形成性ポリープとを鑑別をします．

治療 腫瘍性ポリープが治療対象であり，腫瘍様病変（非腫瘍性ポリープ）でも出血に伴う貧血や嵌頓による閉塞症状がある場合などは治療を検討します．

G-32 腺腫（上皮性良性腫瘍）

病態 腺腫（adenoma）は大腸ポリープ全体の 80% を占める上皮性良性腫瘍ですが，前癌病変です（5% は癌化）．陰窩底にある幹細胞の分裂とアポトーシスのバランスが崩れて上皮細胞が単クローン性に異常増殖し，やがて巨大化や構造変形などの異形成（dysplasia）がおきて，多クローン性に腺腫が発生します．大腸全体にほぼ均一に発生しますが，1 cm 以上の病変は S 状結腸や直腸に多く，30% で多発します．

発症リスクには，家族歴，肥満，運動不足，糖尿病（インスリン抵抗性ではインスリン高値），末端肥大症（成長ホルモンがインスリン様増殖因子を増やす），アルコール，喫煙，動物性脂肪（肉食），低線維食があります．

分類
● 肉眼的分類

Fig. 大腸ポリープの肉眼的分類

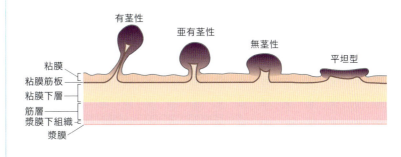

One More Navi
腺腫ができる遺伝子異常
①突然変異や染色体欠失による癌抑制遺伝子不活化
②低メチル化による癌遺伝子の活性化
③マイクロサテライト DNA の挿入や喪失による遺伝子制御の変化
④メチル化過剰による癌抑制遺伝子 p53 や修復遺伝子の不活化
上記①～④が多くおきたクローンが癌化する．

大腸ポリープは形態（①有茎性，②亜有茎性，③無茎性，④平坦型）と大きさ（①直径＜1 cm，②1 cm ≦直径＜2 cm，③2 cm ≦直径）から分類されます．なお，

5 mm 以下のものは微小ポリープ（diminutive polyps）と呼ばれ，40% は腺腫ですが癌化はしません（大腸 CT では発見できない大きさ）．

●組織学的分類

腺腫は組織学的に①管状腺腫，②管状絨毛腺腫，③絨毛腺腫，④鋸歯状腺腫に分類されます．

- 管状腺腫：腺腫の 80% を占め，上皮部分が腺管形成して分枝し，1 cm 以下の有茎性病変を呈します．1 cm 以上でなければ高度異型や癌化は稀です．
- 絨毛腺腫：上皮部分がカリフラワー様の絨毛や乳頭状を呈し，無茎性で大きく，高度異型で癌化リスクが高い腺腫です．上皮細胞は円柱状で粘液に富み，直腸に多く，大量の粘液を排出して下痢や低 K 血症をきたすこともあります．ただし，純粋な絨毛腺腫は少なく（3%），多くは管状腺腫と絨毛腺腫が混合した管状絨毛腺腫の形態をとります（16%）．
- 鋸歯状腺腫（serrated adenoma；SA）：上皮部分が腺管形成や乳頭状構造をなし，腺管内腔側に過形成性ポリープに類似した鋸の歯のような構造がみられる腺腫を指します．しばしば有茎性で左側大腸に好発し，過形成性ポリープとは異なり腫瘍性異型を呈して大きくなります．異所性陰窩形成が特徴的です．

癌化との関連 腺腫は大腸癌の発生と関連があり，大きさ，肉眼的形態，組織型，異型度，性別などが癌化に影響します．

- 大きさ：腺腫が大きいほど癌化しやすく，5 mm 以下の微小腺腫では 93% が 4 年観察でも増大しないのに対し，10 mm の腺腫では 3%，30 mm では 28% が大腸癌に進行します．
- 肉眼的形態：有茎性よりも無茎性ポリープが癌化しやすく，特に無茎性で中央が陥凹しているものは数年で進行癌に進展します．
- 組織型：癌化率は，管状腺腫・鋸歯状腺腫＜腺管絨毛腺腫＜絨毛腺腫の順で高くなります（3〜10 倍）．
- 異型度：低度と高度に分類され，高度異型の 27% が癌になります．

治療 6 mm 以上の腺腫はポリペクトミー，内視鏡的粘膜切除術（EMR），内視鏡的粘膜下剥離術（ESD）による腫瘍の切除を行います．5 mm 以下の小さな病変でも無茎性で中央が陥凹しているポリープは癌化のリスクが高いため切除が勧められます．なお，20 mm 以上の腺腫切除後は 6 か月以内に完全に切除できたかを確認します．

●有茎性の管状腺腫は 10 mm でも癌化は数 %．10 mm 以上のものはポリペクトミーを行う．

One More Navi

無茎性鋸歯状ポリープ

従来の鋸歯状腺腫（SA）を TSA（traditional serrated adenoma）と呼び，これとは別の鋸歯状病変として無茎性鋸歯状ポリープ（sessile serrated adenoma/polyp（SSA/P））という概念が提唱されている（2010 年に WHO による）．SSA/P は右側結腸に好発し，異型性は少ないが大きさが 5 mm を超えていることが多く，癌化しやすい．高齢者に多くみられ，無茎性で平坦（表面はムチンで覆われている）なため発見も難しい．
TSA は K-ras の活性化，SSA/P は B-raf の活性化がおきて癌化する．

One More Navi

腺腫には 10 mm 以上の側方発育型腫瘍もあり，顆粒型と非顆粒型がある（非顆粒型は癌を含むことが多い）．

One More Navi

大腸では粘膜固有層にリンパ管がないので浸潤しても転移しにくいが，10 mm 以上の大きさの腫瘍性ポリープは約半数が癌化するので，超音波内視鏡で深達度など検討する．30 mm 以上では外科的切除を行う．

One More Navi

①直径 10 mm 以上，②絨毛様，③高度異型のいずれかがあるものを進行腺腫と呼び，3 個以上の多発例と同様に癌化のリスクが大きい．

関連項目

▶**大腸癌の発生経路**

大腸癌の発生経路には，① adenoma-carcinoma sequence 説（癌は腺腫を経て発生する）と② *de novo* 説（癌が直接発生する）の 2 つの説が提唱されています．

●adenoma-carcinoma sequence 説

多段階的に発生する種々の遺伝子異常経路が，正常粘膜からの良性の腺腫発生，腺腫の異型化，癌への進展に関与するとする説で，腺腫は前癌病変とみなします（腺腫が多い地域に大腸癌が多く，腺腫切除で大腸癌が減少することから示唆される）．

> **One More Navi**
> *de novo* は大腸癌の 10〜30％ の原因で右結腸に多く、抗癌薬が効きにくい．

● *de novo* 説
　胃に限らず大腸でも表面陥凹型癌（0-IIc 型）が発見され，腺腫を介さない経路での癌発生が考えられるようになりました．*de novo* 説は正常粘膜からポリープ状を呈さないで大腸癌が発生する遺伝子異常経路がみられます（陥凹型病変が隆起型病変より癌化しやすい）．

G-33　腫瘍様病変（非腫瘍性ポリープ）

▶過形成性病変
● 過形成性ポリープ
　5 mm 程度の小さい隆起性病変で，直腸や S 状結腸に好発し，ときに多発することもあります．肉眼的には白色調の扁平な隆起を呈し，組織学的には腺腔の拡大，腺管の延長，杯細胞の減少，円柱上皮の細胞質が鋸の歯のように腺管内腔側に突出する鋸歯状腺管を呈します．高齢者に多く，癌化は稀です．

● 過形成性結節
　過形成性ポリープ同様の小ポリープを形成し，組織学的に腺管の延長はあっても，杯細胞の減少や鋸歯状腺管がないことから過形成性ポリープとは区別されます．

> **One More Navi**
> ポリープが多発する場合は，遺伝子異常が高度である可能性がある．

> **One More Navi**
> 過形成ポリープは陰窩深くの上皮細胞が加齢によって上昇が遅くなり，内腔で増殖したもの．

▶過誤腫性病変
● 若年性ポリープ
　主に 5 歳以下の幼小児に好発する隆起性病変で，好発部位は直腸，S 状結腸で，下血（ときに大出血）やポリープ脱出（直腸脱も）をおこします．肉眼的にはびらん，発赤，表面出血を伴った 2 cm までの平滑な有茎性ポリープで，腺腫と区別できません．組織学的には粘液が排出されずに溜り，小嚢胞状に拡大した腺管（retention polyp）が特徴で，線維束や炎症による反応性上皮増殖，間質浮腫，細胞浸潤，肉芽，豊富な血管もみられ，自然脱落もあります．単発では癌化も再発もしませんが，複数ある場合に癌化の危険があります（遺伝子異常ではポリープが多発するため）．30％ は 20 歳以上の発症で，出血性では切除します．

● Peutz-Jeghers ポリープ
　Peutz-Jeghers 症候群でみられるポリポーシスと組織学的に同一のポリープが単発性に発生したもので，腺管の過形成（粘液産生著明）と粘膜筋板の樹枝状増生があるので脱落しにくく，大きくなりやすく稀に癌化することもあります．

> **One More Navi**
> 過誤腫性ポリープとは大腸粘膜に迷入した大腸組織細胞が増殖して，異型のない腺管と間質が浮腫のために隆起したもの．

> **One More Navi**
> 単発性の Peutz-Jeghers ポリープには Peutz-Jeghers 症候群に特徴的な皮膚粘膜の色素沈着はみられない．

▶炎症性病変
● 炎症性ポリープ
　多くは炎症の治癒期に再生上皮が盛り上がったものです．ときに小潰瘍間に残存した正常粘膜がポリープ状に突出することがあり，偽ポリープ（pseudopolyp）とも呼ばれます．炎症性腸疾患，大腸炎，腸結核の潰瘍に伴っておこりますが，治癒後におきることもあります．通常は多発しますが，単発もあります．

● 良性リンパ濾胞性ポリープ
　粘膜下層のリンパ濾胞の限局性過形成でおきる隆起性病変（粘膜筋板を越えて粘膜内にも広がるが，表面は正常粘膜で覆われる）で，肉眼的には白色調の広基性の小隆起で，よく敷石状に多発します．正常リンパ節やリンパ腫との鑑別が必要で，それ自体は治療不要です．

> **One More Navi**
> 炎症性ポリープは症状も稀で癌化もしないので，そのもの自体の治療は必要ない．腺腫と区別することが必要．

G-34 消化管ポリポーシス

▶レファレンス
・新臨内科⑨：p.469-473
・標準外科⑬：p.556-558
・標準病理⑤：p.490-491

消化管ポリポーシス（gastrointestinal polyposis）とは，消化管にポリープが多発する疾患群を指します（一般的には100個以上）．組織学的に腫瘍性，過形成性，過誤腫性，炎症性などに分類されるほか，遺伝性の有無（原因遺伝子との関連）によって以下のように分類されます．

Tab. 消化管ポリポーシスの種類と分類

	種類	遺伝性	原因遺伝子	癌化
腫瘍性	家族性大腸腺腫症	常染色体優性遺伝	APC	100%
	MYH 関連大腸腺腫症	常染色体劣性遺伝	MYH (MUTYH)	80%
過誤腫性	Peutz-Jeghers 症候群	常染色体優性遺伝	STK11 (LKB1)	40%
	若年性ポリポーシス	常染色体優性遺伝	SMAD4, BMPR1A	30%
	Cowden 病	常染色体優性遺伝	PTEN	30%
過形成性	過形成性ポリポーシス	不明		30%
	Cronkhite-Canada 症候群	なし		10%
炎症性	炎症性ポリポーシス	なし		10%

Lynch 症候群の癌化は 53～69%

G-35 家族性大腸腺腫症（FAP）

病態 家族性大腸腺腫症（familial adenomatous polyposis；FAP）は主に APC 遺伝子の変異によっておきる常染色体優性遺伝の疾患で，若年時から大腸を中心に腺腫性ポリープが 100～数万個発生します．

なお，大腸以外にも以下のような合併病変がみられます．

● 消化管の合併病変

大腸以外の消化管でも多発性ポリープが認められ，家族性大腸腺腫症の 70% で胃の腺腫や非腫瘍性の胃底性ポリープを，90% で十二指腸腺腫を，50% で小腸腺腫を合併します．

● 消化管外の随伴病変

・骨病変：下顎骨，頭蓋骨，長管骨などに骨腫がみられます（FAP の 80% 以上で合併）．また，過剰歯や埋伏歯などの歯牙異常もみられます．
・軟部腫瘍：表皮嚢腫，線維腫，デスモイド腫瘍（大腸切除後におきやすい腸間膜のびまん性線維腫），脂肪腫などの良性腫瘍が認められます（40% に合併）．
・眼病変：眼底に網膜色素上皮の過形成が出生時に認められます（60% に合併）．
・その他：腫瘍性病変を甲状腺（乳頭癌），副腎，肝臓，頭蓋内などに腫瘍性病変を合併することがあります．

なお，FAP に骨腫（下顎骨）や軟部腫瘍を合併したものは Gardner 症候群（ガードナー）と呼ぶことがあり，また FAP に脳腫瘍を合併したものは Turcot 症候群（ターコット）と呼ばれます．

癌化との関連 10 歳前後でポリープが発生し始め，早ければ 10 歳台で大腸癌へと進展することもあります．また，加齢とともに癌化率は高まり，30 歳台では 50%，50 歳台ではほぼ 100% の患者に大腸癌がおこります（家族歴があれば 10 歳から遺伝子検査を行う）．

症状 血便，腹痛，下痢などの消化器症状を呈しますが，発症時にはすでに大腸癌が進行していることが少なくありません．癌による腸閉塞で発症することもあります．

診断 注腸造影 X 線検査や大腸内視鏡検査で 100 個以上のポリープが認められ，

One More Navi

APC は癌抑制遺伝子で上皮細胞の増殖シグナルの Wnt/TcF シグナル系を調節する．APC は β カテニンを分解するので，APC の異常で β カテニンが細胞内に蓄積し，核に移動して転写が盛んになり，細胞増殖から腺腫ができる（β カテニン遺伝子異常でも FAP おきる）．APC は 2844 アミノ酸をコードするので変異が後天的にもおきやすく（中央部），部位によって随伴病変が決まる．

One More Navi

腫瘍が発生するには，正常な染色体の APC 遺伝子に後天的な異常がおきる必要がある．APC 遺伝子に異常があっても FAP を発症しないものが 20% ある．

One More Navi

Gardner 症候群は APC 遺伝子変異によって生じるため，FAP と同一疾患とされている．一方，Turcot 症候群には APC 遺伝子異常が 2/3（髄芽腫をおこす），DNA のミスマッチを修復する遺伝子（MMR）の異常が 1/3（神経芽腫をおこす）にみられる．

生検によって腺腫であることがわかれば診断できます．また，腺腫の数が100個に満たなくても家族歴があれば診断可能です（遺伝子検査でAPC遺伝子の変異が証明されれば腺腫の数を問わず診断できる）．

治療　大腸病変については，大腸癌の発症リスクが極めて高いため，予防的に大腸・直腸全摘術を行い，以後，残存消化管病変（特に十二指腸）の経過観察を行います．

- 直腸を残すと癌化するため，大腸と直腸を全摘出する．
- NSAIDs によるシクロオキシゲナーゼ阻害では，一時的にポリープの数やサイズの増大を抑制することができるが，発癌抑制はできない．

One More Navi
家族歴がなくてもFAPの15％にAPC遺伝子異常がみられる．

One More Navi
PIK3CA 遺伝子変異の大腸癌はアスピリンで延命できる．

関連項目

One More Navi
AFAP の癌化は 69％．

▶軽症型 FAP（AFAP）
　APC 遺伝子の変異部位が遺伝子両端の場合，大腸腺腫の数が100個に満たない（平均20個）軽症型となり，これを attenuated FAP（AFAP）と呼びます．AFAP の発症年齢が FAP よりも 10～20 年遅く，癌化も 50 歳台半ばで，右結腸に多く発生します．

▶MYH 関連ポリポーシス
　MYH 関連ポリポーシスは FAP の 8％を占め，原因は塩基対修復遺伝子の MYH（MUTYH）遺伝子の変異で，APC 遺伝子と異なり常染色体劣性遺伝の形式をとります．AFAP に似て発症年齢は FAP よりも高く，腺腫の数も少ない傾向にありますが，K-ras 異常の鋸歯状ポリープを伴いやすく，大腸癌に進展する生涯リスクは 50％です．

One More Navi
APC, K-ras, MLH1 などの遺伝子の修復異常でポリープができやすい．なお，ヘテロキャリア（人口の1％）の癌リスクは不明．

G-36 過誤腫性ポリポーシス

▶Peutz-Jeghers 症候群（PJS）

病態　Peutz-Jeghers 症候群は食道を除く全消化管に，組織学的に腺管の過形成と粘膜筋板の樹枝状増生を特徴とする過誤腫性のポリープが多発する常染色体優性遺伝疾患です（小腸に多い）．原因遺伝子の1つとして癌抑制遺伝子 STK11（以前の LKB1）が同定されており，遺伝子診断が可能です．

　ポリープの大きさは 1～30 mm と大小不整で，ポリープ頭からの出血や5 cm 以上の大きなポリープは腸重積の原因となることもあります．

癌化との関連　本症は組織学的には過誤腫ですが，ポリープのなかに腺腫性病変や癌が混在していることがあり，50％で小腸癌や大腸癌を合併します．ただし，本症はむしろ消化管外に癌を発生しやすく，乳癌，肺癌，子宮癌，卵巣癌（精巣癌），膵癌などをよく合併します（加齢に伴い発症しやすくなる）．

症状　血便や腹痛などの消化器症状を呈し，ときに腸重積をきたすこともあります．また，幼児期から 95％以上の患者に直径 1～5 mm のメラニン色素沈着（茶褐色～黒褐色）が認められ，特に口唇や口の周囲に多く，このほか口

One More Navi
オランダの内科医 Peutz が 1921 年に報告し，米国の Jeghers も 1949 年に報告した．

One More Navi
発症年齢は若年性ポリポーシスよりも高く，20 歳台で症状が出る（平均 24 歳で診断）．発生部位は胃 24％，小腸 96％，大腸 27％，直腸 24％で，消化管外では，乳癌や卵巣癌をおこしやすい（BRCA1/2 遺伝子異常と同程度のリスクがある）．

One More Navi
色素沈着が皮膚のシミと紛らわしい場合，頬粘膜にメラニン色素がみられる点が鑑別点となる（年をとっても残存する）．

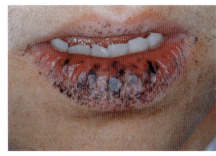

Fig. Peutz-Jeghers 症候群でみられる色素沈着

口唇に黒褐色の色素沈着がみられる．
（国試 99-A7）

> **One More Navi**
> 胃と大腸の内視鏡検査を8歳から始め，ポリープがあれば3年ごとに行う．なければ18歳に再度行い生涯3年ごとに行う．

腔粘膜，手掌，足底，性器にも色素沈着がみられます．
診断 特徴的な皮膚所見に加えて，注腸造影X線検査や大腸内視鏡検査で多発するポリープを確認し，生検でポリープが過誤腫性であることを確かめます．なお，本症では他臓器の癌合併が考えられるため，悪性腫瘍の有無を定期的に検査します．
治療 腸重積をおこす大きなポリープは内視鏡または外科的に切除します．なお，腫瘍や腸重積を合併した場合には手術を行います．

▶若年性ポリポーシス（JPS）

病態 若年性ポリポーシス（juvenile polyposis coli；JPS）は，組織学的に小嚢胞状に拡大した腺管（ムチンが貯留），間質の浮腫，炎症性細胞の浸潤などを特徴とする若年性ポリープ（過誤腫性ポリープの1つ）が大腸に多発する常染色体優性遺伝疾患です．胃や小腸にもポリープが多発することもあります．原因遺伝子としてTGFβシグナル系の癌抑制遺伝子 *SMAD4*，*BMPR1A* が同定されています（遺伝子診断が可能）．乳児期に発症した場合には，よく心・血管系の合併症を伴います．

> **One More Navi**
> PJSもJPSも過誤腫→腺腫→癌と進む．若年性ポリープの半分近くに腺腫性変化を認める．

癌化との関連 20%程度に腺腫の混在や大腸癌の合併が認められるため，12歳から大腸の内視鏡検査を開始します．
症状 好発年齢は20歳台で，多くは下血とこれに伴う貧血などで発見されます．
治療 大きなポリープは内視鏡的，外科的に切除します．

▶Cowden病

病態 Cowden病は全身の臓器に過誤腫性あるいは過形成性の病変が生じる常染色体優性遺伝疾患です（遺伝子異常者の全員に発症）．全消化管に過誤腫と過形成性が混在するポリープと脂肪腫が多発し，これに加えて過誤腫が皮膚，乳腺，甲状腺にできます．原因遺伝子として癌抑制遺伝子 *PTEN* が同定されています．
症状 顔面丘疹（毛根鞘腫），口腔粘膜の乳頭腫症，手足の角化性丘疹などの皮膚症状が出現します．

> **One More Navi**
> 甲状腺癌のスクリーニングを10歳台から，乳癌検診を25歳から始める．

癌化との関連 消化管ポリープの癌化は稀で，一般人の10倍のリスクですが，乳癌，甲状腺癌，泌尿器・生殖器領域の悪性腫瘍を高率（3〜50%）に合併します．

G-37 その他のポリポーシス

▶過形成性ポリポーシス

病態 過形成性ポリポーシス（hyperplastic polyposis）は，組織学的に腺腔の拡大，腺管の延長，杯細胞の減少，鋸歯状腺管などを呈する過形成性ポリープ（鋸歯状ポリープ）が大腸近位側に多発する疾患で，遺伝性は不明です．
癌化との関連 腺腫や癌が混在することが多く，30%で大腸癌の合併がみられます．
症状 無症状であることが多く，大きなポリープからの出血（血便）などを契機に発見されます．
治療 無治療で経過観察することもありますが，大腸癌を合併しやすいため，定期的な検査が勧められます．また，腺腫や癌が混在していることも考えられるため，5mm以上の大きなポリープについては内視鏡的切除し，確認します．

▶Cronkhite-Canada症候群

> **One More Navi**
> CronkhiteとCanadaが1955年に報告．下痢は小腸粘膜障害が主で，細菌増殖もある．

病態 Cronkhite-Canada症候群は，食道以外の消化管に多発するポリープと進

行性蛋白漏出性胃腸症（下痢，栄養障害），皮膚の色素沈着，爪の萎縮，全身脱毛などを特徴とする原因不明の非遺伝性疾患です．組織学的には若年性ポリープと類似した腺管の囊胞状拡張や間質の浮腫を呈しますが無茎性です（9% が癌化し，大腸癌と胃癌が多い）．

症状 上記の皮膚症状に加えて，下痢，腹痛，体重減少などの消化器症状を呈し，特に下痢や蛋白漏出に伴って著明な低栄養状態や電解質異常をきたします（5年生存率は 45%）．

治療 まずは低栄養状態を改善するための栄養療法を行います．自然治癒もありますが，ステロイド薬や抗菌薬が奏効することもあります．

> **One More Navi**
> 原因不明で強いストレスでの発症もある．

▶炎症性ポリポーシス

炎症性ポリポーシス（inflammatory polyposis）は粘膜の炎症によって生じたポリポーシスで，Crohn 病や潰瘍性大腸炎，腸結核などの消退期や治癒期によくみられます．ポリポーシスに基礎疾患の潰瘍や潰瘍瘢痕などが併存することが鑑別点で，原疾患の治療を行います．

G-38 大腸癌

▶レファレンス
・ハリソン⑤：p.548-554
・新臨内科⑨：p.475-481
・標準外科⑬：p.559-563
・標準病理⑤：p.486-488

大腸癌（colorectal cancer）は盲腸，結腸，直腸の各粘膜上皮に発生する悪性腫瘍のことを指し，虫垂や肛門管に発生したものを含めることもあります．大部分が高分化型腺癌で，好発部位は S 状結腸と直腸ですが，最近は上行結腸の癌（女性に多い）も増加傾向にあります．

なお，癌の発生機序や病理学的性質の差から，臨床的に大腸癌の発生部位を右側大腸（盲腸，上行結腸，横行結腸）と左側大腸（下行結腸，S 状結腸，直腸）とに二分して捉えることもあります．

G-39 疫学

日本の大腸癌罹患数と死亡数はともに著しい増加が続いており（半世紀で10倍増），全世界的にみても高い水準です．大腸癌による死亡率は全癌死中で男性では3位，女性では1位で，男女を合わせた罹患率もすべての癌のなかで最多です（2013年）．

90% は 60 歳以上におこり，好発年齢は胃癌よりも高齢です．男性に 1.4 倍多く発生し，左側大腸に好発しますが，近年，女性の罹患数が増加しており，部位も右側大腸癌が増加しています．

> **One More Navi**
> 大腸癌のリスクは大腸腺腫の発症リスクに一致する．

G-40 病因

大腸癌の発生には環境的因子と遺伝的因子が関与しており，発生機序の違いから，①散発癌，②遺伝癌，③炎症癌の3つに大別されます．

▶散発癌（通常癌）

非遺伝性に発生する大腸癌で，環境的因子への曝露を繰り返すうちに粘膜上皮細胞に遺伝子変異が生じ，これらが蓄積して発生します（加齢とともに罹患率が上

昇）．大腸癌の大部分はこれに属しており，発癌の機序としては，adenoma-carcinoma sequence 説と *de novo* 説が考えられています．

Fig. 大腸癌（散発癌）の発育モデル

● **adenoma-carcinoma sequence 説**
多段階的に発生する遺伝子異常によって正常粘膜から腺腫を経て癌を発生する．

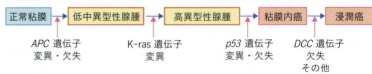

● ***de novo* 説**
正常粘膜から直接的に大腸癌が発生する経路．ポリープ状を呈さない表面陥凹型の大腸癌の発生にかかわっていると考えられている．

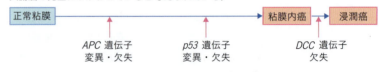

> **One More Navi**
> K-ras の活性化変異によって増殖促進やアポトーシスの抑制がおき，腺腫異型が引きおこされる．しかし，腺腫には癌抑制遺伝子 *p53* 遺伝子の異常はみられず，癌化には *p53* 遺伝子が関与していることがわかる．

> **One More Navi**
> K-ras や B-raf の遺伝子変異があると予後不良．

▶ **遺伝癌**

家族性大腸腺腫症（familial adenomatous polyposis；FAP）や遺伝性非ポリポーシス大腸癌（hereditary nonpolyposis colorectal cancer；HNPCC）など，明らかな遺伝的要因によって生じる大腸癌を指します．

● **家族性大腸腺腫症（FAP）**

癌の発生を抑制する *APC* 遺伝子の変異によって発生する常染色体優性遺伝疾患で，放置すればほぼ 100％ 大腸癌を発生します（頻度は 1 万人に 1 人）．

● **遺伝性非ポリポーシス大腸癌（HNPCC）**

複製中におきる DNA のミスマッチを修復する MMR 遺伝子（*hMSH2*, *hMSH3*, *hMSH6*, *hMLH1*, *hPMS1*, *hPMS2*）の生まれつきの突然変異によって発生する常染色体優性遺伝疾患で，Lynch 症候群とも呼ばれます．440 人に 1 人の高頻度で発生し，大腸癌の 6% を占める疾患で，50 歳前に発症する大腸癌が 2 世代以上続く家系では本疾患が疑われます．若年発症が多く，右側大腸を中心にポリポーシスを伴わずに腺腫から大腸癌がおこり，子宮内膜など消化管以外の癌もおこります．

> **One More Navi**
> 修復遺伝子に異常がないのに HNPCC を呈する場合を X 型として分類し，大腸癌のリスクは低くなる．腫瘍細胞に DNA ミスマッチがないかを調べることが推奨されている．

> **One More Navi**
> ミスマッチ修復遺伝子の異常でマイクロサテライト不安定性がおきて発癌につながる．

▶ **炎症癌**

潰瘍性大腸炎など 10 年以上の長い罹病期間の大腸炎に大腸癌が合併してくるもので，粘膜の破壊と再生が繰り返される過程で，前癌病変となる異型腺管（dysplasia）が出現し，癌へと進展していきます（25 年後に 8〜30% が発癌）．

関連項目

▶ **serrated pathway**

adenoma-carcinoma sequence のように腺腫を経て癌へと進行する経路とは別に，非腫瘍性の過形成性ポリープなどに鋸歯状変化が生じ，これを母地として大腸癌を発生する機序が明らかになってきており，この経路を serrated pathway と呼びます（*APC* 変異がない鋸歯状病変を介した経路）．高齢者（特に女性）の右側大腸に発生する癌には，この経路によるものが多いと考えられています（無茎性鋸歯状腺腫）．

> **One More Navi**
> 大腸癌の 5% が serrated pathway による．

G-41 分類

▶肉眼的分類
胃癌の分類と同様に表在型（0型）と進行型（1〜5型）とに分類されます．

●表在型
表在型（0型）は腫瘍の壁深達度が粘膜層（M）や粘膜下層（SM）までにとどまるものを指します（早期癌と推定される）．

亜分類として，隆起型（0-I型）は有茎性のIp，亜有茎性のIsp，無茎性のIsに，また表面型（0-II型）は表面隆起型のIIa，表面平坦型のIIb，表面陥凹型のIIcに分類されます．なお，同一病巣内に複数の肉眼的所見が混在する複合型は，病変が広いものから順に「＋」記号でつないで表現します（0-IIc＋IIaなど）．

●進行型
Bormann分類の1〜4型に分類不能の5型を加えたもので，壁深達度は固有筋層以深に及びます．大腸癌では2型を呈するものが最多で，3型は胃癌と比べると少なく，4型は稀です．

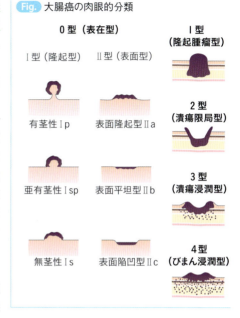

Fig. 大腸癌の肉眼的分類

0型（表在型）
- I型（隆起型）：有茎性Ip，亜有茎性Isp，無茎性Is
- II型（表面型）：表面隆起型IIa，表面平坦型IIb，表面陥凹型IIc

1型（隆起腫瘤型）
2型（潰瘍限局型）
3型（潰瘍浸潤型）
4型（びまん浸潤型）

▶組織型分類
大腸癌の多くは腺癌で，胃癌の組織型分類と同様に乳頭腺癌（pap），管状腺癌〔高分化腺癌（tub1），中分化腺癌（tub2）〕，低分化腺癌（por），印環細胞癌（sig），粘液癌（muc）に分類されます．このうち90％以上を管状腺癌と乳頭腺癌が占め，特に管状腺癌は多くみられます．一方，低分化腺癌は5％以下で，胃癌と比較して多くはみられません．

> **One More Navi**
> 未分化癌では腺構造が50％以下．

▶進行度分類
大腸癌の進行度は，腫瘍の壁深達度とリンパ節などへの転移の有無や程度によって決められます．

> **One More Navi**
> 早期大腸癌は癌の浸潤がMやSMにとどまるもの（Tis, T1）．

Tab. 大腸癌の壁深達度と表記法

	表記法		意味
Tis	M		癌が粘膜内にとどまり，粘膜下層に及んでいない
T1	SM		癌が粘膜下層までにとどまり，固有筋層に及んでいない
T2	MP		癌が固有筋層までにとどまり，これを超えていない
T3	漿膜がある部位	SS	癌が固有筋層を超えて浸潤しているが，漿膜表面に露出していない
		SE	癌が漿膜表面に露出している
		SI	癌が直接他臓器に浸潤している
T4	漿膜がない部位	A	癌が固有筋層を超えて浸潤している
		AI	癌が直接他臓器に浸潤している

> **One More Navi**
> TNM分類は腸壁浸潤度（T），リンパ節転移（N），遠隔転移（M）からstage I〜IVまで分類する．

- ●壁深達度

  大腸壁を粘膜（M），粘膜下層（SM），固有筋層（MP），漿膜下層（SS），漿膜（S）に区分し，癌がどの層にまで及んでいるかによって深達度を判定します．なお，大腸には一部漿膜を欠く部位があるため，深達度の表記法が異なる部位があります．

  深達度が SM までの癌は早期大腸癌とされます．

- ●転移

  リンパ節転移（N0〜N3），肝転移（H0〜H3），腹膜転移（P0〜P3），その他の遠隔転移（M0〜M1）について，転移の有無や程度をそれぞれ判定します．

- ・リンパ節転移

  N0：リンパ節転移を認めない

  N1：腸管傍リンパ節と中間リンパ節の転移総数が 3 個以下

  N2：腸管傍リンパ節と中間リンパ節の転移総数が 4 個以上

  N3：主リンパ節または側方リンパ節に転移を認める

- ・肝転移

  H0：肝転移を認めない

  H1：肝転移巣 4 個以下かつ最大径が 5 cm 以下

  H2：H1，H3 以外

  H3：肝転移巣 5 個以上かつ最大径が 5 cm を超える

- ・腹膜転移

  P0：腹膜転移を認めない

  P1：筋節腹膜のみ播種性転移を認める

  P2：遠隔腹膜に少数の播種性転移を認める

  P3：遠隔腹膜に多数の播種性転移を認める

- ・その他の遠隔転移

  M0：遠隔転移を認めない

  M1：遠隔転移を認める

- ●病期（stage）分類

  上記の因子から大腸癌は 0〜Ⅳ の stage に分類されます．

Tab. 大腸癌の病期（stage）分類

深達度		H0, P0, M0			H1, H2, H3, M1, P1, P2, P3
		N0	N1	N2, N3	M1（リンパ節）
	M	0			
	SM	Ⅰ			
	MP				
	SS, A	Ⅱ	Ⅲa	Ⅲb	Ⅳ
	SE				
	SI, AI				

G-42 症状・身体所見

▶症状

- ●早期癌

  早期には無症状であることが多く，発見が遅れることがあります．このため，50〜75 歳にかけて大腸内視鏡によるスクリーニング検査が勧められます（異常がなければ 10 年おきに検査）．

One More Navi

Dukes 分類は壁深達度とリンパ節の有無を組み合わせた分類．この分類と 5 年生存率の関係を以下に示す．

- ・Dukes A（90% 以上）：腸壁内に限局
- ・Dukes B（50〜65%）：腸壁を貫く
- ・Dukes C（12〜25%）：リンパ節転移あり
- ・Dukes D：遠隔節転移あり

●進行癌

大腸癌は進行すると種々の症状を呈しますが，癌の占居部位によって出現する症状が異なります．

- **左側大腸癌**：腸管からの出血に伴う血便や腸管狭窄に伴う便通異常（便中細小，便秘，しぶり腹，腸管閉塞症状など）を呈します．また，病巣より口側で腸管蠕動亢進がおきて下痢を呈することがあり，便秘と下痢を繰り返す交代性便秘がみられることもあります．
- **右側大腸癌**：右側結腸は内腔が広く，便も液状であるため便秘や腸管閉塞症状が出現しにくく，貧血や体重減少，不定の腹痛などが主訴となります．症状が出現するまでに時間がかかるため，癌が大きくなり，触診で腫瘤の触知が可能な場合もあります．

▶身体所見

腫瘤による腸閉塞が認められる場合には，聴診でグル音の亢進や金属音が聴かれます．ある程度発育した大腸癌は触診で触知することが可能ですが，上行結腸や盲腸など右側で触知できることが多く，左側大腸癌で腫瘤に触れることは多くありません．

G-43 診断

▶免疫学的便潜血反応

大腸癌のスクリーニング検査として行われており，抗ヒトヘモグロビン抗体を便中のヘモグロビンと反応させて出血の有無を判定します．検査は2日法で行い，2回のうち1回でも陽性であれば，大腸内視鏡による再検査を行います．

ただし，本検査は痔瘻や憩室などがあると偽陽性となりやすく，また，偽陰性も少なくない（早期癌の45%，進行癌の75%しか便潜血陽性とならない）という欠点もあります．

▶大腸内視鏡検査

腹痛，便通異常，血便，便潜血反応陽性などの所見から大腸癌が疑われる場合には，大腸内視鏡検査を行います．また，最近では高解像度の電子スコープの普及に伴い，症状が出現する前の癌を早期発見できるようになってきており，本検査は50歳以上のスクリーニングとしても有用です．

通常の観察に加え，色素撒布，拡大内視鏡，超音波内視鏡，狭帯域光観察（narrow band imaging；NBI）などの観察法を用いて，大腸癌の診断を行います．

Fig. 進行大腸癌（2型）の内視鏡所見

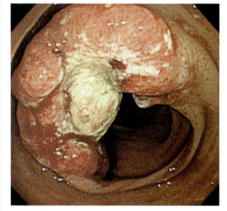

周堤を伴い腸管の3/4周性に発育した2型進行癌．
（国試108-I64）

One More Navi

便潜血が大腸癌のスクリーニングに用いられるのは40〜75歳．陰性でも癌やポリープを否定できないので，50歳からは大腸内視鏡だけで10年おきにスクリーニングを行う．

One More Navi

ハイリスクの患者では40歳から大腸内視鏡でスクリーニングを開始する．

One More Navi

大腸内視鏡検査は，家族に大腸癌ができた年齢より10年さかのぼって開始する（ポリープが癌になるのに10年かかるので）．

- 色素撒布法

  インジゴカルミンなどの色素を撒布し，大腸癌の形態，範囲，陥凹の有無などを観察しやすくすることができます．

- 拡大内視鏡

  病変部表面の微細構造（pit pattern）を観察することで，腫瘍と非腫瘍との鑑別や壁深達度の診断を行うことができます．

- 超音波内視鏡

  超音波プローブを搭載した内視鏡で，消化管病変を垂直断層像として描出することができるため，癌の壁深達度の診断に有用です．

- 狭帯域光観察（NBI）

  光学的に粘膜表面の血管や粘膜の微細構造，毛細血管の集中する領域を強調して画像化するもので，色素撒布を行わずに癌の早期診断，良性・悪性の鑑別，壁深達度診断などができます．

▶注腸造影検査

病変の占居部位，形態，狭窄の有無などを診断するのに有用です．

進行癌では全周性に発育した癌によって腸管に限局的に狭窄し，食べ残したリンゴの芯のようにみえる apple core sign が観察されることもあります．

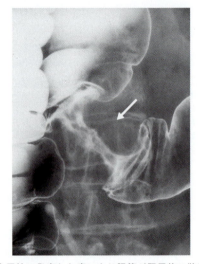

Fig. apple core sign

全周性に発育した癌により腸管が限局的に狭窄し，apple core sign を呈している．
『新臨床内科学 第9版』p.480[15] より

▶腫瘍マーカー

大腸癌の腫瘍マーカーとしては CEA（癌胎児性抗原）や CA19-9 が知られていますが，大腸癌に特異的なものではありません．したがって，術後の再発や転移のモニター，化学療法の効果判定などで補助的に利用します．なお，腫瘍マーカーが著明に高値な場合には他臓器への転移を考慮する必要があります．

▶CT・MRI 検査

大腸癌では，肝転移や腹腔内リンパ節転移の有無などの検索に用いられるほか，腹水の検出にも CT や MRI などの画像検査が用いられます．

G-44 治療

▶早期癌

リンパ節転移の可能性が低い M 癌または SM 癌で，大きさが2 cm 未満の病変については内視鏡的治療の適応となります．

One More Navi

腹部エコーでは肝転移で辺縁部に不整な低エコー帯を呈する高エコー結節がみられる．

One More Navi

大腸カプセル内視鏡は3 cm 大のカプセルを内服して大腸内を撮影する．腹腔内癒着で内視鏡検査が困難な場合に行われる．

One More Navi

三次元的に CT を再構築した CT colonography（CTC）は大腸スクリーニング検査として内視鏡の代わりに使われつつある（バーチャル内視鏡）．

One More Navi

PET では早期癌の発見はできない．

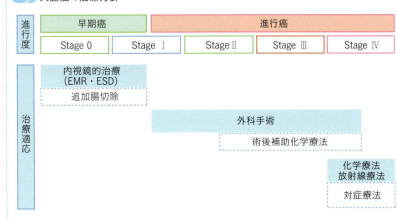

Fig. 大腸癌の治療方針

●方法

- **ポリペクトミー**：隆起性病変の基部をスネアで絞扼し，高周波電流を流して切除します．
- **内視鏡的粘膜切除術（EMR）**：無茎性病変や表面型に対する切除法で，粘膜下層に生理食塩水を注入し，病変を持ち上げてからスネアをかけて切除します．
- **内視鏡的粘膜下層剥離術（ESD）**：病変周囲や粘膜下層に液体を注入して病変を持ち上げ，高周波ナイフで粘膜下層から一括切除します．2cm以上の早期癌や線維化などで EMR が難しい病変についても切除が可能です．

●追加腸切除

内視鏡的治療の切除標本を病理学的に検索し，癌を切除しきれていない場合やリンパ節転移の可能性が認められる場合にはリンパ節郭清を含む追加腸切除の適応となります．

▶進行癌

●外科手術

内視鏡的治療が適応外の進行癌では手術が第一選択となります．手術は癌がある腸管の切除とその周囲のリンパ節郭清を基本とし，癌が周囲の臓器に及ぶ場合には可能な限りその臓器も一括して切除します（12以上のリンパ節を確認する）．

- **結腸癌**：癌の占拠部位に応じて右半結腸切除術，左半結腸切除術，S状結腸切除術などを行い，同時にリンパ節郭清も行います．リンパ節郭清の程度は癌の壁深達度によって異なります．
- **直腸癌**：肛門が温存できる直腸切除術，肛門を温存しつつ永久人工肛門を造設する Hartmann 手術，肛門も含めて直腸を切除して永久人工肛門を造設する Miles 手術（腹会陰式直腸切除術）などの術式があります．
- **Stage Ⅳ 大腸癌**：原発巣と転移巣がともに切除可能な場合は，両方の切除を行います．一方，転移巣が切除不能な場合は出血度，高度貧血，穿通や穿孔，狭窄など原発巣による症状があれば原発巣の切除を考慮します（なければ手術以外の治療を考える）．

●化学療法

手術後の癌の再発予防を目的とした補助化学療法と，根治手術が困難な進行癌または再発癌に対して行う化学療法の 2 種類があります．

One More Navi
ポリペクトミーで断端から 2 mm 以上癌が離れていれば予後がよい．3か月以内に内視鏡で再発がないことを確認する．

One More Navi
手術は最低 5 cm の正常腸（マージン）をつけて切除する．

One More Navi
低分化腺癌，印環細胞癌，粘液癌は転移しやすいため，確認されれば手術を行う．

One More Navi
追加腸切除の適応基準
切除標本に以下の 1 つでもあれば，追加腸切除の適応．
- 垂直断端陽性
- SM 浸潤度 1,000 μm 以上
- 脈管侵襲陽性
- 低分化腺癌，印環細胞癌，粘液癌
- 浸潤先進部の簇出（budding）が高度（Grade 2/3）

One More Navi
5 年生存率は平均で 65%．Stage Ⅰ～Ⅱで 90%，Stage Ⅲで 70%，Stage Ⅳでは 12%．直腸癌は結腸癌よりも予後が悪い．肝転移切除例では 5 年生存率が 30～50% となる．

One More Navi
肛門から 5～16 cm の距離にある癌は直腸温存できる．

One More Navi

StageⅡとⅢに抗VEGFまたは抗EGFRの分子標的薬を投与しても延命効果がなかった．

- StageⅡ～Ⅳでは術後再発予防を目的としてフルオロウラシル（5-FU），ロイコボリン，オキサリプラチン，イリノテカンなどの抗癌薬による化学療法を行う．ただし，StageⅡでは術後化学療法の有用性は不明．
- イリノテカンの代謝・排泄には個人差があり，副作用の発現に影響を与える．使用にあたっては一塩基多型（SNP）診断を行い，肝代謝の個人差を確認する．
- StageⅣでは分子標的薬（血管新生抑制ベバシズマブまたは抗EGFR抗体）の併用で2年延命との報告がある．ただし，抗EGFR抗体はRAS遺伝子異常では無効．肝転移，肺転移がある場合には切除術も考慮する．

●放射線療法

直腸癌では再発予防を目的として術後に，あるいは腫瘍量減量や肛門温存などを目的として術前に補助的に放射線療法を行うことがあります．また，切除が難しい骨盤内の癌による疼痛や出血など症状，骨転移による痛みの緩和，脳転移による神経症状の改善を目的とした緩和的放射線療法を行うこともあります．

One More Navi

再発予防や延命のために食事や運動に配慮することが重要．肥満もよくない．アスピリンやスタチンが再発を防ぐ可能性がある．

国試出題症例

〔国試103-D33〕

- 61歳の男性．血便を主訴に来院した．3日前，便に少量の血液が混じることに気づいた．眼瞼結膜に貧血を認める．腹部は平坦，軟で，左下腹部に圧痛を認める．血液所見：赤血球345万，Hb 10.2 g/dL．血液生化学所見：総蛋白7.8 g/dL，クレアチニン0.8 mg/dL，総コレステロール216 mg/dL，

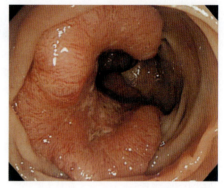

総ビリルビン1.0 mg/dL，AST 22 IU/L，ALT 28 IU/L．免疫学所見：CRP 0.6 mg/dL，CEA 1.1 ng/mL（基準5以下）．腹部CTではS状結腸に限局的な壁の肥厚のみを認める．下部消化管内視鏡写真は上のとおり．

⇒S状結腸の2型進行癌．腹部CTでは転移などがみられず，StageⅡ～Ⅲと考えられる．手術が第一選択となる．

〔国試105-A22〕

- 55歳の男性．腹部不快感を主訴に来院した．2か月前から右下腹部の不快感を間欠的に自覚していた．腹部の視診と聴診とに異常を認めない．右下腹部に，腹筋の緊張時には触知しないが，弛緩時には5×4 cm大の腫瘤を触知する．腫瘤は弾性硬で圧痛はなく，拍動を認めない．

⇒主訴と身体所見，拍動を認めない腫瘤の存在から右側大腸癌（上行結腸癌）を疑う．右側大腸は自覚症状に乏しく，触知できるほどに癌が大きくなってから発見されることが多い．拍動を認める場合，右総腸骨動脈瘤が疑われる．

G-45 消化管カルチノイド

▶レファレンス
- ハリソン⑤：p.574-579
- 新臨内科⑨：p.481-482
- 標準外科⑬：p.554-555
- 標準病理⑤：p.489

One More Navi
WHO分類では2010年からカルチノイドではなく神経内分泌腫瘍に統一された（肺ではカルチノイドの名称が残る）．

One More Navi
小腸では多発しやすく，90%が遠位回腸に発生し，悪性が多い．多くは2cm以下の直径で80%が転移している（1cm以下では転移が6%）．また，直腸では偶然見つかることが多く，1cm以下では転移は稀．

One More Navi
好銀反応
還元剤によって還元された試薬中の銀が，神経内分泌細胞の分泌顆粒に付着する反応を好銀（argyrophil）反応と呼び，アミンやポリペプチドを産生．
銀親和反応
神経内分泌細胞に銀塩を還元する能力があり，還元剤を必要とせずに銀が付着する反応を銀親和（argentaffin）反応と呼び，セロトニンを産生．

One More Navi
カルチノイド症候群はストレス，運動，チーズやスパイスなどの食事，アルコール，薬剤（カテコールアミン，カルシウム，ペンタガストリン）で誘発される．自然におきることもある．高血圧にはならない．

One More Navi
セロトニンは平滑筋を収縮させるので喘息（気管支平滑筋が収縮）や下痢（腸管平滑筋が収縮）が生じる．また，1年半後にはTGFβの分泌によって心内膜の線維化がおこり肺動脈弁や三尖弁の異常をおこす．しかし，セロトニンは肺を通過する間に破壊されるので左心系の異常はおきにくい．

One More Navi
カルチノイド腫瘍から放出されたセロトニンのほとんどは血小板に取り込まれ，残りは5-HIAAに代謝されて尿中に排泄される．

病態 カルチノイド（carcinoid）は，ゆっくり増殖する高分化の神経内分泌細胞（腸クロム親和性エンテロクロマフィン細胞；EC細胞）由来の腫瘍で，転移もするため悪性腫瘍に分類されます．卵巣や肺にもできますが，70%が消化器系に発生します．

消化管カルチノイド（gastrointestinal carcinoid）の発生部位は，日本では直腸（40%），胃（20%），十二指腸（15%）の順に多く，小腸や大腸でも小さな粘膜下ポリープとして発見されることがあります．多くは粘膜内にとどまり，管腔内露出や潰瘍形成は稀ですが，漿膜に向かって成長しやすく，漿膜に達すると線維化反応がおこり，腸管の肥厚，癒着，変形をおこします．

分類 カルチノイド腫瘍は発生学的部位によって以下のように分類され，腫瘍としての特性（銀反応の有無やセロトニン含有）が異なります．

● **前腸系由来**
前腸系由来のカルチノイドは呼吸器，膵胆肝，食道～十二指腸乳頭に発生し，銀親和性陰性・好銀性陽性で，DOPA脱炭酸酵素（DDC）が欠如しているためセロトニン（5-ヒドロキシトリプタミン；5-HT）の前駆体である5-ヒドロキシトリプトファン（5-HTP）やヒスタミンを分泌します（肺小細胞癌になってACTH分泌）．

● **中腸系由来**
中腸系由来のカルチノイドは遠位十二指腸～横行結腸の2/3（虫垂も含む）に発生し，銀親和性，好銀性がともに陽性です．古典的カルチノイドで，5-HTPを経てセロトニンまで合成を進めることができ，合成したセロトニンは分泌顆粒に貯められて分泌されます．このほか，ブラジキニン，サブスタンスP，プロスタグランジン，ヒスタミンなどの血管作動性腸管ペプチドも分泌します．

● **後腸系由来**
後腸系由来のカルチノイドは横行結腸遠位1/3～直腸に発生し，銀親和性，好銀性がいずれも陰性です．セロトニンなどのホルモンを産生することは稀です．

症状 無症状のことも多く，症状がある場合も腹痛，下血，体重減少など非特異的です（虫垂性では急性虫垂炎と誤診される）．一方，腫瘍が肝転移すると腫瘍による圧迫症状やカルチノイド症候群（皮膚潮紅，腹部疝痛発作，水様性下痢）がおきます．

● **カルチノイド症候群**
腫瘍から分泌されるセロトニン，カリクレインなどの作用で，頭部や頸部などの上半身に突然の潮紅（2～5分続く）や不快感，ほてり，かゆみなどが動悸とともに出現します．病状の進展に伴って発現時間は長くなり，1時間以上続くようになります．これに加え，水様性下痢，喘息様発作，低血圧，右心系の弁膜障害（左心系には異常はない）などをきたすこともあります．

セロトニンは肝臓や門脈血管内で不活化されるので，消化管カルチノイドでは全身症状が現れませんが，肝臓に転移すると転移巣で分泌されたセロトニンが肝静脈から直接体循環中に放出されるため，上記のような症状がおきます（肝腫大あり）．

診断 本症を疑う場合には以下の検査を行います．

- **尿検査**：セロトニンの代謝物である5-ヒドロキシインドール酢酸（5-HIAA）が尿中で増加します．なお，尿検査はセロトニンを含む食べ物（バナナ，キウイ，ナス，アボカドなど）や薬剤（フェノチアジン，アセトアミノフェン，アスピリン，レボドパなど）を3日間不摂取として行います．

One More Navi
ソマトスタチン受容体イメージング（¹¹¹In-pentreotide）でカルチノイドの85%が検出される．

One More Navi
誘発試験としてエピネフリン（カリクレインを遊離させて潮紅をみる）やカルシウム（静注でセロトニンを分泌される）を用いることがある．気管支喘息の治療にエピネフリンを使うとカリクレインが放出されて増悪する．

One More Navi
多くは多血性腫瘍なのでダイナミックCTで血流豊富な腫瘍として描出される．

- **血液検査**：血小板中のセロトニンが増加します（食事の影響を受けにくい）．高分化型神経内分泌腫瘍（NET）の血中マーカーである🅟クロモグラニンAも増加します．
- **内視鏡検査**：🅟黄白色調で表面平滑な粘膜下腫瘍として観察されます．
- **生検（病理学的検査）**：腫瘍細胞は🅟小型類円形の均一な核を有し，索状，リボン状，偽腺腔状（腺腔様構造の内部に毛細血管がある）などの特徴的な細胞配列を呈します．神経内分泌顆粒にあるクロモグラニンAやシナプトフィジンが免疫組織化学染色で陽性になります．

Fig. 消化管カルチノイドの内視鏡・生検所見

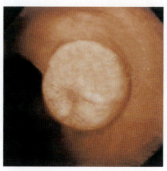
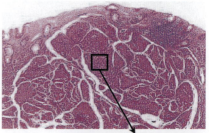
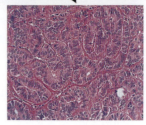

内視鏡所見
黄白色調で表面平滑な隆起性病変．

病理組織像
粘膜下層に発育した腫瘍がみられ，拡大図では小型類円形の均一な核を有す腫瘍細胞が索状に配列している．

（国試 101-G27）

治療

●外科的切除

🅟2cm以上は大腸癌と同様に外科的切除します．1cm以下では転移が稀なので内視鏡的粘膜切除（EMR）の適応ですが，粘膜下層に深く達することが多く，リンパ節転移が10%にあり，注EMRでは再発率が高くなります．

●肝転移

🅟肝転移の場合には肝切除や肝動脈塞栓術（抗癌薬性塞栓）を行い，これが無効の場合は全身化学療法を行います．

●カルチノイド症候群

カルチノイド症状をきたす場合には，🅟対症療法としてソマトスタチン誘導体のオクトレオチドを用います．

One More Navi
カルチノイドクリーゼ 気管支由来では稀だが，直接刺激や麻酔，ストレスでカテコールアミン，セロトニン，タキキニンなどが大量分泌されて皮膚紅潮，下痢，低血圧，高熱，頻脈がおきて致命的となる．

One More Navi
腫瘍によりトリプトファンがセロトニンに転換されるため，トリプトファン欠乏でペラグラにならぬよう，ナイアシンや蛋白摂取を行う．

- 諸外国では，肝転移に対して ¹³¹I-MIBG による内照射療法（神経内分泌腫瘍に特異的に集積する性質があり，腫瘍内で ¹³¹I からの放射線が照射される）が行われている（日本未承認）．
- 病巣手術や治療での壊死により腫瘍から大量のセロトニンが分泌されると紅潮，高血圧（ショックでは低血圧），頻脈性不整脈，気管支攣縮，意識障害など致死的症状をきたすことがあり，これをカルチノイドクライシスと呼ぶ．術前にソマトスタチンを予防投与する．

G-46 先天性腸疾患

▶レファレンス
・新臨内科⑨：p.445-447
・標準小児⑧：p.490-492
　　　　　　p.498-499
・標準外科⑬：p.688-694

One More Navi
先天性小腸閉鎖症の発生頻度は出生1,500例に1例で、性差はない。

One More Navi
メコニウムイレウス（日本に稀な膵嚢胞性線維症に合併する胎便内閉塞性疾患）や長分節型 Hirschsprung 病で小腸閉塞することもある。

One More Navi
索状型、離断型がそれぞれ30％で最も多く、膜様型が20％でこれに続く。

One More Navi
胎児期や周産期に腸穿孔がおき、胎便性腹膜炎を合併すると腹腔内石灰化がみられる（出生時に穿孔部が修復されている場合も多い）。出生後の消化管穿孔による腹膜炎とは異なる。

One More Navi
腸液貯留による腸管拡張で血流が低下し腸管壊死がおき、増殖した腸内細菌が血中に入ると敗血症をおこすこともある。

One More Navi
立位や側臥位で撮影すると、ガスによって拡張した腸管内に液面が描出される鏡面像（ニボー）を呈する。穿孔では腹腔内に遊離ガス像がみえる。

G-47 先天性腸閉鎖症・狭窄症

病態 先天性腸閉鎖症・狭窄症（congenital intestinal atresia / stenosis）は、腸管の先天性奇形としては頻度が高い疾患（先天性腸閉塞の1/3を占める）で、特に低出生体重児で高頻度におこります。95％以上を閉鎖症が占め、狭窄症の頻度は5％程度です。発生部位は十二指腸、回腸、空腸の順に多く（大腸は稀）、狭窄症は十二指腸に多くみられます。

なお、本症では約1/3に心大血管奇形、腸回転異常症、Down症（21トリソミー）などの合併奇形がみられます。

原因 胎生期に胎児に腸捻転や腸重積などがおこり、これによって腸管血流が障害されて腸閉鎖が引きおこされます。

分類 閉鎖の仕方によって、①膜様型、②索状型、③離断型、④多発型の4つの病型に分類され、離断型にはapple peel型と呼ばれる特殊型が存在します。

Fig. 先天性小腸閉鎖症の病型

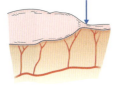
膜様物による閉鎖
①膜様型

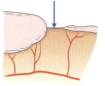
閉鎖部の間に索状物がある
②索状型

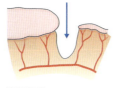
閉鎖部の間の腸間膜が欠損
③離断型

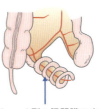
apple peel型：腸間膜の広範欠損で、肛門側腸管が腸間膜の栄養血管に螺旋状に巻きつく

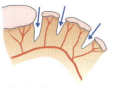
離断型、膜様などの腸閉鎖が多発している。
④多発型

症状 新生児期に嘔吐、腹部膨満、排便障害などをきたします。

・嘔吐：24時間以内に必発します。大部分がVater乳頭より遠位で閉鎖するため、胆汁性嘔吐となります（Vater乳頭より近位の閉鎖では非胆汁性嘔吐のこともある）。
・腹部膨満：上部空腸の閉鎖では上腹部に限局した膨隆がみられます。一方、下部空腸や回腸閉鎖では、腹部全体の膨隆を呈します。
・排便障害：生後24時間以内に見られるはずの胎便排泄が遅延または認められず、胎便は灰白色を呈することがあります。

診断
●腹部単純X線検査
　患児が嚥下したガスは閉鎖部より肛門側には行かないため、閉鎖部よりも口側で腸管の拡張とガスの貯留が描出されます（閉鎖部より末梢ではガス像がない）。
・十二指腸の閉鎖：閉鎖部位が十二指腸にある場合、胃と十二指腸球部にガスに

One More Navi
十二指腸閉鎖は増殖した粘膜が再疎通できないでおきる．Vater乳頭付近の膜形成によることが多い．50%は低出生体重児で，染色体異常も多い．生後1日目に腹満はなく，胆汁を嘔吐する．50%は羊水過多．1/3に黄疸がみられる．

One More Navi
造影剤撮影は誤嚥の危険がある．生前の超音波検査で診断できれば予後がよい．

One More Navi
水溶性のガストログラフィン®で注腸する．新生児では大腸の結腸膨起（haustra）が未発達なため，小腸と区別が難しいことがある．

One More Navi
microcolon像は腸閉鎖症のほか，全結腸無神経節症でもみられ，鑑別を要する．

One More Navi
短腸症候群
50%以上の小腸の切除により，栄養素の吸収面積が減少して消化吸収不全がおきた状態（新生児小腸は200 cm長）．切除部位によって吸収不全の生じる栄養素は異なる．20 cm以上あれば静脈栄養を回避できる．

国試出題症例
〔国試110-D50〕

よる拡張像が認められます（double bubble sign）．
・**空腸の閉鎖**：空腸に閉鎖がある場合，閉鎖部が高位であれば，胃，十二指腸，空腸にガスによる拡張像が認められ（triple bubble sign），閉鎖部位が低位になるにしたがって，ガスによる拡張像は左上腹部から右下腹部に向かって増えていきます（multiple bubble）．
・**回腸の閉鎖**：多数の鏡面像が階段状に出現します（step-ladder sign）．

● **注腸造影X線検査**
結腸閉鎖の有無の確認，あるいは回腸閉鎖の場合に腸回転異常や壊死性腸炎の有無を確認するために行います．本症では胎便の通過が乏しいため，結腸の内腔がひも状に細いmicrocolon像が描出されます．

● **胎児超音波検査**
羊水過多（高位の閉鎖で著明）や腸管拡張などの所見から出生前に診断されることも増えています．なお，胎便性腹膜炎を合併する場合には腸管拡張，腹水，腹腔内の石灰化像などの所見を呈します．

治療 胃管を挿入して消化管内を減圧し，脱水と電解質異常の補正を行って血圧と尿量を確保した後に，腸吻合手術を行います．予後は良好ですが，手術後の残像小腸が短い場合には短腸症候群などをきたす場合があります．

Fig. 先天性十二指腸閉鎖症の腹部X線所見

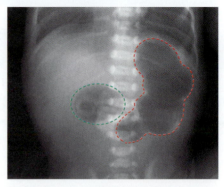

胃（赤囲み）と十二指腸球部（緑囲み）にガスによる拡張像がみられる（double bubble sign）．それより末梢にガス像はない．　（国試105-D41）

Fig. 先天性小腸閉鎖症の注腸造影所見

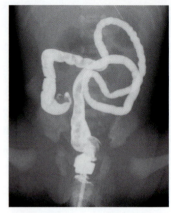

ひも状に細い結腸（microcolon像）がみられる．
『標準小児外科学 第6版』p.206[16]）より

● 42歳の初妊婦．妊娠31週5日．羊水過多のため精査目的で紹介されて来院した．超音波検査で胎児推定体重1,250 g，羊水指数〈AFI〉28.5 cm（基準5〜25）であり，胎児に房室中隔欠損を認め，心内膜床欠損症が疑われた．胎児の腹部超音波像を以下に示す．

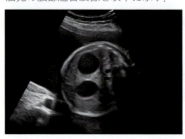 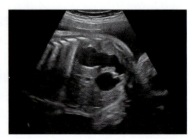

⇒胎児超音波検査で胃と十二指腸にガスの貯留（double bubble sign）がみられ，十二指腸閉鎖症が考えられる．その他の所見から胎児のDown症候群が疑われる．

G-48 腸回転異常症

病態

●正常腸管の発生

十二指腸から横行結腸中部までの消化管は発生学的に中腸（midgut）と呼ばれ，胎生6〜12週にかけて，栄養血管である上腸間膜動脈（SMA）を軸として反時計回りに回転しながら発育します．

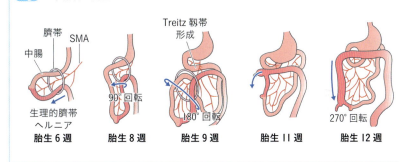

Fig. 正常腸管の発生

> **One More Navi**
> 中腸から十二指腸遠位，空腸，回腸，盲腸，虫垂，上行結腸，横行結腸の2/3が発生する．

> **One More Navi**
> 中腸は回転しながら伸長もするので，9週には臍帯ヘルニアの極期となる．11週になって270°回転して腹腔内に収まるが，空腸が先に腹腔に戻り，腹腔の左上を占める．続いて回腸が戻って右半分から最終的には右下を占める．結腸が最後に戻るが盲腸が腸骨稜付近に固定される．虫垂は結腸下降時に形成されるので結腸の後方に位置する．また回盲部から60 cm離れてMeckel憩室ができる場合がある．

> **One More Navi**
> 腸間膜根部は腹腔内を左上から右下に斜走して固定される．そこから腸間膜は扇状に広がるので，本来，腸間膜動脈は捻じれたり，交差したりしない．

①胎生6〜8週：急速な成長と肝臓の拡張によって，中腸は臍帯のなかに脱出して成長を続けます．これを生理的臍帯ヘルニアと呼びます．このヘルニア形成と同時期に中腸は反時計回りに90°回転します．

②胎生8〜10週：中腸は成長を続け，10週頃までには元の位置から180°回転します．

③胎生11〜12週：中腸は12週頃までには270°回転して腹腔内に還納され，後腹膜に固定されます．

●腸回転の異常

上記①〜③の発生過程の異常で回転が8週の90〜180°で停止すると，上行結腸と右側腹壁の間に十二指腸を横切ってLadd靱帯と呼ばれる線維性膜様物が生じ，これが十二指腸を圧迫・閉塞します．さらに，中腸は腹腔内に宙づりとなり，SMAを軸として回転を続けるため，腸捻転（中腸軸捻転）を併発します（絞扼性イレウスをおこす危険がある）．なお，Treitz靱帯は無形成となります．

このように，胎生期における腸管の回転・固定に異常をきたした状態を腸回転異常症（malrotation）と呼びます．本症の2/3は新生児期に発症します．

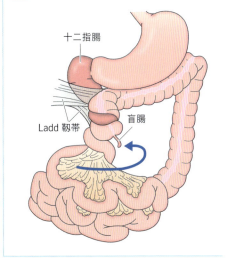

Fig. 腸回転異常症の中腸軸捻転

> **One More Navi**
> 十二指腸空腸曲は左上でTreitz靱帯によって固定される．Ladd靱帯は腹膜奇形で成人にもみられる．

One More Navi
本症では腹壁などの合併奇形も珍しくない．

One More Navi
腸捻転で静脈やリンパ管が閉塞すると腸管浮腫で下痢，蛋白漏出症や乳び腹水が貯まり，栄養状態が悪くなる．またうっ血による虚血性腸炎がおきる．

One More Navi
無症状で経過し，偶然発見されることもある．また成人発症の腸閉塞や虚血の原因にもなるので真の発生頻度は定かではない（1/500）．成人では数か月～数年の症状でみつかることもある（逆回転型が多い）．

症状 多くは新生児期におこる急性の胆汁性嘔吐で発症します．また，慢性経過例では間欠的な嘔吐・腹痛，発育障害などを呈することがあります．
腸捻転による絞扼性イレウスがおこると胆汁性嘔吐，腹部膨満，下血（血便）などをきたし，腸管血流の障害からショック状態に陥ります（死の危険がある）．

診断
●上部消化管造影
Treitz 靱帯の無形成によって，十二指腸が水平脚を形成せずにまっすぐ空腸に移行する特徴的所見を呈します．
●注腸造影 X 線検査
盲腸が右上腹部に描出され，造影剤が横行結腸よりも先に進まない場合には中腸軸捻転が示唆されます．
●超音波検査
捻転に伴って上腸間膜動脈と静脈の位置が逆になっていたり，途絶している所見がみられることがあります．

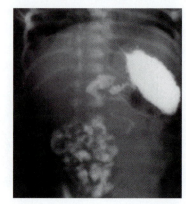

Fig. 腸回転異常症の上部消化管造影所見

十二指腸に水平脚がなく，まっすぐ空腸に移行していることから Treitz 靱帯の無形成がうかがわれる．
〔国試 107-I60〕

治療 中腸軸捻転が疑われる場合には，腸管壊死が急速に進行するので緊急手術が必要です．手術は Ladd 靱帯を切離して腸間膜根部を広くする Ladd 手術を行います．

国試出題症例
〔国試 99-A25〕

● 生後 7 日の新生児．嘔吐を主訴に来院した．在胎 40 週，3,800 g で出生．胎便排泄は順調で母乳の飲みも良好であった．8 時間前からミルクを嘔吐するようになり，吐物に胆汁が混じるようになった．2 時間前から次第に腹部が膨満し，30 分前からあえぐような呼吸になっている．体温 37.2℃．呼吸数 50/分．心拍数 132/分，整．顔色は不良．腹部は膨満し，上腹部を触れると嫌がって顔をしかめる．
⇒新生児におきた急性腹症で，病歴から腸回転異常症による中腸軸捻転が疑われる．

G-49 Meckel 憩室

One More Navi
ドイツの解剖学者 Meckel が記載（1809 年）．新生児，幼児，学童期に多く，若年者におこる原因不明の消化管出血や憩室炎を契機に診断される．回盲弁から 50～75 cm（年齢で違う）に多発し，長さは 3～6 cm．

病態 Meckel 憩室（Meckel diverticulum）は胎生 5～7 週に閉鎖・消失する卵黄腸管が遺残し，回腸の腸間膜対側に単発の平滑筋を伴う憩室が生じたものを指します．
約半数で憩室粘膜に異所性胃粘膜がみられ，憩室周辺の回腸粘膜に消化性潰瘍を引きおこす原因となります．また，臍と憩室の間に臍腸管索（mesodiverticular band）と呼ばれる索状物が残れば腸閉塞の原因になります．

症状 無症状で経過しますが，下血，腸閉塞，憩室炎（腹痛，下痢）などの合併症が出現することがあります．稀に穿孔がおきることもあります．
・下血：異所性胃粘膜による潰瘍形成で出血をきたすと，急性大量の下血をきたすことがあります（栗色の下血で少量出血では黒色便）．小児におこりやすい合併症

で，幼児に無痛性で反復する大量の下血がみられる場合には本症を疑います．
- **腸閉塞**：臍腸管索で腸管絞扼や腸管捻転がおこり，腸閉塞をきたします．また，憩室の内翻によって腸重積や腸閉塞，憩室捻転が引きおこされることもあります．
- **憩室炎**：憩室内に感染がおきると腹痛や発熱など急性虫垂炎と類似した症状をきたします．1/3に穿孔がおき，癒着で腸閉塞もおきます．

診断 異所性胃粘膜を有する例に対しては，胃粘膜壁細胞に集積する放射性テクネシウム静注を用いた ^{99m}Tc-pertechnetate シンチグラフィーが有用ですが，陽性率は30%と必ずしも高くありません．

小腸造影では回腸に嚢状の憩室像が描出されることがあります．また，出血が持続している場合には，上腸間膜動脈造影で造影剤の血管外漏出が確認できることもあります．最近ではカプセル内視鏡やダブルバルーン内視鏡によって診断することが可能になっています．

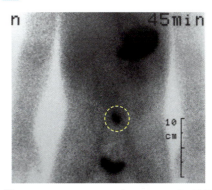

Fig. Meckel憩室での ^{99m}Tc の集積

^{99m}Tc-pertechnetate シンチグラフィーで胃と膀胱のほか，臍部に Meckel 憩室を疑わせる集積（○囲み）がみられる．

（国試97-A24）

治療 腸重積や憩室炎，穿孔などで発症した場合には急性腹症として緊急手術となることが多く，術前診断が難しいこともあります．一方，出血（下血）による発症では PPI や H_2 受容体拮抗薬で止血して，確定診断後に憩室の切除手術を行います．

異所性胃粘膜を残すと再発するため，手術は憩室基部の回腸壁を含めて楔状に切除します．

G-50 Hirschsprung病

病態 Hirschsprung病は，Auerbach神経節細胞やMeissner神経節細胞といった直腸の蠕動運動に必要な腸壁神経節細胞が先天的に連続して欠損しているためにおきる疾患で，これにより病変部位（無神経節部）での蠕動消失と平滑筋弛緩不全による狭小化がおき，口側の正常な腸管では著しく拡張した巨大結腸（megacolon）がみられます．また本来，神経節細胞に接続して二次的に腸管運動を調整している外来神経線維（交感神経，副交感神経など）が粘膜下層にまで増加肥大し，コリン作動性神経マーカーであるアセチルコリンエステラーゼ（AChE）が高い活性を示します．

発生頻度は出生5,000人に1人の割合で，男児に3倍多く発生し，90%以上が出生時体重が2,500 g以上の成熟児です．また，アジア人に多い傾向があります．

原因 神経堤由来の迷走神経の神経節細胞は，胎生5～12週の間に前腸から消化管壁に入り，肛門側に向かって壁内を移動して分布します．この神経細胞分布の過程が何らかの原因によって停止すると，それより肛門側が無神経節腸管となります．

無神経節腸管では平滑筋が過剰に収縮しやすく，腸閉塞の原因となります．

分類 神経細胞分布が停止する時期によって，①短域型（無神経節領域が肛門直上部からS状結腸まで），②長域型（S状結腸を越えて下行・横行・上行結腸まで），

One More Navi

腸管の平滑筋が過剰収縮する原因は，腸管収縮を抑制する一酸化窒素（NO）作動性神経が無神経節部で欠如しているためと考えられている．

One More Navi

神経節細胞が腸間膜を横切って小腸から大腸へ近道を通って移動すると口側の腸管（よく盲腸部で）でも帯状や階段状に部分的に神経欠損することがある．途中で移動が止まるのは大腸のラミニンなどの微小環境異常のため．

One More Navi

Clostridium difficile（ディフィシル菌）増殖では死亡率が30%．20%では偽膜性腸炎で下痢が続く．蛋白漏出症がおきることもある．

One More Navi

壊死性腸炎
腸への血液の流れが障害され，そこに細菌などの感染が加わることで腸が壊死するもの．

③全結腸型（すべての結腸に及ぶ）に分類され，80%は短域型ですが，5%は全結腸で神経節細胞が欠損します．

症状 狭窄の強さと腸管病変の長さによってさまざまな症状と重症度を呈します．

一般的には出生後に胎便排出の遅延とこれに伴う腹部膨満がみられ，生後2〜3日で胆汁性嘔吐がみられます．軽症例では軽い便秘がみられるだけの場合もあります．

- **排便障害**：本症の90%で胎便の排泄遅延がみられ，48時間以内に胎便が排出できない新生児では本症が疑われます．乳児期以降に発見される例では，頑固な便秘を主症状とすることがあります（便で直腸が拡大しても内括約筋が弛緩しないため）．
- **腹部膨満**：排便障害（機能性イレウス）によりガスと便が貯留し，腹部が全体的に膨隆します．新生児ではガスの貯留が著明で，腹部の打診で鼓音を呈します．
- **嘔吐**：新生児発症例（15%）では胆汁性嘔吐がみられます．

合併症 重症例では胎便排泄遅延から腸閉塞状態になり異常増殖した腸内細菌のために壊死性腸炎をおこし，敗血症を続発する危険があります．腸炎は生後3か月ごろからおきてきますが，これは狭窄部より口側の拡張した結腸の虚血が原因です．
腸穿孔（盲腸におきやすい），下血，ショックなどを併発することもあります．

診断

● 直腸指診

直腸指診で収縮したまま弛緩しない肛門管を触知することができます．なお，指診後に指を引き抜くと水様便と多量のガスが爆発的に噴出し，腹部膨隆が改善することがあります（浣腸，肛門ブジー，ネラトンカテーテル挿入などでもみられる）．

● 画像検査

Fig. Hirschsprung病の腹部所見

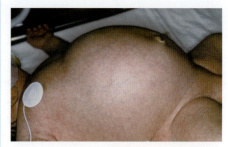

生後5日の新生児．出生直後から腹部膨満に気づかれていたが，その後も症状が持続するため搬入された．
（国試104-A21）

Fig. Hirschsprung病の画像所見

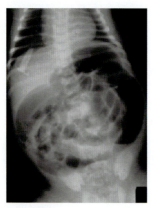

腹部単純X線像
多量のガス貯留と腸管の著明な拡張が認められる．

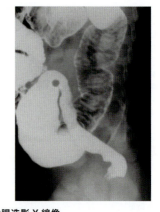

注腸造影X線像
S状結腸〜直腸にかけて狭小化した腸管と，それより口側に著しく拡張した腸管が描出される．
（国試94-F16）

- **腹部X線検査**：腸管全体にガスが貯留し，著しく拡張した結腸（巨大結腸）が描出されます．
- **注腸造影X線検査**：肛門側の狭小腸管（無神経節腸管）と，それより口側に著しく拡張した巨大結腸が描出されます．狭小化した腸管の長さから病型の分類を行うことができます．

● 直腸肛門内圧検査

直腸と肛門管の内圧を測定し，さらに，直腸に挿入した加圧用バルーンによって直腸肛門反射の有無を検査します．通常，直腸をバルーンで伸展刺激すると，肛門管圧は反射的に下降しますが，本症ではこの反射がみられず，肛門管圧は下降せず，逆に上昇することもあります（直腸肛門反射陰性）．

本検査は，生検でもわからない非常に短い病変の診断にも有用です．

● 直腸生検

直腸の吸引粘膜生検を行い，AChE染色でAChE陽性の神経線維の増殖がみられれば診断することができます．確定診断は麻酔下で全層生検を行い，神経節細胞の欠損を証明します．

治療 浣腸やブジーなどで一時的に症状の改善がみられるため，排便のコントロールが可能であれば，これらの方法で保存的に治療を行います．根治手術は，拡張部と無神経節部を切除し，口側の正常腸管を肛門に吻合する方法（pull through法）で行い，排便機能も保たれます．

- 小腸に及ぶまで広範囲にわたる神経節細胞欠損があり，排便コントロールが十分にできない場合には人工肛門造設が検討される．
- 小腸に人工肛門を造設した場合，多量の水分や電解質が瘻から失われるため，これらの補給を行う必要がある．

G-51 腸管重複症

病態 腸管重複症（duplication of alimentary tract）は，正常な消化管の腸間膜側に隣接して，筋層を共有した囊胞状または管状の憩室様の突出（重複腸管）が存在し，これによって腸閉塞や腸重積，消化性潰瘍（消化管出血）などが引きおこされたものを指します．

重複腸管の内腔は平滑筋と消化管粘膜（ときに異所性胃粘膜）があり，Meckel憩室とは反対側の腸間膜側に発生することが特徴です．食道から肛門までどこにでも発生しますが，特に回腸や回盲部に多く，癌化することもあります．

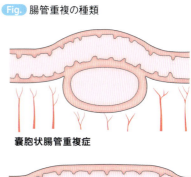

Fig. 腸管重複の種類

囊胞状腸管重複症

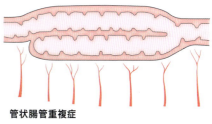

管状腸管重複症

症状 2歳未満で発症することが多く，腸閉塞（嘔吐，腹部膨満，腹痛などの急性腹症）や異所性胃粘膜によって生じた潰瘍からの出血（下血）や穿孔による腹膜炎などを呈します．また，腸重積や軸捻転などの合併症を呈することもあります．

診断　超音波検査では蠕動する嚢腫が確認できます．また，消化管造影では重複腸管や正常腸管の変形が描出されます．なお，重複腸管の50%には異所性胃粘膜があり，99mTc-pertechnetate シンチグラフィーでの集積像によって診断することもあります．

治療　隣接する正常腸管を含めて重複腸管を切除します．

G-52 腸重積症

▶レファレンス
- 標準小児⑧：p.497-498
- 標準外科⑬：p.690-691

One More Navi
Intus「中へ」＋ suseptum「受け入れる」．望遠鏡のように腸の一部が腸自身に入る．1789年，英 John Hunter が命名．

One More Navi
分類として，①回腸末端が結腸に嵌入して重積する回腸結腸型，②回腸に回腸が嵌入し，さらに結腸にも重積する回腸回腸結腸型，③小腸が小腸に嵌入する小腸小腸型，④結腸が結腸に嵌入する結腸結腸型などがある．

One More Navi
腸重積症の5%は成人にもおこり，その85%に病的先進部がみられる（小腸では良性腫瘍が多く，大腸では腺癌が多い）．一方，小児の腸重積症で病的先進部がみられるのは5%である．

One More Navi
生後半年から2歳頃までの間で，季節の変わり目（春，秋）に多く発生する．呼吸器感染するアデノウイルスC型感染，中耳炎，胃腸炎と関連があり，食物アレルギーもリンパ組織を肥大させる．

One More Navi
子宮内で腸重積がおきると小腸閉鎖をおこすので，未熟児の腸重積は稀．

One More Navi
稀に腸が直腸部まで達して直腸脱と紛らわしいことがある（腸と直腸が分離できる）．

病態　腸重積症（intussusception）は，腸管の一部が肛門側の腸管内に嵌入して重積部ができ，この部分に腸間膜が巻き込まれて腸管血行の障害や通過障害，粘膜出血をきたす疾患です．

本症は代表的な小児救急疾患の1つ（1〜4/1,000 出生で，男児に3倍多い）で，全体の60%が生後4か月〜1歳までの離乳期に発生します（80%が2歳未満で発症）．

重積部の血行不全から腸管壊死や穿孔による腹膜炎を併発すると致死的な結果を招く緊急事態となります．好発部位は回盲部で，多くは回腸末端が結腸に嵌入する回腸結腸型を呈します．

原因　90%は腸管に最初に引き込まれる部位（先進部）に器質的な病変がない特発性で，腸重積の患児の1/4に先行する感冒症状が認められることなどから，腸のリンパ組織（Payer板）がウイルス感染などで肥大化し，ここが先進部となって結腸に嵌入すると考えられています．

一方，2歳以降では Meckel 憩室，小腸ポリープ，腸管重複症（嚢胞），悪性リンパ腫，膵組織の小腸迷入などの器質的病変などが原因となって発症することがあります．

症状　三主徴は間欠的腹痛，急性嘔吐，血便です（3つがそろうのは20%）．
- 腹痛：患児は突然不機嫌になり，激しく泣き，しばらくすると泣き止んでぐったりするというサイクルを10〜30分間隔で繰り返します．顔面蒼白を呈することもあります．
- 嘔吐：迷走神経反射によっておきるもので，初発としての頻度が高い症状です．重積部に通過障害をきたすと胆汁性嘔吐を呈します．
- 血便：60%に特徴的なイチゴジャム様の粘性血便がみられます．なお，早期には血便がみられないこともあり，血便を欠いたとしても本症を否定することはできません．

診断
●身体所見
触診ではソーセージ様の腹部腫瘤が右上腹部で触知され，一方の右下腹部に

Fig. 腸重積症（回腸結腸型）
- 上行結腸
- 腸重積の先進部
- 盲腸
- 虫垂
- 回腸

One More Navi
長軸像では腎臓の断層面に類似する pseudokidney sign がみられる．回腸直腸型では肝臓のすぐ下に見つかる．

One More Navi
24時間以内だと虚血はおきにくいが，それを過ぎると壊死から発熱やショックをおこす．

One More Navi
水圧では100〜120 cmの高さで注腸を行って圧をかける．空気では80〜120 mmHg程度の圧をかける．

One More Navi
注腸は腹膜炎，ショック，敗血症，気腹の合併（穿孔例）では禁忌．成人では始めから手術（原因病巣を切除）になることが多い．

は空虚感（Dance 徴候）が認められます．触診は腹痛の間欠期に行います．

● 超音波検査
　右上腹部の短軸像で中心が高エコーで周辺がドーナツ状に低エコーとなる target sign がみられます．

治療　自然治癒もありますが，放置すれば壊死から穿孔して腹膜炎から死に至ります．

● 非観血的整復
　診断と治療を兼ねて，X線透視下に造影剤（6倍希釈ガストログラフィン®）を高圧注入し，重積部に圧をかけて腸管をもとの状態に整復します．空気を注腸して整復することもあります．また，超音波ガイド下に生理食塩水を注入して整復する方法もあり，放射線被曝がない利点があります．これらの方法で80%の症例では整復が成功します．

● 観血的整復
　非観血的整復の不成功，全身状態不良，穿孔，発症から24時間以上経過，腹部X線でのイレウス像の存在などがある場合には，外科的治療を行います．
　開腹後，重積腸管の先進部よりも肛門側の腸管を揉むようにして先進部を押し戻し整復します（Hutchinson 手技）．重積解除不能や解除後に血行障害が強い場合には腸切除を行います．

● 整復後の再発
　10%に整復後の再発がみられ，再発例の30%は24時間以内におきるため，整復後は24時間の入院管理をします．頻回再発や2歳以上の再発の場合には，注腸二重造影法や内視鏡検査などで腸重積の原因を検索します．

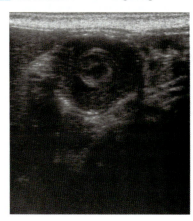
Fig. 超音波検査でみられる target sign

短軸像で「的（target）」のようにみえる重積腸管が描出される．
（国試109-C23）

国試出題症例
〔国試109-C23〕

●1歳の女児．夕方にイチゴジャム様の便を認めたため母親に連れられて来院した．今朝から嘔吐を数回認め，間欠的に機嫌が悪かった．身長75 cm，体重8.8 kg．体温37.0℃．脈拍108/分，整．SpO₂ 96%（room air）．心音と呼吸音とに異常を認めない．腹部は平坦，軟であるが，臍部右横に5 cm大の軟らかい腫瘤を触知する．腹部超音波像は前掲のとおり．

⇒腸重積症が疑われる．発症から24時間以内なので非観血的整復を試みる．粘血便が特徴的．嘔吐は早期なので迷走神経反射によるもの．

G-53 腸閉塞（イレウス）

▶レファレンス
・ハリソン⑤：p.2033-2036
・新臨内科⑨：p.503-505
・標準外科⑬：p.563-569
・標準小児⑧：p.498

One More Navi
イレウスの大半が腹部手術後の癒着性イレウスなので，腹部手術の既往歴の確認が大切．鼠径ヘルニアや大腿ヘルニア（嵌頓しやすい）もイレウスの原因となる．癒着腹膜障害が広範な場合（腹腔鏡下手術では少ない）や感染の合併や下腹部や骨盤の術後に多い．腹部手術では術後1年以内におきやすい．また，Crohn病の急性期では炎症による閉塞がおきる．腫瘍による外部からの圧迫による閉塞はイレウス全体の10%．

[病態] 腸閉塞（intestinal obstruction）はイレウス（ileus）とも呼ばれ，腸管が閉塞することにより，便やガスの正常な移動が妨げられておこる急性疾患です．発生機序や部位により多様な病態をとります．

Fig. イレウスの病態

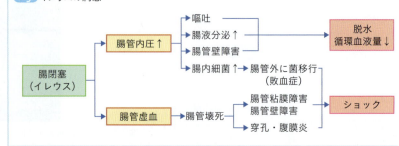

● 脱水，電解質異常，酸塩基平衡の乱れ
　閉塞による通過障害で食物や飲み込んだ空気が腸管内に滞留し，水・電解質の吸収障害と腸液の分泌亢進，細菌によるガス産生で腸管が拡張します．これにより腹部膨満や腹痛，嘔吐などの症状が出現し，嘔吐や吸収障害によって水や電解質（Na⁺，K⁺，Cl⁻ など）の喪失がおこると，脱水，電解質異常，酸塩基平衡の乱れが生じます．

● 敗血症，ショック
　閉塞が続くと，腸管壁の浮腫から循環障害をきたし，透過性が亢進した腸管壁から腸内細菌や細菌毒素が血中やリンパ系，腹腔内に流出し，敗血症やショックを引きおこしやすくなります．

● 穿孔，壊死，急性腹膜炎
　循環障害や絞扼による閉塞部の血流障害（後述）をきたすと，穿孔や腸管壊死がおこり，急性腹膜炎から致死的転帰をとります．

One More Navi
部位により小腸イレウス，大腸イレウスと分類し，小腸イレウス（small bowel obstruction；SBO）は外科医が遭遇する最も一般的なイレウス．

[分類] 発生機序の違いから，腸閉塞（イレウス）は機械性イレウス（mechanical ileus）と機能性イレウス（functional ileus）に分類されます．

● 機械性イレウス
　器質的原因によって腸管が閉塞したものを指し，イレウスの90%以上を占めます．機械的イレウスは腸の血行障害の有無によってさらに以下のように分類されます．

One More Navi
単純性イレウスでの腹腔リンパ節の60%に大腸菌が培養される．また閉塞後36分で粘膜下に細菌がみられる．

・単純性（閉塞性）イレウス：腹腔内の癒着，腫瘍や炎症による腸管の狭窄，腸管内異物，腸管外部からの圧迫，先天異常などによって生じる腸閉塞で，腸の血行障害を伴わないものを指します（発熱がない）．

One More Navi
血流障害からおきる壊死性腸炎から汎発性腹膜炎に進展する．ヘルニア嵌頓，腸重積，腸捻転も絞扼性イレウスの原因になる．

・絞扼性イレウス：腸管内腔の閉塞に加えて腸間膜の循環障害をきたしたものを指し，放置すると腸管はうっ血から短時間で壊死に陥り，穿孔をおこし

Fig. 絞扼性イレウスの開腹所見

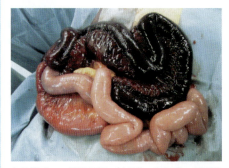

急性腹症での開腹所見（小腸）．腸間膜の循環障害により，広範にわたり組織が壊死し，腸管と腸間膜が黒ずんでいる．
〔国試110-I31〕

One More Navi
麻痺性イレウスは汎発性腹膜炎，開腹術後，低K血症，高Ca血症，自律神経障害，薬物（抗コリン薬，モルヒネなど）でおきる． 一方，痙攣性イレウスは鉛中毒，胆石，虫垂炎，尿管結石，ヒステリーなどが原因となる．

One More Navi
両端が閉塞した盲係蹄（blind loop）になっていると突然の耐え難い持続性の痛みがおきる．

One More Navi
嘔吐は閉塞部位が高位ほど早く出現し，大腸狭窄病変ではみられないこともある．

One More Navi
金属音（キーンという音）は音楽的（musical）とも表現されるが，腹鳴・グル音（borborygmus）に一致して疝痛がみられる．しかし長期に閉塞していると腸管運動が低下して聴こえなくなる．

One More Navi
単純性イレウスの経過中にイレウスの症状が続いたまま蠕動音が消失した場合は穿孔などによる急性腹膜炎への進展を疑う（炎症性刺激に伴う交感神経反射による腸管麻痺）．

て急性腹膜炎を発症するなど重篤な状態に至ります．腸重積症，ヘルニア嵌頓症，長軸捻転症などが原因となります．

● 機能性イレウス

器質的原因がないにもかかわらず，便やガスの移動が高度に障害されたものを指し，腸管運動が障害されておきる麻痺性イレウスと，腸管の一部が過剰に収縮した状態の痙攣性イレウスがありますが，大半は麻痺性イレウスです．

症状 腹痛，悪心・嘔吐，排便・排ガスの停止，腹部膨満などの症状を呈しますが，症状の出かたはイレウスの種類や部位によって異なります．

● 腹痛

・単純性イレウス：腸管運動の亢進に伴って臍周辺に増悪と緩和を繰り返す周期性（5分間隔）の疝痛をきたします（時間が経つと腸管運動が低下して疝痛は消失）．進行すると痛みは持続的になり，腹膜刺激症状や筋性防御が出現します．

・絞扼性イレウス：鋭く，激しい局在性の腹痛が急に発生，持続し，早期に腹膜刺激症状や筋性防御がみられます．痛みの場所から病変部位が推定できます．

・麻痺性イレウス：疝痛ではない軽度の腹痛で，非持続的です．

● 嘔吐

閉塞部位によって嘔吐がおきるまでの時間や吐物内容が違います．

・高位閉塞：小腸（特に口側）の閉塞では嘔吐までの時間は短く，吐物には胆汁が多く含まれています．

・低位閉塞：嘔吐の発生までに時間がかかり，吐物は糞便臭を呈します．

● 腹部膨満

腸管の拡張のために腹部膨満がおきますが，閉塞部が下位になるほど症状が強くなり，口側部では軽くなります．

● 排便・排ガスの停止

閉塞により腸内容の輸送がおきず，無排便（80%）と排ガス停止（90%）がみられます．

診断 症状，身体所見，検査などからイレウスと診断しますが，脱水の程度，イレウスの種類，原因，閉塞部位を明らかにすることが重要です．

● 身体所見

・視診：まず手術痕を確認します．機械的イレウスでは亢進した蠕動運動（蠕動不穏：visible peristalsis）が確認できることがあります．

・聴診：腸内容が蠕動で拡張した腸管内を移動する際に生じる高調な金属音（metallic sound）▶D-03 が聴取されます．一方，絞扼性イレウスや腸管穿孔による汎発性腹膜炎では腸雑音は減弱します．

・打診：腸管内に貯留したガスのため，高調な鼓音（鼓腸）を呈します．

・触診：単純性イレウスでは，腹部は軟らかく，圧痛も稀で，腹膜刺激症状はありません．腸管の攣縮によってソーセージ様の細長い腹部腫瘤を触知することがあり，これを腸強直（intestinal contraction）と呼びます．絞扼性イレウスでは局所的な鼓腸を示す有痛性腫瘤の触知（Wahl sign）や筋性防御，腹膜刺激症状がみられます．また，直腸診で便を認めません．

● 血液検査

・単純性イレウス：脱水による血液濃縮（Ht値や血清蛋白の上昇），尿量減少，尿比重増加が見られます．また，嘔吐による胃液喪失で低Cl性代謝性アルカローシス（腎からのK喪失で低K血症）になります．

・絞扼性イレウス：腸管壊死や腹膜炎に伴い，初期から高度の白血球増多を認め，

病状の進行とともに減少します．また，クレアホスホキナーゼ（CK）や乳酸脱水素酵素（LDH）が上昇します（壊死した平滑筋から血中に出る）．🅟 腸液の吸収障害や喪失から代謝性アシドーシス（低 Na・低 K 血症）になります．

● 腹部 X 線像

- 単純性イレウス：🅟 立位と臥位で撮影します．閉塞部より口側に拡張した腸管（ガス像）を認め，特に立位では 🅟 貯留した液体の上にガス像がみえる鏡面像（ニボー像）を呈します．🅟 小腸が閉塞すると拡張した小腸に粗大化した Kerckring（ケルクリング）皺襞がコイル状に描出（Kerckring 皺襞像）されます．一方，大腸閉塞では拡張した大腸に Kerckring 皺襞像はありません．回盲部弁が小腸へのガスを止めます．
- 絞扼性イレウス：鏡面像などの典型的な所見に乏しく，ガスの貯留も少なく，ガス像がはっきりしないこともあります（🅟 イレウス症状が明らかなのにガス像が少ない場合には絞扼性イレウスを疑う）．

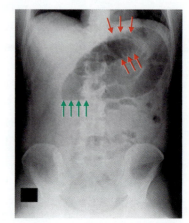

Fig. 単純性イレウスのX線所見

拡張した腸管にコイル状の Kerckring 皺襞が描出されており（赤矢印），小腸の閉塞が疑われる．ニボー像も確認できる（緑矢印）． （国試 102-H33,34）

● 超音波検査

- 単純性イレウス：拡張した小腸と 🅟 Kerckring 皺襞がピアノの鍵盤状に描出される key-board sign や 🅟 拡張腸管内を内容物が往復する to-and-fro sign も特徴的所見です．
- 絞扼性イレウス：🅟 to-and-fro sign と腸管蠕動運動は減弱・消失し，腸管壁と腸間膜の肥厚，🅟 腸内容物の高エコー化，腹水貯留などの所見がみられます．

● 腸管造影線検査

- 大腸閉塞：大腸の単純性イレウスが疑われる場合には，バリウムや水様性造影剤を用いて注腸造影 X 線検査を行うことがあり，閉塞部位の同定や閉塞状態を把握することができます．一方，🈲 絞扼性イレウスに対する注腸造影は内圧上昇で虚血を悪化させるため禁忌です．
- 小腸閉塞：減圧を目的とした胃管やイレウス管を通じて水溶性造影剤（ガストログラフイン®）を注入し，24 時間以内に大腸に到達すれば手術しなくて済む可能性があります．また，造影剤の浸透圧で腸管浮腫が軽減します（高浸透圧で悪化することもある）．

● CT・MRI

腸管の拡張や腸内容，腹腔内貯留液の有無，🅟 腸重積の有無など閉塞原因の検索，腸管血流の有無が確認できるので 🅟 絞扼性イレウスの鑑別に有用です．

治療

● 単純性イレウス

🅟 患者を禁食にし，腸管内の減圧と輸液によって 3/4 は改善します．

- 減圧：経鼻胃管（nasogastric tube）か，イレウス管（ileus tube）を小腸に留置して腸のガスと内容物を排出して消化管内の減圧を行います．

One More Navi

立位で横隔膜下に free air を認めれば小腸穿孔が疑われる．小腸直径が 2.5 cm 以上は完全閉塞が疑われる（それ以下では不完全閉塞）．

One More Navi

腸内細菌が腸内容物を分解してガスが発生するので閉塞部の口側にガスと液体が貯留する．ガスが腸壁に入って腸管気腫症や門脈内ガスになることもある．

One More Navi

空腸ガス像は多数の皺襞陰影が認められ（ニシンの骨状），回腸ガス像は梯子状に鏡面形成が認められる．空腸より回腸の内腔が狭いので胆嚢結石は回腸でみられやすい．

One More Navi

正常では小腸にガスを認めない．

One More Navi

急性膵炎など限局性の腹膜炎では炎症の周辺に腸管麻痺がおきて腹部 X 線で炎症部位周辺の小腸ガス（sentinel loop）を認める．

One More Navi

開腹術後の一過性術後腸管麻痺（術後イレウス）からの回復時間は，小腸が術後 4〜24 時間，胃が 24〜48 時間，大腸が 48〜72 時間．

One More Navi

CT 検査で，小腸閉塞では小腸拡張と上行結腸が空虚になる．また閉塞部に糞便像を認める．一方，麻痺性イレウスでは麻痺部に液状内容物がみえる．

One More Navi

麻痺性イレウスでは腸管蠕動促進薬（プロスタグランジン F2α，パントテン酸，コリンエステラーゼ阻害薬，メトクロプラミド）が投与される．

・**輸液**：輸液により脱水による循環血液量の減少を是正し，失われた電解質（Na⁺，Cl⁻，K⁺）の補正と栄養補給を行います．また抗菌薬投与も考慮します．症状が48時間以上改善しない場合や逆に悪化する場合，胃管からの排液量が500 mL/日を超える状態が続く場合では手術を考慮します．

● 絞扼性イレウス

緊急で開腹手術を行います．多くの場合，患者はショック状態を呈するため，治療にあたっては適切な術中・術後管理が必要です．

> **One More Navi**
> 消化管内減圧は腹満症状を改善したり誤嚥性肺炎を防ぐだけでなく，腸管を癒着部から抜け出させる可能性がある．経鼻胃管とイレウス管に手術になる確率に差はない．

> **One More Navi**
> 原則は開腹手術だが，腹腔鏡下手術も開腹手術と遜色ない結果で，術後合併症や入院期間を減少させられる．

国試出題症例
〔国試105-B40〕

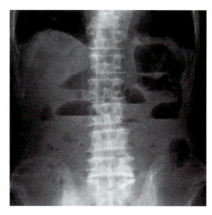

● 58歳の女性．腹痛を主訴に来院した．2年前に胃切除術を受け，以後順調に経過していた．昨夜突然，腹痛が出現し，周期的に増強するようになった．意識は清明．身長155 cm，体重48 kg．体温36.8℃．脈拍96/分，整．血圧112/84 mmHg．腹部はやや膨隆し，腹部全体に圧痛を認めるが，Blumberg徴候と筋性防御とは認めない．肝・脾を触知しない．腸雑音は亢進している．尿所見：蛋白（-），糖（-）．血液所見：赤血球346万，Hb 9.7 g/dL，Ht 28％，白血球9,100，血小板16万．血液生化学所見：血糖106 mg/dL，総蛋白7.1 g/dL，アルブミン4.0 g/dL，尿素窒素19 mg/dL，クレアチニン1.1 mg/dL，総コレステロール211 mg/dL，総ビリルビン1.0 mg/dL，AST 35 IU/L，ALT 38 IU/L，LD 346 IU/L（基準176〜353），ALP 224 IU/L（基準115〜359），Na 134 mEq/L，K 4.1 mEq/L，Cl 96 mEq/L．CRP 1.2 mg/dL．腹部X線写真を上に示す．

⇒症状，身体所見，腹部X線像（ニボー像）などから腸閉塞と診断できる．初期治療として腸管内の減圧と輸液を行う．胃切除に伴う鉄欠乏性貧血もある．

G-54 急性虫垂炎

▶**レファレンス**
・ハリソン⑤：p.2037-2040
・新臨内科⑨：p.508-510
・標準外科⑬：p.550-553
・標準小児⑧：p.493

病態 虫垂は盲腸から飛び出し盲端となっているリンパ組織が発達した管腔臓器で，右腸骨窩に位置しています．この虫垂内腔がリンパ濾胞の肥大や糞石，異物，腫瘍などによって閉塞し，内圧上昇から血流障害・浮腫になります．内部で腸内細菌が増殖するとびらんや潰瘍のある虫垂炎（appendicitis）が引きおこされます．発症36時間後には内圧上昇から阻血，壊死，穿孔を生じ，腹膜炎に進展します．

リンパ組織の盛んな10〜20歳台の発症が多い傾向があります（全体ではここ20年で減少傾向）．

分類 虫垂炎は炎症の程度によって以下のように分類されます．

・**カタル性（単純性）虫垂炎**：炎症が粘膜層に限局しているもので，粘膜の浮腫，充血，潰瘍がみられます（虫垂は軽度肥大）．

・**化膿性虫垂炎**：炎症が全層に及んでいるもので，内腔には膿の付着がみられ，漿

> **One More Navi**
> 穿孔から腹膜炎が腹腔内全体に及んだものを汎発性腹膜炎と呼ぶ．なお，大網に覆われた部分が穿孔した場合には腹膜炎は拡散しにくい．

One More Navi
妊婦・高齢者・乳幼児の症状
妊婦：腹痛が軽く（筋性防御弱い），妊娠3か月以降では虫垂位置が右上に移動して診断困難となり，穿孔すると大網で覆われにくいので汎発性腹膜炎をきたしやすい．また，炎症でプロスタグランジンができ，子宮を収縮させるため流早や早産の原因となる．

高齢者：炎症が軽く，筋萎縮のため筋性防御も弱い（穿孔を見逃しやすい）．

乳幼児：嘔吐・発熱だけで訴えが明確でないことが多く（圧痛点は明確），壁が薄いので穿孔しやすい．炎症が蠕動を刺激して下痢をきたすこともある（大腸炎と誤診しやすい）．

One More Navi
McBurney 圧痛点は臍と右上前腸骨棘を結ぶ外側 1/3 の点（虫垂根部）．初期の内臓痛の段階でも圧痛を認める．

Lanz 圧痛点は左右上前腸骨棘を結ぶ右側 1/3 の点で，虫垂が内下方に向かった先端．腹膜刺激症状はつま先立ちから踵を落とした際に右下腹部に響くような痛みが広がる heel drop jarring test が鋭敏．

One More Navi
単純Ｘ線では右下腹部に麻痺性イレウスによる小腸ガス（立位でニボーになる），右下腹部腸腰筋陰影が浮腫や膿瘍で不鮮明になったり，石灰化した糞石を認める．糞石があると重症化（膿瘍形成）しやすい．

膜側にまで炎症が及び，高度の充血，肥大，腫脹がみられます．

・**壊疽性虫垂炎**：粘膜から全層にわたって壊死（暗赤色から暗黒色）が認められるもので，内腔には膿性や血性（暗赤色）の内容物がみられます．虫垂壁は脆く破れやすいため，穿孔の危険があります．

症状 腹痛，悪心・嘔吐，発熱などを主症状とし，上腹部不快感，悪心，食思不振，発熱で発症することもあります．腹痛は胃のあたりの痛みや心窩部の鈍痛，疝痛（内臓痛）として間欠的に始まり，4〜12 時間後には軽い悪心・嘔吐とともに微熱を呈します（初めから右下腹部痛をきたすこともある）．12〜24 時間後には痛みが右下腹部の McBurney 圧痛点や Lanz 圧痛点に移動して持続的で限局性の鋭利痛（体性痛）となり，痛みのために麻痺性イレウスがおこり便秘をきたします（軽度下痢もあり得る）．

なお，炎症が壁側腹膜に波及すると右下腹部に鋭い痛み（関連痛）を生じ，痛みのために前かがみで歩いたり，振動で痛みが増強するなどの症状が出現してきます．

診断 臨床所見で診断し，困難例では CT 検査が有用です（特殊な検査はない）．

●身体所見
McBurney 圧痛点を圧迫すると仰臥位よりも左側臥位で痛みが増強する Rosenstein 徴候や，左下腹部を圧迫すると腸管ガスが回盲部に送られて右下腹部に痛みを生じる Rovsing 徴候もあります．また，腸腰筋に炎症が波及すると左側臥位で右大腿部を伸ばしたときに痛みを生じる腸腰筋徴候がみられるようになります．ただし，上記の徴候がみられなくても虫垂炎を否定することはできません．

なお，炎症が腹膜に及ぶと腹部の板状硬，筋緊張（筋性防御）や反跳痛（Blumberg 徴候）といった腹膜刺激症状や高熱が出現し，これらを呈する患者には緊急手術が必要です．

●血液検査
発生初期から白血球数の増加（核の左方移動：桿状核球が 15％ 以上）がみられます．また，12 時間後には CRP の上昇もみられます．

●画像検査

Fig. 急性虫垂炎の腹部 CT 像

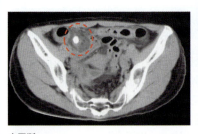
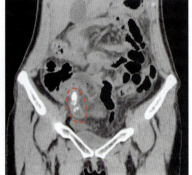

水平断
虫垂に糞石がみられ，虫垂周辺の炎症性変化として周囲脂肪組織の CT 値上昇がみられる（○囲み）

冠状断
虫垂の壁肥厚と虫垂内腔の糞石が確認できる（○囲み）

〔国試 109-A35〕

・**超音波検査**：虫垂の腫大（7 mm 以上のソーセージ様）や壁肥厚が描出され，内部に原因となった虫垂結石（糞石）などを認めます．炎症が進行すると腹水や虫垂周囲膿瘍も描出されます．

One More Navi

穿孔させる危険があるので虫垂炎の疑いでは大腸内視鏡は行わない．

One More Navi

鑑別疾患

腸間膜リンパ節炎，Crohn 病，大腸癌，腸炎，大腸憩室，Meckel 憩室，腸重積，大網梗塞，急性膵炎（アミラーゼ測定），卵巣腫瘍による茎捻転，骨盤内腹膜炎（クラミジア，淋菌），卵巣炎，卵管炎，異所性妊娠（すべての妊娠可能な女性では妊娠反応検査を行う），便秘など．また検尿で尿管結石や腎盂腎炎を鑑別する（ただし右尿管への炎症や穿孔・膿瘍で虫垂炎の半分に血尿や膿尿がみられる）．

- 腹部 CT：虫垂の腫大，壁肥厚，周囲脂肪組織の CT 値上昇，腹水，虫垂結石を認め，特に穿孔・膿瘍検出や他疾患との鑑別に有用です．穿孔合併症として横隔膜下膿瘍や Douglas 窩膿瘍を検出することも可能です（ただし，妊娠中は超音波検査か MRI を行う）．

治療 腹膜炎を併発すると敗血症から死に至る危険性もあるため，緊急で虫垂切除術を行う必要があります．一方，カタル性虫垂炎のように炎症が軽度である場合は，入院して絶食，輸液を行い，第 3 世代セフェム系やカルバペネム系の抗菌薬を投与します（保存的治療）．

- 虫垂炎の 80〜90％ では手術が必要．腹腔鏡を用いた虫垂切除術も行われる．穿孔では腹腔洗浄やドレナージも行う．
- 穿孔や膿瘍形成を伴わない急性虫垂炎では，保存的治療は手術治療に劣らない．ただし，保存治療後の再発は 28〜43％ と高率である．
- 保存的治療で炎症を鎮静化させた後，待機的に虫垂切除（interval appendectomy；IA）を行うこともある．
- 妊婦，高齢者，小児，免疫不全者は穿孔をおこしやすいので早期手術が望ましい．

国試出題症例
〔国試 110-E54〕

- 78 歳の男性．悪心と腹痛とを主訴に来院した．腹痛は朝から生じ，徐々に右下腹部に移動し，増強してきたため受診した．身長 160 cm，体重 54 kg，体温 37.8℃．脈拍 92/分，整．血圧 148/84 mmHg．呼吸数 20/分．腹部は平坦で，右下腹部に圧痛と反跳痛とを認める．血液所見：赤血球 365 万，Hb 13.2 g/dL，Ht 35％，白血球 12,100（桿状核好中球 10％，分葉核好中球 72％，好酸球 1％，単球 3％，リンパ球 14％），血小板 19 万．血液生化学所見：尿素窒素 18 mg/dL，クレアチニン 0.9 mg/dL，CRP 1.2 mg/dL．腹部 X 線写真で異常を認めない．腹部超音波検査では腸管ガスのため所見は不明瞭であった．
⇒徐々に右下腹部へ移動し，増強する腹痛と腹膜刺激症状（圧痛，反跳痛）が認められ，さらに白血球数の増加と CRP 値の上昇などの所見から急性虫垂炎が疑われる．他疾患との鑑別も含め腹部 CT を行う．

G-55 血管閉塞性腸疾患

▶レファレンス
- ハリソン⑤：p.2030-2033
- 新臨内科⑨：p.464-467
- 標準外科⑬：p.549-550

大腸・小腸は上下腸間膜動脈から血流を受けていますが，動脈病変による血流低下や静脈閉塞によるうっ血などで二次的に腸管への動脈血の灌流が滞ると腸管虚血がおきます．虚血は急性または慢性におこり，腸管虚血症状（腹痛，下痢，下血）を引きおこします．

▶**急性発症の腸管虚血**

急性発症の虚血は腸管壊死がおこり得る緊急事態です．上下腸間膜動静脈の本幹が閉塞して腸全体が広範に壊死に陥る急性腸間膜虚血（acute mesenteric ischemia；AMI）や，可逆性の微小循環障害によって限局的な虚血から

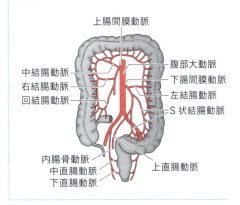

Fig. 大腸を栄養する動脈

上腸間膜動脈
中結腸動脈
右結腸動脈
回結腸動脈
腹部大動脈
下腸間膜動脈
左結腸動脈
S 状結腸動脈
内腸骨動脈
中直腸動脈
下直腸動脈
上直腸動脈

潰瘍がおきる虚血性大腸炎（ischemic colitis；IC）などの疾患が原因となります．

▶**慢性の腸管虚血**

慢性的に広範囲にわたる虚血がおきたもので，腸管アンギーナなどが原因となります．

G-56 虚血性大腸炎（IC）

病態 虚血性大腸炎は，大腸の主幹動脈の閉塞を伴わず，末梢枝の閉塞や狭窄のために大腸粘膜が限局性に虚血状態（微小循環障害）となり潰瘍と炎症をきたしたものを指します．

高血圧，糖尿病，脂質異常などを有する高齢者や慢性便秘の患者（女性に 3 倍）におこりやすく，好発部位は下行結腸，S 状結腸（左〜左下腹部にかけて）です．

病因 血管側因子と腸管側因子の 2 つが複雑に組み合わさって発生すると考えられています（どちらか一方だけでは発生しにくい）．

● **血管側因子**

微小動脈塞栓は血栓や塞栓，動脈硬化，循環不全でおきやすく，重症化にも関与します．腸間膜付着部の反対側や粘膜側が虚血になりやすく，縦走潰瘍になります．

● **腸管側因子**

大腸粘膜血流減少は便秘，腹圧上昇，腸管の痙攣などによって腸管内圧が上昇し，腸管内の血管が伸びて細くなるためにおこります．若年者にもおこることから腸管側因子がより重要です．

分類 ①一過性型（65%），②狭窄型（25%），③壊死型（10%）に分類されます．

・**一過性型**：粘膜に限局した虚血による粘膜下層までの潰瘍で，腸管の変形や狭窄は伴いません．
・**狭窄型**：固有筋層まで血流障害が及び，潰瘍形成や筋組織の瘢痕化，狭窄や縦走潰瘍を呈するものを指します．
・**壊死型**：全層性に血流が障害されて腸管壊死に陥ったもので，腹膜炎をおこす急性腹症の 1 つです．ただし，壊死型は非可逆的な非閉塞性腸間膜虚血（non-occlusive mesenteric ischemia；NOMI）に含めて虚血性大腸炎から除外することもあります（虚血性小腸炎も含む）．

症状 急激に腹痛（左下腹部疝痛）がおこりますが，腹部所見は軽微です（ときに圧痛）．続いて水様下痢（粘膜透過性亢進による）と 24 時間以内に潰瘍からの一過性の鮮血便に進展し，微熱や嘔吐，発生部位が肛門に近ければしぶり腹（tenesmus）を呈し，発熱があれば重症です．

一過性型では上記の症状が数日で治まり，2 週間以内で自然に回復するのに対し，狭窄型では症状が長引き，治癒までに 2〜3 か月を要することもあります（症状が 1 週間以上続く場合は狭窄型）．また，狭窄型では下痢だけのこともあります．

診断

● **血液検査**

発症当初から白血球の増加，CRP 上昇，赤沈亢進などの炎症性反応が認められます（2〜4 週以内に正常化）．腸管壊死でクレアチンキナーゼ（CK）が上昇してきます．

● **注腸 X 線検査**

急性期の粘膜浮腫と粘膜下出血のため腸管が内腔に向けて母指で圧したような

One More Navi

虚血が左側に好発するのは，脾彎曲部に上下腸間膜動脈の吻合部があり，さらに下腸間膜動脈は血管数が少なく虚血に弱いため．

One More Navi

高齢者では動脈硬化や血栓が，若年者では腸炎や冷えが原因となる．ジギタリス，β遮断薬，経口避妊薬，NSAIDs，トリプタン，バソプレシン，メタンフェタミンなどの薬剤，膠原病などの血管炎も原因になる．透析患者や低栄養の患者にもおきやすい．

One More Navi

便秘では硬い便を押し出すために腸管が激しく運動し，大腸内圧が高まる（下剤服用時におきやすい）．一方，腸管の痙攣では強い腸管収縮が持続的におこり，粘膜血流が一時的に途絶えることで虚血が生じる．

One More Navi

血圧が下がり，蠕動が少ない夜間に発症しやすい．便秘になりやすい高齢女性におきやすい．

One More Navi

NOMI は低血圧，脱水，心不全などの循環不全と薬剤による腸間膜動脈攣縮からおきる．徐々に進行する虚血で，25% では腹痛がない．ジギタリスは心筋だけでなく血管平滑筋も収縮させて腸管血流を減らす．なお IC は NOMI の軽症型とも考えられるが，臨床像が全く異なる．

One More Navi

鑑別疾患
病原性大腸菌（O157），その他の感染性腸炎，薬剤性腸炎．病原性大腸菌（O157）は右側結腸に発生しやすいことが鑑別点になる．抗菌薬服用歴や細菌培養が必要．

One More Navi
虚血性大腸炎をおこす血管の虚血は極めて微細で，かつ，症状出現時には血流は正常化しているので血管造影の適応がない．ただし，AMI との鑑別には有用．

One More Navi
虚血性大腸炎の 5％に大腸閉塞病変があり，多くは大腸癌．

One More Navi
緊急下部内視鏡検査が迅速診断に有用．また，生検では出血を示すヘモジデリン陽性細胞を認める．

卵円形または円形の隆起として数日間描出され，これを母指圧痕像（thumb printing）と呼びます（1.5 cm を超える場合は大腸癌を疑う）．また，縦走潰瘍もみられ，狭窄型ではその後，瘢痕性変化による管腔の狭窄化と囊形成がみられることもあります．なお，CT や内視鏡検査が優先されるので，本検査はあまり行われません．

● 造影 CT・超音波検査
結腸粘膜と粘膜下層の肥厚を伴う腸管拡張像がみられます．

● 内視鏡検査
急性期には縦走潰瘍（結腸ヒモに沿う）や地図状潰瘍を呈し，潰瘍周囲に発赤，びらん，粘膜下出血などを伴って内腔に隆起する浮腫病変が区域性に認められます．

Fig. 虚血性大腸炎の画像所見

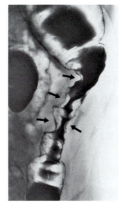
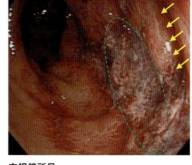

注腸 X 線所見
下行結腸に区域性の母指圧痕像（矢印）を認める．
『新臨床内科学 第 9 版』p.466(17) より

内視鏡所見
縦走潰瘍（○囲み）と潰瘍周囲の発赤，びらん，浮腫（矢印）がみられる．
（国試 107-A49）

治療 一過性型では，絶食・輸液により腸を安静に保ち，必要に応じた鎮痙薬投与で改善します（外来治療数日で改善）．内視鏡で粘膜チアノーゼや深い潰瘍，狭窄を認めたり，CRP 高値では入院で保存的治療を行い，抗菌薬投与も考慮されます．

壊死型では緊急手術が必要です．

国試出題症例
〔国試 107-A49〕

● 60 歳の女性．血便を主訴に来院した．以前から便秘があり，下剤を使用していた．数日間排便がないため，昨日就寝前に通常の 2 倍量の下剤を服用した．本日朝，下腹部痛とともに，水様下痢を認めた．その後も腹痛は持続し，新鮮血の排泄が数回あったため受診した．不整脈と糖尿病とで治療中である．体温 36.7℃．脈拍 92/分．血圧 126/84 mmHg．眼瞼結膜に異常を認めない．腹部は平坦，軟で，肝・脾を触知しない．下腹部に圧痛を認める．血液所見：赤血球 430 万，Hb 13.1 g/dL，Ht 39％，白血球 8,700，血小板 19 万．CRP 1.2 mg/dL．下部消化管内視鏡検査を施行した．S 状結腸の内視鏡像は前掲のとおり．

⇒病歴と内視鏡所見から虚血性大腸炎と診断でき，絶食と補液による治療を行う．

G-57 急性腸間膜虚血 (AMI)

▶腸間膜動脈閉塞症

病態 腸間膜動脈閉塞症 (mesenteric artery obstruction) は、腸間膜動脈に突発的に血栓や塞栓が生じ、動脈が詰まって急激な腸管阻血（壊死）をきたす疾患です。上腸間膜動脈は血栓・塞栓の好発部位（分岐角が急峻で特に起始部に多い）で、これによって栄養されている小腸と右側結腸で蠕動運動障害や全層性壊死による吸収障害、下痢、穿孔をきたし、緊急事態になります。

原因 原因には塞栓症と血栓症があります。

- **塞栓症**：塞栓症は本疾患の原因の半分以上を占め、心房細動や弁膜症で心臓に生じた血栓が腸間膜動脈に飛んできて血管を詰まらせます。
- **血栓症**：動脈硬化によって血管が狭窄・閉塞した部分に血栓ができて詰まります（高齢者）。

症状 突然で持続的な強い疝痛様腹痛が臍部に出現し、急性腹症を呈します。また、嘔吐、下痢、腹部膨満、下血などの症状を伴います（下血は大腸病変に多く、塞栓症では腹痛に下痢を伴うことが多い）。発症早期は痛みの割に腹膜刺激症状がみられず、腹部は軟（圧痛がないこともある）ですが、腸管壊死や腹膜炎に進展すると腹膜刺激症状やイレウスによる腹部膨満がみられます。

心不全などの循環器系の基礎疾患をもつ50歳以上の患者が突然腹痛を訴える場合には本症が疑われ、さらに最近になって食後20分頃に腹痛を訴えていた（腹部アンギーナ）などのエピソードがあれば、本症を強く疑います。

診断 注腸X線検査は穿孔や腸管内で造影剤が固まる危険があるため禁忌で、CT検査（造影CTで動脈相と静脈相を撮像）を行います。

Fig. 上腸間膜動脈閉塞症の造影CT像

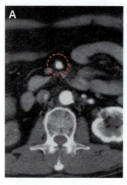 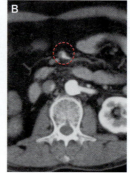 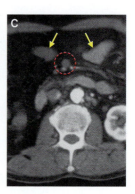

腹部造影CTで頭側から順にA→B→Cと並べたもの。
A：上腸間膜動脈が描出されている（○囲み）。
B：下行した上腸間膜動脈が狭窄しているがうかがえる。
C：上腸間膜動脈の血流が途絶えており、左右の腸管に造影の差がみられ（矢印）、右側の腸管壁は造影不良である。

(国試 108-D24)

CTでは腸管の拡張がみられ、腸管壁の肥厚が高吸収域として描出されます。粘膜障害から腸管ガスが入り込んで、腸壁ガスやさらに血管に入ると門脈ガス、腸間膜静脈の拡張、腹水などの所見がみられます。造影CTでは腸管壁の造影不良がみられます。血管造影により動脈の閉塞が確認できれば確定診断できます。なお、腹腔鏡による虚血病変の確認も有用です。

治療 早期診断が重要で、血栓症か塞栓症かを診断し、ただちに血栓除去や血

One More Navi
腸管平滑筋の虚血で初めはスパズムで腸管ガスがなくなるが、後に蠕動運動がおきず、麻痺性イレウスになって腸内細菌が増殖し、腹膜炎や敗血症をおこす。また消化酵素も粘膜障害を悪化させる。

One More Navi
塞栓症よりも血栓症のほうがより中枢側の血管に生じるので、広範な病変になりやすい。塞栓症は腹部手術や大動脈解離にも合併する。

One More Navi
塞栓症では60％で腸以外（脳、腎、脾、下肢）にも同時に塞栓がおきることがあり、心筋梗塞の経過中にもおきる。一方、血栓症では腹部アンギーナが30％に合併する。

One More Navi
腸管壊死ではCPK、乳酸、白血球、CRP、Dダイマーが高値になる。しかし、非特異的で参考にはなるがそれだけでは診断はできない。

One More Navi
ほとんどが造影CTで診断可能で、パパベリン併用による血管造影が必要となるものは稀。造影MRIも有効。狭窄病変はドップラーエコーでも検出できる。

行再建を行います．

● 発症早期例

腹膜刺激症状がない発症早期例では，カテーテルでの血栓吸引（起始部），血栓溶解療法（発症8時間以内にウロキナーゼ），血管拡張薬（パパベリン，プロスタグランジンE_1），バルーン拡張術を行い，再発予防にステントを留置して，非観血的に血流の再開を図ります．

> ● 腸間膜静脈血栓症では血栓溶解にヘパリンが用いられるが，動脈閉塞では腸管出血や腹腔内出血がおきやすいので勧められない．
> ● ウロキナーゼで4時間以内に溶解せず，虚血が進行するなら溶解療法は失敗と考える．なお，溶解療法が成功しても再灌流で活性酸素が生じ，病状が悪化することもある．

● 腸管壊死例

壊死腸管の切除を行いますが，死亡率は30〜60％（特に血栓症）と予後不良です．

▶ 腸間膜静脈血栓症

病態 腸間膜静脈血栓症（mesenteric venous thrombosis）は，静脈血流の低下，凝固能の亢進，血管壁・内皮の障害などの要因によって静脈内に血栓を生じるもので，静脈系の循環障害に伴ってうっ血をきたし，二次性に腸管虚血から壊死をおこすので，動脈病変からゆっくり進行します（3〜5日）．頻度は5％と稀です．

原因 患者の75％は基礎疾患として先天性の凝固系異常（プロテインCやS欠損症など）を有しています．後天性凝固異常（抗リン脂質抗体症候群），門脈圧亢進症，腹膜炎，鈍的腹部外傷，急性膵炎後，手術なども原因となります．

症状 発症経過から急性，亜急性（数週〜数か月），慢性（無症状）に分けます．

・急性：腹痛，悪心，嘔吐をきたしますが，腸間膜動脈閉塞症のような突発発症ではありません．また，下痢は顕著でなく，虚血性大腸炎のような下血はみられません．症状は腸間膜動脈閉塞症よりも軽微で，腹膜炎に進展するのにも時間がかかります．

・亜急性：変動する腹痛はありますが，梗塞はおきません（側副血行路がカバーする）．

・慢性：門脈圧亢進のために食道静脈瘤からの出血がみられます．

診断 超音波検査（カラードプラ法）で腸間膜静脈の血流を確認します．造影CTでは血栓部分の静脈壁がリング状に描出され，造影されない腸管壁肥厚が著明です．腹水（ときに血性）がみられることもあります．

治療 患者を入院させ，腸管壊死がなければヘパリン静注し，絶飲食で経過観察します．腸管壊死の徴候がみられれば，すぐに開腹手術に移行します．

▶ 非閉塞性腸管虚血

病態 非閉塞性腸管虚血（non-occlusive mesenteric ischemia；NOMI）は，虚血性腸炎の壊死型に相当する病態です．腸間膜血管に器質的閉塞が存在しないにもかかわらず，循環不全（心不全や脱水）からバソプレシンやアンジオテンシンが出て腸間膜血管の攣縮がおき，分節状・非連続性に腸管の血流が障害され，腸管壊死をきたします（ジギタリスも原因になる）．

症状 早期に特異的な症候はなく，重症化して突然の腹痛とそれに続く血性下痢が典型的症状です．ただし，1/4は徐々に発症してきて腹痛がなく，麻痺性イレウ

One More Navi
12〜24時間の動脈閉塞で腸管壊死になる．

One More Navi
腹膜炎への移行も腸間膜静脈血栓症ではゆっくり進行する．

One More Navi
予後不良のNOMIが同じく非閉塞性で予後良好の虚血性腸炎と同一病態かどうかは議論がある．NOMIは透析患者や心臓手術後に多い．

One More Navi
虚血によって腸管が壊死するまでの時間は動脈閉塞では12〜24時間，静脈閉塞では3〜5日かかる．一方，6時間以内ならば血流が再開し，腸管切除を免れる可能性がある．

スによる腹部膨満だけがみられます．

診断 造影CTなどでは上腸間膜動脈の本幹は開存しており，末梢の造影欠損と腸管壁の造影不良や小腸・大腸の拡張，腸管壁気腫，門脈ガスがみられます．

治療 血管拡張薬を持続動注します．腸管壊死の場合には手術を行いますが予後不良です（致死率50～80%）．

国試出題症例
〔国試108-D24〕

● 67歳の男性．腹部全体の持続する強い痛みを主訴に来院した．3年前から虚血性心疾患と心房細動とで通院中である．10時間前に腹痛が突然出現し，徐々に増強した．体温36.7℃．脈拍88/分，不整．血圧124/78 mmHg．呼吸数16/分．SpO_2 97%（room air）．腹部は全体に膨隆し，腸雑音を聴取しない．腹部全体に圧痛とBlumberg徴候とを認める．血液所見：赤血球512万，Hb 16.2 g/dL, Ht 48%, 白血球12,800（桿状核好中球28%，分葉核好中球46%，好酸球2%，好塩基球1%，単球6%，リンパ球17%），血小板18万．血液生化学所見：総蛋白7.6 g/dL，アルブミン4.6 g/dL，総ビリルビン0.6 mg/dL，AST 112 IU/L，ALT 35 IU/L，LD 482 IU/L（基準176～353），アミラーゼ124 IU/L（基準37～160），CK 186 IU/L（基準30～140）．腹部造影CTは前掲のとおり．

⇒心房細動の既往があり，核の左方移動を伴う白血球数の増加，LD，CKの増加，造影CTでの上腸間膜動脈の造影欠損などの所見から虚血が認められ，**上間膜動脈閉塞症**と診断できる．心房細動で心房血栓が飛んで詰まったと考えられる．

G-58 慢性腸間膜動脈閉塞症

腸間膜動脈が長期間かけて詰まり，虚血状態になったものを**慢性腸間膜動脈閉鎖症**と呼び，腹部アンギーナを引きおこします．なお，広範な動脈狭窄によっておきるものは慢性NOMIとも呼ばれます．

▶腹部アンギーナ

病態 腹部アンギーナ（abdominal angina）は，上腸間膜動脈の慢性的な血流低下のために，食後の消化吸収や蠕動亢進に必要な血流（酸素）が小腸に十分に供給されず虚血から腹痛をきたす疾患です．虚血性腹痛発作は"腸の狭心症"とも呼ばれ，動脈硬化をおこす中年～高齢男性に好発します．

症状 食後30分くらいで臍周囲痛がおこり，腹痛のために摂食不良となって体重減少をきたすこともあります．腹痛の程度や持続時間は食事摂取量に比例し，鈍痛や疝痛を呈します．なお，臍周囲に上腸間膜動脈狭窄の血管雑音（bruit）を聴診できることもあります．

診断 動脈硬化性の疾患の既往がある中高年者で，食後の上腹部痛，摂食不良，体重減少がみられる場合には本症を疑います．確定診断は血管造影によって行います．

治療 血行再建術（経皮的血管形成術，ステント，バイパス術）を行います．

One More Navi

若年者では大動脈解離（慢性），正中弓状靱帯や腹腔動脈神経叢による圧迫，血管炎，腸間膜静脈硬化症，外傷などでおきる．腹痛以外の症状が少なく，機能性胃腸障害と誤診されやすい（多臓器の動脈硬化病変の合併が多いのが鑑別点）．

One More Navi

上腸間膜動脈は食後に血流が3倍増加し（500→1,400 mL/分），非経口栄養では血流が低下する．なお，食後1時間以内に腹痛がおきるのは小腸から胃に血液がスチールされるからで，逆に胃に十分な血流が行かなければ難治性胃潰瘍になる．

関連項目

▶腹腔動脈圧迫症候群

腹腔動脈圧迫症候群（celiac axis compression syndrome）は，🅿腹腔動脈起始部にある正中弓状靱帯が腹腔動脈を慢性的に圧迫しておきるもので，正中弓状靱帯圧迫症候群とも呼ばれます（最も多い血管圧迫による慢性虚血腸疾患）．圧迫による腸管への血流低下（血管の石灰化による可動制限，脊椎側彎症，コルセットによる圧迫などが原因）から，食後や運動で腹痛，体重減少，上腹部の血管雑音の三徴が出現します．治療は外科的に圧迫を解除しますが，痛みが腹腔動脈神経叢の炎症や圧迫によることもあります．

▶上腸間膜動脈症候群

上腸間膜動脈症候群は，🅿上腸間膜動脈と大動脈・脊椎に前後を挟まれる十二指腸水平部が，これらによって圧迫され，急性または慢性の経過で十二指腸閉塞症状（胃拡張，嘔吐，腹痛）を呈するもので，上腸間膜動脈性十二指腸閉塞とも呼ばれます．🅿20歳前後のやせた若い女性に多く，食後の腹痛，腹部膨満感，悪心・嘔吐（胆汁性）などをきたします．体重の増加によって改善することが多く，イレウスは保存的に治療します．

One More Navi

神経性食欲不振症，甲状腺機能亢進症などでやせると脂肪減少のために内臓下垂（上腸間膜動脈の下垂）がおき，立位や仰臥位で十二指腸を圧迫する（腹臥位や左側臥位で軽減）．食後の腹痛で摂食量が低下してさらにやせると増悪する．

H 直腸・肛門疾患

Preview

H-01	直腸・肛門奇形（鎖肛）	p.274
H-02	痔疾患	p.277
H-03	痔核	p.277
H-04	肛門周囲膿瘍・痔瘻	p.278
H-05	裂肛	p.279
H-06	直腸脱	p.280
H-07	直腸・肛門の腫瘍	p.282
H-08	直腸癌	p.282
H-09	肛門癌	p.284

Navi 1　肛門形成過程の異常 合併奇形にも注意！

まず直腸・肛門の発生過程を解説し，直腸・肛門奇形（鎖肛）の病態や種類について説明します．約半数にみられる合併奇形にも注意です．

Navi 2　日常臨床でもよく遭遇する「痔」

痔疾患は肛門疾患の3/4を占めるメジャーな疾患です．本項では痔核，痔瘻，裂肛について解説していきます．

▶ H-03 では痔核を内痔核と外痔核に分けて解説していきます．
▶ H-04 では肛門周囲膿瘍とここから発生する痔瘻について解説します．
▶ H-05 では裂肛を急性と慢性に分けて解説していきます．

Navi 3　大腸癌のなかでも多い"直腸癌"

S状結腸と直腸は大腸癌の好発部位です．直腸癌は骨盤内にあるため，結腸癌とは異なる転移様式をとる点に注意が必要です．

H-01 直腸・肛門奇形（鎖肛）

▶レファレンス
・標準小児⑧：p.501
・標準小外⑥：p.214-223

One More Navi
95%に瘻孔が合併するが排便には不十分である．また50%に泌尿生殖器の異常も合併する．脊椎や仙骨異常の合併も多い（仙骨の発育がよいほど術後の改善度が大きい）．8%に食道閉鎖も合併する．心血管異常ではPDA，ASD，VSD，TOFが多い．Down症男児では瘻孔がない．

病態　鎖肛（anal atresia）とは肛門の形成過程で何らかの異常がおこり，生まれつき肛門が開口しないか，開口部の位置に異常を生じ，瘻孔を形成したものを指します．発生頻度は出生5,000人に1人で，患児の約半数に合併奇形（食道閉鎖，十二指腸閉鎖，心大血管奇形，泌尿生殖器奇形，四肢の奇形，仙骨奇形，Down症など）がみられます．

原因　直腸・肛門の正常発生過程を以下①〜④に示します．この過程の異常から種々の鎖肛がおこります．

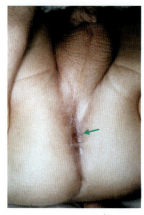

Fig. 鎖肛の体表所見

会陰部に肛門窩を認めるが開口しておらず（矢印），鎖肛とわかる．
（国試108-A44）

①**発生初期**：胎生 4 週頃まで，肛門側の消化管は後に直腸・肛門となる**後腸**（hindgut）と下部尿路となる**尿膜**（allantois）とが融合した**総排泄腔**（cloaca）を形成します．
②**胎生 7 週**：胎生 5～6 週になると**尿直腸中隔**（urorectal septum）が下降し，総排泄腔は**尿生殖洞**（urogenital sinus）と**直腸**（rectum）に二分されます．また，これに伴って胎生 7 週頃までに総排泄腔と尿膜腔の間にあった**総排泄腔膜**（cloacal membrane）も**尿生殖膜**（urogenital membrane）と**肛門膜**（anal membrane）とに分かれます．
③**胎生 8 週**：肛門膜周囲の中胚葉が増殖して**肛門窩**（anal pit）が形成されます．
④**胎生 9 週**：肛門膜が穿孔して肛門が尿膜腔に開口します．

Fig. 直腸・肛門の発生過程

分類 直腸盲端または瘻孔の位置が恥骨直腸筋を貫いているかどうかにより，高位型，中間位型，低位型，総排泄腔型の病型に分類されます．なお，高位型と中間位型は男児に多くみられ，低位型と総排泄腔型は女児によくみられます．

Fig. 直腸・肛門奇形の分類

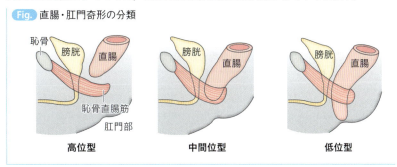

● **高位型**

　直腸盲端または瘻孔部位が恥骨直腸筋よりも高い位置にある病型です．膀胱や尿道と瘻孔を形成するもの，瘻孔を形成しないもの（肛門が形成されている場合と無形成の場合とがある），女児では腟の子宮側に瘻孔があるものなどがあります．

● **中間位型**

　直腸盲端が恥骨直腸筋に包まれ貫通していない病型です（瘻孔も恥骨直腸筋のなかにある）．尿道球部や腟に瘻孔があるものや，瘻孔がなく肛門無形成のものがあります．

● **低位型**

　直腸は恥骨直腸筋を越えていますが肛門が未開口で，腟前庭や会陰，肛門部に瘻孔を形成している病型です．最も多い病型で全鎖肛の 50% を占めます．

● **総排泄腔型**

　肛門部に正常肛門を認めず，外陰部に尿道，腟，直腸が一体となった共通管が開口している病型です（高位型に含める場合もある）．

One More Navi
倒立位X線撮影は恥骨中央と尾骨を結ぶ線（PC線），PC線と平行で坐骨下端をとおる線（I線），PC線とI線の中間線（m線）が明確となるように行う．

One More Navi
倒立位X線撮影は恥骨中央と尾骨（S5）を結ぶ線（PC線），PC線と平行で坐骨下端をとおる線（I線），PC線とI線の中間線（m線）が明確となるように行う．
右の写真は高位型で，腹部ガスが著明．会陰部に瘻孔がある場合は低位型であり，本検査は不要（腹ばいの側面像で仙骨発育観察とガスが会陰まで1cm以下であるのが確認できる．エコー検査も有用）．

One More Navi
中間位・高位型では肛門括約筋が働かず失禁するので人工肛門を造設して，骨盤や恥骨直腸筋が発達した乳児に直腸肛門形成術で根治させる（術後の失禁が問題）．低位型では肛門括約筋が働くので新生児期に肛門造成して根治させる（術後の便秘が問題）．会陰部に瘻孔が開口している場合は肛門形成（cut back 手術）できる．女児では大きさが不十分ならヘーガル型拡張器のサイズを数週ごとに大きくしていく．

症状 出生時の会陰部の観察で気づかれます（出生前診断は困難）．瘻孔がある場合には，尿中や腟からの胎便排泄を認めます（低位型では尿路感染や腟炎を合併）．また，腹部膨満，嘔吐などの腸閉塞症状や腸管穿孔がおきてきます．

診断
● 倒立位X線撮影（Wangensteen -Rice 法）
会陰部に開口部が認められない場合には，生後12時間以上経過し，口から飲み込んだガスが直腸に到達した時点で倒立位（または胸膝位）で側面のX線撮影を行い直腸盲端の位置を診断します．

● 造影検査
・瘻孔造影：外表に瘻孔がある場合には，瘻孔から造影剤を注入する瘻孔造影で瘻孔と直腸盲端を描出し，病型の診断を行います．
・尿道膀胱造影：直腸と尿道の間の瘻孔を検索するために行い，同時に，鎖肛に高頻度に合併する泌尿器系奇形，膀胱尿管逆流，神経因性膀胱などの有無を確認します．

治療 鎖肛を呈するすべての症例が外科的治療の適応となりますが，病型や性別によって術式が異なります．

Fig. 倒立位X線撮影による直腸盲端の診断

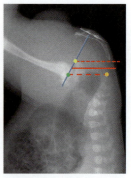

緑点：P点
橙点：C点
黄点：I点
－－：PC線
──：m線
－－：I線

盲端がm線より口側は高位型，I線より肛門側は低位型，その間は中間位型．
『標準小児外科学 第7版』p.240[8] より

Tab. 直腸・肛門奇形（鎖肛）の手術法

		男児	女児
低位型	瘻孔あり	ただちに cut back 手術	瘻孔拡大法 → 根治手術
	瘻孔なし	会陰式肛門形成術	人工肛門造設術
中間位・高位型		新生児期：人工肛門造設術 → 6〜12か月後：直腸肛門形成術	
総排泄腔型		直腸肛門, 尿路, 生殖器の形成術	

関連項目

▶ VATER／VACTERL association
鎖肛などの肛門奇形を含む多系統にわたる先天異常が複合的に合併する症候群を指し，椎体異常（Vertebral anomalies），肛門奇形（Anal atresia），心臓異常（Cardiac anomalies），食道閉鎖を伴う気管食道瘻（Tracheo-oesophageal fistula with Esophageal atresia），腎臓異常（Renal dysplasia），四肢異常（Limb defects）の頭文字をとって名づけられました．生後すぐに多臓器に合併症をきたすため，多面的な医療管理が必要となります．

One More Navi
仙骨奇形があると肛門挙筋群の神経支配異常のために根治術後も排便機能障害が残る．

H-02 痔疾患

▶レファレンス
・ハリソン⑤：p.2028-2030
・新臨内科⑨：p.510-512
・標準外科⑬：p.577-582

One More Navi
以前は肛門付近の静脈叢が排便時のいきみでうっ血し，増大すると考えられていたが，現在では粘膜下部のうっ血や加齢による支持組織の弱体化が原因と考えられている．

One More Navi
長時間の座位・立位，急な運動，重いものの持ち上げ，精神的ストレスなども原因となる．

痔疾患は肛門疾患の 3/4 を占め，痔核（いぼ痔），裂肛（切れ痔），痔瘻（あな痔）の3種類があります．50歳以上の50%にみられ，日常臨床でもよく遭遇する肛門疾患です．排便困難，残便感，頻回・長時間の排便行為などの原因となります．

H-03 痔核

病態 肛門部には動静脈吻合が結合組織で包まれたクッションのような部位（多数の血管，平滑筋，結合組織からなる）があり，肛門の閉鎖に寄与しています．痔核（hemorrhoid）とは，この部位にうっ血や支持組織の弱体化がおこり，肛門内外に静脈瘤様の腫瘤を生じたものです．

病因 排便時のいきみや硬便排泄による負荷が繰り返し肛門にかかると，血管のうっ血や周囲結合組織の伸展・断裂のために痔核が発生します．

分類 痔核は発生する静脈叢の位置により内痔核と外痔核に分類されます．

・内痔核：歯状線よりも口側に発生するもので，静脈圧の上昇によって痔核が増大し，支持組織が弱体化すると痔核が脱出することもあります．内痔核の表面は直腸粘膜に覆われています．好発部位は上直腸動脈の3分枝（右前枝，右後枝，左外側枝）の終末部で，仰臥位でみて，11時，7時，3時の位置に相当します．

Fig. 痔核脱出

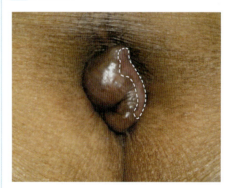

扁平上皮に覆われた外痔核（光が反射）と直腸粘膜に覆われたピンク色の内痔核（○囲み）の脱出がみられる混合痔核を呈している．　（国試106-I9）

・外痔核：歯状線よりも肛門側に発生するものを指し，表面は扁平上皮細胞に覆われています．外痔核はときに内痔核と連続した混合痔核（内外痔核）のこともあります．

One More Navi
歯状線は発生学的に外胚葉と内胚葉が接する部位で，口側は自律神経支配で痛覚はない．

症状 初期には違和感，残便感，出血などをきたします．内痔核は痛みを伴わない（発生する部位に痛覚神経がない）のが特徴で，排便時に脱出し，次第に自然に肛門内に戻らなくなって指で還納することが必要となります．進行すると運動や歩行時にも脱出するようになり，出血量も増加します．脱出を繰り返すと随伴裂肛や血栓形成を伴うようになります．

脱出した内痔核が戻らなくなると括約筋によって絞扼されて循環障害をおこし，痔核表面が壊死して強い痛みを伴うようになり，これを嵌頓内痔核と呼びます．脱出した痔核に感染がおこると命にかかわります（緊急手術で予防）．

診断

●内痔核

One More Navi
内痔核は軟らかいので直腸診ではわかりにくい．

肛門鏡で11時，7時，3時の方向に怒張した静脈瘤状の膨らみが観察できます．痔核が確認できれば，大きさとともに，脱出，出血，血栓，感染の有無を確認します（癌などの他疾患との鑑別も行う）．進行度は以下のように分類されます．

Tab. 内痔核の進行度分類（Goligher 分類）

1 度	排便時に静脈うっ血（出血），肛門管内に痔核が突出しているが脱出はない
2 度	排便時に痔核が肛門外に脱出，排便後は自然に還納される．
3 度	痔核が常時肛門外に脱出，用手的に還納しなければならない．
4 度	用手的にも還納できない（絞扼の危険がある）

● 外痔核

視診により肛門縁の腫脹が認められ，肛門鏡による検査は不要です．血栓が形成されると突然の激しい痛みを伴い（血栓性外痔核），圧痛のある腫瘤と赤黒い血栓が透見されます．

治療　水分や食物繊維を多く摂取し，いきまず短時間で排便できるようにするなど生活習慣の改善を図ります（再発予防にも重要）．

● 内痔核

- 1～2 度：局所麻酔薬やステロイドの軟膏，坐薬で痒みや痛みを取り除きます（ただし，有用性は不明）．経口のフラボノイドで静脈血管を硬くして症状を軽減させることもあります．
- 3 度以上：外来処置で治療します．硬化療法，ゴム輪結紮療法，赤外線凝固，ラジオ波，凍結療法などを行います．ゴム輪結紮療法は内痔核の根部を結紮して血栓をおこし表層粘膜を除去するもので，長期まで再発しにくい治療法ですが 4 度には使用できません．
- 術後管理：疼痛に対してはぬるま湯浴やアセトアミノフェン内服が有用です．出血は 1％ にみられますが，多くは自然止血します．
- 術後合併症（敗血症）：最も注意が必要な合併症は敗血症で，ゴム輪結紮後 2～8 日後におきます（硬化療法での敗血症は稀）．敗血症では疼痛の再発や排尿障害，発熱などがみられます．外科的デブリドマンと抗菌薬静注で対応します．

- 経口の柑橘類フラボノイドや銀杏エキスは毛細血管を強化して出血を予防する．
- 硬化療法は硫酸アルミニウムカリウムとタンニン酸を有効成分とする強力な硬化剤（ALTA）を内痔核周囲に注入して線維化をおこし，痔核を硬化・退縮させる．3～4 度の内痔核が適応だが，70％ に再発がみられる．
- 硬化療法もゴム輪結紮療法も成功率は 75％ で，これらが奏効しなければ手術により内痔核を切除する（痔の 10％）．

● 外痔核

消炎鎮痛薬や坐薬で保存的に治療します．合併感染には抗菌薬を投与し，血栓性外痔核では血栓除去術（thrombectomy）を考慮します．

- 血栓除去術は発症後 3 日以内が効果的．発症後 4 日以上経過している場合には，坐浴などの保存療法を行うと 1～2 週間で血栓は融解消失し，痛みもなくなる．
- ニフェジピンクリームは平滑筋を弛緩させて痛みをコントロールする．

H-04 肛門周囲膿瘍・痔瘻

病態　肛門周囲膿瘍（perianal abscess）とは，歯状線にある肛門陰窩から細菌が侵入し，肛門陰窩に続く肛門腺に感染して膿瘍を形成した急性病変を指します．また，肛門周囲膿瘍の自壊や切開・排膿によって肛門皮膚に連絡する硬い管（瘻管）を生じた慢性病変を痔瘻（anal fistula）と呼びます．肛門周囲膿瘍と痔瘻は病期が異なる同一病変で，外科的治療の対象です．

One More Navi
門脈圧亢進症でおきる直腸肛門静脈瘤は外痔核と区別が難しい．

One More Navi
外痔核は腫脹や出血しても痛みはないが，血栓性外痔核になると覆っている皮膚が引き伸ばされて炎症もおきて激しい疼痛になる．同じく激しく痛む嵌頓内痔核と区別を要する．

One More Navi
硬化療法は感染のリスクが大きい．

One More Navi
痔核結紮切除術を半閉鎖術式で行っても術後の瘢痕狭窄のリスクがある．

One More Navi
2008 年から自動吻合器を用いた PPH (procedure for prolapsing hemorrhoids) が保険収載されたが，マニュアルで行う THD (transanal hemorrhoidal dearterialization) が確実．

One More Navi
切開（incision）ではなく核出除去（excision）を行う．

One More Navi
痔瘻は Crohn 病（難治性），癌，結核，放線菌症，放射線性腸炎，白血病，悪性リンパ腫に合併する場合もある．

なお，細菌が最初に侵入する肛門陰窩を一次口（内痔孔）と呼び，自壊や切開で肛門皮膚に開通した孔を二次口と呼びます．

病因 肛門外傷，下痢，硬い便，異物によって肛門腺が塞がって菌が増殖しやすくなります．大腸菌，ブドウ球菌，連鎖球菌，バクテロイデスなどが起因菌となります．

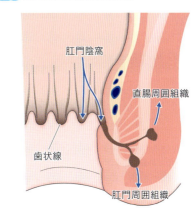

Fig. 肛門周囲膿瘍の発生経路

症状
- 肛門周囲膿瘍：肛門痛，排便時の疼痛や違和感などがみられ，表在性の膿瘍では肛門皮膚の腫脹，発赤，圧痛などが認められます．膿瘍が深部にまで広がると発熱や全身倦怠感，悪寒，排便困難を伴うことがあり，肛門部の発赤，腫脹はみられず，直腸診で硬結に触れます．
- 痔瘻：肛門周囲膿瘍の既往をもつことが多く，持続的または間欠的な膿の排出がみられます．排膿すると症状は一時的に軽快しますが，瘻孔が閉鎖して膿が再貯留すると腫脹，疼痛，発熱など肛門周囲膿瘍の症状が再燃してきます．

診断 症状や局所所見，直腸診での硬結の触知などから診断できます．確定診断には超音波検査，CT，MRIなどの画像検査が有用です．

治療

● 肛門周囲膿瘍

切開・排膿を行い，補助的に抗菌薬の投与を行います．ただし，手術による瘻孔は残存することが多いため，痔瘻としての根治手術を要します．

● 痔瘻
- 成人の痔瘻：自然治癒することが少なく，10年以上の経過で癌（多くは粘液癌）へと進行することもあるため，手術治療が原則です．術式には瘻管切開術，括約筋温存術，痔瘻結紮術などがあります．瘻管だけを取り除いても再発するため，一次口を確実に開放切開または切除することが必要です．
- 乳幼児の痔瘻：生後6か月の男児に多く，おむつかぶれが原因で側方（3時と9時方向）に好発します．大部分は1歳までに自然治癒し，予後良好です．

> ● 瘻管の位置が低位筋間である場合には一般的に瘻管切開術を行う．一方，瘻管の位置が深い場合，切開術によって外肛門括約筋の損傷や機能障害（便失禁）をきたす可能性があるため，括約筋温存術（一次口を切除し，瘻管をくり抜く）が適応となる．

H-05 裂肛

病態 裂肛（anal fissure）は，便秘などで硬く太くなった便が通過する際に肛門管（歯状線より下の肛門縁）が過伸展され，血流障害によって縦方向に粘膜断裂をきたしたものを指します．90%は後壁（6時方向）に発生し，ときに前壁（12時方向）におきることもあります（血管は3時と9時の方向からくるので）．

病因 好発部位である後壁の血流はもともと少なく，内圧上昇でさらに減少します．また，解剖学的にも過伸展に弱い部位（外肛門括約筋の一部が肛門尾骨靱帯となり，伸展に弱い）であり，裂肛を生じる原因となります．

One More Navi
感染は男性では20〜40歳台，女性では30歳台におきやすく，男女ともに高齢者には少ない．

One More Navi
肛門周囲膿瘍の30%が痔瘻に進展する．

One More Navi
裂肛，異物（魚骨）による感染，Crohn病，結核・HIV感染から痔瘻になることもある．

One More Navi
肛門周囲膿瘍は直ちに切開・排膿を行うべき緊急事態．放置しても自然治癒はなく，5日以内に壊死性直腸肛門炎になり，死亡率は50%になる．糖尿病，弁膜症，免疫抑制状態，蜂窩織炎では抗菌薬を投与する．

One More Navi
痛みのために排便を我慢すると便秘となって便が硬くなり悪化させる（乳幼児では便秘の原因にもなる）．

One More Navi
二次的に裂肛をおこす疾患には炎症性腸疾患（特にCrohn病），HIV感染，白血病，肛門癌，結核，梅毒がある．病変は正中線から外れている．

分類・症状　裂肛は経過から急性と慢性に分類できます．

- **急性裂肛**：肛門上皮が浅く切れた状態で，排便時の痛みと出血（鮮血）を伴い，痛みが強く排便できないこともあります（カミソリで切られたような痛みが排便後も数時間持続する）．トイレットペーパーに少量の血液が付着することがあります．
- **慢性裂肛**：裂創は数日で回復しますが，これが繰り返されて6週以上になると内括約筋にまで達する潰瘍が形成され，肛門側に見張り疣（sentinel skin tag）と呼ばれる皮膚のたるみ（皮垂）ができたり，口側の歯状線部に肛門ポリープ（anal polyp）と呼ばれる肥大乳頭を認めます．肛門ポリープは硬く，大きくなると内痔核のように肛門外に突出します．また，炎症が続くと筋肉が線維化をきたして硬くなり，肛門狭窄による排便障害や痔瘻を生じます．

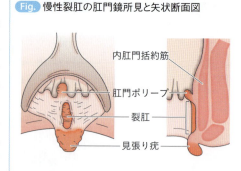

Fig. 慢性裂肛の肛門鏡所見と矢状断面図

内肛門括約筋／肛門ポリープ／裂肛／見張り疣

One More Navi
臀裂を開いて視診で確認できる（痛みのため直腸診は困難）．

One More Navi
局所麻酔薬は傷の治癒を遅らせる．

One More Navi
Ca 拮抗薬はニトログリセリンより頭痛の副作用が少ない．

One More Navi
ボツリヌス毒素は亜鉛依存性プロテアーゼ活性を有し，神経筋結合部や自律神経終末で SNARE 蛋白質を分解するのでアセチルコリン放出が抑制される．妊婦，授乳婦には禁忌で，神経筋疾患にもよくない．

One More Navi
食物繊維 20～30 g/日によって便を軟らかくする．

診断　肛門鏡検査で裂創が認められれば診断でき，潰瘍，見張り疣，肛門ポリープがみられれば慢性裂肛と診断できます．

治療
- **急性裂肛**
　便秘の改善で自然治癒しますが，座浴，繊維食，緩下剤（便を軟らかくする），局所麻酔や消炎軟膏または坐薬で痛みを取るなど，保存的治療が 90％に有効です．
- **慢性裂肛**
　慢性裂肛は内圧を下げて血行をよくするために Ca 拮抗薬やニトログリセリンの軟膏で治療します．内肛門括約筋を弱めるボツリヌス毒注入がより有効です（2 か月以内に治癒）．
　肛門狭窄，肛門ポリープ形成，痔瘻などがみられる場合には外科的治療の適応で，内括約筋側方切開術や裂肛切除術などを行います．

国試出題症例
〔国試110-A31〕

● 17歳の女子．排便時の肛門部痛と出血とを主訴に来院した．中学生の頃から便秘がちであり，日頃から硬便であった．今朝3日ぶりの排便時に肛門部に強い疼痛を自覚し，排便後肛門を拭いた紙に鮮血が付着した．身長 157 cm，体重 54 kg．体温 36.2℃．脈拍 72/分，整．血圧 132/68 mmHg．呼吸数 20/分．腹部は平坦，軟で，圧痛を認めない．肛門周囲に異常を認めない．直腸指診で痛みを訴えるが腫瘤は触知しない．
⇒症状と身体所見から，排便時に生じた急性裂肛が疑われる．

H-06 直腸脱

▶レファレンス
- ハリソン⑤：p.2026-2027
- 新臨内科⑨：p.512
- 標準外科⑬：p.583-584

病態・病因　直腸脱（rectal prolapse）は，肛門から直腸が反転して脱出する病態を指します．直腸を支持している組織（骨盤底筋や骨盤筋膜など）の脆弱化や肛門括約筋が緩むことにより発生します（滑脱か重積）．

分類　直腸壁の全層が脱出する完全直腸脱と，粘膜のみが脱出する不完全直腸脱

One More Navi
男性や20歳以下の女性には少ないが、未産婦が半数で分娩だけが原因ではない。骨盤部の神経障害も原因になる（肛門の締りが悪い）。

One More Navi
肛門脱（脱肛）は内痔核を先進部にして腸重積のように、直腸粘膜が脱出したもの（5 cm以下）。40歳前後の男性に多く、不完全直腸脱（粘膜と粘膜下層のみが脱出）にあたる。粘膜溝は肛門から放射状に広がる（直腸脱では同心円状）。なお、弛緩して過剰になった直腸粘膜が肛門外で潰瘍や痂状になったのが直腸粘膜脱症候群。

One More Navi
脱出した粘膜にグラニュー糖を撒布すると浮腫がとれて還納しやすくなる。

One More Navi
小腸が並行して腹膜を伴って脱出しているときは直腸粘膜前壁が潰瘍になりやすく、緊急手術が必要。

One More Navi
手術をしても40%は失禁が回復せず、全身麻酔が必要な経腹的アプローチ（腹腔鏡が好まれる）の回復がよい。

One More Navi
S状結腸下部が直腸に重積しておきる場合は、S状結腸短縮させると再発しにくい。

（直腸粘膜脱症候群）に分類されます。なお、いずれも肛門は正常に位置します。

● **完全直腸脱**

直腸が粘膜から筋層まで全層にかけて全周性に肛門外に脱出し、脱出の程度は5〜6 cm以上（18 cmまで）になります。肛門括約筋不全を伴うことが多く、肥満や多産歴のある高齢女性（80歳台）に多くみられます。

● **不完全直腸脱（直腸粘膜脱症候群）**

排便時の過度のいきみなどが原因となって直腸脱がおきるもので、初期段階では直腸粘膜が肛門管内に下降して残便感を生じ、これがさらに強いいきみの原因となって、内痔核のように排便時に粘膜が肛門外に脱出するようになります（脱出は3 cm程度）。排便障害を伴う若年者（20歳台）にみられ、多くの場合、肛門括約筋は正常です。

症状 排便時に直腸の脱出がおこり、時間の経過とともに排便時以外にも脱出がおこるようになり（疼痛は少ない）、脱出腸管も長くなって用手的な還納が必要となります（嵌頓は稀）。直腸粘膜脱症候群では、出血や粘液排出がみられ、残便感やしぶり腹（tenesmus）や便失禁を呈することもあります。

診断 問診と身体所見から診断可能ですが、大腸鏡や注腸造影で腫瘍、ポリープ、重積症と鑑別します。直腸浮腫や潰瘍が観察されます。

治療 幼少児では自然治癒もありますが外科的治療が原則です（放置すると骨盤底筋障害が進行）。高齢者に対しては腰椎麻酔で経肛門的手術を行います。脱出腸管に対してGant-三輪法（直腸粘膜縫縮術）、再発予防目的にThiersch法（ティールシュ）を併用して治療します。

- Gant-三輪法：脱出した直腸表面粘膜を摘まみ、吊り上げた粘膜に糸を通して結紮する。これを10数か所行うと、脱出直腸が次第に縮小して肛門内に還納されていく。粘膜結紮部は2〜3か月で脱落し、直腸内は平坦になる（再発率10〜20%）。
- Thiersch法：肛門周囲にリング状に線維を通して肛門輪を縮小させる。

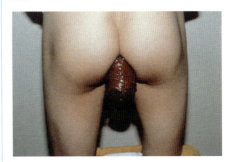

Fig. 完全直腸脱の所見

肛門から10 cm程度脱出した直腸が確認できる（粘膜溝が同心円状）。
（国試97-A26）

関連項目

▶直腸瘤

直腸前壁と腟の間の壁（直腸・腟中隔）は薄いため、排便時に強くいきむと腸に圧力が加わり、勢いで腸が腟方向へと膨らむことがあり、これを直腸瘤（rectocele）と呼びます。症状は便秘や残便感で、腟の中に指を入れて抑えると排便しやすいなどの訴えがあることもあります。診断は直腸診と排便造影（defecography）で行うことができ、症状が強い場合には直腸と腟の間にメッシュを留置して壁を補強するTVM（tension-free vaginal mesh）手術を行います。

H-07 直腸・肛門の腫瘍

▶レファレンス
- ハリソン⑤：p.554
- 新臨内科⑨：p.483
- 標準外科⑬：p.586-591

H-08 直腸癌

病態 直腸癌（rectal cancer）は肛門縁から 12 cm の範囲に発生する癌で，大腸癌（結腸，直腸，肛門管を含む）の 35％を占めます．発癌機序や腫瘍分類は結腸癌と同じですが，直腸が骨盤内にあるため，結腸癌と異なり，肝臓を経由しない全身転移があります．また，不十分なマージンで切除せざるを得ないので，局所再発や骨盤内再発が多く，結腸癌より予後不良です．

●周囲臓器への浸潤

下部直腸は周囲臓器（男性では前立腺，尿道，膀胱，女性では子宮，腟）と隣接しているため，癌が直腸壁を貫くと隣接する臓器に直接浸潤します．

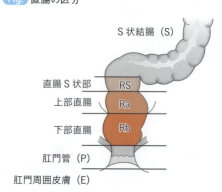

Fig. 直腸の区分

直腸 S 状部（RS）
  岬角の高さから第 2 仙椎下縁の高さまで
上部直腸（Ra）
  第 2 仙椎下縁から腹膜反転部まで
下部直腸（Rb）
  腹膜反転部から恥骨直腸筋付着部上縁まで

RS：rectosigmoid
Ra：rectum above the peritoneal reflection
Rb：rectum below the peritoneal reflection

●リンパ行性転移

癌の発生部位が直腸 S 状部（RS）や上部直腸（Ra）であれば上方向に上直腸動脈に沿うリンパ節へと転移しますが，発生部位が下部直腸（Rb）になると中直腸動脈に沿うリンパ節に転移をきたす可能性もあります．

●血行性転移

癌が RS や Ra にある場合は上直腸静脈，下腸間膜静脈，門脈を経て肝転移がおこります．一方，癌の占居部位が腹膜反転以下の Rb である場合は中・下直腸静脈から下大静脈を経て肺転移をおこします．

症状 早期癌は無症状で，出血がみられる程度です．直腸では便が固形化しているため，便通異常や出血などの症状が出現しやすく，結腸癌より早期に気づかれる傾向があります．進行すると便柱の狭細化，便秘・腸閉塞，腹部膨満，腹痛などを呈し，特に下部直腸癌では便が硬いためよく腸閉塞をきたします．また，局所刺激によるしぶり腹（tenesmus）もみられます．

診断

●身体所見

直腸癌の 80％が直腸指診で届く範囲に発生し，腫瘤を触知することができます．

●便潜血反応

高頻度に陽性となり，便表面に血液が付着しやすいので採取時に注意します．

●画像検査

画像検査によって癌の占居部位を明らかにし，治療法決定のためには固有筋層への浸潤の有無が重要です．

- **注腸造影検査**：癌の占居部位を直腸と仙骨の位置関係から明らかにします．
- **内視鏡検査**：直腸鏡で病変を確認し，生検で確定診断します．また，超音波内視

One More Navi
結腸癌では癌から 10 cm ほど外側で切除する（結腸部分切除術）．

One More Navi
腹膜反転部が Ra と Rb の境界になる．腹膜反転部は上中下の Houston 直腸弁の「中」の位置にあり，肛門縁からは 8 cm の位置にある（直腸指診で指が届く範囲）．

One More Navi
肛門に近いほど予後不良（肛門癌が最悪）．骨盤腔や遠隔転移がおきやすくなるため．

One More Navi
直腸癌の病期分類
- Stage Ⅰ：リンパ節転移がなく固有筋層を貫通しない．
- Stage Ⅱ：リンパ節転移がなく固有筋層を貫通する．
- Stage Ⅲ：リンパ節転移あり．
- Stage Ⅳ：遠隔転移あり．

One More Navi
直腸癌 Stage Ⅱ と Stage Ⅲ の局所再発率はそれぞれ 25％，50％と高い．術前術後の放射線療法で局所再発率は下がったが，生存率は変わらない（全身的再発率も不変）．

Fig. 直腸癌の画像所見

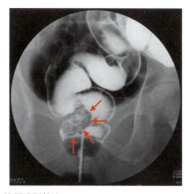

注腸造影検査
下部直腸の右側に造影されない隆起性病変が認められる（矢印）.

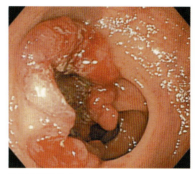

直腸内視鏡検査
肛門縁から3cmの部位の直腸内視鏡像. 2型（潰瘍限局型）の直腸癌.

〔国試107-H28〕

鏡検査で壁深達度やリンパ節腫大の有無を確認できます. なお, 大腸癌は多発するため, 直腸鏡の観察だけでは不十分で, 大腸内視鏡で全大腸を検索しておきます.

- **その他の画像検査**：骨盤MRI, 胸部・腹部・骨盤CTで進行度（壁深達度, 他臓器への転移など）の診断を行います.

> **One More Navi**
> インジゴカルミン色素撒布後に拡大内視鏡でpit patternを観察すれば, 生検をしなくても腫瘍かどうかの鑑別が可能.

治療

● 早期癌

癌の浸潤が粘膜内（M癌）や粘膜下層（SM癌）の場合は, ポリープ摘除術や内視鏡的粘膜切除術（EMR）, 内視鏡的粘膜下層剥離術（ESD）を行うことがあります.

● StageⅠ直腸癌

Fig. 直腸切断術の術式

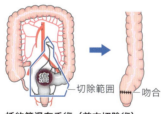

括約筋温存手術（前方切除術）
占拠部位がRSやRaの場合に適応.

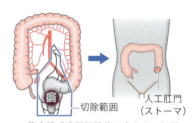

腹会陰式直腸切除術＋永久人工肛門
占拠部位がRbで適応.

StageⅠの直腸癌は手術療法で根治可能です. 占拠部位がRSやRaの場合は開腹によって括約筋温存手術（前方切除術）を, Rbの場合は開腹手術と経肛門的手術を組み合わせて腹会陰式直腸切除術（Miles手術）＋永久人工肛門造設を行います.

なお, 手術療法で基本的に根治可能ですが, 骨盤内再発を防ぐ目的で術前・術後に放射線療法や化学療法を追加することもあります.

> ● RSの括約筋温存手術を高位前方切除術と呼び, Raは低位前方切除術と呼ぶ.

> **One More Navi**
> 癌から肛門側に最低2〜3cmの安全域（マージン）を設けて切除する.

> **One More Navi**
> 癌が肛門括約筋からマージンである2cm以上離れていれば肛門を残せる（肛門縁より6cm以上の場所に癌がある場合）.

● 進行癌

固有筋層貫通または腫大したリンパ節転移がある場合には, 術前に放射線療法や

化学療法を行ってから手術を行います.

- リンパ節郭清時に自律神経障害をおこしやすく，排尿障害や性機能障害（勃起不全や射精障害）が高頻度にみられる．このため，可能な限り上下腹神経叢，下腹神経，骨盤神経，骨盤神経叢などの自律神経を温存して手術を行う．

国試出題症例
〔国試107-H28〕

- 63歳の女性．血便を主訴に来院した．4か月前から便に血が混じるようになり，持続しているため心配して受診した．体温36.4℃，脈拍72/分，整．血圧124/66 mmHg．血液所見：赤血球350万，Hb 10.3 g/dL，Ht 30%，白血球6,600，血小板35万．血液生化学所見：総蛋白6.2 g/dL，アルブミン3.3 g/dL，AST 25 IU/L，ALT 33 IU/L，LD 300 IU/L（基準176〜353）．注腸造影像と肛門縁から3 cmの部位の大腸内視鏡像は前掲のとおり．
⇒症状，血液所見（貧血），画像所見から下部直腸の進行癌と考えられる．肺転移なども考えられるため，胸腹部CTを行って癌の広がりを確認する．

H-09 肛門癌

One More Navi

扁平上皮癌はヒトパピローマウイルス（HPV16，HPV18）が原因（90%以上陽性）で，HPVワクチンで予防できる．肛門性交，子宮頸部癌の既往，喫煙，免疫抑制薬の使用，HIV感染などがリスクになる．

One More Navi

大腸にできる非上皮系腫瘍には平滑筋肉腫やGISTがあり，粘膜下腫瘍の形態を呈する．GISTは胃に多いが，10%は大腸に発生し，多くは下部直腸にできる．

病態 肛門癌（anal carcinoma）は肛門管とその周囲に発生する癌を指します．肛門管は上部が円柱上皮で，次第に移行上皮となり，歯状線より下方で扁平上皮となることから，▶A-10 肛門癌では扁平上皮癌が85%で，腺癌（10%）や粘液癌（肛門腺や痔瘻に由来）もみられます．血行性には下部直腸癌と同様に肝臓を介さずに全身に転移する可能性があり，リンパ行性には上直腸動脈に沿うリンパ節，中直腸動脈に沿うリンパ節，鼠径リンパ節に転移をきたす可能性があります．

症状 排便時の肛門部痛や出血，便柱の狭細化などがみられますが，20%は無症状です．

治療 腺癌に対しては腹会陰式直腸切除術（Miles手術）を行います．一方，扁平上皮癌に対しては放射線・化学療法が第一選択で，効果がなければMiles手術を行います．なお，歯状線よりも下の腫瘍は鼠径リンパ節郭清も行います．

その他の消化管疾患

Preview

I-01	吸収不良症候群	p.286
I-02	蛋白漏出性胃腸症	p.290
I-03	過敏性腸症候群（IBS）	p.292
I-04	大腸憩室症	p.294
I-05	消化管アレルギー・好酸球性胃腸症	p.295
I-06	全身疾患に伴う消化管病変	p.296
I-07	消化管アミロイドーシス	p.296
I-08	消化管 Behçet 病	p.297

Navi 1　消化・吸収に問題が生じる疾患

▶I-01 の吸収不良症候群は摂取した栄養素を消化・吸収できない状態を指し，▶I-02 の蛋白漏出性胃腸症は取り込んだ蛋白が腸管内に漏れ出す疾患です．ともに消化・吸収に関する疾患として，ここで取り上げます．

Navi 2　成人の腹痛原因として最多！

自律神経異常や心理社会的ストレスが原因の慢性の機能性消化管障害です．診断基準と本症候群の除外診断をおさえておきましょう．

Navi 3　症状の1つとして消化管病変が出現

消化管に病変をきたす全身疾患として，アミロイドーシスとBehçet病を取り上げます．消化管症状はもちろんですが，それ以外に出現する症状についても把握しておきましょう．

I-01　吸収不良症候群

▶レファレンス
- ハリソン⑤：p.1991-1996
- 新臨内科⑨：p.483-495
- 標準小児⑧：p.495-496

One More Navi
消化・吸収過程が複雑な脂肪吸収が傷害されやすい．

病態・分類　吸収不良症候群（malabsorption syndrome）とは，消化管内での栄養素（糖類，蛋白質，脂肪，ビタミン類，電解質，水分など）の消化・吸収が何らかの原因により障害され，慢性下痢，体重減少，栄養不良，浮腫などのさまざまな症状を呈する症候群を指します．

　なお，本症候群は栄養素の吸収過程そのものに異常がある原発性吸収不良症候群と，感染症などの疾患に続発して吸収不良がおきる続発性吸収不良症候群とに大別することができます．

原因　摂取された栄養素は以下の過程を経て消化，吸収，代謝されます．▶B-06
①消化管内での膵酵素や胆汁による消化
②刷子縁膜の酵素による消化（膜消化）
③輸送担体による吸収細胞内への取り込み（能動輸送・受動拡散）
④吸収細胞内での代謝と門脈・リンパ管系への移送
⑤門脈・リンパ管を経て肝臓で代謝

　上記①〜⑤の過程に異常をきたす病変はすべて本症候群の原因となり得ます．以下に本症候群の代表的な原因疾患についても解説していきます．

Tab. 吸収不良症候群の発生機序と主な原因疾患

発生機序		原因となる主な疾患
管腔内消化の障害	消化酵素の不足	胆道閉塞, 慢性肝不全, 慢性膵炎, 嚢胞性線維症, 膵切除術後など
	消化酵素の不活性化 ⇒管腔内pHの低下, 胆汁酸の脱抱合など	Zollinger-Ellison症候群, 腸内細菌異常増殖症候群 (盲係蹄症候群), Caの過剰摂取, リパーゼ阻害薬など
	消化液との混合・撹拌不全 ⇒腸管運動異常や腸内通過時間短縮	胃切除後, 糖尿病性神経障害, 甲状腺機能亢進症, カルチノイド症候群など
腸粘膜消化・吸収の障害	腸管吸収面積の減少 ⇒絨毛の短縮化, 吸収細胞の減少, 粘膜炎症	セリアック病, 熱帯スプルー, アミロイドーシス, 強皮症, 腸結核, Crohn病, Whipple病, 好酸球性腸炎, 短腸症候群, 感染性腸炎, 薬物 (抗癌薬など) による腸粘膜障害など
	刷子縁膜酵素の欠損・低下	乳糖不耐症, エンテロキナーゼ欠損症など
	刷子縁膜輸送担体障害 ⇒糖質, アミノ酸, ビタミン, 電解質などの輸送障害	炭水化物不耐症 (グルコース・ガラクトース吸収不良), Hartnup病, 先天性ビタミンB₁₂吸収障害先天性クロール下痢症など
	細胞内代謝障害	無βリポ蛋白血症
輸送経路障害	栄養素の輸送障害 ⇒門脈・リンパ管への輸送路が障害	腸リンパ管拡張症, リンパ管閉塞, 腸リンパ管形成不全, 慢性腸間膜静脈血栓症, 慢性腸間膜動脈閉塞症など

One More Navi
Fanconi-Bickel症候群(糖原病XI型)は肝腎でのグリコーゲン蓄積, Fanconi症候群, ガラクトース代謝異常がみられる. GLUT2欠損のために肝臓にグルコースとガラクトースが取り込めずに高血糖や高ガラクトース血症になる. 膵β細胞の糖取り込みが障害されてインスリンの分泌が減る. 絶食時に肝臓から糖が出ないので低血糖をおこす. また, 肝臓に蓄積した糖がグリコーゲン分解を抑制して肝臓にグリコーゲンが蓄積して肝腫大をおこす. 腸や腎細胞の基底膜側から糖が出ないので腸管上皮細胞に糖が蓄積して吸収障害をおこしたり, 尿糖がみられる.

One More Navi
葉酸は腸内細菌がつくるので不足はしない.

One More Navi
SIBO (small intestinal bacterial overgrowth) は過敏性腸症候群 (IBS), Crohn病, 憩室炎, びらん性食道炎, 逆流性食道炎などの原因となる可能性があり, 貧血や慢性疲労, うつ病の引き金にもなる.

One More Navi
盲係蹄症候群では細菌が葉酸やビタミンKを産生するのでこれらは不足しない.

One More Navi
大腸は全摘しても栄養障害をおこさない.

One More Navi
スプルー (sprue) は温泉のわき出し口 (湯口) で下痢を表す. セリアック病では下痢がないこともある. 他に骨軟化症, 鉄欠乏性貧血, 肝機能異常, 不妊, 神経障害もある. 長期では小腸リンパ腫や小腸腺癌もおきてくる.

● 管腔内消化の障害 (消化酵素の不活性化)

- Zollinger-Ellison症候群(ゾリンジャー エリソン): ガストリン産生内分泌細胞腫瘍によってガストリンが過剰産生され, 胃酸の過分泌がおきます. ▶M-23 これにより, 管腔内pHが低下してリパーゼと脂肪消化が阻害され, 脂肪の吸収不良がおこります.
- 腸内細菌異常増殖症候群 (SIBO シーボ): 通常は大腸に存在する悪玉菌 (大腸菌, ウェルシュ菌など) が, 小腸内で異常増殖して吸収不良を引きおこします. 増殖した細菌によって胆汁酸の脱抱合がおき, 胆汁酸の欠乏から摂取した脂肪のミセル化ができなくなり, 脂質や脂溶性ビタミンの吸収不良を生じます. また, 脱抱合された胆汁酸が上皮細胞を傷害し, 刷子縁膜酵素の活性を低下させるほか, 増殖した細菌によってビタミンB₁₂が消費されるため, ビタミンB₁₂欠乏もきたします.

  なお, 手術によって生じた解剖学的盲係蹄に細菌の異常増殖をきたしたものを盲係蹄症候群 (blind loop syndrome) と呼びます.

● 腸管吸収面積の減少

- セリアック病: セリアックスプルーまたはグルテン過敏性腸疾患とも呼ばれ, 白色人種では人口の1%にみられますが, 日本人では稀とされる疾患です. 小麦などの穀物に含まれるグルテンに対する過剰な免疫反応 (血中組織トランスグルタミナーゼIgA抗体陽性) によって粘膜が傷害され, 全栄養素の吸収障害がおこります. また, 痒みの強い疱疹状皮膚炎もみられます. 無グルテン食で粘膜の回復を図りますが, 回復には数年かかり, 完全に正常化することはありません.
- 熱帯スプルー: 東南アジアやカリブ海沿岸, インドなどの渡航者にみられる疾患で, 吸収不良と巨赤芽球性貧血がみられます. 食べ物に含まれる毒素や感染症, 寄生虫が原因と考えられており, 小腸絨毛が軽度〜高度に萎縮し, 吸収障害が引きおこされます.
- Whipple病(ウィップル): 白人の中高年の男性にみられる稀な全身性細菌感染症で, 細胞内グラム陽性放線菌のWhipple桿菌によって引きおこされます. 吸収不良症候群に加え, 慢性の熱, 皮膚の色素沈着, 関節痛, 中枢神経疾患などを呈します. 小腸生検でPAS染色陽性マクロファージが粘膜固有層に高密度に浸潤する像が確

One More Navi
ラクターゼは乳児期を過ぎると酪農民族以外では発現しなくなる。牛乳5杯以上で下痢するが、1〜2杯なら腸内細菌が変化して下痢しなくなる。ヨーグルトは菌で分解されているので摂取可能。

One More Navi
炭水化物不耐症 グルコース・ガラクトース吸収不良はSGLT1の先天欠損による。不消化の乳糖が大腸で分解されて水素、CO_2、メタンガスが発生し、浸透圧性の酸性下痢、腹痛、腹部膨満、悪心、放屁などがみられる。 **Hartnup病** 中性アミノ酸輸送体の先天性異常で、特にトリプトファンの吸収が悪くなり、内因性にナイアシン合成ができないためペラグラを発症する。

One More Navi
フルクトース不耐症も稀ではなく、コーンシロップで下痢がおきる。果物や果汁でも多く摂ると下痢がおきる。水素呼気試験が診断に有用。

One More Navi
シスチン尿症はシスチン、リジン、アルギニン、オルニチンの腎と小腸での吸収障害。小腸ではジペプチド輸送体で代償されるが腎ではされないので腎結石ができる(X線に写らず)。

One More Navi
青いおむつ症候群はトリプトファン吸収障害のために便中のトリプトファンが腸内細菌や肝臓でインディゴに変化して青い尿になる。尿中のインドールが増加してリン排泄が増加し、結石や高Ca血症になる。

One More Navi
兄弟や親と比べて低身長の場合には吸収不良症候群を疑う。

認されます.

- 短腸症候群：小腸の広範囲切除により、小腸吸収面積が減少して重篤な栄養障害をきたしたもので、切除部位によって吸収不全を生じる栄養素は異なります。なお、下位回腸・回盲弁が保持されれば、全小腸の70%が切除されても耐えることができます（小腸が200 cmあれば短腸症候群はおきない）。また、大腸に代償能があるため、大腸が残っていれば短腸症候群はおきにくくなります。
- 刷子縁膜酵素の欠損・低下
- 乳糖不耐症：刷子縁膜にある二糖類分解酵素（ラクターゼ）活性の欠損・低下により、摂取した乳製品のラクトース（乳糖）の加水分解が進まずに浸透圧性の下痢をきたし、さらに腸内細菌によるガス産生が増加して腹部膨満や腹痛などの症状を呈します。
- 細胞内代謝障害
- 無βリポ蛋白血症：血中のアポリポ蛋白質βの欠損により、脂質をカイロミクロンにしてリンパ管に移送できなくなる疾患で、吸収不良による発育遅延、全身性の脂質膜異常、有棘赤血球増多症などをきたします。

症状 下痢（慢性下痢）、体重減少（るいそう）、貧血、浮腫、倦怠感、腹部膨満などの栄養失調症状がみられますが、脂肪便（悪臭を伴い白っぽく脂分が多い便）はどの吸収障害にも共通してみられます。これは他の栄養素と比べて脂肪の消化・吸収過程が複雑で吸収障害がおこりやすいためで、脂肪便があり、摂食量に見合わない体重減少を認める場合には、本症候群が強く疑われます。また、進行した吸収不良ではビタミンやミネラルの欠乏から多彩な症状を呈します。この場合、消化器以外の症状（貧血、生理不順、骨粗鬆症など）を呈することもあるため、発見が遅れないよう注意します。

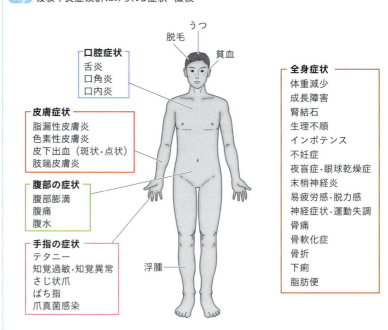

Fig. 吸収不良症候群にみられる症状・徴候

診断 本症候群を疑う場合には、まず問診で開腹手術の有無や放射線治療の既往、海外渡航歴、同じような症状の家族がいないか、アルコール摂取の有無と程度、服薬歴など、吸収不良の原因となりそうな事柄の聴取を行います。

次に，以下の検査を行い，吸収不良の有無とその原因を検索します．

● 血液検査

吸収不良症候群に特異的な検査項目はありませんが，血清蛋白濃度が 6.0 g/dL（血清アルブミン濃度は 3.5 g/dL）以下，血清コレステロール値が 120 mg/dL 以下の場合には低栄養状態が示唆され，さらに血清カロチン（ビタミンAの前駆体で脂溶性）の低値は吸収不良の存在を示唆します．このほか，血液検査所見からは以下のようなことが示唆されます．

- Ht 値と Hb 値：鉄，ビタミン B_{12}，葉酸の欠乏で低下します．
- MCV と MCH：MCV は赤血球の平均的な大きさを指し，MCH は赤血球1個あたりの平均ヘモグロビン量を指します．MCV と MCH は鉄欠乏で低下し，葉酸やビタミン B_{12} 欠乏で上昇します．
- 白血球数：葉酸やビタミン B_{12} 欠乏で低下します．

● 便中脂肪測定

- 便中総脂肪量測定：被検者に 100 g/日以上の脂肪を摂取させ，便を3日間採取して便中脂肪量を測定する検査です．便中脂肪量 6 g/日以上が異常で，40 g/日以上の場合には膵機能不全や小腸粘膜疾患を疑います．
- スダンⅢ染色：スダンⅢ染色をした便塗抹標本を 100 倍率で検鏡し，脂肪滴が1視野内に 10 個以上認められる場合を異常（陽性）とします．定量的ではありませんが，便中脂肪量測定よりも簡便に行える検査です．

● D-キシロース吸収試験

D-キシロースは消化に膵酵素を必要としない担体輸送によって小腸で 100% 吸収され，40% が代謝されずに尿中に排泄されます．このため，摂取した D-キシロースの尿中排泄量は，管腔内消化が障害されている場合には正常ですが，腸粘膜での消化・吸収に障害（小腸の吸収面積減少）がある場合には低下します．

検査は絶食後に 5 g の D-キシロースを水 300 mL に溶かして経口投与し，尿を5時間にわたって採取し，尿中排泄量が 1.5 g 以下であれば吸収異常があると判断します．

One More Navi
貧血は MCV によって以下の3つのタイプに分類される．
小球性貧血：MCV≦80
正球性貧血：80＜MCV＜100
大球性貧血：MCV≧100

One More Navi
D-キシロースは空腸粘膜の吸収面積評価に有用だが，腸内細菌の異常増殖では D-キシロースが細菌によって分解されるため，小腸粘膜が正常でも尿中排泄量は低下する．また，腎疾患，門脈圧亢進症，腹水，胃排出時間延長も低下原因となる．

One More Navi
^{14}C-キシロース呼気試験
^{14}C-キシロースを経口投与して呼気中の $^{14}CO_2$ 濃度を測定する検査で，細菌叢の異常増殖があるとキシロースの異化がおこり，呼気中に $^{14}CO_2$ 濃度が現れる．なお，細菌増殖は呼気水素試験でも診断できる．

One More Navi
乳糖不耐症は乳糖負荷試験（血糖上昇値 10 mg/dL 以下）や，大腸に達した糖が腸内細菌により分解されて発生した水素ガスが腸内で吸収され呼気中に排泄される呼気水素濃度が前値より 20 ppm 以上上昇することで診断．なお酸性下痢になる．

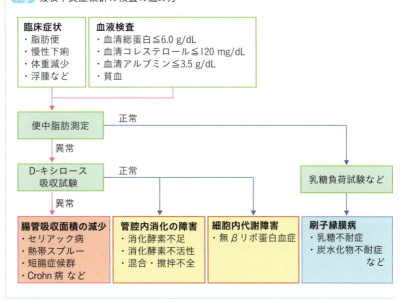

Fig. 吸収不良症候群の検査の進め方

治療 低栄養状態の改善と吸収不良の原因である原疾患の治療を行います．

●食事療法
消化吸収障害が軽度であれば，食事を高蛋白，高ビタミン，低脂肪，低線維食とし，少量ずつ何度かに分けて摂取するように指導します．

●経腸栄養法
消化吸収障害が高度の場合には，経腸栄養療法（enteral nutrition；EN）が適応となります．経腸栄養療法は経口または経鼻的にチューブを挿入し，半消化態栄養剤や成分栄養剤を投与します．

●完全静脈栄養
完全静脈栄養（total parenteral nutrition；TPN）は，人体に必要な栄養素（高濃度ブドウ糖，アミノ酸，ビタミン，電解質，微量元素）を配合した輸液剤を上大静脈に留置したカテーテルを通じて投与するもので，中心静脈栄養法とも呼ばれます．
　著しい栄養障害をきたしている場合や食事療法・経腸栄養療法では腸管に大きな負荷がかかってしまう場合などに適応となります．ただし，TPN の長期使用は腸管機能の低下や腸内細菌叢の変化をおこすため，できるだけ早期に経腸・経口栄養へ移行する必要があります．

●疾患特異的治療法
上記の治療法に加えて，吸収不良症候群を引きおこす原因疾患別に特異的な治療を行うことがあります．

- 膵外分泌不全：消化酵素の大量投与
- セリアック病：グルテン除去食
- 熱帯スプルー：6 か月のテトラサイクリン系抗菌薬と葉酸補充
- Whipple 病：ST 合剤を 1 年間投与（ただし再発しやすく，未治療では致死的）
- 乳糖不耐症：ラクターゼ製剤，乳糖分離乳の投与など
- 無 β リポ蛋白血症：脂溶性ビタミンの補充

●現在，多くの施設で栄養障害に対する治療は，医師，管理栄養士，看護師，薬剤師などからなる NST（nutrition support team）によって行われている．

> **One More Navi**
> アンジオテンシン受容体拮抗薬オルメサルタンで，スプルー様下痢がおきる．絨毛萎縮がみられるが，投与中止によって改善する．

I-02　蛋白漏出性胃腸症

▶レファレンス
- ハリソン⑤：p.1996-1997
- 新臨内科⑨：p.495-498
- 標準小児⑧：p.496

> **One More Navi**
> Ca，リンパ球（T 細胞），脂肪も漏出する．また，トランスフェリン喪失から鉄欠乏になる．

病態・原因 蛋白漏出性胃腸症（protein-losing gastroenteropathy）は，血症蛋白（特にアルブミン）が胃壁や腸管壁から管腔内に大量に漏れ出し，便中に失われるため低蛋白血症（低アルブミン血症）をきたす症候群で，消化管以外に心疾患や膠原病などの全身性疾患も原因になります．
　蛋白漏出機序には，①リンパ系の異常，②毛細血管透過性の亢進，③胃・腸管粘膜の異常の 3 つがあります．

●リンパ系の異常
腸管リンパや腸間膜リンパ節のうっ滞により腸リンパ管拡張がおこり，これにリンパ管内皮の透過性亢進や脆弱性などの要素が加わって，腸管腔内に大量のリンパ液と蛋白が漏出します．リンパ管拡張が原発性に生じるものと，基礎疾患に続発しておきるものがあります．

- 原発性リンパ管拡張：先天的リンパ管形成不全または低形成によって蛋白漏出をおこすもので，腸リンパ管拡張症（intestinal lymphangiectasia）と呼ばれます．

粘膜固有層や粘膜下層のリンパ管が著明に拡張する特徴的生検所見を呈します．

- ・続発性リンパ管拡張：Whipple病，悪性リンパ腫，後腹膜線維症，膵癌，卵巣癌，リンパ管腫瘍，腸結核などに引き続いておこります．また，リンパ管と微小血管には交通があるため，右心系に負荷がかかる収縮性心膜炎や右心不全，門脈圧亢進の肝硬変，腹腔や後腹膜の手術後にも蛋白漏出がおこります．

● 毛細血管透過性の亢進

腸管の毛細血管透過性亢進によって蛋白が管腔内に漏出するもので，腸リンパ拡張はなく，漏出量もリンパ管異常より少ないのが特徴です．

アレルギー性胃腸症では食物に含まれる卵，牛乳，肉などがアレルゲンとなって血管透過性亢進がおき，原発性アミロイドーシスではアミロイドの血管壁沈着から粘膜毛細血管壁障害をきたし，蛋白漏出や吸収障害がおこります．このほか，関節リウマチ，全身エリテマトーデス（SLE）などの膠原病も原因となります．

● 胃・腸管粘膜の異常

粘膜上皮におきた炎症，潰瘍，腫瘍により滲出性の蛋白漏出をきたすもので，蛋白漏出機序として最多です．原発性には Ménétrier 病，続発性には炎症性腸疾患（潰瘍性大腸炎，Crohn 病など），消化管の腫瘍性疾患（悪性腫瘍，胃ポリープ，大腸ポリポーシス，Cronkhite-Canada 症候群など）が原因となります．

症状 顔面や下肢の浮腫で発見されます．ときに脂肪便を含む軽度の下痢や腹部膨満（腸リンパ拡張症で多い），乳糜腹水・胸水，易感染性（IgG，リンパ球低下），低 Ca 血症に伴うテタニー症状もみられます．成長期の発育障害もみられます．

診断 以下の検査で蛋白漏出を証明した後，原疾患を検索して原因を特定します．

● 血液検査

血漿蛋白の漏出により，低蛋白血症がみられます．特に半減期の長いアルブミン，γグロブリン（IgM，IgG，IgA），フィブリノゲン，セルロプラスミン，α_1 アンチトリプシン（α_1-AT）は合成に時間がかかるため，血中濃度が著しく低下します．一方，半減期が短い IgE やインスリンの血中濃度は比較的保たれ，血漿蛋白分画の比率は上昇します．

このほか，低コレステロール血症，低 Ca 血症，鉄欠乏性貧血，リンパ球減少がみられます．

● α_1-AT クリアランス検査

α_1-AT は血清の 4% を占め，アルブミンとほぼ同じ分子量で酵素分解を受けず，吸収も分泌もされずに便中に排泄されます．このため，血清と便の α_1-AT 濃度からクリアランスを算出すると消化管への蛋白漏出を定量できます．

● 蛋白漏出シンチグラフィー

^{99m}Tc-アルブミンや ^{131}I-アルブミンを用いた蛋白漏出シンチグラフィーでは漏出部位の診断も可能です．

治療

● 原因疾患の治療

続発性の蛋白漏出性胃腸症については，原因疾患の治療を行います．

● 腸リンパ管拡張症

食事療法として低脂肪・高蛋白食を摂取するように指導します．浮腫や低蛋白血症が重症の場合には利尿薬やアルブミン製剤を投与して軽減を図ります．また，中鎖脂肪酸（medium chain triglyceride；MCT）によるカロリー補給も有効です．

One More Navi

アミロイドーシスの AL 型は筋層に主に沈着して腸管運動障害をおこし，AA 型は血管壁に沈着して蛋白漏出や吸収障害をおこす．

One More Navi

Crohn 病や悪性リンパ腫では腸粘膜病変に加えてリンパ系の異常もおき，大量の蛋白漏出をきたすことがある．

One More Navi

巨大皺襞と蛋白漏出をきたす疾患は Ménétrier 病（H.pylori 感染によることもある）ほか，スキルス胃癌，胃悪性リンパ腫，Zollinger-Ellison 症候群，Cronkhite-Canada 症候群がある．

One More Navi

ネフローゼ症候群と異なり，低コレステロール血症になるのは脂肪漏出や脂肪消化吸収障害を伴うため．

One More Navi

α_1-AT は pH 3 以下の胃液中では変性してしまうため，胃酸分泌が低下する Ménétrier 病以外，特に Zollinger-Ellison 症候群では胃酸分泌を抑制して測定する必要がある．

One More Navi

α_1-AT クリアランスの求め方
　　= V×F/P（mL/日）
V：糞便量（mL/日）
F：便中濃度（mg/dL）
P：血清中濃度（mg/dL）
正常値は 13 mL/日．20 mL/日以上で診断．リンパ管拡張症では 100 mL/日以上にも．

One More Navi

長鎖脂肪はリンパ系を経由して肝臓に送られるが，中鎖脂肪は門脈経由であることから，リンパ管への負荷は少ない．

I-03 過敏性腸症候群（IBS）

▶レファレンス
・ハリソン⑤：p.2017-2023
・新臨内科⑨：p.498-500

One More Navi
以前は慢性大腸炎によると考えられていたが、実際には大腸に炎症はなく、大腸の機能異常が原因ということで「過敏性大腸症候群」と呼ばれた。さらに小腸も関与することがわかり過敏性腸症候群といわれる。

One More Navi
感染症による急性腸炎の後に慢性化するのもある。特定の病原体が特定の性格者に感染するとおきやすい。

One More Navi
症状に波があるのも特徴で、症状がストレスとなり増悪する。

One More Navi
IBSの診断基準は2016年に改訂されRomeⅣになった。改訂前には「1か月につき3日以上にわたって腹痛や腹部不快感」があることが要件だったが、改訂後は「腹部不快感」の要件はなくなった。また「発症時の排便頻度や便の変化」が「腹痛の変化との関連」で診断されるようになった。

One More Navi
IBSに合併しやすい疾患
機能性胃腸症、GERD、周期性嘔吐症、胃不全麻痺、不安神経症、うつ病、身体化障害、外傷後ストレス障害、片頭痛、間質性膀胱炎、月経困難症など

病態 過敏性腸症候群（irritable bowel syndrome；IBS）は、潰瘍や腫瘍などの器質的病変がないにもかかわらず、腹痛と排便障害（便秘や下痢）がおきる慢性の機能性消化管障害を指します。主に大腸の運動異常や分泌異常によって引きおこされ、成人の腹痛の原因としては最多です（人口の10～15％におこり、女性や若年者に多い）。生命にかかわるような疾患ではありませんが、患者の生活の質（QOL）を悪化させるため、適切な対応を要します。

原因 大腸の運動機能を調節する自律神経の異常や精神的不安、緊張、興奮、悲しみや怒りなどの感情の起伏、仕事や対人関係の悩みなどによる心理社会的ストレスが引き金となって症状があらわれます。また、もともと神経質な性格や自律神経系の不安定な人に、暴飲暴食、アルコール類、冷たいものなどの食事因子、過労、感冒、冷えなどからも発症します。

症状 腹痛、排便障害（便秘や下痢）を主症状としますが、粘液便や腹部膨満、残便感などを伴うこともあります。一方、体重減少や血便、脂肪便などは認めません。なお、頭痛、胸痛（非心臓性）、腰痛、排尿困難など非消化器症状を呈することもあります。

診断

● IBSの診断基準

以前は炎症性腸疾患や大腸癌などの器質的疾患を除外することで診断されていましたが、現在ではRomeⅣ診断基準によって診断されます（一過性または進行性の疾患は除外される）。

Tab. RomeⅣによるIBSの診断基準

腹痛が1週間につき1日以上あるものが3か月以上続き、その腹痛が以下の3項目のうち2つ以上にあてはまる場合をIBSと診断する。
①排便により改善する。
②排便頻度が変化に関連する。
③便の形状が変化に関連する。

※少なくとも診断の6か月以上前に症状が出現し、最近3か月間は基準を満たす

● IBSのサブタイプ分類

Fig. IBSの分類図とBristol便形状スケール

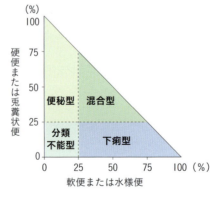

便の形状は消化管の通過時間と相関があるため、IBSの分類はBristol便形状スケールに基づいて決定される。

便の形状は消化管の通過時間を反映していることから，IBSはBristol便形状スケール（ブリストル）に基づき，排便状況によって以下のサブタイプに分類されます．

- 便秘型（IBS-C）：硬便または兎糞状便が25%以上あり，軟便（泥状便）または水様便が25%未満のもの
- 下痢型（IBS-D）：軟便（泥状便）または水様便が25%以上あり，硬便または兎糞状便が25%未満のもの
- 混合型（IBS-M）：硬便または兎糞状便が25%以上あり，軟便（泥状便）または水様便も25%以上のもの
- 分類不能型（IBS-U）：便形状異常の基準が便秘型，下痢型，混合型のいずれでもないもの

● 警告サインに基づく除外診断

診断にあたっては，IBS以外の疾患（器質的疾患）を示唆する警告サイン（warning sign）がないことも重要です．具体的には，①50歳以上，②短い病悩期間，③明らかな体重減少，④夜間にも症状がある，⑤発熱，⑥大腸癌の家族歴，⑦貧血，⑧血便，便潜血陽性，⑨最近の抗菌薬使用などがあれば他疾患を考えます．

治療 生活習慣改善と，心理的ストレス除去が重要です．対症療法として薬物療法があります（優性症状に対応する）．

- 消化管運動機能調節薬：腸の動きを和らげて痛みをとる抗コリン薬，消化管平滑筋や消化管オピオイド受容体に作用して下痢を改善するオピオイド作動薬（ロペラミド），腸内神経叢のセロトニン受容体（5-HT$_4$受容体）を刺激して消化管運動を促進するセロトニン4受容体刺激薬（モサプリド）があります．
- 高分子重合体・食物繊維（ポリカルボフィル）：便の水分を吸収して便を固めたり，逆に便を膨張させて排泄しやすくしたりします（下痢にも便秘にも有効）．
- プロバイオティクス（ビフィズス菌・乳酸菌製剤など）：腸内細菌のバランスを改善します．
- その他：抗うつ薬なども有効なことがあります．

> ● 下痢型にはセロトニン3受容体拮抗薬（ラモセトロン：女性は少量で）や非吸収性抗菌薬（リファキシミン）も有効．
> ● 便秘型にはClチャネルを開いて腸液の分泌量を増やし，便の水分含有量を増やして症状を改善させるルビプロストンやグアニル酸シクラーゼC受容体を刺激する低吸収性のリナクロチドがある．
> ● 腹痛にはジシクロミンなどの鎮痙薬も有効だが，便秘の危険がある．

One More Navi
Bristol便形状スケールは英国ブリストル大学のHeaton博士によって1997年に大便の形状と硬さで7段階に分類する指標として提唱された．

One More Navi
IBSの鑑別疾患
乳糖不耐性，吸収不良症候群（セリアック病），炎症性腸疾患など

One More Navi
鑑別検査
血液生化学検査，甲状腺機能検査，便検査（寄生虫）のほかに，乳糖不耐症の呼気試験も考慮する．下痢型は大腸内視鏡検査のときにランダム生検を行い，顕微鏡的大腸炎を鑑別する．

One More Navi
IBSと診断しても，除外診断ではないので，経過観察をして他疾患が見逃されていないかを確認する．

One More Navi
迷走神経末端シナプス前膜上では，D$_2$受容体はアセチルコリン放出を抑制し，逆に5-HT$_4$受容体はアセチルコリン放出を促進（消化管運動亢進する）．

One More Navi
ポリカルボフィルカルシウムは便中水分を一定に保つ．

One More Navi
下痢には三環系抗うつ薬，便秘にはセロトニン再取り込み抑制薬（SSRI）が有用．

国試出題症例
〔国試100-D11〕

● 32歳の男性．腹痛を主訴に来院した．2か月前から時々腹痛をおこしていた．1週前から朝，腹痛で目覚めることが多くなり，1日に数回の腹痛と便意とを生じるようになった．排便すると腹痛は軽快する．便通は1日に3, 4行，泥状である．便に血液の付着はない．2週前，同僚と暴飲暴食をしたことがあった．体温36.4℃．脈拍72/分，整．血圧132/80 mmHg．腹部の聴診で腸雑音が亢進し，下腹部に圧痛を認める．筋性防御を認めない．血液所見：赤血球420万，Hb 14.2 g/dL，白血球5,600．
⇒慢性的な腹痛症状と排便状況に加え，警告サインも認められないことから過敏性腸症候群（下痢型）が考えられる．

I-04 大腸憩室症

▶レファレンス
- ハリソン⑤：p.2023-2026
- 新臨内科⑨：p.500-503
- 標準外科⑬：p.541

One More Navi
憩室からの出血の80％以上は自然止血する間欠的な出血で，残りの20％は止血治療が必要．

One More Navi
大腸憩室出血の危険因子にはNSAIDs，抗血小板薬，高血圧症，糖尿病などがある．

One More Navi
結腸は外縦筋が結腸ヒモになっていて筋層が少ないので憩室ができやすい．外縦筋のある直腸，虫垂，小腸には憩室はできにくいが，80％は空腸にできる．

One More Navi
憩室は欧米ではS状結腸を中心に左側結腸に多い．一方，日本では右側に多かったが，左側も増加している．

One More Navi
菜食主義者には憩室が少ない．

病態 憩室（diverticulum）とは，腸粘膜が袋状に腸管の外側へ突出したもの（陥凹部が粘膜で覆われる）を指します．組織学的に粘膜から漿膜までの全層を保持して突出する真性憩室と，筋層を欠く仮性憩室とがありますが，大腸憩室の大部分は後天性に出現した仮性憩室です．40歳以上の中高年に多く（10％），加齢とともに発生頻度，個数ともに増加します（85歳以上で80％）．なお，日本では盲腸や上行結腸に多く（右側結腸型），欧米ではS状結腸に多くみられます（左側結腸型）．

憩室を有していてもほとんどの場合，無症状で経過します（無症状の場合を憩室症と呼ぶ）．しかし，憩室内に腸内容物が貯留して入り口が塞がると，腸内細菌が増殖して炎症から発熱，腹痛，下痢などをきたし，稀に出血がおきます．憩室炎や憩室周囲炎．また，内圧で周囲臓器（膀胱，腟，皮膚）を穿孔すると瘻孔が形成され，腹膜を破ると腹膜炎をおこします．憩室症の20％に憩室炎がおきます．

原因 肉食で繊維成分の少ない食事（食生活の欧米化）を摂取し続けることで便秘になり，ここに過剰な腸運動も加わって腸管内圧が上昇します．すると，腸管壁の圧抵抗の弱い血管が腸壁を貫くところから粘膜が外側に脱出します．この状態が長期間にわたって繰り返されることで憩室が形成されます．

加齢による腸管壁の脆弱化，体質，人種，遺伝，生活環境なども関与しています．

Fig. 大腸憩室の発生機序と内視鏡所見

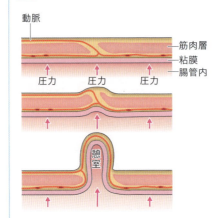
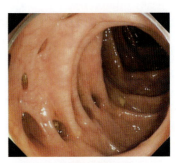

大腸憩室症の内視鏡所見
腸壁に複数の憩室が観察できる．
〔国試109-112〕

One More Navi
機械的な刺激で動脈が脆弱化し，破綻，出血をきたすこともある．この場合，動脈性の鮮血で出血量も多い．

One More Navi
重篤な憩室炎の大半はS状結腸に生じる．

One More Navi
小腸，子宮，腟，腹壁，大腿に瘻孔を形成すると，汚濁した帯下，腹壁・会陰・大腿の皮膚感染や筋感染をおこす．

症状 通常は無症状ですが，腹部膨満感，腹痛など過敏性腸症候群と類似した症状がみられることもあります．一方，憩室炎や憩室周囲炎がおきると腹痛，出血（突然の暗赤色〜鮮血の下血），発熱などの症状が出現しますが，左側型か右側型かによって症状の出かたが異なります．

● 右側結腸型
急性虫垂炎に類似した症状で，発熱，腹痛，下腹部圧痛を認め，膿瘍形成または遊離穿孔では腹膜炎の徴候を認めます（出血は赤い下痢便）．

● 左側結腸型
右側型と同様に急性虫垂炎様の症状が出現しますが，症状はより強く，繰り返す炎症で潰瘍に進展し，周囲臓器（小腸，膀胱，子宮，腟，腹壁，大腿など）に穿孔し，内瘻を形成します．なかでもS状結腸膀胱瘻は最も多く，膀胱刺激症状や糞尿・気尿を呈します．憩室穿孔で腹膜を破ると腹膜炎から敗血症に進展する危険があります（出血は鮮血）．

One More Navi
コラーゲン線維形成機構の異常でおきる Ehlers-Danlos 症候群では若年者に憩室が発生し，穿孔しやすい．

One More Navi
CT では腸管周囲脂肪組織の混濁，腸管壁の肥厚（4 mm 以上），憩室周囲の膿瘍形成がみられる．

One More Navi
憩室炎になると血中 CRP や便中カルプロテクチン（好中球由来）が上昇する．

One More Navi
腹痛にはアセトアミノフェン，NSAIDs，オピオイドを使用する．

診断 注腸造影検査ではバリウムの貯まった tear drop 像がみられます．出血時には癌や炎症性腸疾患との鑑別のために大腸内視鏡検査を行います．膿瘍や穿孔・瘻孔では経口と静注造影剤を用いた腹部 CT 検査が有用です．試験開腹で確定診断されることもあります．

治療

● **憩室発生の予防**
便通調整のために，食事は高繊維食を中心とし，水分を十分取ります．また，排便習慣をつけて硬便にならないようにし，排便時に

Fig. 注腸造影検査所見（tear drop 像）

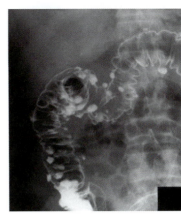

バリウムが貯まった tear drop 像として，腸管壁に複数の憩室が描出される． （国試 105-D42）

余計な圧力をかけないようにします．腸管の運動を高める暴飲暴食，過激な体動，腹部マッサージ，浣腸の乱用を避けます．緩下剤（ラクチュロースなど）も有用です．

● **憩室炎の治療**
- 炎症：水様食事と経口抗菌薬投与で注意深く観察しながら外来治療します．高齢者やリスクのある患者では入院で，絶飲食，輸液，抗菌薬点滴で治療します．

One More Navi
抗菌薬は嫌気性菌もカバーするニューキノロンやメトロニダゾールを用いる．

- 膿瘍：小さい膿瘍は抗菌薬で治癒しますが，4 cm 以上の膿瘍はエコーや CT ガイド下に経皮的穿刺ドレナージを行います．

One More Navi
憩室炎治療の 8 週後に大腸内視鏡で憩室炎の状態や大腸癌合併を検査する．

- 出血：持続する憩室出血に対しては，内視鏡的クリッピングや血管造影による塞栓術で止血します．
- その他の合併症：汎発性腹膜炎や敗血症では緊急手術をします．出血性ショックでは内視鏡的止血手術が必要です．瘻孔形成，腸管狭窄などの合併症，繰り返す憩室炎などは待機的に手術（大腸部分切除術）が必要です．

I-05 消化管アレルギー・好酸球性胃腸症

▶レファレンス
- 新臨内科⑨：p.505-506
- 標準小児⑧：p.490

One More Navi
二次性好酸球性胃腸炎の原因：薬剤，寄生虫，炎症性腸疾患，膠原病，血管炎症候群．通常，IgE 抗体は関与しない．

病態 消化管アレルギー（amyloidosis）は，食物の摂取によって免疫学的機序による症状が出現するもので，主に即時型の I 型アレルギー（IgE 抗体と摂取した抗原との反応）と遅発型の IV 型アレルギー（抗原により活性化したリンパ球が組織を傷害）によって引きおこされます．

なお，消化管アレルギーの病型の 1 つに消化管の好酸球浸潤を特徴とするものがあり，これを好酸球性胃腸症（eosinophilic gastroenteritis）と呼びます．

症状 アレルゲンの食物を摂取してから 2 時間以内に腹痛，下痢，悪心・嘔吐などの消化器症状に加え，口唇，口蓋，咽頭の腫脹などを呈します．また，全身症状として蕁麻疹，喘息，鼻炎などを合併することもあり，ときにアナフィラキシーショックがおきることもあります．

アレルギーによって消化管粘膜が傷害されると血便が生じ，ときに蛋白漏出性胃腸症（低蛋白血症）をおこすこともあります．傷害が筋層にまで及ぶと腸管の肥厚による内腔狭窄や運動障害から悪心・嘔吐，腸閉塞症状がおきることもあり，さ

<One More Navi>
原因となる食物としては牛乳や大豆などが多い．

らに漿膜に及ぶと好酸球性腹水を呈することがあります．

診断
● 問診
問診で症状が出現する前に摂取した食物を確認し，アレルゲンとなった食物を推定します．なお，原因となった食物の特定は食物除去試験や誘発試験で行います．

● 血液検査
本症の 80% に末梢血中の好酸球増多がみられ，60% で血清 IgE の上昇が認められます．

● 内視鏡的生検
腸管内の複数箇所を内視鏡的に生検し，好酸球の浸潤と炎症性浮腫を確認します．

治療
アレルゲンとなった食物を特定し，これを除去した食事療法を行います．原因食物が特定できない場合や除去が難しい場合は抗アレルギー薬で治療を行い，重症例やアナフィラキシーショックを呈する場合にはステロイド薬によって治療します．

I-06 全身疾患に伴う消化管病変

▶レファレンス
・新臨内科⑨：p.513-514

I-07 消化管アミロイドーシス

病態
アミロイドーシス（amyloidosis）はアミロイドと呼ばれる異常蛋白質がアミロイド線維を形成して細胞外に沈着し，さまざまな機能障害を引きおこす進行性の難治性代謝性疾患です．

消化管アミロイドーシスはアミロイド沈着が消化管におきたもので，全身性アミロイドーシスの患者では必発で，特に十二指腸や小腸に高度な沈着が認められます．

なお，アミロイドーシスは，沈着するアミロイド蛋白の種類により AL 型（80%），AA 型（15%），Aβ₂M 型（血液透析患者に多い），ATTR 型（遺伝性で 5%）に分類されます．

症状
消化管壁（固有筋層）にアミロイド沈着がおきると自律神経障害などから消化管の運動障害が引きおこされます．上部消化管への沈着では嚥下困難，悪心，嘔吐など，下部消化管では便秘，ガスの貯留，腹痛（出血，穿孔）など通過障害や閉塞症状がおこり，吸収障害に伴う下痢がおこることもあります．また，血管壁にアミロイドが沈着すると消化管粘膜の虚血がおこり，出血，びらん，潰瘍などをきたします．進行性で予後不良です．

診断
生検を行ってアミロイドの沈着と種類を診断します（直腸や腹壁脂肪で 50〜80% 陽性）．AL 型では 90% で血中の単クローン性軽鎖上昇がみられます．

治療
消化管症状への対症療法として，鎮吐薬や止痢薬などを用います．

● 沈着したアミロイドを除去するためにジメチルスルホキシド（DMSO）の投与が試みられているが，効果が一定ではない．
● アミロイド前駆蛋白の産生を抑制する以下の治療法が効果をあげている．
・AL 型：自己末梢血幹細胞移植を併用したメルファランの大量静注（多発性骨髄腫と同じ治療法）．ただし，幹細胞移植は手術死亡率が 5〜10% と高いため，適応は厳密に検討する必要がある．
・AA 型：初期のステロイド大量投与とステロイドの減量過程での生物学的製剤の追加で消炎を図る．
・ATTR 型：アミロイドの産生臓器が肝臓であるため肝移植によって治療．なお，

<One More Navi>
25 種の蛋白が類似した構造体（直径 7〜15 nm）のアミロイドとして脳以外に沈着し，類似した病態を引きおこす（臨床的にアミロイド蛋白は区別できない）．診断後 AA 型は 5〜10 年で，AL 型は 2 年で死亡．遺伝性は最も予後がよい．

<One More Navi>
骨髄腫，関節リウマチ，Crohn 病などで血中のアミロイドが増加する．また，腎不全による長期透析患者でもアミロイドの血中濃度が著明に上昇する．

<One More Navi>
毛細血管に沈着すると透過性亢進から蛋白漏出をおこす．

<One More Navi>
アミロイド前駆蛋白
AL：免疫グロブリン L 鎖
AA：血清アミロイド A（慢性炎症）
AB₂M：B₂ミクログロブリン
ATTR：トランスサイレチン

肝移植を行っても心臓への沈着は進行することがある（正常 ATTR が異常 ATTR に結合するため）．

I-08 消化管 Behçet 病

病態 Behçet 病は全身的な血管炎をきたす炎症性疾患で，①口腔粘膜の再発性アフタ性潰瘍，②皮膚症状（結節性紅斑，移動性血栓性静脈炎，毛嚢炎様皮疹），③眼症状（ぶどう膜炎，虹彩毛様体炎），④外陰部潰瘍など，遷延・再発性の全身症状をきたします．

消化管 Behçet 病は消化管に難治性の潰瘍性病変を生じる Behçet 病の特殊型で，典型例では回盲部を中心に円形の深掘れ潰瘍（リンパ球性静脈炎が腸壁リンパ組織におきる）がみられます．回盲部に好発しますが，直腸を除くすべての消化管におこる可能性があり，炎症が漿膜に及ぶと出血や穿孔をおこします．

症状 発熱，右下腹部痛，下痢，下血，ときに穿孔をおこすこともあります．80% 以上が 20～40 歳台におこります（Crohn 病のような腸管狭窄や肛門病変は稀）．

診断

● 血液検査

白血球数の増加，CRP 上昇，赤沈亢進などの炎症反応がみられ，これらは重症度を反映します．ヒト白血球抗原である HLA-B51 の陽性率が 55% です．

● 画像所見

内視鏡所見では，円形または類円形の境界明瞭な大きな潰瘍が描出され，ときに皺襞の集中や浮腫性の周堤を伴うこともあります（静脈炎はあるが，腸壁炎症や線維化，肉芽腫はみられない）．

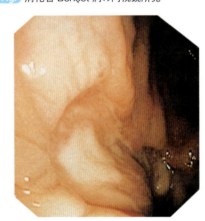

Fig. 消化管 Behçet 病の内視鏡所見

回盲部に境界明瞭な深掘れ潰瘍が描出される．
（国試 91-E31）

治療 治療法は未確立です．活動期にはステロイド薬で寛解導入します（長期投与は避ける）．軽症では 5-アミノサリチル酸（5-ASA）製剤のメサラジン，重症では抗 TNFα 製剤（アダリブマブ）を用います．維持療法にはメサラジンやコルヒチンを用います．

消化管出血や穿孔があれば手術を行いますが，再発率は 50% と高く，術後の免疫抑制療法が重要となります．

One More Navi

Behçet 病の 1～30% に腸管病変がみられるが，4 症状がそろわない不全型が多い（特に眼症状を欠く）．第 8 染色体トリソミーでおこりやすい．

One More Navi

回盲部でも回腸に好発する．

One More Navi

鑑別疾患
Crohn 病，腸結核，薬剤性腸炎，感染性腸炎，急性虫垂炎．

One More Navi

潰瘍は難治性で易出血性，穿孔性なので，内視鏡や注腸検査は慎重に行う．また，血栓性静脈炎は炎症によるので，抗凝固療法では治療できない．

One More Navi

ステロイドは潰瘍の治癒を遷延させて穿孔をおこしやすくする可能性がある．アザチオプリンや抗 TNFα 製剤はステロイド使用量を減らす．CRP 陰性化を目標にする．

国試出題症例
〔国試 91-E31〕

● 22 歳の男性．2 年前から口腔内アフタと陰部潰瘍とが時々生じていた．約 3 か月前から右下腹部痛と下痢とが生じ，次第に増強してきたので来院した．赤血球 370 万，Hb 10.0 g/dL，Ht 34%，白血球 10,200，血小板 36 万．CRP 2.0 mg/dL．回盲部の内視鏡写真は前掲のとおり．
⇒口腔内アフタと陰部潰瘍から Behçet 病が疑われる．症状や内視鏡所見から消化管 Behçet 病が最も考えられる（Crohn 病との鑑別が重要）．

J
腹膜・腹壁疾患

Preview

J-01	腹膜炎	p.300
J-02	急性汎発性腹膜炎	p.300
J-03	急性限局性腹膜炎（腹腔内膿瘍）	p.302
J-04	特発性細菌性腹膜炎（原発性腹膜炎）	p.303
J-05	慢性腹膜炎	p.303
J-06	癌性腹膜炎	p.304
J-07	胎便性腹膜炎	p.305

J-08	腹膜腫瘍	p.305
J-09	腹膜中皮腫	p.305
J-10	腹膜偽粘液腫	p.306
J-11	播種性転移	p.307
J-12	後腹膜腫瘍	p.307

J-13	ヘルニア	p.308
J-14	鼠径部ヘルニア	p.309
J-15	臍ヘルニア	p.311
J-16	閉鎖孔ヘルニア	p.312
J-17	腹壁瘢痕ヘルニア	p.313

Navi 1　急性腹膜炎は緊急事態！

まず緊急性が高い急性発症の続発性腹膜炎と原発性腹膜炎を解説し，次いで，結核病巣や悪性腫瘍の腹膜転移についてもみていきます．

▶ J-02〜J-03 では消化管穿孔などが原因となり急性発症する汎発性腹膜炎，限局性腹膜炎を取り上げます．
▶ J-04 では進行した肝硬変に伴って生じる特発性細菌性腹膜炎について解説します．
▶ J-05 の慢性腹膜炎では結核や腹膜透析で生じる腹膜炎について触れます．
▶ J-06 では腹膜への癌転移である癌性腹膜炎を取り上げます．

Navi 2　腹膜腫瘍は比較的"稀"な疾患

原発性の腹膜腫瘍は比較的稀な疾患です．石綿（アスベスト）によって発生する腹膜中皮腫をはじめ，代表的な疾患を学びます．

Navi 3　腹壁抵抗が弱い部位から臓器・組織が脱出

ヘルニアは腹壁抵抗が弱い部分に腹圧がかかるなどして発生するため，好発部位があります．ヘルニアの病態や原因をおさえた後，部位別にそれぞれの特徴をまとめていきます．

J-01　腹膜炎

▶レファレンス
- ハリソン⑤：p.871-877
- 新臨内科⑨：p.517-519
- 標準外科⑬：p.484-489

One More Navi
病因には，細菌性，胆汁などの化学性，癌性，血管炎，血流障害がある．

One More Navi
腹膜は単純拡散で吸収する．腹水の吸収や補体によって感染を防御している．

腹膜炎（peritonitis）は腹膜に発生した炎症で，緊急手術を要します．経過によって急性腹膜炎と慢性腹膜炎に分類され，急性腹膜炎は腹腔内炎症から波及する続発性腹膜炎と，細菌感染や機械的・化学的刺激が直接腹膜に炎症をおこす原発性腹膜炎（特発性細菌性腹膜炎など）に分けられます．急性腹膜炎の多くは続発性です．また，炎症が局所にとどまるものを限局性腹膜炎（大網に包まれて炎症が広がらない），腹膜全体に及ぶものを汎発性腹膜炎と呼びます．汎発性腹膜炎は致死的な緊急事態です．

J-02　急性汎発性腹膜炎

病態　腹部疾患に伴う炎症が急速に腹膜全体に炎症が波及すると急性汎発性腹膜

炎（acute diffuse peritonitis）がおこります．

炎症刺激が腹膜面に加わると血管透過性が亢進して腹膜と腸管の浮腫，滲出液による腹水貯留（初期の漿液性から徐々に膿性になる）がおこり，さらに腸管運動抑制による麻痺性イレウスから腸管内に消化液貯留がおこります．これらによって循環血液量の急激な減少がおきると低容量性ショックがおき，さらに細菌感染巣から放出されるエンドトキシン（細胞内毒素）によるサイトカインが組織傷害や血栓形成をおこすと致死的な敗血症性ショックをきたします．

原因 原因疾患としては消化管穿孔（虫垂炎穿孔，胃・十二指腸潰瘍穿孔など）が最多です．以下に主な原因疾患を示します．

- 消化管穿孔：胃・十二指腸潰瘍，胃癌，Meckel憩室，絞扼性イレウスによる腸管壊死，急性虫垂炎，大腸癌，炎症性腸疾患
- 肝胆膵疾患：肝膿瘍，急性胆嚢炎穿孔（胆汁性腹膜炎），急性膵炎（膵壊死）
- 泌尿生殖器疾患：膀胱・子宮・卵巣嚢腫穿孔，異所性妊娠破裂
- 外傷：腹膜，消化管，肝胆膵，膀胱の損傷
- 医原性：手術時の腹腔内感染，縫合不全，ドレーンからの逆行性感染，内視鏡検査・治療，放射線による消化管の損傷

症状 穿孔の場合，突然激しい腹痛がおこり，痛みの部位は初期には限局的ですが，進行すると腹部全体に広がり，反跳痛（Blumberg徴候），筋性防御，歩行時に痛みが響くといった腹膜刺激症状，発熱（末期には低体温）がみられるようになります．痛みによって腸管の蠕動運動が抑制されるため，小腸・大腸の麻痺性イレウスや嘔吐（腹膜刺激による反射性嘔吐も）などの症状がみられることもあります．なお，消化管穿孔がおきると腹壁は指で刺激しなくても板状硬となります．

診断 腸音消失，Blumberg徴候や筋性防御などの腹部所見に加え，以下の検査結果から総合的に診断します．

● 血液検査

白血球数の増加（核の左方移動），CRP・赤沈上昇などの炎症所見がみられます．

● 画像検査

- X線検査：炎症が強いと麻痺性イレウスによる小腸ガスや腸管拡張がみられます．消化管穿孔では立位腹部X線で横隔膜下に遊離ガス（free air）や腸腰筋陰影が不鮮明になります．
- CT検査：続発性腹膜炎では原因となった病変（潰瘍の穿孔，虫垂炎，憩室炎，腹腔内膿瘍など），炎症波及による腹膜肥厚がみられます．腹腔内遊離ガスや消化液・膿汁などの貯留液もみられます．

Fig. 横隔膜下の遊離ガス（free air）

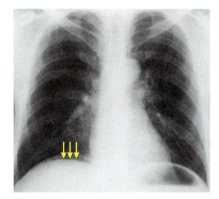

右横隔膜下に遊離ガス（free air）が認められ（矢印），消化管穿孔が疑われる．　　（国試100-D17）

治療 敗血症で致命的になる前に早期診断，早期手術が原則です．まず，大量の輸液（乳酸リンゲル液）によってバイタルを安定させます．

● 抗菌薬投与

術前後は経験的治療（empiric therapy）としてカルバペネム系か，第3世代セフ

One More Navi

サイトカインによって血管透過性が亢進して腹水や好中球浸潤から膿性腹水になる．

One More Navi

胃液や膵液は無菌だが，化学性や酵素による炎症がおきて腹膜刺激症状やショック症状をおこす．一方，腸液，胆汁，尿には細菌がいるので細菌性腹膜炎をおこす．女性性器からの上行性のクラミジア腹膜炎もある．肝臓表面に達したのをFitz Hugh-Curtis症候群という．

One More Navi

血栓形成は播種性血管内凝固症候群（DIC）の合併でおきる．

One More Navi

仰臥位で膝を曲げたり，側臥位屈位になって浅い頻回の胸式呼吸をして痛みを抑えようとする．高齢者では腹部症状がはっきりしないこともある．

One More Navi

腹水では複数菌（嫌気性菌も），総蛋白>1g/dL，糖<50mg/dL，LDH上昇．

One More Navi

消化管穿孔ではX線で60％，CTでは95％に遊離ガス所見がみられる．立位が困難なら左側臥位で右肝臓周囲のガスを確認する．消化管穿孔疑いではバリウム造影禁忌（麻痺性イレウスで流れず，漏れるとバリウムが炎症を悪化させる）．

One More Navi

消化管穿孔を抗菌薬だけで治療するとほぼ100％死亡する．

One More Navi

腹水アミラーゼ>1,000U/Lでは膵炎や消化管穿孔を疑う．

One More Navi
輸液をしても平均血圧が65 mmHgより高くできなければ昇圧薬を使う．抗菌薬は診断後1時間以内に投与する（血液培養採血後）．

One More Navi
最近では侵襲の少ない腹腔鏡下手術も行われる．敗血症性ショックにはTNFα阻害薬が使われる．

エム系／ニューキノロン系抗菌薬を用い，起因菌判明後は特異的抗菌薬に切り替えます（デスカレーション）．

● **外科的治療**
　6時間以内にバイタルを安定させ，抗菌薬を投与したら速やかに開腹手術で感染巣除去，腹腔内洗浄，培養を行い，穿孔部を修復して壊死腸管を切除します．また，腹水や膿を排除し，留置腹腔ドレーンで滲出液排出を術後も継続します（排膿・排液は半起座位で行う）．

> ● 上部消化管穿孔では，グラム陽性球菌（*Staphylococcus* 群，*Streptococcus* 群など）とグラム陰性桿菌（*Escherichia coli*, *Klebsiella* 群，*Pseudomonas* 群など）の混合感染が多い．
> ● 穿孔部位が下部になるに従い，起因菌はグラム陰性桿菌が多くなり，嫌気性菌（*Bacteroides* 群）の混合感染もある．

国試出題症例
〔国試100-D17〕

> ● 53歳の男性．朝食直後に上腹部の激痛が突然出現したため救急車で搬入された．1週前から右上腹部不快感が空腹時に出現し，食事によって軽減していた．体温38.5℃．脈拍104/分，整．血圧110/60 mmHg．腸雑音は消失し，腹部全体が板状硬化を呈していた．血液所見：赤血球520万，Hb 15.1 g/dL，白血球14,300，血小板46万．胸部X線写真は前掲のとおり．
> ⇒十二指腸潰瘍穿孔による急性腹膜炎（汎発性腹膜炎）．抗菌薬投与して緊急手術を行う．

J-03　急性限局性腹膜炎（腹腔内膿瘍）

病態・症状　急性汎発性腹膜炎と同じ病態が限局的に出現するもので，腹腔内膿瘍を形成します．
好発部位は左右横隔膜下腔，右肝下面（Morison窩），傍結腸溝，Douglas窩（最多），腸骨窩，腸間膜間などで，汎発性腹膜炎の治癒過程でもおこります．

Fig. 限局性腹膜炎の好発部位

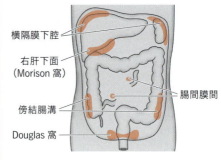

横隔膜下腔
右肝下面（Morison窩）
傍結腸溝
Douglas窩
腸間膜間

One More Navi
起因菌は大腸菌，肺炎桿菌，エンテロバクター，腸球菌などの好気性菌と，バクテロイデスを主体とする嫌気性菌が多い．術後では混合感染が多い．

One More Navi
肝臓周辺は周りより圧が低いので漿液が流れ込む．またDouglas窩や腸骨窩は重力で漿液が溜まる．

One More Navi
横隔膜下の壁側漿膜面はリンパ管網が発達しているので，膿瘍中の細菌や毒素が吸収されやすく，菌血症やエンドトキシン血症をおこしやすい．このため，他の腹腔内膿瘍よりも重症になりやすい．

● **横隔膜下膿瘍**
　横隔膜下腔に発生する膿瘍で，腹腔内感染症，汎発性腹膜炎，消化管縫合不全，腹部外傷に続発しておきます．発熱が多くみられ，横隔膜刺激による乾性咳嗽や息切れ，胸痛，肩への放散痛がみられます．

● **右肝下面膿瘍**
　十二指腸，胆道，虫垂などの疾患に続発して，右肝下面（Morison窩にも）に膿瘍がおき，右季肋部の圧痛や腫瘤が触知されます．

● **Douglas窩膿瘍**
　虫垂炎や女性生殖器炎などに続発しておこり，直腸と子宮の間にあるDouglas窩（男性も同部位に凹みがある）に炎症がおきて膿瘍となります．腹痛や発熱，下痢，しぶり腹，排尿痛などがみられ，女性では帯下（おりもの）の増加や性器からの不正出血がみられることもあります．直腸診では圧痛を呈します．

診断　白血球の増加，CRP上昇，DICによる血小板減少がみられ，胸部X線像で胸水貯留，横隔膜の挙上，下肺野の無気肺像などの所見がみられます．

治療　抗菌薬投与だけで不十分なら，CTまたは超音波ガイド下の非観血的な穿刺ドレナージによる排膿を行います．縫合不全では多くは禁食で治癒します（再縫合が必要なことは稀）．

J-04　特発性細菌性腹膜炎（原発性腹膜炎）

病態　特発性細菌性腹膜炎（spontaneous bacterial peritonitis；SBP）は，消化管穿孔や胆嚢炎のような感染源がなく発症する腹膜炎のことで，多くは非代償期の肝硬変（特にアルコール性）に伴う腹水貯留でおこります．肝硬変の1/3におこり，死亡率は20%です．

門脈圧亢進による類洞からの漏出で腹水が生じ，さらに腸管壁の細菌透過性が増し，消化管出血時には異常増殖した腸内細菌が腸管リンパ節や門脈から腹腔内に移動して腹膜炎がおこります．補体産生低下や網内系機能低下も原因となります．90%以上が単一菌感染（グラム陰性桿菌が多く，80%が大腸菌）です．

症状　発熱，軽い持続性腹痛と圧痛，下痢，麻痺性イレウス，低血圧，精神状態の変化（肝性脳症），急性腎障害を呈します．経過は続発性腹膜炎ほど急激ではなく，無症状のこともありますが，早期の腹腔穿刺による診断が重要です．

診断　腹水の好中球数＞250/mm³以上か，腹水培養陽性（40%）で診断されます．なお，腹水の性状は漏出性を呈します．

CT検査では腹腔内に他の腹膜炎がないことを確認します．血液培養陽性は半分以下です．

治療　早期発見早期治療しないと致命的です．セフォタキシムのような第3世代セフェム系抗菌薬（大腸菌，*Klebsiella*（クレブシエラ）属菌，肺炎球菌，腸球菌をカバー）を5日以上投与します（90%以上に有効）．また，腎障害や黄疸例ではアルブミンを投与して腎保護も行います．

再発予防にはニューキノロン系抗菌薬かST合剤の継続投与を検討します．生存期間中央値は9か月なので肝臓移植も検討します．

- 腹水中の白血球増加を確認したら菌培養の結果を待たずに抗菌薬を投与する．
- 治療中の腹水穿刺は必ずしも必要ではないが，48時間後に治療効果の確認をして無効なら抗菌薬を変更し，順調なら経口のオフロキサシンに変えることも可能．
- 腹腔鏡は死亡率を上昇させる．

J-05　慢性腹膜炎

腹膜炎が長引く慢性腹膜炎（chronic peritonitis）は稀ですが，結核性腹膜炎や腹膜透析（CAPD）での硬化性被嚢性腹膜炎でみられます．

▶結核性腹膜炎

病態　慢性腹膜炎の大部分は結核性腹膜炎（tuberculous peritonitis）です．結核病巣が腹膜に転移することは稀ですが，肝硬変，糖尿病，悪性腫瘍，ステロイド薬投与，AIDSがあると，腹膜転移から腹膜炎を引きおこします．多くは肺病巣から血行性に腹膜転移しますが，腸結核や卵管結核の直接浸潤もあります．

症状　数か月にわたる腹部全体の鈍い腹痛，発熱，食欲不振，脱力，体重減少，

One More Navi
肝硬変におきる特発性の腹腔内膿瘍や菌血症もSBPと同様の病態．

One More Navi
ネフローゼ症候群（グラム陽性球菌が多い）やうっ血性心不全による腹水でもSBPがおきる．SLEや免疫不全状態でもみられる（免疫バリアの破綻で腸管内細菌が腹腔内に移行）．しかし，腹水の蛋白濃度が低くなければおきない（補体やそのオプソニン活性が低下するので），血行性にグラム陽性連鎖球菌がきておきることもある．

One More Navi
肝不全による凝固障害や血小板減少が高度でなければ腹腔穿刺は診断に必須（腹水のある肝硬変患者は入院時に行う）．

One More Navi
結核性腹膜炎は菌濃度が低く，培養陽性は50%（腹水1Lを遠心して抗酸染色），腹水の結核菌PCRやアデノシンデアミナーゼ（ADA）≧40 IU/Lで診断する．また，腹膜針生検（腹腔鏡下が望ましい）で乾酪壊死巣を認める．腹水の糖が消費されるのでグルコース＞100 mg/dL以上で結核は考えにくい．

腹水貯留やイレウス症状による腹部膨満を呈します．腹水が少ないと腫瘤を触知します．

診断 ツベルクリン反応は陽性ですが，栄養状態が悪いと陰性のこともあります．腹部CTで肥厚腸管や腹水貯留，脾腫，脾臓内石灰化もみられます（腸間膜に5cm以上の結節影）．

腹水所見は蛋白濃度＞3.0 g/dL（滲出性），グルコース＜30 mg/dLで，リンパ球増加（＞250/mm³），フィブリン析出が著明です．

治療 肺結核に準じた化学療法を行い，予後は比較的良好です．

● 2～3か月のステロイド投与は腸管癒着を防ぐが，耐性菌を生じる欠点がある．

▶硬化性被囊性腹膜炎（SEP）

病態 硬化性被囊性腹膜炎（sclerosing encapsulating peritonitis；SEP）は腹膜透析の2.5％におきる慢性腹膜炎で，多くは5年以上の透析患者におこります．

症状 腸管の運動不全によって腹痛，悪心，食欲不振，便秘，下痢，腹水貯留，体重減少，易疲労性などの症状が出現します．

診断 腹部CTや超音波検査で腹膜の石灰化，腸管壁の肥厚，腸管腔の拡張などがみられます．

治療 透析方法を血液透析に変更してステロイド薬による免疫抑制を行い，経静脈栄養を行って腸管の安静を図ります．無効ならば癒着剥離術も行いますが，予後不良です（中心静脈ラインの感染が致命的）．

● SEPになると腹膜透析不良となり，腹膜透析を中止しても線維化が進行する．このため，5年以上（長くても10年）の腹膜使用は避ける必要がある．

J-06 癌性腹膜炎

病態 癌性腹膜炎（peritonitis carcinomatosa）は主に腹腔内臓器に発生した悪性腫瘍が腹膜表面に散布付着増殖し，腹膜全体に多数の小結節を生じたもので，血性腹水（滲出性の癌性腹水）がほぼ必発です．リンパ管を経由した癌細胞の腹膜転移もあります．

原発巣は胃癌が最多で，大腸癌，膵癌，胆道癌，卵巣癌，さらには肺癌や乳癌など腹腔外からも転移することがあります．なお，Douglas窩への播種性転移はSchnitzler転移（シュニッツラー）と呼ばれ，直腸指診で硬い腫瘤を触知することができます．

症状 初期には少量ですが，進行すると著明な血性腹水の貯留を呈します．また，癒着からの腸閉塞で腹痛，悪心・嘔吐，腹部膨満などがみられ，閉塞性黄疸を併発することもあります．さらに，腹水排液を頻回に行うと低蛋白血症や低栄養状態（悪液質）をきたします．

診断 進行した原発巣と腹水貯

One More Navi
SEPの原因は不明だが，透析液の高浸透圧のグルコースやその代謝物（緩衝剤の乳酸でやや酸性にして分解を防いでいる），酸性液，尿毒症物質や腹膜炎の既往などが考えられる．

One More Navi
癌性腹膜炎は腹膜への癌転移で，炎症性腹膜炎と同じ「腹膜炎」という用語が使われているが，発熱や腹膜刺激症状のような強い炎症はない．腹膜に大小不同の癌結節が形成される．

One More Navi
胃癌の卵巣転移をKrukenberg腫瘍という．

One More Navi
癌浸潤が胆管に及ぶと黄疸が，尿管に及ぶと水腎症がおきる．細胞崩壊やリンパ管（胸管）からの漏出によってコレステロールが上昇する．

One More Navi
血性腹水はCT値＞20 HUで描出される．

One More Navi
癌性腹膜炎の腹水は滲出性で，利尿薬が効きにくい．抗癌薬の腹腔内投与も試みられる（ただし，効果は一時的で，癒着をきたすこともある）．

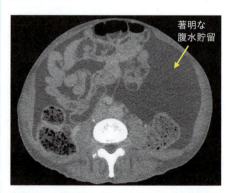

Fig. 癌性腹膜炎の腹部CT像

著明な腹水貯留

腹腔内に大量の腹水がみられる．　（国試110-A30）

One More Navi
原発巣不明では卵巣癌が30〜50％と多いのでプラチナ系とタキサン系による全身化学療法を考慮する．

留があれば，腹部CT検査や超音波検査によって腹水を確認し，腹水穿刺で血性滲出性腹水，CEAやコレステロール上昇がみられ，細胞診では60％に癌細胞を認めます．

治療 全身状態（PS）が良好であれば全身化学療法を行いますが，無効ならば局所療法や緩和医療を行います．

One More Navi
腹水には腹腔静脈シャント（Denver shunt）がある．

● 腹腔内温熱化学療法（hypertheramic intraperitoneal chemotherapy；HIPEC）は，持続温熱腹膜灌流（continuous hyperthermic peritoneal perfusion；CHPP）とも呼ばれ，癌組織の温熱に対する抵抗性の弱さを利用して癌細胞の増殖を抑制したり，抗癌薬の効果を増強する．抗癌薬を含む生理食塩水を温め，腹腔内で42〜43℃に保って1時間灌流させる．

国試出題症例
〔国試110-A30〕

● 75歳の男性．食欲不振と腹部膨満感とを主訴に来院した．1年前に進行胃癌で胃全摘術を受けている．術後に抗癌化学療法が行われたが，その後は通院していなかった．3週前から少しずつ食欲不振と腹部膨満感とを認め，2日前から急激に増悪した．食事摂取量は低下していたが，排便と排ガスは認めていた．身長167cm，体重45kg．体温36.6℃．脈拍84/分，整．血圧136/80mmHg．眼球結膜は軽度貧血様である．手掌紅斑やくも状血管腫は認めない．腹部は全体に膨隆，緊満し，臍窩の平坦化，波動を認める．肝・脾を触知しない．下腿に浮腫を認める．腹部単純CTは前掲のとおり．
⇒身体所見や腹部CTから腹水が示唆され，進行胃癌の既往があることなどから癌性腹膜炎と考えられる．腹水穿刺を行い，細胞診で確定診断する．

J-07 胎便性腹膜炎

胎便性腹膜炎（meconium peritonitis）は，胎児期や出生直後に消化管が穿孔し，胎便が腹腔内に漏れておこる無菌性腹膜炎で，消化液などによる化学的な炎症反応が原因となります（石灰化しやすい）．消化管閉鎖・狭窄，腸重積，腸捻転などが基礎疾患で，超音波検査で診断されます．

①腸管同士や腸管と腹壁が癒着して一塊となる線維性癒着型，②漏れた胎便や消化液を腸管が袋状に覆う囊胞型，③癒着や囊胞がなく腹水が大量に貯まる汎発型（出生直前）の3つのタイプがあります．

One More Navi
穿孔が自然閉塞すると無症状で，X線検査での限局した石灰化によって発見されることもある．

J-08 腹膜腫瘍

▶レファレンス
・新臨内科⑨：p.519-520
・標準外科⑬：p.489

腹膜腫瘍には原発性（腹膜中皮腫）と続発性（癌性腹膜炎，腹膜偽粘液腫）があります．

J-09 腹膜中皮腫

病態 中皮腫は中皮細胞由来の稀な腫瘍で，体腔を覆う漿膜（腹膜，胸膜，心外膜など）から発生し，腹膜発生したものを腹膜中皮腫（peritoneal mesothelioma）と呼びます．腹膜の固形腫瘍（硬く白色）と，ヒアルロン酸の多い粘稠な腹水貯留を呈します．

One More Navi
石綿は胸膜や心外膜にも中皮腫をおこす．腹膜は100万人に2人と非常に稀（胸膜の1/3）で胸膜との合併もある．肺癌，卵巣癌，喉頭癌の原因にもなり．衣類への付着で家族に中皮腫がおきることもある．

One More Navi
異所性ホルモン産生としてADH，成長ホルモン，インスリン様増殖因子がある．悪性ではPDGF，TGFβが陽性．

One More Navi
中皮腫はPAS陽性のムチンやCEAが陰性で，アルシアンブルー染色でヒアルロン酸やN,Eカドヘリンが陽性．腺癌ではムチンやCEAが陽性．

One More Navi
よく虫垂炎や卵巣腫瘍の手術時に，粘液性腹水の合併として本疾患が偶然発見される．

One More Navi
MRIでは粘膜性と水様性の腹水が区別できることがある．

原因 石綿（アスベスト）粉塵は発癌物質で，曝露から30〜40年後に発病します．造影剤のトロトラスト，放射線，繰り返す腹膜炎でもおきることもあります．

症状 中年男性に多く，曖昧でゆっくり発症するため診断が遅れます．腫瘍増大から腹痛（左上腹部・心窩部），便通異常，腹部膨満感（腹水も）が出現し，進行例では腸管の通過障害，排便痛，食欲低下，体重減少がおきます．

診断 超音波検査，CT，MRIなどの画像検査で腹水や腫瘤を描出し，腹腔鏡下生検で診断します．腺癌との鑑別が重要です．

治療 できるだけ腫瘍を切除し，抗癌薬の腹腔内投与・全身投与，放射線治療を行います（これらの治療法で5年生存率が20%から50%に改善）．腹腔内温熱化学療法（HIPEC）も行います．

J-10 腹膜偽粘液腫

病態 腹膜偽粘液腫（pseudomyxoma peritonei）はゼラチンに似た粘液性腹水が貯まる稀な疾患（1万人に2人）で，腹膜表面にムチン様の転移巣ができる転移性腹膜腫瘍です．原発巣は虫垂や卵巣の粘液性嚢胞腺腫が多く，悪性度は低く，極めてゆっくりと進行します（腹腔外転移は稀で，5年生存率は50%）．

症状 75%は中高年の女性にみられます．多量の腹水貯留（ゼラチン状）に伴って腹部膨満が生じ，腹囲の増大で発見されます．進行すると腹痛，発熱，食欲不振，体重減少などの症状が出現してきます．

診断 腹水細胞診で腺癌細胞を確認します．CTで腹水貯留が帆状に描出されます．

Fig. 腹膜偽粘液腫の画像所見

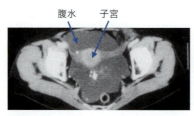

腹部造影CT像
骨盤内に低吸収域の腹水が確認できる．

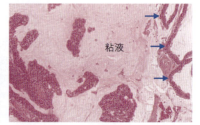

腹膜偽粘液腫の病理所見
異型腺管（矢印）と多量の粘液がみられる（H-E染色）．
〔国試104-D30〕

治療 虫垂と両側卵巣を切除し，腹腔内粘液除去しても75%に再発します（化学療法は効きにくいが，再発は44%に減る）．

国試出題症例
〔国試104-D30〕

45歳の女性．腹囲が大きくなったことを主訴に来院した．半年前から徐々に腹囲が大きくなってきた．食欲はあり，体重に変化はみられない．排便の状況にも変化はない．月経周期26日型，整．身長156cm，体重46kg．体温36.2℃．脈拍72/分，整．血圧112/74mmHg．心音と呼吸音とに異常を認めない．腹部は全体に軽度膨隆している．肝・脾を触知しない．尿所見：蛋白（−），糖（−）．血液所見：赤血球432万，Hb 12.1 g/dL，Ht 38%，白血球6,200，血小板23万．血液生化学所見：血糖83 mg/dL，総蛋白7.2 g/dL，アルブミン4.0 g/dL，総ビリルビン0.6 mg/dL，AST 16 IU/L，ALT 13 IU/L，

ALP 174 IU/L（基準 115〜359），免疫学所見：CRP 0.3 mg/dL，CEA 26.4 ng/mL（基準 5 以下），CA19-9 60 U/mL（基準 37 以下）．術前に施行した腹部造影 CT は前掲のとおり．開腹手術を行うとゼリー状の物質と腫瘍が確認された．腫瘍の H-E 染色標本も前掲のとおり．

⇒腹囲の増大，腫瘍マーカーの高値，CT 像，開腹時にみれたゼリー状の腹水と腫瘍の存在から腹膜偽粘液腫と考えられる．

J-11 播種性転移

胃癌などの腹腔内臓器癌から散布して腹膜転移したものも腹膜腫瘍に含め，播種性転移は癌性腹膜炎を呈します（生存中央値は 6 か月）．

▶J-06

One More Navi
手術手袋パウダー（コーンスターチ）による腹膜肉芽腫は癌性腹膜炎と肉眼所見が似るので生検で診断する．

J-12 後腹膜腫瘍

病態 後腹膜腫瘍（retroperitoneal tumor）は，中胚葉性組織やリンパ組織から発生する稀な腫瘍で，後腹膜腔内腫瘍のうち，後腹膜臓器（腎臓，副腎，尿管，膵臓，十二指腸，上行結腸，下行結腸，腹部大動脈，下大静脈）以外の腫瘍です．80％ は悪性で，40〜50 歳台に多く，小児にも発生します．悪性リンパ腫，脂肪肉腫，平滑筋肉腫，悪性線維性組織球腫が主です．

症状 無症状のために発見が遅れ，腫瘍が周辺臓器を圧迫する症状で気づかれます．

・両側尿管の圧迫：尿閉から水腎症，腎不全をおこします．
・腸管の圧迫：消化管通過障害から腹部膨満，嘔吐，便秘がおきます．
・下大静脈の圧迫：腫瘍が巨大化して下大静脈が圧迫されると，下肢浮腫や静脈循環障害から腹壁静脈拡張がおこります．
・その他の症状：腹痛，腰痛，背部痛，体重減少などもみられます．

診断 CT，MRI 検査で腫瘍の大きさ，局在，周辺臓器との位置関係，腫瘍の種類を推定し，経皮的針生検で確定診断します．

治療 完全な摘出は困難で，再発も多いため化学療法（マイトマイシンなど）を併用します．

One More Navi
血管造影を術前に行うことで栄養血管などの情報が得られる．またバリウム造影で小腸病変との鑑別ができる．

関連項目

▶ 後腹膜線維症

後腹膜腔にある脂肪や結合組織が原因不明の炎症・線維化をおこす疾患で，一部に IgG4 関連硬化性疾患などに伴って発生するものもあります（Crohn 病や硬化性胆管炎に合併することもある）．多くは大動脈分岐部の直下から発生し，大動脈や大静脈に沿って両側性に上行していきます．線維化に尿管が巻き込まれると両側性水腎症（尿管全体が巻き込まれると腎盂拡張がないこともある）から腎不全に至り，下大静脈やリンパ管が巻き込まれると下腿浮腫が出現します．20 万人に 1 人の稀な疾患で，50〜60 歳台の男性に好発します．

炎症所見，自己抗体，腎機能を調べます．治療はステロイドや免疫抑制薬（アザチオプリン）などによる消炎やプロゲステロンによる線維化抑制を行います．

One More Navi
後腹膜出血と鑑別が必要．炎症性では腹痛，発熱，溶血性貧血が見られることもある．治療にはタモキシフェン（エストロゲン拮抗）や NSAIDs も使われる．

J-13 ヘルニア

▶レファレンス
・標準外科⑬：p.492-506
・標準小児⑧：p.501-502

One More Navi
ヘルニアはラテン語で「破裂」という意味．

One More Navi
ヘルニア嚢，ヘルニア門，ヘルニア内容がヘルニアの症状や合併症を規定している．

One More Navi
腹膜被包がある真性ヘルニアと，ない仮性ヘルニア（腹壁瘢痕ヘルニア，正中線ヘルニア）がある．

One More Navi
腸間膜をもつ小腸や脂肪は可動性が大きいのでヘルニア内容になりやすい．

One More Navi
腹膜にも裂隙や欠損があり，腹腔内臓器がヘルニア嚢に覆われずに腹腔外に出たものは脱出（prolapse）と呼ぶ．

One More Navi
ヘルニア嵌頓は小さいヘルニア門と大きなヘルニア嚢の組み合わせでおきやすい．

【病態】臓器または組織が裂隙や嚢に脱出した状態をヘルニア（hernia）と呼び（腹部を指すことが多い），①ヘルニア門，②ヘルニア嚢，③ヘルニア内容，④ヘルニア被膜から構成されます．

Fig. ヘルニアの構造

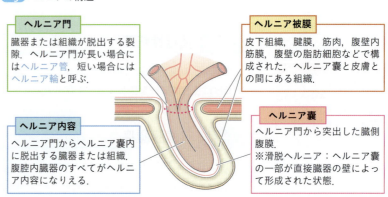

ヘルニア門
臓器または組織が脱出する裂隙．ヘルニア門が長い場合にはヘルニア管，短い場合にはヘルニア輪と呼ぶ．

ヘルニア被膜
皮下組織，腱膜，筋肉，腹壁内筋膜，腹壁の脂肪細胞などで構成された，ヘルニア嚢と皮膚との間にある組織．

ヘルニア内容
ヘルニア門からヘルニア嚢内に脱出する臓器または組織．腹腔内臓器のすべてがヘルニア内容になりえる．

ヘルニア嚢
ヘルニア門から突出した臓側腹膜．
※滑脱ヘルニア：ヘルニア嚢の一部が直接臓器の壁によって形成された状態．

【分類】ヘルニアは内ヘルニア（internal hernia）と外ヘルニア（external hernia）に分類されます．

●内ヘルニア
腹膜内腔で陥凹部や裂隙に腸管などの腹腔内臓器が入り込んだ状態で，ヘルニア嚢がないこともあります．S状結腸陥凹ヘルニアや横隔膜ヘルニアなどが含まれます．

●外ヘルニア
腹腔内臓器が壁側腹膜（ヘルニア嚢）に覆われたまま腹壁裂隙を通じて腹腔外に脱出したものが外ヘルニアで，いわゆる「ヘルニア」は外ヘルニアにあたります．
①鼠径ヘルニア（外鼠径ヘルニア，内鼠径ヘルニア，大腿ヘルニア），②臍ヘルニア，③臍帯ヘルニア，④腰ヘルニア，⑤骨盤部ヘルニア（閉鎖孔ヘルニア，坐骨ヘルニア，会陰ヘルニア）があります．

【原因】腹壁抵抗の弱い部位におこりやすく，先天性と後天性の原因があります．
・先天性：胎生期の形成異常（腹壁欠損）でヘルニアがおこります．
・後天性：加齢，栄養障害，手術の瘢痕創による腹壁抵抗の減弱があり，ここに腹腔内圧の上昇（激しい啼泣，咳嗽，便秘，妊娠，分娩，腹水貯留，肥満）が加わってヘルニアがおこります．

【症状】
●一般的症状
発生部位やヘルニア内容によって症状が異なります．無症状の軽度のヘルニアから，通常は腹部の局所的膨隆，不快感，牽引痛，鈍痛（圧痛），さらに便秘，悪心，嘔吐を呈します．そして，これらの症状はヘルニア内容が腹腔内に還納されると消失します（還納性ヘルニア）．

●ヘルニア嵌頓
ヘルニア内容が強い怒責や腹

Fig. ヘルニア嵌頓

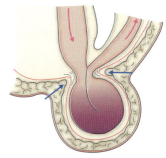

ヘルニア門によってヘルニア内容（腸管）が絞扼され，血行障害をきたす．

圧によってヘルニア門から脱出し，ヘルニア門によって絞扼された状態をヘルニア嵌頓と呼びます．脱出した内容が徒手的に腹腔内に還納できない（非還納性ヘルニア）と，ヘルニア内容の血行障害のために激しい腹痛，悪心，嘔吐，排ガス・排便の停止，腹部膨満といった絞扼性腸閉塞症状を呈します（穿孔がおきることもある）．

診断

●身体所見

- 外ヘルニア：ヘルニア部の膨隆や腫脹がみられ，ヘルニア嚢が触知されます．また，内容が小腸の還納性ヘルニアでは，還納時のグル音を聴診します．
- 内ヘルニア：視診での診断は困難で，消化管造影などを行います．

●画像検査

超音波検査，X線検査，CT検査などが有用で，ヘルニア内容が確認されます．

治療

●保存的治療

ヘルニアバンドや絆創膏で外部から体表を圧迫して脱出を防止する方法は根治的ではありませんが，乳児の鼠径ヘルニアや臍ヘルニアでは有効です（手術は生後3か月以降が安全）．

●外科的治療

根本治療は手術で，ヘルニア内容の還納，ヘルニア門閉鎖と再発防止に被膜強化を行います．腹壁の脆弱部の被覆や補強にはポリプロピレン製のメッシュ（人工線維布）を用います．

●ヘルニア嵌頓の治療

血行障害を伴うヘルニア嵌頓はただちに嵌頓を解除する必要があります．
嵌頓初期でヘルニア門が広い場合には徒手的に整復を試み，待期的に手術を行います．一方，経過時間が長い場合には，絞扼により嵌頓した組織が壊死するため整復は禁忌で，緊急手術を行います．

※　　　※　　　※

以下，外ヘルニアを発生部位別に解説します．

J-14　鼠径部ヘルニア

鼠径部ヘルニア（groin hernia）は腹部に発生するヘルニアの80～90%を占め，以下のように分類されます．

●鼠径ヘルニア

鼠径靱帯の上方で鼠径部に脱出するヘルニアで，下腹壁動脈の外側に発生するものを外鼠径ヘルニア（external inguinal hernia），内側に発生するものを内鼠径ヘルニア（internal inguinal hernia）と呼びます．鼠径ヘルニアの大部分は外鼠径ヘルニアです．

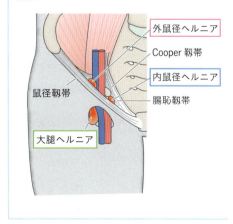

Fig. 鼠径部ヘルニア

●大腿ヘルニア

　大腿ヘルニア（femoral hernia）は大腿管を通って鼠径靱帯直下に脱出するヘルニアを指し，ヘルニア門となる大腿管が狭いため，よく嵌頓をおこします．

▶外鼠径ヘルニア

[病態]　内鼠径輪から鼠径管に入って外鼠径輪から脱出するヘルニアで，下腹壁動脈の外側に内容の脱出が発生します．大部分が小児期に発生し（50％は1歳未満で発生），男女比は8：1で，特に低出生体重児に多くおこります．

[原因]　精巣（睾丸）は胎児期に鼠径管を通って陰嚢内に下降し，同時に腹膜鞘状突起（壁側腹膜の一部が突起状に伸びたもの）も下降して閉鎖します．しかし，腹膜鞘状突起閉鎖が障害されると，ここにヘルニア内容が脱出します．腹膜鞘状突起閉鎖は右側が遅いので，男児では右側のヘルニアが多く発生します．一方，女児では腹膜鞘状突起に相当するNuck管が開存した場合におこり，左右差はありません．

　なお，腹膜鞘状突起の閉鎖不全で，突起内や精巣固有鞘膜に腹水（漿液）が貯留した状態を，それぞれ精索水腫，陰嚢水腫と呼びます．

[症状]　腹圧上昇時（咳嗽，啼泣，起立，怒責など）に鼠径部に無痛性膨隆が出現することが特徴で，局所の不快感，牽引感もあります．腸管が脱出したヘルニアでは還納時にグル音を聴診することができ，還納すれば症状は軽快・消失します．

　ヘルニアが嵌頓して循環障害をきたすと疼痛が出現し，局所の硬い膨隆や皮膚の色調変化，腹部膨満がみられます．

[診断]　鼠径部の膨隆は立位や腹圧上昇で大きくなるため，咳をさせる，Valsalva法を行う，他動的に腹圧をかける（pumping test）などの方法で膨隆の変化を観察します．乳幼児であれば，指先を精索上に軽く押し当てて左右に擦るようにしたとき，ヘルニア囊が擦れ合うような感触（silk sign）を触知できます．

　なお，精索水腫や陰嚢水腫は内容が透光性であるため，ペンライトを用いた透照試験や超音波検査で鑑別することができます．

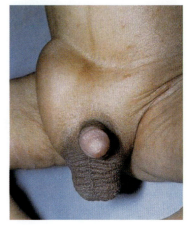

Fig. 外鼠径ヘルニアの体表所見（2か月男児）

右側鼠径部に膨隆が認められる．　　（国試108-I48）

[治療]　ヘルニアは自然には治りませんが，症状がほとんどない場合には経過観察します．症状があり，絞扼のリスクもある場合は手術を行います．特に嵌頓の既往や卵巣脱出では早期の手術が必要です．

●手術法

　成人（高齢者）では補強材を用いてヘルニア門を覆い，弛んだヘルニア囊を内側から高位結紮（Potts法）します．また，結紮をせずにメッシュプラグで内側からヘルニア門を塞ぐこともあります．全身麻酔下で腹腔鏡下ヘルニア修復術を行います（10％は両側性であるため，手術時に対側の鞘状突起開存も確認）．

One More Navi
成人の外鼠径ヘルニアは高齢者に多く，筋肉や腱膜の脆弱化が発生原因．

One More Navi
鼠径部の膨隆は炎症や癌などによるリンパ節の腫れの場合もあり，これらとの鑑別にはCT検査が有用．

One More Navi
X線で陰嚢内や陰唇内に消化管ガスを認めることがある．

One More Navi
1990年代以前はメッシュを使わずにヘルニア門を縫合していたが，術後の痛みやつっぱり感があり，脆弱な筋膜を縫合することから再発もしやすい欠点があった（15％で再発）．
メッシュのシートは筋膜と腹膜の間に当てるだけで筋膜に縫い合わせない．このため，術後の痛みもなく，日帰り手術も可能になった．

一方，小児や若年者の多くは高位結紮のみで完治します．

▶内鼠径ヘルニア

病態 内側鼠径窩（Hesselbach 三角）から鼠径管後壁を通じて直接腹壁を貫き，外鼠径輪から脱出したヘルニアで，下腹壁動静脈の内側に膨隆が発生します．鼠径ヘルニアの 15〜30％を占め，小児には稀で，腹壁の筋肉が弛緩した中年〜高齢者に多くみられます．特に壮年期以降の太った男性の右側に多く，しばしば両側性にみられます．嵌頓は稀です．

原因 先天的な要因はなく，加齢や肥満に伴う筋肉や腱膜の脆弱化が原因となり，腹壁抵抗が弱い Hesselbach 三角を入り口としたヘルニア内容の脱出が生じます．

症状・診断 腹圧がかかった状態（立位など）で外鼠径輪部にヘルニアによる膨隆がみられます．膨隆は腹圧低下で消失し，用手的に容易に還納されます．腹圧をかけた状態で超音波検査や CT 検査を行うと内容を把握できます．

治療 患部にメッシュを当てて脆弱化した鼠径管の修復補強を行います．なお，鼠径部の筋膜全体が脆弱化していることもあるので，患部だけでなく予防的にヘルニアがおこりやすい部分をすべてカバーしておきます．

▶大腿ヘルニア

病態 大腿管を通過し，鼠径靱帯直下に脱出するヘルニアで，大腿部に膨隆がみられます．鼠径部ヘルニアの約 10％を占め，中年以降の女性（経産婦）に多くみられます．ヘルニア門となる大腿管が狭く，強固であるためよく嵌頓をおこします．

症状・診断 自覚症状が乏しく，30％は嵌頓して緊急手術で診断されます．鼠径靱帯直下に小さな非還納性の腫瘤を触知できることもありますが，ヘルニアが脂肪組織の多い部位の深部にあるため触知困難なこともあります．超音波検査や CT 検査でヘルニア内容を確認します．

治療 嵌頓しやすいので，速やかに手術治療を行います．

国試出題症例〔国試 108-I48〕

- 2 か月の男児．右下腹部の膨らみを主訴に母親に連れられて来院した．全身状態は良好であり，機嫌もよい．膨らみを触れても痛がる様子はない．強く押すと消失するが離すとまた膨らむ．下腹部の写真は前掲のとおり．
  ⇒ 身体所見，体表所見から右側の鼠径ヘルニアと考えられる．全身状態が良好で，皮膚の発赤や腹部膨満がみられないことから，嵌頓はきたしていない．

J-15 臍ヘルニア

臍ヘルニア（umbilical hernia）は臍輪から体外に腹腔内臓器が脱出したもので，小児（特に乳児）におきる場合と，成人になってからおきる場合があります．

▶小児の臍ヘルニア

病態・原因 臍帯脱落後の臍輪閉鎖遅延が原因で低出生体重児に多く，多くは臍帯脱落後 2〜3 週頃に，腹壁抵抗の弱い臍輪の上部から発生します．ただし，生後 6 か月までには 90％，1 歳まででは 95％が自然治癒し，嵌頓も稀です．

One More Navi
Hesselbach 三角は下腹壁動静脈内側，腹直筋鞘外縁，鼠径靱帯に囲まれた部位で，もともと横筋筋膜の強度が弱い．

One More Navi
ヘルニア嚢は外鼠径輪を越えて脱出することが稀で，陰嚢に及ぶヘルニアは外鼠径ヘルニアを疑う．

One More Navi
前立腺肥大で腹圧をかけ続けていると内鼠径ヘルニアをおこす．

One More Navi
内容は小腸や大網のほか，腸壁のこともある（腸間膜の反対側が多い）．これを Richter ヘルニアといい大腿部に多く，嵌頓しても腸閉塞にならない．

One More Navi
大腿ヘルニアをリンパ腫大や膿瘍と誤診して針生検すると腸管損傷をおこす．一方，触知できない小さいサイズでも嵌頓・閉塞をおこす．

One More Navi
黒人では出生時に 40％，白人では 4％にみられる．4 歳までに直径 1.5 cm 以下であれば自然治癒．2 cm 以上は手術を考慮．

One More Navi
嵌頓でヘルニア内容に血行障害をきたすと皮膚が赤黒く変色するなどの症状が現れる．

診断 ▶啼泣，咳嗽，排便などの腹圧上昇時に大きくなる膨隆がみられ，安静時には容易に還納されます．還納時にはグル音が感知でき，触診でヘルニア門が触知されます．

治療 ▶経過観察が原則で，1歳を過ぎてもヘルニア門が大きい場合（2 cm 以上）や 3～4 歳以降も自然治癒しない場合は手術を行います．

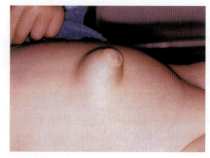

Fig. 小児の臍ヘルニアの体表所見（3か月乳児）

臍部の膨隆がみられる．皮膚所見は正常で嵌頓による絞扼などはみられない．　（国試 102-D40）

▶成人の臍ヘルニア

病態・原因　閉鎖した臍輪が脆弱化し（臍はもともと腹壁抵抗が弱い），▶妊娠，肥満，腹水貯留などに伴う腹圧上昇でヘルニアが発生します．

症状 ▶40 歳以降の女性に好発し，不快感，疼痛，悪心などを伴います．注 小児とは異なり嵌頓もおこります．

One More Navi
腹水のある肝硬変の 20％に臍ヘルニアがみられる．腹水があるとヘルニア破裂をおこしやすい．皮膚の変色は破裂前の徴候なので緊急手術をする．腹水排液のときにも嵌頓しないように還納しておく．

診断　臍部に大きな膨隆がみられます．CT 検査では臍部に脱出したヘルニア内容が確認できます．

治療　自然治癒はなく，▶手術で還納後，腹直筋鞘を縫合します．

国試出題症例〔国試 102-D40〕

● 3 か月の乳児．▶へその膨らみを心配する母親に連れられて来院した．▶生後間もなくからへその膨らみがあったが，出産した病院からは様子を見るように指示されて退院した．指示を守って育児をしていたが，▶徐々に膨らみは大きくなってきた．お腹がすいてミルクを欲しがるときには，▶号泣して，膨らみは直径 3 cm になり，▶皮膚も赤黒くなるという．ミルクの飲みは良い．身長 63 cm，体重 6.5 kg．母親が持ってきた号泣時の写真は前掲のとおり．
⇒体表写真と腹圧上昇時の膨隆の増大から臍ヘルニアと診断できる．

関連項目

▶臍帯ヘルニア

臍帯ヘルニア（omphalocele）は出生前に腸管や肝臓がヘルニア嚢に包まれて臍帯中に脱出するもので，▶高率に染色体異常，腸回転異常，Meckel 憩室，腸管重複症，腸閉鎖，鎖肛，心奇形などを合併します．出生前や出生時に診断され，ただちに手術的に臓器を還納し，腹壁を閉鎖します．

J-16　閉鎖孔ヘルニア

病態　閉鎖孔ヘルニア（obturator hernia）は，閉鎖神経と閉鎖動脈が通る閉鎖管から脱出するヘルニアで，▶高齢のやせた女性に多く，増加しています．注 ヘルニア門が鋭利で強固なため，よく嵌頓がおこり，自然還納はしません．

症状　体表にヘルニアの膨隆はないので視診や触診のみでの診断は困難です．ヘルニアによって閉鎖神経が圧迫されると，▶大腿内側から膝・下腿に放散する痛みやしびれが出現し，▶股関節の伸展や外転によって増強します（ハウシップ ロンベルク Howship-Romberg

One More Navi

大腿を屈曲させると大腿内側の痛みが軽減する．

徴候）．嵌頓すると激しい灼熱痛がおこり，時間の経過とともに腸閉塞症状を呈するようになります．

(診断) CT検査で閉鎖孔から脱出したヘルニアを確認できます．

(治療) 開腹手術で嵌頓を解除します．

Fig. 閉鎖孔ヘルニアのCT像

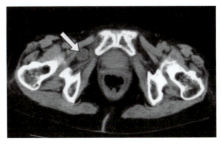

閉鎖孔部に脱出したヘルニアが描出され（矢印），閉鎖孔ヘルニアと診断できる．〔国試107-D36〕

国試出題症例
〔国試107-D36〕

- 85歳の女性．右下腹部痛を主訴に来院した．入浴後に急に右下腹部痛が出現し，次第に右大腿内側から膝にかけての疼痛を伴うようになった．悪心はあるが嘔吐はない．意識は清明．体温36.0℃．脈拍80/分，整．血圧182/90 mmHg．呼吸数15/分．SpO₂ 99%（room air）．腹部は全体に平坦，軟で，反跳痛と筋性防御とを認めない．鼠径部に近い右下腹部に自発痛と圧痛とを認める．腸雑音はやや低下し，金属音を聴取しない．血液所見：赤血球373万，Hb 11.4 g/dL，Ht 34%，白血球7,600，血小板18万．血液生化学所見：尿素窒素16 mg/dL，クレアチニン0.5 mg/dL，総ビリルビン0.9 mg/dL，LD 180 IU/L（基準176〜353），CK 56 IU/L（基準30〜140），アミラーゼ116 IU/L（基準37〜160），CRP 0.2 mg/dL．腹部単純CTは前掲のとおり．

⇒閉鎖孔ヘルニアに特徴的なHowship-Romberg徴候がみられ，腹部CTで閉鎖孔に脱出したヘルニアが確認できる．入浴による筋弛緩のためにヘルニアがおきやすい．

J-17 腹壁瘢痕ヘルニア

(病態・原因) 腹壁瘢痕ヘルニア（incisional hernia）は，外科手術後の創部感染などが原因で創部が弱くなり，腹圧上昇によって腹壁瘢痕部から腸や大網が皮下に脱出するヘルニアです．加齢，栄養障害などによる創傷治癒の遅延，あるいは喘息や肥満，前立腺肥大など腹圧上昇を伴う疾患が誘因となります．

(症状・診断) 立位など腹圧上昇があると腹壁の瘢痕部に膨隆が出現します．通常はヘルニア門が広いため嵌頓は稀です．

(治療) 無症状の場合には経過観察を行うこともありますが，一度ヘルニアが発生すると自然治癒は難しく，腹壁の欠損が大きい場合や腹壁抵抗が脆弱な場合にはメッシュシートを用いた外科的腹壁修復を行います．

One More Navi

腹壁瘢痕ヘルニアは開復術の10%，腹腔鏡下手術の0.7%におきる．

K

肝疾患

Preview

K-01	肝炎	p.318
K-02	急性肝炎	p.318
K-03	慢性肝炎	p.320
K-04	劇症肝炎	p.321
K-05	ウイルス性肝炎	p.323
K-06	A 型肝炎	p.323
K-07	B 型肝炎	p.324
K-08	C 型肝炎	p.328
K-09	D 型肝炎	p.331
K-10	E 型肝炎	p.331
K-11	その他のウイルス肝炎	p.332
K-12	EB ウイルス肝炎	p.332
K-13	サイトメガロウイルス肝炎	p.333
K-14	単純ヘルペスウイルス肝炎	p.334
K-15	肝硬変	p.334
K-16	病態	p.334
K-17	原因	p.335
K-18	分類	p.336
K-19	症状・身体所見	p.336
K-20	検査・診断	p.338
K-21	治療	p.339
K-22	合併症	p.340
K-23	アルコール性・薬剤性肝障害	p.342
K-24	アルコール性肝障害（ALD）	p.342
K-25	薬剤性肝障害	p.345
K-26	代謝性肝障害	p.346
K-27	非アルコール性脂肪性肝疾患（NAFLD）	p.346
K-28	体質性黄疸	p.348
K-29	ヘモクロマトーシス	p.349
K-30	Wilson 病	p.350
K-31	自己免疫性肝障害	p.352
K-32	自己免疫性肝炎（AIH）	p.352
K-33	原発性胆汁性胆管炎（PBC）	p.353
K-34	原発性硬化性胆管炎（PSC）	p.356

Navi 1 肝炎の分類と定義から！

肝炎の臨床経過から，肝機能異常が6か月以内に治癒する急性肝炎と，6か月以上遷延する慢性肝炎に分けて解説します．急性肝炎の亜型である劇症肝炎は，急激な肝機能低下と肝性脳症（昏睡）を呈する予後不良の病態です．

Navi 2 肝炎の8割はウイルスが原因

ウイルス感染でおきる肝炎を取り上げます．大多数を占める肝炎ウイルス（A～E型）と，それ以外のウイルスを分けて解説します．

▶ K-06 ～ K-10 でA～E型肝炎ウイルスを1つずつ取り上げます．劇症化，慢性化，癌化の有無やその経過，治療法の違いなどをおさえながら，学習を進めていきましょう．

▶ K-11 で肝炎ウイルス以外に急性肝炎の原因となるウイルスを取り上げます．EBウイルス（EBV），サイトメガロウイルス（CMV），単純ヘルペスウイルス（HSV）など，ヘルペスウイルス科に属する代表的なウイルスを中心に述べます．

Navi 3 肝疾患に共通する肝障害の終末像

肝硬変は種々の原因で発生する肝障害の終末像です．非代償期（非代償性肝硬変）になると黄疸，腹水，浮腫，出血傾向，意識障害（肝性脳症）など，多様な症状が出現します．

▶ K-16 ～ K-21 で肝硬変の基本的な知識と，多様な症状の発生機序，また診断，治療について概略を解説します．
▶ K-22 では肝硬変に合併し，特徴的な症候を引きおこす合併症を紹介します．

Navi 4 肝炎の原因はウイルスだけじゃない！

肝硬変の原因の15％を占めるアルコール性肝障害，近年増加傾向をみせる非アルコール性脂肪性肝疾患（NAFLD），見逃してはならない代謝性疾患や自己免疫性疾患など，ウイルス性肝炎以外で肝障害を引きおこす重要疾患を取り上げていきます．

K-35	肝膿瘍	p.357
K-36	細菌性肝膿瘍（化膿性肝膿瘍）	p.357
K-37	アメーバ性肝膿瘍	p.359

K-38	寄生虫性肝疾患	p.360

K-39	肝囊胞	p.361

K-40	肝癌	p.362

K-41	肝細胞癌（HCC）	p.362
K-42	病態・病因	p.362
K-43	症状・身体所見	p.362
K-44	診断	p.363
K-45	治療	p.365

K-46	転移性肝癌	p.367

K-47	その他の肝腫瘍	p.369
K-48	胆管細胞癌（CCC）	p.369
K-49	肝芽腫	p.370
K-50	肝血管腫	p.370
K-51	限局性結節性過形成（FNH）	p.371

K-52	血管性肝疾患	p.372
K-53	特発性門脈圧亢進症（IPH）	p.372
K-54	肝外門脈閉鎖症（EHPVO）	p.373
K-55	Budd-Chiari症候群（BCS）	p.373

K-56	妊娠に伴う肝障害	p.374
K-57	妊娠悪阻	p.375
K-58	妊娠性肝内胆汁うっ滞（ICP）	p.375
K-59	急性妊娠脂肪肝（AFLP）	p.375
K-60	HELLP症候群	p.376

K-61	肝移植に伴う肝障害	p.377

Navi 5 肝臓内に膿瘍形成
進行すると致死的となる危険も！

細菌性肝膿瘍とアメーバ性肝膿瘍に大別され，胆道感染に続発した細菌性肝膿瘍が最多です．

Navi 6 転移性肝癌が多く
原発性肝癌の90％以上が肝細胞癌

肝癌は原発性肝癌と転移性肝癌に大別できます．原発性肝癌の90％以上が肝細胞癌ですが，胆管細胞癌や小児に発生する肝芽腫などの肝腫瘍もあります．

▶ K-41 〜 K-45 で，原発性肝癌の90％以上を占める肝細胞癌を解説します．B型，C型肝炎に伴う慢性肝炎や肝硬変が発癌のベースにあるのが特徴です．
▶ K-46 では転移性肝癌を解説します．肝臓は門脈と肝動脈の二重血流支配を受けるため，癌が転移しやすい臓器です．
▶ K-47 〜 K-51 で，肝細胞癌以外の肝腫瘍について述べます．
Assist Naviに肝腫瘍の造影のされ方の違いをまとめましたので，こちらもチェックしてください．

Navi 7 門脈系血管の閉塞・狭窄で発生

肝硬変以外の代表的な血管性肝疾患について解説します．血管の閉塞・狭窄がどこでおきているかに着目して学習を進めましょう．

Navi 8 妊娠，肝移植後など
特殊な状況で発生する肝障害

▶ K-56 〜 K-60 では妊娠に特異的におきる肝障害を取り上げます．自然軽快するものもありますが，帝王切開や妊娠中絶が必要となる重篤な病態もあり，注意が必要です．
▶ K-61 では肝移植後に発生する肝障害について，移植後早期，中期，後期の三期に分けて解説していきます．

K-01 肝炎

▶レファレンス
- ハリソン⑤：p.2041-2050
- 新臨内科⑨：p.544-546
  p.549-557
- 標準病理⑤：p.493-496

肝臓におきた炎症によって，発熱，黄疸，全身倦怠感などの症状がおきる疾患を肝炎（hepatitis）と呼び，ウイルス性肝炎が80%を占めます．ウイルス性肝炎は，ウイルスが直接肝細胞を破壊するのではなく，肝細胞内で増殖したウイルスに対する宿主の免疫反応によって，ウイルスと一緒に肝細胞も傷害されるためにおきる炎症です．

▶肝炎の分類
肝炎は臨床経過と原因から以下のように分類されます．

● 臨床経過による分類
- 急性肝炎：肝機能異常が突然おきて6か月以内に治癒するものを指し，通常は肝炎ウイルスが原因のウイルス性肝炎を指します．ただし，広義には肝炎ウイルス以外のウイルスや薬剤，アルコール，自己免疫などで発生する急性肝障害も含まれます．なお，劇症肝炎（fulminant hepatitis；FH）は発病から急激に症状が進行して高度の肝機能障害をきたす急性肝炎の亜型です．
- 慢性肝炎：6か月以上，肝機能異常が遷延する肝炎を指し，ウイルスを免疫で排除できない持続感染状態です．

● 原因による分類
- ウイルス性肝炎：肝炎ウイルス（A，B，C，D，E型）によるものがほとんどです．このほかEBウイルス，単純ヘルペスウイルス，サイトメガロウイルス，アデノウイルス，コクサッキーウイルス，黄熱病ウイルスなども原因となります．
- 薬物性肝炎：中毒性または薬剤過敏性に肝炎がおこります．
- アルコール性肝炎：アルコールの過飲により肝炎が生じます．
- 自己免疫性肝炎：免疫異常によって肝炎が生じます．
- その他の肝炎：代謝異常（Wilson病など），循環障害（Budd-Chiari症候群など），放射線も肝炎の原因となります．

One More Navi
薬剤性肝障害，アルコール性肝炎（ショック肝）では急性肝炎がおこる．一方，Wilson病やBudd-Chiari症候群，自己免疫性肝炎では急性発症と慢性経過のどちらもおこり得る．ヘマクロマトーシスやα-1アンチトリプシン欠損症は慢性肝炎のみ．

One More Navi
通常は3か月以上症状が継続すれば慢性疾患とされるが，ウイルス性肝炎は6か月続いても治癒することがあるため，6か月以上が慢性肝炎とされる．

One More Navi
肝細胞障害の程度（AST・ALT）
軽症：＜200 IU/L
中等症：200〜600 IU/L
重症：＞600 IU/L

K-02 急性肝炎

病態 急性肝炎（acute hepatitis）は，肝炎ウイルスが肝細胞で特異的に増殖しておきる急性炎症で，ウイルスの初感染で発症し，1週〜6か月の潜伏期を経て症状が出現します．急性肝炎の90%は発症後6か月以内に（多くは4〜6週に）肝機能異常が正常化し完治しますが，1%は劇症化します．死亡率は1〜2%です．

なお，ウイルス感染しても肝炎にならず無症状で経過する場合もあります（キャリア化）．

病因 A，B，C，D，E型ウイルスが急性肝炎の原因となり，頻度はA型，B型，非ABC型（D型，E型，原因不明）が各30%，C型が10%です．A型とE型は急性肝炎のみを発症しますが，B型，D型の一部とC型の70%は慢性肝炎に移行します．また，C型以外は劇症化があります．

感染経路 A型，E型は肝細胞で増殖したウイルスが胆汁に血中の100倍量排出され，これが便として環境中に出て水や食物を汚染します．したがって，A，E型の主な感染経路は経口感染で流行は衛生環境と関連します．一方，B型，C型，D型ではウイルスが感染者の血液中に放出されてウイルス血症となり，血液や体液（唾液，尿，便，精液，膣液など）を介した感染がおきます．このため，B，C，D型では母児感染，輸血，性的接触などが主な感染経路となります．

症状 黄疸は特徴的で20%にみられ，眼球結膜や皮膚の黄染が2〜3週続き，

One More Navi
肝炎ウイルス以外のウイルス（EBウイルス，サイトメガロウイルス，単純ヘルペスウイルスなど）による急性肝障害はウイルスの増殖の場が肝細胞以外であるため，急性肝炎の特殊型に分類される．

One More Navi
E型は妊婦（妊娠後期）で劇症肝炎になりやすい（25%）．移植肝では慢性化もありうる．

One More Navi
急性ウイルス肝炎は4類感染症全数把握疾患で，診断から7日以内に保健所に届出が必要．

数か月にわたることもあります（50%に痒み）．黄疸の前に発熱など感冒様症状がみられ，体重減少やうつ症状もおきます．悪心・嘔吐は少なく，あれば他疾患を疑います．最もよくある初期症状は食欲低下（喫煙やアルコールも嫌いになる）で，90%に倦怠感がおきます．肝部の叩打痛が特異的です．症状は一過性で食欲が出てくれば回復が示唆されます（体重増加も）．

診断

● 血液検査

血清アミノトランスフェラーゼ値〔ALT（GPT），AST（GOT）〕が初期から高値（500～1,500 IU/L）を示し，多くの場合，2か月以内に基準値に戻ります．ALT・AST値が2,000 IU/L以上の場合には劇症化に注意が必要です．

- ALT（GPT）：アミノ酸からの糖新生に必要な逸脱酵素で，大部分が肝細胞質に存在するため，血中ALT上昇は肝細胞破壊を示唆します．半減期は41時間です．
- AST（GOT）：ミトコンドリアや赤血球に存在する解糖系酵素で，臓器障害で血中に逸脱して上昇します（肝障害，心筋梗塞，溶血）．半減期は15時間で，先に低下します（しかしALTより4倍多く放出される）．

● ウイルスマーカー

A型，B型，D型，E型感染ではまずIgMが産生され，急性ウイルス感染のマーカーになります．消化管排泄性のA型とE型ではIgAも産生されます（しかしウイルス攻撃性は不明）．一方，急性のC型ウイルス感染ではIgMは産生されず，エンベロープへの抗体産生も遅れます．

● 重症度の診断

急性肝炎の重症度は血液凝固機能と意識障害の程度から行います．

- 血液凝固機能検査：プロトロンビン時間（prothrombin time；PT）は肝予備能を鋭敏に反映する検査で，これが40%以下では重症肝障害です．
- 意識障害の程度：急性肝炎では通常，意識障害はおこりませんが，劇症化によって広範な肝細胞障害がおきると肝性昏睡が生じ，プロトロンビン時間と併せて劇症肝炎の診断基準となります（ただし主観的指標）．

治療

急性肝炎の多くは自然軽快するため特別な治療は必要なく，安静や食事療法などで経過観察します．ただし，C型は慢性化率が70%と高率なので，早期にインターフェロン（IFN）治療など慢性化対策が必要です．

※　　　※　　　※

急性ウイルス肝炎の各型の特徴を表にまとめます．なお，A～E型のウイルス性肝炎について▶K-05以降の「ウイルス性肝炎」の項で1つずつみていきます．

Tab. 急性ウイルス肝炎各型の特徴

	A型（HAV）	B型（HBV）	C型（HCV）	D型（HDV）	E型（HEV）
ウイルス核酸	RNA	DNA	RNA	RNA	RNA
潜伏期間	2～6週	1～6か月	1～3か月	3～7週	2～9週
主な感染経路	経口	経皮（血液）性感染 母児感染	経皮（血液）母児感染	経皮（血液）母児感染	経口
劇症化	<1%	<1%	稀	2～7.5%	<1% 妊娠中：25%
慢性化	なし	1%（型により20%）	70%	重複感染では90%	なし
癌化	なし	あり	あり	あり	なし
予防ワクチン	あり	あり	なし	なし（HBVワクチンで減少）	なし（開発中）
発見年	1973年	1965年	1989年	1977年	1983年

One More Navi
A型とE型以外は入院しても隔離は必要なく，黄疸期にはウイルス排泄も少ないのでガウンテクニックまで必要ない．

One More Navi
発熱はA型では70%以上に見られて特徴的．なお伝染性単核球症では，発熱後38℃以上の発熱や咽頭痛が数週間続き，肝障害がみられても黄疸は少ない．

One More Navi
劇症化ではトランスアミナーゼが回復してきても残存肝細胞が減少し，黄疸が悪化（ビリルビンを処理する肝細胞がない）してくる．

One More Navi
ビタミンB_6はAST・ALTの補酵素で，不足すると特にALTは低下しやすい．

One More Navi
肝生検で肝正常の人のAST・ALTは男<30 IU/L，女<19 IU/L（筋肉量による違い）．

One More Navi
PTは外因系凝固因子検査だが，特にⅦ因子は半減期が8時間と最も短いので産生低下が速くわかる．

One More Navi
急性肝炎で再生不良性貧血や赤芽球癆がおきると予後が悪い（日本の若い男性に多い）．

One More Navi
急性B型肝炎でも劇症化傾向ではエンテカビルなどで治療することがある．

K-03 慢性肝炎

病態 慢性肝炎（chronic hepatitis）とは，急性肝炎と肝硬変の中間に位置する病態で，6か月以上の肝機能検査の異常（肝細胞の炎症・破壊）とウイルス感染が持続している状態をいいます．組織学的にはGlisson鞘の線維増生を伴う持続性炎症所見が特徴で，門脈域のリンパ球を主体とした細胞浸潤と線維化がみられます．肝実質内に肝細胞の変性・壊死もみられ，肝硬変や肝細胞癌へと進行する危険があります．男性に4倍多く発生します．

> **One More Navi**
> ウイルス性肝炎の持続感染者はB型が140万人，C型が200万人と推定されている．

> **One More Navi**
> C型慢性肝炎では肝細胞内に鉄が蓄積してフリーラジカルを産生し，細胞やDNAを傷害するので，貧血にならない程度の瀉血でHb＜11 g/dLやフェリチン＜10 ng/mLにすると，肝線維化や発癌率を低下させるという（HCVはゆっくり進行して線維化も一様でないので評価が難しい）．

Fig. 慢性肝炎と肝硬変の病理所見

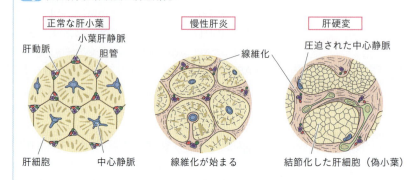

病因 ウイルス肝炎が最も多く，C型肝炎が全体の70％，B型肝炎が10％を占めます．このほか，アルコール性脂肪肝，非アルコール性脂肪肝（NASH），自己免疫性肝炎，原発性胆汁性胆管炎，原発性硬化性胆管炎なども原因となります．

症状 自覚症状がないまま進行することが多く，倦怠感や疲れやすさ，食欲不振などが軽くみられることもあります．黄疸，肝臓腫大もおきてきます．
慢性肝炎の1/3は急性肝炎から進行したもので，残りの2/3は症状がないまま徐々に病気が進行します．

> **One More Navi**
> NASHはゆっくり線維化が進行するので急性肝炎にならない．

> **One More Navi**
> 慢性肝炎の2/3が肝硬変になるまで目立った症状を呈さない．

診断
●血液検査
血清アミノトランスアミナーゼ（＜500 U/L），γグロブリン，膠質反応が上がります．

●確定診断・重症度分類
確定診断は肝生検によって行い，組織所見での線維化と壊死・炎症所見の程度によって重症度の判定を行います（新犬山分類；1996年）．

> **One More Navi**
> HCVキャリアの25％はALTが正常範囲なのでスクリーニングにはHCV抗体検査が必要．

> **One More Navi**
> 慢性肝炎のStageは肝生検で決定されていた．しかし，肝生検は重症合併症が1/2,000，死亡が1/12,000におきるので，現在は血清マーカーによってStage分類が行われつつある．

Tab. 線維化の程度

Stage	線維化の程度
F0	線維化なし
F1	線維化は軽度（門脈周辺の線維化が拡大）
F2	線維化は中程度（線維化架橋形成：線維化した部分が橋のようにつながる）
F3	線維化が高度（肝小葉のひずみを伴う高度な線維化）
F4	肝硬変

Tab. 壊死・炎症所見の程度（活動性）

Stage	肝細胞所見
A0	肝細胞の壊死・炎症なし
A1	軽度の壊死・炎症
A2	中等度の壊死・炎症
A3	高度の壊死・炎症

治療
●食事療法
バランスの取れた食事をとるように指導し，禁酒を行います．

One More Navi
インターフェロン（IFN）
生体内で産生されるサイトカイン．細胞表面のIFN受容体に結合して抗ウイルス性蛋白を誘導してウイルス非特異的に増殖を抑制する．また，T細胞，NK細胞，マクロファージなどの免疫担当細胞を活性化して間接的にウイルス感染細胞を攻撃する．

One More Navi
核酸アナログ製剤
HBVの逆転写酵素を阻害して，ウイルス遺伝子の複製を妨げ，ウイルス増殖を抑制する．ただし，投薬中止でウイルスが再増殖することが多く（再燃），長期投与では耐性ウイルスも出現する．

One More Navi
PT ≦ 40% でも昏睡度 I 度以内であれば劇症肝炎ではなく，急性肝炎の重症型とされる．

One More Navi
急激に広範な肝細胞壊死がおこり，再生能力の高い肝細胞でも再生不全に陥る．

One More Navi
肝再生能力の低い高齢者ではHAVが劇症化しやすい．

One More Navi
初発症状出現から1週以内に肝性脳症をきたすものを超急性型，1～4週を急性型，4～12週を亜急性型とする分類もある．

One More Navi
劇症肝炎では肝移植（日本では生体部分肝移植）の準備が必要（特に亜急性型）．

One More Navi
アスピリン（Reye 症候群，喘息，胃腎障害）より安全ということで，アセトアミノフェンが多用されている．1日4g以上の服用は危険（アルコール併用では少量でも）．

●**抗ウイルス療法**
- **C型肝炎**：インターフェロン（IFN）を中心とした抗ウイルス薬の併用療法でウイルス排除（sustained virological response；SVR）を行います．現在ではIFNが効きにくいHCV（遺伝子型Ⅰ）に対しては，IFNなしの新薬で治療します．
- **B型肝炎**：HBV排除は困難なため，肝機能異常ではウイルス量を減少させて肝硬変や肝癌への進行を予防します．治療薬にはインターフェロン（IFN）や逆転写酵素阻害薬（核酸アナログ）を用います．

●**肝庇護療法**
ウイルスを排除できない場合，血清 ALT が高値のまま持続すると早期に肝硬変や肝臓癌への進展がみられ，逆に基準値に近い状態を保てれば進展を遅らせることができます．このため，抗ウイルス療法が困難な場合には，ウルソデオキシコール酸の経口投与，グリチルリチン製剤の静脈注射など肝庇護療法を行います．

> ●ウルソデオキシコール酸やグリチルリチン製剤は日本独自の治療法で，肝細胞壊死抑制や血清 ALT 低下のエビデンスはない．ヒト胎盤製剤もあるが感染リスクがあり，国際的には採用されていない

K-04 劇症肝炎

病態 劇症肝炎（fulminant hepatitis）とは，短期間に肝機能低下（凝固能低下）がおき急性肝不全（肝性脳症）に至る肝炎を指します．先行する肝障害や肝硬変の急性増悪，あるいは病理所見で肝炎像のない薬物中毒，妊娠脂肪肝，術後肝不全は劇症肝炎に含めませんが，HBVキャリアの急性増悪やWilson病が原因の肝硬変から急性肝不全に至った場合には例外的に劇症肝炎に含めます．

症状出現から8週以内（通常1～2週以内）にプロトロンビン時間（PT）が40%以下になり，昏睡度Ⅱ度（傾眠，失見当識，人格変化，行動異常）以上の肝性脳症を呈し，血管拡張と自動調節能喪失，NH₃からのグルタミン合成による脳浮腫が特徴的で，脳ヘルニアなどが死亡原因となります（死亡率は90%以上で，多臓器不全，出血，感染症なども死因となる）．

原因 ウイルス肝炎，自己免疫性肝炎，薬物アレルギーが原因となります．急性ウイルス性肝炎の1%が劇症化します（主にB型）．

分類 10日以内に肝性脳症を生じる急性型と11日以降に生じる亜急性型があり，前者は男性に，後者は女性に多くおきます．年間400例発症し，急性型と亜急性型はほぼ同数で，急性型の70%，亜急性型の30%がウイルス性肝炎（特にHBV）から発生し，亜急性型はHBVキャリアの急性増悪例に多くみられます．

なお，発症から8週以降24週（6か月）以内に肝性脳症をおこす遅発性肝不全（late onset hepatic failure；LOHF）も類縁疾患で，亜急性型と同様に予後不良です．LOHFは劇症肝炎の10%を占め，高齢者に多くみられます．

症状 急性肝炎と同様に非特異的な感冒様症状や全身倦怠感で発症し，急激に黄疸が進行し，昏睡状態となります．また，他覚的には肝性口臭，肝濁音界の縮小（肝萎縮），出血傾向（皮膚の点状出血），腹水，羽ばたき振戦などが出現します（ただし，急性型では黄疸，羽ばたき振戦，肝性口臭は稀）．

合併症 急激な肝機能低下に伴い，脳浮腫，播種性血管内凝固（DIC），消化管出血，急性腎障害，感染症，呼吸不全，循環不全など多彩な合併症がおこり，脳圧亢進では脳神経麻痺，うっ血乳頭，Cushing三徴候（高血圧，徐脈，不規則呼吸）などを呈します．出血，感染，腎不全合併は予後不良です．

> **One More Navi**
> 薬剤過敏性や自己免疫性の劇症肝炎は亜急性型をとりやすく，ALTよりビリルビンが高値になる．

> **One More Navi**
> Budd-Chiari症候群では肝腫大でも急性肝不全になる．癌（乳癌や悪性リンパ腫の肝転移が多く，大腸癌や白血病は稀）やアミロイドーシス，アルコール肝炎でも肝腫大がある．

> **One More Navi**
> 昏睡度Ⅱ度以上の肝性脳症はICU管理で，Ⅲ度以上は人工呼吸器による脳圧管理（過呼吸）が必要．

検査

● **一般臨床検査**
以下の病態に伴い，さまざまな検査値に異常が生じます．
- **肝細胞障害・壊死**：肝逸脱酵素（AST，ALT，LDH）の上昇
- **合成代謝異常**：血清アルブミン低下，血清コリンエステラーゼ（ChE）・血清コレステロール低下，プロトロンビン時間（PT）延長，低血糖，低P血症，乳酸アシドーシス
- **ビリルビン代謝異常**：血清総ビリルビン上昇（直接ビリルビン優位）
- **尿素サイクル異常**：血清尿素窒素（BUN）低下，血漿アンモニア上昇
- **アミノ酸代謝異常**：Fischer比〔血清分岐鎖アミノ酸（BCA）／芳香族アミノ酸（AAA）モル比〕低下
- **サイトカイン異常**：血清肝細胞増殖因子（HGF），TNFα，IL-6高値，トロンボポエチン低下（血小板数低下）

● **画像検査**
腹部超音波，CTで著明な肝萎縮や腹水を認めます．また，頭部CT・MRIで肝性脳症の脳浮腫がみられます．

● **脳波検査**
昏睡度Ⅱ度以上では高振幅徐波（デルタ波<4Hz）や特徴的な三相波がみられます．　▶C-40

診断
肝機能異常とPT延長から急性肝不全を疑わないと，黄疸なしで数時間以内に昏睡に陥ります（肝性脳症の症状は軽微なこともある）．診察時に急性肝炎症状があり，興奮状態（肝性脳症）を呈する患者は入院させ，速やかに診断して肝移植ができる施設に搬送します．

治療
有効な内科的治療はなく，全身管理と原因特異的な治療を行います．合併症（腎障害，感染症，呼吸不全，循環不全，DIC，消化管出血など）の治療を行い，脳浮腫では頭の位置を高くして，脳圧<25 mmHgにモニターしながらマンニトール投与や高張食塩水点滴を行い，最後の手段として低体温療法を行います．

救命率は急性型で50%，亜急性型で10%と予後が悪いため，肝移植も検討します．

> - 低血圧には補液後，ノルアドレナリンで血圧を55 mmHg以上に保つ．
> - 感染症は皮膚からのグラム陽性菌によるものが多い．
> - HBV感染からの劇症化では速やかに核酸アナログ製剤で治療を行う．

関連項目

▶ **肝性脳症**

肝性脳症（hepatic encephalopathy）は肝臓で処理できなかった有害物質が脳に作用しており，血液脳関門を容易に通過できるアンモニア（NH$_3$），神経伝達物質類似の芳香族アミン，麻酔作用がある低級脂肪酸などが原因となります．肝性脳症の悪化因子はNH$_3$の増加で，便秘や消化管出血による腸内細菌増殖，出血した血液分解や高蛋白食による窒素負荷です．

治療は食事療法（低蛋白・高カロリー食），ラクツロース（下痢と腸内酸性化によってNH$_3$をNH$_4^+$にして吸収されにくくする）や分岐鎖アミノ酸の摂取（Fischer比を改善）を投与します．ただし，劇症肝炎では分岐鎖アミノ酸の摂取は禁忌です（無効だけでなく窒素負荷からNH$_3$産生を増加させる）．

K-05 ウイルス性肝炎

▶レファレンス
- ハリソン⑤：p.2055-2074
  p.2082-2103
- 新臨内科⑨：p.546-549
- 標準微生⑫：p.524-533
- 標準病理⑤：p.500-505

One More Navi
1983年と1990年に大きな流行が認められたが，その後の大流行はない．抗体価が低下すると大流行する（10～15年おき）．

One More Navi
高齢者が発症すると重症化，遷延化することもある．

One More Navi
感染は冬～春に多く，原因食材は牡蠣やシジミなどの貝類，玉ねぎやサラダなど生野菜，冷凍イチゴなどの輸入食材が多い．1988年，上海で30万人が貝から感染した．

One More Navi
発熱は70%以上にみられ，A型肝炎の特徴の1つ．一方，下痢は25%以下で多くはない．

One More Navi
血中は便中の1%のウイルス量なので感染性は低い．ただ，稀に輸血・血液製剤や唾液での感染例がある．黄疸の14日前から便中でHAV陽性．

One More Navi
C型肝炎キャリアにA型が感染すると劇症化しやすい．

K-06 A型肝炎

特徴 A型肝炎ウイルス（HAV）はピコルナウイルス科 heparnavirus 属の RNA ウイルスで，直径 27 nm の球状粒子です．エンベロープ（脂質二重膜）を持たず，乾燥，酸（pH 1.0），海水，石鹸，胆汁酸に抵抗性で，60℃の熱に1時間耐えます（85℃以上では1分で死滅）．

感染経路 HAVで汚染された食物や水を介して経口感染します（ヒトのみに感染）．HAVは咽頭・腸上皮から血中に入り，肝細胞やKupffer細胞で増殖後，胆汁に大量分泌され，便中に排出されます（便中高濃度で，便中へのウイルス排泄は潜伏期と黄疸発症1週後にもみられる）．

衛生状態の不良な国で流行し，10歳までに90%が感染します（このため大流行は稀）．日本では主に東南アジアからの帰国者が発症します．なお，戦前の日本でも流行があったため，高齢者の30%は抗体陽性です．2000年までは急性肝炎の原因の20～50%を占め最多でしたが，現在は20%以下となっています．

症状 感染後2～6週の潜伏期の後，感冒様症状や発熱で発症し，1～2週後に食欲不振，悪心，下痢などの消化器症状，全身倦怠感，軽い腹痛（肝腫大による肝被膜の伸展による），褐色尿（直接ビリルビン尿），灰白色便，黄疸（遷延化すると皮膚の痒み）がおきます．黄疸は30歳以上に多く，小児では稀です．肝外症状は稀ですが，腎障害（蛋白尿，腎不全）や血液疾患（異型リンパ球）がみられることがあります．

検査

● ウイルスマーカー

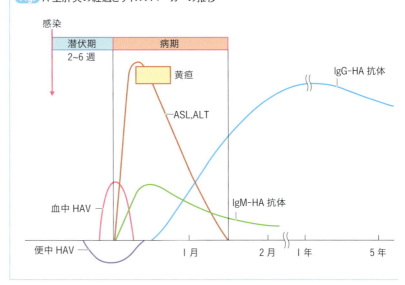

Fig. A型肝炎の経過とウイルスマーカーの推移

感染後1か月以内に血中 IgM-HA 抗体陽性で診断できます．IgG-HA 抗体は感染の既往やワクチン接種でみられる防御抗体で肝炎治癒の指標となります．なお，A型肝炎の特徴として IgM 上昇によって膠質反応（TTT）上昇がみられます．発症10日前～治癒後2週までPCR法で便中にウイルスが検出されますが，診断には不要です．

One More Navi
初期には濃度の高い AST 優位でその後半減期の長い ALT が優位になる．

● 肝機能検査
　血清トランスアミナーゼ（AST，ALT）が 1,000 IU/L 以上に上昇しますが，3 か月以内に正常化します（症状も消失）．

● 超音波検査
　肝腫大を認めます．

〈治療〉 10% に再発や症状の遷延（6～9 か月症状が持続）がみられますが，通常は 3～4 週で自然治癒し，慢性感染はおきません．劇症化も 0.1% と稀です．重症例は入院治療します（13% が入院）．治癒後には終生免疫が獲得されます．なお，ウイルス曝露後 2 週以内にヒト免疫グロブリンを投与すると 90% で発症をブロックすることができます．

〈予防〉 不活化ワクチン接種により予防可能で，ウイルス曝露時の接種でも発症予防できます（ヒト免疫グロブリン投与と同等の効果だが，40 歳以上では抗体産生が不十分）．消毒は塩素で行います．

One More Navi
蔓延地への渡航にはワクチン接種が推奨される．接種後 2 週以内では感染予防できないので，ヒト免疫グロブリンを投与しておく（3 か月間有効）．

- ワクチン接種は 1 回でも十分だが，6 か月あけて 2 回も推奨され，10 年以上効果が持続する．
- HAV ワクチンは HBV ワクチンと同時投与できる．

国試出題症例
〔国試 96-D28〕

● 26 歳の女性．皮膚の黄染を主訴に来院した．3 日前に 37.6℃ の発熱，全身倦怠感および食思不振が出現し，尿が褐色になった．今朝，皮膚の黄染に気づいた．この 6 か月性的接触はない．飲酒歴はない．皮膚と眼球結膜とに黄染を認める．肝を右肋骨弓下に 3 cm 触知する．血清生化学所見：総ビリルビン 6.2 mg/dL，直接ビリルビン 4.8 mg/dL，AST 720 単位，ALT 960 単位．免疫学所見：IgM-HA 抗体陽性，HBs 抗原陰性，HCV 抗体陰性．
⇒感冒様症状，黄疸，褐色尿に加え，肝腫大，肝機能障害が認めらる急性肝炎．IgM-HA 抗体が陽性であるため，A 型肝炎と診断できる．

K-07　B 型肝炎

One More Navi
HBV は増幅過程で逆転写酵素による遺伝子増幅過程があるため，非常に変異しやすく，core promoter と pre-core 領域が変異した HBV 変異株（HBe 抗原陰性）の初感染では劇症化がよくおこる．

One More Navi
レトロウイルスのようなインテグラーゼはないが，ゲノムに入り込むことがある（肝癌細胞に多い）．

One More Navi
HBV はアルコール消毒されず，イソジン®，塩素製剤での消毒が必要．HCV よりも塩素に強い．

〈特徴〉 B 型肝炎ウイルス（HBV）は，肝炎ウイルスで唯一の DNA ウイルス（hepadnavirus）で，直径は 42 nm の球状粒子で，エンベロープを有し，エンベロープには HBs 抗原（HBsAg）を担う 3 種類の蛋白質（S 蛋白質，M 蛋白質，L 蛋白質）があります．また，エンベロープ内部には HBc 抗原（HBcAg），DNA ポリメラーゼ逆転写酵素，遺伝子 DNA（環状 2 本鎖）などからなる直径 27 nm のコア粒子（ヌクレオカプシド）が存在します．なお，HBV は可溶性蛋白質としてプレ HBc が切断された HBe 抗原（HBeAg）を分泌します．

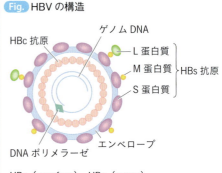

Fig. HBV の構造

HBs（s:surface）　HBc（c:core）

　HBV には A～I まで 9 種類の遺伝子型（genotype）があり，日本では慢性化が稀で肝障害や肝癌が多い遺伝子型 C が多く，その逆の性質の遺伝子型 B もみられ

One More Navi
HBc抗原のない22 nmの血中粒子（感染性なし）はS蛋白よりなり、初期のワクチン抗原として使われた。M,L蛋白が加わると線維状になり細胞内ですりガラス調にみえる。これらは抗体を吸収して感染除去を免れ、免疫複合体病もおこす。HBs抗原だけでは感染しない（HBe抗原も必要）。

One More Navi
母児感染はHBe抗原陽性の母親から産道感染でおきやすい。遺伝子型CはHBe抗原陽性の期間が長く感染しやすくなる。

One More Navi
臓器移植ではHBc抗体陽性のドナーからの感染が多い。

One More Navi
HBVの逆転写酵素は読み間違いを修正する機能がないので、他の肝炎ウイルスよりも10倍変異をおこしやすい（HIVも同様）。このため、セロコンバージョンしても30%に変異株が生じ、HBV-DNA量が低下せず、肝炎の再燃を繰り返しながら肝硬変や肝癌に進行するものがある（特に遺伝子型Cに多い）。この場合、再燃で劇症肝炎に至ることも少なくない。

One More Navi
軽い肝炎に発疹（乳幼児の上下肢や臀部、顔面）を伴うHBV感染をGianotti病といい、HBV以外のウイルス（EBウイルス、サイトメガロウイルス）によるものをGianotti-Crosti症候群という。

One More Navi
慢性肝炎から肝硬変への進行では、HBe抗原やALTよりもHBV-DNA量が重要。HBe抗原陽性よりHBe抗体陽性のほうが肝硬変になりやすいのは罹病期間が長いため。アルコール摂取やHCV合併も肝硬変になりやすい。

ます。一方、欧米では遺伝子型Aが多く、慢性化率は20%と高率です。なお、HBVの遺伝子型のDNA相同性は90%程度です。

感染経路 感染者の血液や体液を介して感染し、血液や血液製剤の注射、汚染した針などによる刺傷、注射針の使い回しなどが感染経路となります。また、母児感染や性行為感染もみられます。

ウイルスは血中に最多で、精液、腟液、唾液には血液の1%、涙液、尿、便、母乳、羊水にも血液の0.1%のウイルスがみられます。

経過 感染後3日以内に肝細胞で増殖し、1.5か月後（潜伏期）に免疫反応によって症状が出現します。成人では初感染で急性肝炎がおきますが、免疫系でウイルスが排除されるため、持続感染は5%と稀です（慢性化例では肝炎は弱い）。

Fig. 慢性B型肝炎の自然経過

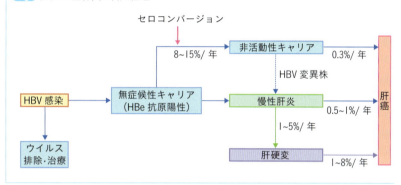

一方、免疫未発達の新生児～小児期ではウイルス排除が不完全となり、90%は免疫寛容状態で肝炎をおこさずに無症候性キャリアとなります。その後、15～30歳になってから免疫反応がおきて肝炎を発症（急性増悪）しますが、80～90%で炎症はすぐに鎮静化し、肝機能（AST, ALT）の正常化、HBe抗原から抗体へのセロコンバージョンがおきます（HBs抗体陽性に至れば臨床的治癒とされる）。しかし、この反応は成人感染よりも弱く、ウイルス排除が不完全となるため、非活動性キャリアとして感染が持続し、慢性肝炎から肝硬変や肝癌へと進展します（肝癌までの期間は9～35年で慢性肝炎でも生じる）。

症状 初感染の時期により急性および慢性の肝炎をおこします。

● 急性肝炎
乳児期以降の初感染では25%に急性肝炎が発症し、潜伏期は1～5か月と長めです。全身倦怠感、発熱など非特異的なウイルス感染症状や黄疸（30%）で発症し、およそ3か月で治癒します。不顕性感染も90%ありますが、慢性化はしません（0.1%に劇症化）。

肝外症状（免疫複合体による）には蕁麻疹、関節炎、結節性多発血管炎、腎炎がありますが、HAVより稀です。

● 慢性肝炎
周産期や幼児期（3歳未満）に母児感染または水平感染するとHBVが排除されずキャリア化します。無症候で経過しますが、1/3は活動性です。キャリアの80%は30歳までに肝炎（急性増悪）を発症します。慢性肝炎が進展すると軽度の肝腫大、脾腫、くも状血管腫、手掌紅斑が出現します。肝硬変（1～5%/年の頻度）にならなければ予後良好です。

検査

● ウイルスマーカー

Fig. 急性B型肝炎の経過とウイルスマーカーの推移

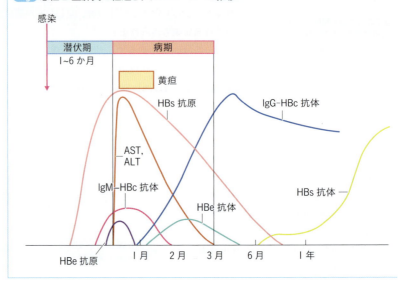

- **HBs抗原**：HBV感染中であることを示すマーカーで，曝露後1〜10週で出現し，2〜3か月で漸減・消失します（6か月以上持続は慢性化）．HBs抗原価は肝内のウイルス量に比例します．
- **HBs抗体**：HBs抗原へのIgG抗体で，過去のHBV感染を示し，終生免疫（防御抗体）です．急性B型肝炎では，発症後6か月までにHBs抗原が陰性化してHBs抗体が出現すれば治癒と判定します（ときに肝細胞のゲノムにウイルスが潜む）．
- **IgM-HBc抗体**：肝細胞が崩壊すると，B細胞がコア蛋白（HBc抗原）を認識して産生するIgM型のHBc抗体で，HBV初感染で症状発現時に一過性（数週〜数か月間）に上昇します．このため，急性B型肝炎の診断に有用です．なお，IgM-HBc抗体はHBs抗原消失後，HBs抗体未出現時のウィンドウ期間も陽性です（陽性が2年持続することもあり，また，キャリアの急性増悪時にも低力価で上昇する）．
- **IgG-HBc抗体**：比較的早期から上昇して終生陽性で，低力価は既往感染を，高力価はHBVキャリアを含む現在の感染を意味します（ワクチン接種では陰性）．ゲノム潜伏感染のスクリーニングに有用です（中和抗体ではない）．
- **HBe抗原**：HBc抗原とともに産生される可溶性蛋白質（感染肝細胞から血中に分泌）で，HBe抗原陽性なら高い増殖力と感染力（ウイルス量100倍）があります．急性B型肝炎では発症前後の短期間に一過性に血中に出現します．一方，キャリアでは思春期頃までHBe抗原陽性が持続します（免疫寛容のため高ウイルス量にもかかわらず肝障害がない）が，免疫能の発育から免疫寛容が解除されると肝細胞障害（急性増悪）がおき，その後，HBe抗原は陰性化（ウイルス量低下，感染性減少）します．
- **HBe抗体**：HBe抗原に対する抗体で，HBs抗体より先に出現します．キャリアでのHBe抗原陽性からHBe抗体陽性への移行をセロコンバージョン（seroconversion）といい，通常は肝障害の鎮静化を意味します．
- **HBV-DNA**：HBV-DNA陽性は血中にHBVが存在することを意味し，Taq-Man

One More Navi

急性B型肝炎は自然治癒するが，重症例にラミブジンを使用するとウイルスは早期に除去されるが臨床経過に差がなかった（HBs抗体が1年後低かった）．しかし，0.1%おきる劇症肝炎では，抗ウイルス療法は肝移植を減らした．

One More Navi

HBs抗体は変動して5年くらいで消失することがあるのに対して，HBc抗体は終生消失することはない．

One More Navi

HBc抗原は血中のHBV粒子内に存在するが，壊れて出ても通常はHBc抗体で中和されて検出できない．逆にHBc抗原は血中でフリーでないのでHBc抗体と結合できずHBc抗体は消えない．一方，分泌されるHBe抗原はHBe抗体を吸収して抗体を陰性化させる．

One More Navi

HBVの感染で抗原はs→e→cの順に出現し，抗体はc→e→sと逆の順で出現する（キャリアの場合も同様）．HBs抗体が出現すればHBVは血中にはいないが，肝細胞のゲノムに潜伏することはある．

One More Navi

HBV変異株

持続感染が長いとHBV遺伝子のpre-core領域が変異したHBV（変異株）では，HBe抗原が分泌されなくなる（セロコンバージョン）．この場合，必ずしも血中ウイルス量は低下しておらず，肝障害が持続することがある（セロコンバージョン後も変異株が蓄積）．HBV変異株ではHBe抗体陽性でもALT値異常やHBV-DNA陽性が持続し，急性増悪では劇症化も稀ではない．

PCRやTMAが感度の悪いハイブリダイゼーションより定量性に優れ，10万コピー/mL以上が高濃度で予後不良です（1万コピー/mL以下ならば肝障害は少ない）．

治療 治療でHBVを完全に排除することは困難ですが，ウイルス量を減らすことはできます．

● 治療対象

① HBs抗原陽性が持続し，増悪と軽快を繰り返す肝炎で肝組織の線維化が進む場合

② 急性肝不全（高度の黄疸，直接ビリルビン／総ビリルビン比低下，プロトロンビン時間延長など）を呈する場合

③ HBV既感染者で免疫抑制療法や化学療法（抗癌薬治療など）を行う予定の患者

一方，HBV感染後，免疫寛容状態で肝炎がない無症候キャリアには治療を行いません．また，無症候キャリアの急性増悪も，大部分は炎症がすぐに鎮静化し，肝機能の正常化，HBe抗原・抗体のセロコンバージョンがおきるため治療しません．

● 治療目標

慢性B型肝炎でウイルス量が多い（HBV-DNA量がHBe抗原陽性で＞20,000 IU/mL，HBe抗原陰性で＞2,000 IU/mL）と肝硬変や肝癌に進展しやすいため，抗ウイルス薬によってHBVの増殖を持続的に抑制します．一般的にHBe抗原陽性の時期はHBV量が多く，逆にHBeのセロコンバージョンではHBV量は1～10%にまで減少し，肝炎は沈静化します．このため，慢性B型肝炎の治療目標は，① HBe抗原陽性からHBe抗体陽性へのセロコンバージョン，② 血中HBV-DNAの持続的な陰性化，③ 肝機能（ALT）の持続的な正常化（30 IU/L以下）となります．

● 抗ウイルス療法

慢性B型肝炎の治療法は，IFN療法と逆転写酵素阻害薬（核酸アナログ）に大別できます．

・IFN療法：ペグインターフェロン（Peg-IFN）を48週間長期投与して生体の免疫能を強化し，HBe抗原のセロコンバージョンを目指します．35歳以下ではセロコンバージョン率が比較的高いため，薬剤耐性を避ける目的でもPeg-IFN治療が優先されます（ただし，ウイルス量が多いとセロコンバージョンしにくい）．

- 48週のPeg-IFN治療でのHBe抗原セロコンバージョン率は30%で，HBs抗体陽性（臨床的治癒）に達するものは3%．
- Peg-IFNは間質性肺炎や自己免疫性肝炎，非代償性肝疾患などでは禁忌．副作用は多彩で，不眠，うつ病，自殺企図，感冒様症状，間質性肺炎，汎血球減少，無顆粒球症，白血球減少，血小板減少，貧血，赤芽球癆，眼底出血などがある．

・逆転写酵素阻害薬（核酸アナログ）：① 肝組織の線維化が進んでいる場合，② セロコンバージョンが得にくい場合（35歳以降では加齢とともに細胞性免疫が低下していくのでセロコンバージョンは稀），③ Peg-IFN不適応例などでは，経口逆転写酵素阻害薬のエンテカビルか，テノホビルによる治療が第一選択となります．ただし，長期継続投与が必要（セロコンバージョンしても6～12か月は投与を継続）で，ウイルスの耐性変異がなければ生涯継続します．

- エンテカビルによる治療を5年継続すると，HBV-DNAが95%で定量感度以下になる．エンテカビルは逆転写酵素阻害薬のなかで耐性株の出現頻度が最も低く，単剤でも耐性化は1%．
- テノホビルは妊婦や授乳中にも使用できる．一方，IFNは禁忌．キャリアの母親の周産期にテノホビルを内服させるとさらに母子感染のリスクが減る．

One More Navi

HBVにはステロイド応答配列があり，ステロイド投与で急速に増殖して変異型をつくりやすくなる（わざとステロイド投与でセロコンバージョンさせる治療は危険）．セロコンバージョン（変異型になる）が急性増悪後におきやすくなる．

One More Navi

肝硬変は肝癌になりやすいのでHBVを減らす必要があるが，線維化のためにIFNでは活性化されたT細胞が感染肝細胞を攻撃できない（感染肝細胞に到達しにくい）ので，逆転写酵素阻害薬で治療する．

One More Navi

抗ウイルス療法でセロコンバージョンは稀なので，一生続ける．突然中止すると急性肝炎になる危険がある．

One More Navi

HVAワクチン接種，禁酒，免疫抑制薬を避けることも重要．ステロイド，リツキシマブ，抗癌薬投与時には治療時と治療後1年はテノホビルを投与してHBVの活性化を防ぐ．

One More Navi

非代償性肝硬変は緊急事態で，逆転写酵素阻害薬（テノホビルとエンテカビル）を投与して，肝移植を回避する．

One More Navi

日本では1986年から母児感染防止事業としてHBsAg陽性の母親から生まれた新生児にワクチン接種と抗HBVグロブリン投与が行われていた．HBワクチンの接種は米国では1991年から開始されて成果を上げており（98%予防），日本での導入は国際的にも遅れていた．なお，ワクチンは免疫寛容があるキャリアには無効．

One More Navi
HBe抗原陽性血液での針刺し事故の感染率は30%．陰性なら0.1%．

One More Navi
ウイルスカプシドは乾燥に強いがエンベロープは乾燥に弱い．エンベロープは脂質なのでアルコールや石鹸に弱いが，HBVは量が多くて耐性．

●肝機能正常でもウイルス量が10万コピー/mL（1 IU/mLは5.26コピー/mLに相当）以上と多ければ，逆転写酵素阻害薬で治療して肝癌を防ぐという考えもある．

予防 HBワクチン（3回接種）が有効で，2016年から新生児全員に公費での予防接種が認められました．

HBVキャリアの母親から出生した児に対しては高力価抗HBsヒト免疫グロブリン（HBIG）筋注とHBワクチンの併用療法を行います．また，感染者の配偶者についてもHBワクチンを行います．

医療者の針刺し事故ではただちに水で15分以上洗浄し，医療者がワクチン未接種や低抗体産生（＜10 IU/L）の場合は48時間以内にHBIGとHBワクチンの同時投与で感染を予防します（抗体価が十分ならば治療不要）．

10%漂白剤で消毒できますが，アルコール，石鹸，塩素では不十分です．

予後 HBVからの発癌はHCVの半分ですが，HBV感染者では若年者や線維化のない肝臓からも肝癌がおきるため，年1～2回の画像検査や腫瘍マーカー測定が必要です．無治療の場合には，50%が肝硬変や肝癌で死亡します．

関連項目

▶B型肝炎治療の変遷

Tab. 慢性B型肝炎治療薬の変遷

時期	治療薬
1988年 3月	IFNの28日投与
2000年 9月	ラミブジンが慢性肝炎に認可される
2002年 1月	IFNの6か月投与
2003年 10月	アデホビル認可（ラミブジン耐性株に対して併用）
2005年 9月	肝硬変にラミブジンの適応が追加される
2006年 9月	エンテカビル認可
2008年 9月	アデホビル単独治療も適応になる
2014年	テノホビル認可

K-08 C型肝炎

One More Navi
フラビウイルスにはデング熱，黄熱，西ナイル熱のウイルスも含まれる．1970年代からHCVが輸血で感染することは知られていたが，同定されたのは1989年になってから．

One More Navi
人口の1.6%がHCV抗体陽性，1.3%がHCV-RNA陽性（慢性感染）．

One More Navi
HCVは血中では免疫グロブリンやリポ蛋白に結合して存在し，肝細胞のLDL受容体でも取り込まれる．
B細胞リンパ腫をおこすこともある．

特徴 C型肝炎ウイルス（HCV）は，フラビウイルス科に分類されるRNAウイルスで，エンベロープを有する直径は55～65 nmの球状粒子で，内部に直径30～35 nmのコア粒子があります．ヒトとチンパンジーの肝細胞に感染し，稀にB細胞にも感染します（それ以外の細胞には感染しない）．

Tab. 日本でみられるHCVの遺伝子型・亜型とその特徴

遺伝子型	国内での頻度	IFN治療の効果	その他
1a	血友病患者（血液凝固因子製剤の汚染による）に多い．それ以外は稀．	抵抗性	米国で70%
1b	70%（日本で最多）	抵抗性	肝障害性が強い
2a	20%	反応良好	
2b	10%	反応良好	
3a	稀	反応良好	欧州，タイに多い 肝障害性が弱い
3b	地域差あり（0.5～5%）	反応良好	

One More Navi

HCVは日本とエジプトで多かった。日本は第二次世界大戦中の輸血が原因で，エジプトは1961～1985年に住血吸虫治療に使用した針の使い回しが原因．
1989年以降，輸血スクリーニングが可能となり日本での感染は激減した（100万回輸血に1回感染）．

One More Navi

HCV汚染凝固因子製剤を受けた血友病患者の60～95%でHCV抗体が陽性．

One More Navi

HCVはIFN抵抗性で，抗原性を変える（RNA依存性RNAポリメラーゼが読み間違いやすい）ことで慢性感染になりやすく，薬剤耐性もできやすい．細胞傷害性CD8陽性T細胞も枯渇し，HCVを駆除できない．

One More Navi

肝硬変への進展のリスクファクターには男性，肥満，アルコール，マリファナなどがある．しかし，HCV-RNA量と肝硬変への進展には相関がない．

One More Navi

G型肝炎ウイルス
GBウイルスC（GBV-C, HGV）はHCVに似たG型肝炎ウイルスで，血液を介して感染するRNAウイルス．1995年発見されたが，肝炎との関連は不明．

One More Navi

感染後7～31週で抗体陽性になるが，HIV感染や透析患者では陽性にならないこともある（遺伝子検査で診断）．急性肝炎が治って抗体陽性になってもHCVに感染する．

HCVには6種類の遺伝子型と60種類以上の亜型（サブタイプ）が存在し，感染の地域分布やIFN治療への感受性に差があります．日本で70%を占める遺伝子型1bはIFN治療に抵抗性です．なお，遺伝子型は肝疾患の重症度には無関係です．

感染経路 HBVと同様に血液を介して感染します．特に，輸血スクリーニングが確立される以前（1992年以前）には輸血後発症のC型肝炎が多く，このほか刺青，医療従事者の針刺し事故，覚醒剤の回し打ちなども感染の原因となります．一方，血中のウイルス量はHBVの0.1%で，性交による水平感染は稀で，母児感染率も5%以下（帝王切開ではさらに低いが推奨はされない）で，母乳では感染しません．

すべての年代で感染しますが，過去の輸血や血液製剤（血友病患者）による感染者が多く，若年層の患者は多くありません（患者が高齢化）．

経過

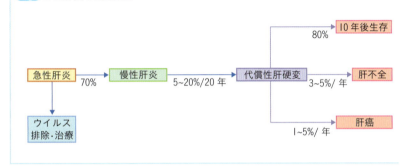

Fig. C型肝炎の自然経過

肝細胞に感染したウイルスが一過性に増殖して急性肝炎がおき，その後，70%でウイルスキャリア状態が持続して10年以内に慢性肝炎に移行します．HCVは肝細胞壊死を直接おこさず（むしろアポトーシスを抑制して生き延びる），肝炎の主原因は細胞傷害性T細胞（cytotoxic T lymphocyte；CTL）による感染細胞傷害です．持続感染により，これが繰り返されて線維化が徐々に進みます．

症状 多くは不顕性感染で黄疸もみられません（急性肝炎症状なしにキャリア化する）．感染後1～3か月の潜伏期をおいて，疲労感（感冒様症状），食欲低下，かゆみ，関節痛などの急性肝炎症状を呈し（A型，B型より軽微），15%は3か月以内に治癒しますが，70%は遷延化・慢性化して20年後に肝硬変に進展し，30年で5%に肝癌が発生します．なお，10%には肝外病変がみられます．

Tab. C型肝炎の肝外病変

血液疾患	混合性クリオグロブリン血症 悪性リンパ腫（非Hodgkinリンパ腫） 特発性血小板減少性紫斑病
腎疾患	膜性増殖性腎炎 膜性腎症
皮膚疾患	血管炎 白斑 晩発性皮膚ポルフィリン症
自己免疫疾患	Sjögren症候群 Mooren角膜潰瘍 慢性甲状腺炎
その他	筋炎 心筋障害 口腔癌 糖尿病（インスリン抵抗性） 間質性肺炎

検査 HCV感染の70%は慢性の経過をとり，血中にウイルスと抗体（50%でIgM-HCV抗体陽性）が同時に存在します．このため，酵素免疫測定法（EIA）でHCV陽性ならば，RT-PCR法でHCV-RNA検出できます（HCV抗体陽性ではHCV-RNAは80%で陽性）．遺伝子型やサブタイプとウイルス量（10万IU/mL以上かどうか）で治療方針を決定し，肝

One More Navi
HCV 検査をすべきリスクファクター：1992 年以前の輸血, 麻薬中毒, 針刺し事故, 感染者との性交, 性病患者, 母体の感染, 透析患者, 肝機能異常, 慢性肝疾患.
抗ウイルス療法は ATL ＞ 30 または血小板 ≦ 15 万で必須.

One More Navi
抗ウイルス療法無効や適応外では肝庇護療法が行われる. 古くはヒト胎盤製剤, 現在ではウルソデオキシコール酸やグリチルリチン製剤がある.

One More Navi
血小板数が 10 万 /mL 以下 (肝硬変) になると肝癌発生率は年 7% と高くなる.

生検は不要です（いかなる濃度でも肝障害はおきるため）. リウマチ因子やクリオグロブリンもしばしば陽性になります.

治療 禁酒や肝炎ウイルスワクチンの接種も勧めます. ㋺抗ウイルス薬によるウイルス排除（SVR）が可能で, SVR（治療終了後 24 週で HCV 陰性）を目的とした抗ウイルス治療は, Peg-IFN とリバビリンの 6〜12 か月併用療法が標準治療でした. 現在, 非代償性肝硬変以外は, レジパスビルなどの NS5A 阻害薬と, ソホスブビルなどの NS5B ポリメラーゼ阻害薬の合剤の 12 週投与が第一選択です（1 剤では容易に耐性ウイルスになる）.

㋺肝硬変まで進展した患者ではウイルスを除去しても肝癌のリスクは続くため, 肝癌のスクリーニングを半年ごとに行います. また, 肝癌や非代償性肝硬変は肝移植の適応です.

- IFN は α, β, γ があり, α と β が C 型慢性肝炎治療に用いられる. 副作用としてインフルエンザ様症状, 白血球や血小板減少, 糖尿病悪化, 重いうつ症状, 甲状腺の異常などがあり, 漢方薬の小柴胡湯との併用で間質性肺炎をおこしやすい.
- リバビリンは溶血性貧血をおこしやすい.
- ソホスブビルはすべての遺伝子型に有効で, 副作用は頭痛と疲労感のみ.
- 急性肝炎で多峰性のトランスアミナーゼの変動や HCV-RNA が持続陽性である場合, 慢性化を防ぐ目的で抗ウイルス薬治療を行う.
- レジパスビルとソホスブビルの合剤は 12 週の投与期間で遺伝子型 1 の HCV の 95% に有効だった. ただし, 肝硬変では有効性に劣り, 腎不全や非代償性肝硬変の患者では禁忌.
- 以前は IFN, リバビリンと NS3/4 プロテアーゼ阻害薬（テラプレビル, ボセプレビル, シメプレビル）が用いられ, 遺伝子型 1 でも 80% に有効だった.

予防 HCV は RNA ウイルスであるため変異がおこりやすく, ワクチンの開発は困難です. また, 細胞性免疫で駆除されるため, HBV や HAV と異なり, ㋺免疫グロブリン投与も無効です.

なお, 針刺し事故での感染リスクは 1% 以下で, HBV より低いので予防的治療は行わず, 経過観察します. 万一, 発症した場合には強力な抗ウイルス薬を用いて治療します.

関連項目

▶C 型肝炎治療の変遷

C 型肝炎の治療法は IFN α の単剤投与から始まり, 併用療法, そして副作用が多い IFN を使用しない抗ウイルス療法に変化してきました.

Tab. 慢性 B 型肝炎治療薬の変遷

時期	治療法（薬剤の組み合わせ）	SVR 率
1988 年	HCV の遺伝子発見	
1992 年	IFN 治療開始	2〜4%（遺伝子型 1 で）
2001 年	IFN ＋リバビリン併用療法開始	30〜40%
2003 年	Peg-IFN ＋リバビリン併用療法（48〜72 週）	40〜50%
2011 年	直接作用型抗ウイルス薬（DAAs）開発 3 剤併用療法導入 Peg-IFN ＋リバビリン＋テラプレビル	70〜75%
2013 年	第二世代 3 剤併用療法導入 Peg-IFN ＋リバビリン＋シメプレビル	80〜90%
2014 年	IFN free (IFN を用いない) 抗ウイルス療法が登場 レジパスビル＋ソホスブビル	95%（遺伝子型 1 でも）

One More Navi
DDAs (direct acting antivirals) は 2014 年からの治療薬で, NS3 プロテアーゼ阻害薬, NS5A 阻害薬, NS5B ポリメラーゼ阻害薬がある.

K-09 D型肝炎

病態 D型肝炎ウイルス（HDV）は，単独では増殖できない欠損RNAウイルスで，増殖にはHBs抗原で被われる必要があるため，HBVとの共存が不可欠です．HDVの単独感染はなく，HBVとの同時感染か，HBVキャリアに重複感染します．HBVキャリアへの重複感染は重症で，よく慢性化します．

欧米や中東に多く（HBVキャリアの5％），デルタ肝炎と呼ばれますが，日本ではHBVキャリアの1％未満と稀です．

感染経路 HBVと同じく血液や体液を介して感染します（輸血，針刺し事故，性行為，母児感染）．周産期感染は稀です．

経過 HBVとの同時感染では急性の肝機能障害が二峰性（初めのピークがHBV，次のピークがHDV）にみられます．なお，HBVが治癒するので慢性化は2％と多くありません．HBVキャリアへの重複感染の場合にはHDVがすぐに増殖し，急性D型肝炎が加わって急性増悪をきたす場合と，HDVもキャリア化して慢性肝炎をおこす場合があります（HDVは直接肝細胞を傷害し，肝硬変への進行も速く，肝癌にもなりやすい）．

検査 HDV抗体（IgMとIgG）ができますが急性・慢性は区別できません．血液のRT-PCR法で診断できます．

治療・予防 D型肝炎に特異的治療はなく，HBVに準じた治療・感染予防法を行います． ▶K-07

One More Navi
動物感染性ウイルスでは最小（HBVの半分のゲノム：1700核酸）でリボザイムをもつ，36 nm粒子になる．8つ遺伝子型がある．

One More Navi
HBVとの同時感染では劇症化しやすい．

One More Navi
HBVワクチンはHDVも予防できる．

K-10 E型肝炎

病態 E型肝炎ウイルス（HEV）はヘペウイルス科に属するエンベロープを持たないRNAウイルスで，直径27～34 nmの球状粒子です．HAVと同様に経口感染して慢性化は稀です（劇症化はHAVの10倍）．患者は衛生環境の悪い地域に多く，インド，パキスタン，ネパール，ミャンマー，北アフリカ，メキシコが流行地です．好発年齢は15～40歳で，妊娠後期に感染すると劇症肝炎をおこしやすく死亡率は25％です（妊婦で重症化しやすいのは免疫抑制と女性ホルモンによる）．

感染経路 日本では輸入感染がほとんどですが，生肉（ブタ，イノシシ，シカなど）や飲水による感染も稀にみられます．人畜共通感染症で，稀にイヌ，ネコなどのペットからも感染します．性感染など非経口的な感染はありません．

経過 潜伏期間は3～8週（平均6週）でA型よりやや長く，A型に似た経過をとります（A型よりも肝障害は高度）．稀にGuillain-Barré症候群がおきてくることもあります．

検査 PCR法でのHEV-RNAの検出や6週以内に出現するIgM-HEV抗体で診断されます（しかし低感度）．IgG-HEV抗体は終生陽性です．

治療・予防 特異的な治療法やワクチンはありません（重症にはリバビリン投与）．

One More Navi
5つの遺伝子型がある．1,2型はヒトのみに感染し重症化しやすい．3,4型はブタも感染する．3型は慢性化もある．日本は4型が多い．血液感染しないが輸血後感染例の報告もある．通常は慢性化しないが免疫抑制やHIV感染でキャリア化する．

One More Navi
流行地では小児より成人の抗体陽性率が高い（小児5％：成人10～40％）ので，小児感染は少ないと考えられる．

One More Navi
肝移植では免疫抑制薬のためにHEVの慢性化がおきうる．

国試出題症例
〔国試100-A30〕

● 56歳の男性．食欲低下と全身倦怠感とを主訴に来院した．薬物の服用はない．3日前から症状が出現し，家族に目の黄染を指摘された．4週前バーベキューでイノシシ肉を食べたが一緒に食べた人も同様の症状を訴えている．血液所見：赤血球440万，Hb 14.9 g/dL，Ht 43％，白血球5,500，血小板26万，プロトロンビン時間46％（基準80～120）．血清生化学所見：総蛋白8.3 g/

dL, アルブミン 4.7 g/dL, IgG 1,780 mg/dL（基準 960〜1,960）, 総ビリルビン 4.7 mg/dL, 直接ビリルビン 3.9 mg/dL, AST 659 単位, ALT 1,222 単位, ALP 278 単位（基準 260 以下）, γ-GTP 192 単位（基準 8〜50）. 免疫学所見：CRP 0.4 mg/dL, IgM 型 HA 抗体（−）, HBs 抗原（−）, HBs 抗体（＋）, HCV 抗体（−）, HCV-RNA（−）, VCA-IgG 抗体（＋）, CMV-IgG 抗体（＋）, 抗核抗体（−）.

⇒急性肝炎症状で，薬物服用はなく薬剤性肝炎は否定できる．免疫学的検査でHBV，EB ウイルス，サイトメガロウイルスの既往感染がわかるが，HAV, HCV は否定できる．イノシシ肉を介した感染による急性 E 型肝炎の疑いが強い．

K-11 その他のウイルス肝炎

▶レファレンス
・ハリソン⑤：p.559-560
・標準微生⑫：p.417-424

肝炎ウイルス以外にも急性肝炎の原因となるウイルスがあり，ヘルペスウイルス科に属するサイトメガロウイルス，単純ヘルペスウイルス，Epstein-Barr ウイルスなどが急性肝炎の原因ウイルスとして重要です．

Tab. 肝障害を引きおこすヘルペスウイルスの種類

ヘルペスウイルス		初感染での症状	再発による疾患
HHV-1	単純ヘルペスウイルス 1 型	歯肉口内炎	口唇ヘルペス
HHV-2	単純ヘルペスウイルス 2 型	性器ヘルペス	性器ヘルペス
HHV-3	水痘・帯状疱疹ウイルス	水痘	帯状疱疹
HHV-4	Epstein-Barr ウイルス	伝染性単核球症	無症候性
HHV-5	サイトメガロウイルス	無症候性	網膜炎, 膀胱炎
HHV-6	ヒトヘルペスウイルス 6	突発性発疹	重症薬疹
HHV-7	ヒトヘルペスウイルス 7	突発性発疹	無症候性
HHV-8	Kaposi 肉腫関連ヘルペスウイルス	無症候性	Kaposi 肉腫

K-12 EB ウイルス肝炎

病態 EB ウイルス（Epstein-Barr virus；EBV）はヘルペスウイルス科に属する DNA ウイルスで，感染すると伝染性単核球症（infectious mononucleosis；IM）の一症状として肝障害がおこります．

感染経路 EBV は咽頭や口腔内に存在し，唾液などを介して飛沫・接触感染します．体内に侵入したウイルスは咽頭粘膜上皮やリンパ組織で増殖し，B 細胞に感染して B 細胞を無限増殖可能なリンパ芽球様細胞株（lymphoblastoid cell line；LCL）へとトランスフォームさせます．免疫機能が正常であれば，NK 細胞や EBV 特異的細胞傷害性 T 細胞（CD8 陽性 T 細胞＝異型単核球）によって増殖が抑制されますが，EBV は B 細胞に潜伏・持続感染し，宿主の免疫低下で再活性化します．

症状・経過 感染後，1 か月の潜伏期を経て伝染性単核球症を発症し，発熱，咽頭痛（咽頭炎や扁桃に白苔），リンパ節腫脹（特に後頸部，耳介後リンパ節，腋窩）倦怠感など感冒様症状に加えて，80% で肝機能障害（黄疸は 10% と少なく，ビリルビン<5 mg/dL），50% で脾腫，30% に特徴的な上眼瞼浮腫がみられます．多くは 1 か月で正常化します．

症状は 10 歳以下では不顕性または軽症であることが多く，青年期，若年成人が初感染すると 50% で伝染性単核球症を発症します．40 歳以上で発症すると発

One More Navi
急性の EBV 感染症が伝染性単核球症（IM）．IM の 8 割が EBV 感染により，残り 2 割がサイトメガロウイルス（CMV）による．

One More Navi
抗体陽性でも EBV は常に口腔内に排出される．

One More Navi
EBV は B 細胞表面に潜伏感染膜蛋白（latent infection membrane protein；LMP）を発現し，潜伏する．細胞傷害性 T 細胞（キラー T 細胞）は LMP を認識して特異的に攻撃する．

熱期間が長くなり，肝障害も著明になるなど重症化しやすくなります（劇症化は稀）．

One More Navi
肝炎は HSV よりはるかにマイルドで，重症化は潜在感染の再活性でおきやすい．

One More Navi
3 歳までに 70% が EBV 抗体陽性となる（多くは不顕性感染）．

One More Navi
Paul-Bunnell テスト
1932 年に米国で報告されたヒツジ赤血球に対する凝集素（異種血球凝集抗体＝ IgM）を検出する検査．近年ではウシ赤血球溶血反応やウマ赤血球を用いたモノスポットテスト（mono spot test）がより特異的で感受性が高い（しかし EBV に特異的でない）．これらは特異的抗体検査が可能になってあまり行われない．なお血中に EBV-DNA は検出されるが血清検査で診断できるので通常検査しない．

One More Navi
感度の悪い VCA-IgM 抗体より，感度のよい VCA-IgG 抗体と EBNA 抗体の 2 つで診断可能．

検査　リンパ球由来の乳酸脱水酵素（LDH）も加わるため LDH が上昇しやすく，キラー T 細胞の増加を反映して白血球数の増加もみられます（リンパ球＞ 35%）．ALP が正常の 15 倍と高値になり，ビリルビンは正常ですが，溶血性貧血を合併すると上昇します．ALT の上昇のみ 6 か月継続します（ただし慢性肝炎はない）．

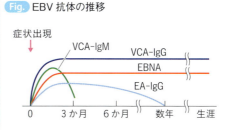
Fig. EBV 抗体の推移

診断　VCA（viral capsid antigen）-IgM 抗体が感染初期に陽性となって以後低下し，VCA-IgG 抗体は上昇後生涯持続します．また，やや遅れて EA（early antigen）-IgG 抗体が上昇します．回復期には EBNA（EBV-determine nuclear antigen）抗体が陽性となって生涯持続します．したがって，VCA-IgG 抗体と EBNA 抗体陽性は既往感染を示しますが，VCA-IgG 抗体のみ陽性ならば新規感染を考えます．

　ウイルスマーカーとして VCA-IgM 抗体（陽性なら診断できる），EBNA 抗体（陽性なら否定できる），VCA-IgG 抗体（発症時には IgM と同様に陽性）が診断に有用です．また，PCR 法で EBV-DNA を検出できれば診断可能です．

治療　急性の伝染性単核球症には特異的治療薬はなく，ほとんどが自然治癒し予後良好です（重症はアシクロビルなどで治療）．咽頭炎にアンピシリン（ABPC）を投与すると薬疹（浸出性紅斑など）を生じます．

関連項目

▶EBV 関連疾患

EBV は主に B 細胞に感染しますが，T 細胞や NK 細胞にも感染することがあり，さまざまな疾患の原因となります．

- **慢性活動性 EBV 感染症**：EBV が NK 細胞や T 細胞に感染して種々の臓器に浸潤し，伝染性単核球症を繰り返す予後不良の疾患です．高度な肝脾腫，貧血，血小板減少，播種性血管内凝固症候群（DIC），多臓器障害などをきたし，種痘様水疱症，蚊アレルギーなどの皮膚症状が 1 年以上継続します．
- **EBV 関連血球貪食症候群**：EBV 感染の NKT 細胞（ナチュラルキラー T 細胞）が増殖して大量のサイトカインを分泌し，活性化したマクロファージによるサイトカイン分泌や血球貪食がおきます．血液癌や膠原病に合併しやすく，高熱，肝脾腫，発疹，多臓器障害などをきたし，致死的転帰をとることも稀ではありません．
- **EBV 関連腫瘍**：EBV は上記のほか，Burkitt リンパ腫，Hodgkin リンパ腫，鼻性 T/NK リンパ腫，上咽頭癌，胃癌（日本人の胃癌の 10% で EBV 陽性）など，さまざまな腫瘍の原因となります（EBV がゲノムに入り込む）．

K-13　サイトメガロウイルス肝炎

病態　サイトメガロウイルス（cytomegalovirus；CMV）はヒトヘルペスウイルス属のタイプ 5（HHV-5）に分類され，成人では人口の 60〜70% が CMV 抗体を保有する感染既往者です．初感染で口腔粘膜の上皮細胞や血管内皮細胞に感染し，唾

One More Navi
CMV 感染は溶血を伴った新生児肝炎をおこすことがある（肝外胆管閉塞症と紛らわしい）．神経障害を伴う先天性 CMV 症候群もおこす．

One More Navi
CMV 感染は Guillain-Barré 症候群を続発することがある．HEV でも肝炎後にみられる．

One More Navi
CMV 感染症に特徴的な病理所見（細胞内封入体；フクロウの目）は肝細胞，Kupffer 細胞，胆管上皮細胞でみられる．

液腺，造血細胞，肝臓，腎臓，乳腺，中枢神経など全身に広がり潜伏します．感染者の多くは発症せずにキャリアとして一生を終えますが，臓器移植やその他の免疫不全をきっかけに発症（潜伏していたウイルスが再活性）することがあります．

感染経路 唾液，尿，その他の体液を介しヒトからヒトに接触感染します．

症状・経過 初感染の多くは無症状で経過する不顕性感染です．しかし，ときに伝染性単核症に似た発熱（平均 19 日間），倦怠感，全身関節痛，筋肉痛など非特異的な全身症状と脾腫，肝障害をおこしますが，咽頭炎は軽症か稀です．稀に肺炎，心筋炎，肝炎，脳炎などを合併します．

診断 初感染では CMV-IgG 抗体のペア血清測定（急性期と 2 週間以上後で 4 倍以上上昇）や CMV-IgM 抗体陽性で診断できます．

治療 自然軽快するので特異的治療は不要です．免疫抑制状態での発症や網膜炎を呈する場合には抗ウイルス薬のガンシクロビルまたはホスカルネットで治療します．

K-14 単純ヘルペスウイルス肝炎

病態 単純ヘルペスウイルス（herpes simplex virus；HSV）には，HSV-1 と HSV-2 があり，HSV-1 は腰から上（歯肉口内炎，咽頭炎など）に，HSV-2 は腰から下（性器感染）に感染します．いずれも肝炎の原因となり，非 A 非 E 型肝炎の一部が HSV 肝炎です．HSV 肝炎は重症で 3/4 は肝不全になります（新生児，免疫抑制薬投与，妊娠後期におきやすい）．また，慢性肝炎に合併すると劇症化しやすくなります．

One More Navi
水痘ウイルスも稀に急性肝炎をおこす．また HHV-6 は稀に劇症肝炎をおこす．

感染経路 唾液や患部が直接接触することで感染します．HSV は感染部位の皮膚や粘膜を支配する感覚神経終末から軸索を上行し，感覚神経節に潜伏します．

症状 初感染時に肝障害をおこすこともありますが，ほとんどは宿主の免疫機能が低下した際に潜伏感染していた HSV が再活性化して肝障害がおこります（ALT 高値でも黄疸は軽い）．この場合，発熱を伴い，高頻度で播種性血管内凝固（DIC）を合併します．なお，水疱は 1/3 にしかみられません（60％ は剖検で診断）．

診断 免疫不全患者の肝炎で，肝炎ウイルス感染が否定された場合には HSV 肝炎を疑います．HSV-IgM 抗体陽性，ペア血清で HSV-IgG 抗体価が急性期と回復期で 4 倍以上の上昇があれば診断に有用です．血中 HSV-DNA は PCR 法で 3 時間以内に診断できます．

治療 HSV 肝炎は救急疾患です．疑ったら高用量のアシクロビル点滴を検査結果を待たずに開始します（死亡率 90％ 以上）．

K-15 肝硬変

▶レファレンス
・ハリソン⑤：p.2109-2118
・新臨内科⑨：p.571-577
・標準病理⑤：p.507-512

One More Navi
肝幹細胞は門脈周辺にあるので門脈域を中心に偽小葉結節ができて中心静脈は周辺に押しやられて消失する．

K-16 病態

肝硬変（liver cirrhosis）は，種々の肝疾患に共通した肝障害の終末像で，慢性の肝細胞壊死と不完全な再生が繰り返されることで，肝臓全体にびまん性の線維化と再生結節を生じる病態を指します．

組織学的には肝細胞壊死の後に線維化がおきて正常な肝小葉構造が破壊され，再生結節または偽小葉と呼ばれる線維性の結合組織（線維性隔壁）に囲まれた

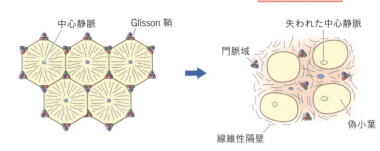

Fig. 肝線維化による偽小葉の形成

正常な肝小葉構造 → 肝硬変（小葉構造の崩壊）

中心静脈　Glisson鞘　失われた中心静脈　門脈域　線維性隔壁　偽小葉

線維化により小葉構造が分断・崩壊し，偽小葉が形成される．中心静脈は周辺に圧排され，門脈から中心静脈への血流障害がおき，門脈圧が亢進する．

One More Navi
ギリシア語で黄褐色（肝硬変の割面の色）を意味する「kirrhos」から，聴診器の発明者であるフランスの医師Laennecが命名した．

One More Navi
線維化は可逆性であり，発癌性もある．また，再生結節は肝細胞癌をおこす．

One More Navi
肝線維化のリスク因子にはアルコール，男性，高齢，ウイルス性肝炎，免疫抑制療法などがある．

One More Navi
星細胞の収縮で門脈が狭くなることから門脈圧亢進症が始まる．

5〜20 mmの結節状の再生肝細胞集団が形成されます．また，肝小葉構造の崩壊によって，門脈から中心静脈への血流障害が生じ，類洞圧上昇，門脈圧上昇をきたします（門脈圧亢進症）．

肝硬変の患者数は40万人で，男女比は2：1です．

関連項目

▶肝線維化の発生機序

肝障害によって炎症や肝細胞壊死がおきると種々のサイトカインやマイクロRNAが出てDisse腔に存在する星細胞（stellate cell）を活性化し，筋線維芽細胞へと形質転換させます．筋線維芽細胞はコラーゲン（Ⅰ，Ⅲ型），プロテオグリカン，フィブロネクチン，ヒアルロン酸などの細胞外マトリックスを過剰産生し，産生される線維が分解能を超えると，Disse腔内に線維が沈着するようになり，類洞の血流障害から虚血が生じます．さらに進行すると肝小葉の改築がおき，肝硬変に特徴的な線維性隔壁と隔壁に囲まれた再生肝細胞による結節形成が観察されるようになります．

One More Navi
インターフェロンα（INF-α）は星細胞の形質転換を抑制する．

K-17 原因

ウイルス性肝炎によるものが70%を占め，60%はC型肝炎，残りの10%はB型肝炎が原因です．また，15%はアルコール性肝障害によるもので，このほか自己免疫性，肝内胆汁うっ滞性〔原発性胆汁性肝硬変（PBC），原発性硬化性胆管炎（PSC）〕，うっ血性，代謝性〔非アルコール性脂肪性肝炎（NASH），ヘモクロマトーシス，Wilson病，α1アンチトリプシン欠損症〕，薬剤性・中毒性の肝障害などが原因となります．

One More Navi
女性の肝硬変への進行速度は遅い．たとえばPBCでは最もゆっくり線維化が進行する．しかし，例外的にアルコール性では女性のほうが進行が速い．

関連項目

▶ウイルス性肝炎での肝硬変進行の規定因子

肝炎ウイルスは細胞傷害性のウイルスではなく，免疫学的機序（細胞性免疫）によって肝細胞の傷害がおこります．このため，C型肝炎ではHCVのウイルス量や遺伝子型よりも，宿主の状態が肝硬変の進行を規定します（免疫抑制薬，HIV感染，アルコールの大量摂取，HBV混合感染，感染時高齢，男性，ALT高値，

肝移植後の HCV 再発など).

一方, B型肝炎ではウイルス量が肝硬変の進行因子として重要で, HBV-DNA 高値では肝硬変に進行しやすく, 抗ウイルス薬治療でウイルス量が減少すると肝細胞の線維化が消失します.

K-18 分類

▶形態学的分類

肉眼的な再生結節(偽小葉)の大きさから以下の 3 つに分類されます(WHO 分類).

- **大結節性肝硬変**：再生結節が 3 mm〜数 cm で, 多くは肝萎縮します. B型肝炎, 自己免疫性, 劇症肝炎後にみられます.
- **小結節性肝硬変**：再生結節が 3 mm 未満と小さく, 多くは肝腫大します. C型肝炎, アルコール性, ヘモクロマトーシス, 胆汁うっ滞の肝障害に多くみられます.
- **混合結節性肝硬変**：大小の再生結節が混在したものを指します. 大結節性, 小結節性肝硬変の経過中にさまざまな修飾像が加わって発生します(小結節性の末期).

▶臨床的分類

臨床症状に基づき, 肝機能が保たれており症状が軽微な代償性肝硬変 (compensated cirrhosis) と, 黄疸, 浮腫, 腹水, 胸水, 肝性脳症, 出血傾向などの典型的な肝不全症状を認める非代償性肝硬変 (decompensated cirrhosis) に分類されます.

代償性肝硬変の生存期間中央値は 12 年ですが, 年 5% が非代償性肝硬変に移行し, 非代償性肝硬変の生存期間中央値は 1.5 年です(腹水が貯留すると 1 年で 25% の死亡率).

> **One More Navi**
> 非代償性の肝硬変や心不全は末期癌と同等に予後不良.

▶重症度(病期)分類

肝硬変の重症度は Child-Pugh 分類(チャイルド ピュー)でスコア化されており, Grade A〜C の病期に分類されます. Grade A〜C の 4 年生存率は, それぞれ 64%, 40%, 7% です.

Tab. Child-Pugh スコアによる肝硬変の重症度

スコア	1点	2点	3点
血清ビリルビン (mg/dL)	<2.0	2.0〜3.0	>3.0
血清アルブミン (g/dL)	>3.5	2.8〜3.5	<2.8
腹水	なし	容易に治療可	治療困難
肝性脳症	なし	軽度(I, II 度)	重度(III〜IV 度)
プロトロンビン時間活性値 (%)	>80	50〜80	<50

Grade A：5〜6 点, Grade B：7〜9 点, Grade C：10〜15 点

> **One More Navi**
> **MELD スコア**
> Child-Pugh スコアは 40 年以上使われてきたが, 腹水と肝性脳症の判定が主観的であるという問題があった. MELD (model for end-stage liver disease) スコアは PT-INR, ビリルビン, クレアチニンの自然対数値から算出するもので, 非代償性肝硬変患者の予後予測や肝移植の適応判断に有用な指標として考案された.

K-19 症状・身体所見

肝機能が正常の 1/3 に低下すると症状が出現してきます. 初期の肝硬変は無症状であることも多く, 食欲不振, 易疲労感, 不眠, 痒み, 体重減少などがみられる程度です. しかし, 非代償性肝硬変に進行すると黄疸, 腹水, 浮腫, 出血傾向(鼻血, 歯肉出血), 意識障害(肝性脳症)など肝不全や門脈圧亢進によるさまざまな症状が出現します.

One More Navi
肝硬変では手の腱が縮んで指が曲がるDupuytren拘縮や涙腺・耳下腺の腫大もみられる．また，ばち指や下腿の点状出血（血小板減少症による紫斑）もある．

One More Navi
女性ホルモン／男性ホルモン比の上昇は女性では月経異常，男性では女性化乳房，体毛減少（腋窩），性欲減退，精巣萎縮をおこす．

Fig. 肝硬変の症状・身体所見

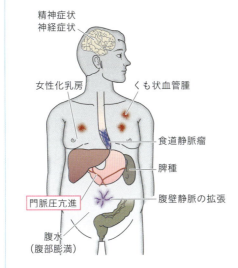

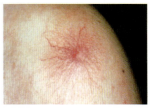

くも状血管腫　　（国試105-B42）

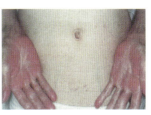

手掌紅斑　　（国試98-F8）

One More Navi
肺内シャント（肝肺症候群）のためにプロスタグランジンなどが不活化されないため，末端が肥大するばち指がみられる．

One More Navi
脾臓は胸腺と同様に加齢によって萎縮する臓器である．

One More Navi
asterixis（羽ばたき振戦）は否定の「a」＋固定を意味する「stereo」からなる語で，固定姿勢保持が困難であるという意味．四肢を一定の位置に保つために収縮している筋肉が間欠的に弛緩してしまうために振るえる不随意運動．

One More Navi
肝臓のブドウ糖吸収と糖新生が低下して高血糖・低血糖がともにみられ，食後高血糖のために糖尿病を合併することがある．

One More Navi
肝硬変は補体産生低下による免疫低下状態なので，細菌感染をおこしやすい．

●皮膚症状
　肝細胞のビリルビン代謝障害により，黄疸（眼球や皮膚の黄染）が出現します．胆汁酸による皮膚のかゆみから体表に引っ掻き傷がみられることもあります．また，エストロゲンの分解障害により手掌紅斑，くも状血管腫（前胸部に多い），女性化乳房などがおきます．門脈圧亢進を伴うと腹壁静脈の怒張（メドゥーサの頭）や痔核がみられます．

●肝脾腫
　進行した肝硬変では右葉が萎縮し，左葉の代償性腫大がおこります．このため触診で心窩部に硬い左葉が触知されます．一方，アルコール性肝硬変では両葉が腫大し，右季肋部に肝臓（右葉）を触知します．門脈圧亢進を伴うと脾腫が触知されます．

●腹水・浮腫
　門脈圧亢進で腸管血管が拡張し，有効循環血液量が低下するとレニン・アンジオテンシン・アルドステロン系（RAA系）と抗利尿ホルモン（ADH）によって，腎臓でのNa^+と水の再吸収が増加し，腹水や浮腫がおきやすくなります．さらに，肝臓でのアルブミン合成低下がおきて膠質浸透圧（血管内に水を引き込む力）が低下するので，亢進した門脈圧も加わって腹水が悪化します（類洞内静水圧上昇によるリンパ液が増加，肝線維化で寸断されたリンパ管も腹水の原因となる）．

●肝性脳症
　肝機能低下に伴う血中アンモニア濃度の上昇やアミノ酸の不均衡（Fisher比低下）などが原因で，昼夜逆転，傾眠傾向，記銘力の低下，幻覚，せん妄，異常行動，昏睡などの精神症状，羽ばたき振戦（アステリクシス），運動失調，筋強直などの神経症状が出現します．

●消化管出血（吐血・下血）
　門脈圧亢進で発生した食道静脈瘤や胃静脈瘤の破裂で吐血・下血がおきます．また，門脈圧亢進症性胃症に伴うびらんからの難治性出血もおこります．

●その他
　代謝機能の低下に伴う低栄養状態，ビタミンD，Kの吸収不足による骨粗鬆症，異化作用亢進による筋萎縮（こむら返りもおきやすい），凝固因子欠乏による鼻血や歯肉出血などがみられ，腹水の細菌感染（特発性細菌性腹膜炎），腎不全（肝腎

One More Navi
肝硬変は原因によらず肝細胞癌を合併しやすい．

One More Navi
血小板減少には肝トロンボポエチンの産生低下，貧血には肝エリスロポエチン産生低下も関与している．

One More Navi
慢性肝炎：AST＜ALT（AST/ALT 比は 0.6 前後）
肝硬変：AST＞ALT（AST/ALT 比は 2.0 以上）
肝細胞癌：AST＞ALT（AST/ALT 比は 3.0 以上）

症候群），呼吸不全（肝肺症候群や門脈肺高血圧症），心不全（肝硬変心筋症）などを合併することがあります．

K-20 検査・診断

▶血液検査
●末梢血液検査
　肝硬変によって脾臓に流入する血流が増加し，脾臓での血小板，白血球，赤血球がプールされ，血小板減少（C型肝炎の肝線維化と相関し，10万/μL以下は肝硬変疑い），白血球減少，貧血などの汎血球減少がおきます．また，腸内細菌によって網内系が刺激されγグロブリン上昇〔膠質反応（ZTT）上昇〕がおきます．

●肝機能検査（肝機能低下）
　肝逸脱酵素（AST，ALT）の軽度上昇がみられます（肝硬変の病態は反映しない）．肝合成能低下や排泄障害が肝硬変による肝機能低下の指標になります．
- **肝合成能低下**：血清アルブミン，コリンエステラーゼ，コレステロール，ヘパプラスチンテストの低下やプロトロンビン時間（PT）の延長
- **排泄障害**：ビリルビン上昇，インドシアニングリーン（ICG）静注後15分の停滞率上昇（ICG_{15}＞25%）

●線維化マーカー
　血中ヒアルロン酸，Ⅳ型コラーゲン 7s，プロコラーゲンⅢペプチド（PⅢP）が上昇します．

▶腹水検査
　腹水があれば（非代償性肝硬変では入院して全例に）穿刺を行います．肝硬変腹水は漏出性の性状を示し，非代償性肝硬変の10%に合併する特発性細菌性腹膜炎（SBP）の鑑別のために穿刺液中の好中球数（正常ではリンパ球しかない）や細菌培養検査を行います．

▶原因検索
　肝硬変の原因疾患を検索するため各種マーカーを確認します．
- **B型，C型肝炎**：HBs抗原，HBc抗体，HCV抗体
- **自己免疫性肝炎（AIH）**：抗核抗体，抗平滑筋抗体
- **原発性胆汁性胆管炎（PBC）**：抗ミトコンドリア抗体，血清IgM

▶画像診断
●腹部超音波検査，CT，MRI
　肝臓の変形（萎縮・腫大），肝辺縁の鈍化，肝表面の凹凸，粗糙化して小網状になった肝実質などが描出され，腹水も確認できます．また，門脈圧亢進（胆嚢静

One More Navi
大量の腹水を一度に排液すると蛋白喪失，感染，食道静脈瘤破裂のリスクになる（腹圧によるシャント血の圧排が解除されるので）．一方で，腎静脈の圧排が取れて腎機能がよくなる利点がある．なお，腹水はサードスペースにあたり，腹膜の毛細血管から取り込まれる副水量は1日500 mL以下なので，それ以上の利尿は血圧低下や腎不全の危険がある．

One More Navi
画像上，尾状葉（S1）が大動脈まで達していれば左葉腫大と判定する．

One More Navi
アルコール性肝硬変では小さな再生結節が均一に分布する．両葉が腫大し，実質は粗糙でなく，表面の凹凸も軽度．

One More Navi
エラストグラフィ（超音波組織弾性映像法；FibroScan®）では体外から線維化を診断できる（脂肪肝も硬くなる）．

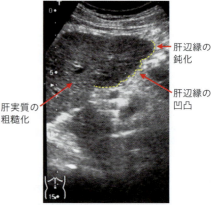

Fig. 肝硬変の超音波所見

肝辺縁の鈍化
肝辺縁の凹凸
肝実質の粗糙化

やや萎縮した肝，肝辺縁の鈍化と不整，肝実質の粗糙化が描出される．
〔国試 103-D35〕

脈うっ血）による胆嚢壁肥厚や脾腫，さらに傍臍静脈や左胃静脈の拡張，脾後腹膜短絡などの側副血行路が描出できます．

なお，肝細胞癌の合併の有無は，造影剤を用いたダイナミックCT，MRI検査や超音波ドップラー法で癌組織内の血流を調べて生検なしで診断します．

● **上部消化管内視鏡検査**
肝硬変では全例に上部消化管内視鏡検査を行い，食道や胃の静脈瘤を検索します．

● **その他**
血管造影や腹腔鏡検査（腹腔鏡下肝生検）は，侵襲的なので必須ではありません．

K-21 治療

▶ **食事・栄養療法**
肝硬変を悪化するアルコール，肝性脳症を誘発する蛋白質，腹水を悪化する塩分を制限します．また，脂溶性ビタミン吸収（特にビタミンK）が低下するので補給します．低アルブミン血症には分岐鎖アミノ酸製剤（BCAA顆粒製剤）服用や就寝前間食があります（日本独自）．

> **One More Navi**
> BCAAは植物蛋白に多く含まれる．

▶ **原疾患の治療**
肝硬変の進行を遅らせ，線維化を正常化するためには原疾患の治療が重要です．
- **ウイルス性**：HBV-DNA陽性のB型肝硬変ではエンテカビルを用い，無効ならテノホビル（腎障害が強い）に変更します．抗HCV治療も肝硬変の線維化を正常化できる可能性があります．
- **アルコール性**：禁酒が最優先ですが，ステロイド薬による消炎も線維化の改善が期待できます．
- **自己免疫性**：自己免疫性の非代償性肝硬変で活動性が高い場合にはステロイド薬の治療を行います．

> **One More Navi**
> インターフェロンγは星細胞を抑制して線維化を治すが，HCV肝硬変での有効性は示されていない．なおHBV肝硬変ではインターフェロンαは禁忌．
> ・インターフェロンα：白血球がつくる
> ・インターフェロンβ：線維芽細胞がつくる
> ・インターフェロンγ：リンパ球がつくる

▶ **肝移植**
肝移植（日本では生体部分肝移植）は，Child-Pughスコア＞7点（Grade B, C），MELDスコア＞10で行われます．移植後の拒否反応抑制には免疫抑制薬（タクロリムス）を用います．

国試出題症例
〔国試103-H35～36〕

● 60歳の男性．黒色便を主訴に来院した．
現病歴：以前からC型肝炎ウイルス抗体が陽性であることを指摘されていたが放置していた．最近，飲酒量が増加した．昨日から全身倦怠感があり，タール状の黒色便を排泄した．
既往歴：28歳時，交通事故で輸血を受けた．
現症：意識は清明．身長160 cm，体重52 kg．体温37.0℃．脈拍96/分，整．血圧112/70 mmHg．
検査所見：血液所見：赤血球325万，Hb 9.4 g/dL，Ht 32%，白血球8,200，血小板6.3万．血液生化学所見：総蛋白7.2 g/dL，尿素窒素12 mg/dL，ク

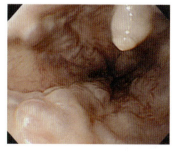

レアチニン 0.8 mg/dL，総コレステロール 196 mg/dL，総ビリルビン 1.8 mg/dL，AST 66 IU/L，ALT 48 IU/L，LD 496 IU/L（基準 176〜353），ALP 252 IU/L（基準 115〜359）．CRP 0.3 mg/dL．食道内視鏡写真を示す．
⇒症状や検査所見（貧血，血小板減少，肝機能低下，AST＞ALT）から，C型肝炎から進展した肝硬変が疑われる．食道内視鏡写真では食道静脈瘤がみられ，出血の痕跡（白色血栓）も確認できる．

K-22 合併症

▶門脈圧亢進症

門脈圧亢進症（portal hypertension）は，肝臓と肝臓周辺の血行異常により門脈圧が 10 mmHg 以上に上昇した状態を指します（正常門脈圧は 3 mmHg）．門脈血流増加によるものは稀で門脈抵抗増加によっておこります．門脈閉塞部位によって，肝前性，肝内性，肝後性に分類され，成人では原因の 90％ 以上が肝硬変によります．

腹水や脾腫（貧血，血小板減少）がおきます．また，門脈と体循環がシャント（短絡路）を形成して，遠位部の食道，胃粘膜，腹壁などに静脈瘤ができ，神経毒性を有するアンモニアなどが肝臓で解毒されずに体循環に流れ出ることから肝性脳症の原因にもなります（門脈血の 50％ がシャントから体循環に流れる）．

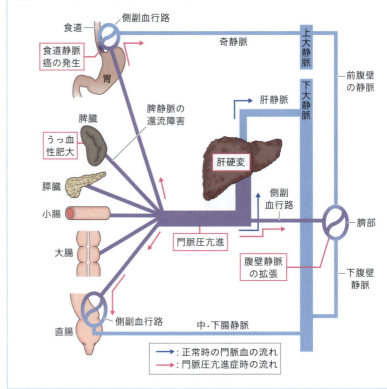

Fig. 門脈圧亢進症時の門脈血の流れ（p.21も参照）

One More Navi
このほかに脾→胃→左腎静脈，または後腹膜腔を通って下大静脈に入る経路がある（計 4 経路）．

●肝前性（肝外門脈閉鎖症）

門脈本幹の血栓（先天性など小児に多く，腫瘍塞栓もある）などによって，肝外門脈で血流異常が生じます（門脈造影で側副血行路である海綿状血管増生）．

●肝内性（肝硬変症）

肝臓内では前類洞型（日本住血吸虫症，Banti 症候群）と後類洞型（肝硬変）に

わけられます．類洞圧を反映する肝静脈楔入圧（WHVP）は前類洞型（肝前性も）では正常で，後類洞型（肝後性も）では上昇します（下大静脈圧より4mmHg以上高い）．肝硬変では肝内組織の線維化と再生結節による構造的異常により，類洞後の肝静脈細枝の狭窄がおき，肝内血管抵抗の上昇と門脈流入血の増加から門脈圧が上昇します．

●肝後性（肝外肝静脈閉塞）

肝静脈や下行大動脈の狭窄・閉塞（膜様閉塞・血栓）で肝うっ血を生じ，門脈圧亢進がおきます（Budd-Chiari症候群など）．

▶肝性脳症

肝性脳症（hepatic encephalopathy；HE）は，肝機能低下による意識障害（軽度認知障害から昏睡まで多様）のことで，肝硬変の60%に合併します．

大腸で腸内細菌と腸上皮細胞によって産生されたアンモニアの85%は通常は肝臓で尿素やグルタミンに代謝されます．しかし，門脈圧亢進症ではアンモニアがシャントから体循環に出て，小脳や大脳基底核のグリア細胞に取り込まれ，グルタミンになって細胞浮腫から脳浮腫をおこします（グルタミン酸になると興奮性神経伝達物質として働く）．血中アンモニア＞200μg/dLになると脳ヘルニアの危険がありますが，血中アンモニア濃度と臨床症状には相関がなく（肝性脳症の10%ではアンモニアは正常），マンガン（大脳基底核に蓄積），薬剤，神経伝達物質，炎症性サイトカイン（血液脳関門を開く）などによる修飾も重要と考えられます．

肝性脳症発症誘因は，消化管出血，便秘，アルカローシス，低K血症，脱水，鎮痛薬投与，感染（特にSBP），高蛋白食などです．予防には，蛋白制限（0.5g/日）や，芳香族アミノ酸やメチオニンの少ない植物性蛋白質が推奨されます．

▶肝腎症候群

肝腎症候群（hepatorenal syndrome；HRS）は，肝硬変に合併する乏尿性の急性腎不全（腎血管収縮による腎皮質部虚血）で，血清クレアチニン（Cr）値が1.5mg/dL以上の腹水を有する肝硬変患者に対して，利尿薬投与を中止し，2日間のアルブミン輸液（1g/kg体重）を行っても，Cr値が1.5mg/dL以下に低下しない場合に診断されます．

肝硬変による門脈圧亢進に伴って代償性に血管内皮から血管拡張物質（一酸化窒素など）が放出され，有効循環血液量が減少して，レニン・アンジオテンシン・アルドステロン（RAA）系の活性化，交感神経の賦活化，バソプレシンの放出がおきます．これらが腎血管を収縮させて糸球体濾過値（GFR）の低下がおこります（尿中Na＜10mEq/L，尿量＜500mL/日，尿浸透圧＞血清浸透圧の腎前性腎不全）．

▶肝肺症候群

肝肺症候群（hepatopulmonary syndrome；HPS）は，肝硬変に伴って低酸素血症（PaO_2＜70mmHg，SaO_2＜97%）を呈する症候群を指し，肝硬変の10%に合併します．

①門脈圧亢進による一酸化窒素（NO）の放出で，肺内シャント（右-左シャント）が開き，肺胞気-動脈血酸素分圧較差（A-aDO_2）が拡大する（15mmHg以上に拡大），②肺血管拡張と心拍出量増加によって肺血管内での酸素拡散時間延長（酸素吸入で改善），③換気／血流比の不均衡（座位で下肺野血流増加，臥位で改善）などが発生原因となります．

One More Navi

アンモニアは延髄呼吸中枢を刺激して過呼吸をおこす．また，アルカローシスはNH_4^+をNH_3に変えて細胞膜を通過しやすくする．

One More Navi

アンモニアは肝臓以外では筋肉での取り込みが大きい（グルタミン合成）が，肝硬変では筋萎縮になる．腎からのアンモニア排泄も肝硬変に伴う腎血流の低下で減少する．

One More Navi

入院している肝硬変患者の20%に急性腎障害がおき，その60%が肝腎症候群である．

One More Navi

心不全があると肝腎症候群がおきやすい（輸液は心不全を悪化させる）．また，腹水がある肝硬変患者にNSAIDsを投与すると肝腎症候群が誘発される．

One More Navi

肝移植をしてもすぐに改善しないのは，肺血管の新生血管がシャントに関与しているから（血管新生に関与する遺伝子異常）．門脈と肺血管のシャント（肺下部胸膜にくも状血管腫）もある．

One More Navi

起座位で呼吸困難になる（心不全と反対）．

One More Navi

門脈肺高血圧が門脈圧亢進症（肝硬変は必須でない）の4%に合併し、肺高血圧症の10%に門脈圧亢進症が合併する。肝硬変で心拍出量増加して肺血管にずり応力として働いて血管増殖がおきる。シャント血中の不活化されていないエンドセリンなどでも血管増殖おきる。

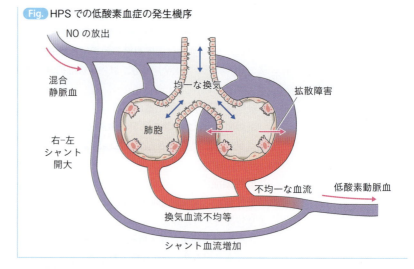

Fig. HPSでの低酸素血症の発生機序

One More Navi

アルコール性心筋症は4合以上の日本酒を10年以上飲んでいる場合に、拡張型心筋症を呈してくる。心房細動も合併しやすい（1合＝180 mL, アルコール 27 g）。

▶肝硬変心筋症

β受容体の反応低下によりおきる心筋症（心電図でQT時間延長）で、血管抵抗低下によって心拍出量が増大し、心肥大から心不全に至ります。アルコール心筋症ではなく肝硬変が原因なので、肝硬変心筋症（cirrhotic cardiomyopathy）とされました。

K-23　アルコール性・薬剤性肝障害

▶レファレンス
・ハリソン⑤：p.2074-2082
　　　　　　　p.2104-2106
・新臨内科⑨：p.560-567
・標準病理⑤：p.513-515

One More Navi

無害な酒量は男性で2合/日、女性で1合/日。女性は体脂肪が多く、腸管のエンドトキシン透過性も大きいため、少量かつ短期間で肝障害になりやすく、死亡率も高い。

One More Navi

アルコール依存症でも肝硬変になるのは25%で個人差が大きい。また、栄養障害がなくてもアルコールで肝障害がおきる。

One More Navi

MEOSは血液中のアルコール濃度が高くなると誘導され、繰り返しの飲酒で誘導増加する。

One More Navi

アルコールは20%が胃で吸収され、残りは小腸上部で吸収される。

K-24　アルコール性肝障害（ALD）

病態　長期にわたる大量のアルコール（エタノール）摂取によって肝障害をきたしたものをアルコール性肝障害（alcoholic liver disease；ALD）と呼びます。有害アルコール量は個人差が大きく、通常は純エタノール60 g/日以上の飲酒を5年以上継続した場合を常習飲酒家としますが、女性やアルデヒド脱水素酵素2（ALDH2）欠損者では、40 g/日でも肝障害がおきることがあり、120 g/日以上の飲酒では肝障害が必発です。

ウイルス性肝炎のように進行は一定でなく、脂肪肝、肝炎、肝線維症、肝硬変など多様な病型へと進行します。脂肪肝、肝炎、肝線維症までは可逆性で、禁酒後4～6週で正常化します。肝硬変は25%にみられ非可逆性です。

発生機序　アルコールは肝臓のアルコール脱水素酵素（ADH）やミクロゾームエタノール酸化酵素（MEOS）で、エチルアルコールからアセトアルデヒドへと代謝されます。さらに、有害なアセトアルデヒドはアルデヒド脱水素酵素（ALDH）の働きによって、無害な酢酸（アセテート）に分解され、さらにTCA回路でH_2OとCO_2に分解されます。しかし、アルコールの摂取が大量かつ長期に及ぶと、この代謝経路に異常が生じ、肝細胞を傷害する原因となります（アルコールが直接的に肝細胞を傷害するわけではない）。

●NADH/NAD比の上昇

アルコール過剰の状態では、代謝に必要な補酵素（NAD^+）がNADHに還元されるため（$NAD^+ + 2H^+ + 2e^- \rightarrow NADH + H^+$）、NADH/NAD$^+$比が上昇します。$NAD^+$が不足すると好気呼吸（電子伝達系）でATPが産生できず、嫌気呼吸でピルビン

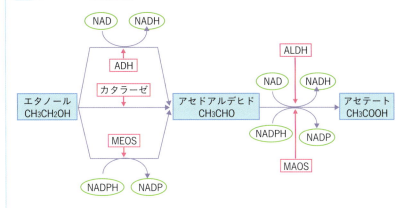

Fig. アルコールの代謝経路

ADH: アルコール脱水素酵素
MEOS: ミクロゾームエタノール酸化酵素
ALDH: アルデヒド脱水素酵素
MAOS: 肝ミクロソーム酸化系
NAD: ニコチンアミドアデニンジヌクレオチド
NADH: 還元型 NAD
NADP: ニコチンアミドアデニンジヌクレオチドリン酸
NADPH: 還元型 NADP

One More Navi
β 酸化亢進時にはペルオキシソームのカタラーゼでも，アルコールがアセトアルデヒドに分解される．

One More Navi
ニコチンアミドアデニンジヌクレオチド (NAD) は，ニコチン酸の誘導体 (タバコを連想するのでナイアシンともいい，ビタミンB_3 ともいうが体内でトリプトファンから合成できる) で，酸化型 (NAD^+) と還元型 (NADH) の2つの状態がある．解糖系とクエン酸回路によって糖や脂肪酸は酸化されて NAD^+ を還元して NADH を生じる．

One More Navi
脂肪酸合成は NADH 依存性の酵素反応なので，NADH 上昇によって中性脂肪産生が増加して脂肪肝になる．

酸から乳酸を合成し，NADH 酸化による NAD^+ 供給で解糖系を継続させます (乳酸，脂肪，糖などの代謝に異常が生じる)．

- **乳酸代謝異常**：乳酸合成が亢進し，高乳酸血症や乳酸アシドーシスをきたします．また，アシドーシスで腎からの尿酸排泄が減少するため，高尿酸血症も生じます．
- **脂肪代謝異常**：脂肪の β 酸化が低下して肝細胞内に中性脂肪 (トリグリセリド) が蓄積します．さらに，脂肪細胞での中性脂肪合成も亢進し，脂肪肝 (90% にみられ可逆性) や高脂血症の原因となります．
- **糖代謝異常**：糖新生系が抑制されるため，空腹時の飲酒後に低血糖がおきやすくなります．

● アセトアルデヒドの蓄積

アセトアルデヒドは強い細胞毒性を有し，種々の蛋白，DNA，脂質などに結合した付加体 (アダクト) となり，新たな抗原として免疫系を刺激してリンパ球浸潤をおこしたり，星細胞による膠原線維増生を刺激したり，細胞の変性，壊死，発癌などの原因となります．また，グルタチオン枯渇やミトコンドリア障害に伴う代謝の鈍化から，さらにアセトアルデヒドを蓄積させる悪循環を引きおこします．

● エンドトキシン血症

アルコールは腸管のエンドトキシン透過性を亢進させ，腸内細菌由来のエンドトキシンが血行性に肝臓に運ばれます．エンドトキシンは Kupffer 細胞やリンパ球に TNF，IL-6，IL-8 などの炎症性サイトカインを産生させ，好中球を中心とした炎症性細胞の浸潤を引きおこします．また，TGFβなど線維化を促進するサイトカイン産生も亢進させ，これらによって肝細胞の傷害とアポトーシス，線維化がおきます．

症状 通常は無症状ですが，15% にみられるアルコール性肝炎 (肝細胞壊死や炎症) では，突然の発熱，黄疸や肝腫大，圧痛がおき，3か月死亡率は 40% にも達し，予後不良です．多くは肝硬変で，慢性肝不全の急性増悪と考えられます (門

One More Navi
アセトアルデヒドは強毒で，ALDH2 の活性が弱いとアルコール依存症になりにくいが，少量飲酒でも肝障害や発癌のリスクになる (日本人の 50% は ALDH 活性が弱いか欠損している)．一方，ALDH2 が強いと脂肪肝になりやすい．

One More Navi
線維化のリスクには肥満，インスリン抵抗性，喫煙，遺伝的背景などがある．

One More Navi
発熱があるので感染症の合併を否定する必要がある．黄疸をおこす胆道病変や薬剤性肝障害などとも鑑別が必要．また，肝性脳症とアルコール離脱症状 (最終飲酒の 2～3 日後におきる) との区別も難しい．

One More Navi
診断には正確な飲酒歴 (開始年齢，期間，量，種類，飲み方など) の詳細かつ具体的な聴取が重要．

One More Navi
栄養性脂肪肝では AST＜ALT になる．

脈圧亢進症，腹水，鼻先の毛細血管の拡張などを合併する）．

検査

● **血液生化学検査**

アルコールによってALTの合成が不十分となるため，肝硬変がなくてもAST＞ALTとなります（AST＜300 IU/L）．特にアルコール性肝炎ではASTが著明に上昇し，AST/ALT比が2.0以上を示し，γ-GTPやコリンエステラーゼも誘導されて上昇します．このほか，IgA上昇や平均赤血球容積（MCV）の増加も特徴的で，白血球数，中性脂肪，尿酸も上昇します．ALPはあまり上昇しません．

● **画像検査**

画像検査では肝脂肪化が検出されます．

・腹部超音波検査：肝腫大がみられ，肝臓への脂肪蓄積によって肝エコーレベルが上昇して白っぽく描出されます（bright liver）．一方，深部エコーは減衰します．
・腹部CT：びまん性の低吸収像を呈します．

● **肝生検**

・アルコール性脂肪肝：肝小葉の1/3以上が脂肪化し，特に小葉中心部に強く脂肪の蓄積がみられます．
・アルコール性肝炎：肝細胞の著明な脂肪化がみられ，細胞間は，細かい線維化や好中球の浸潤を呈します．また，肝細胞内にアルコール硝子体（Mallory小体）がみられます（ウイルス性肝炎では門脈域に炎症がみられるが，アルコール性肝炎では小葉中心部に炎症がみられるのが特徴）．
・アルコール性肝硬変：2 mm以下の小さな再生結節が認められます．

治療

断酒が唯一の治療法です．必要に応じて蛋白質やカロリー不足，電解質異常，ビタミン欠乏症などの栄養障害の改善も必要で，特にビタミンBの不足が脂肪のβ酸化を障害するため，ビタミンBの補充を行います（逆に過栄養や糖尿病が問題となることも少なくない）．

重症アルコール性肝炎では急性腎障害の予防が重要で，死亡率が高く，敗血症や劇症肝炎に準じたステロイド治療や抗TNFα製剤が試みられます．肝移植も行われますが，アルコール依存やアルコールによる心血管系の合併症が問題となります．

One More Navi

ビタミンB₆はAST・ALTの補酵素でアルコール代謝にビタミンB₁とともに失われやすい．補酵素がないと酵素は分解される．半減期の長いALTは合成能が低いのでより影響を受ける．

One More Navi

bright liver

正常者の肝実質のエコーレベルは右腎皮質よりもわずかに高い程度だが，脂肪蓄積で肝腎コントラストが上昇する．

One More Navi

アルコール性肝硬変はウイルス性よりも肝癌になりにくい．しかし，ウイルス性肝炎と合併すると肝硬変や肝癌になり，HBVよりHCVで進行しやすい（アルコールで肝臓に鉄沈着がおき，線維化を進める）．なお，禁酒しても肝癌のリスクは消えない．

One More Navi

飲酒渇望抑制剤や精神的ケアも重要．一方，禁酒すると，食欲が増進して体重が増加しやすく，非アルコール性脂肪性肝疾患（NAFLD）になりやすい．アルコール離脱症状のせん妄にはジアゼパムを使う．

国試出題症例
〔国試108-D41〕

● 33歳の女性．会社の健康診断で肝機能異常を指摘され来院した．3年前から肝機能異常を指摘されていたが，これまでに比較し悪化したため受診した．身長162 cm，体重72 kg．腹部は軽度膨隆，軟で，肝・脾を触知しない．飲酒はワイン300 mL/日を10年間．血液所見：赤血球458万，Hb 14.3 g/dL，Ht 44%，白血球6,300，血小板26万，PT 98%（基準80〜120）．血液生化学所見：アルブミン4.4 g/dL，総ビリルビン0.8 mg/dL，AST 102 IU/L，ALT 146 IU/L，ALP 326 IU/L（基準115〜359），γ-GTP 92 IU/L（基準8〜50），クレアチニン0.9 mg/dL，血糖98 mg/dL，HbA1c（NGSP）5.9%（基準4.6〜6.2）．免疫血清学所見：HBs抗原陰性，HBc抗体陰性，HCV抗体陰性．

⇒長年にわたる飲酒歴（肥満）からはアルコール性肝障害が疑われる（ただし，Wilson病，薬剤性，女性なので自己免疫性肝炎などの可能性は否定できない）．

K-25 薬剤性肝障害

病態 薬剤性肝障害（drug-induced liver injury）は，薬剤が直接的（中毒性），または間接的（アレルギー性，代謝性）に肝障害をおこすもので，ときに劇症肝炎にもなります．

● 中毒性薬剤性肝障害

薬物自体の毒性により肝障害がおきるもので，起因薬物にはアセトアミノフェン，テトラサイクリン系抗菌薬，メトトレキサートなどがあります．アセトアミノフェンは，一部が肝小葉の中心静脈周辺に多く発現するシトクロムP-450（CYP450）を介して中間代謝物であるN-アセチル-p-キノンイミン（NAPQI）に代謝されます．NAPQIはグルタチオンで無毒化されますが，グルタチオンが枯渇すると蛋白に共有結合して毒性を表し，直接的に小葉中心性の壊死をおこします．薬物の摂取量が肝臓での代謝能を上回ると発症し，用量依存性に肝障害が引きおこされます．

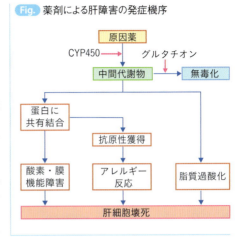

Fig. 薬剤による肝障害の発症機序

● アレルギー性薬剤性肝障害

薬剤性肝障害の大部分はアレルギー性で，薬剤自体やその代謝産物が高分子化合物と結合して抗原性を獲得し，アレルギー反応が引きおこされます．薬物の投与量とは無関係におこり，アレルギー反応の有無は人によって異なるため，発症予測は困難です．

● 代謝性薬剤性肝障害

特異体質に基づく代謝経路によって中間代謝物が生成され，一部の人でのみ肝障害を引きおこすような毒性を示します．薬物服用から発症までの期間がアレルギー性の場合よりも長くなります．

分類 発生する肝障害の違いから①肝細胞障害型，②胆汁うっ滞型，③混合型の3つの病型があり，日常臨床では，ALTとALPの値からこれらの分類を行います．

Tab. 薬物性肝障害の病型分類

肝細胞障害型	ALT＞2NかつALP≦N，またはALT比/ALP比≧5
胆汁うっ滞型	ALT≦NかつALP＞2N，またはALT比/ALP比≦2
混合型	ALT＞2NかつALP＞N，かつ2＜ALT比/ALP比＜5

N：正常上限，ALT比＝ALT/N，ALP比＝ALP/N

症状 肝細胞障害型では急性肝炎症状（全身倦怠感，食欲不振，悪心，嘔吐，黄疸など）が出現し，胆汁うっ滞型は黄疸や皮膚瘙痒感などを呈します．また，薬物アレルギー反応による肝障害では発熱，発疹，黄疸などがみられます．

診断 病歴や検査所見からウイルス性肝炎，アルコール性肝障害，自己免疫性肝炎，原発性胆汁性胆管炎，胆石症，閉鎖性黄疸，ショック肝などを除外診断します．また，薬剤性肝障害では薬物の投与後1〜4週後に肝障害が出現することが多いため，薬物投与と肝障害出現の時間的な関連性を考慮しながら問診を行います．

One More Navi
薬物代謝酵素の遺伝子多型によるため，発生の予測は困難．

One More Navi
バルプロ酸やアスピリンによる肝障害は代謝の盛んな若年者におきやすい．逆にイソニアジドは解毒機能の低下した高齢者でおきやすい．

One More Navi
γ-GTPは薬剤（抗痙攣薬，ステロイド，アルコール）によって酵素誘導を受けるので常に肝障害を反映するわけではなく，中止する必要もない．

One More Navi
ALT＞3Nとする分類もある．INHやスタチンは3Nまで様子をみる．

One More Navi
問診では健康食品・サプリメントや民間薬，漢方薬についても注意を払う．発症までに日数が長い傾向がある．

One More Navi
リンパ球幼若化試験（DLST）
アレルギーの原因薬物を患者の末梢血単核球に添加するとリンパ球の分裂・増殖反応がみられることを利用した検査．患者血液からリンパ球を分離培養し，被疑薬と放射線標識（H3-thymidine）を添加して，標識のリンパ球への取り込み量から原因薬物を同定する（特に4型アレルギー）．

One More Navi
肝障害の原因と考えられる薬は再度使用しないのが原則．

原因薬の同定には リンパ球幼若化試験 （drug-induced lymphocyte stimulation test；DLST）が有用です（しかし，陰性でも否定できない）．

薬物性肝障害のスクリーニングには，肝障害の病型分類を行った後，①発症までの期間，②経過，③危険因子，④薬物以外の原因の有無，⑤過去の肝障害，⑥好酸球増加，⑦DLST，⑧偶然に再投与が行われたときの反応の8項目の結果をスコア化し，3〜4点で可能性あり，5点以上で可能性が高いとする診断基準（DDW-J2004ワークショップの診断基準）が広く用いられています．

治療 速やかに原因薬の投与を中止します．黄疸や胆汁うっ滞が遷延する場合には，ウルソデオキシコール酸，ステロイド薬，フェノバルビタールのいずれかを投与します．また，アセトアミノフェンによる肝障害では，N-アセチルシステインの経口投与で治療します．

なお，急性肝不全の経過をとる症例は予後不良で，劇症肝炎に準じた治療を行い，必要があれば肝移植も考慮します．

K-26 代謝性肝障害

▶レファレンス
- ハリソン⑤：p.2106-2109
- 新臨内科⑨：p.567-571
- 標準病理⑤：p.514-515

K-27 非アルコール性脂肪性肝疾患（NAFLD）

病態 脂肪肝（fatty liver）は，肝細胞に慢性的に大滴性の脂肪（中性脂肪）が沈着した状態で，肝小葉の1/3以上にわたって肝細胞の脂肪化が生じたものを指します．このうち，多量の飲酒歴がなく（アルコール摂取量が男性で30 g/日以下，女性で20 g/日以下），画像診断で脂肪肝を認め，トランスアミナーゼが上昇したものを非アルコール性脂肪性肝疾患（non-alcoholic fatty liver disease；NAFLD）と呼びます．

NAFLDはメタボリックシンドロームの肝症状で，肥満，2型糖尿病，脂質異常症（高脂血症）でおこりやすく，インスリン抵抗性が病態に影響します．NAFLDの10〜20%は非アルコール性脂肪性肝炎（non-alcoholic steatohepatitis；NASH）と呼ばれる重症型で，炎症や線維化がおきて肝硬変や肝細胞癌に進行します．

発生機序 NAFLDは肝細胞への脂質の供給過剰によっておき，NASHはNAFLDの脂肪蓄積に種々の肝細胞障害因子が加わって発症します（two hit theory）．

One More Navi
二次性NAFLD：NAFLDは以下に続発することがある．高カロリー輸液，空腸バイパス，薬剤性（タモキシフェン，メトトレキサート，抗癌薬），甲状腺ホルモン過剰，ステロイドホルモン過剰（Cushing病），低栄養（アポ蛋白が合成できずVLDL合成障害），このほかに肝不全になる妊娠性急性脂肪肝，Reye症候群．

One More Navi
NASHのリスク因子
- 50歳以上
- BMI＞28
- 中性脂肪＞150 mg/dL
- ALT＞正常の2倍
- 喫煙
- 高血圧

One More Navi
インスリンは過剰な糖や脂肪酸からの中性脂肪合成を刺激し，脂肪細胞の脂肪分解を抑制して肝臓に中性脂肪を蓄積させる（正常肝ではリン脂質が多い）．

Fig. NAFLDからNASHへの進行（two hit theory）

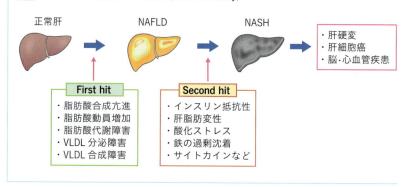

●肝への脂肪蓄積（first hit）

肝臓への中性脂肪の蓄積は，①脂肪酸合成の亢進，②末梢脂肪組織から肝への脂肪酸動員の増加，③肝細胞での脂肪酸代謝（ミトコンドリアでのβ酸化）の障害，

④肝細胞での超低密度リポ蛋白（VLDL）分泌障害，⑤肝でのアポ蛋白合成障害（VLDLの合成障害）などが原因でおこります．

● **肝細胞の遺伝性や環境による傷害（second hit）**

　NAFLDは肝毒性物質（エンドトキシン，サイトカイン，環境毒）の貯蔵庫になります．ここに，①インスリン抵抗性，②肝脂肪変性，③酸化ストレス，④鉄の過剰沈着，⑤内臓脂肪細胞から分泌されるサイトカイン（炎症性の悪玉TNFα，IL-6増加，善玉アディポネクチン減少），⑥腸管細菌毒素が加わると，肝細胞の炎症性壊死や線維化がおこり，炎症はインスリン抵抗性を増強して悪循環となり，20%にNASHを発症させます．

症状　50%は無症状ですが，疲労感（昼間の眠気）がみられることがあります．上腹部の不快感や右季肋部痛（Glisson鞘進展）は胆石発作との鑑別が必要です．

検査

● **血液生化学検査**

・NAFLD：ALT優位（AST/ALT＜1）のトランスアミナーゼ上昇（ALTが正常値の2～5倍に上昇）がみられ，胆道系酵素のALPも正常の2～3倍に上昇します．コリンエステラーゼ，血清トリグリセリド，血清フェリチン上昇（鉄の過剰蓄積）もみられます．

・NASH：肝線維症が進行すると，血小板減少がみられ，AST/ALT＞2になります．γ-GTPも上昇します．

● **画像検査**

　脂質が肝組織の湿重量の20%以上まで蓄積すると，超音波検査で肝の輝度上昇がみられ，肝腎コントラストが明瞭（腎や脾よりも肝が高エコー）となります．肝内脈管が不明瞭で，深部エコーの減衰を認めます．

　CTでは肝臓がびまん性の低吸収像として描出されます（脾臓より黒い）．MRIは5%の脂質蓄積を捉えることができます（脂肪はT1，T2ともに白く描出される）．

● **肝生検**

　NASHの確定診断は肝生検で行います．中心静脈周囲の大滴性脂肪沈着，肝小葉内の炎症細胞浸潤，肝細胞の風船様変性がみられ，進行すると線維化やMallory小体などがみられます．

治療

● **NAFLD**

　インスリン抵抗性のリスク因子を減らす治療を行います．カロリー制限や運動で体重を5%減量できれば肝脂肪も減少します．スタチンやビタミンEも有効です．

● **NASH**

　運動療法や食事療法による10%の減量のみが線維化への進展を防ぎます．抗酸化作用があるビタミンE，あるいはインスリン感受性を改善させるメトホルミンやピオグリタゾンは肝機能を改善させますが，線維化は防止できません．

One More Navi
NAFLDは心血管病の独立した危険因子で，肝疾患よりも心血管病で死亡することが多い．NAFLDの3%が肝硬変に進展．

One More Navi
遊離脂肪酸はβ酸化で消費されてATPを産生する．過剰な遊離脂肪酸は肝障害性の少ない中性脂肪に変えられ，肝臓内で脂肪滴として蓄積される．中性脂肪はVLDLに合成されて血中に放出される．

One More Navi
NAFLDは50～60歳台におきやすいが，小児にもみられる．

One More Navi
肝硬変になると脂肪が消失するので，原因不明の肝硬変の多くはNASHの可能性がある．

One More Navi
糖（グルコース）はグリコーゲンとして肝臓内に蓄積されるが，過剰になると中性脂肪に変換される．

One More Navi
Mallory小体は核の周辺部の好酸性の細胞内封入体で，過剰リン酸化したサイトケラチン線維の凝集体．アルコール硝子体ともいわれたが，PBCなどでもおきる．

One More Navi
NASHの15%は肝硬変に進展して，10年後には30%が死亡．肝癌，肝不全へと進展するので肝移植が必要．肝癌の発生率はHCVの半分の年2.5%．

国試出題症例
〔国試105-I46〕

● 70歳の女性．自宅近くの診療所で初めて受けた血液検査で異常を指摘され来院した．飲酒歴はない．輸血歴はない．常用薬はない．意識は清明．身長158 cm，体重74 kg．腹部は平坦，軟で，肝・脾を触知しない．血液所見：赤血球310万，Hb 10.9 g/dL，Ht 31%，白血球4,200，血小板9.7万，PT 68%（基準80～120）．血液生化学所見：HbA1c（NGSP）7.2%（基準4.6～6.2），アルブミン3.3 g/dL，IgG 2,614 mg/dL（基準739～1,649），IgM 82 mg/dL（基

準 46～260），総コレステロール 122 mg/dL，トリグリセリド 140 mg/dL，AST 84 IU/L，ALT 98 IU/L，γ-GTP 62 IU/L（基準 8～50）．免疫学所見：HBs 抗原・抗体陰性，HBc 抗体陰性，HCV 抗体陰性，抗核抗体陰性，抗ミトコンドリア抗体陰性．腹部超音波検査で肝表面の凹凸不整，肝腎コントラストの明瞭化および軽度の脾腫を認める．

⇒検査所見から肝硬変が疑われるが，肝炎マーカーがすべて陰性で飲酒歴，輸血歴，常用薬もなく，肝腎コントラストの明瞭化所見で脂肪肝を考える．本症例は NASH から肝硬変に進展したことが考えられる．

K-28 体質性黄疸

体質性黄疸（constitutional jaundice）は，肝臓での先天的ビリルビン代謝異常のために高ビリルビン血症（血清ビリルビン≧10 mg/dL）となって黄疸を発症するもので，ビリルビン代謝異常以外の肝機能異常，溶血，胆道閉塞は伴いません．高間接ビリルビン血症によるものと，高直接ビリルビン血症によるものに大別され，すべて常染色体劣性遺伝します．

▶間接ビリルビン優位の体質性黄疸

間接ビリルビン（グルクロン抱合前の非抱合型ビリルビンに相当）が優位に上昇するもので，肝細胞の小胞体にあるグルクロン酸転移酵素（UDP-glucuronosyltransferase IAI；UGTIAI）の活性低下でおこります．間接ビリルビン優位の体質性黄疸には以下の疾患があります．

● Crigler-Najjar 症候群

先天的に UGTIAI の欠損（Ⅰ型）や活性低下（Ⅱ型）があり，血清総ビリルビン値が 20 mg/dL 以上となります．Ⅰ型は生後すぐに核黄疸で死亡する予後不良の稀な疾患ですが，Ⅱ型は UGTIAI 遺伝子の点変異で酵素活性の 10% が残存しており，新生児期に黄疸がみられるだけの予後のよい病型です．治療はⅠ型では肝移植による救命が必要ですが，Ⅱ型では UGTIAI を誘導することで通常の生活が送れます．

● Gilbert 症候群

UGTIAI 遺伝子のプロモーター領域異常で転写因子結合がしにくいため，UGTIAI 活性の軽度低下をきたすもので，酵素活性の 30% が残存します．性ホルモン増加によってビリルビン代謝に変化が生じる思春期頃に発症しやすく，低カロリー食（400 kcal/日以下）で黄疸が増強し，間接ビリルビンは 2 倍に上昇します．また，アルコールの過剰摂取，極度の疲労，ダイエット，精神的ストレス，手術などで黄疸が悪化します（間欠的黄疸）．成人の 5% にみられ（男性に多い），治療は不要です．

▶直接ビリルビン優位の体質性黄疸

直接ビリルビン優位に上昇する体質性黄疸は，抱合型ビリルビンの肝細胞膜輸送障害によっておこり，総ビリルビンの 50% 以上を直接ビリルビンが占めます．

● Dubin-Johnson 症候群

毛細胆管膜の有機アニオン輸送体 MRP2（multidrug resistance protein 2）の異常で，黄疸と黒色肝（肝細胞内にビリルビンが蓄積し肉眼で黒色にみえる）を呈する疾患です．ブロムスルファレイン（BSP）負荷試験で血中濃度の再上昇がみられます（別の輸送体が誘導されて BSP が血中に逆輸送されるため）．予後良好で，特

One More Navi
体質性黄疸に脂肪肝を合併すると肝機能異常になる．

One More Navi
ビリルビンには脂溶性で細胞毒性の強い間接ビリルビン（非抱合型ビリルビン）と，水溶性で細胞毒性の弱い直接ビリルビン（抱合型ビリルビン）とがある．

One More Navi
UGTIAI 活性はフェノバルビタールで誘導され，黄疸が軽減する（整容的によい）．

One More Navi
抗癌薬のイリノテカンは UGTIAI で不活性化されるため，UGTIAI 活性低下の遺伝子多型で骨髄抑制や激しい下痢をおこす．したがって，Gilbert 症候群での使用は危険．UGTIAI 遺伝子多型検査が 2008 年から保険診療で認められている（ハイリスクは 10%）．

One More Navi
Dubin-Johnson 症候群はピルや妊娠で悪化する．MRP/ABCC2 は抗癌薬のビンブラスチンなども輸送し，薬剤耐性に関与している．

に治療は必要ありません．

●Rotor 症候群

肝小葉の類洞側（血管側）膜にある有機アニオン輸送体（OATP1B1/SLCO1B1 と OATP1B3/SLCO1B3 の異常のため，直接ビリルビンの再取り込みが障害されます（細胞内にビリルビンを蓄積できず，コプロポルフィリンも尿中に失う）．黄疸以外に症状はなく，胆汁酸排泄は正常であるため胆汁うっ滞のような痒みもありません．予後良好で治療は不要です．

K-29 ヘモクロマトーシス

病態 ヘモクロマトーシス（hemochromatosis）は，全身への過剰鉄沈着によって慢性の臓器障害をおこす疾患で，肝，膵，心，内分泌腺，関節が障害され，皮膚への色素沈着，肝硬変，糖尿病を三徴候とします（ただし，肝硬変以外は続発性の可能性あり）．男性は女性の10倍以上の頻度で発症し，好発年齢は男性で40～50歳台，女性は閉経後に多く発症します．肝硬変になると30%に肝癌がおきます．

発生機序 発症にはHFE蛋白が関係するものと，HFE蛋白によらずに発生するものがあります．

●HFE 蛋白関連ヘモクロマトーシス

鉄は近位十二指腸で吸収されますが，取り込みには十二指腸陰窩に多く発現するHFE蛋白（MHCクラスⅠ）がかかわっています．HFE蛋白は細胞膜上のトランスフェリン受容体に作用して鉄の取り込みを促進させるほか，鉄代謝調整因子であるヘプシジンの発現を促進しています（ヘプシジン産生が低下すると鉄輸送蛋白のフェロポルチンが細胞膜に増加して鉄吸収を亢進）．しかし，HFE蛋白の機能が遺伝子異常（HFE遺伝子の変異）で失われると，ヘプシジンの産生が低下して鉄吸収が持続的に亢進し，鉄過剰の状態となります（HEF異常の男性の28%，女性の1%が発症）．

●非HFE蛋白関連ヘモクロマトーシス

鉄過剰状態はHEF遺伝子の変異のほか，トランスフェリン受容体2（TFR2），ヘモジュベリン（HJV），ヘプシジン（HAMP），フェロポルチン（FPN）に関連する遺伝子変異でも，同様の病態を呈します．

症状 40歳頃から鉄蓄積で細胞障害がおきますが，女性は月経による出血で鉄を失うので男性よりも発症が10年遅れます．皮膚の色素沈着，肝腫大，糖尿病が三大徴候とされ，このほか性欲減退，関節痛，腹痛，不整脈，脱毛などを呈することがありますが，肝腫大のみが特異的で，その他の症状の頻度は正常人と差がなく，除鉄（キレート療法）をしても改善しません．

- 肝腫大：有症状患者の95%以上に肝腫大がみられ，血清フェリチン値と肝障害には相関があります．血清フェリチン値<1,000 ng/mLではHEF遺伝子異常があっても肝硬変になることは稀です（MRIで肝の鉄蓄積を定量できる）．
- 糖尿病：膵臓障害ではなく，肝硬変に合併するインスリン耐性によっておこり，患者の85%にみられます．糖尿病性の腎症，神経症，網膜症などを合併することが多く，死因の10%を占めます．
- 皮膚の色素沈着：顔面，手背，前腕などに青銅色の色素沈着（bronze diabetes）がみられます．なお，沈着する色素は鉄ではなくメラニン色素によります．
- その他：心筋障害や不整脈の合併は3%と少なく，偶発性の可能性があります．

One More Navi

ヘモシデローシス

肝，脾，骨髄の網内系に鉄を含む蛋白（ヘモジデリン）が沈着した状態．実質細胞への沈着が少なく，器質的，機能的に異常は認められない．ヘモジデリンが実質細胞に過剰に沈着し，肝障害をおこせば，ヘモクロマトーシスとなる．

One More Navi

鉄が増加すると肝細胞の鉄感知機構によってヘプシジンが分泌される．ヘプシジンは腸管上皮細胞やマクロファージから放出された鉄を輸送するフェルポルチンの細胞内への取り込みを促進し，これにより鉄吸収を抑制する．HFEと鉄輸送関連遺伝子異常が共存することで，ヘプシジン産生低下がおき，ヘモクロマトーシスが発症する．

One More Navi

ヘプシジンは抗菌作用のあるデフェンシンに類似しており，炎症（血中のBMP6が刺激）でも増加し，血中の鉄を低下させて細菌に横取りされないようにして細菌増殖抑制．

One More Navi

食事，アルコール，失血などの環境因子によっても発症が規定される．

関節痛はよくみられる症状の1つですが，加齢による可能性も否定できません．精巣障害でテストステロンが低下し，インポテンツや骨粗鬆症をきたすことがあります（肝硬変による）．

検査

● スクリーニング検査

スクリーニングには空腹時トランスフェリン飽和度上昇（>45%）が有用で，早期から上昇がみられます．血清フェリチン値の上昇（>500 ng/mL）も使われますが，炎症や肝疾患でも上昇するため，通常は治療の経過観察時に用います．

● 遺伝子検査

白人の0.5%にHEF遺伝子の異常がみられ，異常遺伝子保有者（ヘテロ変異）は6%存在します．HEF遺伝子の282番目のチロシンがシステインに置換されるC282Yがほぼ100%の患者でみられます．63番目のヒスチジンがアスパラギン酸に置換されるH63Dは正常でもみられ，病変は軽症です．

一方，有色人種ではHEF遺伝子異常はみられず，むしろ二次性の鉄蓄積疾患である肝硬変，アルコール，ウイルス性肝炎，鉄蓄積性の貧血（鉄芽球性貧血，骨髄異形成症候群，悪性貧血，サラセミア，溶血性貧血，輸血過剰など）を考慮します．

● 画像検査

肝CT値の上昇やMRIのT2強調画像でシグナル低下を認めます（いずれも肝への鉄沈着による）．

治療

過剰に蓄積した鉄の除去を行い，早期治療では臓器障害を予防できます．

- 瀉血療法：血清フェリチン値 > 1,000 ng/mL では，瀉血療法（静脈を切開して血液を流出させる）で蓄積した鉄分を除去します．
- 鉄キレート薬：貧血や低蛋白血症がある場合は，鉄キレート薬を投与しますが，副作用が強いため注意が必要です．

> - 瀉血療法は古くから行われている治療で，有効性は臨床研究で確認されていない．瀉血療法をしないヘモクロマトーシスの自然経過も不明．
> - 鉄キレート薬のデフェロキサミン注射は有効性に乏しく有害なので，経口のデフェラシロクスが勧められる．ただし，瀉血療法に劣る．
> - 鉄剤やアルコール，生牡蠣（鉄蓄積でビブリオ菌に感染しやすくなる）の摂取を控えさせたり，鉄吸収を減らすお茶（タンニンに結合）を勧める．

> **One More Navi**
> フェリチンは肥満，アルコール中毒，脂肪肝，慢性炎症（ウイルス性肝炎も含む），組織球の癌でも上昇する．特に悪性組織球症では 50,000 ng/mL 以上にもなる．また，Still 病と HIV 感染では鉄蓄積がなくてもフェリチン値が上昇する．

> **One More Navi**
> HEF 遺伝子の異常はアイルランド，北ポルトガル，西フランス，アイスランドに多く，そこから広がってオーストリア，カナダ，アメリカ，南アフリカ，アルゼンチンの白色人種でもみられる．

K-30 Wilson 病

病態

Wilson 病は肝からの銅（Cu）排泄障害のために，肝臓，脳，腎臓などに進行性に銅が蓄積する常染色体劣性遺伝の疾患で，銅蓄積により大脳のレンズ核変性や肝硬変がみられます（肝レンズ核変性症）．銅輸送体蛋白の ATP7B の遺伝子異常で発生し，3万人に1人とそれほど稀な疾患ではありません（ヘテロ変異保有者は全人口の1%）．

発生機序

銅輸送体の ATP7B は肝臓と腎臓に多く発現しています．血中の銅は肝細胞の類洞側膜の輸送体（CTR1）から取り込まれて，細胞質の銅シャペロン（Atox1）から Golgi 体の ATP7B によって Golgi 体内に輸送されてアポセルロプラスミンと結合し，セルロプラスミンとなってエキソサイトーシスで血中に分泌されます．また，ATP7B によって細胞質の銅はリソゾームにも輸送され，そのまま毛細胆管に排泄されます（食事中の銅の80%は胆汁中に排泄）．

しかし，Wilson 病では ATP7B 遺伝子の異常により，ATP7B の機能低下がおき，

> **One More Navi**
> Wilson 病では進行した肝硬変に至っても肝細胞癌の合併は非常に稀．

> **One More Navi**
> 肝細胞内の銅はメタルチオネインやグルタチオンと結合して貯蔵され，結合できない過剰な銅が肝細胞障害をおこす．Wilson 病では正常の5倍以上の銅が蓄積する．

> **One More Navi**
> ATP7A は肝以外の Golgi 体膜に発現しており，銅吸収障害による Menkes 病（中枢神経障害，結合組織障害）をおこす（伴性劣性遺伝）．

One More Navi

胆汁うっ滞でも銅が肝臓に蓄積するが，リソゾーム内にとどまる．一方，Wilson病では銅がミトコンドリアや核にも蓄積し，酸化ストレスによる細胞障害でアポトーシスに陥る（このため癌が少ない？）．

One More Navi

Parkinson病様，小脳障害，認知症，うつ病，精神病などの神経症状が出現する頃には，肝硬変に至っており，角膜輪も90％で陽性（キレート薬で消失するので急薬をモニターできる）．

One More Navi

25％は急性肝炎で発症するが，軽度の溶血性貧血や低尿酸，低リン血症（尿細管障害で再吸収ができない）合併が特徴で，これらが自然治癒するとWilson病の診断機会を逸する．また，溶血性貧血のために胆石（黒色で石灰化）を合併しやすい．

One More Navi

他の原因による肝硬変でも血清セルロプラスミン値は低下し，炎症があると上昇する．尿中Cu排泄量も自己免疫性肝炎，慢性肝炎，Wilson病の遺伝子保有者（ヘテロ変異）で増加する．

One More Navi

亜鉛は銅と共通の腸管輸送体（DMT1）で吸収され，競合的に銅の取り込みを抑制する．また腸管細胞にメタロチオネインを誘導して銅と結合させ，結合銅は腸管とともに剥がれ落ちて便中に排泄される．

One More Navi

正常人がサプリメントなどで亜鉛を取りすぎると銅吸収が阻害されて，Cu欠乏になる（貧血，汎血球減少，神経障害，運動失調）．

銅の排泄障害やセルロプラスミンの合成障害から肝細胞内への銅蓄積，肝障害が引きおこされます．また，肝細胞に過剰に蓄積した銅は血中に漏れ出してアルブミンやアミノ酸と結合した遊離しやすい銅となり，全身のさまざまな臓器に蓄積して障害をおこします．

症状 肝硬変，錐体外路症状，角膜輪がWilson病の三徴とされます．

4歳以降に発症し，若年では急性肝不全（銅が肝臓から放出されて溶血性貧血や急性尿細管壊死をおこす）や劇症肝炎の原因となります．

成人以降では慢性肝障害，神経症状（錐体外路症状）で発症し，50％に眼の角膜周囲に銅が沈着して緑褐色のリングを形成するKayser-Fleischer角膜輪がみられます．また，諸臓器への銅蓄積により，尿細管障害，心筋症，不整脈，骨粗鬆症，関節炎もおこります（ヘモクロマトーシスに類似）．50～60歳以下に発生した原因不明の肝障害ではWilson病を考慮します．

検査 ALTとASTが軽度上昇（AST/ALT＞2.2）し，ALPは低下（ALP/総ビリルビン＜4）します．銅の臓器沈着により血清Cuは急性期には肝放出で一過性に上昇しますが，その後は低下し，血清セルロプラスミン値も低下します．一方，尿中Cu排泄は増加します（＞250 μg/日）．

肝生検は特異性のない慢性肝炎像を呈し，銅染色（リソゾームの銅）は不均一分布のため陰性であることも少なくありません．このため，肝銅含有量を測り乾燥重量250 μg/g以上で診断します（肝銅含有量は慢性胆汁うっ滞でも上昇）．

診断困難例では*ATP7B*遺伝子検査が有用で，患者の家族も遺伝子検査を行い発症前から治療を行います．

治療 無治療では致死的ですが，早期に治療を開始し，生涯継続すれば予後良好です．空腹時に銅キレート薬（トリエンチン，D-ペニシラミン）を服用し，銅の尿中排泄を促します．また，経口亜鉛は銅の取り込み抑制と排泄に有効で，キレート薬との併用も可能です．

患者には銅を多く含む食事（ナッツ，甲殻類，レバー）を控えるよう指導します．

- 銅キレート薬ではトリエンチンが第一選択薬．D-ペニシラミンにはアレルギー，蛋白尿，骨髄抑制などの副作用が20％にみられる（薬剤変更が必要）．また，D-ペニシラミンはビタミンB_6（ピリドキシン）に拮抗するので補充する（視神経炎を予防）．
- キレート薬を空腹時（食事の1時間以上前か，食後2時間以降）に内服させるのは，食物中の金属をキレートするとキレート薬が血中に吸収されず，効果が低減するため．

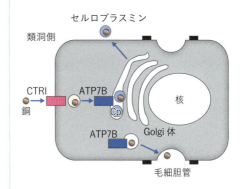

Fig. 肝細胞での銅代謝

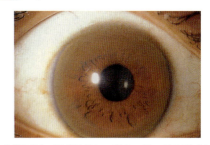

Fig. Kayser-Fleischer角膜輪

角膜周囲に銅が沈着し，褐色のリングを形成している．
『標準眼科学 第13版』p.42[19]より

- 経口亜鉛は単独では効果発現が遅いため，キレート薬との併用が行われる（非代償性肝硬変などで併用）．単独の維持療法も行われるが，キレート薬が長期的には優れる．鉄吸収も阻害するので鉄欠乏に注意する．
- キレート薬や亜鉛治療を突然中止する（怠薬）と，病態が急速に進行して数か月で劇症肝炎をおこす危険がある．劇症肝炎になると肝移植でしか救命できないため注意が必要．
- 肝移植すると肝臓のATP7B異常が正常化して予後は改善するが，神経障害の回復は難しい．

国試出題症例〔国試101-G52〕

- 17歳の男子．全身倦怠感を主訴に来院した．身長168 cm，体重54 kg．体温36.8℃．脈拍72/分，整．血圧110/70 mmHg．眼球結膜に黄染を認めない．腹部は平坦，軟で，右肋骨弓下に肝を4 cm触知する．脾は触知しない．血液所見：赤血球380万，Hb 11.2 g/dL，白血球5,600，血小板18万．血清生化学所見：AST 120 IU/L，ALT 265 IU/L，LD 420 IU/L（基準176〜353），Cu 30 μg/dL（基準68〜128），セルロプラスミン5.1 mg/dL（基準21〜37）．免疫学所見：CRP 0.1 mg/dL，HBs抗原陰性，HCV抗体陰性．尿中Cu排泄量500 μg/日（基準100以下）．

⇒肝腫大，肝障害がみられ，血清Cu，血清セルロプラスミン値の低下，尿中Cu排泄量の増加から，非アルコール性脂肪性肝疾患（NAFLD）や自己免疫性肝炎（AIH）ではなくWilson病が疑われる．なお，若年者では角膜輪は稀で，15%に溶血性貧血が合併する．

K-31 自己免疫性肝障害

▶レファレンス
- ハリソン⑤：p.2101-2103
- 新臨内科⑨：p.557-559
- 標準病理⑤：p.506-507
  p.512-513

One More Navi
抗核抗体陽性なのでルポイド肝炎（lupoid hepatitis）と呼ばれていた（ループス様）．

One More Navi
HLA-DR4陽性のAIHは日本の高齢者に多く，緩徐な経過で進行する．一方，欧米に多いHAL-DR3陽性例は進行が速く，肝移植になりやすい．

One More Navi
多くの自己抗体は死んだ肝細胞に反応して高値になるため，病気の原因ではないが，抗ミクロゾーム抗体は肝細胞攻撃のターゲットになり得る．

One More Navi
妊娠後期や出産後に悪化しやすい．発症誘因には先行感染や薬剤があることがある．

K-32 自己免疫性肝炎（AIH）

病態 自己免疫性肝炎（autoimmune hepatitis；AIH）は，中年以降の女性に好発する原因不明の疾患（男女比1：7）で，自己免疫性の機序により肝細胞が傷害され，早期に肝硬変へと進展します．抗核抗体や抗平滑筋抗体などの自己抗体が高力価陽性で，肝硬変になる前からγグロブリン（特にIgG）が高値となります．

病因 肝細胞に対する自己反応性T細胞が活性化（逆に免疫制御性T細胞は機能低下）し，肝細胞の傷害がおきると考えられていますが，肝細胞に対する標的抗原は明らかになっていません．遺伝的背景として，国内の患者の60%以上でHAL-DR4が陽性を示し，欧米ではHAL-DR3陽性の患者が多くみられます．

分類 AIHは以下の4つの病型に分類されます．
- AIH-1（Ⅰ型）：抗核抗体が陽性で，日本のAIHの95%を占めます．
- AIH-2（Ⅱ型）：抗ミクロゾーム抗体陽性で，小児や若年層におきやすく，急性の経過で進行性に肝硬変に至ります．欧米に多く，女性に9倍多く発生する病型です．
- AIH-3（Ⅲ型）：抗SLA抗体陽性の病型です（日本では稀）．
- AIH-4（Ⅳ型）：抗平滑筋抗体が陽性で，Ⅰ型に含められることもあります．

症状 黄疸，腹水，出血傾向などの肝障害症状に加え，発熱や関節痛もみられます．多くは慢性の経過をとりますが，急性発症もあり，無症候性肝炎や急性肝炎，劇症肝炎になることもあります．なお，患者の40%に他の自己免疫性疾患（慢性甲状

One More Navi
20％では自己抗体陰性．

One More Navi
原発性胆汁性胆管炎（PBC）や原発性硬化性胆管炎（PSC）にAIHがオーバーラップするとALPは高度に上昇する．

One More Navi
肝不全で経皮肝生検が困難な場合は経頸静脈的に生検する．

One More Navi
肝移植しても自己抗体陽性やIgG高値が続くため，これらは肝臓のB細胞ではなく，脾臓でつくられている可能性がある．

One More Navi
急性肝不全の10％の原因となり，内科的救命率は20～77％．

腺炎，関節リウマチ，I型糖尿病，潰瘍性大腸炎，全身性エリテマトーデスなど）の合併がみられます．初診時にすでに肝硬変に進行していることもあります．

診断　特異的な診断法がないため，肝炎ウイルス，アルコール，薬物による肝炎など他の肝炎を除外した後に，以下を確認します．

● **血液検査**

血清ALT，ASTは300 IU/L以上が持続し，IgG高値（正常上昇の1.1倍以上），自己抗体（抗核抗体，抗DNA抗体，抗平滑筋抗体，p-ANCA）陽性を呈します．一方，胆道系酵素のALPは正常か軽度上昇程度です．

● **肝生検**

活動性の慢性肝炎像を呈し，門脈域の線維性拡大（bridging necrosis），リンパ球（T細胞）や形質細胞の浸潤がみられます．

治療　病因が不明であるため，原因治療はありません．

①AST＞300 IU/L，②AST＞150 IU/LでIgG＞2 g/dL，③肝生検で門脈域の線維性拡大を認める場合のいずれかに該当すると治療が必要で，ステロイド薬とアザチオプリンを24か月投与すると80％が治癒します．

- 治療中止後に再燃する場合はステロイド薬とアザチオプリンの長期投与が必要で，投薬中止期間中に肝生検で病勢の確認を行う．
- ステロイド薬だけでは副作用が強く，アザチオプリンだけでは治療効果が弱い．
- ステロイド薬とアザチオプリンの併用療法でも80％にステロイドによる副作用がおきる．

国試出題症例
〔国試109-A36〕

- 48歳の女性．昨年と今年の健康診断にて肝機能障害を指摘されて来院した．発熱と腹痛とはない．飲酒歴はない．常用している薬剤や栄養機能食品はない．身長159 cm，体重49 kg．体温36.4℃．脈拍60/分．血圧110/62 mmHg．眼球結膜に黄染を認めない．腹部は平坦，軟で，肝・脾を触知しない．血液所見：赤血球432万，Hb 14.0 g/dL，Ht 40％，白血球3,500，血小板18万．血液生化学所見：総蛋白7.4 g/dL，アルブミン4.0 g/dL，総ビリルビン0.6 mg/dL，AST 101 IU/L，ALT 89 IU/L，γ-GTP 51 IU/L（基準8～50），ALP 298 IU/L（基準115～359），IgG 2,710 mg/dL（基準960～1,960），IgM 99 mg/dL（基準65～350）．免疫血清学所見：HBs抗原（－），HBs抗体（－），HBc抗体（－），HCV抗体（－）．

⇒中年女性に発生したIgG高値の慢性肝障害で，アルコールや薬物の使用歴がなく，肝炎ウイルス検査も陰性であることから，自己免疫性肝炎（AIH）が疑われる．

K-33　原発性胆汁性胆管炎（PBC）

One More Navi
肝硬変に進行した例で発見され，疾患名は原発性胆汁性肝硬変（primary biliary cirrhosis）とされていたが，現在ではほとんどが肝硬変に至る前に早期発見されるため，2016年から名称が「原発性胆汁性胆管炎（primary biliary cholangitis）」に変更された．

病態　原発性胆汁性胆管炎（primary biliary cholangitis；PBC）は，自己免疫機序によって10～20年かけて慢性進行する肝外胆管閉塞のない胆汁うっ滞性肝疾患で，毒物を胆汁に排泄できず，肝実質細胞の破壊と線維化が生じ，肝硬変，肝不全へと進展します（肝細胞癌にもなる）．類洞前の線維化が早期におこるため肝硬変に先行して門脈圧亢進症になりやすく，食道静脈瘤破裂などで発症すると予後不良です（死因は肝不全や静脈瘤破裂が多い）．50歳台の女性におきやすく（男女比＝1：7），アジアを中心に患者が増加傾向にあります．

病理　組織学的には，門脈域にリンパ球優位の炎症細胞の浸潤がみられ，肉芽

One More Navi
肉芽腫はサルコイドーシスのものと類似した非乾酪性．

One More Navi
HCV肝炎やAIHでも胆管障害はみられるが，PBCのような破壊性変化や線維化はみられない．

One More Navi
家族歴があるとリスクが100倍．HAL-DRB1*0803の変異でPBCがおきやすい．

One More Navi
細菌（大腸菌など）や化学物質に反応する抗体が，類似した抗原であるPDC-E2と交差反応して炎症をおこす．したがって尿路感染症の既往があるとPBCになりやすい．

One More Navi
胆管上皮と唾液腺上皮の細胞ではIgA分泌時に細胞膜にPDC-E2抗原が運ばれて，AMAと反応する．

One More Navi
胆汁酸の上昇と痒みは相関しない．痒み物質（内因性オピオイドなど）の蓄積などが背景にある．

One More Navi
肝臓癌の合併もあり，男性，高齢，黄疸でおきやすい．

One More Navi
AMAは発症6～10年前から陽性になるが，濃度と病勢に相関はない．さらにAMA陰性でも陽性と似た臨床経過をとるため，AMAは病原性に必須とはいえない．

One More Navi
銅（Cu）も胆汁に排泄されるので，肝に銅が蓄積する．ただ，銅キレート薬で除去しても肝障害は変わらない．

One More Navi
ALPは正常値の2倍以上，γ-GTPは正常値の5倍以上になる．

腫形成もみられます．また，PBCの特徴的所見として慢性非化膿性破壊性胆管炎（chronic non-suppurative destructive cholangitis；CNSDC），すなわち，炎症細胞浸潤に伴う胆管炎と上皮の変性や壊死などの破壊性変化がみられます．

発生機序 90%以上の患者で抗ミトコンドリア抗体（anti-mitochondrial antibody；AMA）が陽性です．AMAはピルビン酸脱水素酵素E2コンポーネント（PDC-E2）など，ミトコンドリアを構成する蛋白を対応抗原とする抗体で，何らかの刺激（細胞傷害）で細胞膜に発現したPDC-E2がAMAと反応して細胞傷害性T細胞を誘導し，胆管上皮細胞（小葉間や隔壁胆管）を選択的に傷害します．また，PBCでは早期からサイトカインによる胆汁分泌障害がおき，細胞の破壊が進むと胆管が消失し，胆汁うっ滞，肝硬変に至ります．

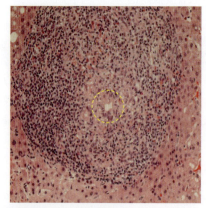

Fig. 慢性非化膿性破壊性胆管炎（CNSDC）

肝生検組織のH-E染色標本．
門脈域にリンパ球優位の炎症細胞浸潤がみられ，写真中央の胆管（○囲み）の上皮にも重層化やリンパ球の浸潤がみられる
〔国試103-I77〕

症状 全身倦怠感（昼間の眠気）や皮膚瘙痒感で発症します．皮膚瘙痒感は夕方に強く，手掌や足底におきて痒みの強さが変動します（女性に多く，妊娠で悪化）．進行速度は個人差が大きく，無症状のまま経過すれば予後良好ですが，無治療では5年で25%，10年後には80%以上で痒みなどの症状がおき，20年経過して無症状なのは5%以下です．黄疸は末期症状で，血清ビリルビン＞6 mg/dLでは平均生存年数が2年です．また，胆汁排泄障害で脂溶性ビタミンの吸収障害がおきるため，血清ビリルビン＞2 mg/dLになると，ビタミンA欠乏による夜盲症，ビタミンD欠乏による骨粗鬆症，ビタミンK欠乏による凝固異常などがおこります．

合併症 Sjögren症候群，慢性甲状腺炎，関節リウマチなどの自己免疫性疾患を患者の半数が合併し，このほか，Raynaud現象，尿細管性アシドーシス，胆石（PBCと症状が類似），尿路感染，閉経後に骨粗鬆症（ビタミンD吸収障害）なども合併します．ただし，全身性エリテマトーデス（SLE）の合併は稀です．

診断 血清胆道系酵素（ALP，γ-GTP）の慢性的な上昇とAMA陽性であれば診断可能で，肝生検は必須ではありません．診断にあたり，ウイルス性肝炎，薬剤性肝障害，閉塞性黄疸（悪性疾患，胆石症，原発性硬化性胆管炎）などを除外することも大切です．

●血液検査

血清γ-GTPやALPが正常上限の1.5倍に増加します．AMAは90%に陽性，抗核抗体は50%に陽性です（どちらかが必ず陽性）．ALTやASTは軽度～中等度上昇し（＜500 IU/mL），IgMも上昇します．また，ビタミンK吸収障害や肝障害で凝固因子合成不十分となるため，プロトロンビン時間（PT）が延長します．胆汁の排泄障害によって高コレステロール血症となりますが，LDLよりもHDLが上昇するため，動脈硬化は進行しません（眼瞼黄色腫はおきる）．

●画像検査

肝エコーは正常で，胆管造影でも胆管の拡張はみられません（原発性硬化性胆

One More Navi
無症候性の生存率は5年は98％，10年は94％，20年は84％．一方，症候性では5年が80％，10年が67％，20年が52％．
ビリルビン値＞6 mg/dLでは2年以内の余命となる．

管炎との鑑別点）．

治療

●肝機能異常への治療

ウルソデオキシコール酸（ursodeoxycholic acid；UDCA）が第一選択薬で，症状出現前の早期投与は進行を抑え，予後を改善します（無症候性の患者の25％が10年で症候性に移行する）．一方，肝硬変例にはUDCAは無効で，肝移植が唯一の治療法となります（ただし移植後20％に再発）．なお，患者の30％（若年者に多い）はUDCAを1年間投与しても肝機能が改善せず，この場合は中性脂肪を抑えるベザフィブラートの追加でALPの一部改善がみられます（高脂血症にも有効）．

免疫抑制薬（メトトレキサート）は無効で，ステロイド薬も肝障害を軽減するものの，骨粗鬆症の副作用のために推奨されません（PBC-AHIオーバーラップ症候群では使用する）．

One More Navi
多くの自己免疫疾患は妊娠中には免疫抑制がおきるため改善する．しかし，PBCでは胆汁うっ滞が悪化する．

- UDCAは腸内細菌でつくられる二次胆汁酸．正常胆汁には1％しか含まれないが，経口摂取で40％まで上昇する（ここまで達しなければUDCAを増量）．胆汁排泄を促進するだけでなく，T細胞抑制や抗酸化作用もある（炎症性サイトカインによる胆汁分泌障害にも有効）．
- ベザフィブラートはリン脂質を胆汁に多く排泄させて毒性の強い胆汁酸をミセル化する．横紋筋融解症の副作用や妊婦禁忌がある．

●症候性PBCへの治療

One More Navi
ナルフラフィン（レミッチ®，ノピコール®）はオピオイドκ受容体作動薬で慢性肝疾患と血液透析の瘙痒症に適応がある．

痒みや高脂血症には，**コレスチラミン**（高分子陰イオン交換樹脂）によって腸管で脂肪酸を吸着します．抗ヒスタミン薬やオピオイドκ受容体作動薬も痒みを軽減させます．なお，UDCAで痒みが増強する場合は少量から投与を開始します．進行したPBCでは脂溶性ビタミン（A，D，K）の補充を行います（ビタミンKは経口吸収が不十分なので注射）．

- 脂肪酸の代謝酵素を誘導するリファンピシンやフェノバルビタールも痒みを軽減させるが，肝障害の危険がある．痒みはヒスタミンでおきるわけではないが，抗ヒスタミン薬は中枢作用により痒みを軽減させる．

関連項目

▶亜型PBC

PBCには典型的な所見を満たさない亜型が存在します．

- **早期PBC**：AMAは陽性ですが，ALPやALTなどの異常がないものを指します．ただし，早期PBCでもすでに組織異常は始まっています．
- **自己免疫性胆管炎（AIC）**：AMAは陰性ですが抗核抗体（ANA）は高力価で，臨床的にはPBCの症候を呈するものを指します．PBCの一部（10％）とみなされます．
- **PBC-AIHオーバーラップ症候群**：自己免疫性肝炎（AIH）による小葉性肝炎とPBCによる胆汁うっ滞がオーバーラップしたもので，両疾患の診断基準を満たします．

国試出題症例
〔国試103-I77〕

●56歳の女性．皮膚瘙痒感を主訴に来院した．3年前の健康診断で肝機能異常を指摘されたが放置していた．輸血歴はない．服薬歴に特記すべきことはない．飲酒は機会飲酒．腹部は平坦，軟で，肝・脾を触知しない．血液所見：赤血球340万，Hb 11.6 g/dL，血小板14万．血液生化学所見：総蛋白7.7 g/

dL, アルブミン 4.2 g/dL, 総ビリルビン 1.8 mg/dL, AST 56 IU/L, ALT 65 IU/L, ALP 935 IU/L（基準 115〜359), γ-GTP 616 IU/L（基準 8〜50). 免疫学所見：HBs 抗原陰性, HCV 抗体陰性. 肝生検組織標本は前掲のとおり.

⇒中年女性に発生した皮膚瘙痒感. 病歴から薬剤性またはアルコール性肝炎, ウイルス性肝炎の可能性は低く, 肝生検で慢性非化膿性破壊性胆管炎（CNSDC）の病理像を呈することから原発性胆汁性胆管炎（PBC）と診断できる.

K-34　原発性硬化性胆管炎（PSC）

病態　原発性硬化性胆管炎（primary sclerosing cholangitis；PSC）は, 進行性に肝内外の胆管に慢性炎症と線維化がおこり, 胆管内の多発性線維性狭窄によって胆汁うっ滞型の肝硬変, 肝不全をきたす予後不良の疾患です. 男性に 3 倍多く発生し, 好発年齢は 40 歳台（アジアには少なく, 好発年齢も 20 歳台と 60 歳台の二峰性）で, 70% に潰瘍性大腸炎などの炎症性腸疾患（IBD）を合併します（逆にIBD の 4% に PSC が合併). 原因不明で有効な治療もありません.

病理・分類　門脈域の炎症, 肝内外の胆管周囲の輪状線維化（タマネギ状の求心性巣状線維化）と炎症細胞の浸潤がみられ, 小葉間胆管が消失します.

傷害される胆管の部位によって, 以下の 3 つのタイプに分類されます.

- small duct type（15%）：胆管造影は正常で, 肝生検で肝内細胆管の病変が検出できます. 進行は遅く, 1/3 は large duct type に進展しますが, 胆管癌は稀です.
- large duct type（10%）：肝内外の太い胆管に病変が生じます. 病理像は自己免疫性膵炎に伴う硬化性胆管病変や IgG4 関連疾患に伴う硬化性胆管炎（IgG4SC）と類似してステロイドが著効します.
- global duct type（75%）：small duct と large duct の両方に病変が生じます.

発生機序　大腸粘膜の防御機構の破綻によって, 門脈内に持続的に細菌が流入して発症する（IBD と合併する）ことが疑われましたが, 非活動性の IBD や大腸切除後にも PSC がおきるので, 免疫学的機序（胆管上皮と結腸上皮の共通抗原, 感作された T 細胞が肝臓に潜伏）や遺伝子異常（胆汁酸受容体 I など）, 虚血, CMV 感染などが発症機序にかかわっている可能性があります.

症状　皮膚瘙痒感と全身倦怠で発症し, ゆっくりと進行します（20% は無症状). なお, 半数以上の患者は先に IBD と診断され, 診断後 9 年までの間に PSC と診断されます.

合併症　40% にビリルビン結石がみられます. IBD では潰瘍性大腸炎が 90% で, 活動性が低い右側結腸優位の病変では直腸は正常です（右結腸癌がおきやすい). 10% に胆管癌の合併もみられます.

診断　血清胆道系酵素（ALP, γ-GTP）の上昇で発見されることが多く, 画像検査で診断されます（肝生検は不要).

●血液検査

ALP は正常の 3〜5 倍に増加します（6% は正常). 50% に IgM 高値で, AST, ALT も 5 倍まで上昇します. 特異的な自己抗体はなく, 30% で抗平滑筋抗体や抗核抗体が低力価で陽性となり, p-ANCA（抗好中球細胞質抗体）は 55% で, 抗カルジオリピン抗体 66% で陽性ですが, AMA 陽性は 10% 以下です.

●画像検査

PSC の large duct type は, MRI で胆嚢や胆管, 膵管を同時に描出する磁気共鳴胆管膵管像（MRCP）や内視鏡的逆行性胆管膵管造影（ERCP）で診断できます.

One More Navi

IBD の 90% は潰瘍性大腸炎（UC）で, 全結腸型は直腸型の 10 倍. 合併例では進行が速く, UC と同様に PSC も喫煙者に 1/5 と少ない（しかしタバコで胆管癌がおきやすい). 日本人は IBD が少なく, PSC の 21〜40% に IBD が合併するにすぎない.

One More Navi

病変の発生する範囲で, 肝内外型（68%), 肝内型（27%), 肝外型（5%）に分類することもある.

One More Navi

他の自己免疫疾患がリスクとなる. 免疫異常のために胆管炎を繰り返して PSC がおきる可能性もある（二次性 PSC). アジアに多い再発性化膿性胆管炎は寄生虫や食習慣による（肝内結石や胆管細胞癌も合併する).

One More Navi

IBD でみられる p-ANCA は MPO-ANCA だが, PSC の p-ANCA は非定型の抗白血球核抗体（p-ANNA）であり, 血管炎はおこさない.

> 胆管の部分的狭窄と拡張が混在する数珠状変化（beaded appearance）が特徴的所見です。

治療 肝臓移植が唯一の治療法です（20％に再発）．原発性胆汁性胆管炎（PBC）に準じた治療（UDCA，ベザフィブラート）を行うことがありますが，予後を改善しません（ステロイド薬や免疫抑制薬は無効）．胆管閉塞による進行性黄疸では内視鏡的胆管拡張術（乳頭括約筋切開，乳頭バルーン拡張，ステント留置）や経皮経肝胆道ドレナージ，結石除去（胆道結石は急性胆道炎をおこす）が必要になります．

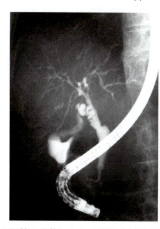

Fig. PSCのERCP所見（beaded appearance）

肝内の胆管に広範にわたり狭窄と拡張が混在する数珠状変化（beaded appearance）がみられる．
『標準放射線医学 第7版』p.459[20] より

胆管癌がPSC診断後2年以内で10％におきる（一生では20％）ため，胆管癌サーベイランス（腫瘍マーカーのCA19-9測定と画像検査）を1年おきに行います．胆嚢癌サーベイランスでは，超音波でポリープを見つけたら胆摘します．

One More Navi
1924年の報告以来稀だったが，1970年代からERCPで見つかるようになった（今は侵襲のないMRCP）．特異的な自己抗体はなく原因不明．移植できなければ生存中央値は9～12年．20％に胆管癌（剖検では30％）合併．2015年より指定難病として医療費助成の対象．

One More Navi
PSCと診断できる場合，IBDの症状がなくても大腸内視鏡検査を行う．

One More Navi
脂溶性ビタミン補充，掻痒対策，骨質減少の治療もPBCと同様に必要．

One More Navi
癌リスク因子：IBD，慢性肝炎，肝硬変，アルコール，喫煙，HIV，糖尿病．胆嚢癌は肝内胆管異形成に多い．

K-35 肝膿瘍

▶レファレンス
・ハリソン⑤：p.875-876
・新臨内科⑨：p.593-598

肝膿瘍（liver abscess）は肝臓内に膿瘍が形成される疾患で，細菌性肝膿瘍とアメーバ性肝膿瘍に分類され（細菌性が20倍多い），治療法や予後が異なります．どちらも血流量が多く，間質が豊富な肝右葉に発生しやすく，細菌性は膿瘍が単発性または多発性におきるのに対して，アメーバ性の病巣は単発で局在するのが特徴です．

One More Navi
免疫抑制状態では真菌性の肝膿瘍もあり，経動脈性に多発性の微小肝膿瘍を呈する．

K-36 細菌性肝膿瘍（化膿性肝膿瘍）

病態 細菌性肝膿瘍（pyogenic liver abscess）は肝に細菌感染がおき，膿瘍形成に至ったものを指し，複数の起因菌によることが多く，膿瘍は多発性です．高齢，糖尿病，白血病，肝硬変などに伴う免疫低下や胆汁うっ滞がリスク因子となります．

感染経路 経門脈性，経胆道性に膿瘍がおきることが多く，稀に経肝動脈性，隣接臓器からの直接伝播などがあります．

- **経門脈性肝膿瘍**：門脈領域にある消化管や骨盤腔内臓器の炎症が門脈経由で肝臓に運ばれて感染をおこすもので，虫垂炎，炎症性腸疾患，憩室炎，直腸肛門周囲膿瘍などから生じます．多くは単発性で右葉におきやすく，肝機能異常の程度は軽度です．なお，近年は抗菌薬治療の発達に伴い減少傾向にあります．
- **経胆道性肝膿瘍**：胆道系の結石症や腫瘍，胆嚢炎，膵炎や胆道閉塞を伴う膵腫瘍など，胆管の閉塞や狭窄に続発するもので，うっ滞した胆管内で細菌が増殖し，これが逆行性に肝に広がります．小さな膿瘍が胆管に沿って多発し，右葉または両葉に膿瘍形成がみられます．肝膿瘍をおこす感染経路としては最多です（全体の60％を占める）．

One More Navi
40％は原因不明で，口腔内細菌が起因菌として疑われる．

One More Navi
経胆道性肝膿瘍は綿花状の多発性肝膿瘍となり重篤．ガス産生菌では肝内にガス像がみられる．

One More Navi
肝癌の壊死が二次的に感染して膿瘍になることもある（肝動脈塞栓術やラジオ波焼灼術治療後の合併症は医原性肝膿瘍）．大腸癌の肝転移と紛らわしいこともある．

One More Navi
肝被膜に炎症が波及すると急性腹症をおこす．脾腫は慢性でなければ稀．

- **経肝動脈性肝膿瘍**：敗血症から細菌が肝に到達して膿瘍を引きおこすもので，小さな膿瘍が肝内に多発します．
- **隣接臓器からの伝播**：胆嚢，胃，十二指腸，腎臓，副腎，膵臓，大腸など隣接する臓器の炎症が直接肝臓に伝播するものです．

症状 発熱（弛張熱や間欠熱），腹痛，肝腫大が三主徴であり，悪寒戦慄を伴う 39℃ 以上の高熱と右上腹部痛（肝腫大と圧痛）や肝部の叩打痛が 2 週〜1 か月持続します．全身倦怠感，食欲不振，悪心・嘔吐，体重減少などの非特異的症状もみられます．膿瘍が横隔膜に接すると胸痛や胸水が生じ，肺に達すると肺気管支瘻を形成して内容物を喀血します．また，膿瘍が腹腔に破裂すると汎発性腹膜炎をおこし，膿瘍による圧迫で血栓が形成されると門脈圧亢進症や Budd-Chiari 症候群の原因にもなります．

合併症 進行すると，意識障害，敗血症性ショック，全身性炎症反応症候群（SIRS），播種性血管内凝固症候群（DIC）などをきたし，致死的になります．

診断

● **血液検査**

核左方移動を伴う白血球増加，赤沈亢進，CRP の上昇がみられます．肝機能検査では胆道系酵素（ALP，γ-GTP）の上昇，AST，ALT の軽度上昇などがみられます（ただし，肝機能が正常でも本症を否定はできない）．

● **画像検査**

Fig. 肝膿瘍の CT 所見

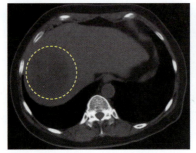 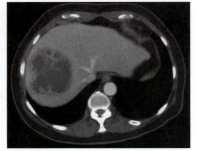

単純 CT 像
右葉に境界不明瞭な低吸収域が描出されている（○囲み）．

造影 CT 像
膿瘍中心部は隔壁構造を有する低吸収域として描出され，膿瘍壁とその外側に低吸収域の浮腫層がみられる．

〔国試 108-G61〜63〕

- **超音波検査**：早期には境界不明瞭な高エコー像を呈しますが，融解壊死が進行すると肝内に辺縁不整の占拠病変が低エコーで描出され，その内部に点状の高エコー（壊死物質を反映）がみられます．
- **CT 検査**：単純 CT では境界不明瞭な低吸収域が描出されます．造影 CT（特に dynamic CT）では膿瘍中心部が造影されない不整形な低吸収域として描出され，その辺縁に増強した膿瘍壁とそれを取り巻くように造影されない浮腫層がみられる二重構造（double target sign）を呈します．
- **胸部 X 線検査**：右横隔膜陰影の上昇，胸水，肺の右下葉の無気肺や浸潤影がみられることがあります．

● **起因菌の検索**

超音波ガイド下に治療も兼ねて膿瘍穿刺を行い，穿刺液を培養します．膿瘍穿刺液は茶褐色で，ほとんどが混合感染です．血液培養では 60% が陽性で，分離さ

れる起因菌はグラム陰性桿菌（*Klebsiella* 属菌，*Pseudomonas* 属菌など）が多く，嫌気性菌もみられます．

治療 無治療では 100% 死亡するため，診断後迅速な治療を行います．

● **薬物療法**

血液培養後，ただちに広域スペクトラム抗菌薬による治療を開始し，2〜3 週間継続します．経口投与でさらに 2〜3 週間投与します．

- 起因菌として多いグラム陰性桿菌を主なターゲットとして，セフェム系で胆道移行のよい抗菌薬を第一選択とする（第 4 世代セフェム系やカルバペネム系から開始する）．
- 嫌気性菌の感染を考慮する場合にはセフェム系抗菌薬に加えて，クリンダマイシンの点滴静注を併用する．ニューキノロン系抗菌薬＋メトロニダゾールでもよい．
- 緑膿菌の感染が疑われる場合はカルバペネム系を点滴静注する．

> **One More Navi**
> カルバペネム系でもパニペネム（カルベニン）は緑膿菌に無効．ペネム系（ファロペネム）も無効．

● **膿瘍ドレナージ**

膿瘍の大きさが 3 cm 以上の場合は，超音波ガイド下で経皮経肝的肝膿瘍ドレナージ術を行います．なお，稀に 1 週間以内に改善しないことがあり，この場合は外科的治療を考慮します．

K-37 アメーバ性肝膿瘍

病態 アメーバ性肝膿瘍（amebic liver abscess）は赤痢アメーバ（*Entamoeba histolytica*）の腸管内感染（大腸炎）が門脈経由で肝臓に伝播したもので，数か月〜数年後に肝臓に大きい単発性の円形膿瘍を形成します（90% が右葉区域に発生）．なお，膿瘍が破裂すると肺や腹腔内に新たな膿瘍形成がおきます．

インド，アフリカ，中南米地域への渡航者や同性愛嗜好者（オーラルセックスで嚢子が経口感染）などにみられ，男性に多く発生します．

> **One More Navi**
> 熱帯地域ではありふれた病気で，生水を飲んで感染することもある．帰国後 3 か月くらいで肝膿瘍を発症する．

> **One More Navi**
> 口から入った嚢子は小腸で栄養型になり，分裂を繰り返して大腸に達して 10% に粘血便などをおこす．その 1% 以下が肝膿瘍をおこす．

症状 潜伏期は 2 週〜数年で，症状は細菌性肝膿瘍に似て緩徐です．膿瘍は肝被膜に接してできやすく，炎症が波及して胸膜癒着や肺や心嚢への進展がおきると咳症状を呈します（胸水は稀）．無治療では病巣が肝外に波及すると，死亡率は 20% と致死的となります（肝限局性膿瘍では死亡率は 1%）．大腸炎に伴う血性下痢は患者の 30% 程度にみられます（再発では 50% に血性下痢）．

> **One More Navi**
> 赤痢アメーバによる感染の場合，感染症法 5 類感染症であり，7 日以内に保健所に届け出が必要となる．

診断

● **血液検査**

白血球数の増加，赤沈亢進，CRP 上昇などの急性炎症所見に加えて，胆道系酵素（ALP，γ-GTP）の上昇がみられます．また，抗アメーバ抗体の陽性率は 95% ですが，治癒後も陽性が継続するので再発例は診断できません（腸管内感染でも陽性になる）．

> **One More Navi**
> 寄生虫感染だが，好酸球増多や IgE 高値は稀．

> **One More Navi**
> 大腸アメーバは赤痢アメーバより大きく赤血球を貪食する．

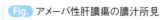

Fig. アメーバ性肝膿瘍の膿汁所見

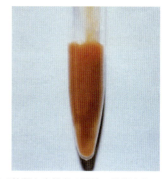

無臭で粘稠な赤褐色の膿汁．外観からアンチョビペースト様と呼ばれる．　〔国試 86-E12〕

● **画像検査**

細菌性肝膿瘍と同様の所見を呈します．

● **その他の検査**

超音波ガイド下膿瘍穿刺を行うと，無臭で粘稠な赤褐色の膿汁（アンチョビペースト様）が吸引されます．膿汁中からのアメー

> **One More Navi**
> 15% は細菌感染を合併し，この場合は膿汁に腐敗臭がある．膿を穿刺後ただちに検鏡する．保温して輸送すると検出率が上がる．

バ検出率は10%程度ですが，PCR法で診断することは可能です．🅟 便検鏡で赤痢アメーバ（栄養体または嚢子）を検出することでも診断できます．

なお，本症は性行為感染症（STD）の側面もあり，診断後はHIV検査を行う必要もあります．

治療 メトロニダゾールを10日間経口投与し，腸管アメーバも治療して再発を防ぎます（90%が完全治癒）．手術が必要になることは稀です（p.220参照）．

One More Navi
肝縁から1cm未満にある嚢胞は腹腔内破裂の危険があるので，穿刺排液する（それ以外であれば通常ドレナージ不要）．

K-38 寄生虫性肝疾患

▶レファレンス
- ハリソン⑤：p.1478-1483
  p.1487-1489
- 新臨内科⑨：p.590-592
- 標準微生⑫：p.560-562

One More Navi
ヒトが終宿主の日本住血吸虫症，肝吸虫症，マラリア原虫のほうが，そうでない肝包虫症よりも急性期症状が軽く，大量の感染体を血液または胆汁に放出する（日本住血吸虫では1日3,000卵）．

One More Navi
慢性期にはサルモネラ菌血症をおこしやすく（成虫にくっつきやすい），HIV，HBV，HCVも蔓延しやすい．また，HBV，HCV感染では急速に肝硬変に進行して肝癌になりやすい．

One More Navi
病変は肝表面に強い．門脈内の虫卵の石灰化や門脈域線維化がみられ，虫卵肉芽腫が融合すると肝硬変へと進展する．CTやエコーでは特徴的な網目状や亀甲状パターンがみられる．なお肝癌のリスクは否定的．一方，肝吸虫症は胆管癌をおこしやすい．

One More Navi
毛皮を目的としたキツネの飼育が，北方領土から北海道の礼文島に伝わり，これとともに肝包虫症が北海道全体に広がった（キタキツネの60%，イヌの1%が感染している）．毛皮に付着した虫卵は数か月以上生き延びて感染する．

One More Navi
肝包虫症は人獣共通感染症であり，第四類感染症として届け出る義務がある．

肝病変をきたす寄生虫疾患は，人獣共通感染症の日本住血吸虫症と肝包虫症が代表的です．

▶日本住血吸虫症

病態 日本住血吸虫（*Schistosoma japonicum*：1〜2cm）による血管内寄生虫疾患です．中間宿主のミヤイリガイで幼虫セルカリアとなり水中に遊出し，ヒトの皮膚から侵入して大循環を経て，門脈域に定着します．ここで成虫となり，門脈末端枝や腸管壁の毛細血管で産卵します．卵（60μm）はすぐに成熟してミラシジウム（吸虫の第1世代幼生）となりますが，この代謝産物が🅟 激しいアレルギー反応を引きおこし，門脈域の炎症や肉芽腫形成をおこして二次的に肝組織障害（肝萎縮，門脈圧亢進，肝不全）を生じ，10%は肝硬変に移行します．

かつて山梨・広島県で集団発生していましたが，🅟 ミヤイリガイの駆除によって1977年以降で新たな感染はありません．

症状 幼虫が成虫になるまでの6週が潜伏期間で，国内では主に中国やフィリピンからの帰国者に，潜伏期間後の急性期症状（蕁麻疹，発熱，下痢，肝脾腫，好酸球増加，虫卵による肺塞栓・脳塞栓）がおきます．70%に咳症状もおきます．

診断 慢性期患者（高齢者）が中心です．好酸球増加で疑い，糞便や内視鏡で採取した腸管粘膜の虫卵，肝生検の虫卵を観察します．

治療 虫卵陽性ではプラジカンテルを内服しますが，慢性期では吸虫不在（吸虫の寿命は4年程度）のため内服は不要です（門脈圧亢進症の治療のみ行う）．

▶肝包虫症

病態 エキノコックス属条虫の幼虫である包虫（ほうちゅう）が肝（70%）や肺（20%）などに寄生して1〜20mmの嚢胞を形成する感染症です．単包条虫と多包条虫の2種類があり，日本では主に多包条虫による感染が問題となります．嚢胞破裂から腹腔内包虫散布で重症となったり，悪性腫瘍のように他臓器に転移したりする最も致死率が高く予後不良の寄生虫疾患です．

- **単包条虫**：大きな嚢胞を形成することが特徴で，ときに直径10cm以上の嚢胞を形成します．嚢胞が破裂するとアナフィラキシーショックで死亡することもあります．稀に西日本で発見されます（羊毛地帯からの輸入感染症）．
- **多包条虫**：肝臓に寄生した包虫が多数増殖するため，🅟 肝が蜂の巣のような構造になります．北半球の寒冷地に多く，日本では北海道を中心に年間30例ほどみられ，風土病として血清検査（感度90%以上）でスクリーニングします．

感染経路 成虫に感染しているキツネやイヌなどの糞便内に虫卵が排出され，これに汚染された食物や飲み水を経口摂取することで感染します．虫卵は十二指腸内

で幼虫となって門脈を経て肝臓に定着します．肝臓でゆっくりと嚢胞を形成し，自覚症状が出るまでには5～15年かかります．

包虫は脳や肺に転移することがあり，無治療では10年で70%が死亡します．

症状・診断 肝腫大による圧迫症状が主で，画像検査で石灰化を伴う多房性の腫瘤性病変（肉芽腫）がみられます．50%に肝機能異常がみられ，ELISA法でスクリーニングをし，免疫血清学的検査のウエスタンブロット法で診断します．

治療 外科的切除によって包虫を摘出するのが唯一の根治療法です．手術困難例に対するアルベンダゾールによる治療効果は不十分です．

- ●アルベンダゾールは包虫を殺さないので，生涯にわたって服用し続ける必要がある（10%に肝機能障害や汎血球減少の副作用があり，10年生存率は80%）．
- ●単包条虫に対しては嚢胞内への高張食塩水やエタノール注入も選択される．

K-39 肝嚢胞

▶レファレンス
- 新臨床内科⑨：p.598-600
- 標準外科⑬：p.604

One More Navi
50歳台のADPKD患者の75%にPCLDが合併し，女性で大きく多い傾向がある（妊娠で増大する）．エストロゲンはIGF-1受容体を肝細胞でのみ誘導し，嚢胞でCA19-9がつくられる．肝細胞量や肝機能は保たれるが，稀に肝不全や門脈圧亢進をおこす．

One More Navi
ADPKDは遺伝子変異によって両側の腎臓に嚢胞が多発する疾患で，嚢胞は肝臓，膵臓，精巣，くも膜などの多臓器に発生する．PCLDもADPKDも優性遺伝だが，PCLDだけ，20%に遺伝子異常が2つ（hepatocystin, SEC63）見つかっており，小胞体の糖蛋白修飾酵素で，ADPKDの原因蛋白の糖鎖異常をおこすために発症する．

One More Navi
造影検査では壁も含めて造影されない．結節性の壁肥厚がみられる場合は癌を疑う（造影される）．出血や感染では高エコー，CTで高吸収になるので充実性腫瘍と紛らわしい．

病態 肝嚢胞（cyst of liver）は肝内に薄い隔壁をもつ内面が円柱上皮細胞で覆われた平滑な嚢状の腔ができる良性疾患で，多くの場合，嚢胞と胆管は交通がなく，腔内は漿液性の内容液で満たされています．

肝嚢胞は大きく寄生虫性と非寄生虫性（先天性，外傷性，炎症性，腫瘍性）に分類でき，また単発性と多発性の場合があります．ほとんどは先天性に発生したもので，特に大小さまざまな嚢胞が肝内に4個以上発生する多発性肝嚢胞（polycystic liver disease；PCLD）は女性に多く，胎生期の肝内胆管の発生異常が原因の先天性疾患です．なお，PCLDは女性ホルモンの影響で嚢胞が多発・増殖すると考えられており（50歳前後の女性の10%にみられる），患者の半数で常染色体優性多発性嚢胞腎（ADPKD）の合併もみられます．

症状 通常は無症状で，7%が健診で発見されます（加齢とともに増加）．嚢胞（通常5cm以下）の発育は緩徐ですが，10cm以上のものや肛門部に発生したものは胆管圧迫による黄疸や胆管炎がみられます．また，嚢胞内感染をおこすと発熱や腹痛，肝膿瘍に似た症状がおき，稀に嚢胞内出血がおきると急激な腹痛（急性腹症）やショック状態となることがあります．

診断 超音波検査では特徴的な類円形の無エコー領域とその後方の増強エコー（白くなる）が認められます．

CTでは嚢胞は類円形の低吸収域として描出され，MRIではT1強調画像で低信号，T2強調画像では高信号として描出されます．

治療 無症状であれば治療は不要です（ただし，緩徐に増大するので経過観察は必要）．症状がある場合は嚢胞液を排液し，エタノールやミノマイシンを注入して嚢胞内皮細胞からの内容液分泌を低下させます．

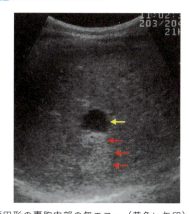

Fig. 肝嚢胞の超音波所見

類円形の嚢胞内部の無エコー（黄色い矢印）とその後方に増強したエコー（赤い矢印）がみられる． 『標準外科学 第13版』p.596[21]より

- 囊胞は門脈ではなく肝動脈で栄養されており，囊胞が巨大な場合は肝動脈塞栓術を行う．ただし，肝全体の縮小はみられない．
- PCLDではソマトスタチンアナログでcAMP産生を抑えると囊胞増大が抑制できる．

K-40 肝癌

One More Navi
肝硬変の三大死因は，①消化管出血，②肝性脳症，③肝細胞癌．

肝癌（liver cancer）は，原発性肝癌と転移性肝癌▶K-46とに分けられ，転移性のほうが原発性より20〜25倍多く発生します．肝癌は肺癌，胃癌，大腸癌に続いて，癌死原因の第4位（男性では4位，女性では6位）を占め，年間の死亡者数は約3.2万人です．

原発性肝癌の90%以上が肝細胞癌で，残りは肝内胆管癌（胆管細胞癌）や小児の肝芽腫です．

K-41 肝細胞癌（HCC）

▶レファレンス
- ハリソン⑤：p.554-563
- 新臨内科⑨：p.600-608
- 標準外科⑬：p.606-608
- 標準病理⑤：p.516-523

One More Navi
HBV慢性肝炎は2〜8%/年で肝硬変，1%/年で肝癌に移行する．リスク因子は，ウイルス量が多いこと，高齢，男性など．

One More Navi
B型肝炎は幼児からのキャリアでは肝硬変前や正常肝からも癌が発生する．しかし成人からのキャリアでは肝硬変からの発癌が90%以上．

One More Navi
コウジカビの一種がアフラトキシンを産生．癌抑制遺伝子p53の点変異をおこす．

One More Navi
肝細胞癌は肝内転移（多中心性発癌もある），次いで肺転移が多く，リンパ管転移は少ない．肝静脈内浸潤は全身転移をおこしやすく，予後不良のサイン．一方，胆管細胞癌はリンパ行性に転移しやすく，腫瘍は血行に乏しく造影CTではほとんど増強されない．

One More Navi
肝硬変患者に胆道系酵素上昇が見られたら肝細胞癌を疑う．

K-42 病態・病因

肝細胞癌（hepatocellular carcinoma；HCC）は肝細胞由来の上皮性悪性腫瘍で，発癌のベースとしてB型またはC型肝炎による慢性肝炎や肝硬変がみられることが特徴で，▶K-07, 08 正常肝での発生は稀です（患者の70%がHCV陽性，15%がHBV陽性）．発癌機序は，C型肝炎では長期間のウイルス感染で肝細胞に慢性的破壊・再生による遺伝子変異が蓄積する多段階発癌が考えられ，一方，B型肝炎ではHBV（DNAウイルス）による肝細胞の癌遺伝子活性化／ゲノムの組み込みが発癌にかかわっています．このため，C型肝炎は感染から30年後にHCCを発生するものが多く（肝硬変に合併し，発癌平均年齢は65〜70歳），B型肝炎はC型より10年早く発癌します（慢性肝炎からも発癌し，平均年齢は約55歳）．

B型・C型肝炎以外の原因としては，原発性胆汁性胆管炎（PBC），自己免疫性肝炎（AIH），アルコール性肝硬変，非アルコール性脂肪性肝炎（NASH），ヘモクロマトーシス，真菌産生毒素のアフラトキシンでもおきます．

K-43 症状・身体所見

▶症状

肝細胞癌自体の症状はなく，併存する肝硬変に伴う症状（全身倦怠感，食欲不振，黄疸，腹水など）が主となります．癌破裂による腹腔内出血で発症することもあり（3%），急激な血性腹水の出現と血圧低下で突然死の原因になります（死亡率50%）．

進行すると胆管内浸潤で黄疸，肝静脈浸潤でBudd-Chiari症候群（門脈圧亢進），骨転移で骨痛がおきます．末期には稀に腫瘍随伴症候群（paraneoplastic syndrome）で，高コレステロール血症，低血糖，高Ca血症，赤血球増多症などをおこします．

▶身体所見

腫瘍増大で，肝腫大，腫瘤触知，圧痛などが認められ，動脈-門脈シャントに伴う血管雑音が出現します．また，腫瘍が下大静脈を圧迫すると下肢浮腫や上行性腹壁静脈怒張がみられます．

K-44 診断

▶スクリーニング

肝細胞癌はハイリスク群が明確であるため，リスクが高い患者には早期発見を目的とした定期的なスクリーニングが推奨されます．画像検査で1cm以上の病変があれば造影MRIなどで精査します（1cm以下の病変は良性が多く，3か月後に再検査）．

●超ハイリスク群

B型肝硬変，C型肝硬変の患者に対しては，3〜4か月ごとに超音波検査と腫瘍マーカーを調べ，6〜12か月ごとにダイナミックCT・MRIを行います．

●ハイリスク群

慢性B型肝炎，慢性C型肝炎，その他の原因による肝硬変の患者については，6か月ごとに超音波検査と腫瘍マーカー測定が推奨されます．

▶肝細胞癌の診断

肝細胞癌の診断は，画像検査を中心で，腫瘍マーカーは補助的です．

●超音波検査

簡便かつ非侵襲的な検査であるため，スクリーニングで用います．ただし，検者の技量によって左右されることや，死角が存在するなどの欠点もあります．

典型的な肝細胞癌は，境界明瞭で輪郭が整った結節として描出され，辺縁に線維性被膜を反映した低エコー帯（halo）を伴います．結節内部は高エコー（脂肪や新生血管による）と低エコーが混在したモザイクパターンや腫瘤内にさらに結節がみられるnodule-in-noduleパターンを呈し，後方エコーの増強や外側陰影もみられます（5 cm以上では低エコーが主）．

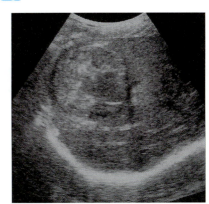

Fig. 肝細胞癌の超音波所見

境界明瞭な腫瘤が描出され，辺縁部に低エコー帯（halo）がみられる（矢印）．腫瘤内はモザイクパターンを呈している．

『標準外科学 第13版』p.596[22]より

●CT（ダイナミックCT）

造影剤の急速静注法によるダイナミックCTで，動脈相，門脈相，平衡相を撮影します．肝細胞癌は単純CTでは低吸収の腫瘤として描出され，典型像では動脈相で造影剤によって濃染（白く染まる）し，門脈相，平衡相では腫瘤中心部から造影剤がwash-outされて低吸収域（黒く抜ける）になります．

One More Navi

典型的な肝細胞癌は画像検査で確定診断できる．一方，非典型例や超音波のみで検出される腫瘤は，肝生検が必須．生検の結果，陰性でも経過観察は必要（偽陰性が30％）．

One More Navi

肝細胞癌は早期肝癌からおきると考えられる．早期肝癌は，直径2 cm以下で根治可能な病変．腫瘍内にGlisson鞘の成分が残る小癌結節で，間質への浸潤があることで高度異型再生結節と区別される．複数の変異遺伝子検出が決め手になる．

One More Navi

エコーでは右横隔膜下が観察しにくい．転移性肝癌では低エコー域が広いbull's eye signを呈する（辺縁部の血流が多いので）．

One More Navi

肝癌は画像だけで診断できる稀な癌だが，検出される2 cm以下の腫瘤のうち肝細胞癌は30％にすぎない．腫瘍マーカーで診断できなければ生検も必要（肝硬変では40％に肝生検が必要）．

Fig. 肝細胞癌のダイナミック造影 CT 像

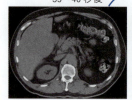

造影剤注入開始 35〜40 秒後

3〜5 分後

単純 CT
肝内に腫瘤が低吸収域として描出される．

動脈相
造影剤によって濃染する内部不整な腫瘤がみられる．

平衡相
造影剤は wash-out され，腫瘤は低吸収域となる．

（国試 104-A30）

> **One More Navi**
> 100 mL 造影剤を 3 mL/ 秒で急速静注し，注入開始 30 秒後から撮影を開始する（動脈相）．肝動脈で栄養される肝癌は，門脈で栄養される正常肝と異なり内部が濃染する．その 30 秒後（門脈相）で門脈から造影剤がくるが，門脈血がこない肝癌は wash-out される（delayed wash-out）．3 分後には全身に造影剤が行きわたり（平衡相），類洞のない肝癌（Kupffer 細胞もない）では造影剤が貯留できないのでやはり低吸収のままとなる（肝血管腫は平衡相で高吸収となる）．

> **One More Navi**
> **EOB-MRI**
> 従来の水溶性ガドリニウムに脂溶性のエトキシベンジル基が付加された造影剤を用い，肝細胞膜のトランスポーターである OATP8 からの取り込み像（肝細胞相）をみる．OATP8 からの取り込みが低下する肝細胞癌は，肝細胞相で低信号域となる．同様に Kupffer 細胞に分布する超常磁性酸化鉄製剤（SPIO）も肝癌では取り込まれないため，SPIO-MRI が行われることもある．

> **One More Navi**
> 肺癌や胃癌でも産生されることがあるが，AFP ≧ 400 ng/mL 以上では肝癌と診断できる．

> **One More Navi**
> 感度，特異度，陽性適中率，陰性適中率の側面から，腫瘍マーカーは AFP + PIVKA-Ⅱ または AFP-L3 + PIVKA-Ⅱ の組み合わせで測定することが望ましい．しかし，画像検査に比べると早期発見には有効でない（推奨しないガイドラインもある）．

● **MRI**

肝細胞癌は，T1 強調像では低信号，T2 強調像では高信号で描出されます．ダイナミック MRI では，CT 像と同様に動脈相で高信号，門脈相，平衡相で低信号を示します．なお，ダイナミック MRI での撮像に加えて，造影約 20 分後の肝細胞相を撮像できる EOB-MRI は空間分解能が高く，ダイナミック CT より診断能が高いことが特長です．

● **腫瘍マーカー**

肝細胞癌の腫瘍マーカーには① AFP，② AFP-L3，③ PIVKA-Ⅱ の 3 種類があり，小肝細胞癌の診断にあたっては 2 種類以上のマーカーを用いることが推奨されます．

- **AFP（α フェトプロテイン）**：胎児の肝細胞が産生する血清蛋白で，肝細胞癌も産生します．20 ng/mL 以上の上昇で肝癌が疑われますが，40% は陰性で，肝硬変や慢性肝炎，転移性肝癌，肝芽腫でも上昇することがあります．数値が腫瘍の大きさと相関するため，治療のモニターにも使われます．

- **AFP-L3**：AFP に結合する糖鎖の構造は AFP を産生する細胞の種類によって異なるため，肝細胞癌が特異的に産生する L3 分画を測定するものです．特異度はほぼ 100% ですが，3 cm 以下の肝細胞癌で陽性率が 10% 程度なので，感度は高くありません．

- **PIVKA-Ⅱ（proteins induced by vitamin K absence）**：異常プロトロンビン（凝固因子Ⅱ）を測定するもので，3 cm 以下の肝細胞癌での陽性率は 25% と低感度ですが，特異度は 90% 以上です（AFP 陰性例で陽性）．なお，ビタミン K 拮抗薬（ワルファリン）やビタミン K 欠乏（胆汁うっ滞，脂肪性下痢，抗菌薬による腸内細菌障害）では偽陽性となります．

▶ **肝予備能評価**

肝細胞癌との診断と同時に肝予備能の評価を行い，手術が可能か否か，手術を行う場合の範囲や術式をどうするかを決定します．

● **Child-Pugh 分類**

総合的な肝予備能評価は，肝硬変の重症度分類である Child-Pugh 分類を用い，脳症，腹水，血清ビリルビン値，血清アルブミン値，プロトロンビン活性値をスコア化し，Grade A〜C に分類します．Grade A, B では手術による肝切除が可能です．

● **肝障害度**

ICG 負荷試験（ICG15 分停滞率；ICG-R$_{15}$）を行い，腹水，血清ビリルビン値，

血清アルブミン値，プロトロンビン活性値などの結果と併せて，肝障害度 A〜C の 3 段階で評価します．

Tab. 肝障害度

	A	B	C
腹水	なし	治療効果あり	治療効果が少ない
血清ビリルビン値 (mg/dL)	<2.0	2.0〜3.0	>3.0
血清アルブミン値 (g/dL)	>3.5	3.0〜3.5	<3.0
ICG-R_{15} (%)	<15	15〜40	>40
プロトロンビン活性値 (%)	>80	50〜80	<50

異なる肝障害度で 2 つ以上の項目に該当する場合は，高いほうの肝障害度をとる．肝障害度 B が 3 項目，C が 2 項目に該当する場合は「肝障害度 C」と判定し，肝障害度 A が 3 項目，B，C が 1 項目ずつに該当する場合は，B が 2 項目相当以上と考えて「肝障害度 B」と判定する．

One More Navi
他臓器と同様に腫瘍量に基づいた TNM 分類を行い，肝予備能や患者の身体機能の評価が治療方針や予後を決定するうえで重要である．
予後評価には Barcelona Clinic Liver Cancer (BCLC) があり，Stage A〜D で，生存期間中央値は 4 年〜5 か月に相当する．

K-45 治療

肝切除が基本ですが，肝予備能（肝障害度）や腫瘍数，腫瘍の大きさなどによって，肝細胞癌治療のアルゴリズム（バルセロナ分類）に従って，他の治療法を選択することもあります．

Fig. 肝細胞癌治療のアルゴリズム（バルセロナ分類）

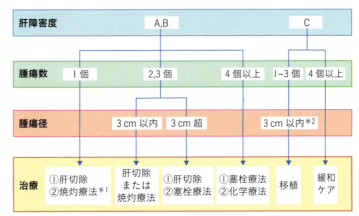

*1 肝障害度 B，腫瘍径 2 cm 以下なら選択可能
*2 単発の場合，腫瘍径 5 cm 以内

● 脈管侵襲がある肝障害度 A の場合は，肝切除，化学療法，塞栓療法が選択されることがある．
● 肝外転移があり，Child-Pugh 分類で Grade A の場合，化学療法が推奨される．

One More Navi
肝硬変のない肝臓では肝容積の 60% を切除しても肝機能にほとんど影響はない．しかし，70% を超えると肝機能障害がおきることがある．

▶根治療法

●肝切除

病変を確実に治療できる唯一の方法で，肝予備能が高い単発例，3 個までの多発例，脈管侵襲がある肝障害度 A の患者などに適応があります．右葉切除，拡大右葉切除，左葉切除，左外側区域切除の 4 つの肝切除術が標準術式です．

- **右葉切除**：肝右葉と右側尾状葉を一括して切除し，中肝静脈は温存します．肝容積の 60% を切除しますが，安定的な肝切除法です．
- **拡大右葉切除**：中肝静脈の切除，または主門脈列を越えて Couinaud 肝区分の S_4 領域を切除する術式です．

One More Navi
肝切術は高侵襲（5% に肝不全がおきる）であることや，切除後も背景肝疾患によっては新規再発があることも考慮する．実際には肝硬変のない肝癌は 5% と稀で，また単発例では術後成績が RFA と予後は変わらない．
現在，低侵襲な治療として腹腔鏡下手術が増加中である．

One More Navi
正常肝で広範囲肝切除が行われても，1週間で肝機能は正常化し，数か月で肝容積が90%程度まで回復する．一方，肝硬変がおきると再生能が低下し，高度肝硬変（ICG-R$_{15}$＞40%）では再生肥大をほとんど期待できない．

One More Navi
RFAは450 kHzのラジオ波を用いて腫瘍を焼灼する．適応は3 cm以下が3個まで，あるいは単発では5 cm以下と，肝移植の適応と同じである．経皮だけでなく腹腔鏡下にも行える．なお，マイクロ波（2,450 MHz）による焼灼は，ラジオ波より範囲が狭く合併症も多い．

One More Navi
肝移植の手術死亡率5%で再発率50%．肝移植を行うと肝癌のない肝硬変患者と同じ余命となり，年齢65歳以下が適応．

One More Navi
油性造影剤に抗癌薬を溶かしてTAEの直前に注入するTACEがよく行われる．放射性物質の90Yイットリウム（半減期64時間）微粒子を注入する試みも行われている．

One More Navi
肝癌の5%の癌細胞は門脈からも血流を受けるので肝動脈からだけの抗癌薬注入では不十分．TAEは門脈本幹に血栓があると肝動脈に依存する正常肝細胞が死に肝不全の危険があるため禁忌．

- **左葉切除**：肝左葉と左尾状葉を一括し，肝容積の30%程度を切除します（左尾状葉温存術もあり）．
- **左外側区域切除**：肝鎌状間膜の左外側，すなわちCouinaud肝区分のS$_2$とS$_3$を合わせた領域を切除する術式です．

● 経皮的局所療法
- **ラジオ波焼灼療法**（radiofrequency ablation；RFA）：超音波ガイド下に経皮的に電極を腫瘍に刺入し，ラジオ波によって焼灼する方法で，3 cm程度の腫瘍であれば1回の通電で治療することができます．次に述べるエタノール注入療法よりも長期予後に優れるため，現在では局所治療の中心はRFAになっています．
- **エタノール注入療法**（percutaneous ethanol injection therapy；PEIT）：RFAと同様の方法で穿刺針を刺入し，99.9%エタノールを直接的に腫瘍に注入して，癌を凝固壊死させます．

● 肝移植
　腫瘍径が5 cm以下で1個以内，または3 cm以下で3個以内という基準（ミラノ基準）を満たす場合に適応となります．また，治療前に上記基準を満たさない場合でも，治療によって腫瘍を縮小できれば移植を行うことができます．

▶ 延命療法
● 肝動脈塞栓療法
　肝動脈塞栓療法（transcatheter arterial embolization；TAE）は，正常肝は肝動脈と門脈の二重の血流を受けるのに対し，肝細胞癌は肝動脈からのみ栄養を受ける特徴を利用した治療法で，担癌領域の肝動脈に選択的にカテーテルを進め，ゼラチンスポンジやビーズで塞栓して，癌細胞を壊死させます．治療効果は局所療法に劣りますが，多発癌や大きな腫瘍への治療に選択されます（肝切除前に行っても無効）．

● 化学療法
　肝障害度Cなど手術が困難な場合には，抗癌薬の肝動脈持続注入（動注化学療法）か，分子標的薬のソラフェニブ（VEGF受容体やB-Rafキナーゼ阻害）の経口投与による延命治療を行います．

- 前向きの臨床研究では動注化学療法では延命はできなかったとの報告がある．
- ソラフェニブによる治療は遠隔転移や脈管浸潤を伴う進行癌，TAEや動注化学療法が不向きなChild-Pugh分類Grade Aの肝癌患者が対象となる．

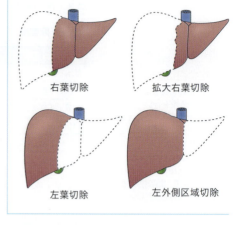

Fig. 肝切除の標準術式

右葉切除／拡大右葉切除／左葉切除／左外側区域切除

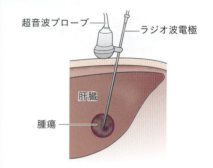

Fig. ラジオ波焼灼療法（RFA）

超音波ガイド下に電極を腫瘍まで刺し込み，ラジオ波によって腫瘍を焼灼する．

- ソラフェニブの副作用には高血圧，手足症候群（発疹），消化器症状などがある．
- 再発率が80%と高く，2年後の早期再発と5年以降の新規再発のサーベイランスが必要．

国試出題症例
〔国試105-D21〕

- 68歳の男性．健康診断で肝障害を指摘され来院した．20年前にB型肝炎ウイルス感染を指摘されたがそのままにしていた．意識は清明．身長165 cm，体重61 kg．体温36.2℃．脈拍76/分，整．腹部は平坦，軟で，肝・脾を触知せず，圧痛を認めない．血液所見：赤血球408万，Hb 13.2 g/dL，Ht 39%，白血球6,700，血小板16万．血液生化学所見：総蛋白7.2 g/dL，アルブミン4.1 g/dL，総ビリルビン0.5 mg/dL，直接ビリルビン0.2 mg/dL，AST 59 IU/L，ALT 83 IU/L，LD 275 IU/L（基準176〜353），ALP 159 IU/L（基準115〜359），γ-GTP 125 IU/L（基準8〜50），Na 141 mEq/L，K 3.7 mEq/L，Cl 103 mEq/L．腹部超音波写真と腹部ダイナミックCTは次のとおり．

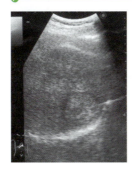
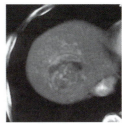
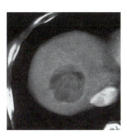

早期相　　後期相

⇒20年前にB型肝炎ウイルス感染はキャリアー状態．超音波検査でのモザイクパターンと辺縁部の低エコー帯（halo），ダイナミックCTでの腫瘤の濃染とwash-out像などから，慢性肝炎からの肝細胞癌が考えられる（腫瘍マーカーで調べる）．

K-46 転移性肝癌

▶レファレンス
- ハリソン⑤：p.564
- 新臨内科⑨：p.609-611
- 標準外科⑬：p.608

One More Navi
大腸・直腸癌と神経内分泌腫瘍の肝転移は手術できれば予後は悪くない．しかし，他の転移性肝癌は癌末期を意味する．

One More Navi
ほぼすべての癌が肝転移する可能性があり，原発巣の検索は，治療がない（手術や抗癌薬の適応がない）場合には予後に影響しないため行わない．病期もStage 4で進行癌としての体重減少などを伴うと予後不良．

病態 転移性肝癌（metastatic liver cancer）は，肝臓以外の臓器にできた癌が肝臓に転移したものを指します．肝臓が門脈と肝動脈の二重血流支配を受け，広い血管床を有していることや，類洞内皮が有窓構造であるため転移がおこりやすく，転移性肝癌の発生頻度は原発性肝癌の10倍で，癌死の50%に肝転移がみられます．
　肝転移は多くは大腸や膵臓などの消化器系に発生した癌が門脈を経て転移したもの（門脈由来）ですが，肺，乳腺，卵巣に発生した癌や白血病，悪性リンパ腫などが肝動脈から転移（肝動脈由来）する場合もあります．また，リンパ行性や胆道系の癌では直接浸潤による転移もおこります．なお，肝臓は血液が豊富であるため転移がよくおきますが，肝硬変になって血流が減ると転移は稀になります．
　転移性肝癌は多発性のことが多く，病巣中心部に壊死と石灰化を伴います．

症状・身体所見 肝腫大や肝機能低下がある進行例では，倦怠感，黄疸，腹水による腹部膨満などがみられます．身体所見では肝表面にゴツゴツとした硬い結節を触れ，肝被膜近傍の結節では，中心部の壊死により生じた癌臍（delle）と呼ばれる陥凹に触れることがあります．また，癌が周囲の組織と触れて生じるガリガリという摩擦音が聴かれます（稀に疼痛）．

One More Navi
石灰化は粘液産生性消化管腫瘍の転移に多くみられる．

One More Navi
肝細胞癌でおきる門脈浸潤は転移性癌では稀．胆管閉塞も軽度で，黄疸も稀か軽度．

One More Navi
エコーは0.5～1 cmの大きさの腫瘤を検出できるが，造影エコーはより小さい微小肝転移も検出できる．転移癌は増殖が急速で周囲の線維組織は少ない（浮腫によるhaloが厚い）．

One More Navi
神経内分泌腫瘍，メラノーマ，肉腫，明細胞腎癌，甲状腺癌は動脈相で結節全体が染まるが，他の腫瘍は造影不良になる．MRIではGd-EOB-DPTA造影で5 mmの肝転移も検出可能．

One More Navi
大腸癌は肝転移後，ある程度の大きさになってから肺などに転移する．

診断
● 血液検査

まず門脈域に転移するため，胆道系が圧迫されやすく早期にALPの上昇を認め，AST，ALTが上昇することもあります．原発巣の腫瘍マーカー（腺癌ではCEAやCA19-9など）の上昇もみられます．

● 画像検査

多発性の結節性病変が検出されます．

- 超音波検査：bull's eye signと呼ばれる高エコーの腫瘤とその辺縁に浮腫による厚い低エコー帯（halo）がみられます．腫瘤中心部が凝固壊死で高エコー，液状化で低エコーとなることもあります．
- CT・MRI：造影により，腫瘤が低吸収域となり，辺縁部のみがリング状に濃染します．腫瘤中心部は壊死によって乏血領域となるため，早期相でも後期相でもコントラストの増強がみられません．

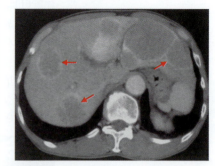

Fig. 転移性肝癌の造影CT像

低吸収域の腫瘤が多数みられ，造影剤による辺縁部のリング状濃染がみられる（矢印）．

（国試100-F33）

治療
原発巣が完全に切除され，肝臓以外の臓器への転移がない場合には肝切除の適応となります．特に，大腸癌は肝切除の対象となることが多く，切除後の5年生存率は40%と予後が大きく改善します．

大腸癌以外からの転移では化学療法による延命治療が中心になります（50%は3か月以内に死亡する）．

- 肺転移がある場合でも肺切除を併用で，肝切除を行うことがある．
- 手術のリスクがあればラジオ波焼灼療法（RFA）もオプションとなるが，局所再発しやすい．
- 原発巣に特異的治療がない場合や全身状態不良例では緩和療法が中心となる．

国試出題症例
〔国試102-D35〕

- 58歳の男性．肝腫瘍の精査のため来院した．3年前に上行結腸癌で結腸右半切除術を受けた．腹部超音波検査で肝に孤立性腫瘤が初めて検出された．血液所見：赤血球385万, Hb 11.5 g/dL, 白血球4,200, 血小板18万．血液生化学所見：総蛋白7.0 g/dL, アルブミン4.6 g/dL, ZTT 9.8（基準4.0～14.5），総ビリルビン0.9 mg/dL, AST 20 IU/L, ALT 28 IU/L, ALP 350 IU/L（基準260以下），γ-GTP 48 IU/L（基準8～50）．免疫学所見：HBs抗原陰性, HCV抗体陰性, AFP 8 ng/mL（基準20以下），CEA 22 ng/mL（基準5以下）．胸腹部CTで肝左葉に径6 cmの腫瘤性病変を1個認めるが，肺を含めその他の臓器には異常を認めない．

⇒大腸癌（CEA産生，AFP陰性）からの肝転移が疑われる．他臓器への転移はなく，孤立性なので肝部分切除の適応となる．肝機能検査では腫瘍による圧迫で胆道系酵素（ALP）の上昇がみられる．

K-47 その他の肝腫瘍

▶レファレンス
・ハリソン⑤：p.563-564
・新臨内科⑨：p.608-609
　　　　　　 p.611-615
・標準外科⑬：p.607-608
・標準病理⑤：p.522-523

One More Navi
肝細胞癌と胆管細胞癌が1つの腫瘍にみられる混合型肝癌（1％）は，肝炎ウイルスの慢性肝炎・肝硬変にでき，同一の幹細胞から分化する肝細胞と胆管細胞の脱分化異常と考えられる．細胆管癌（粘液産生なし）も中間的な存在である．

One More Navi
肝硬変やウイルス性肝炎にも合併する．

One More Navi
二酸化トリウムのゾル状血管造影剤であるトロトラストで，胆管細胞癌が多くみられた．ドイツで開発され，太平洋戦争中に主に軍隊で使用された．1930～1950年代まで使用され，現在は禁止されている．

One More Navi
肉眼的に腫瘤形成型（66％），胆管浸潤型（8％），胆管内発育型（5％）に分類される．線維性間質を形成して門脈域を取り込むように増殖し，血管内には侵入しない．ムチン産生するが未分化なので胆汁は産生しない．

One More Navi
末梢型ではALPだけが上昇していることもあり，ALPのアイソザイムで骨転移を伴った悪性腫瘍と鑑別できる（免疫グロブリン結合ALPも）．

One More Navi
肝細胞癌，転移性肝癌，肝外胆管癌の肝転移との鑑別が問題となる．

One More Navi
肝外胆管癌の肝転移と肝内胆管癌との鑑別は難しい．前者は多発性であることが多く，後者は単発性であることが多い．

K-48 胆管細胞癌（CCC）

病態　胆管細胞癌（cholangiocellular carcinoma；CCC）は胆管の二次分枝よりも肝側の肝内胆管から発生する上皮性の悪性腫瘍で，原発性肝癌の4％を占めます．組織学的には，腺癌が主体で，間質が豊富な線維性結合組織からなる管状腺癌の組織像を呈します．肝硬変の合併は肝細胞癌よりも少なく，正常肝からの発生も稀ではありません．原発性胆汁性胆管炎（PBC），肝内胆石症，肝吸虫症，Caroli病（先天性肝内胆管拡張症）によく合併します．血行性の肝外転移は少なく，リンパ行性での転移が多くみられます．

分類　肝門部の太い胆管に発生する肝門部型と，肝内の末梢胆管に発生する末梢型とに分類されます．

Fig. 肝内胆管癌の分類

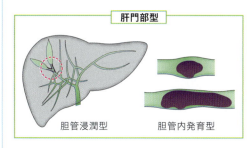
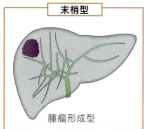

- 肝門部型：門脈域に沿って浸潤性に増殖するもの（胆管浸潤型）が多く，胆管内腔に乳頭状に増殖するもの（胆管内発育型）もみられます．早期から閉塞性黄疸が出現します．
- 末梢型：肝実質に塊状または結節状の腫瘤が形成されます（腫瘤形成型）．黄疸の出現が遅く，末期まで無症状であるため発見が遅れます．腫瘤は大きくなりますが血管に乏しく，腹腔内破裂出血は稀です．50％に領域リンパ節転移がみられます．

診断

●**血液検査**
　胆道系酵素（ALP，γ-GTP）の上昇がみられ，腺癌が主体であるため，50％で腫瘍マーカーのCEAやCA19-9の上昇がみられます．

●**画像検査**
- 超音波検査：腫瘤形成型は辺縁不整の八つ頭状で境界明瞭な低エコー像が描出され（腫瘤が小さいと高エコー像），腫瘍末梢側の胆管拡張像がみられます．胆管浸潤型は境界不明瞭で末梢胆管の拡張が高率にみられます．胆管内発育型は顆粒状の高エコー像を呈します．
- CT・MRI：肝門部型では腫瘤形成がみられず，胆管拡張像がみられます．末梢型では造影効果が乏しい低吸収域（造影MRIではT2強調で高信号）として描出され，ダイナミックCTでは早期相で腫瘍辺縁部の濃染，後期相でムチン産生や腺房間の線維化が顆粒状に描出されます．

治療　肝硬変からの発癌は稀で，肝切除が可能です．しかし，早期診断は難しく，肝門部型は手術困難です（切除肝の断端に癌がない場合の5年生存率60％）．切除不能例では根治は見込めず，閉塞性黄疸に対する対症療法（胆道ドレナージやステ

ント留置)、局所療法〔肝動脈化学塞栓術（TACE）やラジオ波焼灼療法（RFA）〕、化学療法で延命を図ります（5年生存率5%）。

K-49 肝芽腫

病態 肝芽腫（hepatoblastoma）は、3歳以下の幼児（男児に2倍）に好発する悪性腫瘍で、小児肝悪性腫瘍の65%を占めます。家族性大腸腺腫症（FAP）に合併しやすく、非硬変肝に発生します（未分化肝細胞からおきて乏血性）。右葉に3倍発生しやすく、大きな単発性の腫瘤が認められますが、破裂は稀です（50%に被膜あり）。

診断 腫瘍マーカーのα-フェトプロテイン（AFP）やヒト絨毛性ゴナドトロピン（hCG）が上昇します。初診時に20%が肺転移し、腹腔リンパ節や脳にも転移します。

治療 85%は切除可能で、切除できれば5年生存率75%です（両葉にまたがる場合は肝移植）。増殖が早く転移例では化学療法でも予後不良です。

K-50 肝血管腫

病態 肝血管腫（hemangioma）は、最多の肝腫瘍（人口の5%で女性に5倍）で、毛細血管の奇形が変型拡張した肝良性腫瘍（過誤腫）です。ほとんどが血管内皮に覆われた血管腔の周りに線維芽細胞が増殖する海綿状血管腫（cavernous hemangioma）を呈し、通常は5 cm以下の単発性の腫瘤で増大はしませんが、ときに20 cmほどの巨大なものもみられます。

症状 無症状で、偶然に画像検査で発見されます。腫瘤の大きさが10 cm以上になると稀に梗塞や血栓がおきることがあり、痛みが出現したり、血小板減少、凝固因子欠乏による微小血管性溶血性貧血（Kasabach-Merritt症候群）をおこすことがあります。

診断
- **超音波検査**：境界明瞭な高エコー結節を認め、ときに腫瘤内部が低エコーで描出され、辺縁が高エコーのリング状にみえることもあります。
- **CT・MRI**：ダイナミックCT・MRIでは辺縁から造影されて徐々に中心部に向かって造影が広がり、平衡相から遅発相にかけても造影効果が残ります（中心部は線維化していて造影されない）。

Fig. 肝血管腫のダイナミック造影CT

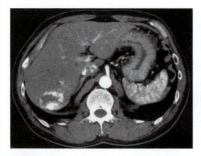

動脈相
腫瘤の周囲が濃染し、中心部は造影されていない。

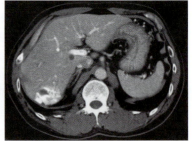

門脈相
中心部に向かって造影が広がっており、肝血管腫に特徴的な造影剤の広がり方を呈している。

〔国試 105-A26〕

One More Navi
肝細胞癌とは異なり、肝移植は予後を改善しないため、ドナーが割り当てられない（肝移植後の再発率は5年で70%）。

One More Navi
小児固形癌では、神経芽腫、Wilms腫瘍（腎芽腫）に次いで3番目に多い。低出生体重がリスク因子。

One More Navi
AFP陰性の肝芽腫は未分化型で予後不良。トロンボポエチン産生では血小板が増加する。FAPは癌抑制遺伝子でβカテニンを抑制している。

One More Navi
妊娠中やエストロゲン投与でやや増大することがあるが、妊娠やピルが禁忌というほどではない。

One More Navi
5 cm以上は巨大血管腫と呼ばれ、出血の危険があるが予防的切除をするほどではない。

One More Navi
血管肉腫（angiosarcoma）はトロトラストや塩化ビニル、ヒ素中毒などでおきやすく、増殖が速く6か月で死亡する。

One More Navi
体位変換や圧迫、呼吸止めなどで腫瘤内部のエコーレベルが変化するカメレオンサイン（chameleon sign）は肝血管腫特有の所見で、腫瘤内の貯留血液量の変化によっておこる。

One More Navi
外傷で破裂したり、針生検でも出血したりする。

治療　症状がなければ治療は不要です（10 cm以上で考慮）．

K-51　限局性結節性過形成（FNH）

One More Navi
エストロゲン非依存性だが，女性やピル使用者におきやすい（肝血管腫に次いで多い：1万人に1人）．5 cm以下では6か月後もサイズが変わらないことを確認する．分化しており AFP 陰性．

One More Navi
肝癌には Kupffer 細胞がないので，SPIO-MRI で残像はみられない．

病態　限局性結節性過形成（focal nodular hyperplasia；FNH）は，局所的動脈血流異常（先天性血管奇形など）を中心にして肝細胞の過形成がおきる良性腫瘍で，多くは5 cm以下の単発性腫瘍として発見されます（20%は多発性）．出血は稀でエストロゲンでも増殖せず（肝細胞腺腫との鑑別点），腫瘍周辺に胆管増生がみられます．また，腫瘍中心の栄養血管を伴う星状線維性瘢痕も特徴的です．なお，MRIでは肝特異的造影剤に Kupffer 細胞に分布する超常磁性酸化鉄製剤（super paramagnetic iron oxide；SPIO）があり，FNH では Kupffer 細胞が SPIO を取り込むために長く残像がみられます．

診断　肝被膜下に好発し，腫瘍中心に低エコーの線維性瘢痕が描出されます（小さい腫瘍ではみられない）．ダイナミックCTでは，動脈相で腫瘍中心を除く部分が濃染し，門脈相で周辺の肝と同じ等エコー域になります．

治療　肝癌との鑑別ができれば，治療は不要です（癌化しない）．

関連項目

▶肝細胞腺腫

肝細胞腺腫（hepatocellular adenoma）は稀な良性上皮性腫瘍で，多くは単発性で大きさは1～30 cmのものまでさまざまです（FNHと鑑別重要で NAFLD におきやすい）．エストロゲンで増殖するため女性に多く，また経口避妊薬（ピル）5年以上服用者でおこりやすく，腫瘍はピルをやめると縮小します．5 cm以上の腫瘍は癌化や出血しやすい（出血性ショックもあり得る）ため，手術やラジオ波治療が必須です．

Assist Navi　ダイナミックCTによる肝腫瘍性病変の造影の違い

	肝細胞造影相	造影前	動脈相	門脈相
肝細胞癌		～	～	～
			内部不整な腫瘍の濃染と wash-out 像	
肝嚢胞				
肝血管腫				
			辺縁から中心に向かって徐々に造影される	
限局性結節性過形成				
			中心部以外が濃染される（中心部線維性瘢痕）	

K-52 血管性肝疾患

▶レファレンス
・新臨内科⑨：p.586-590

One More Navi
静脈閉塞が急性か慢性かによっても病態や治療法に違いがある．

門脈系血管に閉塞・狭窄がおきて循環障害をおこすと，血管抵抗が上昇し，門脈圧亢進症を呈します．この閉塞・狭窄がどこにおきるかによって血管性肝疾患は肝内性と肝外性に分類され，さらに前者は類洞前性と類洞後性，後者は肝前性と肝後性に分けられます．

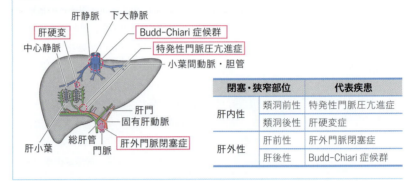

Fig. 血管性肝疾患の種類

閉塞・狭窄部位		代表疾患
肝内性	類洞前性	特発性門脈圧亢進症
	類洞後性	肝硬変症
肝外性	肝前性	肝外門脈閉塞症
	肝後性	Budd-Chiari 症候群

One More Navi
肝硬変の 10% に慢性の門脈血栓症が合併する．

以下では，肝硬変症（肝内類洞後性の肝静脈閉塞）以外の代表的な血管性肝疾患について解説します．

K-53 特発性門脈圧亢進症（IPH）

One More Navi
IPH はかつて Banti 症候群といわれた（門脈圧亢進のない脾腫が原因）が，肝硬変にもなるという誤った認識であったため，現在は使われない．IPH は肝硬変にならず肝癌もおきない（線維化がおきないので）．しかし，肝萎縮から肝不全になることはある．また過形成結節が肝癌に間違われることもある．

病態 特発性門脈圧亢進症（idiopathic portal hypertension；IPH）は，脾腫，貧血，門脈圧亢進があり，一方で，その原因となり得る肝硬変・肝外門脈・肝静脈閉塞，血液疾患，寄生虫症，肉芽腫性疾患，先天性肝線維症などの疾患が確認できないものを指します．

欧米には稀でインドなどに多いので，感染症で肝内門脈血栓ができて門脈炎と門脈線維化が原因とされていました（しかし，肝門脈枝に血栓はなく，門脈うっ血だけでの巨脾は不可解）が，中年女性に好発し，他の自己免疫性疾患に合併することが多いことから，自己免疫異常と考えられています．

病理 肝内末梢門脈枝に狭窄や閉塞がみられ，前類洞性に血管抵抗の増大がおきます（類洞性・後類洞性に血管抵抗が増大する肝硬変症と閉塞部位が異なる）．

One More Navi
肝静脈ウェッジ圧（類洞圧）と肝静脈圧との較差が 10 mmHg 以上で門脈圧亢進，12 mmHg 以上では食道静脈瘤破裂しやすい．IPH は前類洞性なのでこの較差は正常．

症状・身体所見 脾腫，貧血，門脈圧亢進症状（食道・胃静脈瘤，腹壁静脈怒張）を呈します（しかし，腹水や肝不全は稀）．また，全身性エリテマトーデス（SLE），進行性全身性硬化症，慢性甲状腺炎，混合性結合組織病などの自己免疫性疾患をよく合併します．

One More Navi
BCS や EHPVO と同様に肝動脈の血流が増えて局所的に過形成結節をみとめる．

検査
・血液検査：脾腫に伴う著明な汎血球減少が特徴的です．
・超音波検査：著しい脾腫を認め，パルスドップラーで脾静脈血流量・門脈血流量の増大を認めます．

One More Navi
脾摘の代わりに部分的脾動脈塞栓術をすることもある．これらは門脈圧も低下させる．

・内視鏡検査：食道・胃静脈瘤は発症後 1 か月以内でもおきることがあるため，内視鏡検査で有無を確認します．

治療 門脈圧亢進に伴う食道・胃静脈瘤からの出血に内視鏡的硬化療法や静脈瘤結紮術を行い，脾腫に伴う汎血球減少が高度の場合には脾摘を行います．

K-54 肝外門脈閉鎖症（EHPVO）

病態 肝外門脈閉鎖症（extrahepatic portal vein obstruction；EHPVO）は，肝門部以遠の門脈本幹が閉塞し，門脈圧亢進症をきたす症候群を指します．肝硬変の稀な小児におきる門脈圧亢進症の主な原因で，成人では非代償性肝硬変の15％におこります．血栓性静脈炎による血栓が門脈閉塞をおこす一次性（原発性）と，感染症や腫瘍に続発する二次性（続発性）があり，一次性 EHPVO は小児に，二次性 EHPVO は成人に多くみられます（敗血症，膵炎，脱水など肝疾患と無関係におきる門脈血栓症）．

症状 急性では腹痛（激痛），発熱，下痢がおきます（部分閉塞では症状は軽度で見逃しも多く，慢性期に診断される）．また，門脈が完全閉塞すると腸管虚血によるイレウス症状（疝痛，腹部膨満，悪心・嘔吐など）が出現し，肝不全やショック症状がおこります．慢性では門脈圧亢進症状として消化管出血や腹水で発症します．

検査
- 血液検査：血球減少（脾機能亢進症）のほか肝機能異常などは軽度です．
- 画像検査：超音波検査で門脈内に血栓が描出され（辺縁不整な高エコー），ドップラーエコーで門脈血流がみられません．造影 CT では血栓が造影効果のない構造物として描出され，周囲に側副血行路がみられます．血管造影で門脈本幹の閉塞所見や求肝性側副血行路である海綿状血管増生（cavernomatous transformation）が帯状にみられます（門脈圧亢進を緩解せず肝外胆管狭窄をおこし得る）．

治療 急性病変は食道静脈瘤の評価後に抗凝固療法を行い，血栓除去術など外科治療が必要な場合もあります．上腸間膜静脈血栓まで進展する場合には抗凝固薬（ワルファリン，ヘパリン，アンチトロンビン–Ⅲ製剤）で腸管壊死を防ぎます．慢性病変については，食道・胃静脈瘤がコントロールされていれば経過をみます．

K-55 Budd-Chiari 症候群（BCS）

病態 Budd-Chiari 症候群（BCS）は，肝静脈3主幹や肝部下大静脈に閉塞や狭窄がおき，肝臓から血液が流出できずに門脈圧亢進症をきたす症候群を指します．静脈異常の一次性 BCS（多くは感染性静脈炎で始まる）と，静脈以外の原因でおきる二次性 BCS（癌と感染症が多い）とに分類され，後者には血液凝固異常（85％が過凝固状態），経口避妊薬の使用，妊娠，血液疾患（多血症，骨髄増殖性疾患，発作性夜間血色素尿症など），腹腔内感染，血管炎，腫瘍による塞栓，うっ血性心疾患などがあります．

病理 急性に進行するとうっ血性肝腫大を呈します．一方，慢性化例では肝細胞壊死や肝線維化（中心静脈），肝硬変の所見を呈し，限局性結節性過形成（FNH；局所的に肝動脈血流増加するため）や肝細胞癌を合併することもあります．線維化が中心静脈域から進展するのが特徴です．

症状 急性，亜急性，慢性の経過に応じて，発熱，腹水，黄疸，肝腫大，右上腹部痛（激痛），下腿浮腫，消化管出血，肝性脳症などの症状が出現します（20％は無症状）．特に，腹水（腹水蛋白＞3 g/dL）での発症がよくみられます．下大静脈閉塞では腹壁静脈怒張がおこります．

検査
- 血液検査：脾機能亢進に伴い1つ以上の血球成分の減少がみられますが，重症でなければ肝機能異常はみられません．

One More Navi
線維化や炎症細胞浸潤は軽度で，小葉構造は保たれる．

One More Navi
二次性 EHPVO の原因の一部は二次性 BCS と共通する．しかし，EHPVO では肝硬変にならない．

One More Navi
小児や若年者の突然の消化管出血では EHPVO を疑う．

One More Navi
肝内門脈圧亢進はないので皮下静脈拡張（caput medusa）はみられない．なお，側副血行路が発達すれば門脈圧亢進症状はみられないこともある．

One More Navi
急性の門脈閉塞はバクテロイデスなどによる静脈炎でおきて，1週以内にヘパリン投与を開始すると60％に再開通，1か月後では20％．3か月はワルファリン投与して再発予防する．

One More Navi
1845年に英国の内科医 George Budd が報告し，1898年にオーストリアの病理医 Hans Chiari が命名した．

One More Navi
一次性 BCS は閉塞の原因が不明であるものをいう．欧米では血液疾患によることが多く（40％は骨髄増殖性疾患），肝静脈のみの閉塞で Chiari 病ともいう．アジアでは下大静脈での閉塞が多い．しかし，症状からは区別できない．

One More Navi
アジアでは BCS が多く，肝部下大静脈にできる先天性の膜様物で閉塞がおきるとされていたが，実際は短い血栓が器質化した構造物だった．

One More Navi
15％は門脈血栓症も合併する．

> **One More Navi**
> 3本ある肝静脈の2つ以上が閉塞すると症状が出る．腹満，肝腫大，腹水が三徴で，急性では発熱もみられ，予後不良で1か月以内に死亡する．慢性では無症状で経過して肝硬変に近づいて門脈圧亢進症で発症し，6〜44％に肝細胞癌を合併する．

・**画像検査**：尾状葉は他の肝区域と異なり，肝静脈主幹を経ずに下大静脈に直接還流するため閉塞を免れて代償的肥大をおこします（下大静脈が圧迫されると病態が悪化）．このため，⒫超音波検査，CT，MRIで肥大した尾状葉が描出されます．また，腹水や脾腫もみられます．ドップラーエコーでは肝静脈主幹または下大静脈に逆流や乱流が描出されます．MRIでは肥大した多血結節が多数みられます．

治療　血栓形成例に対しては，禁忌がなければ⒫すぐに抗凝固療法を開始し継続します．急性発症では閉塞・狭窄部へのステント留置，経頸静脈的肝内門脈大循環シャント術（TIPS），さらには肝静脈再建術も検討します．なお，血栓溶解療法の有用性は確立していません．

側副血行路がある慢性経過例では抗凝固療法だけで十分です．

関連項目

▶肝障害類洞閉塞症候群（SOS）・肝中心静脈閉塞症（VOD）

肝障害類洞閉塞症候群（sinusoidal obstruction syndrome；SOS）は肝中心静脈閉塞症（veno-occlusive disease；VOD）としても知られており，移植後三大合併症〔感染，急性移植片対宿主病（GVHD），肝中心静脈閉塞症（VOD）〕の1つで，移植前処置毒性や免疫抑制薬，炎症性サイトカインによる肝類洞内皮細胞障害からDisse腔に血栓ができて発症します（45％では中心静脈が塞がっておらずVODという病名は誤り）．非心原性の下腿浮腫，腹水，黄疸，有痛性の肝腫大がみられるが70％は回復する（肝不全死も数週でおきる）．

> **One More Navi**
> 移植後3週以内に発症する．肝硬変では骨髄移植は禁忌．

> **One More Navi**
> ジャマイカ茶ハーブのピロリジジンアルカロイドでもおきる（類洞細胞が肝細胞よりグルタチオンなど少なく先に障害される）．

▶循環不全に伴う肝障害

●虚血性肝炎

虚血性肝炎（ischemic hepatitis）はショック肝とも呼ばれ，左心不全，出血，敗血症などにより肝の循環血液量が減少し，肝細胞が低酸素状態で小葉中心性壊死がおきます（炎症はない）．急性循環不全では，⒫AST，ALTの急激な上昇（500〜1,500 IU/L）がみられ，⒫LDHはさらに上昇し，ALT/LDHが低値になるので急性肝炎と区別されます〔胆道系酵素（ALP）やビリルビンの上昇も軽度〕．循環不全が改善すれば，ALT，ASTは1週間程度で正常範囲に復帰しますが，⒠腎前性急性腎障害を合併すると予後不良です．

●うっ血肝

うっ血肝（congestive liver）は，左心不全や肺高血圧症などで生じた右心不全で静脈系のうっ滞がおき，肝静脈圧が上昇から中心静脈とその周囲の類洞のうっ血と低酸素状態による肝細胞萎縮がおこります（肝機能検査は正常）．病態が長期化するとBudd-Chiari症候群と似た中心静脈域から進展する線維化がみられます（中心静脈間をブリッジする）．肝硬変になる前に心臓死するので心原性肝硬変は稀です．

> **One More Navi**
> うっ血で中心静脈周辺の類洞拡大がおき暗赤色，門脈域にはおきないので黄白色になり，肉眼的にニクズク（肉豆）肝（nutmeg liver）という．

K-56 妊娠に伴う肝障害

▶レファレンス
・新臨内科⑨：p.584-586

妊婦に発生する肝障害は，①妊娠（多くは異常妊娠）に特異的におきる肝障害，②妊娠前から存在する慢性肝疾患に付随したもの，③妊娠中に偶発した急性肝疾患の3つに分類できます．

以下では妊娠に特異的におきる肝障害を中心に解説をします．

K-57 妊娠悪阻

病態・症状 妊娠悪阻（hyperemesis gravidarum）は，妊娠前期（4～10週）に出現する"つわり症状"の重症型（妊婦の1%に発生）を指し，悪心・嘔吐，唾液量の増加，食欲不振，全身倦怠感，頭痛，眠気などを主症状とします．原因は悪心・嘔吐に伴う脱水や経口摂取不良による栄養障害（5%以上の体重減少）で，肝臓自体の疾患ではありませんが，トランスアミナーゼ（ALT＞AST）は200 IU/Lくらいまでの上昇がみられます（尿ケトン体陽性，ビリルビンは正常）．

治療 補液（ビタミンB_1補充）で改善し，妊娠20週には軽快します．

- メトクロプラミドやオンダンセトロンなどの制吐薬やコルチコステロイドも有用．
- 女児妊娠で重症化の傾向がある．

> **One More Navi**
> 妊娠中に腎血流量は50%増加するが，肝血流量は変わらない．体循環血液量増加でHtやアルブミンが20%薄まる．なお，ALP上昇は胎盤由来である．エストロゲン上昇で手掌紅斑やクモ状血管腫がみられる．

> **One More Navi**
> 妊娠中のE型肝炎は重症化しやすい．また，妊娠中はヘルペス肝炎やBudd-Chiari症候群も合併しやすい．

K-58 妊娠性肝内胆汁うっ滞（ICP）

病態・症状 妊娠性肝内胆汁うっ滞（intrahepatic cholestasis of pregnancy；ICP）は，妊娠中期～後期に全身掻痒感と黄疸で発症する母体には予後良好の疾患です（早産や胎児死のリスクあり）．遺伝的素因や女性ホルモンによる胆汁うっ滞が原因です．50%に家族性があり，MDR3遺伝子異常が15%に認められます．再妊娠で60%に再発します．

検査 ALTが10倍に上昇し，胆道系では著しい胆汁酸の上昇，アルカリホスファターゼ上昇がみられますが，ビリルビンやγ-GTPは正常か軽度上昇であるのが特徴的です．

治療 症状は分娩時まで持続しますが，分娩後数日で消失します．高度の胆汁うっ滞では，胎児の肺が成熟する36週以降であれば出産させます．

- 治療薬としてはウルソデオキシコール酸が有効で，胎児にも安全．

> **One More Navi**
> 夜間の著しい全身瘙痒感が特徴（後に黄疸）で，ときに睡眠障害の原因となることもある．双子妊娠でおきやすい．南米のチリでの発生率が4%，日本では0.1%と民族差が大きい．

K-59 急性妊娠脂肪肝（AFLP）

病態・病因 急性妊娠脂肪肝（acute fatty liver of pregnancy；AFLP）は，妊娠後期（34～37週）に肝小葉の1/3以上の肝細胞に小脂肪滴が急速に蓄積して急性肝不全・凝固障害がおきる疾患で，早期診断により分娩（帝王切開）を行わないと重症化して母児ともに死亡する危険があります．原因として，胎児のlong-chain 3-hydroxyacyl-CoA dehydrogenase（LHCA）遺伝子変異の報告から，胎盤でのミトコンドリアのβ酸化障害が妊娠後期に限界に達し，未知の毒素が蓄積した可能性があります．

1万妊娠に1人（HELLP症候群の5%）と稀な疾患で，再妊娠（通常は希望されない）では50%に再発します（遺伝子異常がなければ再発しない）．

症状 発熱，黄疸，右上腹部痛がみられ，重症化すると敗血症，急性腎障害，脳症（アンモニア上昇，低血糖），腸管出血，膵炎，肺梗塞（脂肪塞栓），播種性血管内凝固症候群（DIC）などの肝不全・凝固異常が出現します．妊娠高血圧症候群や子癇の合併もみられます（高血圧は稀）．

検査 著明な白血球増加（2万/μL以上）と軽度の溶血や血小板減少，AST・ALTの中等度上昇（200～1,000 IU/L），重症でビリルビン上昇（20 mg/dL以上），

> **One More Navi**
> 組織学的には肝細胞への小脂肪滴の沈着と風船様腫大がみられ，小児へのアスピリン投与で発生するReye症候群（ミトコンドリア機能障害）と類似した病理像を呈する．

> **One More Navi**
> 重症例では母体のアシドーシスによって胎児が死亡する（周産期死亡率15%，妊婦死亡率10%）．新生児にはβ酸化障害（非ケトン性低血糖）のリスクがある．

> **One More Navi**
> 溶血や血小板減少もみられるが，HELLP症候群よりは軽度．HELLPと違って出産後には発症しない．双子妊娠で10倍おきやすい．

> **One More Navi**
> 黄疸出現前の出産が増加し，黄疸がない例もある．また出産しても肝不全の回復に数週かかることがある．

プロトロンビン時間（PT）延長がみられます．

CT，超音波検査では脂肪肝がみられます（40％が小滴性脂肪肝のために画像診断される）．

治療 早期診断，帝王切開／妊娠中絶によって妊娠を終了させ，急性肝不全に準じた治療を行います（感染と出血が死亡原因になる）．

K-60 HELLP 症候群

病態 HELLP症候群は妊娠後期や産褥期に生じ，①溶血性貧血（Hemolytic anemia），②肝逸脱酵素上昇（Elevated Liver enzymes），③血小板数低下（Low Platelet count）の三徴の頭文字をとって命名されました．発生頻度は200妊娠に1人で，妊娠高血圧症候群の12％に合併します．

> **One More Navi**
> 多胎妊娠に合併しやすい．30％は分娩後2週間以内に，11％は27週以前に発症する．妊娠高血圧症候群は初産に多く，HELLP症候群は高齢妊娠に多い．周産期死亡率10％，妊婦死亡率1％．

病因 妊娠高血圧症候群や子癇が20％に合併し，肝動脈の内皮障害による血管攣縮，微細血管障害性溶血性貧血（microangiopathic hemolytic anemia；MHA）など，妊娠高血圧症候群と共通の病態で発生します．

> **One More Navi**
> 母体の血管増殖因子（VEGF）を阻害する因子（sFlt-1）を虚血胎盤が産生することで妊娠高血圧症候群がおきる．

症状 悪心・嘔吐，上腹部痛（50％）などの消化器症状が先行し，頭痛，視力障害，全身倦怠感などがみられます（黄疸は5％）．再妊娠で15％に再発します．

検査 間接ビリルビンやLDHの上昇などの溶血性貧血（破砕赤血球）を呈します．また，AST・ALTの上昇（AST＞ALT），血小板の減少がみられます．なお，直接ビリルビンは正常です．

> **One More Navi**
> 門脈域出血や類洞のフィブリン沈着がみられる．

治療 妊娠週数や胎児の生死にかかわらず緊急帝王切開をして母体を救命します．血小板数や播種性血管内凝固症候群（DIC）の合併で出血のリスクもあるため，抗DIC療法も行います．

> **One More Navi**
> 血小板＜5万は重症で，手術の出血リスクも高い（血小板輸血）．

> ●子癇，HELLP症候群，急性妊娠脂肪肝では分娩後4，5日は病態が悪化したり，改善しないことがある．

国試出題症例
〔国試108-D51〕

●26歳の初妊婦．妊娠37週．2時間前からの上腹部痛と悪心を主訴に来院した．前回までの妊婦健康診査では特に異常を指摘されていない．意識は清明．身長160 cm，体重66 kg（非妊時58 kg）．体温37.0℃．脈拍72/分，整．血圧146/92 mmHg．子宮底長31 cm，腹囲95 cm．下腿に軽度浮腫を認める．尿所見：蛋白2＋，糖（－）．血液所見：赤血球450万，Hb 13.0 g/dL，Ht 42％，白血球10,300，血小板7.0万，血漿フィブリノゲン432 mg/dL（基準200～400）．血液生化学所見：総蛋白6.8 g/dL，アルブミン4.0 g/dL，総ビリルビン1.6 mg/dL，直接ビリルビン0.3 mg/dL，AST 184 IU/L，ALT 230 IU/L，LD 830 IU/L（基準176～353），γ-GTP 34 IU/L（基準8～50），尿素窒素5.0 mg/dL，クレアチニン0.5 mg/dL，尿酸6.9 mg/dL，血糖96 mg/dL，Na 142 mEq/L，K 4.0 mEq/L，Cl 105 mEq/L．超音波検査で胎児発育は正常であった．

⇒妊娠後期に初発した高血圧，蛋白尿から妊娠高血圧症候群が疑われ，上腹部痛と悪心などの症状，間接ビリルビンの上昇，AST・ALT上昇，血小板の減少などの所見からHELLP症候群が考えられる．なお，本症例に急性妊娠性脂肪肝にみられる肝不全は認められない（直接ビリルビン正常）．

K-61 肝移植に伴う肝障害

▶レファレンス
・ハリソン⑤：p.2118-2125
・標準外科⑬：p.613-614

肝移植の合併症は，大きく早期（術後1週以内），中期（術後1～3週），後期（術後3週～2か月）の三期に分けて考えることができます．

▶移植後早期

出血や血管吻合部の血栓症などがおきやすい時期で，肝動脈血栓（血管径が2 mmと細く吻合が難しい），門脈血栓，肝静脈流出障害，胆管狭窄などを合併します．これらは早期発見・早期治療が重要で，肝移植後は毎日，超音波ドップラー検査で血流の状態をチェックします．この時期は急性拒絶反応やC型肝炎再発もあります．

▶移植後中期

急性拒絶反応（細胞性免疫）は30～50％におき，多くは移植後1か月以内で治癒可能です（1年後までにおきる晩期では改善しにくい）．肝腫大や発熱などの症状，総ビリルビンやAST・ALT上昇などを認める場合には肝生検を行い，門脈域や中心静脈周囲にリンパ球浸潤がみられれば，拒絶反応と診断します．ステロイドパルス療法が90％に有効です．

なお，急性拒絶反応は無症状のことも多く，臨床的に異常が認められない場合でも術後1週で全例肝生検（プロトコール肝生検）を行って早期診断します．

▶移植後後期

原発疾患の再発，心血管疾患，慢性拒絶反応などがおきます．また，ウイルス感染や真菌感染が好発し，特にサイトメガロウイルス（CMV）やEpstein-Barrウイルス（EBV）の感染がよくみられます．

●CMV感染

発熱，下痢，肝機能障害などがおこります．感染が疑われる場合にはガンシクロビルを投与します（3～6か月の予防投与も）．

●EBV感染

発熱，リンパ節腫大，肝機能障害など，伝染性単核球症に似た症状がみられます．また，血液検査で貧血，血小板減少，LDH上昇，低蛋白症などを呈し，ときに移植後リンパ増殖症（post-transplant lymphoproliferative disease；PTLD）と呼ばれる制御不能なリンパ球の増殖をきたして，致命的となることもあります．EBV感染が疑われる場合は，免疫抑制薬を減量し，抗ウイルス薬（アシクロビルなど）で治療します．

●慢性拒絶反応

移植後3か月以降で5％におきる慢性拒絶反応（HLAミスマッチによる液性免疫が関与か？）は多くが治療抵抗性で再移植が必要です．

- 移植肝不全は脳死肝移植の5％にみられ，脂肪肝のことが多い．生体肝移植でも小さいグラフトではおきる．
- 生体肝移植では肝容積の70％まで切除可能（30～60％摘出）で，移植後1か月で90％，1年で100％回復する．腎移植よりもHLAマッチは緩くても可能．移植肝／体重＞0.8％が必要（左葉移植では体重50 kgレシピエントまでが限界）．
- 免疫抑制薬にはカルシニューリン阻害薬のタクロリムスやシクロスポリンが用いられる．副作用では腎障害，糖尿病，高血圧，高脂血症，悪性腫瘍が重要．

One More Navi

1997年10月に臓器移植法が施行され，脳死からの臓器提供が可能になった．1998年4月には生体肝移植が保険適用となり，当初は小児胆道閉鎖症に限られていたが，1992年に劇症肝不全，1993年に成人まで適用が拡大された．ただし，米国で肝移植が年間6,000例行われ，脳死肝移植が95％を占めるのに対し，日本では年間500例で，脳死肝移植は3％である．

One More Navi

肝移植後1年生存率は87％，3年生存率は80％．ミラノ基準では肝癌も肝移植の対象となる．

One More Navi

肝移植の禁忌は重症心肺疾患，治療抵抗性感染症，肝臓以外の悪性疾患，精神疾患での治療継続困難，社会的支援がないこと，高齢者など．

One More Navi

HCV肝炎再発例ではステロイドパルスによる肝炎増悪の危険がある（カルシニューリン阻害薬増量で治療：しかし薬剤性腎障害の危険がある）．

One More Navi

生体肝移植のドナーの死亡率は生体腎移植と同等．1998年から行われている肝60％以上を提供する右葉切除（難易度高い）に合併症が多い．

One More Navi

HBV陽性は術前のエンテカビルと術後の抗HBs免疫グロブリン投与で肝炎再発を防ぐ．HCVは移植肝に感染しやすく，20％は5年以内に肝硬変になるので術前にHCVは駆除する．

L

胆道・胆囊疾患

Preview

L-01	胆石症	p.380
L-02	病態・病因	p.380
L-03	症状・分類	p.382
L-04	診断	p.382
L-05	治療	p.384
L-06	胆道感染症	p.385
L-07	急性胆嚢炎	p.385
L-08	急性胆管炎	p.387
L-09	胆管狭窄	p.389
L-10	胆嚢腫瘍	p.389
L-11	胆嚢癌	p.389
L-12	胆嚢ポリープ	p.391
L-13	胆嚢腺筋腫症	p.392
L-14	胆管腫瘍	p.393
L-15	胆管癌	p.393
L-16	十二指腸乳頭部癌	p.394
L-17	先天性胆道疾患	p.395
L-18	胆道閉鎖症	p.395
L-19	胆道拡張症	p.396

Navi 1 コレステロールやビリルビンが結晶化 疝痛発作やときに緊急事態にも！

胆石症は胆道系に胆石が嵌頓しておきる病態で，発生部位によって症状や治療法が異なります．胆石発生のメカニズムとともに，これによって引きおこされる症候についてみていきます．

Navi 2 胆汁うっ滞から感染が発生！

▶ L-07 ～ L-08 では，代表的な胆道感染症として急性胆嚢炎，急性胆管炎を取り上げます．また，▶ L-09 で胆管炎をおこしやすい胆管狭窄について解説します．

Navi 3 胆道系の発生する代表的な腫瘍

胆嚢と胆管に発生する腫瘍を取り上げます．

▶ L-11 で胆嚢癌，▶ L-15 で胆管癌について述べます．胆嚢癌は増殖速度が速く，転移も早期におこします．胆管癌は胆道の狭窄度や発生部位によって，症状やその程度が異なります．

L-01 胆石症

▶レファレンス
- ハリソン⑤：p.2127-2130
- 新臨内科⑨：p.616-620
- 標準外科⑬：p.620-624

One More Navi
胆石形成しやすい 5F
Forty（40歳以上），Female（女性），Fatty（脂肪），Fair（白人），Fertile（多産やピル使用．女性ホルモンで胆汁にコレステロール増加）．

One More Navi
胆嚢収縮が弱いと胆嚢結石ができやすいが，逆に疝痛発作はおきにくい．

L-02 病態・病因

　胆汁成分であるコレステロールやビリルビンが結晶化してできた結石を胆石（gallstone）と呼び，可動性の胆石が胆道系でおこす病態を胆石症（cholelithiasis）と呼びます．女性，肥満，高脂肪食が発症のリスク因子で，25%で遺伝的要素も関係します．

　人口の10%程度が胆石保有者であり（増加中），通常は無症状（無症状胆石）ですが年に1%の頻度で疝痛発作がおきます．なお，上行性胆道感染（エンドトキシンショックで死亡）や悪性腫瘍も併発（胆嚢癌の60～80%が胆石症を合併）します．

▶胆石の種類と成因

　胆石は発生機序の違いにより構成成分や発生部位が異なり，大きくコレステロール胆石とビリルビン胆石（色素胆石）に分類できます．

One More Navi
胆道感染の起炎菌はグラム陰性菌の大腸菌，*Klebsiella* 属菌や嫌気性菌．

One More Navi
コレステロールは胆汁酸とミセルを形成するだけでなく，一層膜小胞としても肝細胞から分泌されている．これは特に空腹時などの胆汁酸分泌が少ないときに過剰なコレステロールの析出防止に役立っている．

One More Navi
胆汁中のコレステロールには末梢から HDL として回収されるもの，肝臓で合成されたもの，小腸で吸収されてカイロミクロンに合成され，リンパ流で肝臓に行き直接胆汁に分泌されるものなどがある（食事中コレステロールの排泄で胆汁がコレステロール過剰になる）．

One More Navi
遺伝性楕円球症などの慢性溶血，肝硬変，Crohn 病などによる回腸末端病変や切除では，胆汁酸の再吸収不良がおきる．すると，大腸で増加した胆汁酸で間接ビリルビンが可溶化されて，胆汁中のビリルビンが増加し，ビリルビン胆石ができやすくなる．

One More Navi
胆汁の組成
胆汁酸：80%
リン脂質：15%
コレステロール：5%
ビリルビン

● コレステロール胆石
コレステロール成分が 70% 以上を占める胆石を指します．通常，胆嚢内のコレステロールはミセルとして胆汁中に溶存していますが，脂質代謝異常などでコレステロールと胆汁酸のアンバランスが生じると，肝臓で生成される胆汁がコレステロール過飽和胆汁（lithogenic bile）となり，ミセルとして溶存できない過剰なコレステロールが不安定な溶存形態（ベジクル）で形成されます．ここにムチン類などの結晶析出促進因子が加わると，結石へと成長します．脂質異常症のほか，糖尿病，肥満，妊娠など高エストロゲン状態が危険因子です．

コレステロール石は形状や割面構造の違いから，以下のように分類されます．

- **純コレステロール石**：100% コレステロールからなる胆石で，光沢のある白色をしています．ほとんどが単発性で胆嚢内に生じ，割面は中心部から辺縁に向かう放射状を呈します．
- **混成石**：割面が内層と外層からなり（combination），内層のコレステロール成分は放射状構造，外層のビリルビン成分は層状構造を呈します．
- **混合石**：コレステロール成分が主で，少量のビリルビン成分が混在したもの（mixed）で，多彩な色や形状を示します．胆嚢内に発生することが多く（小さなものは胆嚢から胆道に流出することもある），数個〜数百個発生することもあります．割面は著明なひび割れを呈します．

● ビリルビン胆石（色素胆石）
- **ビリルビンカルシウム石**：胆管では細菌由来の β グルクロニダーゼで抱合型ビリルビンが加水分解され，非抱合型となったビリルビンが Ca と結合して不溶化・析出します．色は茶褐色〜黒色で，割面は層状を呈してもろく，胆嚢，総胆管，肝内結石でもみられます．胆汁うっ滞と腸内細菌（大腸菌）の感染で誘発されます．
- **黒色石**：溶血亢進などで大量の非抱合型ビリルビンが胆汁中に排泄されることで生じます（Cu や Fe などの金属を含み黒色）．肝硬変，溶血性黄疸，人工臓器や弁置換術による慢性溶血が発生誘因となります（感染を伴わない）．

Tab. 胆石の分類

胆石の種類		肉眼的所見	発生数	発生部位
コレステロール胆石	純コレステロール石	色調：白色〜淡黄色 割面：放射状配列	単発	胆嚢
	混成石	色調：茶褐色〜褐色 割面：内層・外層に明瞭に区別できる．内層は放射状，外層は層状構造	単発	胆嚢 （胆管）
	混合石	色調：黄白色，黒褐色 割面：放射状構造，結晶構造，中心部に裂隙	数個〜 数百個	胆嚢 （胆管）
ビリルビン胆石（色素結石）	ビリルビンカルシウム石	色調：茶褐色〜黒色 割面：層状〜無構造	数個〜 数十個	胆管
	黒色石	色調：黒色 割面：無構造	単発〜 多数	胆嚢 （胆管）

L-03 症状・分類

胆石の存在部位により，①胆嚢結石症，②総胆管結石症，③肝内結石症に分類され，症状が異なります．

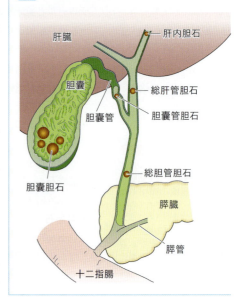

Fig. 胆石症の発生部位

▶胆囊結石症

胆嚢入り口に胆石が嵌頓して，突然の疝痛発作（疼痛発作と弛緩を繰り返す）がおきます．痛みは右季肋部痛で，60％に右肩から右背部への放散痛がみられ，悪心・嘔吐（内圧上昇で内臓神経を介した自律神経症状）もあります．症状は数十分～2時間以内に消失しますが，発熱や6時間以上持続する場合は，うっ滞した胆汁に感染が合併した可能性があります．

全胆石症の80％を占め，胆囊胆石症の60％はコレステロール石が原因です．

▶総胆管結石症

総胆管内の胆石が総胆管末梢に嵌頓して，疼痛や黄疸をおこします．結石が総胆管を閉塞すると胆道感染を併発して急性胆管炎をおこし，腹痛，発熱，黄疸（Charcotの三徴）がおこります．さらに，重症化した急性胆管炎は急性閉塞性化膿性胆管炎（acute obstructive suppurative cholangitis；AOSC）と呼ばれ，腹痛，発熱，黄疸に意識障害，ショックを加えた重篤な症状（Reynoldsの五徴）を呈します．ビリルビンカルシウム石が原因のことが多く，胆嚢胆石の合併が65％にみられます．

▶肝内結石症

肝管合流部よりも肝側の肝管や肝内胆管に胆石ができるもので，通常は胆管狭窄があり，それより上流（肝側）に胆管拡張と結石が認められます．胆管狭窄と結石によって胆汁うっ滞がおきやすく，肝硬変への進行や肝内胆管癌の合併などがみられます．多くは無症状ですが，右季肋部の不快感を呈することもあり，結石が総胆管に落ちると腹痛，発熱，黄疸などの症状が出現します．

L-04 診断

▶血液検査

血清総ビリルビン（直接ビリルビン優位），胆道系酵素（ALP，LAP，γ-GTP）が軽度上昇する可能性があります（正常例も多い）．胆管炎を合併するとCRP陽性，血液培養陽性になります．

One More Navi
高脂肪食後（就寝後2～3時間）や長期空腹（朝食抜き）で胆囊結石疝痛発作がおきやすい．

One More Navi
炎症がなければ内臓痛なので正中部に感じ，Murphy徴候も陰性．

One More Navi
胆石による急性膵炎の合併も念頭に置くことが大切（特に小さな胆石でおきやすい）．

One More Navi
胆囊に接する十二指腸に瘻孔形成すると胆道に空気が入って胆道気腫や胆道炎になる．また，瘻孔から胆石が十二指腸に入り，回盲部で詰まる胆石イレウスは予後不良．

One More Navi
横隔膜神経は頸髄C3, 4, 5から下りてくる．

One More Navi
胆石症の痛みは波があってじっとしていられない．胆囊炎になると持続痛で動けなくなる．

One More Navi
総胆管胆石は胆囊胆石が胆囊から流出してできる．胆嚢胆石の15％は総胆管胆石も合併する．数％は胆管狭窄のために結石ができる．

One More Navi
入院中にはセフトリアキソンのカルシウム塩の胆泥による偽胆石症が多い．

One More Navi
高齢者では腹部所見がないこともある．

One More Navi
胆管への落下結石で胆道系酵素が上昇することもあるが，胆囊周囲膿瘍を合併すると上昇しやすい．

▶画像検査

●腹部超音波検査

径 2mm 以上の胆石は胆嚢、胆管内に高エコー像で描出され、結石の背後に音響陰影（音波をはね返して結石は白く描出されるが、その背後は音波が伝わらず黒く抜ける）や胆嚢内の残渣がみられます。胆嚢腫大、4mm 以上の胆嚢壁肥厚は胆嚢炎も疑われます。一方、総胆管結石症では胆管拡張がみられます（結石検出は困難）。

One More Navi
胆嚢ポリープでは音波が突き抜けるので音響陰影はみられず、体位変換しても動かない。

One More Navi
慢性胆嚢炎では線維化による壁の均一な肥厚がみられる。急性胆嚢炎では浮腫による三層構造を示す壁肥厚となる。

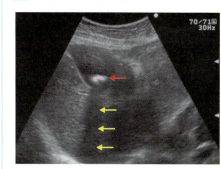

Fig. 胆嚢胆石の超音波所見

胆嚢内に結石（赤矢印）が高エコーで認められ、その背後に音響陰影（黄矢印）がみられる。

『標準外科学 第13版』p.621[23] より

●単純X線・CT

コレステロール石はX線透過性が胆汁と同じであるため、単純X線やCTでは検出されません（石灰化で描出可能）。胆石が石灰化すると描出可能です。胆石に続発する胆嚢炎や胆道狭窄・閉塞の検索、胆嚢癌、胆管癌との鑑別に有用です。

●点滴静注胆道造影（DIC）

肝排泄性ヨード造影剤を静脈投与し、胆嚢に排泄された造影剤で胆嚢・胆管を造影する検査です。胆嚢機能正常では造影剤が濃縮されて、胆嚢造影や胆管胆石描出が可能です（CTとの併用が DIC-CT）。

One More Navi
DIC を行っても胆嚢機能低下では胆嚢が造影されず、胆石溶解療法も不可能。胆嚢管閉塞でも造影されない。

●磁気共鳴胆管膵管像（MRCP）

MRI の T2 強調画像で非侵襲的に胆管・膵管が明瞭に高信号（白）で描出され、総胆管結石（T1、T2 ともに低信号）の検出（陰影欠損）に有用です。

●内視鏡的逆行性胆道造影（ERCP）

内視鏡的に Vater 乳頭からカテーテルを挿入し、逆行性に胆道を直接造影する方法で、微細な胆石の描出に優れます。総胆管結石診断や細胞診、切石術が可能で、膵管も造影されます（しかし、逆行性感染や膵炎の危険）。

One More Navi
胆石診断のためだけで ERCP や PTC は行わない（重篤な合併症の危険性）。

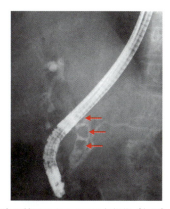

Fig. 総胆管結石の ERCP 像

胆管内に結石による3つの欠損像（矢印）が認められ、総胆管結石と診断できる。

〔国試 108-D26〕

●経皮経肝胆道造影法（PTC）

経皮経肝的に穿刺をして、肝内胆管から直接造影を行う方法で、胆道閉塞時がある場合に経皮経肝胆道ドレナージ（PTBD）目的に行われます（胆汁漏や出血などの合併症）。

One More Navi
胆石発作の鑑別疾患
消化性潰瘍（穿孔）、急性胃腸炎、急性膵炎、急性虫垂炎、イレウス、穿孔性腹膜炎、狭心症、心筋梗塞、尿管結石など。

L-05 治療

▶無症状胆石

80％以上が15年以上無症状で経過し，胆石疝痛発作がなければ合併症はおこさないので，予防的な胆嚢摘出術（胆摘術）は勧められません（肝機能異常や胆嚢癌合併では半年〜1年おきに観察）．一方，原発性硬化性胆管炎（PSC），多発性の胆嚢ポリープや単発性でも1cm以上の胆石では胆嚢癌の可能性があるので胆摘術を行います．また，急性膵炎を合併した場合も再発予防目的に胆摘術を行います．

> One More Navi
> 胆石の予防には運動や肥満者の減量，繊維やカルシウムの摂取が勧められる．コーヒー，ビタミンC，スタチンでも結石が減少する．

▶胆嚢結石症の治療

●疝痛発作時の対症療法

胆汁分泌を抑えるために絶飲食（コレシストキニン抑制）とし，輸液，鎮痛薬を投与します．鎮痛薬は，痛みに応じて抗コリン薬（鎮痙作用），NSAIDs（ジクロフェナクナトリウム），ペンタゾシンやモルヒネを用います．

> ●抗コリン薬の鎮痛作用は弱く，弛緩によって上行性胆管炎もおこしやすい．NSAIDs は消炎作用で急性胆嚢炎への進展を防ぐ．
> ●モルヒネは Oddi 括約筋を収縮させて胆汁排泄を遅延させるので抗コリン薬の併用がよい．ペンタゾシン（合成麻薬）には Oddi 括約筋の収縮作用がないので第一選択薬．

●発作の再発予防

- **外科手術**：3 cm 以上の胆石（胆嚢癌リスク）では腹腔鏡下胆嚢摘出術が第一選択です．腹腔鏡手術が困難な場合（胆嚢炎併発や上腹部の手術既往）や悪性腫瘍の合併が疑われる場合には開腹手術で行います．発症2日以内の手術で根治できます（15% に胆嚢摘出後症候群）．
- **経口胆汁溶解療法**：1.5 cm 以下の X 線陰性のコレステロール石はウルソデオキシコール酸（UDCA）を6か月〜数年内服して胆石を溶解します（溶解率 30%）．
- **体外衝撃波結石破砕療法（ESWL）**：直径2 cm 以下の単発性のコレステロール石がよい適応で，体外から衝撃波を照射して結石を粉砕します．UDCA との併用も行います．ただし，粉砕された小結石が嵌頓すると，疝痛発作や胆嚢炎などの合併症をおこすことがあります．

> One More Navi
> 手術以外の治療法では胆嚢が残っているので，胆石再発の可能性が残る．

> One More Navi
> 胆嚢摘出後症候群には，遺残胆石や再発結石，乳頭炎などの器質的なものと，胆道ジスキネジアなどの機能的な原因がある．消化吸収障害は3か月以降には減少する．

> One More Navi
> UDCA には胆道疝痛発作の予防効果もある．

▶総胆管結石症の治療

ERCP で乳頭部まで内視鏡を挿入し，Oddi 括約筋（Vater 乳頭）を切開する内視鏡的乳頭括約筋切開術（EST）や，内視鏡的乳頭バルーン拡張術（EPBD）を行い，内視鏡鉗子で胆石を除去します．困難例では開腹による総胆管結石切除術があります．

▶肝内結石症の治療

経皮経肝胆道ドレナージ（PTBD）でつくられたルートを利用して胆管内に胆道鏡を挿入し，鉗子で胆石を粉砕・除去する経皮経肝胆道鏡下切石術（PTCL）が行われます．このほか，結石除去と病的胆管を同時に摘出する肝切除術もあります．しかし，再発しやすく難治性です．

国試出題症例
〔国試108-D26〕

● 52歳の男性．右季肋部痛を主訴に来院した．昨夜，夕食後に右季肋部痛が出現し今朝まで持続している．体温36.5℃．脈拍84/分，整．血圧124/68 mmHg．眼球結膜に黄染を認めない．腹部は平坦で右季肋部に圧痛を認める．反跳痛を認めない．肝・脾を触知しない．血液所見：赤血球456万，Hb 14.5 g/dL，Ht 44％，白血球11,000（桿状核好中球8％，分葉核好中球60％，好酸球2％，リンパ球30％），血小板21万．血液生化学所見：総ビリルビン2.0 mg/dL，AST 158 IU/L，ALT 145 IU/L，ALP 580 IU/L（基準115～359），γ-GTP 182 IU/L（基準8～50），アミラーゼ125 IU/L（基準37～160），CRP 3.4 mg/dL．腹部超音波検査で異常を認めたため行った内視鏡的逆行性胆管膵管造影写真（ERCP）は前掲のとおり．

⇒総ビリルビンや胆道系酵素の上昇がみられ，ERCPで胆管内の結石が確認できることから総胆管結石症と診断できる．引き続き内視鏡的結石除去術を行う．

L-06 胆道感染症

▶レファレンス
- ハリソン⑤：p.2130-2134
- 新臨内科⑨：p.620-626
- 標準外科⑬：p.625-627

One More Navi
胆嚢管閉塞（癌も原因になる）で胆嚢内圧上昇がおき，胆嚢血流が障害されるために発症する．胆汁内の細菌やエンドトキシンが体循環に侵入すると多臓器不全やDICをおこす．

One More Navi
胆嚢結石の20％は症状をおこして治療が必要（再発率は1年で50％，10年で70％）．急性胆嚢炎は1～2％/年で出現する．高齢者は発熱や疼痛が軽微で，悪心・嘔吐のみのこともある．

One More Navi
無石胆石性急性胆嚢炎は長期の絶食や経静脈栄養でもおきやすく，重症患者の発熱と腹痛では念頭に置くことが重要（0.2～3％の頻度：エコーで胆嚢浮腫を確認）．しかし胆嚢壁肥厚は腹水や低アルブミン血症でもみられる．

One More Navi
重症度評価のために血小板数，BUN，Cr，PT-INR，血液ガス分析も測定する．血液培養も陽性になることがあるので行う．

L-07 急性胆嚢炎

病態 急性胆嚢炎（acute cholecystitis）は，胆嚢内の胆汁うっ滞から胆嚢粘膜が傷害されておきる炎症で，胆嚢の血流障害や浮腫によって増悪します．急性胆嚢炎に上行性細菌感染が加わると胆嚢壁が壊死して壊疽性胆嚢炎となり，胆嚢壁穿孔から胆汁性腹膜炎を生じます（死亡率は入院患者90％，外来患者10％）．

分類 胆嚢内胆石（胆嚢結石症）が原因の有石胆嚢炎（90％）と，胆石がなくても生じる無石胆嚢炎（10％）があります．

- **有石胆嚢炎**：1cm以上の胆石が胆嚢頸部や胆嚢管に嵌頓し，胆嚢管閉塞から胆汁うっ滞がおきます．
- **無石胆嚢炎**：外傷，熱傷，侵襲の大きな手術後に，胆嚢虚血（動脈硬化や血管炎），胆汁うっ滞（濃縮胆汁による障害や二次的な細菌・ウイルス感染）によって発症します．また，血栓による胆嚢阻血，腫瘍による胆嚢管閉塞，易感染性（糖尿病，膠原病，HIV，高齢者）でも胆汁うっ滞や感染で胆嚢炎がおき，重症の経過をとります．

症状・身体所見 5時間以上の持続性の右上腹部痛や悪心・嘔吐などの自律神経症状，悪寒，発熱がみられます（悪寒，発熱はないこともある）．

身体所見は，右季肋部を手やエコープローブで圧迫して深呼吸をさせると，接触時に生じた胆嚢痛で吸気が途中停止するMurphy徴候や腫大胆嚢が30％で触知されます．胆嚢壁穿孔で胆汁が漏出すると胆汁性腹膜炎を併発し，腹膜刺激症状や筋性防御などの急性腹症を呈します．

検査

● **血液検査**

白血球増加，CRP陽性などの炎症所見，胆道系酵素の上昇，ビリルビン，ALT・ASTも軽度上昇します（高度上昇では急性胆管炎や胆嚢が総胆管を圧迫するMirizzi症候群を疑う）．

● **画像検査**

- **超音波検査**：腫大した胆嚢，壁肥厚（＞4 mm），浮腫による単層の低エコー像

One More Navi
鑑別疾患
クラミジアや淋菌による骨盤腹膜炎が上行感染し，肝周囲の限局的な腹膜炎（肝周囲炎）をおこすFitz Hugh-Curtis症候群は症状が急性胆嚢炎に類似．

One More Navi
抗コリン薬は鎮痛作用が弱く，上行性胆管炎をおこしやすい．

One More Navi
抗菌薬は嫌気性菌もカバーする第三世代セファロスポリン，ニューキノロン，カルバペネムなどを投与する．

One More Navi
急性胆嚢炎で胆石を放置すると3か月以内に30%で再発や合併症（膵炎や胆管炎）をおこす．一方，無石性では胆嚢摘出は必ずしも必要でない（重症ではPTGBDや腹水例ではENGBDによるドレナージのみも）．

One More Navi
胆嚢穿孔による胆汁性腹膜炎は緊急手術（胆嚢摘出術，ドレナージ術）を行う．

One More Navi
胆汁培養陽性は50%以下．起因菌は *Escherichia coli*, *Klebsiella*, *Enterobacter* などのグラム陰性桿菌が多い．稀に *Bacteroides*, *Clostridium* などの嫌気性菌（気腫性胆嚢炎をおこす）もある．加齢でOddi括約筋が緩んで逆行しやすい．

One More Navi
海外のランダム化試験では早期手術が優れるが，日本では胆嚢ドレナージによる緊急処置を優先させた待機手術も行われる．

（sonolucent layer）が壁内にみられます．有石胆嚢炎では胆嚢内に胆石や胆泥〔ビリルビンカルシウムが主の泥状物質（デブリ）〕が確認できます．壁内空気は壊死の可能性があります．

- **CT**：超音波検査と同様の所見がみられ，胆嚢周囲の膿瘍や胆嚢穿孔の診断にはCTが有用です．

治療 胆嚢摘出を前提とした初期治療を行います．重症では緊急手術またはドレナージで全身状態を改善させてから手術を行い，中等症以下では早期手術を行います．死亡率は1%以下で，急性胆管炎の1/10以下です．

- **初期治療**
患者を緊急入院とし，絶飲食でコレシストキニンを抑制して胆汁分泌を抑えます．また，輸液，抗菌薬，鎮痛薬（NSAIDsまたはオピオイド）の投与を行います．

- **重症度別の治療法**
以下の基準によって重症度の判定を行い，手術リスクを評価します．

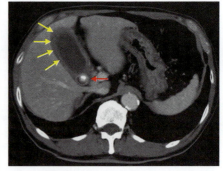

Fig. 急性胆嚢炎の造影CT像

腫大した胆嚢内に胆石が認められ（赤矢印），壁肥厚（黄矢印）も確認できる．　　（国試104-D29）

Tab. 急性胆嚢炎の重症度判定基準

重症（Grade Ⅲ）	以下のいずれかを伴う場合 ・循環障害（ドパミンやノルアドレナリンが昇圧に必要） ・中枢神経障害（意識障害） ・呼吸機能障害（PaO₂/FiO₂比＜300） ・腎機能障害（乏尿もしくは血清Cr＞2.0 mg/dL） ・肝機能障害（プロトロンビン時間国際標準比（PT-INR）＞1.5） ・血液凝固異常（血小板＜100,000/μL）
中等症（Grade Ⅱ）	以下のいずれかを伴う場合 ・白血球数の著明な増加（＞18,000/μL） ・右季肋部の有痛性腫瘤の触知 ・症状出現から72時間以上の症状持続 ・顕著な局所炎症所見（胆汁性腹膜炎，胆嚢周囲膿瘍，肝膿瘍，壊疽性胆嚢炎，気腫性胆嚢炎）
軽症（Grade Ⅰ）	重症，中等症の基準を満たさないもの

- **重症**：臓器障害に対する全身管理と抗菌薬治療を開始し，腹膜炎があれば緊急開腹術をします．一方，ハイリスクや腹膜炎がなければ，速やかに経皮経肝胆嚢ドレナージ（PTGBD）や内視鏡的経乳頭的胆嚢ドレナージ（ENGBD）で胆汁排出し（胆汁培養で有効な抗菌薬を絞る），全身状態が改善してから腹腔鏡下胆嚢摘出術を行います．

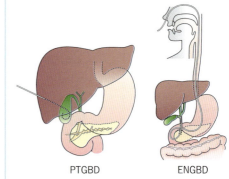

Fig. 胆汁ドレナージ法（PTGBDとENGBD）

- **中等症**：初期治療を開始し，入院48時間以内に腹腔鏡下胆嚢摘出術を行います（早期手術）．早期手術は1週以降に炎症がコントロールされてから胆摘術を行うよりも予後がよく，入院期間も

半分で済みます．
- **軽症**：初期治療を行って経過観察をするか，発症後72時間以内に腹腔鏡下胆嚢摘出術を行います．なお，初期治療で軽快しても，再燃予防のために6週後に待機的に胆嚢摘出術を行います．

国試出題症例〔国試108-D26〕

- 59歳の女性．夕食後から出現した強い腹痛を主訴に来院した．数年前から健康診断で胆嚢結石を指摘されていたが放置していた．体温38.4℃．右季肋部に強い圧痛を認める．血液所見：赤血球460万，Hb 12.3 g/dL，Ht 34％，白血球13,000，血小板34万．血液生化学所見：総ビリルビン1.0 mg/dL，AST 24 IU/L，ALT 13 IU/L．CRP 5.0 mg/dL．腹部造影CTは前掲のとおり．
⇒発熱，腹痛，白血球数増加，CRP上昇から炎症性疾患が疑われ，症状（胆石発作）や既往歴から急性胆嚢炎が疑われる．

関連項目

▶ **慢性胆嚢炎**

長期間の持続炎症により胆嚢壁の線維性肥厚（粘膜萎縮），周囲との癒着，胆嚢腫大や萎縮がおきます（超音波やCTで診断）．多くは胆石症を合併し，疝痛発作や急性胆嚢炎に続発します．症状は右季肋部の不快感や微熱などで，運動不全のために次第に無症状になっていきます．胆嚢癌との鑑別が問題になりますが，胆嚢癌になりやすいわけではありません（胆石症と同様に管理）．

L-08 急性胆管炎

病態 胆管閉塞で胆汁うっ滞がおき，胆汁感染したものが急性胆管炎（acute cholangitis）です．胆管が完全閉塞する急性閉塞性化膿性胆管炎（acute obstructive suppurative cholangitis；AOSC）は，胆管内圧上昇によって胆管粘膜が透過性亢進し，膿性胆汁の肝臓への逆流で肝膿瘍（多発性），さらに血液流入による致死的な敗血症，エンドトキシンショック，播種性血管内凝固（DIC），多臓器不全に進展する緊急事態です（死亡率10％）．

胆管閉塞の原因は総胆管結石嵌頓が多く，胆道癌や膵臓癌も原因となります．Vater乳頭を介して逆行する腸内細菌が起因菌で，高齢者に多く，難治性です．

症状 悪寒戦慄を伴う発熱，右上腹部痛，黄疸（Charcotの三徴）がみられ，敗血症まで進行するとこれらに意識障害，ショックが加わります（Reynoldsの五徴）．ただし，腹痛やMurphy徴候がみられないこともあります．

検査
- ● 血液検査

白血球数，CRP，胆道系酵素（ALP，γ-GTP，LAP），総ビリル

> **One More Navi**
> 逆流性起炎菌の大腸菌はグラム陰性で外膜にエンドトキシンLPS（Lipopolysaccharide）をもつ．一方，グラム陽性の腸球菌（*Enterococcus*）もLPS類似化合物のLTA（Lipoteichoic acid）をもつ．血行性（門脈から胆管へ細菌が透過）やリンパ行性の感染もある．

> **One More Navi**
> 胆管炎は胆嚢炎と違い黄疸が高度（Bil>10 mg/dLでは結石より悪性腫瘍を疑う）で，発熱や悪寒がよくみられる（高齢では腹痛も含めて症状が軽度だが低血圧はよくみられ，白血球増加がないことも）．しかし，肝内胆管狭窄による区域性胆管炎では黄疸がない．また5％に合併する急性膵炎では血清アミラーゼが上昇する．

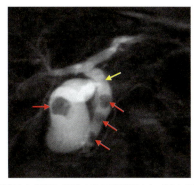

Fig. 急性胆管炎のMECP像

胆嚢内と胆管に複数の結石が描出され（赤矢印），それより末梢に胆管拡張像（黄矢印）がみられる．
〔国試103-A57〕

One More Navi

総胆管径の 7 mm 未満が正常で，11 mm 以上は拡張と診断．総胆管結石はエコーで半分しか検出できないので，閉塞部位が不明なら CT/MRCP を行う．CT で胆管壁＞1.5 mm は癌を疑う（胆汁の CA125 高値になる）．

One More Navi

十二指腸傍乳頭部の憩室によって胆管や膵管（の開口部）が圧排され，胆道・膵管の通過障害で胆汁うっ滞，黄疸，胆石，胆管炎，膵炎をおこす病態を Lemmel 症候群と呼ぶ．

One More Navi

胆嚢炎の中等度は WBC＞18,000 であったが，胆管炎では WBC＞12,000 と軽度上昇だけでなく，重症感染による WBC＜4,000 減少も判定基準に入れている．また，黄疸や低アルブミンも追加されている．ただし，Mirizzi 症候群をきたした胆嚢炎でも黄疸はみられる．胆嚢胆管炎では胆管炎に準じて治療する．

One More Navi

急性胆管炎を繰り返すと，胆管狭窄，肝内胆石，胆汁性肝硬変を合併する．胆嚢結石がある場合は胆摘しないと総胆管結石再発や急性胆嚢炎をおこしやすい．

ピン（直接ビリルビン優位），AST・ALT が上昇し，重症例では血清クレアチニン（Scr），尿素窒素（BUN）の上昇，血小板数の低下や酸素分圧の低下（PaO_2/FiO_2 ＜ 300）を呈します．

● **画像検査**

超音波・CT で（総）胆管閉塞と胆管上流拡張を認め，胆管結石を検索します．磁気共鳴胆管膵管像（MRCP）で胆管拡張と閉塞部位や結石の確認できます．

治療 抗菌薬投与と胆道ドレナージが治療の要です．

● **初期治療**

胆道ドレナージを前提として，ただちに絶飲食，輸液，抗菌薬投与を開始します．

● **重症度判定**

以下の基準による重症度に応じて胆道ドレナージの時期を検討します．

Tab. 急性胆管炎の重症度判定基準

重症（Grade III）	以下のいずれかを伴う場合 ・循環障害 ・中枢神経障害（意識障害） ・呼吸機能障害（PaO_2/FiO_2 比＜300） ・腎機能障害（乏尿もしくは血清クレアチニン＞2.0 mg/dL） ・肝機能障害（プロトロンビン時間国際標準比＞1.5） ・血液凝固異常（血小板＜100,000/μL）
中等症（Grade II）	初診時に以下の 5 項目のうち 2 つに該当する場合 ・白血球数の増加（＞12,000/mm^3）または減少（＜4,000/mm^3） ・発熱（＞39℃） ・年齢（＞75 歳） ・黄疸（総ビリルビン≧5 mg/dL） ・低アルブミン（＜健常値下限×0.73＝3 g/dL） ※初期治療に無反応の場合は中等症とする
軽症（Grade I）	中等症以上ではないもの

● **胆道ドレナージ**

内視鏡的逆行性胆道ドレナージ（ENBD）か，それが困難な場合には経皮経肝胆道ドレナージ（PTBD）で胆管を減圧し，急性閉塞性化膿性胆管炎（AOSC）への進展を阻止します．

・**重症**：緊急胆道ドレナージを行う必要があり，併せて昇圧薬，呼吸管理，血液浄化でショックと臓器障害（心肺腎）の治療をします．
・**中等症**：初期治療を行い，早期に胆道ドレナージを実施します．
・**軽症**：初期治療（24 時間以内）が無効ならば胆道ドレナージを行います．

- 開腹ドレナージは侵襲が大きいので内視鏡的ドレナージがよく行われる．ドレナージをしないと抗菌薬が胆汁内に到達しない．
- 抗菌薬は，軽症ではアンピシリン/スルバクタムや第 1〜3 世代セフェム系，中等症以上では第 2〜4 世代のセフェム系またはニューキノロン系（＋メトロニダゾール），カルバペネム系を用いる．

国試出題症例
〔国試 103-A57〕

● 83 歳の女性．右上腹部痛を主訴に来院した．2 日前から右上腹部痛が出現し持続している．意識は傾眠状態．体温 38.1℃．血圧 82/46 mmHg．眼球結膜に黄染を認める．腹部は平坦，軟で，肝・脾を触知しない．右上腹部に圧痛を認める．血液所見：白血球 18,600，プロトロンビン時間 42%（基準 80〜120）．血液生化学所見：総ビリルビン 11.6 mg/dL，AST 478 IU/L，ALT 355 IU/L，LD 847 IU/L（基準 176〜353），ALP 554 IU/L（基準 115〜

359)，アミラーゼ 127 IU/L（基準 37～160）．磁気共鳴胆管膵管像（MRCP）は前掲のとおり．

⇒ MRCP で胆嚢と胆管に複数の結石を認め，持続する右上腹部痛と胆道系酵素上昇から急性胆管炎と診断．高熱，血圧低下，意識障害のウォームショック状態で，急性閉塞性化膿性胆管炎（AOSC）による敗血症である．重症なので，血管確保を行い，補液・抗菌薬投与後に緊急胆道ドレナージを行う．

L-09 胆管狭窄

病態・症状 胆管狭窄では胆汁うっ滞しやすく，胆管炎（発熱，腹痛，黄疸）を繰り返す特徴的な症状を呈します．

原因には良性と悪性があり，黄疸が少ない良性狭窄でも感染すると急性閉塞性化膿性胆管炎（AOSC）から致死的な緊急事態に至ります．

Tab. 胆管狭窄の原因

良性	胆管の炎症	原発性硬化性胆管炎（PSC），総胆管結石症，胆嚢結石（Mirizzi 症候群），IgG4 関連硬化性胆管炎など
	手術や外傷	胆嚢摘出術後，胆管切開術後，肝切除術後など
	胆管周囲の疾患	慢性膵疾患，膵嚢胞，リンパ節腫脹，肝嚢胞，胆管周囲嚢胞など
	その他	胆管良性腫瘍（乳頭腫，腺腫など），乳頭炎，Oddi 括約筋機能不全
悪性		胆管癌，胆嚢癌，膵臓癌，乳頭部癌など

One More Navi
Mirizzi 症候群
胆嚢結石が胆嚢頸部に嵌頓し，嵌頓部周囲の浮腫が総肝管を圧迫して閉鎖性黄疸を生じる病態．胆管ドレナージ後，迅速に胆嚢摘出術を行う．

One More Navi
IgG4 関連硬化性胆管炎
自己免疫性膵炎（AIP）に高率に合併する胆管炎（単独発症もある）で，病変局所の線維化狭窄（黄疸で発症）と IgG4 陽性形質細胞の浸潤などを特徴とし，高 IgG4 血症を呈する．肝内多発狭窄では以前は PSC と混同されていた．ステロイド薬（3 年間）が著効するのも特徴．

検査
● 血液検査
胆汁うっ滞では，AST，ALT は軽度上昇，総ビリルビン（直接ビリルビン優位）と胆道系酵素（ALP，γ-GTP，LAP）が上昇します（狭窄の程度による）．胆管炎併発では白血球数増加，CRP 上昇がみられます．
● 画像検査
腹部エコーや CT で胆管拡張，壁肥厚がみられます．

治療 有症状の良性疾患では，内視鏡的バルーン拡張術，ステント留置術，手術で胆汁ドレナージを行います．特異的治療として胆管内結石除去，IgG4 関連硬化性胆管炎に対するステロイド投与があります．

L-10 胆嚢腫瘍

▶レファレンス
・ハリソン⑤：p.564
・新臨内科⑨：p.631-634
・標準外科⑬：p.628-630

One More Navi
胆嚢管癌（10%）は胆管癌と同じく男性に多い．胆嚢癌は胆管癌や乳頭部癌より増殖が速い．

L-11 胆嚢癌

病態・病因 胆嚢癌（gallbladder carcinoma）は，胆嚢と胆嚢管粘膜に発生する癌（90% は腺癌）で，診断・治療が困難です．胆石症合併が 60% で，胆石の機械的刺激，胆石・胆汁成分による化学刺激などで発癌します（しかし直接証明はなく，予防的胆摘は勧められない）．また，15% に膵胆道合流異常がみられ，胆嚢内に逆流した膵液による発癌もあります（胆石は稀）．

胆嚢は筋層が薄く，癌が胆嚢壁や隣接臓器に浸潤しやすく，早期に神経，リンパ，血液を介して転移します．65 歳以上の女性に好発します．

One More Navi
胆石患者の1%にしか胆嚢癌はおきない．胆嚢癌の60%は底部にできる．

One More Navi
増殖が速いので，漿膜に達していなくても10%では既に肝転移がおきている．

One More Navi
胆嚢癌のリスク因子
・胆石症
・胆嚢ポリープ
・陶器様胆嚢
・膵管胆管合流異常（特に胆管拡張がない例）
・チフス菌キャリア
・肥満
・胃手術後
・自動車・重金属・ゴム・繊維産業での就労（胆汁中に発癌物質？）
・白人
・チリ人，ボリビア人，日本人

One More Navi
ドップラーエコーで腫瘍部の血流増加が観察できる（良性ポリープとの鑑別）．1cm以上の腫瘤では針生検で確定診断が得られる．

One More Navi
陶器様胆嚢
慢性胆嚢炎によって胆嚢壁が石灰化し，X線像で陶器のようにみえる．胆嚢癌が25%に合併する（異論もある）．

分類
● 肉眼的分類

乳頭型，結節型，平坦型に分類され，さらに，それぞれ膨張型と浸潤型（スキルス胃癌に似る）に亜分類されます．

● 壁深達度

胆嚢壁は粘膜（m），固有筋層（mp），漿膜下層（ss），漿膜（s）からなります．壁深達度が粘膜・固有筋層内にとどまるもの，漿膜下層に達した場合でもRokitansky-Aschoff洞（RAS）にとどまるものは早期癌です（切除後の5年生存率が86%）．進行すると肝床部，胆管，肝動脈，門脈，十二指腸などへの直接浸潤や遠隔転移（腹膜播種，リンパ節転移，肝転移）をおこします．

症状・身体所見 初期には無症状で，健診などで偶然発見されます．胆石症や急性胆嚢炎の合併では，これらの症状がみられます．進行すると右季肋部腫瘤が触知され，右季肋部の不快感や疼痛，食欲不振，体重減少，腹水などがみられます．リンパ節転移で胆管が圧排，狭窄すると閉塞性黄疸をきたします．

検査
● 血液検査

無症状でも胆道系酵素上昇では超音波検査を行います．腫瘍マーカーは初期には上昇せず，進行癌でCEAやCA19-9が高値になります．

● 画像検査

・腹部超音波検査・造影CT：乳頭型，結節型の進行癌は胆嚢壁の不整な肥厚や嚢内に突出する隆起性病変として描出され，平坦型は不均一な壁肥厚性病変として描出されます．造影CTは隣接臓器への浸潤やリンパ節転移，肝転移の検索にも有用です．

・超音波内視鏡（EUS）：壁深達度の診断や，良性，悪性の鑑別にも有用です．

Tab. 胆嚢癌の肉眼的分類

	膨張型	浸潤型
乳頭型		
結節型		
平坦型		

Fig. 胆嚢癌の腹部超音波と造影CT所見

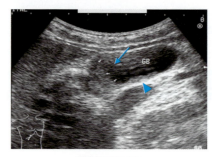
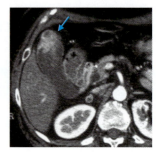

腹部超音波所見 / 造影CT所見

超音波所見：胆嚢内腔に突出する隆起性病変（矢印）がみられ，一部が壁に沿って進展している（矢頭）．
造影CT：胆嚢内腔に突出する隆起性病変が認められる（矢印）．

『標準放射線医学 第7版』p.460[24] より

治療 手術（開腹下胆嚢摘出術）のみが根治療法です．1cm以上の単発性の胆嚢ポリープ，多発性胆嚢ポリープと胆石の併存，原発性硬化性胆管炎（PSC）での多発性ポリープは，胆嚢癌を疑って胆嚢摘出術を行います．また，陶器様胆嚢や

3 cm 以上の胆嚢結石も予防的に腹腔鏡下胆嚢摘出術を行います.

- 手術できない胆嚢癌は遠隔転移例，血管内浸潤，肝十二指腸靱帯より先のリンパ節転移．
- 直接浸潤では根治切除（肝楔状切除＋リンパ節郭清）が可能で，切除できれば5年生存率は20％以上になる（手術できなければ10％以下で，半数は6か月以内に死亡）．

L-12 胆嚢ポリープ

病態 胆嚢ポリープ（gallbladder polyp）は，胆嚢内腔に突出した隆起性病変の総称で，コレステロールポリープ（cholesterol polyp）が50％を占めて最も多く，腺腫（adenoma）もあります．健診で5％に見つかり，男女差はありません．

● コレステロールポリープ

コレステロールエステルを貪食した泡沫細胞（マクロファージ）が胆嚢粘膜層に集塊した隆起性病変（細い茎で脱落しやすい）で，大きさは10 mm以下で，20％は孤発性ですが，平均8個みられます．癌化はしません．

● 腺腫

孤発性の有茎性隆起性病変で，大きさは20 mm以下です．家族性大腸腺腫症（FAP）に合併しやすく，10％は多発します．また，半分に胆石を合併します．腺腫は癌化する可能性が高く前癌病変と考えられます．

症状 通常は無症状です．

検査 エコーでは胆嚢内に音響陰影がなく，体位による移動性がない小腫瘤がみられます．コレステロールポリープは，ポリープの一部や全体に高エコー粒子が特徴的に集簇しますが，内部に低エコーが存在すると，胆嚢癌と鑑別困難です（ともに造影CTで濃染する）．

治療 コレステロールポリープは経過観察し，①大きさ10 mm以上，②増大傾向，③広基性の形状のものは，胆嚢癌を疑って腹腔鏡下胆嚢摘出術を行います．

腺腫は前癌病変として開腹下胆嚢摘出術を行います（手術高リスクや10 mm以下では半年ごとの経過観察）．

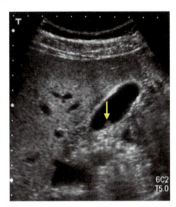

Fig. 胆嚢ポリープの超音波所見

胆嚢内に音響陰影を伴わない径5 mm程度の桑実状の高エコー像がみられる（矢印）．
（国試101-G30）

One More Navi
高コレステロール血症に合併しないのでコレステロールは胆汁由来と考えられる（胆石に合併しやすい）．

One More Navi
過形成や炎症によるポリープは癌化しない．腺腫は前癌病変だが，胆嚢では大腸と違い腺癌が腺腫より多いので癌化したのかどうか不明．しかし，12 mm以上の大きい腺腫には局所的に癌病変がみられる．一方，5 mm以下では癌は決してみられない．

One More Navi
胆嚢癌が強く疑われる場合は腹腔鏡下ではなく，開腹下で胆嚢摘出を行い，術中および術後の病理検査で確定診断する．

国試出題症例
〔国試101-G30〕

- 35歳の男性．人間ドックの腹部超音波検査で異常を指摘され来院した．身長172 cm，体重80 kg．腹部に異常を認めない．血液所見：赤血球450万，Hb 14.8 g/dL，白血球6,800．血清生化学所見：AST 24 IU/L，ALT 53 IU/L，γ-GTP 84 IU/L（基準8～50）．腹部超音波写真は前掲のとおり．検査中，体位による病変の移動はみられなかった．

⇒超音波所見や体位による移動性がないことなどから胆嚢ポリープと考えられる．大きさが5 mm以下なので経過観察する．

L-13 胆嚢腺筋腫症

病態 胆嚢粘膜が壁内に嵌入して憩室となったものをRokitansky-Aschoff洞（RAS）と呼び，**胆嚢腺筋腫症**（adenomyomatosis）は，RAS増殖と筋線維増生が限局性またはびまん性におき，胆嚢壁の肥厚をきたした病態を指します。

胆嚢粘膜過形成，RAS増殖（1 cm以内に5個以上），筋層肥厚（>3 mm）が特徴的です．全人口の5％にみられ，女性に3倍多く発生します．石灰化して壁内結石を形成しますが，癌化しません．

One More Navi
胆嚢は粘膜筋板がなく筋層が薄い（拡張するとさらに薄くなる）のでRASがおきやすい（高齢者の90％に存在し，小児には稀）．

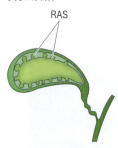
RAS

内圧上昇（胆石合併が60％）や慢性炎症による刺激ででき，分岐増殖して嚢胞状になる（筋層の増殖が必発）．大腸憩室と同様に抵抗の弱い血管進入部にできやすい．腺腫とは無関係で良性病変．

分類 以下の3型に分類されます．
- **限局型**：主に胆嚢底部に限局した肥厚（>10 mm）がみられる．最も多い病型で，胆嚢癌に類似．
- **分節型**：胆嚢体部の全周性病変（断面が三角形）で胆嚢が二腔に分離される．胆石が合併しやすい．
- **全般型**：胆嚢壁が正常の3～5倍にびまん性に肥厚．胆嚢炎や浸潤型胆嚢癌に類似．

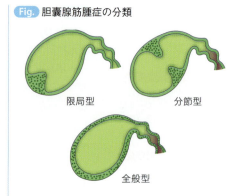
Fig. 胆嚢腺筋腫症の分類
限局型　分節型　全般型

症状 通常は無症状ですが，内圧上昇による鈍痛や，併発する胆石症や胆嚢炎の症状を呈します．

検査 エコーで肥厚した胆嚢壁と壁内にRASを疑わせる無エコー像がみられ，壁内結石によるコメット様エコー（高エコーの後方に彗星のようにエコーが線状に尾を引いてみえる像）がみられます．MRI（T2強調像）でRAS内胆汁が高信号スポット（首飾り様）に描出されます．

One More Navi
胆嚢癌疑いではERCPで胆嚢内ドレナージをし，胆汁細胞診を行う．

One More Navi
胆嚢造影ではRASへの造影剤貯留がおきる．

Fig. 胆嚢腺筋腫症のエコー所見

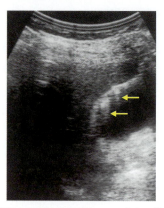
石灰化した壁内結石が高エコーとして描出され，その後方にコメット様エコーが認められる（矢印）．

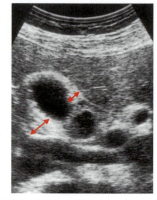
胆嚢壁に分節型の肥厚が認められる（赤矢印）．
〔国試101-A29〕

One More Navi
コメット様エコーは白く尾を引く．小さな構造物が何回も反射をおこすことによる多重反射のアーチファクト．胆嚢壁在結石のことが多いが，胆嚢腺筋腫症でもみられる．

治療 治療不要ですが，有症状や胆嚢癌疑いでは胆嚢摘出術を考慮します．

国試出題症例
〔国試101-A29〕

- 48歳の男性．右上腹部の不快感を主訴に来院した．身体所見に異常はない．血液所見：Hb 13.8 g/dL，白血球 5,800．血清生化学所見：総ビリルビン 0.9 mg/dL，AST 30 IU/L，ALT 32 IU/L，γ-GTP 48 IU/L（基準 8～50）．免疫学所見：CRP 0.1 mg/dL，CA19-9 32 U/mL（基準 37以下）．腹部超音波写真は前掲のとおり．
- ⇒炎症所見はみられず，肝機能異常，胆道系酵素異常もみられない．腫瘍マーカーの上昇もない．エコー所見から胆嚢腺筋腫症と診断できる．

L-14 胆管腫瘍

▶レファレンス
- ハリソン⑤：p.564
- 新臨内科⑨：p.634-638
- 標準外科⑬：p.630-632

One More Navi
胆石合併は多いが，胆管癌ができやすいとはいえない．このため，予防的胆摘は行わない．

One More Navi
肝外胆管癌，胆嚢癌，乳頭部癌を総称して胆道癌ともいう．日本人は白人より頻度が高い（新鮮魚摂取がリスク？）．

One More Navi
アスベストや印刷業での有機溶剤（ジクロロプロパン）が胆管癌をおこす．PSCの10%に胆管癌がおきる（特に潰瘍性大腸炎例で）．

One More Navi
胆管癌は胆嚢癌よりゆっくり増殖する．

One More Navi
海外では，肝門部胆管癌（Klatskin癌）が60%と最も多い．

L-15 胆管癌

病態 胆管癌（carcinoma of the gallbladder）は広義には肝内胆管癌（原発性肝癌に相当）と肝外胆管癌を含みますが，通常は左右肝管および上・中・下部胆管に原発する肝外胆管癌を指します．大部分が腺癌（分化型で結節状）です．男女比は2：1で，60歳以降の高齢者に好発します．胆石合併率は20%で胆嚢癌より稀（肝内胆石はリスク）です．一方，胆管拡張型の膵胆管合流異常（先天性胆道拡張症）や原発性硬化性胆管炎（PSC）では高率に胆管癌を合併します（慢性胆管炎が存在）．

分類
●肉眼的分類
胆嚢癌と同様に乳頭型，結節型，平坦型（割面で粘膜内を表層進展は浸潤型）に分類されます．

●部位別分類
発生部位により，肝門部胆管癌（35%），上部胆管癌（15%），中部胆管癌（15%），下部胆管癌（35%）に分類されます．

症状・身体所見 腫瘍が胆道狭窄すると閉塞性黄疸（皮膚瘙痒感，褐色尿，灰白便）がおき，胆管炎合併で発熱・上腹部痛の緊急事態になります．また，下部胆管癌による胆管閉塞では無痛性胆嚢腫大を触知します（Courvoisier徴候）．体重減少もみられます．

検査
●血液検査
ビリルビンと胆道系酵素（ALP，LAP，γ-GTP），腫瘍マーカーのCEA，CA19-9が上昇します〔ただし，CA19-9は胆汁うっ滞（胆管炎や膵癌）だけでも上昇〕．

●画像検査
・超音波検査・CT：胆管閉塞のために肝側胆管が拡張し，腫瘤陰影がみられます．閉塞部位によっては胆嚢腫大もおき

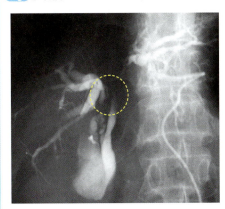

Fig. 胆管癌のERCP・PTC所見

ERCPとPTCの同時造影．肝門部に辺縁不整な狭窄像（○囲み）が認められ，肝門部胆管癌が疑われる．

One More Navi
胆管腔内エコー（IDUS）で漿膜，門脈，膵臓浸潤が診断できる．

One More Navi
肝門部胆管癌は血管や胆管が集中しているため手術困難で，予後も不良．

One More Navi
胆道ドレナージ前に癌の進展を評価して治療方針を立てておく．

ます．

- 磁気共鳴胆管膵管像（MRCP）：すべての胆管を描出でき，閉塞部位が診断できます．
- 内視鏡的逆行性胆道造影（ERCP）：辺縁不整な狭窄・閉塞像が検出できる基本検査です．経皮経肝胆道造影法（PTC）との同時造影（挟み撃ち造影）で腫瘍範囲を確定します．なお，ERCP では胆管鉗子や擦過ブラシで狭窄部の組織生検ができます（良性胆管狭窄では手術不要）．

治療 黄疸例では，狭窄部に腫瘍増殖抑制性金属ステントを留置し，胆汁を腸管内に流出させる胆道ドレナージを行います．

手術（肝外胆管切除とリンパ郭清を行い，肝側浸潤では肝切除）のみが根治療法です．切除不能例では胆道ドレナージ（内瘻化），化学療法（ゲムシタビン＋シスプラチン），放射線療法などを行います．

国試出題症例
〔国試 105-A31〕

- 70 歳の男性．全身の瘙痒感と褐色尿とを主訴に来院した．1 週前から尿の濃染を，3 日前から皮膚瘙痒感を自覚していた．意識は清明．身長 160 cm，体重 58 kg．体温 35.8℃．脈拍 72/分，整．皮膚は黄染，乾燥し，多数の搔爬痕を認める．眼球結膜に黄染を認める．腹部は平坦，軟で，肝・脾を触知せず，圧痛を認めない．血液所見：赤血球 454 万，Hb 12.1 g/dL，Ht 36％，白血球 5,500，血小板 12 万．血液生化学所見：総蛋白 6.1 g/dL，アルブミン 3.4 g/dL，総ビリルビン 12.1 mg/dL，直接ビリルビン 8.3 mg/dL，AST 233 IU/L，ALT 354 IU/L，LD 488 IU/L（基準 176〜353），ALP 1,091 IU/L（基準 115〜359），γ-GTP 825 IU/L（基準 8〜50），Na 141 mEq/L，K 4.2 mEq/L，Cl 107 mEq/L．経皮経肝胆道ドレナージチューブからの造影と内視鏡的逆行性胆管造影とを同時に行った胆管造影写真（内視鏡は抜去後）は前掲のとおり．
⇒黄疸，皮膚瘙痒感などの症状，血液検査（肝機能・胆道系障害）で胆道の狭窄・閉塞が考えられ，ERCP と PTC の同時造影での肝門部胆管狭窄から肝門部胆管癌が疑われる．褐色尿はビリルビン尿（直接ビリルビンによる）．

L-16 十二指腸乳頭部癌

One More Navi
乳頭部癌は白人に多い．また家族性大腸腺腫症におきやすい．

病態 乳頭部癌（carcinoma of papilla of Vater）は十二指腸壁内の Vater 乳頭や Oddi 括約筋に囲まれた胆管・膵管，共通管から発生する腺癌です．黄疸，胆道感染，膵炎（閉鎖性膵炎）の合併が多く，早期発見され，高度分化癌で転移も少ないため，比較的予後良好です（膵臓浸潤では予後不良）．胆道癌の 10％ を占め，男性にやや多くみられます．

Fig. 十二指腸乳頭部

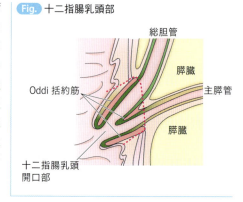

総胆管
膵臓
Oddi 括約筋
主膵管
膵臓
十二指腸乳頭開口部

症状 十二指腸乳頭開口部が閉塞すると黄疸を生じ，腫瘍脱落で閉塞が解除されると黄疸が軽快する動揺性黄疸をおこします．胆道感染や急性膵炎の合併，下血や消化管出血による貧血もみられます．

One More Navi

乳頭部癌は分化度が高く，良性腺腫の中に癌が存在していることもあるので腺腫からの癌化が疑われる（良性腫瘍と誤診）．このほかに癌がいきなり発症することもある（*de novo*癌）．膵臓や十二指腸浸潤が予後を決める（超音波内視鏡が有用）．

検査

● **血液検査**
閉塞性黄疸のパターン（胆道系酵素，ビリルビン上昇）で，腫瘍マーカーのCEAやCA19-9が上昇することもあります．

● **画像検査**
・**超音波検査**：胆嚢腫大（無痛性）や胆管，膵管の拡張を認めます（両方拡張するとは限らず腫瘍は検出困難）．
・**内視鏡検査**：癌を直視下に確認でき，生検で診断できます．

Fig. 乳頭部癌の画像所見

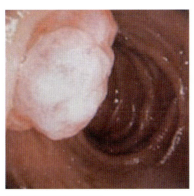
上部消化管内視鏡所見
十二指腸内に突出する表面不整な隆起性病変が確認できる．

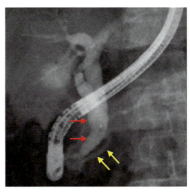
ERCP像
胆管の著明な拡張（赤矢印）と膵管の拡張（黄矢印）もみられる．

〔国試 108-A27〕

One More Navi

早期癌に対しては内視鏡的乳頭切除術を行うこともある．

治療 膵頭十二指腸切除術（または幽門輪温存膵頭十二指腸切除術）が基本です（切除率80%）．切除不能例で，閉塞性黄疸では胆道ドレナージを行います．

L-17 先天性胆道疾患

▶レファレンス
・ハリソン⑤：p.2133
・新臨内科⑨：p.639-643
・標準外科⑬：p.624
・標準小児⑧：p.510-512

L-18 胆道閉鎖症

病態 胆道閉鎖症（biliary atresia）は，肝外胆管（ときに肝内胆管も）が部分的または全体的に線維状となって閉塞する先天性疾患で，新生児期から乳児期早期に胆汁うっ滞，閉塞性黄疸，肝腫大，灰白便を呈します．放置すると1～2か月で肝硬変に進展し，予後不良です（無治療では3歳までに死亡）．

遺伝性はなく，頻度は1万人に1人で，男女比は1：1.5です．

病因 胆管系の発生異常ではなく，胎生後期から出生直後に胆管障害（ウイルス感染からの自己免疫現象，血行障害，免疫異常，膵・胆管合流異常，胆汁酸毒）によって閉塞すると考えられます．

症状 生後2週以降まで黄疸があれば本症を疑います．灰白便（便の色調は黄色～白色まで多彩），濃褐色尿，肝腫大を呈し，ときにビタミンKの吸収障害による凝固障害から頭蓋内出血，消化管出血をおこします．また，胆汁うっ滞から肝線維化，門脈圧亢進で脾腫や腹水がおきます．

検査
- 血液検査

  直接ビリルビン，胆道系酵素（ALP，γ-GTP，LAP）が高値になります．
- 画像検査

  胆嚢萎縮のためにエコーで胆嚢が描出されません．ERCPでは胆道が造影されず，肝胆道シンチグラフィでは腸管への排泄像が認められません．MRCPで閉鎖部位の診断ができます．

治療

Fig. 胆道閉鎖症の術式

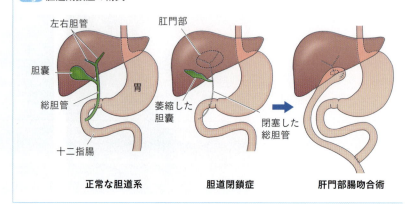

正常な胆道系　　胆道閉鎖症　　肝門部腸吻合術

One More Navi
肝胆道シンチグラフィ
99mTc-PMT（185 MBq）を静注し，経時的に観察する．99mTc-PMTは血中から肝細胞に取り込まれ，胆道系を経て十二指腸に排泄される．正常像では3〜5分で肝臓，5〜20分で胆嚢・胆道系が描出され，60分以内に腸管に排泄される．しかし，胆道閉鎖症では腸管への排泄像がみられない．

One More Navi
1〜2か月で肝硬変になる．

生後60日以内に肝門部腸吻合術（葛西手術）を行って，肝硬変への進展を防止します．肝硬変例には肝移植を行います（再発はない）．

国試出題症例
〔国試110-D30〕

- 2か月の乳児．意識障害のため救急車で搬入された．在胎40週，3,100 gにて出生した．出生後からこれまで哺乳力は良好であった．30分前にけいれんがおこり，その後ぐったりしたため母親が救急車を要請した．来院時，自発運動は乏しいが痛み刺激には反応する．身長60 cm，体重5.0 kg．体温37.0℃．脈拍128/分，整．呼吸数36/分．SpO₂ 98%（マスク5 L/分 酸素投与下）．眼球結膜と皮膚とに黄染を認める．血液所見：赤血球435万，白血球11,200，血小板21万，PT 65%（基準80〜120），APTT 60秒（基準32.2），ヘパプラスチンテスト低下．血液生化学所見：総ビリルビン8.5 mg/dL，直接ビリルビン3.5 mg/dL，AST 58 IU/L，ALT 34 IU/L．頭部CTで多発性の脳出血を認めた．

  ⇒生後2か月の乳児におきた脳出血で，黄疸，総ビリルビン（直接ビリルビン優位）の上昇，胆道系酵素の上昇，肝機能障害がみられる．胆道閉鎖症に伴う凝固障害から脳出血がおきた．血小板数は正常で肝硬変（脾腫）には未だ至っていないと考えられる．

L-19 胆道拡張症

病態 胆道拡張症（biliary dilatation）は，肝内・肝外胆管が嚢腫状や紡錘状に拡張する疾患です．膵胆管合流異常症では膵液が胆管内に逆流し，膵酵素活性化で胆管壁障害がおきて胆管が拡張します．半数以上が10歳までに発症・診断されますが，成人でも診断されます．男女比は1：3です．拡張部胆管に高率で胆管癌が発生します．

(症状) 腹痛，黄疸，右上腹部の腫瘤触知が三徴です（腹痛80%, 黄疸50%, 腫瘤触知10%）．胆管炎・膵炎合併では，発熱，悪心・嘔吐もおきます．

(検査)
● 血液検査

直接ビリルビン，胆道系酵素が高値で，肝機能異常もみられます．膵炎合併例では，血中・尿中アミラーゼ，リパーゼが上昇します．

● 画像検査

エコーでは囊腫状・紡錘状に拡張した胆管がみられます．ERCP，MRCPで膵胆管合流異常を確認できます．

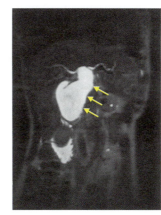

Fig. 胆道拡張症のMRCP所見

囊腫状に拡張した総胆管（黄矢印）が描出される．
〔国試100-A31〕

(治療) 胆汁と膵液を分流して胆管癌をおこさないようにします（拡張胆管を切除して肝管・腸吻合による胆道再建術）．

M

膵疾患

Preview

M-01	急性膵炎	p.401
M-02	病態・分類	p.401
M-03	原因	p.402
M-04	症状・身体所見	p.403
M-05	検査	p.403
M-06	診断	p.404
M-07	治療	p.405

M-08	慢性膵炎	p.406
M-09	病態・原因	p.406
M-10	症状	p.407
M-11	検査	p.407
M-12	診断	p.408
M-13	治療	p.409

M-14	自己免疫性膵炎	p.410

M-15	嚢胞性膵疾患	p.411

M-16	膵癌（膵管癌）	p.413
M-17	病態・病因	p.413
M-18	症状・身体所見	p.414
M-19	検査	p.414
M-20	治療	p.415

M-21	膵内分泌腫瘍	p.416
M-22	インスリノーマ	p.416
M-23	ガストリノーマ（Zollinger-Ellison症候群）	p.417
M-24	その他の症候性膵内分泌腫瘍	p.418

M-25	先天性膵疾患	p.419
M-26	膵の発生	p.419
M-27	輪状膵	p.420
M-28	膵胆管合流異常症	p.421
M-29	膵癒合不全	p.421
M-30	その他の先天性膵疾患	p.422

Navi 1　消化酵素が連鎖的に活性化 病態は二相性に進行する！

急性膵炎はアルコールと胆石症が二大成因で，病態は発症後早期に出現する合併症（早期合併症）と，2週以降に出現してくる合併症（後期合併症）の二相性に進行します。

▶ M-07 で初期治療として行うべきことと，重症例への対応に分けて，治療を解説していきます。

Navi 2　膵癌の合併も多い！ 膵組織に非可逆的な炎症性線維化

慢性膵炎は持続的・反復的な膵炎で膵組織が線維化をおこす進行性病変で，代償期には疼痛を伴う膵炎発作がおき，非代償期には膵内・外分泌機能不全症状が前面に出てきます。

▶ M-12 で慢性膵炎の臨床診断基準を取り上げ，▶ M-13 では，代償期と非代償期に分けて治療を解説していきます。

Navi 3　発見遅延例や進行例も多く， 予後最悪の固形癌

膵癌の85％を占める膵管癌を中心に解説します。発見時には進行癌であることが多く，手術不能例も少なくない予後不良（固形癌の中では予後最悪）の悪性腫瘍です。

Navi 4　腫瘍産生ホルモンでは 特徴的な臨床症状が出現！

膵内分泌腫瘍には，無症候性と症候性のものがあり，後者では腫瘍から種々のホルモンが過剰産生されるため，特徴的な症状が出現します。

▶ M-22 ～ M-23 で，代表的なホルモン産生腫瘍であるインスリノーマ，ガストリノーマを取り上げます。
このほか，▶ M-24 でグルカゴノーマ，VIPオーマ，ソマトスタチノーマなどの膵内分泌腫瘍を紹介します。

M-01 急性膵炎

▶レファレンス
- ハリソン⑤：p.2140-2147
- 新臨内科⑨：p.644-651
- 標準外科⑬：p.638-639
- 標準病理⑤：p.533-534

One More Navi
免疫反応も関与する急性炎症反応の程度によって重症度や合併症発生が決まる．急性膵炎の頻度は増加している．

One More Navi
急性膵炎から慢性膵炎への移行は稀だが，慢性膵炎の急性増悪は急性膵炎に含める．

One More Navi
通常は十二指腸粘膜のエンテロキナーゼで活性化されるトリプシノゲンが，膵炎（膵液うっ滞）ではライソゾームのカテプシン Bで活性化されるか，基底膜側に分泌されて間質に炎症をおこす．

One More Navi
アルコールは十二指腸に炎症をおこして膵炎の原因をつくることもある．慢性膵炎と異なり，喫煙はリスクにならない．

One More Navi
急性膵炎の合併症は 70 歳以上でおきやすく，肥満（BMI >30）は予後不良．

One More Navi
全身性炎症反応症候群（SIRS）
炎症性サイトカインによる非特異的な免疫・炎症反応，発熱，頻脈，白血球増多，呼吸数増加を診断基準とし，重症化すると各種メディエーターの連鎖的誘導，好中球や凝固系の活性化などを生じ，臓器障害の原因となる．

One More Navi
ホスホリパーゼ A2 の血中濃度は重症度と相関，血管透過性亢進はキニンの活性化による．

One More Navi
脾静脈血栓症を合併すると脾腫がみられ，胃静脈瘤ができて出血（吐血）することがある．

急性膵炎（acute pancreatitis）は，膵臓障害で腺房細胞に貯蔵された消化酵素が連鎖的に活性化され，膵や周囲組織の自己消化や免疫反応がおきる急性病変です．消化酵素による化学的炎症で膵内外に浮腫，2週以内に壊死・出血がおこり，また，急性炎症によるサイトカインや膵酵素が血中に入り，3日以内に全身の血管透過性亢進，血液凝固能の亢進，重要臓器障害に進展することがあります．

M-02 病態・分類

▶病態
膵内に貯蔵されているトリプシノゲンが種々の原因によってトリプシンに活性化され，これを契機に各種膵酵素の活性化が連鎖的に進むことで，膵と周辺臓器の自己消化がおきます．この結果，以下のような明確な二相性の病態が進行します．

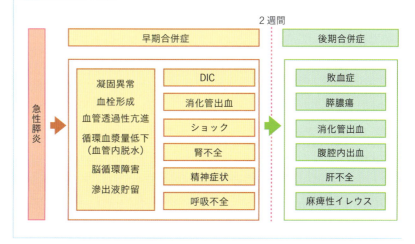
Fig. 急性膵炎の病態

●全身性炎症反応症候群（SIRS）
自己消化性炎症の結果，炎症性サイトカイン（IL-6 など）の産生誘導がおき，これが活性化した膵酵素（ホスホリパーゼ A2 など）とともに血中やリンパに逸脱して全身に広がると，発症 12～36 時間後に全身性炎症反応症候群（systemic inflammatory response syndrome；SIRS）をおこし，毛細血管透過性亢進と血管内脱水がおきます．

●多臓器不全（MOF）
重症例では大量の滲出液のため循環血液量が低下（嘔吐による脱水も加わる）し，循環不全や腎不全が発生します．また，膵周囲組織の虚血により腸粘膜障害がおこり，炎症が胸膜に波及すると胸水貯留から急性呼吸促迫症候群（ARDS）を併発して呼吸不全に陥るなど，遠隔重要臓器障害による多臓器不全（multiple organ failure；MOF）がおきます．

●播種性血管内凝固症候群（DIC）
滲出液貯留，血管攣縮，血管内皮障害に伴う血栓形成から出血傾向（血小板減少，凝固能因子低下，線溶反応亢進）となります．

●感染症・敗血症
発症2週以降になると腸管透過性亢進で腸内細菌が血液に入り，全身に移行し

One More Navi
壊死組織の30%で感染がおきる.

One More Navi
滲出液，壊死性物質，出血が被包され，仮性嚢胞となるのには1か月程度の時間がかかる.

One More Navi
アトランタ分類（2013年）では中等症（全身炎症で一過性臓器障害（48時間以内）があっても保存的に治癒して予後良好）が追加された.

One More Navi
死亡のピークは最初の1週以内（サイトカインストームと多臓器不全）と数週〜数か月後（壊死部感染や敗血症）の二峰性．死の25%は入院24時間以内で，33%は48時間以内である.

One More Navi
薬剤性急性膵炎は稀（<2%）だが，フロセミド，アスパラギナーゼ，メサラミン，サイアザイド，シクロスポリン，アザチオプリン，スタチン，エストロゲン，サリチル酸，サルファ剤（ST合剤），バルプロ酸，メトホルミン，GLP-1刺激薬，DPP4阻害薬が原因薬物となる.

One More Navi
妊娠中には高脂血症で急性膵炎おきやすい.

One More Navi
カチオニックトリプシノーゲン（PRSS1），CFTR，セリンプロテアーゼインヒビター（SPINK1）の遺伝子異常では膵炎が再発しやすい.

て敗血症をきたします．また，Vater乳頭から腸内細菌が侵入して壊死組織に感染すると膵膿瘍を形成します．

● その他
・高血糖：膵臓の炎症ではLangerhans島（ランゲルハンス）も巻き込まれるため，インスリン分泌低下から高血糖となります．広範な壊死では，後遺症として糖尿病になります．
・低Ca血症：リパーゼによって後腹膜の脂肪組織が分解されると血中Caが脂肪酸に結合するため，低Ca血症になります．
・仮性嚢胞：急性炎症の終息後，しばしば膵内やその周囲に滲出液，血液，壊死組織が線維性組織で被覆された仮性嚢胞が形成されることがあります．自然治癒傾向があるため，大きさが6cm未満であれば経過観察します．

▶ 分類
● 重症度分類
重症度は軽症（80%）と重症（20%）に分けられます．
・軽症：炎症が膵または膵周囲に限局している間質性膵炎で，多くは発症後1週間以内に自然治癒します（ただし，軽症でも経過中に重症に移行することがある）．
・重症：炎症が全身に波及して多臓器不全（multiple organ failure；MOF）が48時間以上持続したものが重症急性膵炎です．発症早期には無菌性の多臓器不全（循環不全，腎不全，呼吸不全）が出現し，発症2週間以降には敗血症などの重症感染症を合併します．重症急性膵炎は10%が死亡します（難病に指定されている）．

● 病理学的分類
病理学的には浮腫性膵炎と出血壊死性膵炎に分類されます．
・浮腫性膵炎：膵組織間質の浮腫と膵周囲の脂肪壊死（Ca沈着で白帯状を呈す），好中球浸潤で全体的に腫大します．膵実質の出血や壊死はなく，1週で治癒します（軽症急性膵炎）．
・出血壊死性膵炎：膵内外の脂肪壊死や膵実質の壊死・出血に進展し，数週〜数か月続く重症急性膵炎の組織像です．

M-03 原因

アルコールと胆石症（十二指腸液や胆汁が膵管に逆流）が二大成因です．アルコールは膵毒性で大量飲酒後12〜48時間後に発生し，中年男性に多くみられます．胆石症による膵管閉塞は高齢女性に多く発生します（特発性急性膵炎も女性に多い）．

このほか，右表のようなものが急性膵炎の原因となります．

Tab. アルコール，胆石症以外の原因

・薬剤
・外傷
・中性脂肪高値（>1,000 mg/dLでリパーゼ活性化）
・高Ca血症（副甲状腺亢進で膵分泌刺激と膵管内結石）
・膵管内圧上昇
・膵虚血
・感染症（おたふく風邪，CMV，HIV，トキソプラズマ）
・遺伝子異常（PRSS1，SPNK1の遺伝子変異）
・IgG4関連自己免疫性膵炎
・全身性エリテマトーデス（SLE）
・Sjögren症候群
・原発性硬化性胆管炎（PSC）
・内視鏡的逆行性胆道造影（ERCP）
・妊娠

M-04 症状・身体所見

▶症状

　突然の上腹部痛（心窩部痛，背部痛もある），悪心・嘔吐（飲水してもすぐに嘔吐），発熱，腹部膨満感，食欲不振で発症し，痛みは数日続きます．上腹部痛・背部痛は膝胸位や座位で軽減するのが特徴です．重症化すると呼吸困難，意識障害，ショック，出血傾向（DIC）に進展します．

　胆石性では突然発症（30分以内で最強に）しますが，アルコール性や薬剤性では徐々に腹痛がおきて，腹痛がないこともあります．

One More Navi
高熱では膵膿瘍や胆管炎の合併を疑う．

One More Navi
横隔膜を介した炎症が左肺に波及して胸水（アミラーゼ高値）や下葉無気肺をおこすと重症．

One More Navi
低 Ca 血症ではテタニーがみられることもある．

One More Navi
40 歳以上の原因不明の膵炎では膵癌も疑う．

▶身体所見

　上腹部には圧痛が認められます（激痛の割には腹部所見が軽い）．炎症が波及すると，麻痺性イレウスによる鼓腸，腹水や胸水をみることもあります．壊死性膵炎では後腹膜出血が腹腔内出血性滲出液となって，皮下出血斑が左側腹壁（Grey-Turner 徴候），臍周囲（Cullen 徴候），鼠径靱帯下部に出現します．

M-05 検査

▶一般検査

●血中・尿中・腹水中の膵酵素上昇

　発症 3 時間後から血中アミラーゼ，リパーゼ，エラスターゼ I が上昇し，正常の 3 倍以上になります．血中アミラーゼは 3 日以内に正常化しますが，尿中アミラーゼ，リパーゼ上昇は 2 週続くので診断に有用です（エラスターゼは 3 週まで上昇）．ただし，血中膵酵素の上昇は重症度や予後とは相関しません．

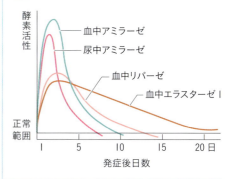
Fig. 血中・尿中膵酵素の変動

　胆石症では胆道酵素が上昇します．

One More Navi
アミラーゼは糖尿病ケトアシドーシス，急性胆嚢炎，消化性潰瘍，耳下腺炎でも上昇する．このため，急性膵炎の診断にはリパーゼのほうが有用．なお，アミラーゼは高脂血症では低めに測定される．アミラーゼが 10 日持続して高値ならば仮性囊胞の合併を疑う．

One More Navi
急性膵炎が胆石症のように正常膵からおきると膵酵素の上昇は顕著だが予後良好．一方，アルコール性のように機能低下した膵でおきると膵酵素はあまり上昇しないのに重症になる．

●重症度の指標となる血液検査

- **炎症反応**：白血球数増加（＞12,000），CRP 上昇（72 時間でピーク）がみられ，48 時間以内 CRP≧15 mg/dL では重症化の可能性があります．
- **膵・周辺組織障害**：壊死では乳酸脱水素酵素（LDH）が上昇し，インスリン分泌低下から高血糖となります．また，後腹膜の脂肪組織分解で血中中性脂肪が上昇し，さらに血中 Ca が脂肪酸に結合して低 Ca 血症になります．
- **腎・肺障害**：血管内脱水による腎機能低下で血中尿素窒素（BUN）やクレアチニン上昇がみられます．血液ガスで代謝性アシドーシスや呼吸不全を早期診断します．
- **出血傾向**：DIC で血小板数減少を呈します．

One More Navi
中性脂肪の上昇はリポ蛋白リパーゼ低下でおきる．アルコール，エストロゲン，妊娠で中性脂肪の上昇がおきやすく，中性脂肪が多いと膵リパーゼが活性化して膵炎をおこす．

One More Navi
血液濃縮は血管外漏出を示しており，予後不良（BUN＞20，Hct＞44％，血清クレアチニン上昇）．Hct ＞ 60％ にもなることもある．

One More Navi
ERCP は病態を悪化させるので禁忌．

▶画像検査

●超音波検査

　膵腫大（膵頭部＞25 mm，他部位＞20 mm）や周囲の炎症，膵管拡張（＞3 mm），

> One More Navi

血流障害のため膵壊死は造影CTで造影されないことから診断される（造影剤腎障害のリスクがあるので十分に補液をしてから行う）．壊死部に線維化がおきると非可逆性になる．

> One More Navi

CT，MRIは48時間後におきてくる合併症の診断に有用．補液前の診断はエコーが優れる．

> One More Navi

ERCP後膵炎は3%にみられ，致死的なこともある．検査後2～6時間の膵酵素量を測定する．

腹水，胆管結石や総胆管拡張所見（＞6mm）が確認できます．**検査の際，胆石の確認は必須です．**

● 腹部CT検査

発症後2～3日経っても改善しないか，発熱が続く場合は造影CTで壊死の有無を調べ，重症度判定します（穿刺生検で感染を確認）．**造影CTで膵壊死部は造影不良領域（脂肪壊死と体液貯留は画像上区別できない）として描出**され，炎症（出血・滲出液）の膵外への進展や脾静脈血栓症合併も確認できます．

Fig. 急性膵炎の造影CT所見

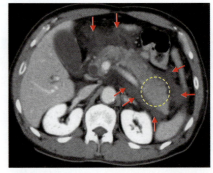

膵体部が腫大（○囲み）しており，膵周囲に液体貯留が認められる（矢印）． （国試110-D52）

M-06 診断

▶ 診断基準

下記の2項目以上を満たし，他疾患や急性腹症を除外できれば診断できます．
①上腹部の急性腹痛発作
②血中または尿中の膵酵素が3倍以上上昇
③画像検査で膵腫大や辺縁不明瞭

▶ 重症度判定

診断後，**発症後48時間以内に予後因子または造影CTから重症度を判定します．**

● 予後因子

予後因子の合計が3個以上を重症，2個以下を軽症とします．

Tab. 急性膵炎の予後因子

> One More Navi
>
> 鑑別疾患として重要なのは他の急性腹症（消化管穿孔，急性胆嚢炎，イレウス，腸間膜動脈閉塞）で，特に腸管穿孔・壊死を伴う例や急性大動脈解離，大動脈瘤破裂が命にかかわる．

> One More Navi
>
> 循環血漿量の減少と低Ca血症の組み合わせは急性膵炎に特徴的．血清Ca 2 mg/dL以上低下またはヘマトクリット10%以上低下は重症．

> One More Navi
>
> **SIRS診断基準項目**
> ①体温＞38℃あるいは＜36℃
> ②脈拍＞90回／分
> ③呼吸数＞20回／分，あるいはPaCO₂＜32 mmHg
> ④白血球数＞12,000/mm³ または＜4,000/mm³ または10% 超の幼若球出現

①Base excess≦-3 mEq/L（代謝性アシドーシス），またはショック（収縮期血圧≦80 mmHg）
②PaO₂≦60 mmHg (room air) または呼吸不全（人工呼吸管理を必要とするもの）
③BUN≧40 mg/dL（またはCr≧2.0 mg/dL）または乏尿
④LDH≧基準値上限の2倍
⑤血小板数≦10万/mm³
⑥総Ca値≦7.5 mg/dL
⑦CRP≧15 mg/dL
⑧SIRS診断基準で陽性項目数≧3
⑨年齢≧70歳

● 造影CT Grade

下表のように炎症の膵外進展度と造影不良域の範囲をスコア化し，スコアの合計が1点以下を軽症，2点以上を重症とします．

Tab. 造影CT Gradeのスコア

炎症の膵外進展度	前腎傍腔	0点
	結腸間膜根部	1点
	腎下極以遠	2点
膵の造影不良域 （膵頭，膵体，膵尾に分ける）	各区域に限局，または膵周辺のみ	0点
	2つの区域にかかる	1点
	2つの区域全体を占める，またはそれ以上	2点

M-07 治療

急性膵炎は原因治療よりも，①膵酵素の分泌抑制，②疼痛対策，③早期合併症（ショック，腎不全，呼吸不全）の対策，④後期合併症（敗血症や二次感染）の対策に向けて治療を行います．

▶初期治療

診断後は入院して速やかに初期治療を開始します．軽症は絶食，除痛，十分な輸液をし，重症（ベッド上安静，経鼻胃管）ではさらに全身管理が必要です（最初の2日間は4時間おきにバイタルサイン，酸素飽和度，尿量をチェック）．

●輸液

重症化を予測するのは難しいため，発症12〜24時間以内に大量輸液（生理食塩水よりも乳酸リンゲル液）を開始し，細胞外液を補充します（心機能をみながら250〜500 mL/時で開始し，3〜5 L/日以上）．

- 平均動脈圧≧65 mmHgと，尿量≧0.5 mL/kg/時を維持するように6時間以内に初期輸液を完了する．低血圧，頻脈，血液濃縮を指標にして，中心静脈圧8〜12 mmHgに保つ（肺水腫のリスク）．
- 輸液でも血圧維持できなければドブタミンで昇圧する（バソプレシンは腸管虚血をおこす）．

●疼痛対策

Oddi括約筋を収縮させない（膵液の流出を障害しない）合成麻薬や硬膜外麻酔で除痛を行います（モルヒネはOddi括約筋を収縮させるので抗コリン薬を併用）．

- 抗コリン薬やオクトレオチド（ソマトスタチンアナログ）は無効．
- 疼痛は激しく持続性なのでNSAIDsでは不十分．

▶重症例への治療（合併症の早期発見と治療）

●予防的抗菌薬投与

30%以上の壊死では，発症後72時間以内に腸内細菌からの感染予防目的で抗菌薬投与します（腸内細菌に感受性で，膵移行のよいカルバペネム系抗菌薬など）．軽症例では不要です．

- 壊死性膵炎に抗菌薬の予防的投与を行うと腹腔内真菌感染をおこすリスクがある．

●経腸栄養

重症例では発症後72時間後に空腸に経腸栄養チューブを留置し，経鼻経管的に栄養補給を行います（経腸栄養）．

鎮痛薬なしでも腹痛がなくなり，腸管運動が戻れば，5日以内に経口摂取を開始します（膵酵素値が正常化しなくてもよい）．

- 中心静脈栄養は経腸栄養より感染発生率，死亡率が高く，経腸栄養が優先される．

●持続的血液濾過透析

持続的血液濾過透析（continuous hemodiafiltration；CHDF）は，十分な輸液を行っても腎不全を呈する場合や，炎症性サイトカイン除去目的で考慮します．

▶その他の治療

●胆石性膵炎

膵炎の成因が胆石（総胆管結石症）の場合には，内視鏡的（発症後24時間以内）

One More Navi
発症7〜10日後に増悪するものは壊死部の感染が疑われる．

One More Navi
急性膵炎での蛋白分解酵素阻害薬（トリプシンの阻害）であるメシル酸ガベキサート（FOY），メシル酸ナファモスタット（フサン®），ウリナスタチン（ミラクリッド®）の投与は，生命予後や合併症発生に対する改善効果はなく，DICを合併した際の治療薬として用いられる．

One More Navi
48時間以内の経腸栄養は低栄養の改善だけでなく腸管免疫機能を維持して感染をおこしにくくする．

One More Navi
腹痛があるのに経口栄養を始めると膵液分泌を刺激して炎症を長引かせてしまう．

に胆石除去と胆管ドレナージによる胆管炎防止（急性膵炎での唯一の原因治療）と，退院前に胆嚢摘出術をして再発予防します．

● 感染性膵壊死
感染性膵壊死では膵壊死部摘出術（necrosectomy）を検討します（腹水のグラム染色と培養で感染を診断）．

● 膵膿瘍・仮性嚢胞
膵膿瘍は抗菌薬（イミペネム，セファロスポリン，フルオロキノロンなど）を投与し，4週目に被膜が形成されてから経皮的ドレナージを行います．仮性嚢胞は6cm未満であれば手術せず経過観察します．

One More Navi
仮性嚢胞は必ず液体が存在するが，膵臓壊死では液体は5週以降になって初めて見られる．その時点では治療法は同じ．

国試出題症例〔国試110-D52〕

● 55歳の男性．心窩部痛を主訴に来院した．生来健康であったが，3日前，飲酒後に心窩部痛があった．いったん軽快したが，昨夜，飲酒後に再び心窩部痛と背部痛が出現し，増悪したため受診した．意識は清明．身長165cm，体重58kg．体温37.2℃．脈拍96/分，整．血圧146/96 mmHg．呼吸数20/分．心窩部に圧痛を認めるが反跳痛や筋性防御を認めない．腸蠕動は消失している．血液所見：赤血球520万，Hb 14.2 g/dL，Ht 45%，白血球12,800，血小板22万．血液生化学所見：総蛋白7.2 g/dL，アルブミン4.5 g/dL，総ビリルビン1.1 mg/dL，直接ビリルビン0.6 mg/dL，ALT 60 IU/L，LD 240 IU/L（基準176～353），アミラーゼ1,504 IU/L（基準37～160），尿素窒素12 mg/dL，クレアチニン1.2 mg/dL，Na 135 mEq/L，K 4.2 mEq/L，Cl 100 mEq/L．CRP 1.5 mg/dL．腹部造影CTは前掲のとおり．
⇒胆道系酵素は正常でアルコール性急性膵炎が疑われる．軽症なので絶食，鎮痛薬投与に続いて大量輸液を開始する（重症化する可能性もある）．

M-08 慢性膵炎

▶レファレンス
・ハリソン⑤：p.2147-2151
・新臨内科⑨：p.651-656
・標準外科⑬：p.639-640
・標準病理⑤：p.535

One More Navi
膵星細胞はアルコールで活性化され，線維化に関連する．

One More Navi
組織学的には全剖検の5%に慢性膵炎がみられるが，臨床的には慢性膵炎といえない．

One More Navi
アルコール中毒患者の3%にしか慢性膵炎がみられず，用量依存性も部分的なので，他の因子も発症にかかわる．

M-09 病態・原因

▶病態

慢性膵炎（chronic pancreatitis）は，持続的・反復的な膵炎で膵組織に非可逆的な炎症性線維化がおき，膵臓全体が硬く萎縮して，腹痛，膵液減少，糖尿病，膵石症（60%で主膵管・膵管分枝に結石），膵石灰化をおこす進行性病変です．膵外分泌・内分泌機能低下によって患者の30%が失職し，8年で15%が死亡する重大疾患です．

組織学的には，膵内部に不規則な線維化，細胞浸潤，実質の脱落，肉芽組織などの慢性炎症がみられます．

頻度は急性膵炎の10%程度で，男性に5倍多く，またアジア人や黒人に多く発生します．平均発症年齢は40～60歳台で，中年男性に好発します．

▶原因

大酒家（純エタノール50 g/日以上を10年以上）に多く，成因の70%を占めます（アルコール性慢性膵炎）．また，20%が原因不明，3%が胆石症，このほか膵管奇形，自己免疫性，遺伝性，熱帯性（インドなどで低栄養が原因？）もあります（非

アルコール性慢性膵炎）．喫煙，高脂肪食は慢性膵炎のリスク因子・増悪因子です．
　酵素過多で膵液が粘稠度を増すことや，アルコールの直接毒性，肝解毒機能低下に伴う活性酸素産生で膵組織が間接的に傷害されるなどして慢性膵炎を発症します（増殖因子，サイトカイン，細胞性免疫も関与）．

▶合併症

　慢性膵炎は高率に膵癌を合併します（慢性膵炎の死因の15%）．また，閉鎖性黄疸（膵線維化で膵内胆管が狭窄）や仮性嚢胞，門脈圧亢進症も合併します．

M-10 症状

　臨床経過は代償期，移行期，非代償期に分類されます．

Fig. 慢性膵炎の病期と出現する症状

▶代償期

　膵炎発作が繰り返されますが，膵機能は比較的保たれる病期です．数時間〜数日続く間欠性の上腹部痛と背部放散痛発作（膝胸位で軽減）が年に数回出現し，徐々に持続痛（帯状）になります．
　疼痛の原因は，①乳頭括約筋攣縮や膵管・膵組織内圧上昇による膵被膜伸展や虚血，②膵実質や膵管周囲の感覚神経線炎（肥大，増加，細胞浸潤）や知覚過敏，③麻薬中毒や中枢性疼痛化（アロデニア）で，飲酒，過食，高脂肪食で誘発・増悪します．

▶移行期

　代償期と非代償期の間の病期で，発症後数年〜10年で線維化による膵外分泌機能低下に伴って膵管・膵組織内圧が低下するため腹痛・背部痛が軽減します．

▶非代償期

　発症10年以降に膵実質の脱落と線維化が進み，膵内・外分泌機能不全による症状が出現する病期です．膵酵素分泌不全による脂肪性下痢，体重減少が出現し，線維化によって頑強なLangerhans島も破壊され，インスリン分泌低下から膵性糖尿病もおきます（グルカゴンも低下するので糖尿病にはなりにくいが，低血糖やケトアシドーシスにはなりやすい）．20%に合併する仮性膵嚢胞は胆道圧迫による黄疸や十二指腸圧迫による嘔吐をおこします．

M-11 検査

▶一般検査

　急性再燃時（腹痛発作時）には，血中膵酵素（アミラーゼ，リパーゼ，トリプシン）が3倍以上に上昇します（リパーゼの特異性が高いが，急性膵炎とは区別できない）．一方，非代償期になると膵酵素上昇はなく，異常低値になります．

One More Navi
日本では慢性膵炎の6%が自己免疫性（IgG4）で数か月以内に末期まで進行する．ステロイドを早期に開始する必要がある（40%は中止すると再発）．

One More Navi
遺伝性ではカチオニックトリプシノゲン，トリプシンインヒビター，キモトリプシンなどトリプシン活性化に関連した遺伝子異常が多い．

One More Navi
疼痛は重要な症状だが，20%は無痛性（高齢者に多い）で，しばしば初診時から脂肪性下痢や糖尿病といった非代償期の症状で発症する．

One More Navi
脾静脈血栓や門脈血栓から胃静脈瘤ができて，破れると消化管出血をおこす．

One More Navi
リパーゼ分泌が早期から低下するので膵液分泌が正常の10%以下になると脂肪便（量が多く，悪臭で水に浮く）になる．脂肪・蛋白の消化は障害されるが，炭水化物の消化は比較的保たれる．

One More Navi
発症25年後の80%に糖尿病がみられる（石灰化で糖尿病を合併しやすい）．またLangerhans島は尾部に多いので尾部切除例でおきやすい．

One More Navi
膵酵素低値と重症度（膵機能低下）には相関がない．

One More Navi
BT-PABA 試験 合成ペプチドの BT-PABA を経口投与すると，小腸でキモトリプシンによって分解されて PABA となり，腸管で吸収された後にグルクロン酸抱合されて尿中に排泄される．BT-PABA 試験は尿中 PABA 排泄率から膵機能を推定する（保険適用あり）．

One More Navi
早期慢性膵炎では画像検査でも膵臓が正常なので診断困難．

One More Navi
早期診断には侵襲の少ない MRCP を使った胆管膵管造影が最も優れる．CT，エコーでは小膵管型は診断できない．

One More Navi
特徴的な画像所見 ①膵石灰化の結石または膵管内蛋白栓 ②主膵管または分枝膵管の不整な拡張，嚢胞形成 ③膵実質辺縁の陥凹 ④微細な実質不整像

▶**膵機能検査**

BT-PABA 試験は尿中 PABA の排泄量から膵機能を推定する検査で，尿中 PABA 排泄率 70％以下で膵機能低下とします（有用性は確立していない）．

▶**画像検査**

● **超音波・腹部 CT 検査**

P 膵萎縮，主膵管の不整な拡張（＞2 mm）がみられ，膵石は音響陰影を伴う高エコー像やびまん性の CT 石灰化像として描出されます．

● **内視鏡的逆行性胆道造影（ERCP）・磁気共鳴胆管膵管像（MRCP）**

P 主膵管の不整な拡張と，分枝にも不規則な走行と不均一な拡張がみられます．膵管の状態を詳細に描出できるので，早期診断（小膵管型）に有用です．

Fig. 慢性膵炎の CT 像と ERCP 像

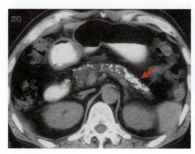
単純 X 線 CT 像
膵全体にびまん性に膵石（石灰化像）が認められる（矢印）．

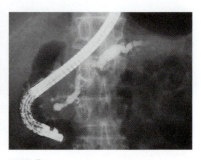
ERCP 像
主膵管の不整な拡張と，分岐膵管の不不均一な拡張がみられる．

『新臨床内科学 第 9 版』p653[25]より

M-12 診断

CT，超音波検査，ERCP などの画像所見，組織所見，反復する上腹部痛，血中・尿中膵酵素異常，膵外分泌障害（体重減少，脂肪便），糖尿病，1 日エタノール 80 g 以上の持続する飲酒歴，年齢（45 歳前後）から診断できます（膵癌との鑑別：アルコール歴なしや 60 歳以上がヒント）．しかし，早期は症状が非特異的で診断困難です．

Tab. 慢性膵炎臨床診断基準（2009）

慢性膵炎の診断項目
①特徴的な画像所見　　　　　②特徴的な組織所見
③反復する上腹部痛発作　　　④血中または尿中膵酵素値の異常
⑤膵外分泌障害　　　　　　　⑥1 日 80 g 以上（純エタノール換算）の持続する飲酒歴

慢性膵炎確診：a, b のいずれかが認められる．
　a. ①または②の確診所見
　b. ①または②の準確診所見と③④⑤のうち 2 項目以上
慢性膵炎準確診：
　①または②の準確診所見が認められる．
早期慢性膵炎：
　③〜⑥のいずれか 2 項目以上と早期慢性膵炎の画像所見が認められる．

注 1）①②のいずれも認めず，③〜⑥のいずれかのみ 2 項目以上有する症例のうち，他の疾患が否定されるものを慢性膵炎疑診例とする．疑診例には 3 か月以内に超音波内視鏡検査（EUS）を含む画像診断を行うことが望ましい．
注 2）③または④の 1 項目のみ有し，早期慢性膵炎の画像所見を示す症例のうち，他の疾患が否定されるものは早期慢性膵炎の疑いがあり，注意深い経過観察が必要である．

One More Navi
慢性膵炎は組織学的に定義されているが，臨床的に組織学的診断が行われることは稀である（生検は行わない）．また，病変が部分的であることも多いので画像診断が主となる（ただし，画像で異常になるには数年かかり，画像が正常でも機能低下が既におきていることもある．画像からは原因もわからない）．

M-13 治療

代償期には発作の誘発・増悪因子の除去と腹痛対策を，非代償期には膵機能不全（吸収障害と糖尿病）への補充療法を行います．

▶代償期の治療

●誘発・増悪因子の除去

禁酒，禁煙，低脂肪食（30 g/日以下の脂肪制限）で，発作の誘発・増悪を防ぎます．

●疼痛対策

腹痛・背部痛には，鎮痙・鎮痛薬のほか，種々の除痛が試みられます．

- 鎮痙薬：COMT 阻害薬（カテコールメチルトランスフェラーゼ阻害薬）はノルアドレナリン分解を防ぎ，β受容体を介して Oddi 括約筋を弛緩させ，膵管内圧を低下させます．抗コリン薬も軽症では有効です．
- 鎮痛薬：急性痛には，まずアセトアミノフェンや非ステロイド性抗炎症薬（NSAIDs）を投与し，これらが無効な場合，非麻薬系の弱オピオイド鎮痛薬（トラマドール）で除痛します．慢性疼痛は上記に続いて，抗うつ薬，抗てんかん薬（ガバペンチン類），麻薬性鎮痛薬（モルヒネ）で治療します．腹腔神経叢ブロック（ステロイド注入）は 50% に有効です（無効なら中枢性疼痛）．

> - ソマトスタチンアナログのオクトレチドはコレシストキニンを抑えて膵液分泌低下させ，除痛が期待できる（痛覚受容体も抑制）．
> - かつて，モルヒネによる Oddi 括約筋収縮が問題とされたこともあったが，臨床的には問題にならない．
> - 消化酵素補充や抗酸化薬も除痛が期待できる．ただし，胃内での失活を防ぐために腸溶性コーティングしてある消化酵素補充剤は除痛には無効．

●内視鏡的除痛

膵石による膵管内圧上昇には体外衝撃波結石破砕療法（ESWL）や内視鏡的結石除去をし，主膵管狭窄がある場合には内視鏡的に膵管ステントを留置します（1 回のみ）．

●外科的除痛

ステント無効，胆囊狭窄や仮性囊胞の合併，癌の疑いがある場合は，膵管減圧術や膵切除術などの外科的手術による除痛を考慮します．

▶非代償期の治療

非代償期には膵機能不全に伴う消化吸収障害と糖尿病を治療します．

●消化吸収障害への治療

膵酵素の分泌不足から脂肪吸収障害（栄養状態の悪化）がおきるため，消化酵素（食前投与）や脂溶性ビタミンの補充療法を行います．慢性膵炎では膵液中の HCO_3^- 分泌が低下し，十二指腸内酸性で消化酵素が失活しやすいため，H_2 受容体拮抗薬やプロトンポンプ阻害薬（PPI）を併用します．

●膵性糖尿病

インスリン治療を行いますが，グルカゴン分泌も低下するため，インスリンに拮抗できず低血糖が遷延し，血糖変動も激しくなります．このため，血糖値は通常の糖尿病治療よりもやや高めにコントロールします．

One More Navi
症例によって症状や進行速度は多彩で（症候群とも考えられる），禁酒できれば内科治療でコントロール可能なことが多いが，それ以外では痛みのために入退院を繰り返したり，麻薬中毒になりやすい．

One More Navi
治療が必要な膵仮性囊胞合併例も，膵管と交通がある場合には経乳頭的に内視鏡的囊胞ドレナージを行う．

One More Navi
麻薬中毒，中枢性疼痛化では膵臓を切除しても痛みが消えないことがある（インスリンは出なくなる）．抗酸化薬（ビタミンA，E，セレニウム），磁場脳刺激（除痛），腹腔神経抑制（ステロイド），膵破壊（エタノール）などが試みられる．

One More Navi
中鎖脂肪酸はリパーゼを必要とせず，門脈へ直行して肝臓で速やかに消化されるので，脂肪便が緩和される．

One More Navi
膵癌合併の予防には禁酒だけでなく，禁煙指導も重要．

国試出題症例
〔国試 107-A59〕

● 58歳の男性．3か月前から続く背部痛と左上腹部痛とを主訴に来院した．20歳過ぎからアルコールを多飲している．意識は清明．身長 165 cm，体重 52 kg．脈拍 76/分，整．血圧 112/78 mmHg．腹部は平坦，軟で，肝・脾を触知しない．背部の皮膚に異常を認めない．血液所見：赤血球 385万，Hb 12.5 g/dL，Ht 36%，白血球 5,800，血小板 23万．血液生化学所見：空腹時血糖 112 mg/dL，総蛋白 6.3 g/dL，アルブミン 3.4 g/dL，総ビリルビン 0.7 mg/dL，AST 23 IU/L，ALT 18 IU/L，ALP 295 IU/L（基準 115〜359），γ-GTP 120 IU/L（基準 8〜50），アミラーゼ 232 IU/L（基準 37〜160），CA19-9 32 U/mL（基準 37以下）．

⇒ 3か月以上続く腹部・背部痛，耐糖能異常，アミラーゼ値の上昇などがみられ，アルコールの多飲歴もあることから，アルコール性の慢性膵炎が疑われる．

M-14 自己免疫性膵炎

▶レファレンス
・ハリソン⑤：p.2148-2149
・新臨内科⑨：p.656-658
・標準病理⑤：p.535-536

病態 自己免疫性膵炎（autoimmune pancreatitis；AIP）は，発症に自己免疫的機序が関係すると考えられる慢性膵炎で，閉塞性黄疸や糖尿病で発症し，膵腫大や腫瘤形成がみられるため，膵癌や胆管癌との鑑別が必要となります．組織学的には主膵管周囲に高度のリンパ球，形質細胞の浸潤がみられ，線維化も著明で膵腫大や主膵管の不整狭窄が認められます．50歳以上の男性に多くみられます（女性に多い他の自己免疫性疾患とは逆で，男女比は 3：1）．

原因 病因は不明ですが高γ-グロブリン血症，高 IgG4 血症や自己抗体陽性，ステロイド治療が有効であることから，発症には自己免疫機序の関与が疑われます．

なお，本症は IgG4 関連疾患の1つ（IgG4 上昇は 70% のみ）で，涙腺・唾液腺炎，甲状腺炎，後腹膜線維症，硬化性胆管炎，炎症性腸疾患，間質性腎炎，間質性肺炎，下垂体炎，Sjögren 症候群，関節リウマチなどの膵外病変を合併します．

症状 口渇感や全身倦怠感，無痛性黄疸で発症しますが軽症です（急性膵炎は非常に稀）．また，体重減少や糖尿病の発症がみられます．

検査
● 血液検査

閉塞性黄疸の所見として，直接ビリルビン，胆道系酵素（ALP，γ-GTP）上昇や，血中膵酵素（アミラーゼ，リパーゼなど）が軽度上昇し，高 IgG4 血症（≧ 135 mg/dL）が特徴です．

● 画像検査

・超音波検査・腹部 CT：膵がソーセージ様にびまん性に腫大（sausage-like appearance）し，さらに CT では腫大膵の周囲を縁取るように低吸収域の被膜（capsule-like rim）がみられます．PET/CT では，膵のほかに唾液腺，リンパ節，後腹膜，前立腺など膵外の無自覚病変にも FDG（fluorine-18 fluorodeoxyglucose）の炎症性集積が認められます（唾液腺，涙腺も腫大）．

・内視鏡的逆行性胆道造影（ERCP）：主膵管の不整狭窄（膵管狭細像）や，下部総胆管狭窄とその上流（肝側）の胆管拡張像もみられます．

One More Navi
高 IgG4 血症をきたす 1型と，IgG4 は上昇せずに好中球による炎症がおきる 2型があり，2型は 30% に炎症性腸疾患を合併する．1型はアジア人に多く，2型は欧米人に多い．

One More Navi
IgG4 上昇は 2001年に浜野らによって発見された．長期予後は不明で，膵癌併発や非代償期慢性膵炎への移行が懸念される．

One More Navi
FDG は膵癌でも膵に集積するが，AIP では集積パターンが広範かつ多発性で，膵外病変（唾液腺，後腹膜，前立腺など）への集積が特徴的で鑑別点として有用．

Fig. 自己免疫性膵炎のCT像とERCP像

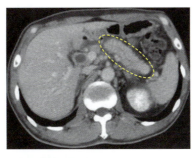

造影CT像
びまん性に腫大した膵とその周囲を縁取るように低吸収域の被膜（capsule-like rim）が描出されている（○囲み）．

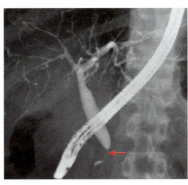 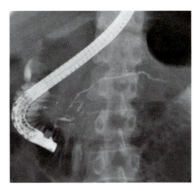

ERCP像
胆道造影（写真左）では下部総胆管に狭窄が認められ（赤矢印），それより肝側で胆管の拡張がみられる．膵管造影（写真右）では不整に狭窄した主膵管が描出されている（膵管狭細像）．
(国試105-D25)

> **One More Navi**
> 再燃予防にステロイド維持療法を3年間行うので，ステロイド投与でCTでの膵腫大の改善やFDG-PETでの集積陰性化を指標に膵癌との鑑別をするのは不可．超音波内視鏡下穿刺吸引法（EUS-FNA）で病理診断が必要．

治療 ステロイド薬の経口投与により90%以上で膵腫大や膵外病変が軽快しますが，30%で再燃します（再燃にはステロイド薬再投与）．黄疸のある胆道狭窄例ではステロイド投与前に胆道ドレナージや胆管ステント留置を行います．

- 線維化が強いとステロイド薬は効きにくい．
- 再燃時のステロイド投与では，副作用軽減にアザチオプリンなどの免疫抑制薬併用やリツキシマブ単独投与が有用．

M-15 囊胞性膵疾患

▶レファレンス
- 新臨内科⑨：p.660-633
- 標準外科⑬：p.640-643

> **One More Navi**
> 膵癌の10%を占めるが，CT検査でさらに多いとの報告もある（人口の3%，MRIでは20%）．

病態 囊胞性膵疾患（cystic pancreatic disease）は，膵内に病的な囊（膵囊胞）が発生する疾患の総称で，囊胞には固有の壁と内腔（液体・半流動体の内容）があり，悪性との鑑別が重要です．全人口の2%，70歳以上に10%にみられます（加齢で増加）．

分類 囊胞内面が上皮に覆われない仮性囊胞（pseudocyst）と，上皮に覆われた真性囊胞（true cyst）とに分類されます．さらに，真性囊胞は非腫瘍性と腫瘍性に分類されます．

- **仮性囊胞**

  膵囊胞の80%を占め，その70%は膵炎後に発生（膵石灰化を合併）し，急性と慢性があります．

  - **急性仮性囊胞**：急性膵炎や外傷後に膵内外に漏出した膵液，滲出液，血液，壊死組織が周囲の結合組織に被覆されて囊胞を形成する仮性囊胞です．多くは発生

> **One More Navi**
> **囊胞性線維症**
> Cl⁻チャネル異常による常染色体劣性遺伝で白人に多い（有色人種には非常に稀）。外分泌腺の機能異常で粘稠性の高い膵液が膵管を閉塞し，多数の小囊胞が形成される。また，新生児では胎便が粘稠となり腸閉塞症（胎便性イレウス）の原因となる。高濃度のNaClを含む汗を多量に分泌して脱水にもなり，気道分泌不良で肺感染症になり死亡する。

> **One More Navi**
> MCN は膵に迷入した卵巣様間質細胞（エストロゲン受容体陽性）から発生する（体尾部）ので膵管と交通がない。囊胞内部のポリープ様腫瘤や石灰化，6 cm 以上の腫瘍で悪性を疑う。

> **One More Navi**
> MCN と IPMN は従来混同されてきた。IPMN は 65 歳以上の男性に多く，腸管上皮に似る（乳頭の腫大）。一方，MCN は女性に 20 倍多く発生する。

> **One More Navi**
> SCN は von Hippel-Lindau 病の 12% に合併する過誤腫。MCN は KRAS や p53 の遺伝子異常が多い。

> **One More Navi**
> MCN と IPMN では囊胞内容の CEA 高値が認められ，他の囊胞性疾患との鑑別に有用だが，穿刺検査は癌を散布する危険があるため，通常は画像のみで鑑別診断を行う。

> **One More Navi**
> 新たに糖尿病と診断されたり，糖尿病が悪化するときには，膵臓腫瘍を疑う。

後 6 週間程度で自然消失します（出血，感染，破裂が合併症）。

- **慢性仮性囊胞**：慢性膵炎の膵管破綻などで発生する仮性囊胞で，自然消失せず，線維化，腫瘤化して膵管狭窄などの原因になります。

● 非腫瘍性囊胞
- **貯留囊胞**：膵炎や外傷後に膵管が閉塞し，膵液うっ滞から膵管の拡張・囊胞形成がおきる非腫瘍性囊胞です。
- **先天性囊胞**：発生過程の異常で囊胞が形成され，膵・肝・腎囊胞ができます。von Hippel-Lindau 病は先天性囊胞に小脳血管腫と網膜血管腫を合併する常染色体優性遺伝疾患で，囊胞性線維症（cystic fibrosis）は外分泌腺異常（細胞膜上のCl⁻チャネル障害）から膵に無数の小囊胞が形成される常染色体劣性遺伝疾患です。

● 腫瘍性囊胞

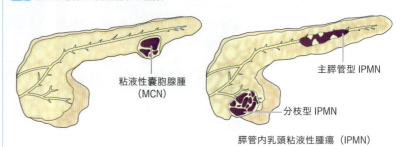

Fig. 腫瘍性囊胞の発生部位と種類
粘液性囊胞腺腫（MCN）
主膵管型 IPMN
分枝型 IPMN
膵管内乳頭粘液性腫瘍（IPMN）

- **粘液性囊胞腺腫**（mucinous cystic neoplasm；MCN）：囊胞壁上皮下に卵巣様間質を有する腫瘍性囊胞で，98% は閉経前後の中年女性に発生します。また，90% 以上で粘液を有した厚い線維性被膜のある膵管との交通がない多房性囊胞（夏みかん様）が膵体尾部に孤発します。腺腫の癌化は 18% です。
- **漿液性囊胞腫瘍**（serous cystic neoplasm；SCN）：漿液性の多房性小囊胞が蜂巣状に集簇して薄い被膜に覆われます。増大は緩徐で癌化は稀（膵癌の 2%）です。膵管細胞や腺房中心細胞由来で，男性に多くみられます。
- **膵管内乳頭粘液性腫瘍**（intraductal papillary mucinous neoplasm；IPMN）：多量の粘液を産生する乳頭状増殖で，膵管拡張や線維性被膜のない多房性囊胞の形成されます（膵管と交通して膵管内を進展）。高齢男性の膵頭部側に好発し，病変部位から①主膵管型，②分枝型，③混合型に分類されます。癌化は主膵管型 IPMN で 65%，分枝型 IPMN で 20% です。

症状 80% は無症状ですが，腫瘍増大で主膵管や他臓器の圧迫から急性膵炎（上腹部痛，悪心・嘔吐，体重減少など）や黄疸をおこします。

検査
● 一般検査
尿中・血中アミラーゼ上昇，耐糖能異常（尿糖），膵外分泌機能が低下します。
● 画像検査
- **造影 CT**：囊胞が明瞭に境界された低吸収域として描出され，腫瘍性囊胞では囊胞壁肥厚や隔壁の存在，壁の石灰化を認めます。
- **磁気共鳴胆管膵管像（MRCP）**：胆管，膵管，囊胞の全体像から腫瘍性との鑑別に有用です。

Fig. 囊胞性膵疾患の造影 CT 像と MRCP 像

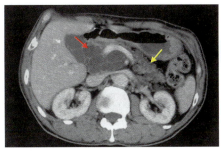
腹部造影 CT 像
膵頭部に多発する囊胞が認められる(赤矢印).膵体尾部は濃度の不均一がみられ(黄矢印),癌化の疑いがある.
(国試 101-A30)

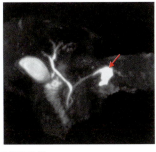
MRCP 像
主膵管型 IPMN.主膵管の一部が囊胞となっている(矢印)ことがわかる.
(国試 102-D38)

治療

●仮性囊胞

多くは自然消失しますが,6 週間でも縮小しなければ内視鏡的ドレナージや手術(囊胞消化管吻合術)を行います.囊胞内出血では経カテーテル的に動脈塞栓術をします.

●腫瘍性囊胞

粘液性囊胞腺腫(MCN)は癌化するので切除します(SCN は経過観察).
膵管内乳頭粘液性腫瘍(IPMN)は主膵管型や混合型で悪性化するため切除します.一方,分枝型は経過観察とすることもありますが,急性膵炎を繰り返す,壁在結節,主膵管径が 1 cm 以上,囊胞径が 3 cm などの場合には悪性を疑って切除します.

One More Navi
切除後 5 年生存率は,MCN で 45%,IPMN で 80%.

M-16 膵癌(膵管癌)

▶レファレンス
・ハリソン⑤:p.564-568
・新臨内科⑨:p.663-670
・標準外科⑬:p.643-645
・標準病理⑤:p.536-542

One More Navi
膵腺房細胞癌
稀な膵癌で,腺房細胞への分化を示す上皮性悪性腫瘍で,腫瘍から産生されるリパーゼによって,全身の脂肪組織炎,好酸球増多,多発性関節痛などをきたす.

One More Navi
40 歳以上の原因不明の急性膵炎は膵腫瘍を疑う.

One More Navi
膵管内乳頭粘液性腫瘍,膵囊胞などの合併もリスク因子.

M-17 病態・病因

膵癌(carcinoma of the pancreas)は膵臓に原発する悪性の上皮性腫瘍を指し,膵外分泌組織由来の膵管癌(ductal cell carcinoma),腺房細胞癌(acinar cell carcinoma),膵内分泌組織由来の内分泌腫瘍(endocrine tumor)があります.膵癌の 85% を占める膵管癌を中心に述べます.

▶疫学

人口 10 万人に 15 人に発生し,毎年 3 万人が膵臓癌で死亡します(近年,増加傾向).男性では癌による死亡原因の第 5 位,女性では第 6 位を占め,男性にやや多く,好発年齢は 50〜70 歳台です.
発生部位は膵頭部 60%,体尾部 15%,2 区以上 25% で,膵頭部癌は無痛性黄疸により早期発見されますが,膵体尾部癌は発見が遅れます.発見時点で膵癌の 80% は進行癌(手術不能)で,5 年生存率は 5%,中央生存期間は 3〜6 か月(手術をしても 24 か月)で,予後最悪の固形癌です.

▶病因

慢性膵炎と喫煙でリスクは 2〜15 倍となり,肥満,高齢発症糖尿病,慢性膵炎,

大量飲酒もリスク因子です．また，15% に家族歴が認められます（40% に遺伝性トリプシノゲン異常があり，ほかに BRCA2 遺伝子異常などがある）．

M-18 症状・身体所見

▶症状

上腹部痛や黄疸で発症することが多く，進行癌では食欲不振，腰背部痛，全身倦怠感，体重減少などを呈します．さらに癌が進行して十二指腸に浸潤すると悪心・嘔吐や消化管出血などの消化器症状もみられます．また，腫瘍で膵管が閉塞すると膵炎がおきますが，急性膵炎症状は稀です．凝固能亢進や血糖異常（糖尿病），膵機能低下による脂肪性下痢でも発見されます．

▶身体所見

膵頭部癌（径 3 cm 以上）では比較的早期に無痛性黄疸が出現し，胆嚢が触知されます（Courvoisier 徴候）．膵体尾部癌（径 6 cm 以上）では体重減少がおき，上腹部に腫瘤を触知することがあります．

M-19 検査

▶一般・血液検査

初期に随伴性膵炎があれば血中・尿中アミラーゼ上昇がみられますが，末期には膵実質の荒廃からこれらは低値に転じます．黄疸例では直接ビリルビン，胆道系酵素(ALP，γ-GTP) 上昇がみられます．また，膵機能低下から 70% で血糖が高値となります．

膵癌の腫瘍マーカーには糖鎖抗原の CA19-9 とその前駆体（SPan-1，DU-Pan-2）や糖蛋白の CEA などがありますが，これらでは早期診断できません．

▶画像検査

Fig. 膵癌の造影 CT 像と ERCP 像

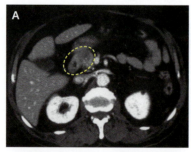
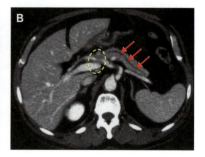
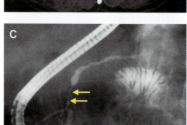

造影 CT 像（写真 A，B）：膵頭部に不整な低吸収域が認められ（○囲み），尾側膵管の著明な拡張（赤矢印）もみられる．
ERCP 像（写真 C）：膵頭部膵管の狭窄（黄矢印）がみられ，それより尾側の膵管の拡張像を認める．
（国試 105-I45）

One More Navi
膵癌の 50% に糖尿病が合併しており，60% は糖尿病が発症して 3 年以内に癌が発見される（特に高齢者）．

One More Navi
膵体尾部には固有の被膜がないため，後腹膜の脂肪組織や神経に癌が直接浸潤し，疼痛で発症する（前屈みで軽減）．しかし，急性膵炎での発見は稀．

One More Navi
CA19-9 は糖尿病で上昇することがある．また，SPan-1 は肝硬変でも上昇する．CA19-9＞300 U/mL は切除不能．

One More Navi
転移性膵癌は原発巣と類似した性状なので，たとえば腎癌では強く造影される．

One More Navi
肥満や消化管ガスの貯留などがあると，超音波検査では膵の描出が困難なことがある．

One More Navi
自己免疫性膵炎は膵腫瘤を形成することがあり，膵癌と紛らわしい．

- 超音波検査：2 cm 以上の腫瘍では内部不均一で境界不鮮明な低エコー陰影として描出され，主膵管拡張や胆管拡張，胆嚢肥大が認められます（膵尾部は観察困難）．
- 造影 CT：膵癌は血管に乏しく，動脈相では低吸収域として描出され，尾部膵管・胆管の拡張，膵実質の萎縮がみられます．また，腫瘍の浸潤範囲や程度，リンパ節転移の有無が確認できます．
- 磁気共鳴胆管膵管像（MRCP）：膵管・胆管の拡張や狭窄が描出できます．
- 内視鏡的逆行性胆道造影（ERCP）：膵頭側の膵管の狭窄や閉塞，尾側の膵管拡張が描出されます．また，膵液や擦過ブラシによる膵管細胞の採取，超音波内視鏡下生検（EUS-FNA）で細胞診ができます（ただし偽陰性が多く，手術できる場合は生検までは不要）．

M-20 治療

▶根治療法

膵頭部癌では膵頭十二指腸切除術，膵体尾部癌では膵体尾部切除術を行います（手術死亡率は3%以下で，拡大手術の有用性は不明）．

Fig. 膵頭十二指腸切除術の切除範囲と再建法

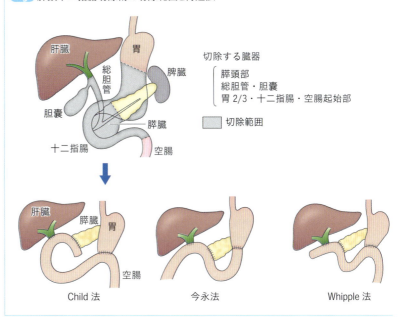

▶放射線療法・化学療法

切除不能な場合で，腫瘍が膵に限局しているときには放射線療法の適応となります．また，抗癌薬による化学療法はゲムシタビン（GEM）が第1選択薬で，これを中心にオキサリプラチン，イリノテカン，5-FU，ロイコボリンとの併用療法，またはリポソーム化パクリタキセルとの併用療法を行います（4か月以上の延命効果あり）．

- 放射線単独より化学療法併用が予後良好だが，化学療法単独と生存率に差はない（7か月以上の中央生存値：無治療では3〜6か月）．
- テガフール／ギメラシル／オテラシルカリウム（TS-1）は GEM 以上の術後補助化学療法の成績だった（2年生存率 53% vs. 70%）．しかし術後放射線は無効である．

One More Navi

2 cm 以上では CT より PET-CT のほうが感度がよく，遠隔転移も評価できる．

One More Navi

CT で周辺転移がないと診断されても 25% に見落としがある．腹腔鏡で不必要な手術が減らせる．

One More Navi

膵癌では採取検体の 80% に K-ras 遺伝子変異がみられ，診断に有用．

One More Navi

膵切除後の生存率は，1年で 70.6%，3年で 30.3%，5年で 18.8% と 30 年前と不変．2.5 cm 以上のものは再発しやすい．

One More Navi

大血管への浸潤がなく，遠隔転移がないステージIVaまでは手術で予後が向上する．癌性腹膜炎，肝転移，大動脈周囲リンパ節転移では手術できない．

One More Navi

胃幽門を残して空腸に吻合すると期待された胃からの流出が遅くなることはなかったが，出血や手術時間が減少できた．

One More Navi

膵臓吻合部からの膵液漏が 15% にみられ，最大の合併症である．

One More Navi

閉塞性黄疸，消化管狭窄，癌性疼痛に対する支持療法も行う．

One More Navi

nab-パクリタキセル

ヒト血清アルブミンにパクリタキセルを結合させナノ粒子化したもの．乳癌，胃癌，非小細胞肺癌，膵癌に認可されている（ゲムシタビンに併用して生存期間を 1.8 か月延長した）．

国試出題症例
〔国試105-I45〕

- 71歳の男性．上腹部不快感を主訴に来院した．2週前に上腹部の不快感が出現し徐々に増悪してきた．意識は清明．身長165 cm，体重54 kg．体温36.4 ℃．脈拍72/分，整．腹部は平坦，軟で，肝・脾を触知しない．血液所見：赤血球440万，Hb 14.1 g/dL，Ht 41%，白血球6,200，血小板26万．血液生化学所見：総蛋白6.6 g/dL，アルブミン4.0 g/dL，総ビリルビン0.6 mg/dL，直接ビリルビン0.2 mg/dL，AST 14 IU/L，ALT 5 IU/L，LD 267 IU/L（基準176～353），ALP 79 IU/L（基準115～359），γ-GTP 15 IU/L（基準8～50），Na 144 mEq/L，K 4.1 mEq/L，Cl 106 mEq/L．免疫学所見：CEA 8.4 ng/mL（基準5以下），CA19-9 1,772 U/mL（基準37以下）．腹部造影CTと内視鏡的逆行性胆管膵管造影写真（ERCP）は前掲のとおり．
- ⇒上腹部不快感，CEAとCA19-9の上昇，腹部造影CTとERCPの所見から膵頭部癌と診断できる．

M-21 膵内分泌腫瘍

▶レファレンス
- ハリソン⑤：p.579-587
- 標準外科⑬：p.645-648
- 標準病理⑤：p.542-544

膵内分泌腫瘍は，膵Langerhans島由来の神経内分泌腫瘍（neuroendocrine tumor；NET）を指し，腫瘍細胞がホルモンを過剰産生することで特徴的な臨床症状を呈する症候性腫瘍（機能性腫瘍）と，ホルモンの過剰産生がなく臨床症状が現れない無症候性腫瘍（非機能性腫瘍）とに分類されます．膵腫瘍全体の3%と稀な疾患ですが，その10%は多発性内分泌腺腫瘍（multiple endocrine neoplasia type I；MEN I型（Wermer症候群））の1つです．

無症候性は腫瘍（≧4 cm）による局所の圧迫症状や転移で発見されます．症候性はインスリノーマ，ガストリノーマ（Zollinger-Ellison症候群），VIPオーマ（WDHA症候群），グルカゴノーマ，ソマトスタチノーマなど，腫瘍産生ホルモンによる特徴的症候で発見されます．遺伝疾患ではMEN1型，von Hippel-Lindau病，von Recklinghausen病，Tuberous sclerosisの4つに合併します．

One More Navi
MEN1型は*MENIN*遺伝子（癌抑制遺伝子）の異常が原因の常染色体優性遺伝疾患で浸透率が高い．副甲状腺（90%），下垂体（30%），膵内分泌腺（30%）に腫瘍が発生する（カルシトニン腫瘍がない）．膵ではグルカゴノーマが多く，インスリノーマは多発性になる．

One More Navi
インスリノーマのみが小さくて転移が稀．他は50%以上転移する（肝臓とリンパ節）．

One More Navi
インスリノーマは50歳女性に多い（思春期までには稀）．5%がMEN1型による．症状は非特異的で診断が3～5年遅れることもある．

One More Navi
低血糖発作
低血糖では，冷汗，手指の振戦，頻脈，動悸などの自律神経症状（β作用），頭痛，集中力低下，脱力，倦怠感などの神経症状が出現する（脳は糖が必須であるため）．低血糖がさらに進むと意識障害や昏睡に至る．

M-22 インスリノーマ

病態 インスリノーマ（insulinoma）は，膵島β細胞由来のインスリン産生腫瘍で，膵NETの70%を占め，90%は良性です（転移は5%）．膵癌と違い，通常は血流に富みます（悪性・多発性のものは10%未満で異所性も1%）．

症状 腫瘍から過剰に分泌されるインスリンの影響で，Whippleの三徴と呼ばれる特徴的な症状をおこします（絶食や運動で誘発）．

Tab. Whippleの三徴
①空腹時に低血糖発作をきたす
②発作時には血糖値≦50 mg/dLとなる
③ブドウ糖の投与で症状が即改善する

低血糖発作を恐れて過食するので患者に肥満傾向がみられます（インスリンの蛋白同化促進も）．ただし，20%では絶食による誘発試験が必要です（高インスリン血症がみられないこともある）．

検査
- **血液検査・負荷試験**
- Fajans指数：血中インスリン濃度（immunoreactive insulin；IRI）を血糖値で割ったFajans指数が0.3以上を示します．

One More Navi
ERCPでのブラシ生検では診断能が低く，術後膵炎が10％におきる．

One More Navi
30％に嚢胞変性するのでMRI T1で低信号，T2で高信号になる（特に非機能性が大きくなって嚢胞変性しやすい）．

- 絶食試験：72時間絶食で低血糖（血糖値≦50 mg/dL）や低血糖症状が誘発されます．
- グルカゴン負荷試験：グルカゴン1 mg静注で，血中IRI＞135 μU/mLになります．

● 局在診断検査
- 超音波検査：腫瘍は低エコー像（80％は2 cm以下）として描出されます（膵以外はない）．
- CT検査：単純CTでは低吸収域腫瘍が描出され，造影CTでは腫瘍が血管に富むので濃染します．
- 超音波内視鏡検査（EUS）：2 cm以下の局在診断に有用で，生検で1 cm以上であれば90％診断できます（ドップラーエコーで血管を避けながら行う）．
- 選択的動脈内カルシウム注入試験（selective arterial calcium injection；SACI）：小さな腫瘍の局在診断には，膵への動脈（膵頭部は胃十二指腸動脈，膵体尾部は脾動脈）に選択的にCaを注入して肝静脈採血し，インスリン分泌増加（血中IRIの上昇）を検出します．

治療 外科手術が基本で，大部分は腫瘍の核出術や膵部分切除で治癒します（肝転移でも切除）が，手術困難例・待機中ではインスリン分泌をソマトスタチンやジアゾキサイドで抑制します．

- ジアゾキサイドはサイアザイド類似体で利尿作用はないがインスリン分泌を抑える（KATPチャネルを開口）．
- ベラパミル，プロプラノロール，フェニトイン，グルココルチコイドもインスリン分泌を抑えるが効果は弱い．
- ソマトスタチンは成長ホルモン分泌を抑制し，グルカゴンが低下して低血糖を悪化させることがある．

国試出題症例〔国試111-I76〕
- 45歳の男性．職場の廊下で倒れているところを同僚に発見され救急車で搬入された．同僚や家族によると最近，ときに異常な言動がみられたという．常用薬はない．身長172 cm，体重84 kg（ともに家族からの情報）．体重36.5℃．心拍数110/分，整．血圧140/70 mmHg．呼吸数18/分．呼びかけにかすかにうなずき，痛み刺激に反応する．全身の発汗が著明である．胸腹部に異常を認めない．血液生化学所見：血糖28 mg/dL，Na 138 mEq/L，K 3.7 mEq/L，Cl 99 mEq/L，空腹時インスリン（IRI）42 μU/mL（基準17以下），空腹時Cペプチド5.6 ng/dL（基準0.6〜2.8以下）．心電図，胸腹部X線写真，腹部超音波検査および頭部CTで異常を認めない．
⇒Cペプチドは膵インスリン分泌の程度を把握する指標（インスリン治療の影響を受けず，膵から分泌されるインスリンだけを測定できる）．低血糖発作はインスリノーマか，インスリン自己免疫症候群（抗インスリン抗体陽性）．

One More Navi
十二指腸のガストリノーマは1 cm以下と小さく，膵臓由来の大きいのとは違う起源と考えられる．

One More Navi
ガストリノーマの頻度は十二指腸で60％，膵臓30％．

M-23 ガストリノーマ（Zollinger-Ellison症候群）

病態 ガストリノーマ（gastrinoma）は，ガストリン（胃前庭部G細胞が分泌）を異所性に産生する腫瘍で，①膵島非B細胞由来のガストリン産生腫瘍，②難治性潰瘍，③胃酸分泌過多の三徴を呈するものは，Zollinger-Ellison症候群と呼ばれます．膵NETの9％を占め，膵臓のほか十二指腸，腸間膜，空腸，卵巣にも発生します．全体の75％が多発性で，90％が悪性です（高率でリンパ節や肝転移）．

症状　ガストリン過剰産生で，胃酸分泌過多，難治性潰瘍が生じ，上腹部痛，悪心・嘔吐，脂肪性下痢（胃酸過多がリパーゼを不活化），体重減少，消化管出血（下血）などがおきます．

検査
- 血液検査

  空腹時血中ガストリン値が 500 pg/mL 以上（高ガストリン血症）となります．

- 胃酸分泌測定

  基礎胃酸分泌量（base acid output；BAO）が 15 mEq/時以上，かつガストリン刺激下の最高胃酸分泌量（maximal acid output；MAO）との比（BAO/MAO）が 0.6 以上で胃酸分泌過多と診断できます．

- 負荷試験
- ・Ca 負荷試験：Ca 投与で血中ガストリンに顕著な上昇がみられます．
- ・セクレチン負荷試験：通常ではセクレチン投与で D 細胞ソマトスタチン分泌による G 細胞ガストリン分泌抑制がおきます（血中ガストリン値は低下）．しかし，ガストリノーマではセクレチン負荷で血中ガストリンが 20% 以上上昇します（ガストリン産生が亢進する一方，D 細胞ソマトスタチン産生がないため）．

- 局在診断検査

  超音波検査，胃・十二指腸内視鏡検査，超音波内視鏡検査（EUS）で局在診断をします．ソマトスタチン受容体シンチグラムも有用で，最終的診断法には選択的動脈内セクレチン注入試験（selective arterial secretin injection；SASI）があります．

治療　多発性や悪性が多いため，リンパ節郭清も含めた膵切除術を行います．十二指腸との多発例では膵頭十二指腸切除を行います．

手術困難・再発・転移例には，化学療法（5-FU，ストレプトゾトシン）や対症療法を行います〔プロトンポンプ阻害薬（PPI）による胃酸分泌抑制，ソマトスタチン製剤によるガストリン分泌抑制〕．

> **One More Navi**
> NEM1 型は手術でも根治できないので PPI でコントロールする．

M-24　その他の症候性膵内分泌腫瘍

▶グルカゴノーマ

病態　グルカゴノーマ（glucagonoma）は膵島 α 細胞由来のグルカゴン産生腫瘍で，多くは悪性で，膵体尾部に好発します（発見時には 5〜10 cm と大きいことも）．

症状　70% に壊死性遊走性紅斑（紅斑，水疱，びらん，痂皮，治癒で色素沈着といった病期の違う混合病変）が鼠径部や会陰部に初発し，四肢，顔面にも移動します（多くは診断の 5〜6 年前）．また，グルカゴンの産生過剰によって肝でのグリコーゲンの分解と糖新生が亢進し，糖尿病（体重減少）や低アミノ酸血症（正常の 1/4 まで低下），体重減少，貧血がおき，深部静脈血栓症の合併が特徴的です．

治療　外科的治療，ソマトスタチン製剤の投与，化学療法を行います．壊死性遊走性紅斑の症状にはアミノ酸と脂肪酸の定期的な補充を行い，血栓予防として抗凝固療法や下大静脈フィルター設置をします．

> **One More Navi**
> グルカゴノーマの 50% に糖尿病，30% に正球性正色素性貧血，15% に深部静脈血栓症が合併する．貧血はグルカゴンによる赤芽球抑制，低アミノ酸血症は糖合成にアミノ酸が動員されるため．

▶VIP オーマ（WDHA 症候群）

病態　VIP オーマ（VIPoma）は血管作動性腸管ペプチド（VIP）産生腫瘍による疾患で，症状の水様性下痢（Water Diarrhea），低 K 血症（Hypokalemia），無酸症（Achlorhydria）の頭文字をとって WDHA 症候群とも呼ばれます．

> **One More Navi**
> VIP は肝糖分解を促進して耐糖能異常をおこす．

VIPオーマは膵尾部にできやすく，3 cm 以上の大きさで発見されます．

症状 下痢は1日3 L 以上の尿のような水様便（無臭）で，大量の K^+ と HCO_3^- が腸管から分泌されるため，低K血症（しばしばK<2.5 mEq/L）と代謝性アシドーシスを呈します．低K血症による筋力低下，VIPによる血管拡張で血圧低下や顔面紅潮もみられます．また，合併しやすい副甲状腺腫で副甲状腺ホルモン（PTH）が上昇し，高Ca血症にもなります．

治療 補液などで電解質バランスの改善を図り，手術で腫瘍を切除します（50%以上で悪性）．

▶ソマトスタチノーマ

病態 ソマトスタチノーマ（somatostatinoma）は，種々のホルモンの分泌抑制作用をもつソマトスタチンを過剰産生する腫瘍で，多くは膵や十二指腸に単発します．70%が悪性で，多くは診断時に転移しています．

症状 ソマトスタチンが分泌過剰になると膵・消化管ホルモンが抑制され，糖尿病，脂肪性下痢，胆嚢拡張（CCK分泌抑制で35%に胆石症や脂肪便），低酸症，体重減少がおきます．

治療 根治療法は腫瘍切除ですが，転移例も多く，この場合は化学療法を行います．

One More Navi
VIPオーマで低K血症になるのは便中に失われるだけでなく，脱水でアルドステロン上昇による尿中排泄増加も関与する．

One More Navi
便浸透圧と血清浸透圧の差が低下し，膵臓コレラとも呼ばれる（6〜8 L/日）．褐色細胞腫が分泌することもある．

One More Navi
von Recklinghausen 病 に 合併しやすい．

One More Navi
ソマトスタチンは組織染色でみられても，80%は分泌されてない（膵臓由来は十二指腸由来より症状をおこす）．

One More Navi
他にセロトニン分泌のカルチノイドがある．

M-25 先天性膵疾患

▶レファレンス
・ハリソン⑤：p.2151-2152
・新臨内科⑨：p.670-672
・標準外科⑬：p.633-638

One More Navi
主膵管乳頭（Vater 乳頭）は副膵管乳頭より下部で腹側よりに十二指腸に開口する．

M-26 膵の発生

膵臓は腹側と背側の2つの原基から生じ，胎生6〜7週頃に両原基が癒合し，それぞれ腹側膵（肝由来）と背側膵（十二指腸由来）を形成します．背側膵は膵頭の一部と膵体尾部を含む膵本体となり，腹側膵は腸管回転によって後ろから回り込んで背側膵の右尾側に融合し，十二指腸とともに後腹膜臓器になります（前面だけが腹膜に覆われる）．また，このとき腹側膵管（Wirsung管）と背側膵管（Santorini管）が吻合し，頭部が腹側膵管，体尾部が背側膵管からなる主膵管が完成します．

Fig. 膵の発生

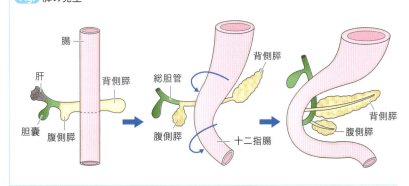

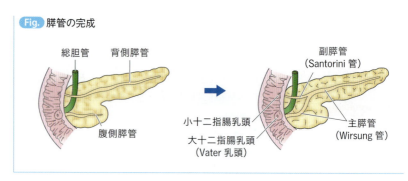

Fig. 膵管の完成

総胆管　背側膵管　　　　　　　　副膵管（Santorini 管）
腹側膵管　　　小十二指腸乳頭　主膵管（Wirsung 管）
大十二指腸乳頭（Vater 乳頭）

この発生過程に異常を生じると種々の先天性膵疾患が引きおこされます．

M-27 輪状膵

病態　輪状膵（annular pancreas）は膵組織が十二指腸下行脚（Vater 乳頭付近）を取り囲む奇形で，十二指腸狭窄・閉鎖がおき，半分以上は生後 1 年以内に診断されます．遺伝性があり，男性に多くみられます．

発症時期により，新生児型，小児型，成人型に分類されます．

症状

●新生児型・小児型

多くは無症状ですが，十二指腸狭窄が高度だと，生後すぐから反復性食後嘔吐（無胆汁性）がみられ，哺乳困難，腹部膨満などが出現します．また，他の先天性異常〔Down 症候群（十二指腸閉鎖），腸回転異常症，心疾患，気管食道瘻，鎖肛など〕を高率に合併します．

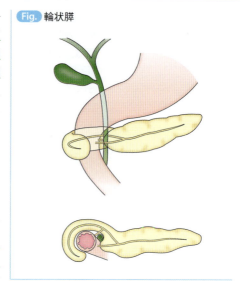

Fig. 輪状膵

●成人型

多くは狭窄が軽度で，慢性的な十二指腸狭窄は食物停滞による胃粘膜障害から食後の上腹部痛，上腹部不快感，嘔気・嘔吐をおこします（40 歳以降にもみつかる）．消化性潰瘍，急性膵炎，稀に胆道閉塞，胆道癌，膵癌，十二指腸癌の合併もみられます．

診断　新生児では腹部 X 線立位像で，胃と十二指腸球部に液性鏡面像（double bubble sign）がみられます．腹部エコーや腹部 CT では膵頭部から連続して十二指腸下行脚を取り囲む膵実質（0.8〜5 cm 長）が描出でき，内視鏡的逆行性胆道造影（ERCP）や磁気共鳴胆管膵管像（MRCP）でも十二指腸を取り囲む輪状の膵管が検出されます．

治療　十二指腸 – 空腸吻合で狭窄部を迂回させます（ただし，術後に急性膵炎反復のリスクがある）．

One More Navi

Desert hedgehog (DHH) や Indian hedgehog (IHH) の劣性遺伝でおき，他の奇形も合併しやすい．羊水を飲めないと羊水過多を伴う．

One More Navi

輪状になる機序は，①腹側膵原基が十二指腸壁に癒着した後に，十二指腸の回転につれて引き伸ばされる，②腹側膵原基左葉の遺残と合体．したがって腹側膵原基にあった Wirsung 管に注ぐものが 60％ と多い．膵組織は十二指腸筋層まで入り込んでいる．また膵癒合不全を合併することもある．

One More Navi

吐物は胆汁性が多いが無胆汁性もある．一方，十二指腸閉塞では胆汁性になる．成人では嘔吐より胃粘膜障害から消化性潰瘍（30％）や膵炎合併が多い．

One More Navi

十二指腸を取り囲む膵実質の切離は，十二指腸瘻や閉鎖を合併することが多いので行われない．また術後に膵管損傷から急性膵炎や膵臓瘻をおこす危険もある．

M-28 膵胆管合流異常症

病態 膵胆管合流異常症（pancreaticobiliary maljunction）は、Vater 乳頭の 2 cm 以上手前で膵管と胆管が合流して総胆管長が通常 1.5 cm 以上になるため、Oddi 括約筋が機能せず、膵液と胆汁が相互逆流して、胆管炎、膵炎、胆管癌、胆嚢癌がおきやすくなります。胆道系癌の 2% に膵胆管合流異常症がみられ、膵胆管合流異常症の 75% に胆管拡張が認められます。アジア人女性に多く、男女比は 1：3 です。

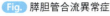

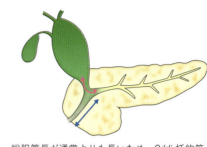

Fig. 膵胆管合流異常症

総胆管長が通常よりも長いため、Oddi 括約筋が機能せず、膵液と胆液が相互逆流する

症状 腹痛、黄疸、腹部腫瘤が三主徴で、胆管結石や膵石を合併します。このほか、合併する先天性胆道拡張症、急性膵炎、胆管炎、胆道癌による症状がみられます。

診断 腹部エコー、ERCP、MRCP などの画像診断で長い膵胆肝共通管（1.5 cm 以上）が認められ、胆道拡張が描出されることもあります（非拡張例もある）。乳幼児期に発見される場合、多くが先天性胆道拡張症を合併し、胆道拡張から胆道系酵素、肝逸脱酵素、膵酵素が上昇します。

注）胆道拡張例は胆管癌を合併しやすく、非拡張例では胆嚢癌がおきやすくなります。

治療 癌化しやすいため、胆道を切除して肝管・空腸吻合術を行います。

One More Navi
Oddi 括約筋には胆汁の流量を調節するだけでなく、胆汁圧よりも高圧の膵液が胆管に逆流するのを防ぐ働きがある。

One More Navi
正常の発生段階では膵胆管合流部分が十二指腸壁に次第に吸収されて出生時には 3 mm 以下になる。

One More Navi
発癌には K-ras 活性化と p53 抑制が関与する。膵液による胆管傷害でおきる可能性もある。

M-29 膵癒合不全

病態 膵癒合不全（pancreas divisum）は、腹側膵原基と背側膵原基が癒合できず（分離；divisum）、主膵管が大十二指腸乳頭（Vater 乳頭）ではなく、小十二指腸乳頭（副乳頭）に独立して開口する高頻度の奇形です（背側膵原基の Santorini 管がすべて遺残したもの）。しかし、副膵管は細く、副乳頭も狭小なので膵液の流出障害がおき、膵管内圧が上昇して、閉鎖性膵炎（若年者におきる原因不明の膵炎）をおこします。

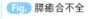

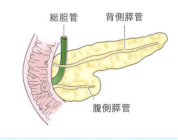

Fig. 膵癒合不全

総胆管　背側膵管　腹側膵管

症状 膵炎症状で発症することがありますが、無症状で偶然発見されることもあります。

診断 ERCP、MRCP で Vater 乳頭からの造影では短く樹枝状に分岐する腹側膵管（Wirsung 管）と合流する胆管が描出され、副乳頭からの造影では膵体尾部にまで続く副膵管（Santorini 管）とそれに接続する背側膵管が描出されます。

治療 まずは内視鏡的副乳頭切開、ステント留置で膵液排液を改善させて、急性膵炎を乗り切り、慢性狭窄のリスクがあるので後に副乳頭形成術を行います。

One More Navi
ERCP 実施例の 5%、剖検例の 10% に膵癒合不全がみられることから、成人での病的意義（膵炎をおこすかどうか）には疑問がある（日本では 1% と少ない）。それでも背側膵のみの膵炎や線維化、膵癌がみられることがあり、原因不明の急性膵炎の 25% に膵癒合不全がみられる。

One More Navi
加齢とともに副乳頭が狭窄したり、飲酒などによって若年者でなくても膵炎をおこすようになる。

M-30 その他の先天性膵疾患

▶膵体尾部欠損症

背側膵原基の欠損で生じる先天性奇形で，遺伝性があります．多くは無症状ですが，腹側膵の再発性急性膵炎から，<u>膵機能不全（吸収不全），糖尿病，多脾症・腸管回転異常</u>を合併します．糖尿病に対する食事療法やインスリン治療を行い，悪性腫瘍や種々の先天性奇形の合併に注意します．

▶迷入膵，副膵，異所性膵

膵から離れた消化管漿膜側などにある異所性膵組織で，70%は前腸由来の胃，十二指腸，胆管におきます．特に<u>胃の幽門部に発生しやすく，胃粘膜下腫瘍（2～4 mm大，バリウム造影で中央部が膵管のために臍様に凹む）として発見されます</u>（Langerhans島も含む）．大部分は無症状ですが，稀に膵炎，潰瘍，出血，腸重積，癌化をおこします．

One More Navi

後天的な膵萎縮と間違わないように注意．腹側より背側膵の形成不全が多い．副乳頭やSantorini管の一部は遺残する．インスリン（増殖因子でもある）分泌が少ないと子宮内発育不全をおこし得る．

One More Navi

異所性膵は剖検で0.6〜15%と稀ではない．

▶レファレンス　消化器疾患　文献一覧

＜医学書院刊＞
- プロメ胸　　　　プロメテウス解剖学アトラス 胸部/腹部・骨盤部
- 新臨内科　　　　新臨床内科学
- 標準生理　　　　標準生理学
- 内科診断　　　　内科診断学
- 標準病理　　　　標準病理学
- 標準微生　　　　標準微生物学
- 標準外科　　　　標準外科学
- 標準小児　　　　標準小児科学
- 標準放射　　　　標準放射線医学

＜メディカル・サイエンス・インターナショナル刊＞
- ハリソン　　　　ハリソン内科学

※文献の次に表示されている丸数字は、当該書籍の版数を表します。　例：⑤・・・第5版

● Navigate　消化器疾患　引用文献一覧

1）　澤口朗：消化管の基本構造．小澤瀞司ほか，監：標準生理学，第8版．p.799，医学書院，2014．
2）　松野健二郎：消化管における免疫防御．小澤瀞司ほか，監：標準生理学，第8版．p.811，医学書院，2014．
3）　星原芳雄：食道炎、食道潰瘍．高久史麿ほか，監：新臨床内科学，第9版．p.397，医学書院，2009．
4）　塩飽洋生：狭窄・拡張を示す病変の特徴と鑑別―びまん性食道痙攣症．胃と腸，51（2）：p.225，2016．
5）　村島直哉：食道静脈瘤、胃静脈瘤．高久史麿ほか，監：新臨床内科学，第9版．p.414，医学書院，2009．
6）　板橋家頭夫：消化器疾患．内山聖，監：標準小児科学，第8版．p.130，医学書院，2013．
7）　北村陽子ほか：NBIによる早期食道癌診断―white lightとnarrow band imagingを用いた非拡大内視鏡検査による早期食道癌診断のsensitivity．胃と腸，43（10）：p.1455，2008．
8）　大辻英吾：胃・十二指腸潰瘍．加藤治文，監：標準外科学，第13版．p.515，医学書院，2013．
9）　八尾隆史：胃．坂本穆彦，監：標準病理学，第5版．p.468-469，医学書院，2015．
10）　上野淳二：胃疾患の画像所見．西谷弘ほか，編：標準放射線医学，第7版．p.367，医学書院，2011．
11）　田邊聡：胃アニサキス症．高久史麿ほか，監：新臨床内科学，第9版．p.443，医学書院，2009．
12）　能田貞治ほか：門脈圧亢進症性胃腸症．medicina，49（7）：p.1164，2012．
13）　松井敏幸：Crohn（クローン）病．高久史麿ほか，監：新臨床内科学，第9版．p.458，医学書院，2009．
14）　清水誠治：輪状潰瘍．胃と腸，47（5）：p.712，2012．
15）　五十嵐正広：大腸癌．高久史麿ほか，監：新臨床内科学 第9版．p.480，医学書院，2009．
16）　黒田達夫：消化管閉鎖症・狭窄症．伊藤泰雄，監：標準小児外科学，第6版．p.206，医学書院，2012．
17）　小林清典：腸の虚血性病変．高久史麿ほか，監：新臨床内科学，第9版．p.466，医学書院，2009．
18）　上野滋：直腸・肛門．伊藤泰雄，監：標準小児外科学，第6版．p.221，医学書院，2012．
19）　大橋裕一：角膜と強膜．木下茂，監：標準眼科学，第13版．p.42，医学書院，2016．
20）　松井修：肝・胆・膵・脾．西谷弘ほか，編：標準放射線医学，第7版．p.459，医学書院，2011．
21）　若林剛：肝臓．加藤治文，監：標準外科学，第13版．p.596，医学書院，2013．
22）　若林剛：肝臓．加藤治文，監：標準外科学，第13版．p.596，医学書院，2013．
23）　宮崎勝：胆嚢および肝外胆道系．加藤治文，監：標準外科学，第13版．p.596，医学書院，2013．
24）　松井修：肝・胆・膵・脾．西谷弘ほか，編：標準放射線医学，第7版．p.460，医学書院，2011．
25）　下瀬川徹：慢性膵炎、膵石症．高久史麿ほか，監：新臨床内科学，第9版．p.653，医学書院，2009．

INDEX

※複数のページに掲載されている用語は，主要な解説がある箇所を**太字**にして示しています．

和文

▼あ

アカラシア　142
アカラシアの食道内圧　143
アセチル CoA　66
アセチルコリン（ACh）　49
アセトアルデヒド　342
アデノイド　8
アナジー　63
アニサキス　198
アフタ様潰瘍　229
アポリポ蛋白質　43
アミロイドーシス　296
アミロイド前駆蛋白　296
アメーバ性肝膿瘍　220, **359**
アメーバ赤痢　220
アルコール
　──の代謝　68
　──の代謝経路　343
アルコール性肝障害　342
アルコール性慢性膵炎　406
アレルギー性薬剤性肝障害　345
アンモニアの解毒　67
あな痔　277
亜型 PBC　355
亜急性型劇症肝炎　321
曖気　83
悪液質　304
悪性サイクル　184
悪玉コレステロール　67
浅い触診　129
圧痛　130
圧痛点　130
圧出性憩室　152

▼い

イレウス　86, **260**
イレウス管　262
インクレチン　57
インスリノーマ　416
インスリン　30, **71**
インターフェロン（IFN）　321
いぼ痔　277
易熱性エンテロトキシン（LT）　211
胃　10
　──の運動　36
胃アニサキス症　198
胃悪性リンパ腫　190
胃液　48
胃炎　163
胃カルチノイド　55, **189**
胃過形成性ポリープ　177
胃潰瘍　169

胃癌　178
　──の進行度（stage 分類）　182
　──の肉眼的分類　180
　──の壁深達度分類　181
胃巨大皺襞症　200
胃-結腸反射　38
胃十二指腸動脈　15, 31
胃小窩　11
胃食道逆流症　82, **137**
胃食道バルーンタンポナーデ　151
胃切除後胃炎　196
胃切除後症候群　192
胃切除後腎結石　196
胃切除後胆石　196
胃切除後貧血　192
胃切除術　186
胃腺　11
胃腺腫性ポリープ　177
胃前庭部毛細血管拡張症　199
胃相（第2相）　49
胃底腺　11
胃底腺ポリープ　177
胃粘膜下腫瘍　188
胃ポリープ　176
胃抑制ペプチド　57
胃抑制ペプチド（GIP）　49
胃良性腫瘍　176
胃瘻　160
異形成　235
異型腺管　242
異所性胃粘膜　254
異所性膵　422
移行期，慢性膵炎の　407
移植後リンパ増殖症　377
萎縮性胃炎　165
遺伝癌　242
遺伝性非ポリポーシス大腸癌　242
一次性（原発性）腸結核　232
一過性便秘　84
咽頭　8
咽頭・食道憩室　152
咽頭挙筋群　8
咽頭収縮筋群　8
咽頭扁桃　8
陰影欠損像　183
陰窩膿瘍　226
陰嚢水腫　310

▼う

ウイルス性肝炎　323
ウイルス性腸炎　206, **218**
ウイルスマーカー　319
　──, A 型肝炎の　323
　──, B 型肝炎の　326
ウルソデオキシコール酸　108, **355**

ウロビリノゲン　**52**, 105
ウロビリン　52
うっ血肝　374
右肝下面膿瘍　302
右肝管　26
右側大腸癌　245

▼え

エキソサイトーシス　44
エキソペプチダーゼ　41
エタノール注入療法　366
エナメル質　6
エラスターゼ　50
エルシニア　210
エンドクリン　54
エンドトキシン血症　343
エンドペプチダーゼ　41
エンベロープ　324
壊死性腸炎　256
壊疽性胆囊炎　385
壊疽性虫垂炎　264
永久歯　6
永久人工肛門造設　283
栄養障害　192
栄養療法　230
炎症癌　242
炎症性腸疾患　223
炎症性ポリープ　237
炎症性ポリポーシス　241
鉛管像　225
嚥下運動　80
嚥下困難　80

▼お

オリゴ糖　39
オリゴ糖分解酵素　40
オリゴペプチド　41
おくび　83
悪心　76
黄疸　**104**, 318
嘔吐　76
　──の合併症　77
嘔吐中枢　76
嘔吐反射　37, **77**
横隔膜下膿瘍　302
横隔膜上憩室　152
横行結腸　16
音響陰影　383

▼か

カイロミクロン　43
カエル腹　125
カタル性（単純性）虫垂炎　263

カプセル内視鏡　94
カルチノイド　249
カルチノイドクリーゼ　250
カルチノイド腫瘍　189
カルチノイド症候群　189, **249**
カルボキシペプチダーゼ　50
カロチン血症　104
カンピロバクター　212
ガストリノーマ　417
ガストリン　49, **55**
ガストリン放出ペプチド　59
ガストリン放出ホルモン　55
ガラクトース（脳糖）　39
下位ニューロン障害　81
下行結腸　16
下大静脈　22
下大静脈閉塞　126
下腸間膜静脈　21
下腸間膜動脈　20
下部食道括約筋(LES)　**9**, 82, 137, 142
化学・放射線療法　159
化学受容体誘発帯　76
化学的バリア　60
化学療法，胃癌の　186
化膿性肝膿瘍　357
化膿性虫垂炎　263
加水分解　43
仮性球麻痺　80
仮性憩室　**152**, 294
仮性乳糜腹水　115
仮性嚢胞　**402**, 406, 411
架橋ヒダ　188
神奈川現象　215
家族性大腸腺腫症　**238**, 242
過形成性結節　237
過形成性ポリープ　237
過形成性ポリポーシス　240
過敏性腸症候群　292
回腸　13
回盲括約筋　13
回盲弁　13, 15
海綿状血管腫　370
海綿状血管増生　373
潰瘍性大腸炎　223
　──の重症度　224
外肛門括約筋　17
外痔核　277
外縦筋層　5
外鼠径ヘルニア　310
外分泌腺　30
外ヘルニア　308
外膜
　──，消化管壁の　5
　──，食道の　9
　──，直腸の　18
踵落とし試験　130

角切痕　11
拡大内視鏡　246
核黄疸　107
核酸アナログ製剤　321
顎下腺　7
活性型ビタミンD_3　46
喀血　91
括約筋温存手術　283
肝胃間膜　**12**, 20
肝移植　119
　──，肝硬変の　339
　──，肝細胞癌の　366
　──に伴う肝障害　377
肝移植適応ガイドライン　119
肝円索　22
肝炎　318
肝芽腫　370
肝外肝静脈閉塞　341
肝外胆管　27
肝外門脈閉鎖症　340, **373**
肝鎌状間膜　22
肝癌　362
肝区域　23
肝血管腫　370
肝硬変　126, **334**
　──の合併症　340
肝硬変症　340
肝硬変心筋症　342
肝細胞癌　362
肝細胞索　25
肝細胞性黄疸　104, **106**
肝細胞腺腫　371
肝腫大　120
肝十二指腸間膜　20
肝小葉　24
肝障害類洞閉塞症候群　374
肝腎症候群　341
肝性因子　111
肝性昏睡　**109**, 319
肝性脳症　68, **109**, 321, 322, 337, 341
肝性腹水　111
肝前性黄疸　106
肝組織　24
肝臓　22
　──の機能　64
　──の触診　131
肝濁音界　128
肝胆汁　52
肝胆道シンチグラフィ　396
肝中心静脈閉塞症　374
肝動脈塞栓療法　366
肝内結石症　382
肝内胆管　26
肝内胆管癌の分類　369
肝内胆汁うっ滞　106
肝膿瘍　357

肝嚢胞　361
肝肺症候群　341
肝庇護療法　321
肝脾腫　**120**, 337
肝不全　117
肝包虫症　360
肝門　22
肝門部腸吻合術　396
肝予備能評価　364
肝レンズ核変性症　350
完全静脈栄養　**230**, 290
完全直腸脱　280
柑皮症　104
浣腸　85
間接型ビリルビン　52
間接ビリルビン　105
嵌頓内痔核　277
寛解維持療法，潰瘍性大腸炎の　227
寛解導入療法，潰瘍性大腸炎の　226
感染症によるAGML　164
感染性食道炎　140
感染性膵壊死　406
感染性腸炎　206
管状絨毛腺腫　236
管状腺腫　236
管状腸管重複症　257
関連痛　95
緩和的放射線療法　248
還納性ヘルニア　308
眼・眼瞼所見　126
癌臍　367
癌性腹水　304
癌性腹膜炎　**304**, 307

▼き

キモトリプシン　50
木村・竹本分類　165
切れ痔　277
気管分岐部憩室　152
気腹　102
寄生虫性肝疾患　360
寄生虫による腸炎　206, **220**
基底顆粒細胞　14
基本的電気リズム　38
器質性便秘　85
機械性イレウス　260
機能性イレウス　260
機能性腫瘍　416
機能性ディスペプシア　168
機能性便秘　84
偽小葉　334
偽虫垂炎症候群　210
偽ポリープ　237
偽ポリポーシス　225
偽膜性腸炎　**217**, 233

逆蠕動　38
逆流性食道炎　138
　──，胃切除後の　140
吸収　39
吸収障害　192
吸収上皮細胞　14
吸収不良症候群　286
吸着薬　89
急性胃炎　163
急性胃粘膜病変　163
急性仮性嚢胞　411
急性型劇症肝炎　321
急性肝炎　318
急性肝不全　117
急性下痢　87
急性限局性腹膜炎　302
急性膵炎　401
急性胆管炎　387
　──の重症度　388
急性胆嚢炎　385
　──の重症度　386
急性虫垂炎　263
急性腸間膜虚血（AMI）　265, **268**
急性妊娠脂肪肝　375
急性汎発性腹膜炎　300
急性腹症　95
　──の治療　100
急性閉塞性化膿性胆管炎　382, **387**
急性便秘　83
急性裂肛　280
球麻痺　80
牛乳不耐症　193
巨赤芽球性貧血　192
巨大結腸　255
巨脾　120
虚血性肝炎　374
虚血性大腸炎　266
鋸歯状腺管　237
鋸歯状腺腫　236
鋸歯状変化　242
狭窄・閉塞，消化管の　171
狭帯域光観察（NBI）　**157**, 246
金属音　99, **127**, 261
筋性防御　96, **130**
筋層
　──，胃の　11
　──，消化管壁の　5
　──，小腸の　14
　──，食道の　9
　──，大腸の　16
　──，直腸の　18
筋層間神経叢　5
銀親和反応　249

▼く

クエン酸回路　66
クリプトスポリジウム症　222
クローバー葉状変形　171
グリコーゲン　39, **65**
グル音　127
グルカゴノーマ　418
グルカゴン　30, 71
グルカゴン様ペプチド-1　57
グルクロン酸　52
グルクロン酸転移酵素　106, **348**
グルコース（ブドウ糖）　39
グレリン　31, **58**, 72
空腸　13
空腹期伝播性強収縮運動　37

▼け

ケノデオキシコール酸　**51**, 67
げっぷ　83
下血　91
下痢　87
下痢性大腸菌　210
下痢止め薬　89
解毒・排泄機能，肝の　67
形質細胞　61, **62**
経肝動脈性肝膿瘍　358
経頸静脈性肝内門脈体循環短絡術
　（TIPS）　116, 151
経口亜鉛　351
経口胆汁溶解療法　384
経口補液　219
経口免疫寛容　64
経口免疫療法　64
経肛門的手術　281
経胆道性肝膿瘍　357
経腸栄養療法　290
経腸療法　230
経皮経肝胆道鏡下切石術（PTCL）　384
経皮経肝胆道造影法（PTC）　383
経皮経肝胆嚢ドレナージ（PTGBD）　386
経皮経肝的肝膿瘍ドレナージ術　359
経鼻胃管　262
経門脈性肝膿瘍　357
軽症型 FAP　239
痙攣性イレウス　261
痙攣性便秘　85
稽留熱　214
憩室　294
憩室炎　294
憩室周囲炎　294
憩室症　294
警告サイン　293
劇症肝炎　117, 318, **321**

血管
　──，胃の　12
　──，小腸の　15
　──，食道の　10
　──，膵臓の　31
　──，大腸の　16
　──，直腸・肛門の　18
血管作動性腸管ポリペプチド　59
血管雑音　127
血管性肝疾患　372
血管造影　94
血管閉塞性腸疾患　265
血清アミノトランスフェラーゼ値　319
血清と腹水アルブミンの濃度差　115
血栓除去術　278
血栓性外痔核　278
血便　92
結核結節　232
結核性腹膜炎　303
結節性胃炎　166
結腸　15
結腸ヒモ　16
結腸膨起　16
犬歯　6
牽引性憩室　152
顕性黄疸　104
限局性結節性過形成　371
限局性腹膜炎　300
原発性肝癌　362
原発性吸収不良症候群　286
原発性硬化性胆管炎　356
原発性胆汁性胆管炎　353
原発性腹膜炎　303
原発性リンパ管拡張　290

▼こ

コア粒子　324
コーヒー残渣様　91
コール酸　**51**, 67
コメット様エコー　392
コリパーゼ　50
コレシストキニン（CCK）　51, 53, **56**
コレスチラミン　355
コレステロールエステラーゼ　50
コレステロール過飽和胆汁　381
コレステロール胆石　381
コレステロールポリープ　391
コレラ菌　215
コレラ腸症　215
コレラ毒素　46, **216**
ゴム輪結紮療法　278
孤立リンパ小節　61
鼓腸　**102**, 129, 261
口腔　5
口裂　5

好銀反応　249
好酸球性胃炎　200
好酸球性胃腸症　295
好酸球性食道炎　141
好中球　60
抗 H. pylori 抗体検査　173
抗菌薬起因性出血性腸炎　233
抗菌薬起因性腸炎　233
抗コリン薬　85
抗体測定法　166
抗微生物ペプチド　60
抗ミトコンドリア抗体　354
肛門　17
肛門窩　275
肛門括約筋間溝　18
肛門管　17
肛門癌　284
肛門挙筋　17
肛門周囲膿瘍　228, **278**
肛門柱　17
肛門皮膚線　18
肛門ポリープ　280
肛門膜　275
後期ダンピング症候群　194
後腸　275
後天性食道狭窄　154
後発性低血糖症候群　194
後腹膜腔　19
後腹膜腫瘍　307
後腹膜線維症　307
後腹膜臓器　19
高アンモニア血症　67
高カロリー輸液　160
高分子陰イオン交換樹脂　355
高分子重合体・食物繊維　293
高密度リポ蛋白質　67
高力価抗 HBs ヒト免疫グロブリン（HBIG）
　　328
硬化性被嚢性腹膜炎　304
硬化療法　278
絞扼性イレウス　260
鉤状突起　29
酵素原　41
酵素原活性化過程　41
構造, 消化管の　3
国際標準率, プロトロンビン時間の
　　117
黒色石　381
黒色便　92
骨代謝異常　193
昏睡型, 急性肝不全の　117
混合結節性肝硬変　336
混合痔核　277
混合石　381
混合痛　95
混成石　381

▼さ

サイトメガロウイルス　333
サイトメガロウイルス肝炎　333
サルモネラ　213
サルモネラ症　213
左肝管　26
左側大腸癌　245
鎖肛　274
坐薬　85
再生結節　334
細菌性肝膿瘍　357
細菌性赤痢　209
細菌性腸炎　206
　——の原因菌　209
細胞　25, 53
細胞外マトリックス　335
細胞傷害性 T 細胞　62, **329**
細胞内ペプチダーゼ　41
臍帯ヘルニア　312
臍腸管索　254
臍ヘルニア　311
臍傍静脈経路　22
刷子縁　14
三大栄養素　39
蚕食像　184
散発癌　241
酸化変色　91
残胃炎　196
残胃癌　196

▼し

シトクロム P-450（CYP3A4）　68
シドニー分類　166
ショック肝　374
ジアルジア症　221
しぶり腹　209
止瀉薬　89
弛緩性便秘　84
自然免疫　60
自己免疫性胃炎　165
自己免疫性肝炎　352
自己免疫性膵炎　410
自己免疫性胆管炎　355
志賀毒素　209
脂質
　——の消化・吸収　42
　——の代謝　66
脂肪肝　346
脂肪腫　191
脂肪便　288
脂溶性ビタミンの吸収　44
歯冠部　6
歯根部　6

歯根膜　6
歯状線　17
歯髄腔　6
歯槽骨　6
歯列　6
耳下腺　7
持続的血液濾過透析　405
痔核　277
痔帯　17
痔瘻　278
磁気共鳴胆管膵管像（MRCP）　383
色素撒布法　246
色素胆石　381
敷石像　229
舌　6
瀉血療法　350
若年性ポリープ　237
若年性ポリポーシス　240
主細胞　11
主膵管　30
腫瘍随伴症候群　362
腫瘍性ポリープ　234
腫瘍マーカー, 肝細胞癌の　364
腫瘍様病変　234, **237**
受容性弛緩　37
数珠状変化　357
樹状細胞　**26**, 61
収縮波　36
収縮輪　5, **36**
収斂薬　90
終末消化　40
集合リンパ小節　14
集中治療室（ICU）　119
十二指腸　13
十二指腸潰瘍　169
十二指腸提筋　13
十二指腸乳頭部癌　394
重症急性膵炎　402
重症度, 肝性脳症の　109
重層扁平上皮　**4**, 9
絨毛腺腫　236
縦走潰瘍　229
粥状液　37
出血, 消化管からの　170
出血壊死性膵炎　402
出血シンチグラフィ　94
術後逆流性食道炎　194
純コレステロール石　381
除菌療法　167, **175**
徐波　38
小臼歯　6
小球性低色素性貧血　192
小結節性肝硬変　336
小唾液腺　**7**, 47
小腸　13
　——の運動　37

小腸内視鏡　94
小網　20
小葉モデル　25
小彎　10
消化　39
消化管　3
　——の構造　3
消化管 Behçet 病　297
消化管アミロイドーシス　296
消化管アレルギー　295
消化管運動機能調節薬　85, 293
消化管カルチノイド　249
消化管間質腫瘍　188
消化管関連リンパ組織　61
消化管出血　91
消化管内異常ガス像　100
消化管壁の基本構造　3
消化管ポリポーシス　238
消化管ホルモン　54
消化器系　3
消化性潰瘍　169
消化性潰瘍診療ガイドライン　173
症候性腫瘍　416
症候性便秘　86
漿液性囊胞腫瘍　412
漿膜
　——,胃の　12
　——,消化管壁の　5
　——,小腸の　15
　——,大腸の　16
　——,直腸の　18
漿膜上皮　5
上行結腸　15
上大静脈閉塞　126
上腸間膜静脈　**15**, 21
上腸間膜動脈　15, **16**, 20, 31
上腸間膜動脈症候群　271
上皮間リンパ球　61
上皮性 Na$^+$ チャネル　45
上皮性良性腫瘍　235
上皮増殖因子　48
上部消化管内視鏡検査　94
上部食道括約筋　9
静脈管索　22
食後愁訴症候群　168
食中毒　206
食道　8
　——の良性腫瘍　160
食道・胃静脈瘤　149
食道ウェブ　80, **154**
食道運動異常　142
食道炎　137
食道カンジダ　140
食道潰瘍　137
食道癌　154
　——の発生部位（占居部位）　155

——の壁深達度分類　156
——の臨床病型分類　157
食道狭窄症　153
食道憩室　152
食道静脈経路　21
食道静脈瘤　21
食道静脈瘤内視鏡所見の分類　150
食道内圧検査　143
食道破裂　148
食道閉鎖症　153
食道裂孔ヘルニア　146
食道裂傷　147
食物アレルギー　64
心窩部痛症候群　168
心臓性腹水　111
神経支配
　——,胃の　12
　——,小腸，大腸，直腸の　18
　——,食道の　10
　——,膵臓の　31
　——,胆道系の　29
神経性胃炎　168
神経内分泌腫瘍　416
振水音　128
真性憩室　**152**, 294
浸透圧性下剤　84
浸透圧性下痢　87
進行胃癌　181
深部触診　129
滲出液　111
滲出性腹水　112
人工呼吸管理　119
迅速ウレアーゼ試験　173
腎性因子　112
腎性腹水　111
腎臓の触診　132
腎糖新生　66

▼す

スイカ様胃　199
スキルス胃癌　180
スクロース（ショ糖）　39
スダンIII染色　289
ストレス起因性の AGML　164
水溶性ビタミンの吸収　44
水様便　87
膵壊死部摘出術　406
膵液　50
　——の分泌調整　70
膵液アミラーゼ　50
膵外分泌腺　69
膵管癌　413
膵管狭細像　410
膵管内乳頭粘液性腫瘍　412
膵癌　413

膵頸　29
膵性糖尿病　407
膵組織　30
膵臓　29
　——の機能　69
　——の発生　419
膵臓アーケード　31
膵体　29
膵体尾部欠損症　422
膵胆管合流異常症　396, **421**
膵島　30
膵島ホルモン　71
膵頭　29
膵頭十二指腸切除術　395, **415**
膵内胆管　27
膵内分泌腫瘍　416
膵内分泌腺　71
膵膿瘍　**402**, 406
膵尾　29
膵ポリペプチド　31, **72**
膵癒合不全　421
膵リパーゼ　43, **50**
髄外造血　120

▼せ

セクレチン　50, **55**
セクレチン利胆　53
セメント質　6
セリアック病　46, **287**
セルロース　39
セルロプラスミン　350
セロコンバージョン　326
生理的狭窄部，食道の　8
生理的臍帯ヘルニア　253
制御性 T 細胞　64
制吐薬　79
星細胞　**26**, 335
精索水腫　310
整腸薬　90
赤色線条　126
赤痢アメーバ　**220**, 359
赤痢菌　209
切歯　6
節外性リンパ腫　190
節性リンパ腫　190
舌下腺　7
舌乳頭　6
先天性食道狭窄症　154
先天性食道閉鎖症　153
先天性膵疾患　419
先天性胆道拡張症　421
先天性腸狭窄症　251
先天性腸閉鎖症　251
先天性囊胞　412
尖腹　125

429

穿孔 (perforation), 消化管の 170
穿通 (penetration), 消化管の 170
腺腫 **235**, 391
腺房細胞 **30**, 69
腺房細胞癌 413
腺房中心細胞 30
腺房モデル 25
線維性隔壁 334
潜伏期間, 腸炎の 207
鮮血便 92
全身循環因子 112
全身性炎症反応症候群 401
全層性炎症 229
善玉コレステロール 67
蠕動運動 5, **36**, 142
蠕動音 127
　――の亢進 127
　――の消失 127
蠕動波 142
蠕動不穏 261

▼そ

ソマトスタチノーマ 419
ソマトスタチン 30, 50, **57**, 72
鼠径部ヘルニア 309
早期胃癌 181
早期障害, 放射線性腸炎の 234
早期ダンピング症候群 193
早期大腸癌 244
総肝管 26
総胆管 26
総胆管結石症 382
総排泄腔 275
総排泄腔膜 275
臓器腫大 103
臓側腹膜 19
続発性吸収不良症候群 286
続発性リンパ管拡張 291

▼た

タール便 92
タッシェ 171
ダンピング症候群 193
多臓器不全 401
多糖 39
多発性肝嚢胞 361
多発性内分泌腺腫瘍 416
多包条虫 360
唾液 47
唾液腺 6
大網 12, 20
大彎 10
大臼歯 6
大結節性肝硬変 336

大十二指腸乳頭 **13**, 26
大蠕動 38
大唾液腺 7, 47
大腿ヘルニア 311
大腸 15
大腸癌 241
　――の発生経路 236
　――の病期 (stage) 分類 244
　――の壁深達度 243
大腸癌合併, 潰瘍性大腸炎の 224
大腸憩室症 294
大腸刺激性下剤 84
大腸内視鏡検査 245
大腸ポリープ 234
　――の種類 235
代謝機能, 肝の 65
代謝性肝障害 346
代謝性薬剤性肝障害 345
代償期, 慢性膵炎の 407
代償性肝硬変 336
体位変換現象 113
体外衝撃波結石破砕療法 (ESWL)
　　　　　　　　　　　384, 409
体質性黄疸 106, 107, **348**
体性痛 95
耐熱性エンテロトキシン (ST) 211
胎便性腹膜炎 305
濁音界移動現象 129
脱アミノ化反応 67
胆管 26
胆管癌 393
胆管狭窄 389
胆管細胞癌 369
胆汁 51
胆汁酸 **51**, 67
胆汁酸依存性胆汁 53
胆汁色素 52
胆石 380
　――の分類 381
胆石症 380
胆石性膵炎 405
胆道拡張症 396
胆道感染症 385
胆道系の機能 69
胆道ドレナージ 388
胆道閉鎖症 395
胆嚢 22, **27**
　――の触診 132
胆嚢管 27
胆嚢癌 389
胆嚢憩室 28
胆嚢結石症 382
胆嚢静脈 28
胆嚢腺筋腫症 392
　――の分類 392

胆嚢胆汁 53
胆嚢動脈 28
胆嚢壁 27
胆嚢ポリープ 391
単純性 (閉塞性) イレウス 260
単純性潰瘍 170
単純蛋白質 40
単純ヘルペスウイルス 334
単純ヘルペスウイルス肝炎 334
単層円柱上皮 4
単糖 39
単包条虫 360
炭水化物の消化・吸収 39
炭水化物不耐症 288
蛋白質
　――の消化・吸収 40
　――の代謝 67
蛋白質変性 48
蛋白節約効果 66
蛋白漏出シンチグラフィー 291
蛋白漏出性胃腸症 200, **290**
短鎖脂肪酸 54
短腸症候群 252, **288**
断端癌 196

▼ち

チフス症 213
地図状潰瘍 225
地図状高エコー域 118
遅発性肝不全 **118**, 321
窒素バランス 110
中間密度リポ蛋白質 67
中心静脈 25
中心静脈栄養法 290
中心性肥満 63
中枢性嚥下障害 80
中枢性嘔吐 77
中性脂肪 66
中腸 253
中腸軸捻転 253
中毒性巨大結腸 217
中毒性巨大結腸症 89, **224**
中毒性薬剤性肝障害 345
虫垂 **15**, 61
虫垂炎 263
　――の圧痛点 130
　――の症候 130
虫垂切除術 265
貯留嚢胞 412
超音波内視鏡検査 158, 246
超低密度リポ蛋白 66
腸陰窩 14
腸液 14, **53**
腸炎エルシニア 210
腸炎の主な病原微生物 207

430

腸炎ビブリオ　214
腸回転異常症　253
腸肝循環　**52**, 69, 105
腸間膜　20
腸間膜根リンパ節　61
腸間膜静脈血栓症　269
腸間膜動脈閉塞症　268
腸管アンギーナ　266
腸管運動の異常に伴う下痢　87
腸管運動抑制薬　89
腸管外合併症
　――, Crohn 病の　228
　――, 潰瘍性大腸炎の　224
腸管合併症
　――, Crohn 病の　228
　――, 潰瘍性大腸炎の　224
腸管凝集性大腸菌 (EAggEC)　211
腸管出血性大腸菌 (EHEC)　211
腸管組織侵入性大腸菌 (EIEC)　211
腸管重複症　257
腸管病原性大腸菌 (EPEC)　211
腸強直　261
腸結核　232
腸雑音　127
腸重積症　258
腸絨毛　14
腸上皮化生　165
腸腺　14
腸相 (第3相)　49
腸チフス　213
腸内細菌異常増殖症候群　287
腸内常在細菌叢 (腸内フローラ)　60
腸吻合手術　252
腸閉塞　86, **260**
腸腰筋徴候　264
腸リンパ管拡張症　290
直接型ビリルビン　52
直接ビリルビン　105
直腸　**17**, 275
　―― の区分　282
直腸・肛門
　―― の腫瘍　282
　―― の発生過程　275
直腸・肛門奇形　274
直腸横ヒダ　17
直腸癌　282
直腸肛門内圧検査　257
直腸-肛門抑制反射　38
直腸静脈経路　22
直腸静脈叢　17
直腸診　133
直腸性便秘　85
直腸脱　280
直腸粘膜脱症候群　281
直腸膨大部　17
直腸瘤　281

鎮痙薬　**85**, 90

▼つ

追加腸切除　247
通常癌　241

▼て

ディフィシル菌　216
ディリージョン　64
デオキシコール酸　51
デフェンシン　60
デルタ肝炎　331
デンプン　39
低血糖発作　416
低密度リポ蛋白質　67
低容量性ショック　301
泥状便　87
鉄 (Fe)
　―― の吸収　46
　―― の貯蔵　69
鉄キレート薬　350
点滴静注胆道造影 (DIC)　383
転移性肝癌　367
伝染性単核球症　332
電解質，ミネラルの吸収　45

▼と

トランスフェリン　69
トリグリセリド　66
トリプシン　50
吐血　91
倒立位 X 線撮影　276
透亮像　183
陶器様胆囊　390
糖
　―― の消化・吸収　39
　―― の代謝　65
糖新生　65
頭相 (第1相)　49
動脈塞栓術　174
動揺性黄疸　394
銅キレート薬　351
導管細胞　30, 70
特発性細菌性腹膜炎　112, **303**
特発性門脈圧亢進症　372
毒素原性大腸菌 (ETEC)　211
鳥の嘴サイン　143

▼な

ナットクラッカー食道　146
内因子　44, **49**
内外痔核　277

内肛門括約筋　17
内視鏡下筋層切開術　144
内視鏡的逆行性胆道造影 (ERCP)　383
内視鏡的経乳頭的胆囊ドレナージ
　(ENGBD)　386
内視鏡的結紮療法　150
内視鏡的結石除去　409
内視鏡的硬化療法　150
内視鏡的止血術　94, 174
内視鏡的ステージ分類，消化性潰瘍の
　　　171
内視鏡的乳頭括約筋切開術 (EST)
　　　384
内視鏡的乳頭バルーン拡張術 (EPBD)
　　　384
内視鏡的粘膜下層剥離術 (ESD)
　　　159, 185, 247
内視鏡的粘膜切除術 (EMR)
　　　159, 185, 247
内視鏡的ポリープ切除術　178
内痔核　277
　―― の進行度分類　278
内鼠径ヘルニア　309, **311**
内臓痛　95
内分泌細胞　60
内分泌腫瘍　413
内分泌腺　30
内ヘルニア　308
内輪筋層　5
難治性痔瘻　228
難治性腹水　116

▼に

ニッシェ　171
二次性 NAFLD　346
二次性食道運動障害　146
二次性腸結核　232
二次性能動輸送　40
二次胆汁酸　52
日本住血吸虫　360
日本住血吸虫症　360
乳化　42
乳歯　6
乳頭腫　160
乳頭部癌　394
乳糖不耐症　**193**, 288
尿生殖洞　275
尿生殖膜　275
尿素　67
尿素回路　67
尿素呼気試験　166, **173**
尿中ウロビリノゲン　105
尿直腸中隔　275
尿道膀胱造影　276
尿膜　275

妊娠悪阻　375
妊娠性肝内胆汁うっ滞　375
妊娠線　125

▼ぬ

ヌクレオカプシド　324

▼ね

熱帯スプルー　287
粘液性嚢胞腺腫　412
粘液バリア　59
粘血便　92
粘膜
　――，胃の　11
　――，小腸の　14
　――，食道の　9
　――，大腸の　16
　――，直腸の　17
粘膜下層
　――，消化管壁の　5
　――，食道の　9
粘膜外幽門筋切開術　198
粘膜関連リンパ組織　190
粘膜筋板　4
粘膜固有層　4
粘膜固有層リンパ球　61
粘膜集中像　171
粘膜障害性下痢　87
粘膜層，消化管壁の　4
粘膜ヒダ先端の悪性所見　184
粘膜免疫循環帰巣経路　63

▼の

ノロウイルス　219
嚢胞状腸管重複症　257
嚢胞性膵疾患　411
嚢胞性線維症　412

▼は

バラ疹　214
バランス説，消化性潰瘍の　169
バルセロナ分類　365
パラクリン　54
パラチフス　213
羽ばたき振戦　109
波動　113, **129**
歯　6
播種性血管内凝固症候群（DIC）　401
播種性転移　307
杯細胞　14
肺肝境界　128
背側膵　419

背側膵管　419
敗血症性ショック　301
排便反射　38
反射性嘔吐　77
反跳痛　96, **130**
半月ヒダ　16
汎血球減少　338
汎発性腹膜炎　300
晩期障害，放射線性腸炎の　234

▼ひ

ヒスタミン　49
ヒト・ブラストシスチス感染症　222
ビタミン
　―― の吸収　44
　―― の貯蔵　68
ビタミン B_{12}　44
ビタミン B_{12} 欠乏症　49
ビリルビン　52
ビリルビンカルシウム石　381
ビリルビン胆石　381
ピット細胞　26
びまん性食道痙攣　145
びまん性大細胞型 B 細胞性リンパ腫
　　　191
比較的徐脈　214
皮膚所見　126
皮膚症状，肝硬変の　337
皮膚線条　125
皮膚の黄染　104
非 HFE 蛋白関連ヘモクロマトーシス
　　　349
非 Hodgkin リンパ腫　190
非アルコール性脂肪性肝炎　346
非アルコール性脂肪性肝疾患　346
非アルコール性慢性膵炎　406
非活動性キャリア　325
非乾酪性類上皮肉芽腫　229
非還納性ヘルニア　309
非機能性腫瘍　416
非昏睡型，急性肝不全の　117
非細菌性急性胃腸炎　218
非腫瘍性嚢胞　412
非腫瘍性ポリープ　234, **237**
非代償性，慢性膵炎の　407
非代償性肝硬変　336
非胆汁酸依存性胆汁　53
非特異的な感染防御システム　59
非びらん性胃食道逆流症　138
非閉塞性腸管虚血　269
非閉塞性腸間膜虚血　266
非抱合型ビリルビン　**52**, 105
肥厚性幽門狭窄症　196
脾腫　120
脾静脈　21

脾切痕　132
脾臓　120
　―― の触診　131
　―― の打診　128
尾状葉　22
微絨毛　14
微絨毛膜ペプチダーゼ　41
微小ポリープ　236
糜粥　37
必須アミノ酸　40
表在部触診　129
表層性炎症　226
病原性大腸菌　210

▼ふ

フルクトース（果糖）　39
プチアリン　7, **47**
プラズマ細胞　62
プロトロンビン時間　**117**, 319
プロトンポンプ阻害薬（PPI）　94
プロバイオティクス　293
不完全直腸脱　280
不顕性黄疸　104
不整形潰瘍　184
不釣り合い炎症　230
浮腫　127
浮腫性膵炎　402
深い触診　129
深掘れ潰瘍　297
副交感神経刺激薬　85
副細胞　11
副膵　422
副膵管　30
腹会陰式直腸切除術　283, 284
腹腔　19
腹腔鏡下 Heller-Dor 法　144
腹腔鏡下胆嚢摘出術　384
腹腔洗浄細胞診　182
腹腔動脈　20
腹腔動脈圧迫症候群　271
腹腔内出血　103
腹腔内膿瘍　302
腹腔内遊離ガス像　100
腹水　103, **111**, 129
腹水・浮腫，肝硬変の　337
腹水-頸静脈シャント　116
腹水検査　338
腹水試験穿刺　114
腹水濾過濃縮再静注（CART）　116
腹側膵　419
腹側膵管　419
腹痛　95
　―― に対する初期対応　97
腹部
　―― の区分　124

―― の血管系　20
―― の視診　125
―― の触診　129
―― の身体所見　124
―― の打診　128
―― の聴診　127
腹部アンギーナ　270
腹部陥凹　125
腹部腫瘤　103
腹部膨満　102
腹部膨満感　102
腹部膨隆　**102**, 125
腹壁　19
腹壁静脈怒張　126
腹壁瘢痕ヘルニア　313
腹膜　19
腹膜炎　294, **300**
腹膜偽粘液腫　306
腹膜腔　19
腹膜刺激症状　**96**, 129, 264
腹膜腫瘍　305
腹膜鞘状突起　310
腹膜垂　16
腹膜性鼓腸　102
腹膜中皮腫　305
腹膜播種　182
腹膜反転部　17
複合蛋白質　40
複雑性潰瘍　170
物理的バリア　59
振子運動　36
吻合部癌　196
噴水状嘔吐　197
噴門　10
噴門腺　11
噴門部形成術　140
分岐鎖アミノ酸　110
分節運動　36
分泌型 IgA　62
分泌性下痢　87

▼へ

ヘプシジン　349
ヘモクロマトーシス　349
ヘモジデローシス　349
ヘルニア　308
ヘルニア嵌頓　308
ヘルパーT 細胞　62
ベジクル　381
ペクチン　39
ペグインターフェロン（Peg-IFN）　327
ペプシン　41
平滑筋系腫瘍　191
閉鎖孔ヘルニア　312
閉塞性黄疸　106

壁細胞　11
壁側腹膜　19
便潜血　91
便潜血検査　93
便中 *H. pylori* 抗原検査　173
便中総脂肪量測定　289
便秘　83
――, 薬物の使用に伴う　86

▼ほ

ホーミング　62
ホスホリパーゼ A2　50
ホルモンの代謝　69
ポリカルボフィル　293
ポリペクトミー　178, 247
母指圧痕像　267
方形葉　22
包虫　360
芳香族アミノ酸　110
抱合型ビリルビン　**52**, 105
放散痛　97
放射線性腸炎　234
発赤所見　150

▼ま

マクロファージ　60
マルトース（麦芽糖）　39
麻痺性イレウス　261
摩擦音　128
膜消化　54
末梢性嚥下障害　80
末梢性嘔吐　77
末梢性寛容　63
慢性胃炎　165
慢性仮性囊胞　412
慢性活動性 EBV 感染症　333
慢性肝炎　320
慢性肝不全　118
慢性下痢　87
慢性膵炎　406
慢性膵炎臨床診断基準　408
慢性胆囊炎　387
慢性腸間膜動脈閉鎖症　270
慢性非化膿性破壊性胆管炎　354
慢性腹痛　101
慢性腹膜炎　303
慢性便秘　84
慢性裂肛　280

▼み

ミセル　43
ミラノ基準　366
三つ組　25

見張り疣　280
水たまり現象　113
水の吸収　44

▼む

ムチン　7
無βリポ蛋白血症　288
無茎性鋸歯状ポリープ　236
無症候性キャリア　325
無症候性腫瘍　416
無漿膜野　23
無石胆囊炎　385
胸やけ　82

▼め

メタリックステント　159
メドゥーサの頭　22, **126**
迷入膵　191, **422**
免疫応答システム　59
免疫学的便潜血反応　245
免疫寛容　63
免疫グロブリン（IgA）　7
免疫サーベイランス　61

▼も

モザイクパターン　363
モチリン　57
毛細胆管　**25**, 53
盲係蹄症候群　**195**, 287
盲腸　15
網囊　20
網囊孔　20
門脈　21
―― の側副路　21
門脈圧亢進症　149, 335, **340**
門脈圧亢進症性胃症　199
門脈域　25
門脈-体循環シャント　149
門脈閉塞　126

▼や

薬剤起因性の AGML　163
薬剤性肝障害　345
薬剤性食道炎　141
薬物性肝障害　68
薬物代謝　68
山田分類　176

▼ゆ

輸入脚症候群　194
有石胆囊炎　385

幽門　10
幽門括約筋　12
幽門腺　11
遊離アミノ酸　41

▼よ

ヨード染色　157
溶血性黄疸　106
溶血性尿毒症症候群（HUS）　211

▼ら

ラクトース（乳糖）　39
ラジオ波焼灼療法　366
ランブル鞭毛虫　221
螺旋ヒダ　27

▼り

リゾチーム　**7**, 48
リトコール酸　51
リンパ
　——，胃の　12
　——，食道の　10
　——，膵臓の　31
リンパ管，胆囊の　28
リンパ球性胃炎　201
リンパ球幼若化試験　346
リンパ小節　61
リンパ上皮病変　190
リンパ濾胞　61
良性リンパ濾胞性ポリープ　237
輪状潰瘍　232
輪状膵　420
輪状ヒダ　14

▼る

類洞　25
類洞内皮細胞　25

▼れ

裂肛　277, **279**

▼ろ

ロサンゼルス分類　138
ロタウイルス　218
漏出液　111
漏出性腹水　111
瘻孔造影　276

欧文

▼数字

I 型アレルギー　295
IV 型アレルギー　295
2-モノグリセリド　43
5-HT₃ 受容体拮抗薬　90
5-ヒドロキシインドール酢酸（5-HIAA）
　　　249
¹⁴C-キシロース呼気試験　289
24 時間 pH モニタリング検査　138

▼ギリシャ

α_1-AT クリアランス検査　291
α-アミラーゼ　7, 39, **47**, 50
α ケト酸とアンモニア　67
α フェトプロテイン　364
β 酸化，脂肪酸の　66
γ-aminobutyric acid（GABA）　110
γ- アミノ酪酸　110

▼A

A 型胃炎　165
A 型肝炎　323
A（α）細胞　30
abdominal angina　270
abdominal bloating　102
abdominal cavity　19
abdominal distension　102
abdominal pain　95
abdominal swelling　102
abdominal wall　19
absorption　39
achalasia　142
acinar cell　30
acinar cell carcinoma　413
acute abdomen　95
acute cholangitis　387
acute cholecystitis　385
acute diffuse peritonitis　301
acute fatty liver of pregnancy（AFLP）
　　　375
acute gastric mucosal lesion（AGML）
　　　163
acute gastritis　163
acute hepatitis　318
acute liver failure　117
acute mesenteric ischemia（AMI）　265
acute obstructive suppurative cholangitis
　（AOSC）　382, **387**
acute on chronic　118
acute pancreatitis　401
adenoma　**235**, 391

adenoma-carcinoma sequence 説
　　　236, 242
adenomyomatosis　392
afferent loop syndrome　194
AFP　364
AFP-L3　364
Alagille 症候群　107
alcoholic liver disease（ALD）　342
alimentary canal　3
allantois　275
ALT（GPT）　319
amebic liver abscess　359
amyloidosis　296
anal atresia　274
anal carcinoma　284
anal fissure　279
anal fistula　278
anal membrane　275
anal pit　275
anal polyp　280
anergy　63
angular incisures　11
annular pancreas　420
anti-microbial peptide（AMP）　60
anti-mitochondrial antibody（AMA）　354
antibiotic associated enterocolitis　233
antibiotic associated hemorrhagic colitis
　　　233
anus　17
appendicitis　263
appendix　15
apple core sign　246
aromatic amino acid（AAA）　110
ascites　103, **111**
AST（GOT）　319
attenuated FAP（AFAP）　239
Auerbach 神経叢　5
autoimmune hepatitis（AIH）　352
autoimmune pancreatitis（AIP）　410

▼B

B 型胃炎　165
B 型肝炎　324
B 型肝炎治療の変遷　328
B（β）細胞　30
Barrett 粘膜（Barrett 食道）　138
basic electrical rhythm　38
Bauhin 弁　13, 15
beaded appearance　357
Behçet 病　297
bile　51
bile acid　51
bile canaliculi　53
bile pigment　52
biliary atresia　395

biliary dilatation 396
bilirubin 52
bilirubin UDP glucuronyltransferase (BUDPGT) 106
Billroth Ⅰ法 195
Billroth Ⅱ法 195
bird beak sign 143
Blatchford スコア 93
blind loop syndrome 195, 287
bloody stool 92
Blumberg 徴候 96, **130**
body of pancreas 29
Boerhaave 症候群 148
Borrmann 分類 180
branched chain amino acid (BCAA) 110
bridging fold 188
bright liver 344
Bristol 便形状スケール 293
bronze diabetes 349
brownish area 158
Brunner 腺 14
brush border 14
BT-PABA 試験 408
Budd-Chiari 症候群 (BCS) 373
bull's eye sign 368
Byler 病 107

▼ C

C 型肝炎 328
──の肝外病変 329
C 型肝炎治療の変遷 330
Ca 結合蛋白質 46
Ca^{2+} の吸収 46
Cajal 介在細胞 188
Cajal 間質細胞 38
calbindin-D_{9k} 46
Calot 三角 28
Cameron 潰瘍 170
Campylobacter jejuni 212
Cantlie 線 22
carboxypeptidase 50
carcinoid 249
carcinoid tumor 189
── of the stomach 55
carcinoma
── of papilla of Vater 394
── of the gallbladder 393
── of the pancreas 413
cardia 10
Carnett's sign 124
Castell 法 128
cavernomatous transformation 373
cavernous hemangioma 370
CD4 T 細胞 62
CD8 T 細胞 62

cecum 15
celiac artery 20
celiac axis compression syndrome 271
central tolerance 63
central vein 25
centroacinar cell 30
Charcot の三徴 **382**, 387
chemoradiation therapy (CRT) 159
chemoreceptor trigger zone (CTZ) 76
cherry red spot (CRS) 199
chief cell 11
Child-Pugh 分類 **336**, 364
cholangiocellular carcinoma (CCC) 369
cholecystokinin (CCK) 56
cholelithiasis 380
cholera toxin (CT) 216
cholesterol polyp 391
chronic gastritis 165
chronic hepatitis 320
chronic liver failure 118
chronic non-suppurative destructive cholangitis (CNSDC) 354
chronic pancreatitis 406
chronic peritonitis 303
chylomicron 43
chymotrypsin 50
circular folds 14
circular ulcer 232
cirrhotic cardiomyopathy 342
Cl^- チャネル (CFTR) 70
Cl^- の吸収 45
Cl^-/HCO_3^- 交換輸送体 45
cloaca 275
cloacal membrane 275
Clostridium difficile 216
clover-leaf deformity 171
CMV 感染 141
cobble stone appearance 229
coil up 像 153
colic teniae 16
colipase 50
colon 15
colorectal cancer 241
common bile duct 26
common hepatic duct 26
common mucosal immune system (CMIS) 63
compensated cirrhosis 336
congenital intestinal atresia 251
congenital intestinal stenosis 251
congestive liver 374
constipation 83
constitutional jaundice 348
continuous hemodiafiltration (CHDF) 405
Couinaud の肝区分 24

Courvoisier 徴候 108, **132**, 393, 414
Cowden 病 240
Crigler-Najjar 症候群 107, **348**
Crohn 病 228
Crohn's disease (CD) 228
Cronkhite-Canada 症候群 240
Cruveilhier-Baumgarten 雑音 128
crypt 14
crypt abscess 226
Cullen 徴候 **127**, 403
Curling 潰瘍 164
Cushing 潰瘍 164
Cyclospora 感染症 222
cyst of liver 361
cystic artery 28
cystic duct 27
cystic fibrosis 412
cystic pancreatic disease 411
cytomegalovirus (CMV) 333
cytotoxic T lymphocyte (CTL) 329

▼ D

D 型肝炎 331
D-キシロース吸収試験 289
D (δ) 細胞 30
Dance 徴候 259
de novo 説 **237**, 242
decompensated cirrhosis 336
deletion 64
delle 367
dendritic cell 26
diarrhea 87
Dieulafoy 潰瘍 170
diffuse esophageal spasm 145
diffuse large B-cell lymphoma (DLBCL) 191
digestion 39
digestive system 3
digestive tract 3
diminutive polyps 236
Disse 腔 25
diverticulum 294
double bubble sign 252
double target sign 358
doughnut sign 197
Douglas 窩膿瘍 302
drug-induced esophagitis 141
drug-induced liver injury 345
drug-induced lymphocyte stimulation test (DLST) 346
drug metabolism 68
Dubin-Johnson 症候群 107, **348**
ductal cell carcinoma 413
dumping syndrome 193
duodenal ulcer (DU) 169

duodenum 13
duplication of alimentary tract 257
dysphagia 80
dysplasia 235, 242

▼ E

E 型肝炎 331
E(ε) 細胞 31
EB ウイルス 332
EB ウイルス肝炎 332
EBV 関連胃癌 179
EBV 関連血球貪食症候群 333
EBV 関連疾患 333
EBV 関連腫瘍 333
ECL 細胞 11
elastase 50
elemental diet (ED) 230
emulsify 42
ENaC 45
endocrine tumor 413
endoscopic injection sclerotherapy (EIS) 150
endoscopic mucosal resection (EMR) 159, 185
endoscopic submucosal dissection (ESD) 159, 185
endoscopic ultrasonography (EUS) 158
endoscopic variceal ligation (EVL) 150
Entamoeba histolytica **220**, 359
enteral nutrition (EN) 290
enterochromaffin-like cell 11
EOB-MRI 364
eosinophilic esophagitis (EoE) 141
eosinophilic gastritis 200
eosinophilic gastroenteritis 295
epidermal growth factor (EGF) 48
epigastric pain syndrome (EPS) 168
Epstein-Barr virus (EBV) 332
erosive esophagitis 138
eructation 83
esophageal and gastric varices 149
esophageal atresia 153
esophageal carcinoma 154
esophageal diverticulum 152
esophageal ulcer 137
esophageal web 80
esophagitis 137
esophagostenosis 153
esophagus 8
external hernia 308
external inguinal hernia 309
extrahepatic portal vein obstruction (EHPVO) 373
extranodal lymphoma 190
exudate 111

▼ F

Faget 徴候 214
Fajans 指数 416
familial adenomatous polyposis (FAP) **238**, 242
fatty liver 346
femoral hernia 310
Fischer 比 110
fluid wave 113, **129**
focal nodular hyperplasia (FNH) 371
food allergy 64
food poisoning 206
F(PP) 細胞 31
free air 100
friction rub 128
frog-belly 125
fulminant hepatitis (FH) 318, **321**
functional dyspepsia (FD) 168
functional ileus 260
fundoplication 140

▼ G

G 型肝炎ウイルス 329
G 細胞 55
gallbladder 27
gallbladder bile 53
gallbladder carcinoma 389
gallbladder polyp 391
gallstone 380
Gardner 症候群 238
gastric anisakiasis 198
gastric antral vascular ectasia (GAVE) 199
gastric cancer 178
gastric carcinoid 189
gastric gland 11
gastric inhibitory peptide (GIP) 57
gastric juice 48
gastric pit 11
gastric polyp 176
gastric submucosal tumor 188
gastric ulcer (GU) 169
gastrin 55
gastrin-releasing hormone (GRH) 55
gastrin-releasing peptide (GRP) 59
gastrinoma 417
gastritis 163
gastrocolic reflex 38
gastroesophageal reflux disease (GERD) 82, **137**
gastrointestinal carcinoid 249
gastrointestinal hemorrhage 91
gastrointestinal hormone 54
gastrointestinal polyposis 238
gastrointestinal stromal tumor (GIST) 188
ghrelin 58, 72
giant rugal gastritis 200
Giardia lamblia 221
Gilbert 症候群 107, **348**
Glisson 鞘 23
glucagon 71
glucagon-like peptide-1 (GLP-1) 57
glucagonoma 418
gluconeogenesis 65
Goligher 分類 278
greater curvature 10
greater omentum 20
Grey-Turner 徴候 403
groin hernia 309
Gross 分類 153
Guillain-Barré 症候群 212
gut associated lymphoid tissues (GALT) 61

▼ H

H. pylori 感染検査 **166**, 173
H. pylori 陽性潰瘍 169
H₂ 受容体拮抗薬 94
Hamman 徴候 149
Hampton 線 171
Hartmann pouch 27
Hartmann 窩 27
Hartmann 手術 247
Hartnup 病 288
haustra 16
HB ワクチン 328
HBc 抗原 (HBcAg) 324
HBe 抗原 326
HBe 抗原 (HBeAg) 324
HBe 抗体 326
HBs 抗原 326
HBs 抗原 (HBsAg) 324
HBs 抗体 326
HBV-DNA 326
head of pancreas 29
Healey-Schroy の肝区分 23
heartburn 82
heel drop test 130
HELLP 症候群 376
hemangioma 370
hematemesis 91
hematochezia 91
hemochromatosis 349
hemoptysis 91
hemorrhoid 277
hepatic coma 109

hepatic encephalopathy (HE)
　　　　68, **109**, 322, 341
hepatic lobule　25
hepatitis　318
hepatoblastoma　370
hepatocellular adenoma　371
hepatocellular carcinoma (HCC)　362
hepatoduodenal ligament　20
hepatogastric ligament　20
hepatomegaly　120
hepatopulmonary syndrome (HPS)　341
hepatorenal syndrome (HRS)　341
hepatosplenomegaly　120
hereditary nonpolyposis colorectal cancer (HNPCC)　242
Hering 管　**25**, 53
hernia　308
herpes simplex virus (HSV)　334
HFE 蛋白関連ヘモクロマトーシス　349
high density lipoprotein (HDL)　67
Hilton 白線　18
hindgut　275
Hirschsprung 病　255
Hodgkin リンパ腫　190
Hodgkin lymphoma (HL)　190
homing　62
Houston 弁　17
Howship-Romberg 徴候　312
HSV 感染　141
Hunter 舌炎　192
Hutchinson 手技　259
hyperemesis gravidarum　375
hyperplastic polyposis　240
hypertrophic pyloric stenosis　196
H⁺-オリゴペプチド共輸送体 (PepT1)　42

▼ I

ICG 負荷試験　364
icterus　104
idiopathic portal hypertension (IPH)　372
IgA　48
IgG4 関連硬化性胆管炎　389
IgG4 関連疾患　410
IgG-HBc 抗体　326
IgM-HA 抗体　323
IgM-HBc 抗体　326
ileum　13
ileus　260
ileus tube　262
immunological tolerance　63
incisional hernia　313
incretin　57
infectious enterocolitis　206

infectious esophagitis　140
infectious mononucleosis (IM)　332
inferior mesenteric artery (IMA)　20
inflammatory bowel disease (IBD)　223
inflammatory polyposis　241
insulin　71
insulinoma　416
interdigestive migrating motor contraction (IMMC)　37
intermediate density lipoprotein (IDL)　67
internal hernia　308
internal inguinal hernia　309
international normalized ratio (INR)　117
interstitial cells of Cajal (ICC)　**38**, 188
interventional radiology (IVR)　174
intestinal contraction　261
intestinal juice　53
intestinal lymphangiectasia　290
intestinal obstruction　260
intestinal tuberculosis　232
intradyctal papillary mucinous neoplasm (IPMN)　412
intraepithelial lymphocyte (IEL)　61
intrahepatic cholestasis of pregnancy (ICP)　375
intrinsic factor　44, **49**
intussusception　258
irritable bowel syndrome (IBS)　292
ischemic colitis (IC)　266
ischemic hepatitis　374

▼ J

jaundice　104
jejunum　13
juvenile polyposis coli (JPS)　240

▼ K

K⁺ の吸収　45
Kayser-Fleischer 角膜輪　126, **351**
Kerckring 皺襞像　262
kernicterus　107
key-board sign　262
Kümmell 点　130
Kohlrausch ヒダ　17
Krukenberg 腫瘍　304
Krukenberg 転移　182
Kupffer 細胞　25

▼ L

lactose intolerance　193
Ladd 靱帯　253
lamina propria lymphocyte (LPL)　61

Langerhans 島　30
Lanz 圧痛点　264
Lanz 点　130
large intestine　15
late onset hepatic failure (LOHF)　**118**, 321
lead pipe appearance　225
LES　82
lesser curvature　10
lesser omentum　20
Lieberkühn 腺　14
lithogenic bile　381
liver　22
liver abscess　357
liver bile　52
liver cancer　362
liver cirrhosis　334
liver failure　117
low density lipoprotein (LDL)　67
lower esophageal sphincter (LES)　**9**, 137
Lugol 染色　157
lung-liver border　128
Luschka 管　28
lymphocytic gastritis　201
lymphoepithelial lesion (LEL)　190
Lynch 症候群　242

▼ M

M 細胞　61
macrophage　60
malabsorption syndrome　286
Mallory 小体　344
Mallory-Weiss 症候群　147
malrotation　253
MALT リンパ腫　190
map sign　119
mass peristalsis　38
McBurney 圧痛点　264
McBurney 点　130
mechanical ileus　260
Meckel 憩室　254
Meckel diverticulum　254
meconium peritonitis　305
megacolon　255
Meissner 神経叢　5
MELD スコア　336
melena　91
membrane digestion　54
mesenteric artery obstruction　268
mesenteric venous thrombosis　269
mesenterium　20
mesodiverticular band　254
metallic sound　99, **127**, 261
metastatic liver cancer　367

meteorism　102
Mg^{2+} の吸収　46
micelle　43
microcilli　14
microcolon 像　252
microfold cell　61
midgut　253
Miles 手術　247, 283, 284
milk intolerance　193
Mirizzi 症候群　389
mixed pain　95
Ménétrier 病　200
Monro-Richter 線　114
motilin　57
mucinous cystic neoplasm (MCN)　412
mucosa associated lymphoid tissue (MALT)　190
mucous neck cell　11
multiple bubble　252
multiple endocrine neoplasia type I (MEN I 型)　416
multiple organ failure (MOF)　401
Murphy 徴候　**132**, 385
muscular defense　96, **130**
MYH 関連ポリポーシス　239

▼N

Na$^+$ 依存性グルコース・アミノ酸輸送体　45
Na$^+$ 依存性グルコース輸送体 (SGLT1)　40
Na$^+$ の吸収　45
Na$^+$ 非依存性グルコース輸送体 (GLUT2)　40
Na$^+$/H$^+$ 交換輸送体　45
nab-パクリタキセル　415
NADH/NAD 比の上昇　342
narrow band imaging (NBI)　157
nasogastric tube　262
nausea　76
necrosectomy　406
neuroendocrine tumor (NET)　416
neutrophil　60
NHE3　45
niche　171
Nissen 法　140
nodal lymphoma　190
nodule-in-nodule パターン　363
non-alcoholic fatty liver disease (NAFLD)　346
non-alcoholic steatohepatitis (NASH)　346
non-erosive reflux disease (NERD)　138
non-Hodgkin lymphoma (NHL)　190

non-occlusive mesenteric ischemia (NOMI)　266, **269**
Norovirus　219
NSAIDs 潰瘍　169
NSAIDs 起因性腸炎　233
nutcracker esophagus　146

▼O

obturator hernia　312
Oddi 括約筋　13
omphalocele　312
oral cavity　5
oral rehydration solution (ORS)　219
oral tolerance　64

▼P

pancreas　29
pancreas divisum　421
pancreatic juice　50
pancreatic lipase　50
pancreatic polypeptide (PP)　31, **72**
pancreaticobiliary maljunction　421
Paneth 細胞　14
papilloma　160
paraneoplastic syndrome　362
parietal cell　11
Paul-Bunnell テスト　333
PBC-AIH オーバーラップ症候群　355
pendular movement　36
peptic ulcer　169
percutaneous ethanol injection therapy (PEIT)　366
perianal abscess　278
peristalsis　36
peritoneal irritation sign　96
peritoneal mesothelioma　305
peritoneum　19
peritonitis　300
peritonitis carcinomatosa　304
per-oral endoscopic myotomy (POEM)　144
Peutz-Jeghers 症候群　239
Peutz-Jeghers ポリープ　237
Peyer 板　**14**, 61
pharynx　8
pit cell　26
pit pattern　246
PIVKA-II　364
Plummer-Vinson 症候群　154
pointed abdomen　125
polycystic liver disease (PCLD)　361
polyp of large intestine　234
portal hypertension　340
portal vein　21

post-transplant lymphoproliferative disease (PTLD)　377
postgastrectomy anemia　192
postgastrectomy syndrome　192
postprandial distress syndrome (PDS)　168
PPI テスト　138
primary biliary cholangitis (PBC)　353
primary sclerosing cholangitis (PSC)　356
protal hypertensive gastropathy (PHG)　199
protein-losing gastroenteropathy　290
proteins induced by vitamin K absence　364
prothrombin time (PT)　**117**, 319
pseudocyst　411
pseudomembranous enterocolitis (PMC)　217
pseudomyxoma peritonei　306
pseudopolyp　237
puddle sign　113
pylorus　10
pyogenic liver abscess　357

▼R

radiating pain　97
radiation enterocolitis　234
radiofrequency ablation (RFA)　366
Ramstedt 法　198
Rapp 四角　130
rebound tenderness　**130**
rectal cancer　282
rectal prolapse　280
rectocele　281
rectum　**17**, 275
red color sign (RCS)　150
referred pain　95
regulatory T cell (Treg)　64
retro-peritoneal space　19
retroperitoneal tumor　307
Reynolds の五徴　382
Rivalta 反応　114
Rockall スコア　93
Rokitansky-Aschoff 洞 (RAS)　**28**, 392
Rome IV 診断基準　292
Rosenstein 徴候　264
Rotavirus　218
Rotor 症候群　107, 349
Roux-en Y 吻合　195
Rovsing 徴候　264

▼S

S 状結腸　16

S状結腸膀胱瘻　294
S成分　62
Saint 三徴候　147
saliva　47
Salmonella 属菌　213
salmonellosis　213
Santorini 管　**30**, 419
Schistosoma japonicum　360
Schnitzler 転移　**182**, 304
scirrhous gastric carcinoma　180
sclerosing encapsulating peritonitis (SEP)
　　304
secretin　55
secretory component　62
segmentation movement　36
sentinel skin tag　280
seroconversion　326
serous cystic neoplasm (SCN)　412
serrated adenoma (SA)　236
serrated pathway　242
serum-ascites albumin gradient (SAAG)
　　115
SGLT1　45
shifting dullness　113, **129**
Shiga-toxin (Stx)　209
Shigella 属菌　209
SIBO　287
silk sign　310
Sims 体位　133
sinusoid　25
sinusoidal obstruction syndrome (SOS)
　　374
SIRS 診断基準項目　404
Sister Mary Joseph の小結節　125
SLC26A3　45
SLC26A6　45
slow wave　38
small intestine　13
snake-skin appearance　199
somatic pain　95
somatostatin　57, **72**
somatostatinoma　419
spiral fold　27
spleen　120
splenomegaly　120
spontaneous bacterial peritonitis (SBP)
　　112, **303**
stellate cell　**26**, 335
step-ladder sign　252
stomach　10
striae of pregnancy　125
Strickland-Mackay 分類　165
superior mesenteric artery (SMA)
　　15, **16**, 20

superior mesenteric vein (SMV)　15
Sydney system　166
systemic inflammatory response
　syndrome (SIRS)　401

▼ T

T 細胞　62
tail of pancreas　29
tapping pain　124, **130**
target sign　259
tasche　171
TCA 回路　66
tear drop 像　295
tenderness　130
tenderness point　130
tenesmus　209
thrombectomy　278
thumb printing　267
TNM 分類　156
to-and-fro sign　262
tongue　6
tooth　6
total parenteral nutrition (TPN)
　　230, 290
Toupet 法　140
trabeculae of hepatocyte　25
transcatheter arterial embolization (TAE)
　　366
transjugular intrahepatic portasystemic
　shunt (TIPS)　151
transudate　111
Traube 三角の打診　129
Treitz 靭帯　13
triple bubble sign　252
trypsin　50
tuberculous peritonitis　303
Turcot 症候群　238
Turner 徴候　127
two hit theory　346

▼ U

UDP-glucuronosyltransferase 1A1
　(UGT1A1)　348
ulcerative colitis (UC)　223
umbilical hernia　311
uncinate process　29
upper esophageal sphincter (UES)　9
urea breath test (UBT)　166, **173**
urea cycle　67
urobilin　52
urobilinogen　52
urogenital membrane　275

urogenital sinus　275
urorectal septum　275
ursodeoxycholic acid (UDCA)　355

▼ V

vasoactive intestinal polypeptide (VIP)
　　59
Vater 乳頭　13, 26
VATER／VACTERL association　276
veno-occlusive disease (VOD)　374
Vero 毒素　211
Vero toxin　211
very low density lipoprotein (VLDL)　66
Vibrio cholerae　215
Vibrio parahaemolyticus　214
Vibrio vulnificus　215
villi　14
VIP オーマ　418
VIPoma　418
Virchow 転移　181
visceral pain　95
visible peristalsis　261
vomiting　76
vomiting center (VC)　76
vomiting reflex　37, **77**
von Hippel-Lindau 病　412

▼ W

Wangensteen-Rice 法　276
warning sign　293
watermelon stomach　199
WDHA 症候群　418
Werner 症候群　416
Whipple の三徴　416
Whipple 病　287
WHO 分類，肝硬変の　336
Wilson 病　350
Winslow 孔　20
Wirsung 管　**30**, 419

▼ Y

Yersinia enterocolitica　210

▼ Z

Zenker 憩室　152
Zollinger-Ellison 症候群　55, 287, **417**
zymogen　41